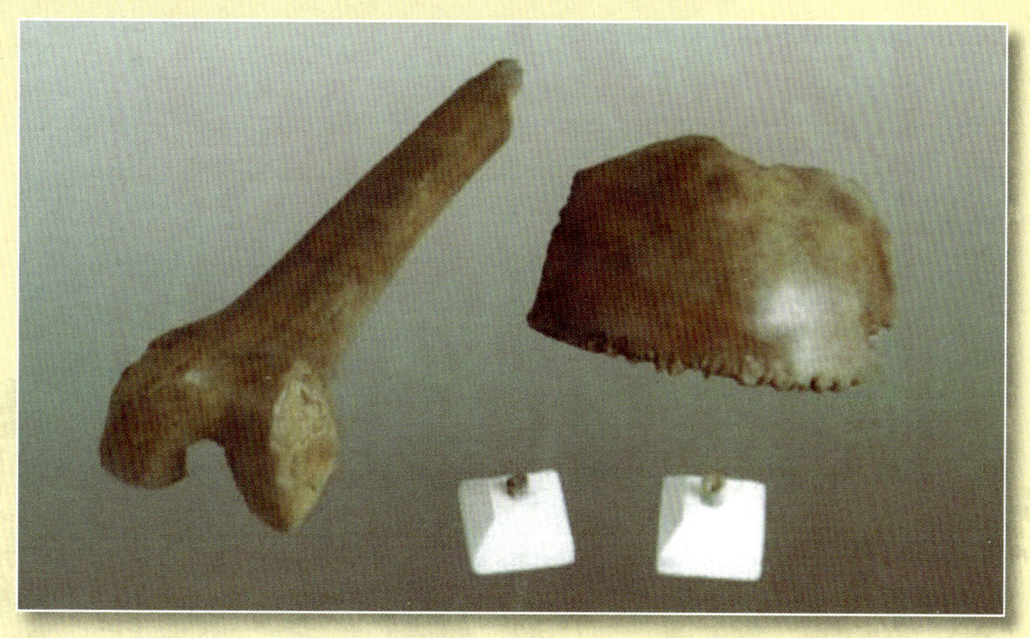

河套人化石（旧石器时代）

1922~1963年先后发现于内蒙古乌审旗萨拉乌苏大沟湾、陕西榆林横山县石马洼等地，有头骨、股骨、牙齿等化石，距今3.5~5万年以上。（天津博物馆等藏）

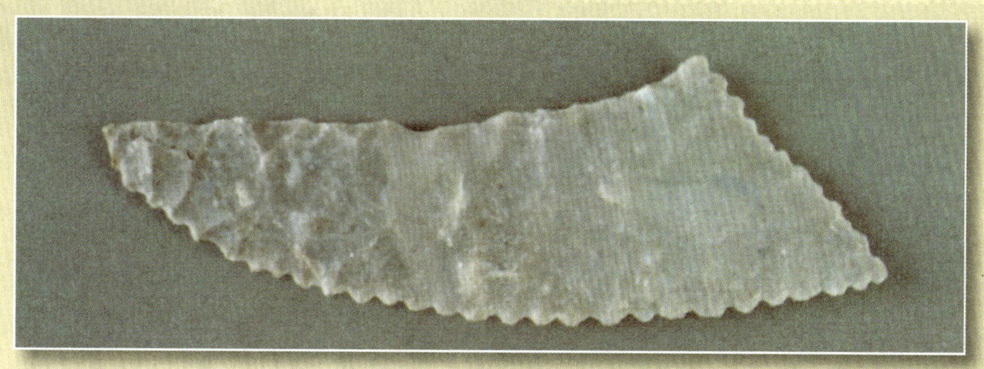

砭石（新石器时代）

龙山文化石器，出土于榆林，长7.2cm，尖端锐，两侧有刃，弧形略呈三角状，边缘凿有规整锯齿，较锋利，先民可用以放血、破痈、排脓。（榆林市文物保护研究所藏）

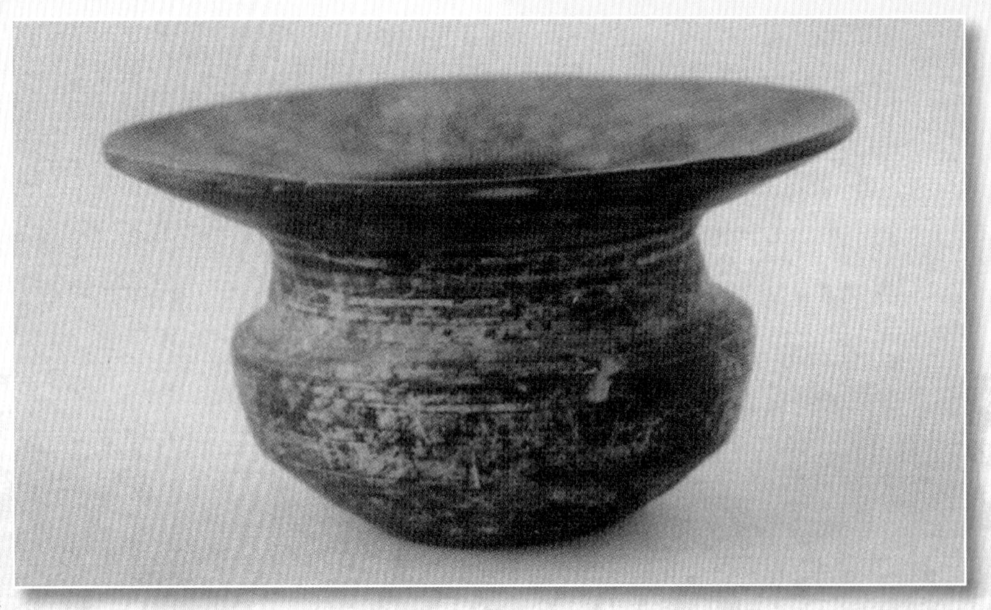

渣斗（商周）

榆林出土，，陶质，高16.3cm，口沿径21.3cm，大敞口沿，束颈，圆柱状腹，收底，为卫生用具，唾盂。（榆林上郡博物馆藏）

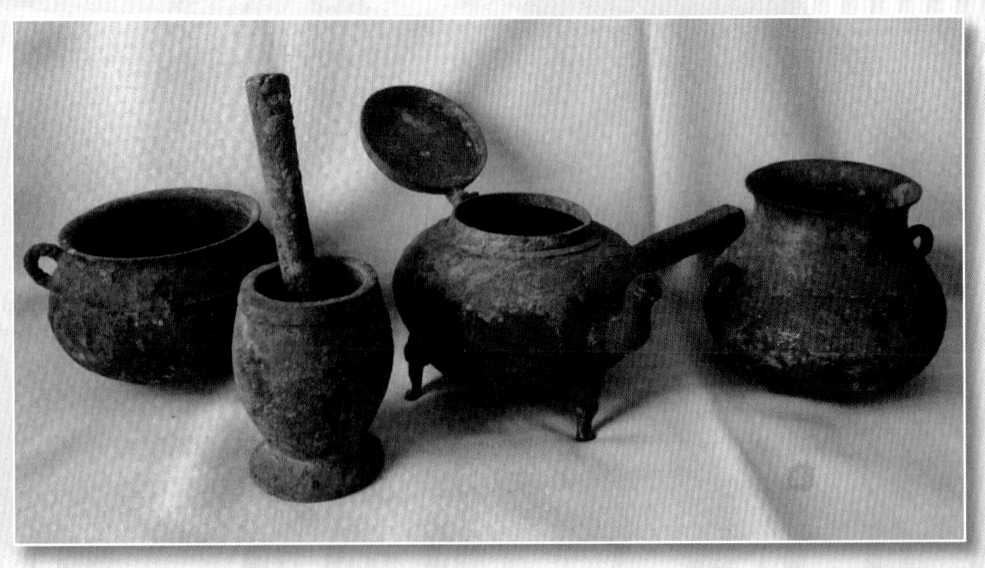

药具（汉）

榆林出土，青铜药具，包括药釜、杵臼、煎药壶（秃）、攀，系汉代药用工具。（榆阳区收藏）

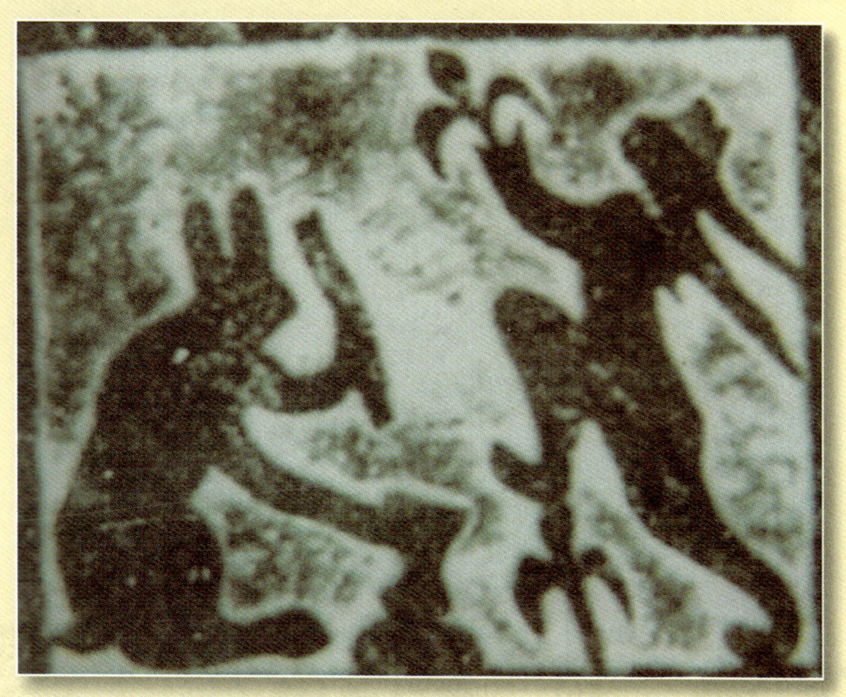

玉兔捣药画像石（汉）（拓片），榆林绥德县出土，画像中左侧为捣药玉兔，右侧为捧芝羽人，反映了东汉人企求延年益寿、长生不老、羽化升仙的思想，也说明了他们对草药治病保健的基本认识（绥德汉画像石馆藏）

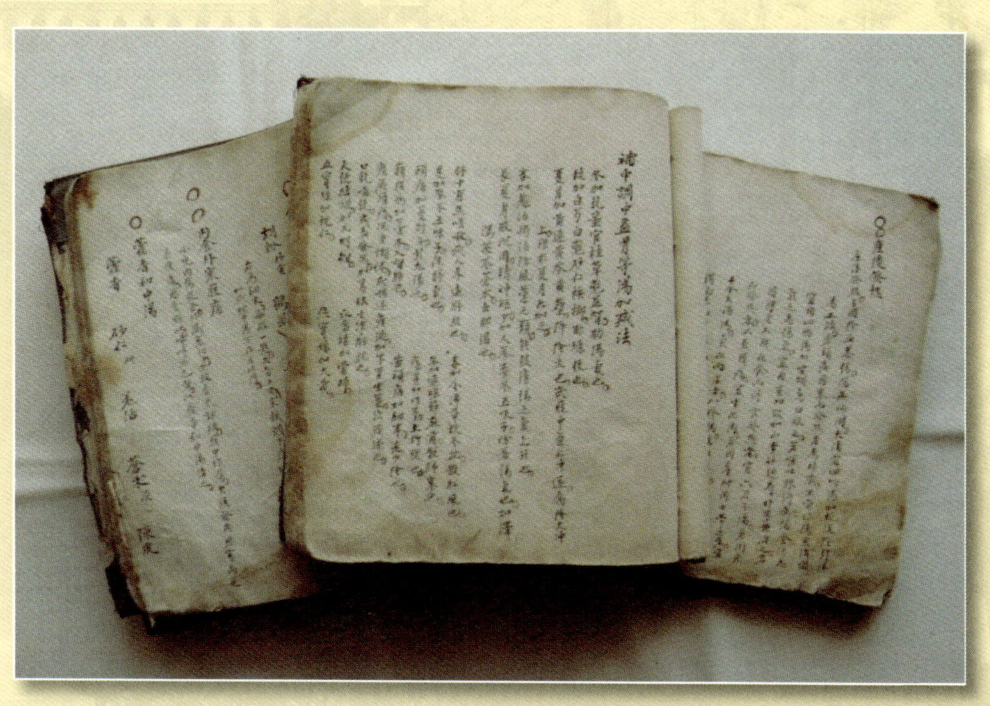

榆林现存最早的手写医书《临证汇方》（明），分别为内科临证汇方、妇科临证汇方、儿科临证汇方广工笔小揩，朱笔圈点。（榆阳区收藏）

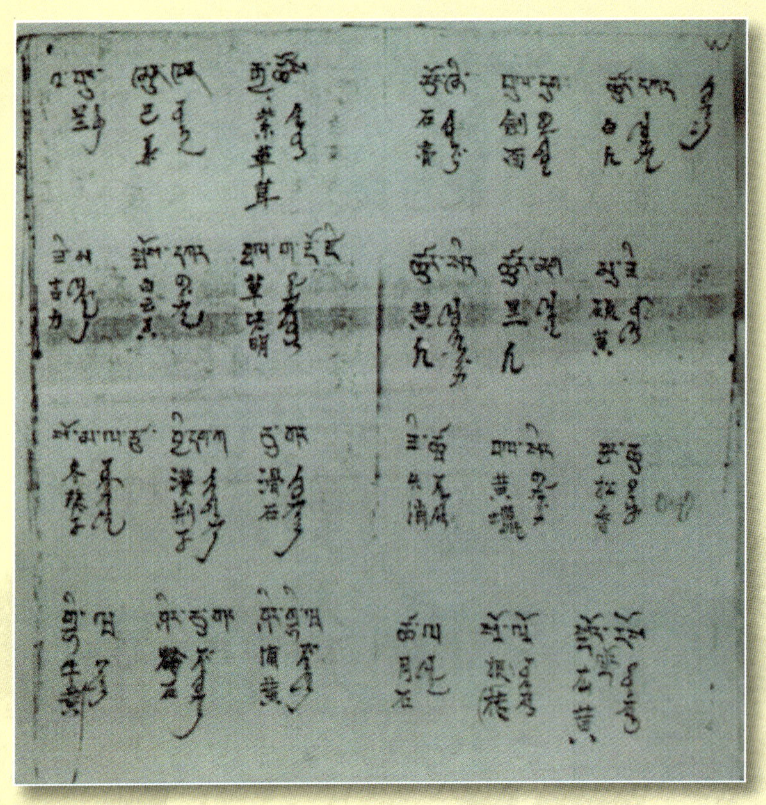

三合药名（清）

以汉、蒙、藏三种文字书写的药物名录，便于中医、蒙医、藏医间的学习、交流。此件为手写本，共35页（榆阳区收藏）

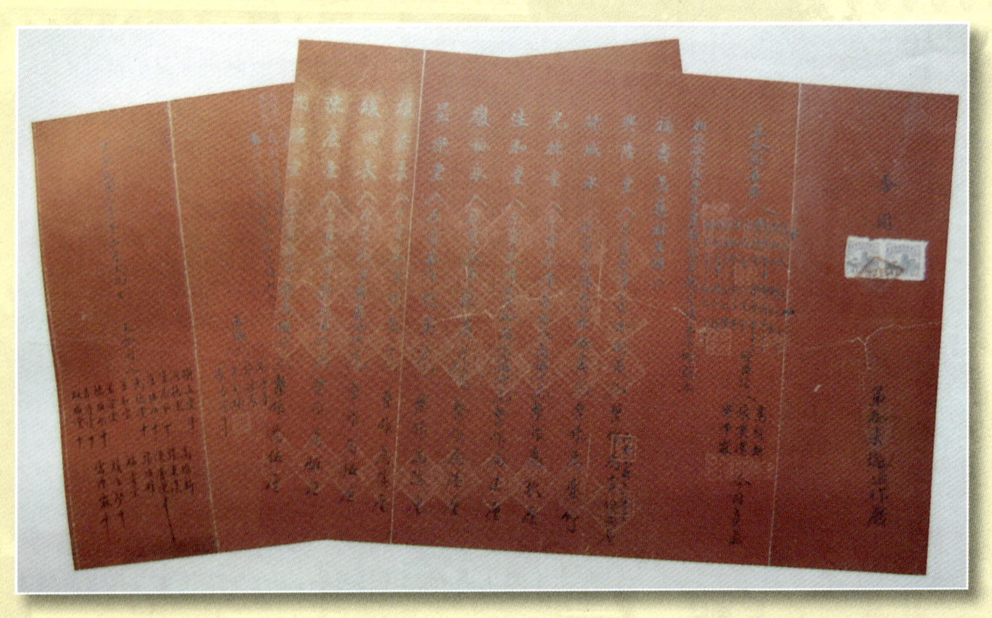

福寿昌成立合同（民国）

清末至民国，榆林中药经营繁盛，民国三十三年，由兴隆堂、德盛永、光德堂等18家中药店入股合资成立“福寿昌药材生理”，专营中药材批发、饮片切制业务。此为成立合同。（榆阳区收藏）

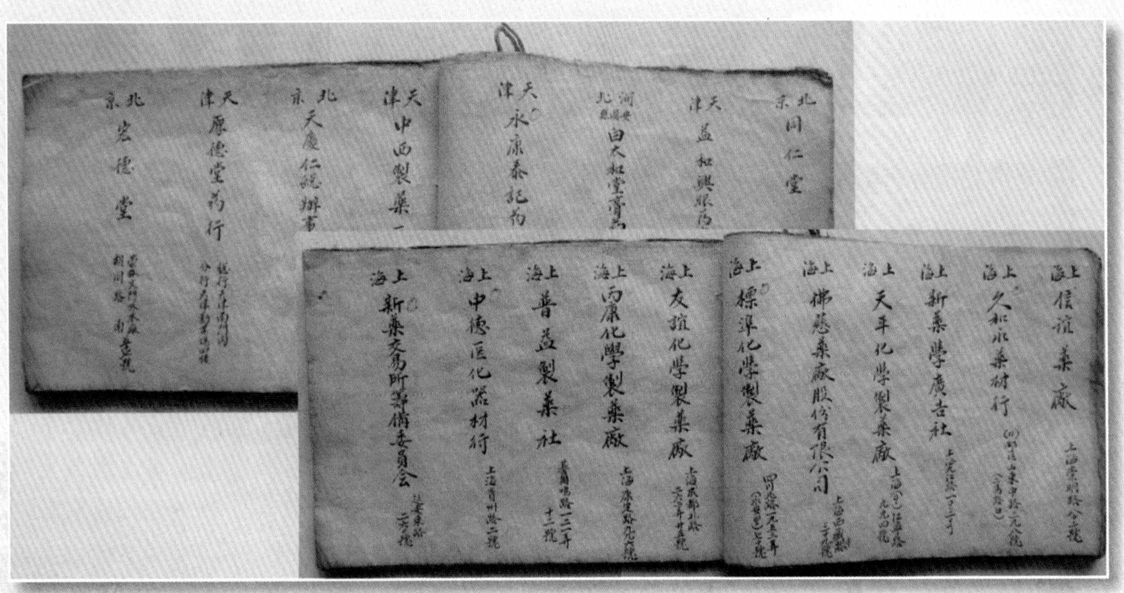

全国药材行通讯录（民国）

榆林历来与全国各地有医药经营交往，这份民国年间的通讯录，记录了北京、上海、广州、天津、东北，山东、云南等地药品药材经营机构信息。（榆阳区收藏）

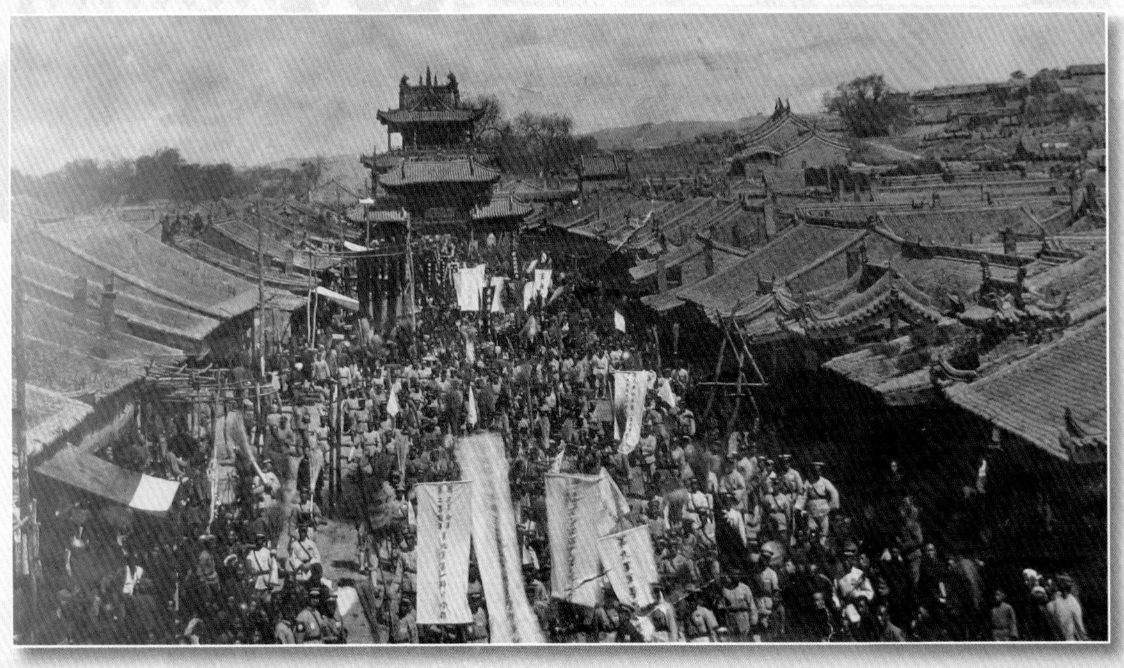

1927年前，榆林古城军政官僚举行集会，打扫街道卫生

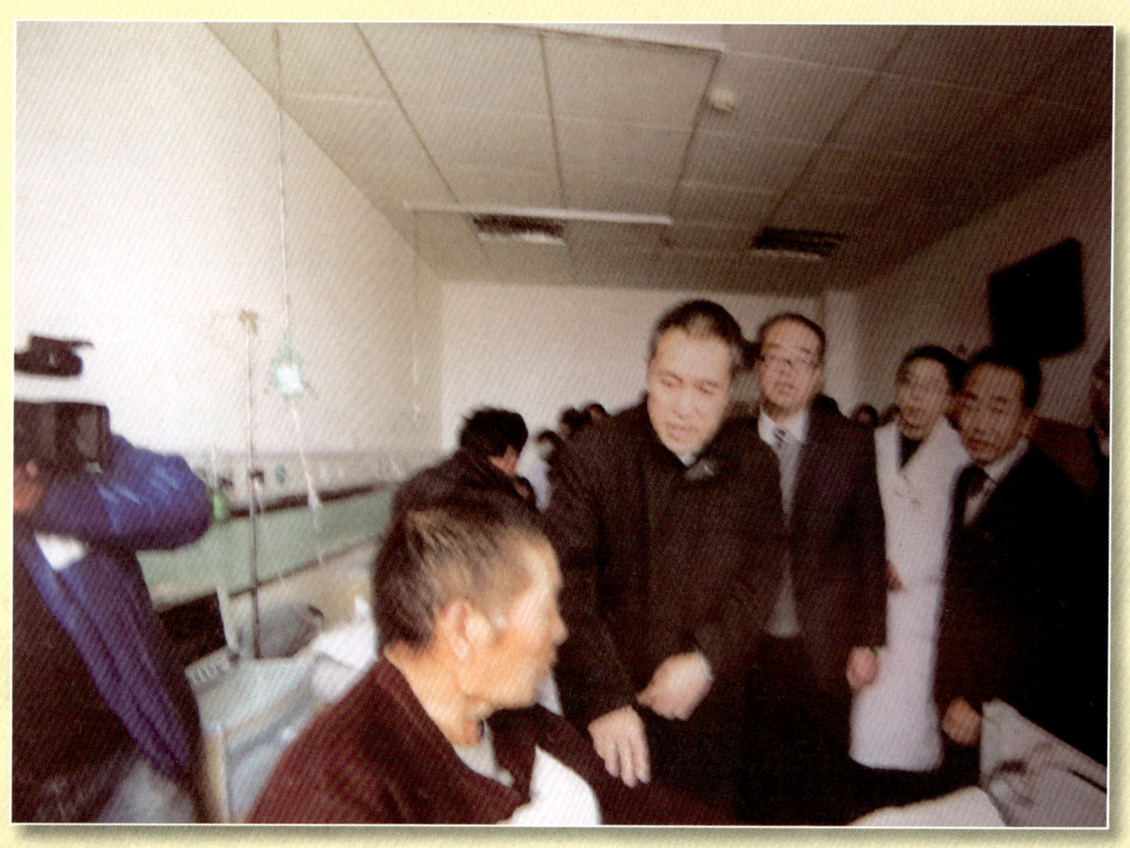

2010年，国家卫生部党组书记、国务院医疗改革领导小组副组长张茅（左二）在神木调研全民免费医政

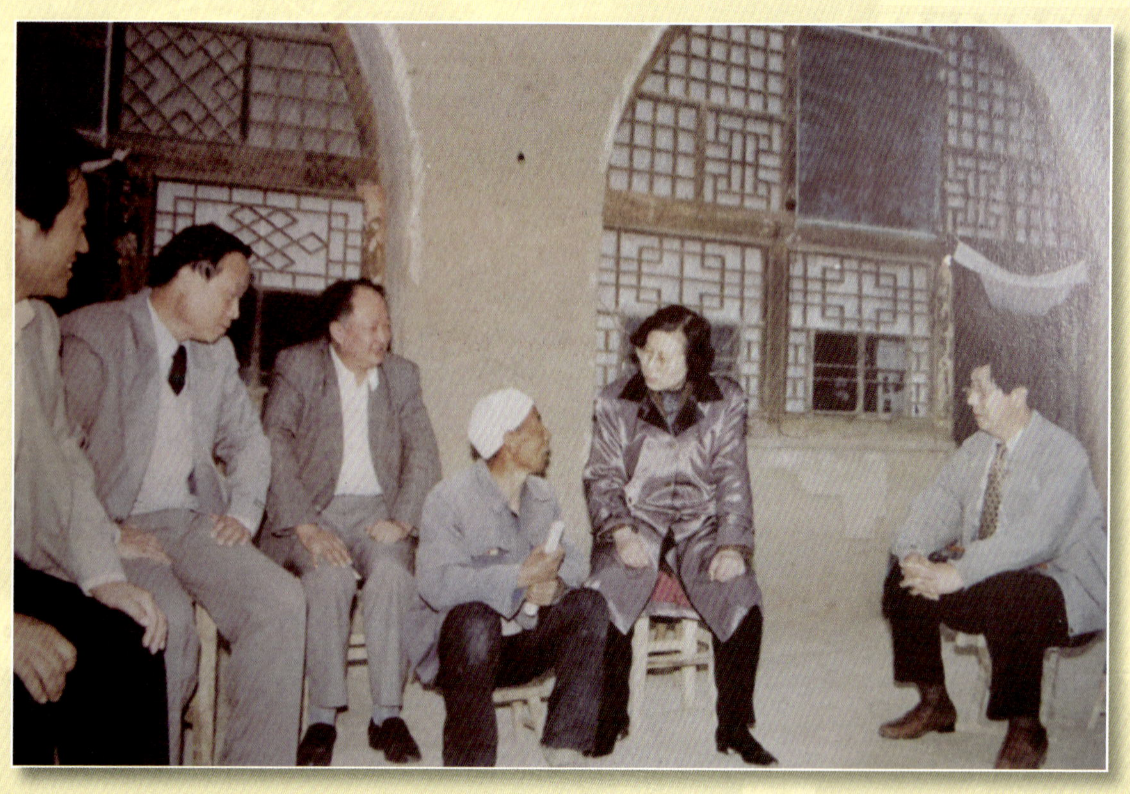

1998年，国家卫生部副部长彭玉（女，右二）到绥德布病区视察

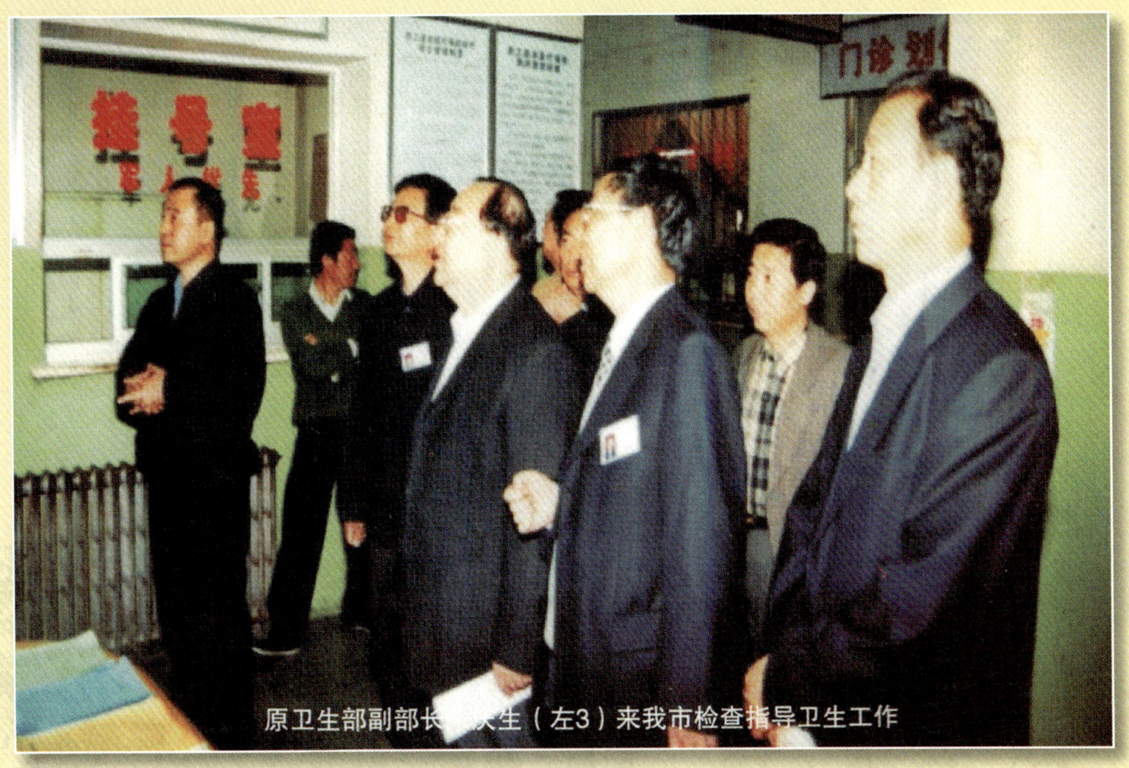

2001年，国家卫生部副部长朱庆生（右四）在榆林调研

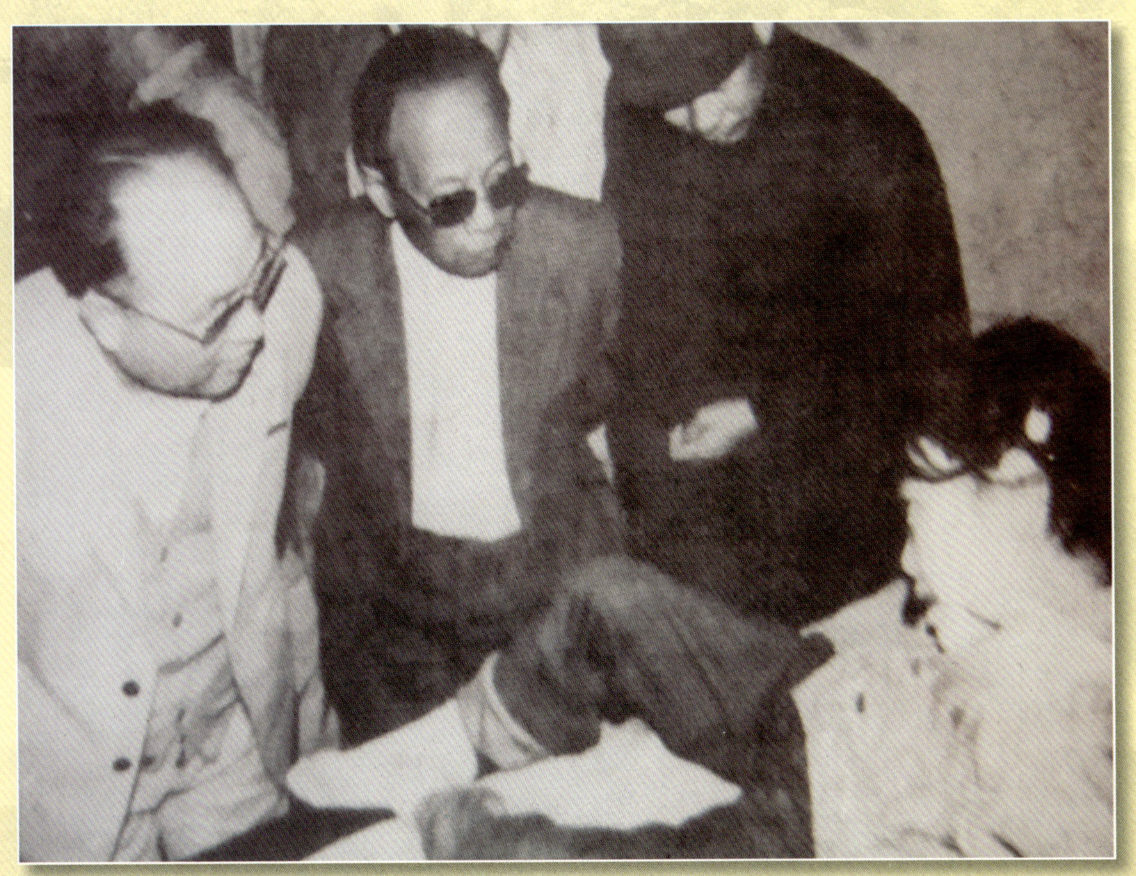

1988年，陕西省省长侯宗宾（左一）在定边看望氟骨症病人

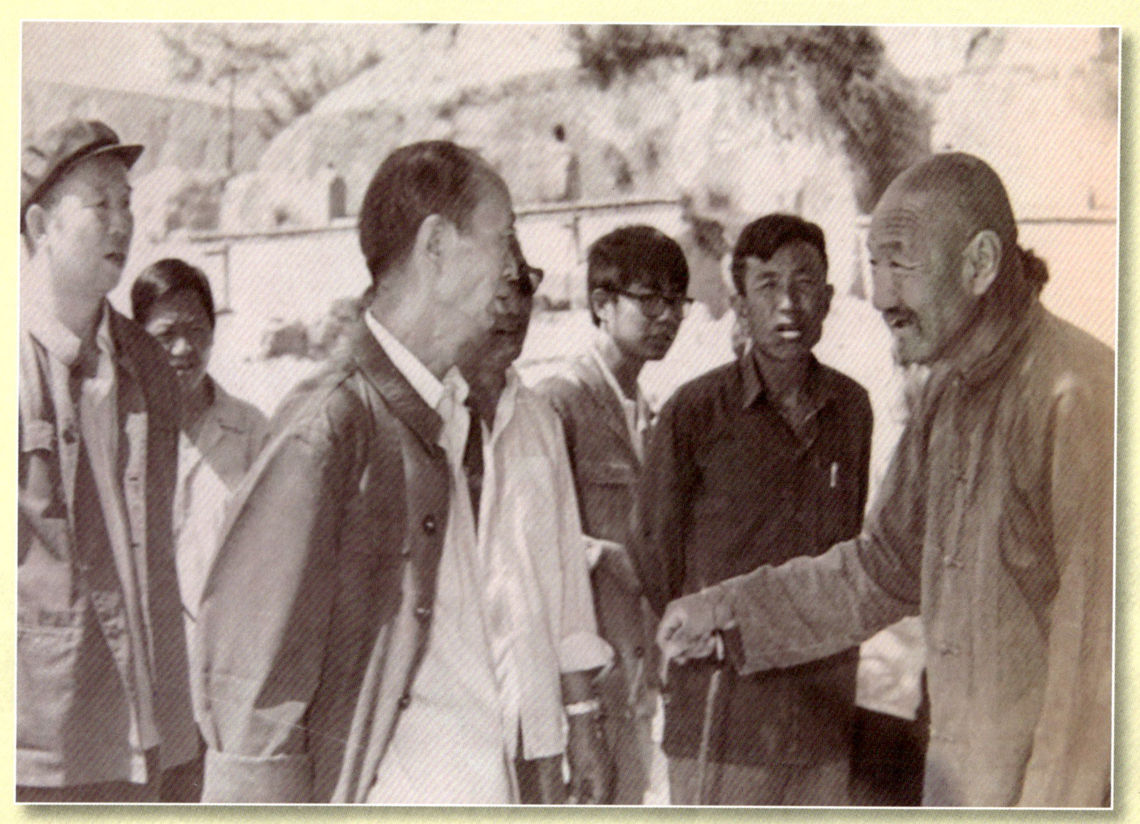

1985年8月，陕西省省长林季周（左二）在定边氟病区视察工作

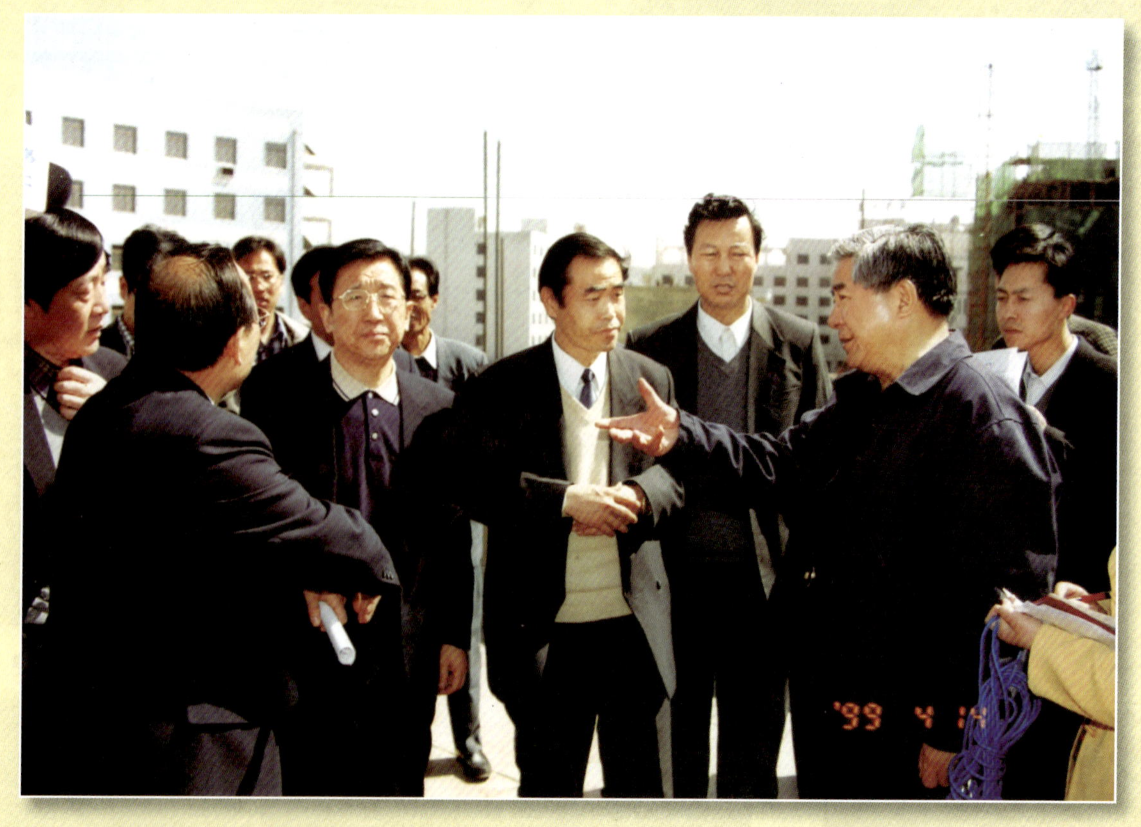

1999年，陕西省省长程安东（右二）、常务副省长贾治邦（右五）视察星元医院建设

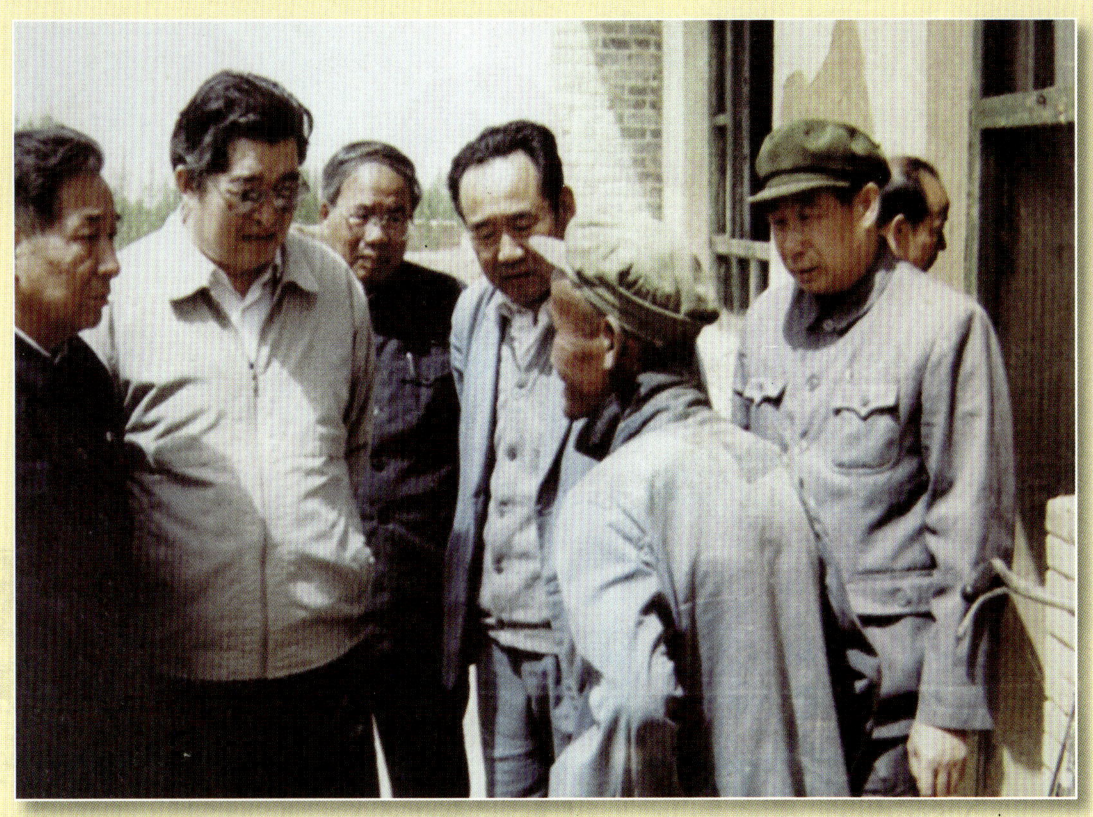

1990年5月，陕西省省长白清才（左二）在定边氟病区调研

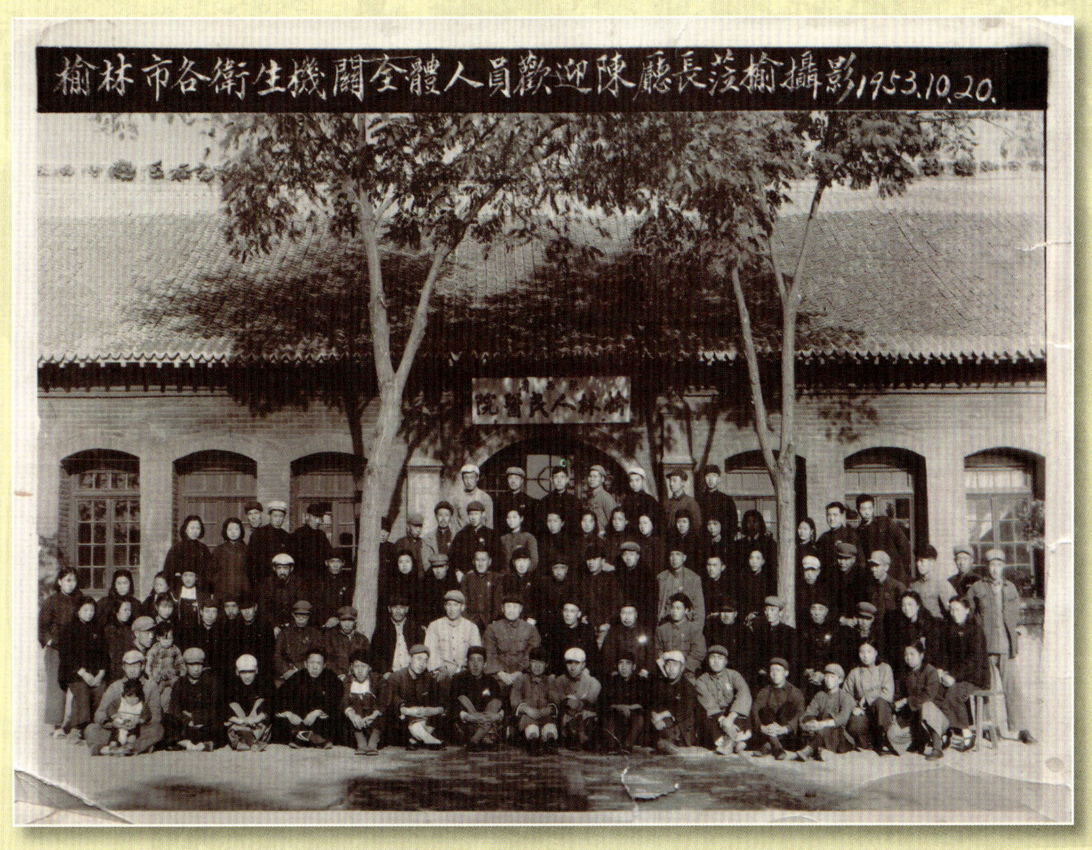

1953年，第一位陕西省卫生厅厅长陈纯炳（右九）到榆林检查指导工作一月余

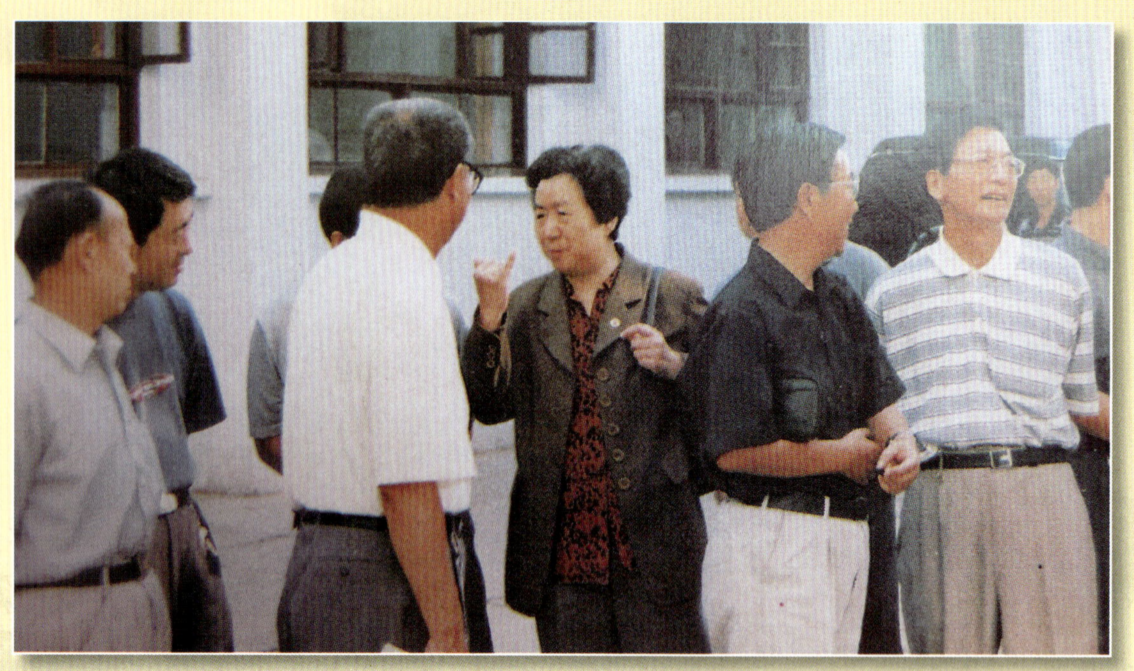

1997年，原陕西省卫生厅厅长卢希谦（右一）、刘爱美（右三）来榆林调研

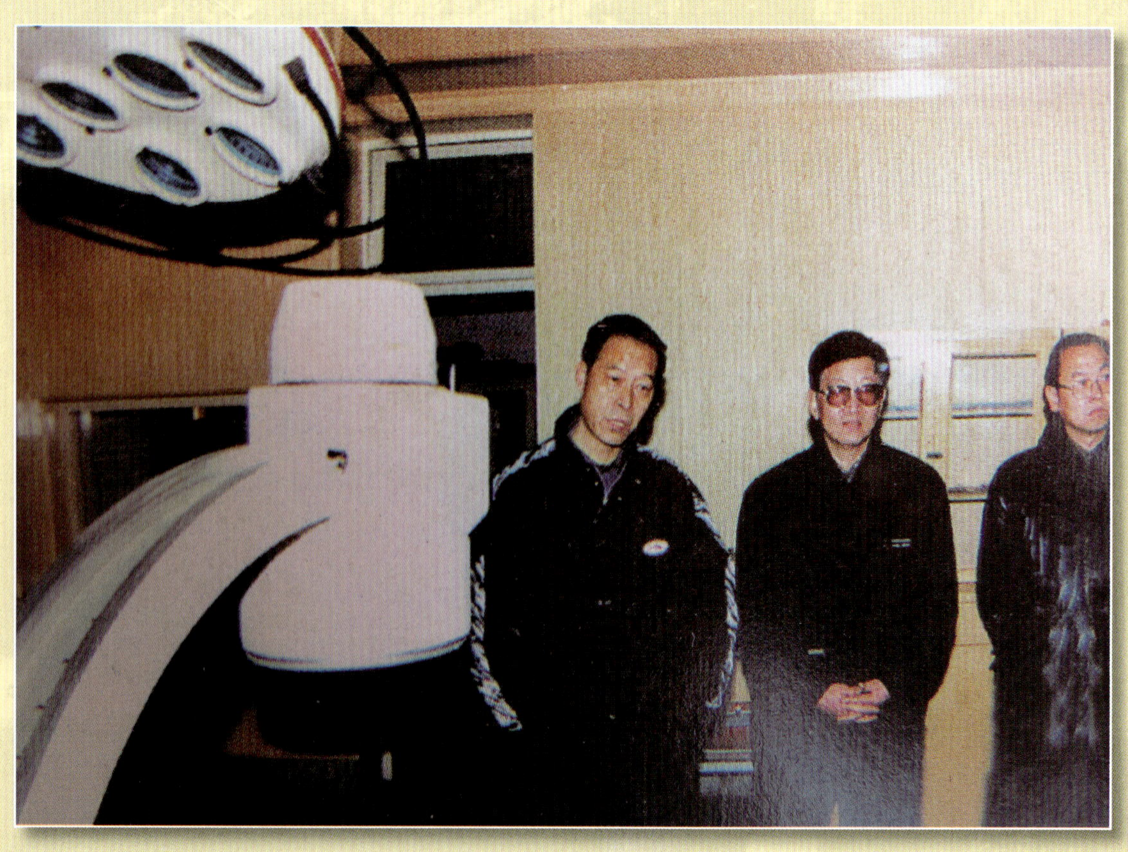

2002年，陕西省卫生厅厅长李鸿光（左一）在榆林检查卫生工作

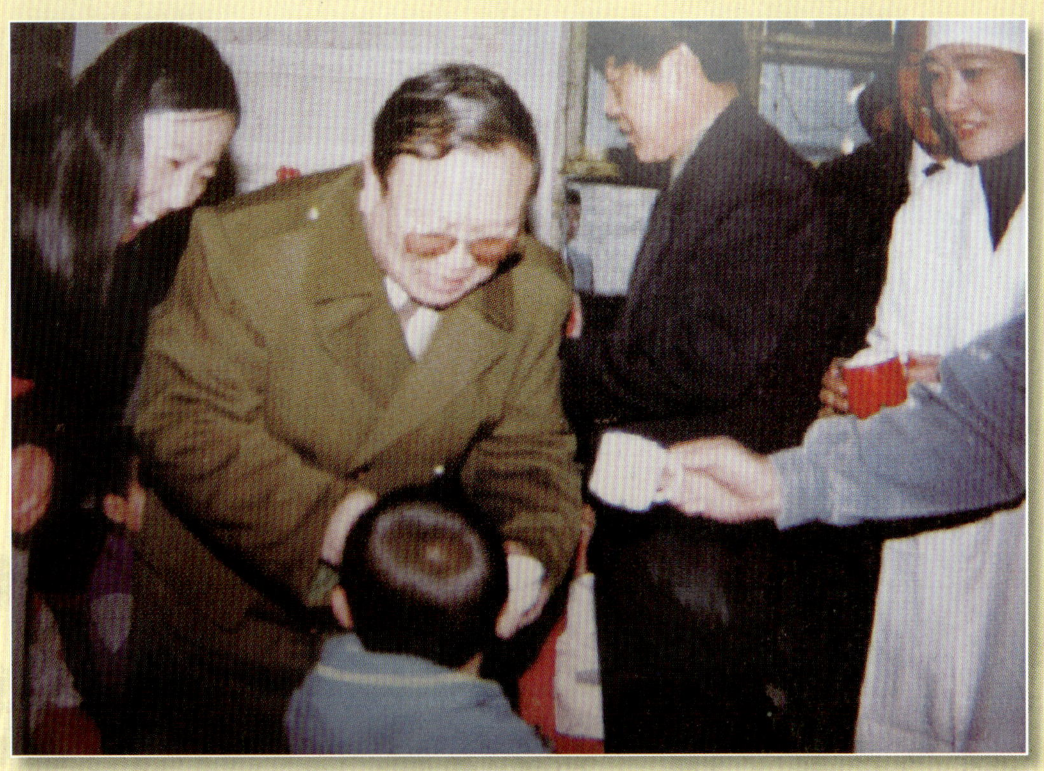

1996年12月5日，中共榆林地委书记高仰秀（左二）、专员马铁山（左三）到古楼办事处给儿童喂服糖丸

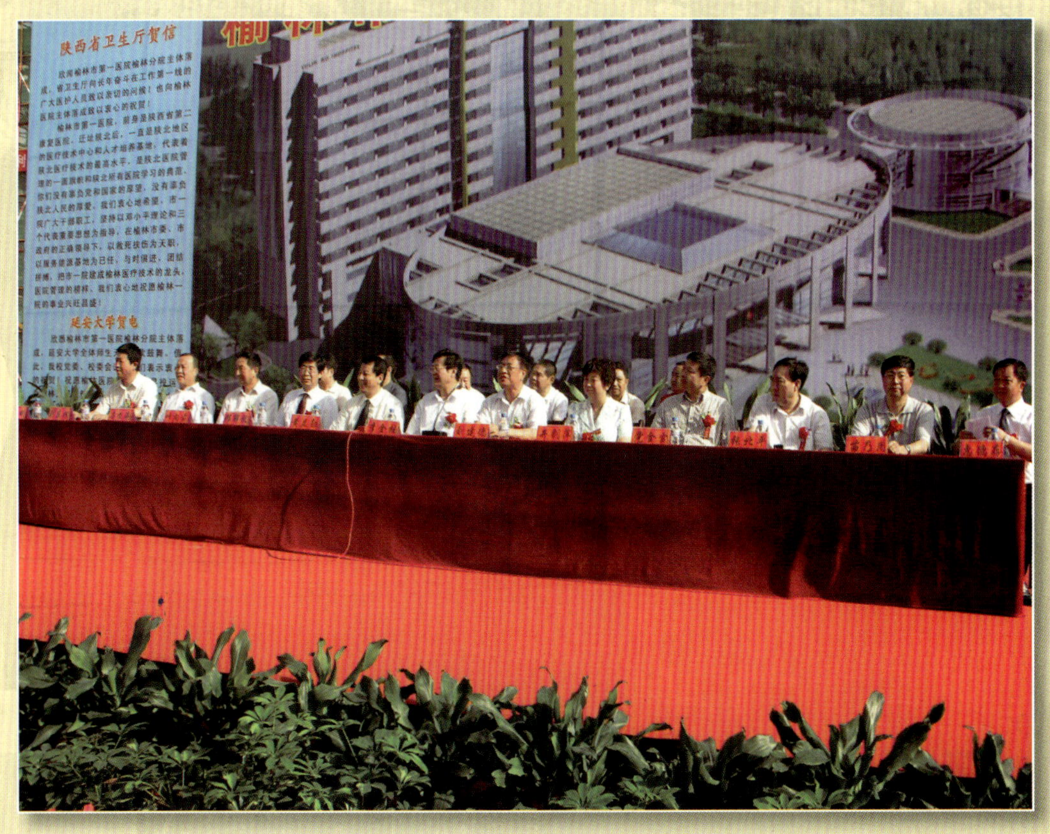

2008年8月榆林市第一医院榆林医院开业仪式

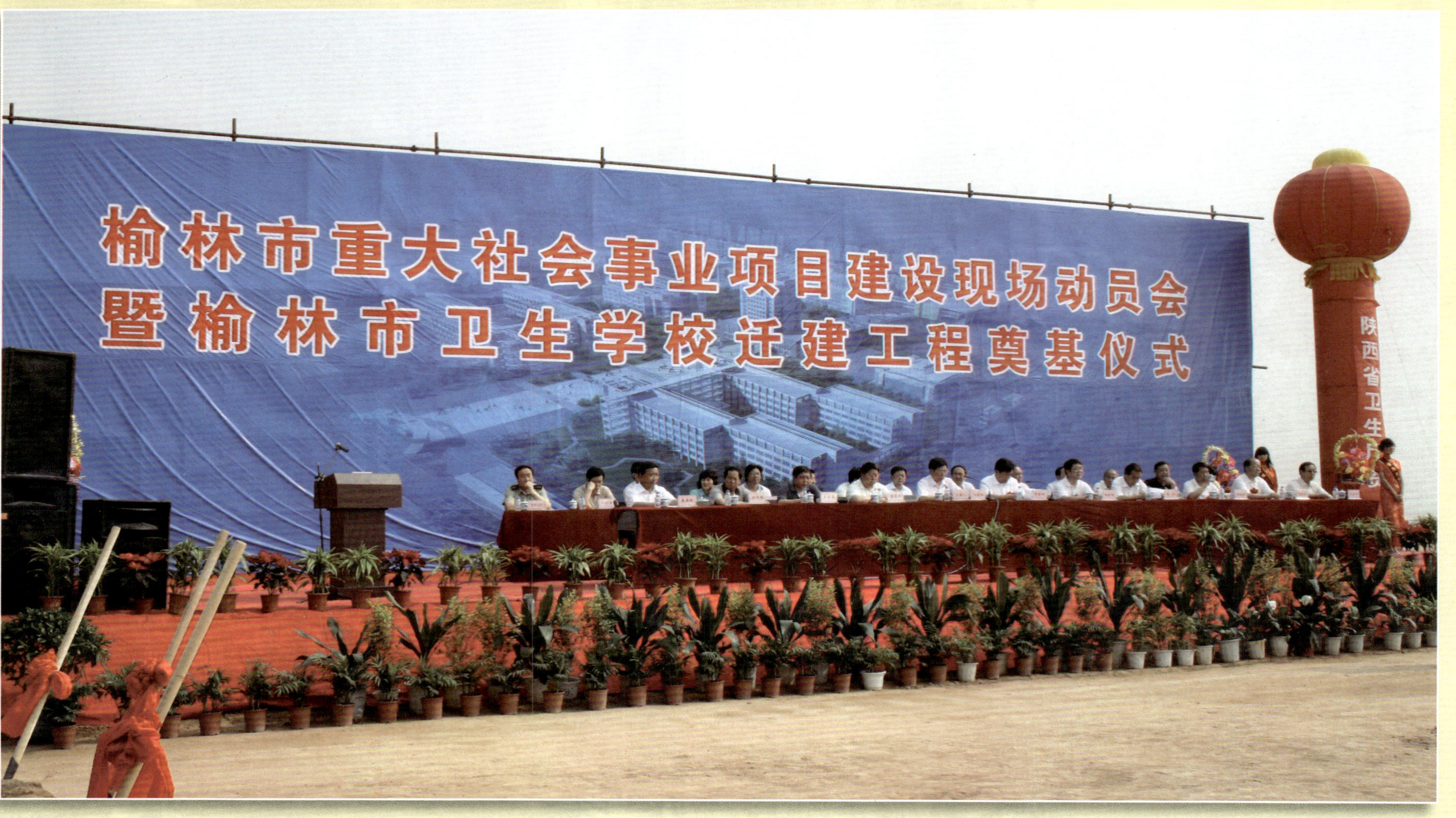

2006年5月榆林市卫生学校迁建工程奠基仪式

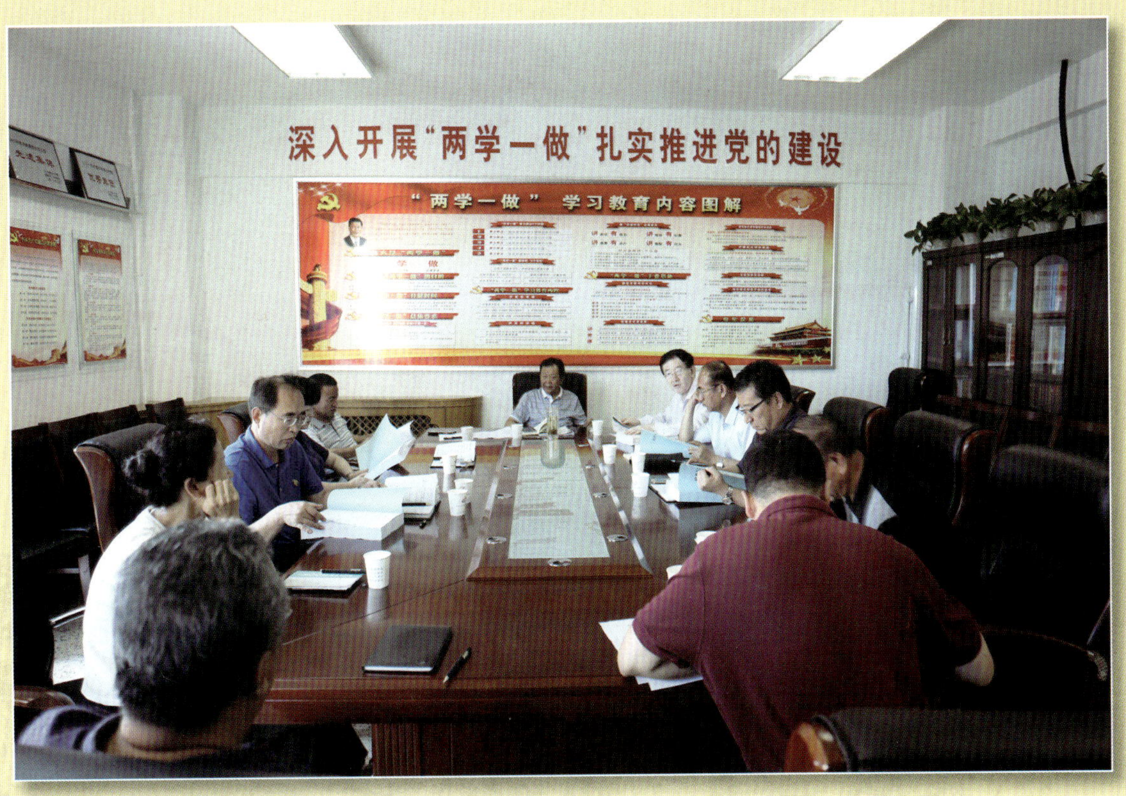

2016年6月市卫生局局长惠德存（中）主持召开《榆林市卫生志》终审会议

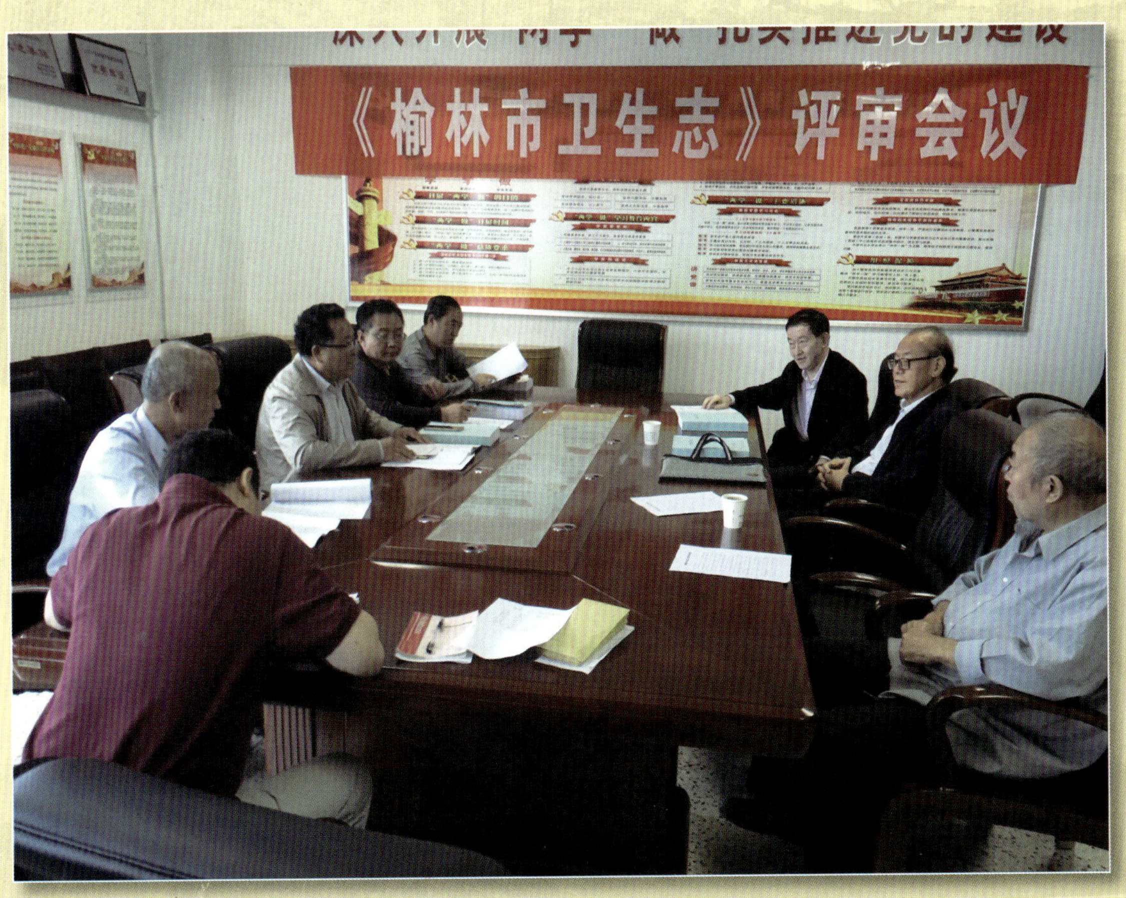

2016年9月榆林市志办组织专家评审《榆林市卫生志》

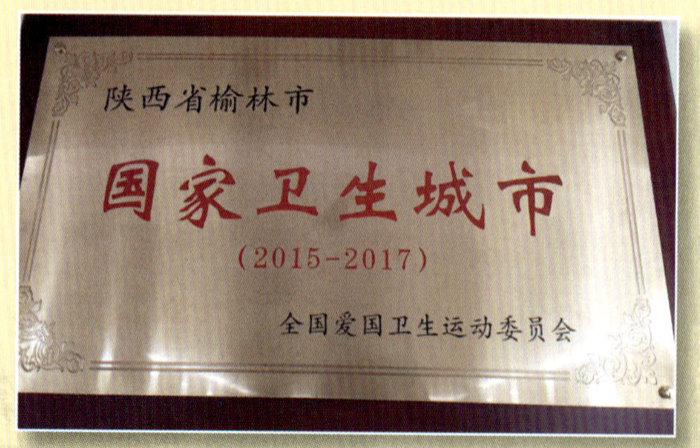
陕西省榆林市
国家卫生城市
(2015-2017)
全国爱国卫生运动委员会

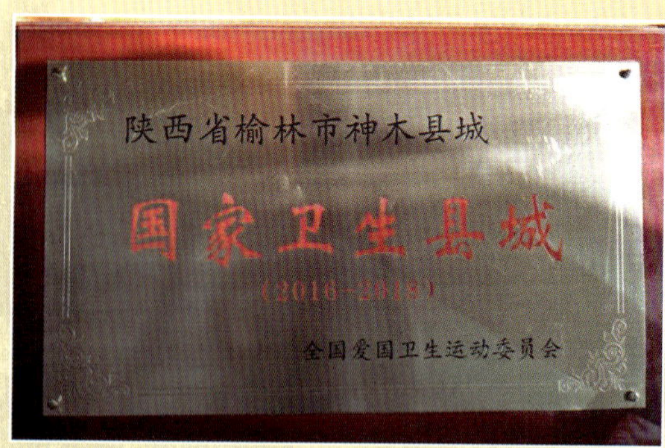
陕西省榆林市神木县城
国家卫生县城
全国爱国卫生运动委员会

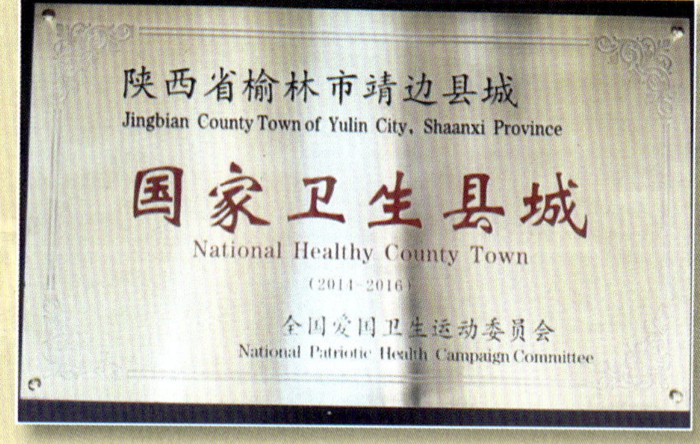
陕西省榆林市靖边县城
Jingbian County Town of Yulin City, Shaanxi Province
国家卫生县城
National Healthy County Town
(2014-2016)
全国爱国卫生运动委员会
National Patriotic Health Campaign Committee

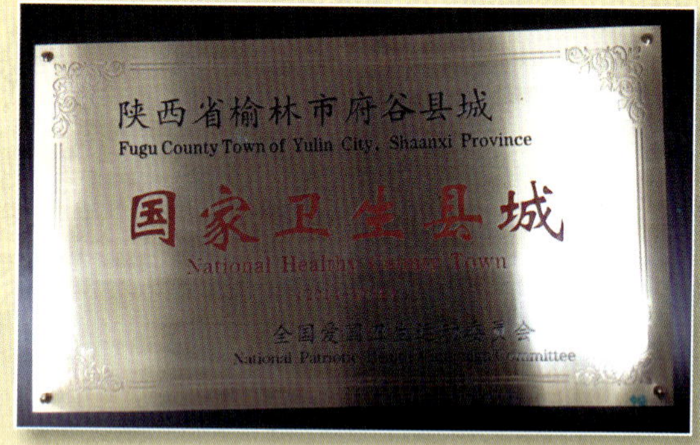
陕西省榆林市府谷县城
Fugu County Town of Yulin City, Shaanxi Province
国家卫生县城

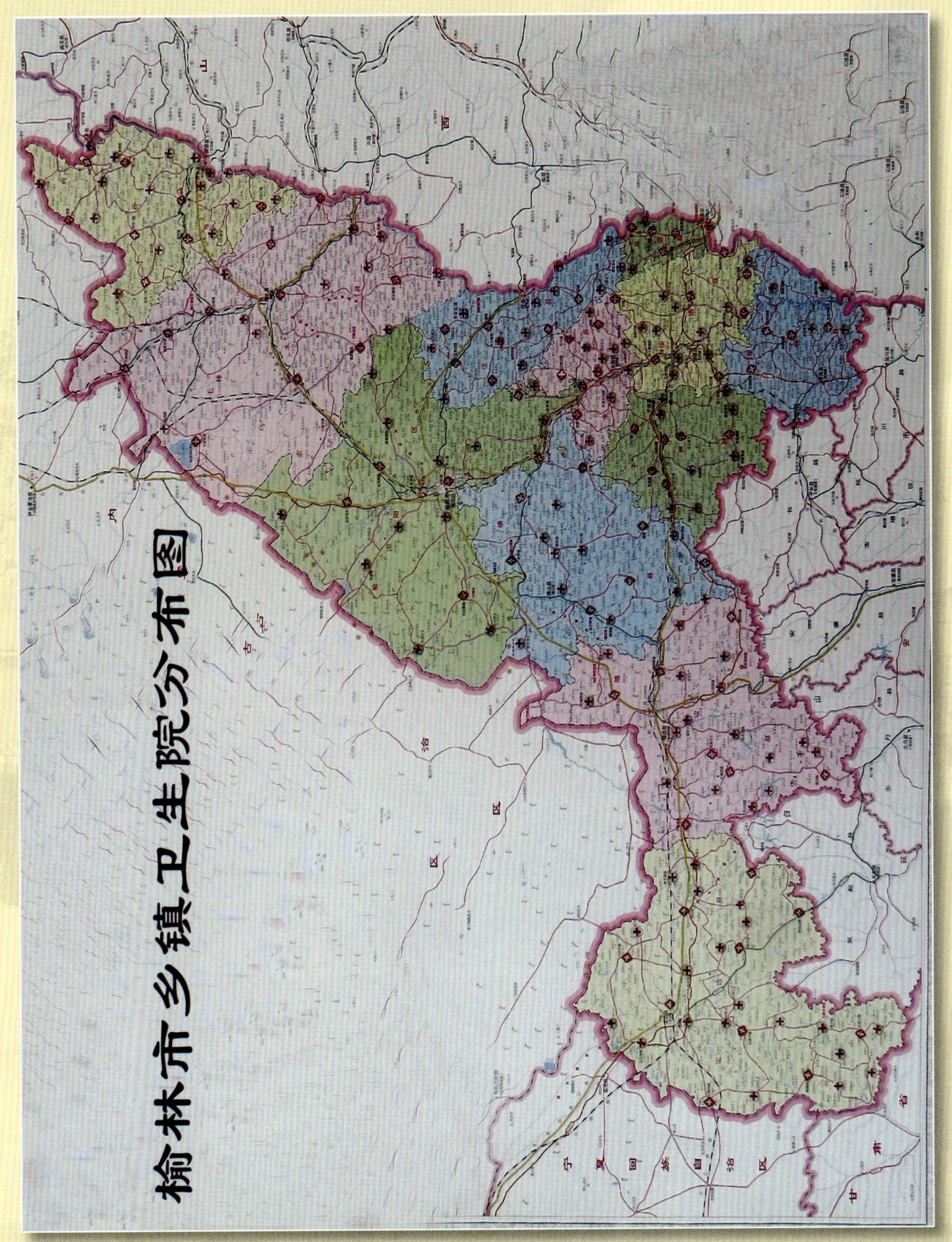

榆林市卫生机构分布图

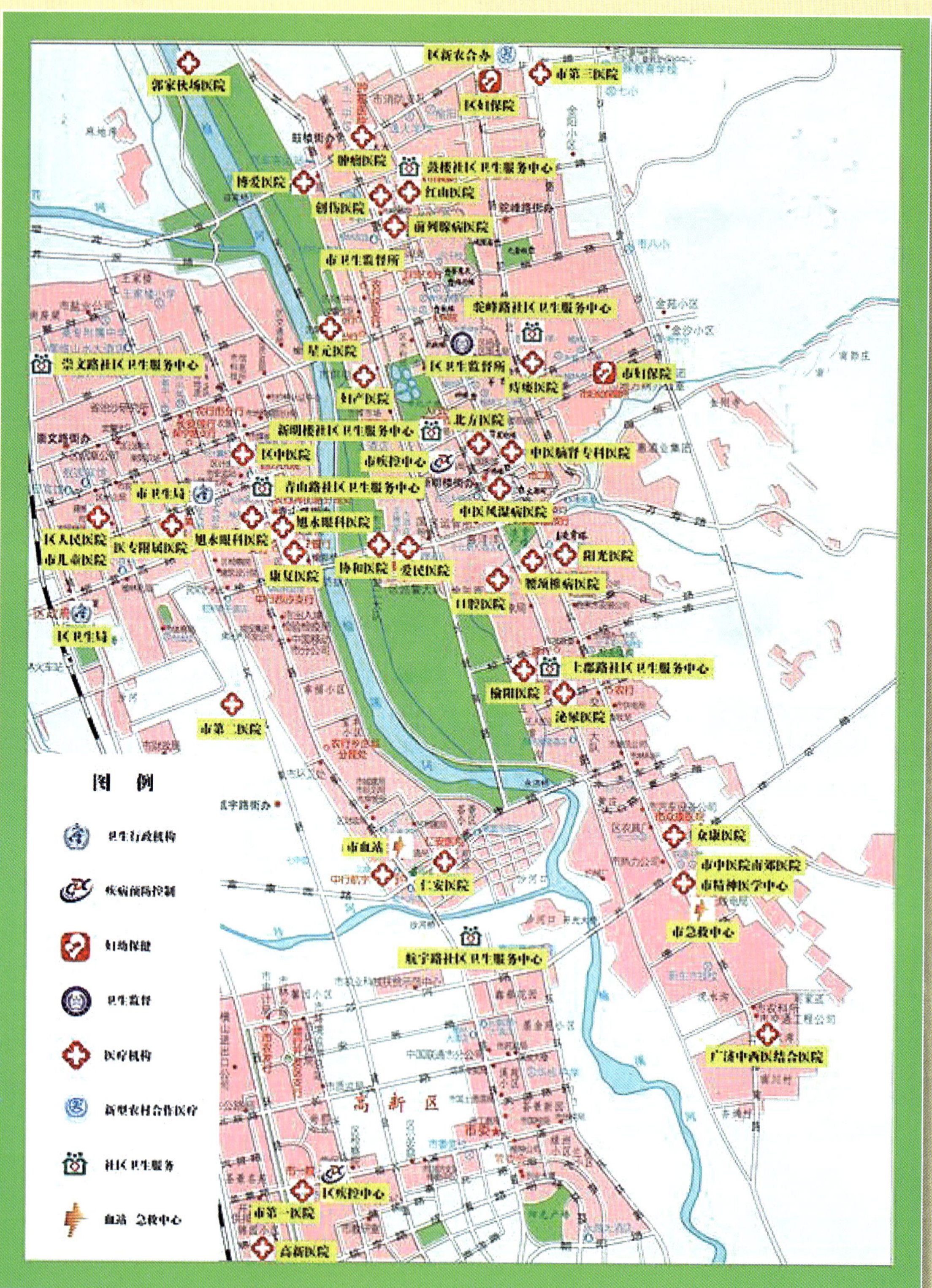

榆林市城区卫生机构分布图

榆林市卫生志

高亚利/主编

中国文史出版社

图书在版编目（CIP）数据

榆林市卫生志 / 高亚利主编 . -- 北京：中国文史出版社，2018.6

ISBN 978-7-5205-0290-0

I. ①榆… II. ①高… III. ①卫生志—榆林 IV. ① R199.2

中国版本图书馆 CIP 数据核字（2018）第 113442 号

责任编辑：刘　夏
封面设计：华业文创

出版发行：**中国文史出版社**
社　　址：北京市西城区太平桥大街 23 号　　邮编：100811
电　　话：010-66173572　66168268　66192736（发行部）
传　　真：010-66192703
印　　装：北京彩虹伟业印刷有限公司
经　　销：全国新华书店
开　　本：16
印　　张：38.5　　　　字数：700 千字
版　　次：2018 年 6 月北京第 1 版
印　　次：2018 年 6 月第 1 次印刷
定　　价：298.00 元

榆林市地方志编纂委员会

主　任	尉俊东	市长
副主任	钱劳动	市委常委、常务副市长
	杨东明	副市长
	赵志平	市政府秘书长
	张耀明	市政府副秘书长
	高　琛	市地方志办主任
成　员	王龙生	市人大秘书长
	白建琴	市政协秘书长
	尚明军	市委副秘书长、办公室主任
	骆军强	榆林军分区副司令员
	赵建宏	市委组织部常务副部长
	沈效功	市委宣传部常务副部长
	杨飞雁	市编办主任
	郭培才	市发改委主任
	卢　林	市财政局局长
	张小明	市人社局局长
	常少明	市教育局局长
	刘仲平	市文广局局长
	刘建平	市统计局局长
	刘竹梅	市档案局局长
	白鸿元	市委党史研究室主任
	韩凤杰	市地方志办副主任
	李　峰	市地方志办纪检组长
	姜良强	市地方志办助理调研员
	杨占华	副编审
	高　越	副编审
	刘天渊	副编审
	张俊谊	副编审

榆林市卫生志

《榆林市卫生志》编纂委员会（一届）

主　任　王存田

副主任　张振国　郝文辉　高治中　高亚利　王东林　刘增海

委　员　樊大受　高照洲　朱东奇　霍迎丰　左树春　李艳君

《榆林市卫生志》编纂委员会（二届）

主　任　惠德存

副主任　高治中　高亚利　张建莉　袁党权　刘增海

委　员　杨永生　樊大受　高照洲　王世和　左树春　霍迎丰　赵彦峰　惠德生　苏买泉
张　洁　刘　林　万正平　李锦明　薛秉胜　高有华　白枝堂　张永强　扈僚锋
余治洲　付　炜　刘　峰　韩雪峰　孔世田　高增昌　张保飞　宋碧宏

《榆林市卫生志》编纂委员会办公室

主　任　李云

副主任　郄礼要　王廷伟

成　员　乔改花　吴　涛　李明军　沈　锐　任宁军　朱文华　蒋桂芳　杜　文　李守华
寇飞燕　白二勤　郝庆荣　屈晓东　陈　忠　郭补林　王　勇　白义宝　薛建堂
李　源　刘俊山　张旭永　党靖东

《榆林市卫生志》编辑部

主　编　高亚利

副主编　杨永生

编　者　樊大爱　高照洲　王世和　左树春　霍迎丰

资料提供人员

杨保兴　张　博　左宏民　刘　林　李玉洁　韩海军　刘　毅　蒋桂芳　李榆军
郝庆荣　王　刚　党凤云　郭补林　王　勇　寇飞焱　韩　岗　杨永生　呼军军
余良山　苏　敏　张建明　许　江　马国廷　苗建军　牛红伟　刘　峰　黄　飞
张保飞　马小锦　任建平　韩小娟　霍彦龙　康利峰　崔玉川　惠筱筠　高治泽

序 一

欣悉《榆林市卫生志》即将付印出版，我感到十分高兴。作为榆林卫生事业30多年来的亲历者和见证者，一桩桩一件件辗转回幕、波澜壮阔、感触至深。

有史以来，疾病一直是民众健康的重大威胁，在中华民族5000多年的历史长河里，先辈们与疾病，特别是与瘟疫的斗争中，丰富和发展了传统医药学和疾病防控技术，为民族繁衍昌盛、兴旺发达做出了重要贡献。由于受经济社会发展水平的限制，中华人民共和国成立前人们的健康水平总体上比较低。

中华人民共和国成立后，党和国家特别重视医疗卫生事业。因为它事关人民群众的切身利益和千家万户的幸福安康。保障城乡居民健康是各级党委、政府履行公共服务职责的重要方面，对于提高人民福祉，构建和谐社会、促进经济发展具有十分重要的基础性作用。尊重历史传统，遵循发展脉络，编修卫生志，对于传承卫生文化，促进卫生事业全面健康可持续发展具有重大意义。在新时期党的卫生工作方针指引下，全市医疗卫生事业锐意进取，各个领域取得绚丽成就，尤其是在新一轮医改中，我市医疗卫生事业抢抓机遇，获得了空前发展。这些成绩的取得，得益于市委、市政府的正确领导，得益于全市人民的关爱支持，更凝聚了一代又一代医疗卫生工作者的智慧和心血。卫生志的编修正是对医药卫生事业的忠实记录，并借以探索卫生事业发展的轨迹，以存史、资政、教化、推动榆林卫生事业的进一步发展。

盛世修志，志载盛世。一部志书，是一种情结，是一份沉甸甸的往事回忆，我们要发扬继承老一代卫生人的奉献精神，凝聚智慧、扎实工作、直面明天的挑战。我相信，《榆林卫生志》的出版，一定会在榆林医疗卫生事业的发展中发挥积极的作用，续写更加辉煌灿烂的篇章，为增进榆林人民健康福祉，促进经济社会协调发展做出新的更大的贡献。

杨东明

2016.6.8

序 二

榆林又称驼城（因古城地貌东西走向酷似两座驼峰而得名），是历史文化名城，魅力之城。榆林市位于陕西省最北部，地处陕、甘、宁、蒙、晋五省（区）接壤地带。黄河沿东界南下涉境400多公里，古长城横贯东西700多公里。地貌大体以长城为界，北部为风沙草滩区，占总面积的42%，南部为黄土丘陵沟壑区，占58%。平均海拔1300米，总面积43578平方公里。是陕西省面积最大的一个市。2015年末常住人口340.11万人，其中城镇人口187.06万人，占55%，乡村人口153.05万人，占45.0%。榆林大地物华天宝，人杰地灵。传统医药源远流长，为了广大人民群众的身体健康，一代代杏坛先贤在医药的海洋里寻觅、探求，在乡间陋巷里辛勤劳作，悬壶济世。战国魏修长城时，监军内设“方士二人”始，唐夏州置医学博士，明设医学、养济院、药局，清设种痘局。民国二十三年建陕西省第一所公立县卫生院，边区保健药社更是全国领先。历代名医层出不穷。

1949年中华人民共和国成立后，在各级党委和政府的领导下，榆林医药卫生事业蓬勃发展，欣欣向荣。长期肆虐，严重危害人民群众健康的各种传染病，得到有效遏制或消灭。20世纪50年代开展了以“除四害、讲卫生”为主要内容的爱国卫生运动；六七十年代，榆林卫生工作者认真贯彻党的“把医疗卫生工作的重点放到农村去”的工作方针，大力发展合作医疗，使全区95%以上的农民实行了合作医疗，初步解决了农村缺医少药的问题；八九十年代更是异军突起，为了实现我国向世界卫生组织承诺的2000年人人享有初级卫生保健的目标，各市、县开展了既轰轰烈烈又扎扎实实的农村初级卫生保健达标活动。人均寿命由解放前的35岁翻了一倍之多。

进入21世纪，全市卫生系统又开展了“农民健康工程活动”和实行新型合作医疗制度，各项卫生工作取得了辉煌成就，医疗卫生事业得到长足发展，全市已形成集医疗、防病、科研、教学为一体的卫生体系。当死灰复燃的结核病和新发的非典型肺炎等传染病流行，严重危害人民健康时，市委、市政府带领全市医护人员，调动一切医疗资源，在广大人民群众的支持下，团结一致，众志成城，除病魔、降瘟神，取得了一个又一个的胜利。特别是近年来新型合作医疗和医改等工作更是走在全省，乃至全国前列，呈现出了“神木模式”“府谷模式”“米脂模式”等创新性医改。广大卫生工作者为榆林人民的健康做出了不朽的贡献。

盛世修志，探寻先辈足迹，摄录时代风云，真实记载榆林医坛儿女们无私奉献，爱岗敬业，吃苦耐劳，救死扶伤的感人事迹和奋斗历程，是时代赋予我们的神圣职责。市卫生局领导班子，抱着将榆林卫生发展史晓之医界、告之社会、教育今人、宣传世人的目的，组织启动了这项承前启后，继往开来的文化工程。经四年多时间，终于编纂完成了这本榆林市卫生志。全书尊重历史，突出重点，资料丰富，内容翔实，文字流畅，图文并茂。借此志书出版之际，衷心祝愿卫生系统广大干部职工认真贯彻党的卫生工作方针政策，开拓进取，努力拼搏，再谱卫生事业新篇章。

志载盛世，承前启后，继往开来。修志乃是浩大的工程，有诸多的难事，由于领导班子更迭，干部人事变化，办公地址迁移，档案资料残缺，修志工作者旰食宵衣，兢兢业业，历经寒暑，终告成志。特向志书编纂过程中坚持不懈、付出辛勤劳动的全体编纂人员，以及为志书编写提供指导和帮助、贡献真知灼见的专家学者表示崇高的敬意和衷心的感谢。

2016年6月16日

概　述

《榆林市卫生志》从远古旧石器时代的鄂尔多斯河套人开始，分机构、管理、县区卫生概要、基层卫生、边区卫生、卫生运动、疾病预防控制、妇幼卫生、中医中药、医疗技术、医政、药政、医学科教、卫生人物等14编，38章，136节，约70余万字，记述了唐、宋、西夏、明、清、中华民国、中华人民共和国至2015年的榆林卫生事业始端、发展、转折、终端的过程。

榆林卫生机构，自战国魏修长城时，监军内设“方士二人”始，唐懿宗时（861—873）夏州置医学博士。明设医学、养济院、药局。清设种痘局。民国二十三年（1934）建陕西省第一所公立县卫生院。陕甘宁边区设保健药社。1949年，榆林、绥德专署有卫生机构9个，床位17张，医护人员88人。1951年榆林、绥德专署始建文卫科。1970年起榆林专区及各县设两级卫生局，为政府卫生行政管理部门。至2015年，卫生事业机构达4861个（含村卫生室），总病床18301张，有卫生技术人员22191人。其中有高级专业技术职称1477人（其中主任医师423人）；国家、省级名老中医5人；省管专家23人。

榆林中医，溯源自旧石器时代（约5万年前），即有医事萌发。出土的实物表明：史前先民已经广泛使用砭石、骨针“刺病”“治痈肿者”，也懂得用熨石“热疗”。唐懿宗（861—873）时，何氏一门四代六人从医，“家多精庆，代足名人”。从第一代何子嵒摄夏州医学博士始，经宋、明、清，至民国三十七年（1948）有可稽考的名老中医约200余人。明清时期被贬的太医院御医张红郎、柴旻、朱胤等来榆林开设药堂，授徒传医。至1949 年之前，境内无一所中医医院。中华人民共和国成立之后，在“团结中西医”与“中西医结合”方针指引下，1985年有中医药从业人员666名。至2015年榆林市拥有中医机构17所，其中市级中医院1所、中医研究所1 所、专科中医院1所；县区中医院11所、中医专科医院2所，中西医结合医院1所；综合医院共设有75个中医科、78个中药房。全市公立中医医院编制床位2540张，在岗职工2880人，卫生技术人员2413人。其中，执业（助理）医师739人（从业中医师301人）。全市现有中药生产经营企业827家，其中生产企业6家，批发经营企业18家，零售中药店堂803家。

榆林西医诊疗技术，起源于民国四年（1915），原国民党二十三军高桂枝部属军医候殿文在定边开设了私人西医诊所。民国十三年（1924）尤仙航就读北平国大医学院、叶瑞禾在齐鲁大学医疗系毕业、张毕五在北平医专毕业。民国二十三年（1934），榆林县首先成立陕西省第一所县卫生院，即榆林县卫生院，院长叶瑞禾。从此起以解剖学、生理学、微生物学、病理学为基础的西方医学技术，在榆林逐渐扩大发展。内科技术从听诊器、显微镜，到20世纪50—60年代开展了X射线透视和照相技术、以及血、尿、便常规化验、心电图等，以及磺胺类药物和青霉素等抗菌药物的应用，开创了西药治疗疾病的新纪元，20世纪80年代应用内窥镜、纤维内窥镜、心导管检查及心血管造影。90年代安装心脏起搏器。2000年后行冠状动脉造影。外科技术于1950年榆林市人民医院乔荫平等先后开展了阑尾切除、疝修补、肠梗阻、剖腹产、截肢等手术，打开了外科“割症”。1956年由马世昌首次做胃大部切除手术，并开展外眼手术、兔唇修补、气管切开及气管异物取出等手术。1963年相继开展巨脾切除、乳腺癌乳房切除、胃幽门癌胃切除、巨大肾盂积水肾切除、骨折内固定等手术。1964—1979年，张鹏、徐华霖、包钟奇、李金祥等医师先后开展纵膈肿瘤切除、食道静脉曲张结扎、甲状腺瘤切除、直肠癌根治、肺叶切除、中段食道癌切除、子宫颈肌瘤切除，以及关节、髋关节融合等手术。80年代，开展了普胸、全食道手术，门脉高压分流术，胆道镜检查及取石术、膀胱全切手术等；小儿麻痹的各种矫正手术，脊柱骨折特殊内固定术等。颅脑外伤、颅内血肿清除、颅内肿瘤的诊治等。

1970年，陕西省第二康复医院入驻绥德后，大大提升了榆林地区西医医疗水平，1978年购进了心外循环机，为开展心脏手术创造了条件。20世纪80年代，成功完成了人工钛金属全肘关节置换、二尖瓣分离、自体肾移植和颅脑手术等具有前沿性的手术。90年代以后，又创下了腹壁下动脉插管化疗晚期宫颈癌、颈椎结核合并高位截瘫颈前入路一次完成、心跳呼吸骤停86分钟抢救成功等一系列奇迹。2001年，医院率先开展了体外循环下心脏直视手术和腹腔镜、宫腔镜手术，至2010年，共完成手术1000余例。2004年，榆林市成立了腔镜中心，附设于榆林市第一医院，许多创伤手术均可通过微创手术解决，并在多家医院普及开展，不少手术告别了传统的开刀，进入了全新“微创手术时代”。诊断、手术、治疗的仪器. 从50 年代X光机发展到2000年后的直线加速器、电子显微镜，核磁共振仪、数字减影放射仪、数字减影血管造影机、CT机、激光共聚焦显微镜、内窥镜、监护（ICU）病房等大型现代诊疗仪器。

榆林卫生运动，始于明成化年间的榆林卫，开发优质泉水为居民提供生活饮用水，并修井保护水源，减少疾病发生，民间称“官井”。民国十六年前（1927）即有驻榆军政官僚集会，打扫街道卫生的先例。民国二十二年（1933）榆林城建立专员、县长每周上街检查卫生制度。民国二十五年（1936）成立榆林县卫生委员会，对各项卫生规则进行监督实施。民国三十一—三十三年（1942—1944），县卫生委员会和县卫生院连续三年举办卫生宣传展览会，累计参观人数达3万多人。中华人民共和国成立后，成立爱卫会，中心工作是：群众环境卫生、食品卫生和工业卫生。1952—1976年爱卫运动主要以除害灭病为中心。1976—1980年城镇爱卫运动以治“脏”为重点，搞好环境卫生和食品卫生，农村以“两管五改”为重点，即管肥、管水、改厕、改灶、改井、改圈、改环境等。1980年以后，各县城加强基本设施建设，大力开展卫生宣传，健全和完善卫生管理制度，绿化、美化环境，农村以改水为重点。1982年3月，榆林地区“文明礼貌月”运动以治理“脏”“乱”“差”打开局面，使爱国卫生运动成为精神文明建设的重要内容。1986年横山县被命名为“文明卫生县城”。为当时榆林地区首个文明卫生县城。1991年米脂县列全省卫生县城前10名。1996年神木县通过省爱委会考核鉴定、被省政府命名为“省级卫生县城。” 1999年府谷县被评为“省级卫生城市”。2000年，神木县被全国爱国卫生运动委员会命名为国家卫生县城。2010年1月20日，榆林中心城区被省爱委会命名为省级卫生城市。2011年，榆林市全面推进市级争创卫生城市、县级争创卫生县城、乡镇级争创卫生乡镇、村级争创卫生村的“四级联创”活动。2013年，府谷、靖边创建为国家卫生县城。2014年，榆林中心城区成功创建为国家卫生城市。2015年，佳县实现了省级卫生县城创建目标，至此我市省级卫生县城实现了全覆盖。至2015年底，共计创建成省级卫生先进单位263个、省级卫生镇70个、省级卫生村323个，创建数量位居全省前列。

榆林卫生防疫，早在唐代即有军队参与隔离控制疫情的记载。清同治十一年（1872）榆林设牛痘局。民国三十四年（1945），榆林卫生院起草《榆林卫生防疫纲要》，设防疫股，配备专职卫生缉查员。1949 年中华人民共和国成立后，榆林、绥德专署及各区县均成立了卫生防疫站，1958年形成了从城镇到乡村完整的三级卫生防疫体系。自1950年起，从出生婴儿开始打防疫针。1975年始，按计划免疫程序普遍接种疫苗，使有史以来第一死因的传染病，到1956 年退居第二位。1964 年退居第五位，1970—1990 年在城区居民顺位死因前8位中消失。人均寿命从民国25 年（1936）榆林城区的35 岁，至2015年榆林市为74.3岁，为民国时期寿命的2倍多。始于20世纪的生物医学模式，至21世纪已转为生物——心理——社会医学模式。统计显示：1963年传染病报告发病率为1563/10万，死亡率为纪6.42/10万，病种11种；2015年的发病率为497.35/10万，死亡率为0.3/10万，病种17种。

榆林地方病防治，民国三十四年（1945）榆林卫生院起草了《榆林卫生防疫纲要》，将古老地方性甲状腺肿病首次列入防治之列，1975年普查检出患者51490人，榆林县患病率为10.21%，为全省重病区。1958年在神木县尔林兔乡石板太村发现大骨节病患者，1975年有患者695人，1999年普检出病例175人。榆林市（县）病区致病因子活跃指数居全省第一，全国第二。1974年在定边县发现地方性氟中毒疑似病例，1980年全区普查发现氟斑牙患者达89万人，氟骨症患者近5万人，定边县为全国重病区。榆林是鼠疫、布病历史疫区。经调查，1905—1942年除吴堡县外的11个县128个乡镇404个村均发生过人间鼠疫流行，为历史疫区。1987年，判定定边县为鼠疫疫源区，涉及4个乡镇，面积1196平方公里。布鲁氏菌病于1952年在定边县首次分离出全国第一株布鲁氏菌，此后，各县发生多次暴发流行。全市12个县（区），各县均有3种或以上地方病。是陕西省受地方病危害严重病区之一。2015年，市辖区内12县（区）均设有地方病防治领导小组及办事机构，有2个地方病防治所，有专业人员237名。经判定：12个县区全部实现国家持续碘缺乏病消除目标；2个大骨节病病区县大骨节病病区达到国家控制区标准。氟病区实施的白于山区移民搬迁、黄河沿岸土石山区集中移民实现全覆盖。累计搬迁4.3万户，17.5万人，涉及204集中安置点，完成投资42.6亿元。累计投资7.93亿元资金，建成各类饮水工程2951处，解决123.02万人的饮水困难和饮水不安全问题。

榆林妇幼保健，明清时期的民俗产妇“坐月子”和用中药为新生儿“洗三”，可算榆林最原始的妇幼保健。清同治年间，榆林城出现了孕产“接生婆”。民国二十三年（1934）榆林卫生院设保健股，始开展新法接生、儿童健康检查等妇幼保健工作。1949年，榆林全境解放，培训“旧接生婆”，废除旧法接生。1958年，各县建立妇幼保健机构，三级保健网基本形成。1999年全区育龄妇女数为368802人，孕产妇系统管理率为64.9%，住院分娩率为40.2%，新法接生率为91.2%，儿童保健系统管理率为40.1%，5岁以下儿童死亡率30‰，孕产妇死亡率为54/10万。通过实施6岁以下儿童系统管理率和孕产妇系统管理、降低孕产妇死亡率和消除新生儿破伤风项目、加大出生缺陷干预力度、妇幼保健机构质量评审、创建爱婴医院等措施，全面促进和保护妇女儿童健康。2015年，孕产妇系统管理率达92.45%，3岁以下儿童系统管理率91.92%。农村孕产妇住院分娩率99.85%，高危住院分娩率为100%，孕产妇死亡率6.61/10万，5岁以下儿童死亡率3.44‰，婴儿死亡率2.38‰。产前筛查率、新生儿遗传代谢性疾病筛查率为96.6%、100%，孕产妇艾滋病和梅毒检测率均达到100%。共计进行宫颈癌筛查273152例，查出宫颈癌143例，查出率0.57‰；乳腺癌筛查15924例，查出乳腺癌10例，患病率3.40‰。叶酸服用依存率达到80.19%。对贫困地区儿童累计发放营养包70万人次。1998年创建了69 所爱婴医院，其中市级有3所，县（区）级有22所，乡镇级有44所。2015年经省级复核验收取得陕西省爱婴医院称号的有26家。

榆林健康教育，始于民国23 年（1934）榆林卫生院设立的卫生教育股。1949年后，榆林地区长期以来没有专门健康教育机构。1979年10月，靖边县卫生防疫站办起全省第一张县级发行的“靖边卫生”小报。1981年6月，榆林地区防疫站成立卫生宣教科，创办“榆林卫生”小报。1983年3月，地区防疫站举办首届卫生宣教学习班。1989年榆林地区实施“2000年人人享有初级卫生保健”战略目标，“健康教育”作为一个重要组成部分被正式提出，并在各方面加强了这方面的工作。2000年以来，城市卫生宣传，以组织协调疾控中心、监督所、血站、妇幼保健站、地方病防治所、医院等单位结合各种卫生节日宣传。2007年10月榆林市健康教育所成立。2012年7月成立了“中国人民武警警察部队医学院榆林健康教育基地”。2006—2009年，创建省级卫生城市期间，健康教育累计投入经费100万元，城区启动了“健康教育进社区”和各种卫生日义诊宣传等社会性健康教育活动，并通过每年的文化、科技、卫生“三下乡等形式，将健康教育辐射到农村、乡镇。2015年，全市共发放健康教育印刷资料280.65万份，播放健康教育音像资料7659次，更换健康教育宣传栏6771期；开展公众健康咨询活动6022次，参加69.92万人次；举办健康知识讲座3207次，参加27.09万人次。

榆林医学教育，始于唐代，各州郡开办地方医学，置医学博士教习医书。何子嵒曾任唐代夏州（今靖边、横山地域）医博士，这是榆林设置官方医学教育的最早证据。明成化九年（1473）迁延绥镇于榆林卫后，余子俊上《开设学校疏》，开设儒学及阴阳、医学各一所。这是最早的官办医学教育机构，前后持续170多年。除此之外，中医人才培养还有师承、家传、自学、私塾几种学习模式。中华人民共和国成立以来，榆林开展了多层次、多形式的医学教育。1958年绥德卫校（即榆林市卫生学校）成立，之后各县卫生学校相继成立，至2015年，全市有医学卫生学校12所，累计培养医学人才4万多人。

榆林医药学研究，可追溯至西夏政权占据陕北时，沈括在驻节榆延，经略陕北，抗击西夏时，在《梦溪笔谈》中记载：“陕北绥银之间有青蒿，在蒿丛之间时有一两株迥然青色，土人谓之香蒿，茎叶与常蒿悉同，但常蒿色绿，而此蒿色青翠”，对榆林的中药材进行了详细调查。将中医实践研究成果的辨证施治用于临床。但专门医学研究机构始于中华人民共和国成立之后的1978年。1977—2015年，榆林市卫生局申报医药科技成果共717项，获奖410项。其中，国家参与奖1项，省级科技奖46项（科技大会奖1项、一等奖2项、二等奖8项、三等奖35项）。市级科技奖363项（一等奖38项、二等奖124项、三等奖201项）。参与单位：市属11个，314项；区县属12个，96项。

1982—2015年，榆林医学专家获全国劳动模范及先进工作者荣誉称号的有29名，获陕西省劳动模范及先进工作者荣誉称号的有18名。获陕西省有突出贡献专家18名，陕西省“三五”人才5名，国务院特贴专家5名。

榆林的卫生事业，萌发于旧石器河套文化，公共卫生唾盂出现于商代，唐代始有军队介入控制疫情之举，明设医学、药局、养济院。清设牛痘局，中医药发展迅猛。民国四年（1915）首设个体诊所，为西医始端。民国二十三年（1934）建全省第一所公立榆林卫生院，1949年，榆林全境解放，中医无一张病床，西医仅有两所卫生院。20世纪50年代，开始兴建卫生机构，至1958年，农村三级医疗保健卫生网络形成；60—70年代，在毛泽东主席提出的“把医疗卫生工作的重点放到农村去”方针指引下，全区大力发展合作医疗，实现了乡乡有卫生院、队队有合作医疗站、村村有卫生员，95%以上的农民实行了合作医疗。1966 年“文化大革命”开始，个体开业者被勒令停业。医院原有的合理规章制度及管理办法被否定，因“停业闹革命”“武斗”而实行了“军管”“工管”、群众组织管理。出现了医生学护理、护士当医生、技术尖子蹲"牛棚"的现象，医疗质量下降。绥德卫生学校停止招生达5年之久。全区仅有的两所中医院（榆林、清涧）被撤销，多数医疗卫生机构处于瘫痪状态。“革命委员会”成立后，撤销并转医疗卫生机构，将卫生系统医务骨干下放到农村，虽然公社地段医院得到加强，但城市医疗力量大大削弱；80年代改革开放，首推整顿和重点建设1/3卫生县。1986年，将乡镇医院的人、财、物三权管理下放由乡镇政府行施。由于推行“运用经济手段管理卫生事业”“给政策不给钱”“建设靠国家，吃饭靠自己”模式，将各级医疗卫生机构推向市场，呈现出“以药养医”局面。乡镇卫生院试行承包制，因医院的经费、人事划归乡镇政府进行差额管理，工资拖欠严重，医院无药，看病无设备；为了生存，部分医生外出另某职业，医院成了“夫妻店”，或仅留一两名医护人员；由于农村经济体制的变革，村级合作医疗全部变成了私人诊所，农民的“看病难、看病贵”现象凸显；至90年代末，卫生事业三级网络破碎，卫生事业步入低谷。2003年，在抗击“非典”的过程中，明显暴露出卫生事业的不足。从2005年开始，启动了新一轮卫生改革，加快了建设步伐，至“十二五（2010—2015年）”末，榆林市新的医疗卫生服务体系、医疗卫生保障体系、卫生监督体系、基本药物供应体系、卫生应急体系基本形成，卫生信息化建设遂步完善，广大人民群众享受到了厚重的卫生改革成果。

2015年，榆林市总人口3383900人，出生率11.51‰，死亡率6.36‰，自然增长率6.80‰。居民平均期望寿命74.78岁，男72.80岁，女76.72岁。全市有医疗卫生机构4861个。其中，医院103个（公立医院37个）、基层医疗卫生机构4461个，机构总建筑面积144.38万平方米，总固定资产22.31亿元。有床位18301张，每千常住人口拥有床位数5.38张。卫生人员总数达30830人，每千常住人口执业（助理）医师1.81人，每千常住人口注册护士2.55人。医疗机构总诊疗量为1361.13万人次，住院手术87861人次，出院人数52.59万人次。业务收入36.58亿元；全市甲乙类传染病报告发病7647例，发病率288.32/10万；报告死亡4人，死亡率0.15/10万。报告传染病发病数居前5位的是病毒性肝炎、肺结核、梅毒、布鲁士菌病、痢疾，占甲乙类传染病报告发病总数的94.89%，报告传染病病种17种；妇幼保健工作的孕产妇系统管理率达92.45%、住院分娩率99.85%，3岁以下儿童系统管理率91.40%。全市孕产妇死亡率6.61/10万，5岁以下儿童死亡率3.44‰，婴儿死亡率2.38‰。5岁以下儿童死亡率3.32‰、婴儿死亡率2.67‰；农村安全饮水普及率86.5%；全市改扩新建各类卫生厕所2.4万座，无害化卫生厕所普及率21%；榆林市区建成国家卫生城市，另外建成国家卫生县城3个，建成省级卫生县城8个。2015年10月，市委、市政府将市卫生局与市计划生育局机构整合，更名为榆林市卫生和计划生育局，榆林市卫生局完成了单独设立的历史使命。

凡 例

1.指导思想

本书以习近平新时代中国特色社会主义思想为指导，略古详今，如实地记述榆林市有史以来至2015年底的卫生医疗事业兴衰状况。

2.限至

本志书上限自远古旧石器时期河套人文化（约3～10万年）始记事，下限至公元2015年底。

3.体裁结构

凡例、概述、大事记，编下设无题简述，附录缀于志尾。采用记事本末体，横排编章，以条目命题竖写内容。设编、章、节、目四级结构。每编下必设两章，或两章以上；章下必设两节，或两节以上；节下设目。

4.纪年

1949年以前用历史纪年与现代纪年对照法，括号中的现代纪年省去年字，如唐懿宗（861—873）时、明洪武元年（1368）、清顺治元年（1644）、民国十年（1921），1949年后一律用公元纪年。

5.数字

本志书用阿拉伯数字表示数量，凡是四位数及超过四位数以上的数字，从尾数向左第三位与第四位数之间空1/4个阿拉伯字，如10 000。统计数字以卫生统计及市统计局统计报表为准。

6.数量词

凡在本志书正文出现的数量词，遇到如下情况，用汉字表示，如三本书、四条意见、读了九编、第三世界、第三章、“一二・九”；凡邻近的两个数量词连用，一律用汉字“如二三米、三五天、四十五六岁。

7.地名

本志书出现的地名，应与命题历史时期所称谓的地名相一致如秦上郡（今榆林）、明延绥镇（今榆林）。因行政建制的变更，故1999年12月前一般称“榆林地区”，2000年始称“榆林市”。

8.章节序号

本志书编、章、节、目序号，一律用第一编、第一章、第一节；目序号先用汉字一、二、三、四……下一级为阿拉伯数字1、2、3、4、……

9.图表序号

本志书图（画图）、片（照片）及表顺序，以编排号，如图1—3及表1—3，分别表示第一编第三图与第一编第三表。

10.计量

本志书一律用毫克、克、千克表示重量单位，但中药处方，仍沿用历史计量。

11.人称、人名

本志书一律用第三人称，不用我、我们、我市、我国。人名排列以生年为序。人物篇中包括名医、有突出贡献专家等；全国、省、市劳动模范、五一奖章获得者、全国、省先进个人；全国、省、市代表委员及卫生事业行政领导、厅局长和做出贡献的相关人员。

12.1936—1949年，陕甘宁边区在榆林地域内设绥德、三边分区、辖包括镇川县在内的12个县，时跨14年，是陕甘宁边区的重要地域之一，故特设“边区卫生”编。

13.资料来源

本志书资料来源于档案、文件、文献、史书、社会调查及各市直单位和各县（区）上报的卫生志初稿、《延绥镇志》《榆林地区志》及个人收集等，一般不注明出处。

目 录

第四编　卫生运动

第五编　疾病预防控制

第六编 妇幼卫生

第七编 中医中药

第八编　医疗技术

第九编　基层卫生

第十编　医　政

第十一编 药 政

第十二编 教育科研

第十三编 卫生人物

第十四编　县区卫生概要

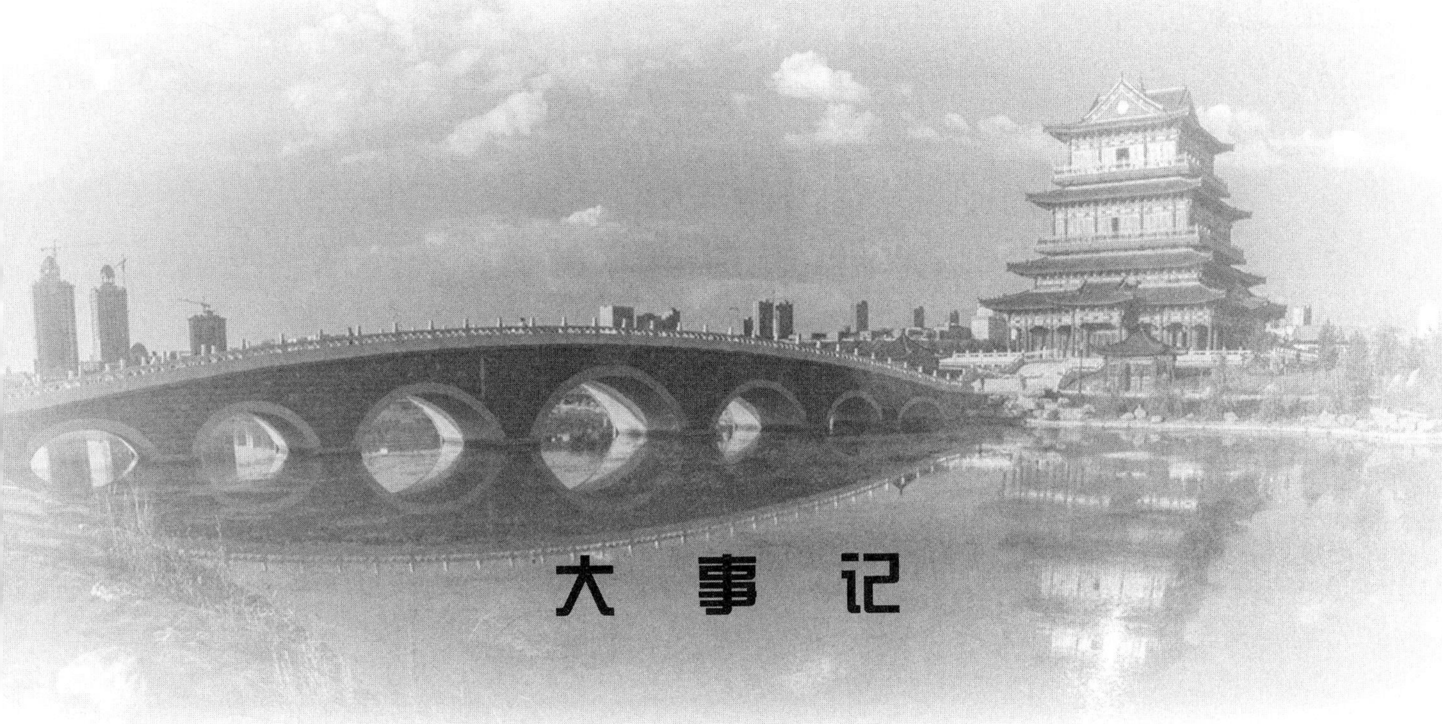

大事记

榆林卫生大事记，从远古河套人开始记录卫生事件，但着重记录了明、清、民国、中华人民共和国时期发生在榆林卫生事业的大事件，计600余条。集中地反映了明清时期的中医发展与传承。从民国开始西医萌发，至1949年中华人民共和国成立，依据发生时间，记录了卫生机构设置、地方病防治领导小组组长、卫生局长任免及爱国卫生运动、卫生防疫、地方病防治、妇幼卫生、医疗技术与设备、教育科研、卫生改革等事件。也记录了“文化大革命”时期卫生事业有关事件和合作医疗的事件。2015年底市卫生局与市计划生育局重组为榆林市卫生和计划生育局。

远古至清代末年

约14万年前至7万年前

1922年法国古人类学家桑志华在与榆林靖边县接壤的今内蒙古乌审旗萨拉乌苏大沟湾发现了著名的“鄂尔多斯牙齿”，“河套人”由此得名。早在十多万年前，陕北榆林一带已经有人工取火，按压止痛，制止出血，救护损伤，刺痈排脓等本能的最原始的医疗行为。

距今约5000多年前

榆林境内的鱼河堡、三岔湾、古城滩、白城台、古塔李家庙发现的龙山时期先民遗址、居室表明，生活在榆林的先民，就已经注意起居卫生和身体保健。出土的许多“尖状”、“刮削”石器，是最原始的医疗工具，包含着医学文化的发端。

战国时期

周显王十七年（公元前352）魏惠王十八年筑长城、塞固阳，北有上郡（今榆阳区鱼河堡附近），中医中药便应运而生。在军队人员配置中时设“方士2人，主百药，以治金疮，以痊万病”。

秦始皇三十三年（公元前214），

使蒙恬再击匈奴，沿黄河筑长城，蒙恬将兵30万驻守上郡，始有军事医疗。秦始皇长子扶苏和蒙恬墓位于现绥德城内。

东汉时期

绥德出土的汉画像石中刻有鸟首人身，肩生羽翅，手执仙草，侍候西王母，旁边有持锤磨药的玉免和仰首而立的九尾狐及形似树状的长寿仙草。根据出土地点，历史资料分析，认为鸟首人就是扁鹊，画像石的内容是神化了的扁鹊针灸行医图。

唐贞观十年（636）

“关内、河东大疫”。首次记录榆林地区瘟疫发生。

唐宣宗大中三年（849）

十月辛巳，“上都、灵武、盐、夏等州地震，死数千人”。兵祸、大灾之后酿大疫，已成必然规律。瘟疫流行促进了对传染病预防和治疗的进步。朝廷派兵封锁疫区，隔离传染，保护群众，这是军队介入防疫的较早记录。

唐懿宗（861—873）

据靖边县出土的《何德璘墓志铭》和《何继昭墓志铭》记载，何氏一门四代六人从医，“家多精庆，代足名人”。第一代何子嵒，时摄夏州医博士；

据《绥德州志》记载：唐、五代，绥州设医学博士1人；明、清，置医学典科1人，但未记其官署名称。

西夏

政权占据陕北时，范仲淹、沈括曾先后驻节榆延，经略陕北，抗击西夏。沈括著有《苏沈良方》《灵苑方》《别次伤寒》等医书。

宋太宗雍熙三年（986）—宋哲宗元符年间（1099）

具有一定民族特色的“西夏医学”形成。

明

洪武三年（1370）

纪二翁、纪信、纪瓛、纪滐：明洪武、永乐、正统间医学世家。祖籍安徽蒙城。二翁于洪武三年随大将军（徐达）来榆，戍绥德卫，应是随军医官，子孙后落籍于绥、榆；其子信、孙瓛（字澹庵）、曾孙滐（字宗太，别号容庵），一家四代俱为名医。“纪氏自二翁以医名，出而治疾，往往有奇验。”

正统十年（1445年）

从清水营至定边营16卫营堡设医1人。

正统十二年（1447）

洪武年间浙江钱塘太医院御医张红郎因故举家来榆林，正统十二年（1447）在延绥镇波罗创立“积善堂”药店，是榆林最早开设的药铺。

成化七年（1471）

祖籍安徽风阳蒙城淳化乡世医纪温、纪滐兄弟“应例输边”，从绥德迁居榆林行医。

成化十三年

建文庙设儒学，尊经阁内藏医学书籍有《医学》一本、《心学图》一本、《千金要方》二十本、《急救仙方》二本。《外科秘方》二本、《肘后备急方》四本、《痘疹一班》一本、《经验痘书》一本。

成化年间

都御史余子俊奏疏获准榆林设立医学，聘纪温为教官。设药局管理贮存药品，属布政司管辖。设养济院二，一在榆林卫局西；一在管粮厅北。专收治战事受伤官兵。

榆林设医学正科、阴阳正科，绥德、清涧、米脂、神木、府谷等州县则设医学典科，吴堡设医学训术、阴阳训术各一员，定边设医学一员、阴阳学一员，葭州之医学典科有刘克昌、刘崑、张鼎三名医官。

明正德九年（1514）

《明故敕封征仕郎中纪翁墓志铭》载：纪氏为名医世家，“治疾往往有奇验，翁（纪滐）少从澹庵（纪滐之父），能世其业，每居善药，凡负疴求疗者不问疏亲贱贵，致之辄往，投之剂无不弗愈者，且不责报，故人人德之，至称为纪一帖云”。又载：纪滐壮强时“商游淮扬间，克力干蛊（肚子胀起的病），家日饶裕焉一。”

万历元年（1627）

巡抚张公改置药局于右将军署之南，建医学坊。贮布政司解到年例川、广诸药料。榆林地有药材64种。

万历三十七年（1609）

巡抚涂宗浚委官即旧局施药。

清

榆林府置医学正科，绥德州置医学典科，其余各县设医学或医学训科，并有医官负责。人事代有更迭，建制延续不废。

康熙年间

名医张汉辅（张红郎之后）知识渊博，医技超群，赐封五品医官，用满、汉、蒙、藏文编修《唐恭药典》。

雍正九年（1731）

定边设置医学（后改为医学训科），医官有吴之奇、王中正、王卿。乾隆三十六年（1771）医官刘国柱，庙儿塘人；五十一年（1786）医官王景圣，韩城人；五十三年（1788）医官易为张元成，庙儿塘人；至嘉庆二十三年（1818）医官为刘倬，定边人。再如《榆林地方简志》记录：王兴，嘉庆年间榆林医官；王太和，光绪初榆林医官；安汝祥，光绪末年医官。

清道光年间

一位御医因故逃离太医院，改姓隐居榆林城南太白庙行医授徒，人称御医朱豁嘴。

清同治七年（1867）后

榆林总兵刘厚基开设牛痘局，为民种牛痘。

清同治年间

榆林城出现从事给孕妇接生的妇女，人称“接生婆”或称“老娘婆”。

光绪二十八年（1902）

霜冻成灾。神木、府谷两县发生霍乱（虎列拉）大疫症，死者6000余人。夏，怀远（横山）瘟疫大炽，疫染遍境，往来隔绝。榆林“民多疫死”。

清末民国初

种痘医生景贤（1882–1943），每年春季应用人痘落痂，溶解后，为儿童种痘以防天花。

光绪三十一年（1905）

农历十月，定边县红柳沟乡黄沙窝村赵姓2人去白湾子乡雷兴庄参加婚礼（当地无鼠疫流行），回家后出现发烧、咳嗽、昏迷、吐血等，数天后死亡。村中相继发病14人，死亡13人，症状疑似肺鼠疫流行，认为是陕西最早的疑似鼠疫疫情。

中华民国时期

民国九年（1920）

驻榆林城井岳秀部队军医已用西医西药给部队官兵治病。

民国十三年（1924）

边震江在横山波罗城办了永寿堂；马志忠在绥德四十里铺办了忠恕堂

尤仙航就读北平国大医学院、叶瑞禾在齐鲁大学医疗系毕业、张毕五在北平医专毕业。

民国十四年（1925）

西医随教会渗入府谷，教会牧师姓裴在府谷二道街建立“天人医院”，西医伊始，院长叶秀才。

西班牙传教士伯金福、殷嘉伯在榆林城天神庙巷天主教堂内开设教会西医诊疗所。

民国十六年（1927）

1927年前，在榆林南大街新明楼牌楼前，驻榆军政人员肩扛扫帚、铁锨举行隆重的讲究卫生，防止疾病集会，参加的单位有国民革命军第二集团军第九路军第一师司令部、榆林县禁烟局、榆林县财政局、榆林县公安局等，有数千人参加了集会。

民国十九年（1930）

绥德县卫生防疫工作由县公安局负责，其职能主要是监督清扫街道。而后，这一职权又划归警察局行使。

民国二十年（1931）

横山、葭县、绥德、米脂、府谷、榆林等县鼠疫继续流行，发病1523人，死亡1446人。鼠疫流行期间，在北京求学的榆林籍学生尤仙航，与旅北京同乡学友组织了“陕北鼠疫救济会”四处奔走相告，呼吁政府及社会各界扑灭鼠疫。

榆林县创办了“榆林民众医院”，地址在城内宽巷（今钟楼巷）王麟辉的院内，利用旧房十余间，作为办公、诊疗室。由高崇任董事长，聘请王献庭任院长，尚启贤主管财务，尤仙航为医务主任，后因经济不足而被迫停办。

民国二十一年（1932）

2月，尤仙航参加了陕北防疫调查组，他只身深入疫区历时半年进行调查。

民国二十二年（1933）

初，霍乱在陕北榆林、绥德、子洲、神木、米脂等流行，疫情波及全省。

尤仙航因灭鼠疫有功，官派到日本东京大学医学部进修，先后在早稻田内科及板口康藏内科和传染病研究室学习，至1937年获博士学位。成为榆林首位医学出国留学生。

绥德卫生行政兼管戒烟（鸦片）。

民国二十三年（1934）

春，榆林县接种牛痘疫苗438人。

12月24日，在南京政府全国经济委员会西北办事处筹划下，成立陕西第一所公办县卫生院，将“榆林民众医院”并入，院长叶瑞禾。新聘医师有白庆云、张秀容夫妇，选址南大街定慧寺。

民国二十四年（1935）

榆林卫生院院长叶瑞禾到西安、南京多方活动，中央卫生署特拨给榆林卫生院建设费银币1万元，用以购置药品、医疗器械和修建用房50间。新建手术室、化验室、养病室、西医房。内设临时鼠疫防治研究所，从济南聘来鼠疫专家陈文贵，开展鼠疫防治和疫苗接种工作。镇川堡设立卫生所。

榆林卫生院成立后，配备2名卫生稽查员，负责卫生防疫稽查和管理。农村由各乡镇保长、镇长或小学校长负责上报疫情。并建立了专员、县长每周上街检查一次食品、环境卫生的制度。

秋，霍乱流行，中医郭京用中药“伏虎神效散”及内服大蒜、水缸内投放苍术、贯众等法预防治疗。仅榆林城和鱼河堡一带死于霍乱病者达300多人。

榆林卫生院开设外科，逐步开展阑尾切除、疝修补、剖腹产等手术。并在县城开展新法接生，召集接生婆举办新法接生训练班，多次召开母亲会，宣传新法接生、妇幼保健等卫生知识。

民国二十五年（1936）

红军西征，定边县解放，建立了人民政权，定边县苏维埃政府建立了“卫生委员会”，广泛进行讲究卫生、预防疾病、破除迷信、相信科学的宣传教育。

同年府谷成立县卫生股，由胡文光任卫生助理员；汾阳基督教安理会绥德分会“救世堂”内办了“戒烟所”；乔松五在神木城内西四巷办了第一个医疗所。

民国二十七年（1938）

榆林卫生院统计：民国十七—三十七年（1928—1938）本县传染病发病率高的有霍乱、赤痢，次有伤寒、天花、流脑、麻疹、疱疹等。

白求恩医疗队由三人组成，白求恩任队长，队员有加拿大女护士琼尤思（中国名于菁莲）。五月二日他们一行由延安去山西时，路经清涧、绥德、米脂、佳县到陕甘宁边区前沿阵地——神木县贺家川村（是一二〇师卫生部二所）逗留了20多天，为伤员治病。他的手术室设在村沟南三孔窑洞里，于五月底东渡黄河奔赴前线。

由省立家畜保畜所医员强义，防疫专员办公处助理医员高通领队，乘国际联盟防疫委员会汽车，从西安出发，沿途进行防疫工作，至榆林于8月7日结束，历时115天，实施防治和调查宣传，接种霍乱伤寒混合疫苗、牛痘苗和牛疫苗。

外籍医生舒万杰来榆林开办第一个眼科诊所。

民国二十八年（1939）

4月，西北卫生处拨往榆林鼠疫疫苗4000瓶，由驻榆部队军车运回。

郭润生在榆林米粮市顶办了国德药房。

民国二十九年（1940）

边区“国医研究会”成立，以讨论国医科学化、沟通中西医团结、共同开展医药工作、支援保健药社、筹措建立中医院等为职责。李常春曾任会长，李鼎铭被聘为名誉主席。

绥德专区所辖的绥德、米脂、佳县、吴堡、清涧等县全部解放，建立了人民政权。专署内设“绥德专署卫生所”。

《陕甘宁边区卫生行政系统大纲》对卫生行政管理的隶属关系做如下规定：陕甘宁边区卫生事业，概属于边区政府民政厅管理之。民政厅设立卫生处，执行全边区卫生计划。各县市卫生行政隶属于县政府及公安局，受民政厅之直接指挥与监督，并设卫生所执行县市之卫生计划。

民国三十年（1941）

定边保健药社在光华制药厂开办。后与驻军医院合作，成立中西医药研究会。

民国三十一年（1942）

天花在榆林县境内农村流行较广。种牛痘疫苗3187人。

同年霍静堂、霍味三在清涧城内办了寿堂、益德堂。

府谷县鼠疫流行，发病116人，死亡115人；靖边县斑疹流行，县政府由王国祯主持，召开群众卫生动员大会，约百余人参加。王荣录医生在螅镇街成立了佳县第一家“中西药房”。

民国三十一—三十三年（1942—1944）

为了宣传卫生常识，推行卫生教育，榆林县卫生院和县卫生委员会连续三年举办卫生展览会，1944年规模较大，设展览馆2处，内容有昆虫类、环境、卫生统计、防疫、生活用品等16个展室，每次为期5～7天，参观人数达3万多人。卫生院推行传染病防疫，对传染病患者施行隔离治疗及开展灭虱等预防措施。

民国三十二年（1943）

绥德专署卫生所改名为“新华药房”对外开诊，有医务人员12人。

榆林卫生院有医务人员17人，其中医师4人，护士4人。在县城开展了新入学少年儿童健康检查；对屠宰场宰前宰后猪羊15.4万只进行检疫；为产妇产前检查180人次，接生32人，产后护理136人，家庭妇幼保健访视384人次；始对榆林城中西药店（堂）、医药摊贩和民间游医售药实施医药管理等。

民国三十三年（1944）

八路军在佳县木头峪办了一个休养所，成为八路军伤病员疗养之地，也为当地群众诊病。

5月9日，三边分区行政督察专员公署召开了中医医生座谈会，出席的中西医生和中药店人员28人，一致倡议成立“中西医药研究会”。

同年边区卫生处，组织巡回医疗队，由沈元晖任队长，一行四人，去绥德、米脂、清涧等六县开展卫生防疫治疗工作。

榆林城内21家中药店（堂）发给执照准许营业的17家，发给中医执照18人，西医4人，准许行医。

民国三十四年（1945）

边区“中西医药研究会”成立，促进中西医合作，提出“中医科学化，西医中国化”方针。李鼎铭任会长，李常春为执委。之后，榆林相继成立了三边中西医药研究会、靖边县中西医药研究支会、镇川中西医药研究会。

4月，陕甘宁边区派助产士李明协助靖边县一科总结张家畔妇女助产训练经验；5月成立“靖边中西医药研究会”，民主选举了会长及委员5人。

9月25日，陕甘宁边区政府发出统一边区各医院名称的通知，将原三边分区医院、绥德分区医院编为陕甘宁边区和平医院第六、第七分院。

榆林卫生院院长胡文光起草制定《榆林县卫生防疫大纲》。县境内麻疹流行，发病3310人，小儿死亡甚多。牛家梁卫生所成立。

榆林卫生院统计：民国二十九—三十四年（1940—1945）本县流行过的急性传染病有：病毒性肝炎、疟疾、结核病、蛔虫病、沙眼病、白喉、流行性脑脊髓膜炎，百日咳、腥红热、麻疹、流行性感冒、细菌性痢疾、阿米巴痢疾、伤寒、副伤寒、脊髓灰质炎、流行性乙型脑炎、斑疹伤寒、回归热、布鲁氏杆菌病、炭疽等。

民国三十五年（1946）

陕北日报社长高宗山在榆林城医药界发起成立平民医药施诊会，由榆绥党务办事处、陕北日报社、职业中学每月各捐资1万元法币，为榆林城无钱治病的平民免费诊治；参加义务诊疗的医生有高瑞堂、郭谦亨、梁世珍、李文正，高镇南、李甫、张培田、高济生、麻厚庵、林润生等；平价售药的有福寿昌（雷泽霖等开设）、长春堂（景恕堂开设）、同寿堂（景兰亭开设）等药店。

民国三十六年（1947）

3月国民党军队进犯延安，延安保健药总社转移，由延安途经蟠龙镇、子长县辗转到清涧县解家沟花岩寺，历时1年。

6—7月，毛主席、周恩来副主席两次来靖边小河，整整住了48天，6月9日胡宗南向小河扑来，周副主席不顾劳累，亲自部署了阻敌兵力，使党中央顺利转移到了天赐湾。周副主席得知边区医院有200名伤病员与上级失去联系的情况，立即前往联系，确定了安全转移的路线，事后还专门给予这些伤病员写了信并接见了医院的院长魏明忠同志。

同年因解放战争的需要，绥德“新华药房”与“和平医院”合并，战争结束后改名为“绥德专署中心卫生所”有职工22名。

民国三十七年（1948）

绥德专区部分县痢疾、伤寒、斑疹伤寒、回归热、猩红热、天花、麻疹、肺炎、急性肠胃炎等病症不断发生，至6月底死亡九千余人。绥德专署中心卫生所自制牛痘苗防天花。

榆林县刘千河一带发生黑热病，有不少人因此死亡。

同年榆林县（镇川）成立了县卫生防疫委员会，由七人组成，主任贺治国（副县长）、申彪（一科长）、张予华（保安科长）、石如珊（宣传部长）、叶旺元（市长）、王志道（贸易经理）、马幼波（医生）为委员。

民国三十八年（1949）

3月8日成立绥德分区防疫卫生委员会，由七人组成，一科长郭文华任主任，卫生院长吴忠任副主任，下设组织、采访通讯、妇婴卫生等干事，领导全专区之防卫工作。

同日清涧县成立防疫卫生委员会，由五人组成，主任韩兆登，委员：惠志强、李明堂、白海兰、王志秀。

3月25日，子洲县成立防疫卫生委员会，由刘伏昌任主任，卫生所长任副主任，吴祥山（宣传部长），郭稚登（三科长）为宣传委员；高稚岱（中医生）、宋必忠、王生治（保卫科长）为组织委员。

4月，吴堡县卫生所成立，中医、西医、会计等四人组成，李居时为所长。

5月，三边分区专署吴志渊专员命令成立靖边县人民卫生所，由董正山医生任所长。

6月1日，榆林和平解放，军事管制委员会代表雷治接管榆林县卫生院，改名“榆林市人民医院”，白金壁任院长，下设医务、行政、总务三处，尤仙航为医务主任，曹道隆任秘书，黄静波任总务主任。编制为25人，病床10张。

同年10月改名为“榆林分区人民卫生院”，马幼波任院长，高照桂任副院长。

7月13日，贯彻陕甘宁边区政府“关于夏令卫生防疫工作的通知”，所辖各县政府开展了防疫工作。

中华人民共和国时期

1949年

12月，神府两县召开了第一次中医药座谈会，提高思想认识，确定为民服务方向，交流经验，录集医方，共收录有效验方、偏方48个。当时绥德专区有个体中医药人员354人，多是祖传或自习的半农半医，经过系统教育或相关部门考核认定的很少，具有省授中医师资格的仅清涧霍静堂一人。

12月，榆林全境解放，设榆林、绥德两个专员公署，共有病床17张，有医生28人，有私营医药人员354人。医疗设备十务简陋，城乡群众缺医少药。

1950年

3月，绥德专署成立卫生科，科长杨天培，科员5人。当时全区有卫生技术人员56人，行政勤杂人员22人。

3月8日，榆林专署召开各县卫生干部联席会议，会期三天，讨论贯彻党的“预防为主，治疗为辅”的方针，部署今后卫生工作。

4月，根据省卫生厅下发中央卫生部“关于恢复与建立县级卫生机构”的有关指示，各县将保健药社或卫生所改名为县卫生院。

6月，陕西省第四防疫队成立，队长白金碧，编制15人，地址在榆林城解放上巷8号罗家院。

7月，榆林市撤销，县政府接管了医院，更名为榆林县人民卫生院。

10月7日，中央拨黄金筹办了榆林、绥德、定边等老区药材供应社，由李长春任药社主任；所拨小米用作充实医疗设备，健全卫生机构等开支，对贫苦群众残废及军工烈属实施免费治疗。

12月17日，榆林专署成立中医进修班，行政由贺升效负责，教育由尤仙航负责，齐良蔚、高照桂为特约讲师。学期两个月，每学期30名，地址人民医院。

根据《陕西省卫生防疫组织通则》各县、区成立了卫生防疫委员会，主任委员由各级行政正职领导兼任。并按《陕西省县、区卫生所暂行通则》要求，区卫生所开设了门诊业务，区属各乡设卫生委员1名，各村设不脱产卫生员1名。

1951年

2月1日，“榆林专区卫生防疫队”成立，队长马幼波兼任。工作人员11人，负责鼠疫等地方病防治。

3月，榆林专署成立卫生科，科长冯泰春，科员3人，全专区有卫生技术人员142人，行政后勤人员31人。

榆林、绥德专区“卫生防疫委员会”更名为专区“爱国卫生运动委员会”，由分管卫生的书记任主任。

5月1日，“绥德专区卫生防疫队”成立，由5人组成。

5月2日，榆林、绥德两所人民卫生院分别扩建为榆林、绥德两所专区医院，分别设病床30张、35张。隶属省卫生厅管理。

6月10日，省卫生厅批准榆林、绥德妇幼保健站成立，工作人员各3人。绥德建立了全省第一个全托托儿所。

10月10日，榆林专区贺升效、白金璧、马幼波、高瑞伍等4人出席了在延安召开的陕北老区免费医疗工作会议。

10月，杨天培调省城，刘虎祥任绥德专署卫生科科长之职。

首次在定边、子洲发现布鲁氏菌病例。

省卫生厅组织派人与榆林、绥德专署各15人组成医防队，分别到两个专署下乡巡回医疗与防疫，宣传卫生知识。

府谷县组织人力普查，首次查出地方性甲状腺肿患者86例，给予免费治疗。

1952年

1月2日，马幼波任榆林专署卫生科长之职。

1月22日，榆林、绥德专区人民卫生院分别改为陕西省榆林、绥德人民医院。

4月21日，榆林专署防疫卫生委员会成立，委员21人。

5月，榆林专区妇幼卫生工作队成立，谭琪任队长，由助产士保健员等6人组成，属专署卫生科领导，负责全区妇幼工作。

6月，“榆林卫生防疫队”更名为“陕西省鼠疫防治大队”，工作人员12人，张世雄兼任队长。

榆林专区、绥德专区的老区执行《陕北老区免费医疗工作实施办法》，免费对象是：中农及以下免费，富农酌情免费，地主以上不予免费，无医药费预算的工人、学生准于免费。

11月，定边县种羊场兽医刘德英患病，第四军医大学确诊为布病性脑膜炎。从他的血清中分离出羊种布鲁氏菌，这是陕西首次分离出的布鲁氏菌，也是我国解放后分离的第一株布鲁氏菌。其他县相继发生布病流行。

12月13日，榆林专区妇幼卫生工作队，首批训练接生员结业，共22人，有5人受到奖励。

12月30日，榆林专区卫生科详细总结报告了榆林解放3年来全区的卫生机构、卫生队伍、爱国卫生、防疫、妇幼保健、医疗、地方病调查及腐败事件等状况。

1953年

3月，榆林专署妇幼卫生工作队改建为榆林县妇幼保健站。靖边县妇幼保健站成立。

10月20日，陕西省卫生厅首任厅长陈纯炳来榆林检查指导工作，历时1月余。

1954年

7月21日，陕北工作队首次在榆林发现黑热病。患儿李翠琴，女，6岁，住神木县2区3乡。

9—10月，绥德专区所属各县分别召开了首届中医座谈会。出席中医代表227名，中药代表9名，西医代表19名，总结了中华人民共和国成立以来的中医工作，传达了全国卫生行政会议精神，宣传了国家对中医的政策。会上献出验方222个。

10月，榆林县卫生院改为榆林县卫生防疫站，榆林专区防疫大队撤销并入该站，有人员28名，站址设在原榆林县城关医院内，负责全专区的疾病防治工作。

陕西省卫生防疫队到横山老区为群众免费治病1个月。

1955年

4月28日，绥德专署召开了所属县卫生院长会议，传达了陕西省第一届中医代表会议精神，安排了全年的卫生工作。

4月，郭谦亨、高镇南、雷泽霖等7名中医组建了榆林县城关区中医联合诊所，设内、妇、儿、针灸及简易外科。

10月11日，绥德专署召开了首届保健药社和中医科医生座谈会，着重讨论了中医工作的方针、政策、任务和制度。

12月，榆林药材公司成立

1956年

4月，省卫生厅将管理权下放榆林县，“陕西省榆林人民医院”改称榆林县人民医院。院长尤仙航，支部书记冯卫民、叶旺元、艾龙飞。同时将原“陕西省绥德人民医院”改名为“陕西省绥德县人民医院”。

绥德专区所属佳县、米脂、子洲、清涧、绥德、吴堡等六县成立710个农业社保健站，训练保健员2000人。

绥、榆两专区选送23名有培养前途的中青年中医人员去省中医进修学校进修学习。其中的郭谦亨、张鹏举、高镇南、樊秉善、王直卿、雷泽霖、柴振国、杭继承等，以后成为全国、省、市、县的著名医家和骨干。

11月1日，绥德专署撤销，并入榆林专署，取消了科建制，下设五个办公室。文化、教育、卫生、体育、科协为第二公办室，主任张凤翔、副主任汪润书。驻榆林城八狮上巷。

榆林县城关镇联合诊所主任高镇南以带徒方式培训了58名中医人员。

高镇南首先在榆林天鹅海则村发现地方性甲状腺肿流行，采用消瘦盐（碘盐）、中药昆布、海藻进行防治。

据于纯智对全省沙眼病的调查，榆林专区的沙眼患病率为33.8%，为全省最低水平。

榆林、绥德专区境内无天花病例发生，较世界卫生组织宣布全球消灭天花提前25年。

1957年

3—4月，榆林城关镇发生了流行性感冒，患者达4910人，发动全县人员在可控范围内吃大蒜和中药防风通圣散等药品进行防治。

9月，免去张凤翔专署二办主任职务，王立功任二办主任。

榆林县郭家湾、余兴庄布鲁氏菌病暴发流行，两村分别有107户、61户；发病率分别为70.6%、14.1%。

榆林县黑热病防治站成立，免费治疗黑热病患者。

榆林县成立鼠疫、布病防治领导小组，

1958年

2月20日，榆林地区卫生学校成立，校址在绥德县西川张家砭村。由陕西省政府批准成立，命名为：“陕西省绥德卫生学校”，受绥德县卫生局直接领导。校长蒲学禄。

6月21日，清涧县成立了《霍静堂医疗经验》编写领导小组，有六人组成，卫生局局长惠宗义任组长。

11月19—29日，陕西省人民委员会召开“除四害、讲卫生”经验交流评比大会，创办灭害药物加工厂的绥德县四十里铺镇，灭鼠先进定边县白泥井乡被评为出席全国卫生先进集体代表，分别荣获国务院“爱国卫生典范”奖。

首先在中医药技术力量雄厚的榆林、清涧两县成立了两所县级中医院。

成立“榆林地方病防治所”，除业务上受省防病总所领导外，行政领导和财务管理均由专署领导。所长马骥，编制13人。

妇幼保健机构撤并，县级卫生机构实行“三合一”，即防疫站、妇幼站合并到县医院。

1959年

3月，成立神木县卫生学校，为省属中等专业学校。

榆林县卫生防疫站并入陕西省榆林县人民医院，设立防疫科。

7月，榆林在南门外举办物资交流大会，历时15天。地区卫生局设卫生展览部，宣传动员群众开展爱国卫生运动。

1960年

榆林专署第二办公室改名“榆林专署文教卫生局”，分设卫生局。

绥德县四十里铺区中心卫生院荣获国务院“先进集体”奖。

春季，榆林地方病防治所马骥、张栋中等人在神木县尔林兔乡石板太首次发现患者并确认为大骨节病。

7月6日，神木中学153名学生亚硫酸盐中毒，省、地、县18个医疗单位参与抢救，省卫生厅派来直升飞机送急救药品，经过12个昼夜紧急抢救，全校师生安全脱险。

8月5日，原二办主任王立功患病医治无效，在绥德县医院逝世，地委，专署在绥德县召开了追悼会。

12月6日，中共榆林地委地方病防治领导小组成立，地委副书记卫献征任组长。

省卫生厅抽调医务人员，来榆林农村为群众防治浮肿、妇女子宫脱垂、闭经、小儿营养不良四病。对饥饿浮肿群众采用“康复散”治疗，取得良好效果，榆林地区没有发生饿死人现象。

12月30日，佳县白云山卫校发生集体食物中毒，省卫生厅副厅长杨清秀带队抢救，无死亡。

1961年

1月1日，榆林专署文教卫生局拟写了“关于创立新医药学派的三年工作意见”，并委托榆林县主办西医中医的短期训练班，要求将80%的西医人员训练完毕。

7月30月，在靖边县委召开的县社两级党员干部会议上，县畜牧站机关食堂有40余人食用猪头肉中毒。各级政府紧急救治，中央和省有关部门接到汇报后，当即调派直升飞机，及时运送急救药品，经抢救，中毒人员全都脱险，群众感激至深。

11月9日，榆林县防疫站收回专区，称陕西省榆林卫生防疫站。

12月，榆林县医院由榆林专区管理，改称为榆林专区人民医院。院长尤仙航，支部书记王逢耀。省卫生厅为榆林地区配置救护车1辆。

1962年

6月1日，成立专区卫生技术鉴定委员会。

1963年

10月14日，将“陕西省榆林防疫站”改名为“陕西省榆林专区防疫站”。

榆林地区分设的文教局、卫生局合并，称文卫局。

1964年

4月30日，由万元孝、郑发源、张生芳、张鹏组成工作组，检查吴堡县医院的工作。

7月，省防疫站、地区防疫站组成中小学生生长发育调查组，对榆林地区6134名中小学生进行个体发育五级评定工作，结果是：特别良好0.03%；上等6.48%；中等68.74%；下等24.6%；不良0.15%。

10月15日，批准李继生、马春宵、张克妙、孙大学、张庆膏、刘改芝、李秀芹、张鹏、徐化霖、杨淑琴等同志可以开展节育手术。

10月25日，成立榆林地区中医进修班，编制3人，地址在榆林中学，学制半年。先后举办3期。

10月26日，恢复榆林专区妇幼卫生所，编制4人，由李秀芳负责。

省卫生厅为定边县医院配备救护车一辆。

由省政府组织省防疫站、延安、榆林地区及各县专业人员40多人，组成鼠防专业工作队，深入农村、走访群众，确定榆林地区11个县为历史鼠疫疫源县。至1971年，调查人类鼠疫主要传染源啮齿动物，榆林地区11个疫史县共发现啮齿动物6种，6亚科、16属、20种。调查鼠疫传播主要媒介跳蚤，发现上2科、3科，11属29种。

1965年

1—4月，神木、定边、横山等11县传染病尤以麻疹、百日咳、伤寒为多，发病543人，死亡10人。

9月，榆林专署文卫局在绥德召开卫生工作会议，省卫生厅厅长传达毛主席“把医疗卫生工作的重点放到农村去”的指示。全体与会人员到清涧县下廿里铺史家湾村参观保健站。

10月15日，《陕西日报》报道：神木卫生学校的半农半读面向农村，培养人才，积累了半农半读的经验。同时发表了《积极发展社来社去半农半读卫生学校》的社论。

11月23日，因全区遭干旱减产，省拨150万元医疗减免款，地区文卫局发出卫生工作如何支援生产救灾工作的通知。

12月，因榆林地区遭旱灾，陕西省卫生厅派来400名医务人员，组成12个医疗队，分别深入各县农村，支援抗灾斗争，为农民送医药上门，治疗疾病，受到广大群众的爱戴和欢迎。

陕西省第一康复医院组成医疗队，队员15人，赴横山县近一年时间，在波罗一带为群众防治疾病。女队员王凤侠不避艰苦，深入偏远农村，后因宫外孕，未能及时抢救而死于波罗镇大路墕村，为横山人民献出了宝贵的生命。

同年冬，陕西省医疗队一行38人，到横山帮助开展医疗工作。

1966年

3月30日，榆林专区人民医院管理权划归榆林县，称榆林县人民医院。

3月31日，将地区绥德卫校下放绥德县文卫科管理，承担全区中级卫生人员的培养，招生和毕业分配，仍由专区做出计划，进行分配。

1966年，陕西省医疗队将队员李勤、马桂祥、李桂晨等17人下放横山县医院加强了医疗技术力量。

1967年

遭受“文革”冲击，多数医疗卫生机构处于瘫痪。如佳县所有的医疗设备和药品被一些人占有。卫生人员有的被打成“反动学术权威”“走资派”“牛鬼蛇神”，有的关“牛棚”、有的被轰到农村“改造”，绥德卫校停止招生，使全区卫生事业受到挫伤和损害。

“文化大革命”中，榆林党政机关瘫痪，由军分区成立“生产第一线指挥部，抽调万元孝和分区卫生所医生共同负责医疗卫生急救事宜。

1968年

1月，“造反派”在武装围攻佳县城时，绥德卫校一名教师和一名学生中弹身亡，在学校立有纪念碑，后拆除。

2月，由省、地、县抽调专人组成陕西省鼠疫防治工作队，就陕西地区的鼠疫疫源做了调查。

2月9日，清涧县城关、下廿里铺发生小儿流脑暴发流行，米脂、子洲等县也有流行。西安医学院、地区卫校、榆林地区防疫站百余人深入疫区进行防治。

4月8日，榆林地区革命委员会成立，下设四个组即：办事组、政工组、政法组、生产组。卫生组包括在生产组之内，次年12月份设卫生组。

6月24日，以生产组名义举办了卫生系统“毛泽东思想学习班”有各县“革委会”、医院负责人，基层医院代表，共计90人参加。学习毛主席著作，强化落实毛主席“六·二六”指示的精神，提出卫生工作的设想。

1969年

12月，靖边县龙洲公社新窑梁大队办起榆林地区第一个合作医疗站，赤脚医生白金玉。地区“革委会”生产组召开现场会，推动合作医疗开展。

1970年

7月2日，陕西省“革委会”决定：将陕西省第二康复医院由宝鸡迁至榆林地区绥德县文化路16号，改名为“榆林地区中心医院”，归地区领导。该院所属精神病科（包括人员、物资）不搬迁。随迁来陕北的卫生技术人员共294人。10月1日开诊时仅设门诊部，1971年1月1日住院部开始收治患者，设综合病床40张。

7月，地区卫生局组织了一次科普宣传活动，展出图片500余幅，中草药标本160种，实物120余件，收集单方、验方70余册，各县组团参观，为期月余。

12月，全区有地区级卫生防疫站1个，县级卫生防疫站12个。

“陕西省榆林地区医疗器械修造厂”成立，有职工15名，隶属地区卫生局领导。地址：米脂县城关镇石坡上。

12月，榆林地区革命委员会取消了生产组，卫生组改名为“榆林地区革命委员会卫生局”，局长王汉昌。

同年绥德，榆林县医院分别切除20多斤、40多斤重的肿瘤。

1971年

1月3日，王汉昌离任，郭锡伍任卫生局长。

2月6日，周恩来总理在人民大会堂接见了神木卫校代表焦光宙校长。

2月25日，地区在神木县召开了卫生工作现场会，由各县“革委会”主管卫生的负责人，各县医院、防疫站负责人、先进工作者代表参加。传达了省卫生工作会议精神，重点讨论了中西结合的五四规则。

5月11日，地区组织了中草药调查小组，由王秀珍、柴有华、杨宏华、张栋中、申生金组成，深入全区12个县调查，搜集各地中草药治疗多发病常见病的有效方子，汇编成《中草药土单验方》集。主编贺升效。

6月16日，重建中共榆林地委地方病防治领导小组，地区“革委会”副主任王彦成任组长。

7月26日，靖边县医院经过八个小时的紧张严谨的手术，终于为一位内蒙古群众刘巨录接活砸挫伤、断肢离体10小时的左手，超越了医学文献记载的“断肢离体六小时，就不能接活”的纪录。

8月，榆林地区卫生局编汇了《合作医疗道路越走越宽》一书。

9月20日，省卫生检查团来榆林地区，在地“革委会”副主任刘佐承、卫生局长郭锡伍的陪同下，检查了绥德、米脂、神木、府谷、榆林等5个县51个单位，对农村合作医疗、爱国卫生、计划生育、中西结合、饮食卫生等作了全面检查。

10月16日，成立榆林地区药品检验所。编制2人，在卫生局内办公，是执行国家对药品质量监督、检验的鉴定性专业机构。

11月，郭锡伍局长和2位干事，步行对榆林、神木、佳县的10多个公社的30多个村的赤脚医生、合作医疗站进行调查，形成的调查报告，在全省卫生工作会议上引起强烈反响。

1971—1978年，靖边县卫生防疫站在全地区率先创办了油印《靖边卫生》《卫生革命》简报，每季一期，发至各医疗卫生单位和公社卫生院。

1972年

1月4日，榆林地委书记兼地区“革委会”主任王明达，组织部长刘金科、生产组长王凯、卫生局长郭锡伍和张栋中等参加的会议上，欢送定边县医院针灸大夫韩延祥赴苏丹参加援外医疗。

1月8日，地区卫生局在佳县王家砭医院召开了卫生工作会议，由各县卫生局长、防疫站站长、医院院长、地段医院院长、重点公社医院代表参加，传达了省卫生工作会议精神，由米脂张家岔合作医院介绍了经验。确定了卫生工作面向农村、面向农民，面向贫下中农，支援“农业学大寨”的任务。

3月5日，榆林地委、“革委会”批准卫生局主办《卫生简报》，由范鸿先、张栋中、屈惜阴三名同志负责筹办。

10月，绥德韭园公社石家沟小学发生大面积山体滑坡，校舍倒塌，100多名师生被土石所埋，地区中心医院及时组织由徐佩祥、杨志学、钞小平、田金梅等人组成的医疗队前往抢救。

1973年

5月1日，地区卫生局成立榆林地区西医学习中医提高班，由李守飞、李世平负责，邀请全区有特长的中医师讲课。先后举办7期。300多名西医人员较系统地学习了中医基础理论。

7月8日，《陕西日报》以《农村欢迎这样的好医生》为题，介绍佳县大佛寺公社医院医生李宏的事迹。李宏1968年毕业于西安医学院，分配到佳县后，他经常背着药箱，翻山越岭，走村串户，为群众送医送药。

9月，榆林地区“革委会”计划生育领导小组成立，由张仕本、陈家俊、郭锡伍等11人组成。

9月2日，调整中共榆林地委地方病防治领导小组，地委副书记雷高艺任组长。

定边县草滩地区首次发现疑似地方性氟中毒病流行。1974年地方病专业人员发现定边、靖边、横山、绥德等县流行氟中毒。

1974年

9月，受榆林地区卫生局委托，在地区中心医院举办为期三个月的全区肿瘤学习班，有各县医院外科骨干30多人参加学习。杨志学任班主任，郭程浩、陈日新、杨兴善、赵锁魁、陈梅等任教师。

11月23日，榆林地区“革委会”在靖边县王渠则召开了卫生工作现场会，听取了靖边王渠则地段医院落实毛主席“六·二六”指示，大办合作医疗的先进经验，榆林地委副书记辛静山作了动员讲话；地委常委马少亭作了报告，地区卫生局长郭锡伍作了总结发言。

1975年

1月17日，榆林地区卫生局成立卫生科学研究小组，屈惜阴任组长，李守飞任副组长。

5月，开始筹建榆林县南郊职工医院，筹建领导小组组长折建生。

6月，内科医师张桂芳，参加中国援助苏丹医疗队。

7月27日，西安医学院冯庆诚书记等六人来榆林，同榆林地委和行署的负责同志商定在绥德办一期“西安医学院绥德教学基地”，为陕北培养医学人才。

9月12日，榆林地委在地区招待所召开了全区卫生工作会议，由各县主管卫生的书记或主任、各县卫生局长、先进基层医院代表，会期五天，传达了全国卫生工作会议精神，着重讨论了合作医疗站和赤脚医生的巩固发展问题。会议由中共榆林地委常委马少亭主持，卫生局长郭锡伍作了报告，地委副书记雷高艺最后讲了话。

10月10日，榆林地区医疗器械修理站，从米脂搬到榆林城李学士下巷。

中共榆林地委贯彻落实陕西省委提出的“用5年时间基本控制和消灭地甲病”的奋斗目标，榆林地委出台“2年内控制，4年内消灭地甲病规划”。召开地甲病防治工作会议进行部署。地区地病办举办了12个县60多名专业人员参加的普查试点学习班，组成普查地甲病推广碘盐工作队开展流行病学调查。

1976年

2月，由39人组成的北京309医院医疗队来榆林县岔河则等地，为群众防病治病。

6月16日，榆林地区在行署礼堂召开了合作医疗，赤脚医生代表会，出席会议的有优秀赤脚医生代表324名，列席27名，邀请代表6名，由中共榆林地委副书记雷高艺致开幕词，中共榆林地委常委马少亭作报告，最后由中共榆林地委书记余明出席了闭幕式并讲了话，表彰了七个先进单位、八个优秀赤脚医生，并通过赤脚医生《倡议书》。

7月28日，唐山、丰南一带发生地震后，榆林地委决定组织支援地震救灾医疗队，由万元孝带队，有杨志学、王建刚等16人组成，9月1日在北京人民大会堂参加了唐山、丰南地震抗震救灾先进单位和模范人物表彰大会，万元孝为陕西省主席团成员，国家水利电力部和河北省委各赠锦旗一面，于9月9日返回榆林。

1977年

3—10月，榆林地区卫生局组织杨志学、苏仁、商子周、赵锁魁等百余名卫生工作者，赴佳县进行胃癌普查，结果将佳县列为全国胃癌高发县，形成的论文在1978年全国科技大会上获奖。

5月25日至6月底，为了贯彻落实毛泽东主席“六·二六”指示和周恩来总理生前对肿瘤“应研究根治办法”的指示精神，榆林地区卫生局按照省卫生厅的部署，组织上千名医务工作者，在全区范围内进行了1973—1975年三年恶性肿瘤死亡回顾调查，并首次排列了榆林县的疾病谱和死因谱。

佳县胃癌研究所成立。

《黄河水系工业“三废”污染调查》，获全国科学大会奖，1978年获部级科学大会奖，地区防疫站参与了无定河水系的调查工作。

1978年

1月，榆林地区中医医院成立，6月，正式开诊。

5月，省、市联合考评，清涧县成为全省第一个布病控制达标县。

6月26日，地区中西医结合办公室、地区中医研究所成立，地址在榆林城南郊十里墩。为了交流经验，总结医学成果，创办了榆林地区医学刊物《长城医讯》。

6月30日，榆林县青云公社崔家畔大队从地区肉联厂购回未摘除甲状腺的熟猪喉头肉520斤，分给社员食用，造成413人甲状腺素中毒，严重者98人，经抢救治疗痊愈，无死亡。自1976年以来，共发生8起因食用病死畜肉、不洁下水（俗称杂碎）等食物中毒，累计513人，死亡1人。

7月，神木卫校被评为全省出席全国医药卫生科学大会先进集体，校长焦广宙出席会议，并受到表彰。

榆林地区中心医院外科主治医师杨兴善和外科其他医技人员开展的切除肿瘤、肝脏巨大海绵状血管瘤、断肢再植、风湿性心脏病二尖辯狭窄交界分离等手术获得成功。

8月14日，调整中共榆林地委地方病防治领导小组，地委副书记李焕政任组长。

定边县地方病防治研究所成立，负责全县地方病防治业务。卫生事业编制13人，副科级别，隶属县卫生局。

9月，309医院医疗队来榆林县医院指导工作。

12月，地区中心医院普外科的"肝巨大海绵状血管瘤"超半肝切除手术获得成功，荣获陕西省科研成果二等奖。

1979年

榆林地区卫生局聘请省卫生厅顾问叶瑞禾教授、第四军医大学马肖、姜元川教授，省结核病研究所吴济堂教授来榆林地区作有关学术报告。

3月12日，榆林地区卫生局发出"关于筛选中草药土单验方的通知"，整理编写《榆林地区中草药土单验方汇编》。

7月，省有关部门批准地区卫校增设中医士专业，全省中专统一招生中，录取中医士专业新生80人，因地区卫校中医专业师资不足，决定由地区中医医院成立中医学习班负责教学和管理。1983年，地区中医提高班与中医学习班合并，1983年后半年起，中医学习班任务全部转为职工培训。

8月，郭锡伍离任，由陈士华任榆林地区卫生局局长。

10月，杨志学同志离院赴苏丹，参加由国家卫生部组织的援助非洲医疗队。

11月4—10日，榆林地区卫生局举办了首次儿童保健学习班，培训了12个县的妇幼专干，共37人。

9月20日，陕西省革命委员会卫生厅决定，将榆林（1980）、佳县、神木、米脂（1983）第一批，横山（1987）、靖边（1989）第二批等6个县列入1979—1989年首先重点整顿建设行列。

1980年

1月9日，中华医学会、全国中医学会、中华护理学会陕西省榆林地区分会成立。中共榆林地委书记雷高艺、副书记李焕政、行署专员霍世仁，副专员于震出席了会议，并与全体代表合影。

1月24日，榆林地区卫生局从陕西省中医学院1979年社来社去毕业生中招收录用18名。

2月23日，榆林地区卫生局从集体所有制和闲散城乡的中医药人员中，录取了35名中医药师人员，充实了地、县中医院的技术力量。

3月12日，成立榆林地区职业病普查小组，万元孝任组长、张世举任副组长。

3月，榆林地委防治地方病领导小组在定边县召开了氟中毒防治工作会议，按照省上要求部署氟中毒普查工作。

3月29日，地区卫生局在地区卫校举办榆林地区首届医师专科进修班，招收学员56人，学制2年。

5月13日，在中共陕西省委地方病防治领导小组召开的“陕西省控制和消灭地方性甲状腺肿表彰大会”上，榆林地区有3人获“红旗手”称号，27人获“先进个人”称号。

6月16日，榆林地区卫生局从社来社去毕业生中，经过专业考试择优录取了医士33人，检验士5人，护士3人，中医士3人。

10月，为在“文革”中被迫害致死的原中华护理学会理事、榆林地区中心医院内科护士长李赋惠同志举行追悼会，其亲属子女应邀参加。

11月，榆林地区卫生局召开了“农村合作医疗经验交流座谈会议”，着重讨论了随着经济管理体制的改革，如何巩固和完善合作医疗的办法。

11月，为了巩固地甲病防治成果，省地病办决定在榆林县地甲病病区首次施行注射碘化油防治措施和疗效观察研究工作。

中央北方地方病防治领导小组办公室第一副主任马翔考察榆林地方病和鼠疫防范工作。

12月，榆林地区防疫站地方病科改为榆林地区地方病研究所。

陕西省卫生厅厅长李经伦来榆林检查指导工作期间，会见了榆林名老中医。

1981年

5月16日，经省卫生厅批准，成立陕西中医学院榆林、绥德函授站，学制四年，通过学习，使中医士达到大专毕业水平，国家承认学历，此为本地区最早的医学成人教育

9月2日，地区卫生局举行职称晋升考试，报考“初晋升”375人，“中晋升”397人，“高晋升”92人。

10月11日，在榆林召开榆林地区中医学会年会暨学术交流会，会期五天。学会理事、各县卫生局长参加，并请北京中医学院、省中医学会、省卫生厅中医处、省中医学院、省中医研究院有关专家光临指导。

11月，榆林地区首次实行赤脚医生统一考试，考试合格者发给乡村医生证书。

1982年

3月18日，中共榆林地委地方病防治领导小组调整，地委副书记辛静山任组长。

7月7日，榆林地区中心医院在横山县一农户家接生了一个十分罕见的体外心脏的畸形女婴，被一层淡红色薄膜包有的胃和部分肝脏露在体外，但发育正常。女婴5月21日出生，由于心脏和其他器官产生感染，经救治无效，七天以后死亡。

8月1日，召开了榆林地区护理基本功技术操纵竞赛评比大会，表扬了31名“优秀护士”。

第四军医大学协同榆林地、县医院，组成工作组，对绥德、米脂、佳县和榆林四县33214人的肠胃进行了普查，通过对受检人员的病史询问，体检、血凝法、胃镜及病理检查，查出慢性胃病5504例，各期胃病33例。

10月，清涧县政府决定每年3月1日，给全县中级以上科技人员进行一次全面的体格检查，以保证他们的身体健康，由县医院和解家沟老区医院分别承担体检任务。

1983年

1月13日，抽调了地、县六所中医院业务院长，组成两个检查组，分别对全区六所中医院进行了交叉评比。

2月，陕西省地下水工作队、榆林地区地下水工作队和定边县水电、卫生工程技术人员组成综合调查组，对定边县人民生活饮水的水源进行了全面分析调查，为解决群众生活用水和防治地方病提供了依据。

2月19日下午1时30分，榆林县医院供应室发生小锅炉爆炸，伤二人，三间房被炸毁，影响医疗工作进行，为引以为戒将这一事故通报全区。

3月7—9日，陕西人民广播电台连续三天，在“政教战线”节目中报道地区中心医院郭程浩带病坚持工作的先进事迹。

3月12日，举办榆林地区首届中医针灸学习班，学制为一年。

3月13日，《健康报》报道了陕西定边县城关卫生院用历年结余12万元盖门诊楼，总面积1100平方米，投入使用。

4月1日，在全省卫生系统卫生技术人员的职称晋升中，尤仙航晋升为主任医师，张鹏举、郭程浩、李世平、陈典礼、陈梅晋升为副主任医师，地区卫生局晋升主治（管）医师214人。榆林地区评聘士晋师89人，医药士1人。全区首次职称评审共计310人。

4月14日，委托榆林县卫校举办榆林地区首届检验专业学习班，招收在职学员80名，学制为二年。

4月28日，召开榆林地区“优秀护士”表彰大会，表彰了16名“优秀护士”，表扬了30名护士。专员刘壮民莅临会场。

9月10—25日，组织了35名同志，对全区县级以上医院、药材公司、部分基层医院共82个单位的药品使用情况进行了检查评比，奖励了佳县卫生局等九个单位，表扬了地区中心医院等10个单位，批评了米脂药材公司等6个单位。

7月4日，中共榆林地委在定边县召开全区氟中毒防治工作会议，由各县卫生局长、水利局长参加，省顾问委员会常委张汉武同志亲临指导。榆林地委副书记、防治地方病领导小组组长辛静山同志作了题为《加强领导，切实把我区氟中毒防治工作搞好》的报告，着重讨论了如何从实践中认识氟中毒的严重性和防治工作的迫切性，修订规划，落实今后的防治任务。

7月，榆林县医学科学研究所成立，同榆林县卫生学校合署办公。

11月5日，陈士华离任，李守飞任地区卫生局长。

1984年

全区普遍实行了以岗位责任制为重点的改革，具体措施是“五定一奖”（定人员、定指标、定质量、定标准、定任务和超额奖励）责任制。奖金、卫生津贴和部分工资浮动（10%～20%）。

3月20日，“榆林地区中医癌症协作攻关小组”成立，组长李守飞，副组长万元孝。

3月20日，调整组成《长城医讯》编辑委员会，主编：李守飞，副主编：万元孝、范鸿先、高有明，编委由21人组成。责任编辑：高有明。

3—12月，在贯彻落实党的干部政策中，地区中心医院在“文革”中被错误处理的孙廷杰、孙孝明、陈元汉等回医院重新安排工作，恢复原有职务级别。

4月10日，经地委和行署党组织决定，卫生局设置政秘、业务、财统三科。

4月30日，由张国志、左树春（榆林市地防所）、刘长林（榆林市畜牧站）、郝永林、孙银荣（清涧县防疫站）、曹邦安（清涧县畜牧站）完成的《布氏猪型二号苗间隙免疫预防羊只布氏菌病》被评为陕西省科学技术研究成果三等奖。向全国推广了布氏猪型二号苗间隙免疫预防羊只布病技术。

6月4日，召开了榆林地区中医内科急症学习研究座谈会，由地、县各医疗单位的中医人员参加，对怎样开展中医急症工作的指导思想、方法、措施进行了讨论。

6月26日，批准榆林地区中医医院新建病房楼一幢，设置病床150张，总建筑面积3000平方米，总投资60万元。

7月17日，召开了榆林地区卫生工作改革座谈会，各县卫生局长、医院院长、重点基层医院院长等72人参加了会议。

8月下旬，榆林地区卫生局、地区中医学会共同举办了为期8天的振兴中医学术报告会，特邀全国人大常委、北京中医学院教授董建华等前来讲学，重庆市中医研究所研究员黄星垣、中医副主任医师郑新，北京中医学院博士研究生姜良铎、硕士研究生周平安等出席并交流

9月4日，召开榆林地区妇幼保健站长会议，会期3天，重点讨论了妇幼工作实行改革的意见。

11月3日，榆林地区卫生局提出“振兴中医”六项措施。

12月7日，按合同制的办法，给基层医院录用部分卫生学校社来社去毕业生347名。

榆林地区地方病防治所拍摄完成《地方性氟中毒危害与防治》16毫米电影一部。

1985年

3月30日，为了挖掘、搜集、整理榆林地区历代中医宝贵遗产和资料，成立《榆林中医》编辑领导小组，组长：曹廷玉；副组长：李守飞、赵秉正；主编：郭冠英，编委由王玉章等57名中医人员组成。

4月8日，地委批准，榆林地区卫生局成立党组，由李守飞、范鸿先、张栋中组成，李守飞任党组书记。

4月22日，地区卫生局党组决定在全区卫生系统，开展向优秀共产党员、主管药师任世用学习的活动。

4月下旬，由地区卫生局副局长范鸿先带队，组织各县卫生局局长和6个地县医院院长赴江苏常州和广东佛山进行实地考察学习，吸取卫生工作改革的经验。

4月30日中午，地区中心医院挂号员田宝兰同志冒着生命危险，奋勇抢救掉进滔滔渠水的落水儿童杨浩，受到群众称赞。院工会团委于5月3日作出决定，号召全院工会委员和团员青年向田宝兰同志学习。

5月，定边、靖边被确定为接受世界银行农村改水无息贷款县，成立了改水项目办公室。

5月，榆林县医院与总后309医院实行军民共建，309医院派出周仁森教授等专家先后四批来医院进行技术指导，周仁森教授被县政府聘为医院顾问。

7月，省委顾问张汉武，省人大副主任董学源，省政府副省长林季周来榆林地区定边、靖边、榆林、神木4县调研防氟改水，地甲病大幅回升情况、碘盐供应落实状况。

榆林地区卫生局在神木县召开了基层卫生工作改革现场会，由各县卫生局长、重点地段医院及城乡医院院长参加，学习推广了神木县基层卫生工作改革的经验，交流了其他基层卫生工作改革的经验、好办法。

8月28日，调整中共榆林地委地方病防治领导小组，地委副书记黄文选任组长。

9—10月，省地方病防治研究所、榆林地区地方病研究所在榆林、府谷、神木、横山、靖边5个县地甲病区进行分层随机抽样调查。地甲病患病率6.06%，生理肿大率25.20%。11月25日地病办将地甲病回升情况向地委、行署、省地病办汇报。在省防疫站帮助下，在定边县采用放射免疫新技术，鼠血清监测1007份，复判确定4份阳性。

12月9日，榆林地区卫生技术职务聘任制领导小组成立，组长：范鸿先，副组长：李明胜，成员：张栋中、秦俊亮、王存田。

12月，榆林地区中医院、榆林县医院、定边县医院被评为全省首批“文明医院”，并受到表彰奖励。

1986年

1月25日，榆林地区行政公署发布了（榆署发〔1986〕6号）《关于加强原盐市场管理的通知》。

6月，横山县正式被命名为“文明卫生县城”。

8月，省政协副主席孙天义在定边、榆林视察了氟中毒病、地甲病防治情况；省卫生厅副厅长雷自申在定边县检查鼠疫防治工作。

同年，榆林地区以定边县为重点，与内蒙、宁夏相邻县旗成立了“三省（区）六县旗鼠防联防”交流疫情，互通情报，指导鼠防工作。榆林地区在府谷、神木、靖边、横山、榆林5县，沿内蒙边界的23个乡，长691公里，宽1公里，建立灭鼠防护带，定点、定时开展鼠密度监测、灭鼠工作。

榆林县成立中医痔瘘专科医院。

1987年

1月14日，地区卫生局举办第二期卫生管理“六长”（县卫生局局长、医院院长、防疫站站长、妇幼保健站站长、药检所长、卫校校长）辅导班，共42人参加。

4月20日，西安市东郊纺织厂职工医院首批卫生工作队来到清涧县，支援老区医疗事业的发展。

5月，榆林地委地方病领导小组召开全区地方病防治工作经验交流暨表彰大会。大会表彰先进集体11

个，各部门先进个人38人。

5月9日，榆林行署专员李焕政主持召开专员办公会，专题研究鼠间疫情防范会议，决定成立榆林地区鼠间一号病防范领导小组，由地委副书记黄文选任组长、行署副专员赵兴国、顾问曹廷玉任副组长。

5月16日，榆林地区定边县周台子乡伊涝湾村检出第一株鼠间鼠疫疫菌。5月25日在周台子乡东畔村又检出一株鼠间鼠疫菌。

5月26日，卫生部派鼠防专家何永山复判鉴定定论定边县鼠疫菌，6月9日卫生部专家鉴定确定两株鼠疫菌，送青海国家菌库收存。划定疫区15平方公里。

6月，榆林县开展了地道药材和中药专业人才情况调查。本县野生的地道药材有：款冬花、兔丝子、远志、银柴胡等30余种。家种家养的黄芪、枸杞、党参、冬花等20余种，经鉴定和临床使用，完全符合药典规范。县乡两级医疗单位共设中药房10个，中西药混合药房29个，有中药从业人员180余人。

8月9—13日，中共榆林地委、行署召开卫生工作会议。会议期间，地委、行署、省卫生厅副厅长雷自申等领导同与会人员参观了榆林县芹河乡、镇川镇的农村医疗网点建设。并做出了《关于加强卫生工作的决定》。

8月，北京中医学院院长、教授、主任医师王永炎等8位专家学者来榆讲学，推广新技术，听众达1100多人次。

9月，榆林地区脑肾病中医专科医院经榆林地区行署批准成立（榆署办发〔1987〕127号）为科级事业单位，隶属地区卫生局领导，事业编制15人。

同月，省人大榆林地区联络组副组长高瑞成，组织人大代表20多人，深入10个县视察地方病危害与防治工作进展。将存在的问题以阅件形式向地委、行署进行反映。

10月，在全国西北、西南、华北三大区县级卫生机构“六长”（县卫生局局长、医院院长、防疫站站长、妇幼保健站站长、药检所长、卫校校长）卫生管理业务统考中，平均得分93.81分，无一人不及格，名列第四名。

同月，全区开展卫生技术职称改革，参加晋升的人数达3416人，占卫技人员总数的60.57%。其中中晋高82人，初晋中642人，晋初级2468人。同时解决了1983年职称晋升遗留问题，师晋主治合格60人，士晋师合格319人，员晋士合格301人。

11月，地区行署、西安医科大学联合举办的西安医科大学榆林医专班首届招收学员27名。这是我区有史以来被国家教委批准的第一个医学大专班。

同月，全区精神文明创建活动中，地区中医院获全国卫生文明先进集体称号。张鹏举、郑中心获全国卫生文明先进个人称号；地区中心医院等5个单位获全省卫生文明先进集体称号，10人获省先进个人称号；有43个单位、141人获地区先进被表彰。

12月，中华榆林地区医学、药学、中医、护理分会首次举行优秀医学论文评选活动，共收到论文498篇，评出优秀论文271篇，其中获一等奖29篇、二等奖97篇、三等奖145篇。

同月，在省、地、县的共同努力下，共筹冷链装备款80余万元，完成了全区冷链装备任务。

同月，继绥德县将乡镇医院下放给乡镇政府管理后，全区有131所乡镇医院由乡镇政府管理，占总数的50.19%。同时出现了承包、联合办医等形式。

同月，地区卫生局局长李守飞调任地委组织部部长，由副局长范鸿先主持工作。

1988年

5月上旬，定边周台子乡东畔村发现大量自毙长爪沙鼠，从6只自毙长爪沙鼠及寄生蚤体内检出10株鼠疫菌。放射免疫试验500份，阳性9份，并送国家（青海）鼠疫库，复判结果相同。

8月23日，榆林县金鸡滩乡木开滩村村民合办的小吃铺，出售污染了剧毒农药1605的羊杂碎、粉汤，致使34人中毒，5人死亡。

10月，范鸿先任榆林地区卫生局局长。

12月，榆林市医院医生贺清义被授予“陕西省劳动模范”称号。

横山县发生狂犬病疫情，涉及党岔、响水、波罗、付家坪、横山镇、赵石畔、南塔等乡镇，全县共30余人被狗咬伤，一人死亡。

陕西省省长侯宗宾在定边县看望氟骨症患者。

1989年

1月，榆林市（县级）医院上划地区管理，更名为“榆林地区第二医院”。

2月1日，榆林地区行署发〔1989〕7号文件通知，将榆林地区中心医院更名为“榆林地区第一医院”。

2月10日，榆林地区骨科医院成立，（榆署办发〔1989〕21号文件批准），编制10人，设置床位20张，隶属地区卫生局。是榆林地区行署在神府煤田建设中为了适应神府煤田的开发建设而设立在大柳塔矿区的唯一一所市属科级全民医疗卫生事业单位

3月，地区二院老院长、原省卫生厅副厅长叶瑞禾教授重返医院，对医院的发展建设提出了许多建设性意见。

4月6日，经中共榆林地委同意，地方病防治工作由中共榆林地委改为榆林行政公署领导，调整后的榆林行署地方病防治领导小组，由行署副专员赵兴国任组长。

9月，陕西省教委、省卫生厅批准地区第一医院为延安医学院第二附属医院，开始承担该校的临床教学任务，并接收首批实习学生60名。

11月18日，神木县发生脊髓灰质炎流行，全年报告疑似病例13例。

12月12日，国务院有关部门与联合国儿童基金会、人口基金会确定于1990—1994年度在中国实施加强妇幼卫生建设合作项目，榆林市被批准列为实施单位。5年内提供5万美元的无偿援助。

1990年

1月，《榆林卫生》报创刊10周年暨总50期座谈会在榆林举行。

2月，横山县塔湾乡清河村发生食物中毒事件，一家8人中毒，3人死亡。

5月9—18日，榆林电视台播放《防氟改水造福人民》《边乡春晓（上、下集）》《春风化雨》《买羊遇险记》等地方病防治专题片。

5月，在郝建章、李正安等同志的组织下，抢救一位因电击伤后循环骤停20分钟，心脏自主节律停止95分钟的患者和两例输错血型而发生严重溶血反应的患者获得成功，创造了医疗史上的奇迹。

同月，陕西省省长白清才在定边县氟中毒病区视察防治工作。

同月，省地病办拨款10万元，在榆林地区定边、府谷等北6县与内蒙古接壤的30多个乡镇建立了一条长691公里，宽1公里的灭鼠防病安全防护带，每年春季灭鼠一次。

6月16日，《陕西日报》第一版报道榆林市靖边县东坑乡高氟区的毛瑶村，经过9年治氟改水，使927名氟骨症患者摆脱了“氟魔”，受到中央地方病防治领导小组表彰，被评为“全国地方病防治先进集体”。

7月23日，卫生部副部长胡熙明、省卫生厅厅长卢希谦到绥德县调查了解农村基层卫生工作状况。副部长胡熙明应邀为《榆林卫生》报题词。

7月，陕甘宁盐环定杨黄定边县供水工程破土动工。该工程主要解决定边县氟病区13.3万人口，33.8万头家畜饮水问题，并新增灌溉面积6.9万亩。

10月，儿科主治医师师随平赴日本进行为期三个月的学习、交流。

11月17日，榆林地区第一医院举办庆祝搬迁20年成就回顾展览，来自全国、全省、全区的119个单位，180名代表与会祝贺，参观了展览。省卫生厅厅长卢希谦、地委书记李凤扬、专员刘状民题词祝贺。

榆林市神经精神病院成立，医院挂靠榆林地区中医研究所，名称是“榆林地区中医研究所精神病院”，设置床位29张，医护人员6人。

12月27日，国家卫生部、人事部、中医管理局认定榆林籍老中医郭谦亨、榆林中医李世平为全国500名名老中医之一，并指定为学术经验继承导师。由省卫生厅组织的陕西省继承老中医专家学术经验拜师会上，郭谦亨、李世平与全省其他导师共新收学术继承人15名）。

1991年

榆林地区从1988—1991年共完成防氟改水工程946处，受益人群171422人，总投资457.86万元。其中国家投资375.03万元，群众自筹2.83万元，人均投资26.38元。

2月9日，《榆林报》报道，靖边县东坑乡毛瑶村氟骨症孤寡老人搬进了敬老院。

5月，为纪念5月8日世界红十字日和5月12日的国际护士节地区卫生局、地区红十字会、地区护理学会，工会、妇联在地区第一医院举办全区护士精英技术表演大赛。

6月，榆林第一医院儿科副主任焦富勇赴印度尼西亚、孟加拉等国家和地区进行学术交流。

8月1日，全省县城卫生检查工作开始，米脂县名列全省卫生县城前10名。

10月8日，榆林地区第二医院举办建院60周年庆祝活动。原省政协副主席、原省卫生厅厅长李经伦一行来医院指导工作。卢嘉锡、马文瑞、陈敏章、钱信忠、吴阶平、朱庆生、卢希谦，李鸿光等题词祝贺。

榆林地区第一医院脑外科主任贺震民成功施行了“巨大第四脑室肿瘤切除术”及“巨大矢状窦脑膜瘤切除术”。

1992年

3月，榆林地区地病所赵宗贤主编的《榆林地方病防治》，由陕西科学技术出版社出版发行。

5月27日，地区第一医院小儿科副主治医师焦富勇与日木东京、土耳其安卡拉两家医院签订了两项科研合同。

6月6日，全国政协副主席卢嘉锡一行考察榆林期间，参观了地区第二医院。

5月28日，榆林市（县级）人民政府办公室发出〔1992〕36号文件，成立星元医院筹建处。

6月23日，榆林市政府举行星元医院开工奠基仪式。星元医院正式开工建设。

8月，陕西省人大常委会副主任牟玲生视察定边县氟中毒防治工作，向省委、省人大常委会、省政府主要领导写了专题报告。

10月28日，省政府组织卫生、水利、财政、民政、教委、地病办和有关专家教授13人，由省政府副秘书长宋海源带队到定边县进行地方病考察。

11月29日，陕西省卫生厅〔1992〕120号文件，决定将榆林地区第一医院更名为“马海德医院”，后未挂牌实施。

11月28—30日，陕西省中等医学教育研究会年会在榆林召开，参加会议的有全省中等卫生学校、中医学校、职业卫校等。省卫生厅副厅长杨世新出席会议并讲了话。

11月，榆林地区第一医院副院长刘海珠赴新加坡、马来西亚、泰国、香港等东南亚国家和地区参观、考察。

榆林市召开榆林医药科技顾问委员会成立大会。

1993年

1月5日，陕西省人民政府批转《关于定边氟中毒考察情况及治理意见的报告》，要求定边、靖边病区县力争3年完成治理任务，5年解决氟害。

1月，陕西省教委、卫生厅批准地区卫职校为陕西省示范职业高中。

5月，徐化霖赴东南亚地区考察人口与计划生育工作。

7月，陕西省中专解剖教研会、外科教研会在地区卫校召开，与会代表100余名。

9月，陕西省卫生厅组织全省12所卫生学校、中医学校和33所卫生职业学校负责人，在卫职校召开全省卫生教育工作现场会。

9月，地区二院孙兴华、李星慧赴日本参加第一届亚洲微循环学术会议。

10月12—15日，科威特大学小儿科教授莫拉应邀来地区一院进行讲学和开展学术交流。

1993—2003 年，经过4次调整榆林行署地方病防治领导小组，行署副专员张瑞涛、行署副专员李涛、副市长高栓平先后任组长。

历时10年完成的《榆林中医》文献研究项目，参加研究人员多达26人，调研工作涉足全市12县的325个行政村。《榆林中医》分中药、验方、医案、文史四部分，收载中药1310味；验方741个、列病137种；医案299则、医论24篇、医话28篇，约150万字。面世后，卫生部胡熙明副部长评价说“你们为国内区域性整理中医药文化开了先河”。

1994年

榆林地区地病所配合中科院、第四军医大学大骨节病抽样调查，学龄儿童X射线检出率高达60%~70%，是全国当年病情最活跃地区，被卫生部大骨节病防治专家组列为全国防治重点。

6月5日，清涧县玉家河乡4所学校的680名学生，服用驱虫药盐酸左旋咪唑驱虫，服药后出现群体副反应，197人在医院留诊观察。

7月，地区第二医院举行新建住院大楼落成典礼，总投资311万元，建筑面积5647平方米，住院大楼投入使用。

10月5—15日，榆林地区卫生学校高亚利赴英国出席第12届国际围产医学大会，进行学术交流。

12月1日，神木县花石崖乡刘家畔村，发生一起因给小孩过生日而引起的“1605”特大食物中毒事件。就餐42人均发病，死亡30人。中毒发生后，省卫生厅耿庆义副厅长亲临现场指挥抢救。

1995年

4月15日，地区一院投资135万元购置引进的全身GE-8800 全身CT安装调试成功，开始投入使用；并投资75万元购置CCU 设备一套。

6月，地区二院确定为延安医学院教学医院。

6月，榆林地区榆林市（县）大骨节病儿童监测结果，榆林市（县）X射线监测患病率高达50%以上，病村增加11个，是全国儿童患病率最高地区。全国大骨节病专家呼吁高度重视榆林大骨节病情活跃继续上升的趋势。

7月28日，省人大副主任牟玲生赴定边县检查氟中毒防治工作。

8月10—20日，榆林地区卫校高亚利赴日本出席第15届国际解剖学大会，进行学术交流。

8月，地区二院投资95万元购买日本东芝SSH-140A彩色超声仪并投入使用。

9月，地区脑肾病医院郭维一赴美国进行学术交流。

10月20日，联合国儿童基金会卫生合作项目的榆林市妇幼保健院综合大楼举行落成暨开诊仪式。

10月，省卫生厅副厅长耿庆义一行来榆林检查指导工作。

11月，地区二院投资210万元购买日本东芝300EZGT一台。

12 月22 日，《陕西日报》《社会大视角》《今日焦点》栏目，在醒目位置整版刊登了该报记者葛新德、周怀忠的署名文章《我也不舍得离开家乡》讲述了原地区一院小儿科主任焦富勇离开医院的前因后果，在院内外引起了强烈反映。

1996年

3月22—23日，省政府副省长范肖梅到榆林地区调研食盐加碘工作，她强调要向打击伪劣假冒药品一样打击假冒碘盐，让群众买上真碘盐，吃上合格碘盐。

4月16日，省防疫站与榆林地区地病所、绥德县防疫站组成人间布病联合工作队，展开对薛家河乡高家沟村进行布病调查。确定为布病暴发流行。6月，省政府副省长范肖梅深入绥德等县视察布病防治工作，看望绥德县防疫站受布病感染的工作人员。

4月，按照卫生部地方病防治办公室布署和第二轮全国大骨节病病情监测方案要求，对榆林市（县）芹河乡蟒坑村、巴拉素乡马家兔村进行第4年病情监测。全国大骨节病情普遍下降，榆林市（县）病情却十分活跃和严重，出现暴发流行，列为全国第二位。

6月24日，全区卫生工作会议召开，行署专员马铁山到会讲话。李涛副专员同各县领导签订了《初级卫生保健工作责任书》。

7月，地区二院柴兆雄、李一生赴美国进行学术交流。

8月5日，省政协副主席孙天义带领教文卫体委员会部分委员对榆林地区地方病防治视察。

10月12—15日，国家卫生部全国地病办副主任王环增，中国预防科学院流行病研究所，布病研究室教授尚德秋一行3人到榆林地区视察布病发病及防治情况。

10月，地区卫生局代表省卫生厅为地区一院获省级“三级甲等”医院。地区二院为“三级乙等”医院举行挂牌仪式。

12月10日，榆林地区绥德、佳县、米脂、吴堡、子洲、清涧6县72个乡镇（占乡镇总数65.45%），376个村（占村总数11.11%）布病暴发流行，新发病例822例。绥德县首次从急性布病患者的血液中分离出羊Ⅲ型布氏菌2株，经中国预防科学院流行病研究所复判鉴定为陕西省首次分离出该菌型。

12月16—18日，陕西省在绥德县召开“全省布病防治工作会”，省卫生厅刘爱梅副厅长作了报告。榆林地区行政公署副专员李涛参加了会议，代表中共榆林地委、榆林行署讲话。

12月，《陕西省卫生志·人物》载录：榆林地区名医、劳模等18人。其中榆林11人，米脂2人，绥德、清涧、佳县、神木、子洲各1人。

榆林医科所自筹资金，组建了全地区首个急救中心，开通了“120”呼救系统。

12月，国际“四海协会”援助项目，全区乡镇医生培训班开学典礼在地区二院院举行。三期共培养学员90名。

12月，神木县顺利通过省爱卫会考核鉴定，被省政府命名为“省级卫生县城”。

陕西省大骨节监测报告，榆林县芹河乡蟒坑村X射线阳性率高达58.7%，列为全国第一位，病区群众的头发硒含量在100微克/千克以下。

1997年

3月，行署专员马铁山到地区二院现场办公，解决医院发展的资金问题。

4月，榆林地区地方病防治所，榆林地区盐业公司荣获陕西省“补碘增智”大行动先进集体，13人荣获先进个人。

5月，地区二院开展“向王毓斌学习”活动。

6月20日，米脂县人民政府决定：中医院院长常锦满病逝工作岗位按照“革命工作人员因公牺牲”对待。《陕西日报》题为“家乡人民感激他”、《榆林日报》题为“他用生命托起神圣的红十字”先后报道了他的事迹。

7月，地区二院投资100万元购买东芝800毫安X光机；并率先在全省引进微机网络管理系统，使医院科学管理工作跃上一个新台阶。

8月，地区二院樊耀斗、班世明赴欧洲7国进行学术交流。

省卫生厅黄立勋副厅长率全省三级医院院长及省厅有关领导参加的医政工作会议代表来地区二院视察工

作，对计算机管理系统给予高度评价。

9月2日，榆林市编制办〔1997〕20号文件《关于成立榆林市星元医院的通知》核定星元医院为科级事业单位，隶属榆林市（县）卫生局，经费实行差额预算。李瑞任院长。

10月，赵德全副省长专程到榆林市牛家梁镇刀子湾村查看地甲病防治情况。

11月6—9日全国人大常委会副委员长、农工民主党中央主席蒋正华在全国人大环境资源保护委员会副主任李蒙、省人大副主任桂中岳、副省长陈宗兴、国家环保、林业局等部门负责人陪同下对榆林地方病防治及基层卫生医疗状况进行广泛调查研究。

11月8—18日，地区卫生学校高亚利赴南非出席第10届国际新生儿外科学术会议，进行了学术交流。

11月，榆林市中心血站成立。

市爱委办并入市卫生局。

苏（州）陕（西）对口支援工作启动。历时10年，苏州市卫生局共为榆林市卫生系统援助现金360多万元，捐赠医疗器械20多台件，派遣医疗队7支58人。

12月，榆林第二医院柴有华被聘为第二届全国名老中医药专家学术经验指导老师，为陕西省22名国家级名老中医之一。

1998年

3月9日，地委、行署召开榆林地区碘缺乏病防治工作会议，向省委、省政府承诺：全区4月1日实行碘盐配给制。5月底全区碘盐入户率60%。

4月，全省卫生系统医德医风先进事迹报告团来地区二院作报告。

5月14—20日，国家卫生部副部长彭玉，全国地病办副主任王贺祥，助理巡视员沈尔礼等一行五人，深入榆林地区绥德、横山、靖边、定边四个县进行调研布病发病情况。

5月，陕西省教育委员会批准，榆林地区卫生学校与榆林地区卫生职业学校联合举办“榆林地区卫生职业中专学校”。校址在南郊上郡南路。

6月，马宏雄任榆林地区卫生局局长。

6月，“榆林地区北六县（市）急救中心”在地区二院成立，开通了专线急救电话：3269999。

7月，陕西省解剖学术会议在榆林地区卫校召开。

8月，陕、蒙、晋、宁“医学影像学学术交流会”在榆林地区二院召开。共有四省区近百名院长参加，是医院建院史上自办的最大的学术会议。

10月，市卫校举办40周年校庆活动。

12月，地区二院西沙分院开诊；医院引进螺旋CT投入使用。

陕西省政府程安东省长、潘连生和赵德全副省长就榆林地区碘盐配给制作出重要批示，要求各级政府和有关部门要加强消除碘缺乏病工作力度，高度重视防治工作不平衡性，要建立当地政府主管领导责任制，把打击私盐、保证碘盐销售，看成保护人民利益和下一代健康成长的大事，必须抓紧，抓实，按期实现目标。

1999年

4月17日，程安东省长、贾治邦副省长一行在李雄梧副专员陪同下，专程视察了星元医院建设情况。

5月13日，榆林市南六县急救中心，交通事故伤病救治中心在地区一院成立，并举行挂牌仪式。

5月，第四军医大学唐都医院医疗队来二院进行学术交流和临床指导；引进C型臂，成立介入治疗中心。

6月23日，经省政府批准，程安东省长题写院名，由榆林籍香港爱国人士胡星元生生资助1000多万元兴建的榆林星元医院投入使用。结束了榆林市（县）没有综合医院的现状。全国政协副主席胡启立亲笔题写“胡星元先生纪念馆”条幅。

8月，地区二院被省政府指定为医疗鉴定复审单位。

9月，地区卫校高亚利、地区一院刘海珠、绥德县医院霍兴隆赴欧洲进行学术交流和考察。

10月，地区二院被国际计划医疗救治中心确定为定点医院。

10月21 日上午，地区一院"三废站"发生严重氯气泄漏事故，给医院和附近居民的安全和健康造成严重威胁。绥德县消防中队的23名官兵和医院人员经过4个多小时的奋战，终于堵住泄漏，把损失减少到最低限度。事后医院对三废站进行了整改。

12月，地区一院成为西安交通大学第一临床医学院、上海东方医院协作医院。

国务院批准榆林地区撤地建市，即地改市。

2000年

1月1日，全市医疗保障制度正式启动运行，截至12月31日市本级和8个县区实施了基本医疗保险，覆盖人数65366人，收回医疗保险基金986万元。至2009年有21.8万职工参加了医疗保险。

3月5—8日，榆林市卫生局在市一院举办了"榆林市整体护理学习班"，陕西省护理学会理事长，第四军医大学教授张茹应邀来院讲学。

3月，中华慈善总会专家委员会确定市二院为唇腭裂矫正手术定点医院。

3月，榆林市中医院北方医院开诊。

4月，市一院开始组建医院信息管理网络系统，拥有专用服务器两台、工作站78个、电脑总数近百台，总计投资40余万元。

4月，草拟《榆林市区域卫生规划》，并确定在绥德县开展试点，建立健全农村卫生网络，解决医疗卫生机构重复设置、卫生资源浪费、服务与需求脱节的矛盾。

5月，制定出台了《榆林市药品采购管理工作实施意见》，建立了公开、透明、集体决策的药品采购制度和药事委员会等监督制度。

5月12日，全市卫生系统纪念5·12护士节“护理知识”竞赛暨文艺会演在榆林举行。

6月，市二院投资75万元，率先购买椎间盘镜投入使用。投资55万元购买了电子胃镜诊断系统。

成立市药品监督管理局。药品管理、市药检所等从卫生局划出。

7月1日，根据国务院函〔1999〕141号文件、陕西省委陕办字〔2000〕18号和陕西省政府〔2000〕6号文件精神，榆林地区卫生局更名为榆林市卫生局。

榆林地区行政公署地方病防治领导小组及办事机构更名为榆林市人民政府地方病防治领导小组及办事机构。

7月27日，根据中共榆林市委组织部《关于榆林市政府部门及其他机构党组（党委）更名的通知》精神，榆林地区卫生局党组更名为榆林市卫生局党组。

榆林市地病办、市地方所联合对12县（区）进行消除碘缺乏病阶段目标市级评估，靖边、横山、神木、府谷四县达到基本消除目标。

7月，市一院与上海卫网科技公司合作开通远程医疗会诊系统。

8月，经中国烧伤疮疡科技中心批准，市一院建立了中国烧伤创疡榆林科技医疗中心。

8月，《全民卫生保健网络》榆林中心站在市二院开通，远程会诊系统开通。

9月30日，山东泰安市中心医院袁训书院长一行三人来市一院参观交流。

10月12日，市一院开通了医疗服务社区便民接诊专车，以医院为中心，至镇川、青阳岔、佳县、吴堡等地，为来医院诊疗的沿途病员提供了免费乘车服务。

10月，市二院与苏州二院建立帮扶协作关系。并派出人员参观学习。

12月9日，地区一院举行延安大学医学院第二附属医院、西安交通大学第一医院、上海东万医疗集团协作医院挂牌庆典。

本年度，神木县城经全国爱卫办组织有关专家多次明察暗访，认为神木县城已达到《国家卫生城镇考核标准》，被全国爱国卫生运动委员会命名为“国家卫生县城”。

2001年

1月10日，陕西省、榆林市、绥德县部分人大代表来市一院座谈医改工作。

1月19日，崔志杰任市卫生局党组书记、局长。

4月1日，陕西省委宣传部、省作协及20余家新闻单位的40余名记者组成的"纵情陕北"新闻采访团，到市一院参观、采访。

4月，卫生部副部长朱庆生来榆林检查指导工作。为市一院题词“扎根陕北，奉献人民”。同时视察了星元医院等单位。

5月，市一院与山东泰安医院建立友好医院。

7月16日，横山马坊爆炸事件发生后，市卫生局及时组织市一院、二院、中医院、星元医院和市卫生防疫站专业技术人员奔赴现场，全力抢救。陕西省委书记李建国到医院察看伤员抢救情况。

7月26日，陕西省泌尿外科年会在市一院召开。

8月5—10日，市卫校高亚利赴南非出席第16届国际形态学大会，并进行学术交流。

8月，市二院投资45万元，引进体内伽玛刀全套装置并成功应用于临床；苏州二院支助市二院的核磁共振投入使用。

10月30日，市卫生局印发了《榆林市深化卫生事业单位人事制度改革实施意见》，并召开试点工作会议，确定在市一院、府谷县和米脂县试点，以全员合同聘用制为主要内容的卫生干部人事制度改革全面启动。

12月，市一院举行建院五十周年庆典。

榆林市国债资金防氟改水情况：榆林市第一批国债资金防氟改水省下达工程339处，计划受益人群214715人，投资7123万元，其中中央补助4614万元，市、县配套2509万元，实际完成工程364处，完成率107.37%，实受益人群207254人，受益人群率96.53%，人均投入343.68元。

2002年

3月，人事制度改革全面启动。在原榆林市防疫站的基础上，组建了榆林市疾病预防控制中心。

4月，《陕西省人民政府办公厅转发省卫生厅关于卫生监督体制改革实施意见的通知》和《陕西省人民政府办公厅转发省卫生厅关于疾病预防控制体制改革实施意见的通知》精神，继佳县、府谷、靖边等县完成卫生监督体制改革任务后，米脂县、子洲县和榆阳区也分别组建了卫生监督所。

5月，按陕西省计委、财政厅、卫生厅《关于开展区域卫生规划工作的指导意见》和《陕西省卫生资源配置标准》要求，市卫生局草拟了《榆林市区域卫生规划》（讨论稿）。对今后5年内全市医疗卫生机构、卫生技术人员、医疗设备等卫生资源的发展规模和配置结构，做出了具体规划。

6月19日，市卫生局制定了《榆林市2002年药品集中招标采购实施方案》，对纳入城镇职工基本医疗保险药品目录、临床应用普遍、采购量较大的药品实行了强制性招标采购。6月19—23日组织进行了全市药品集中招标采购工作，共完成招标采购药品286种，采购金额2 275万元，药品价格平均降幅为19%，累计让利患者412万元。

8月，根据市政府2002年第8次常务会议精神“把乡镇卫生院的人员、业务、经费上划到县区卫生行政部门进行统一管理”。各县区加大了乡镇卫生院管理体制和运行机制改革力度，使一批乡镇卫生院恢复了生机。全市有1/5乡镇卫生院实行了管理体制和运行机制改革。

10月13日，榆林市人民政府办公室关于印发《榆林市卫生局职能配置内设机构和人员编制规定的通知》

（榆政卫发〔2002〕118号）

11月，榆林市医疗事故鉴定办公室成立，隶属市卫生局，全额科级事业建制，编制三名。

12月，张崇保、赵德勇、白德伟、安世山、雷祥前获2002年国家卫生部、农业部、水利部、经贸委授予的“全国地方病防治先进个人”称号。

2003年

3月，根据省委组织部、省人事厅、卫生厅《深化卫生事业单位人事制度改革实施意见》，市卫生局组织各县卫生局局长、县医院院长和市直医疗机构负责同志实地考察省妇保院等单位，借鉴先进经验，全面开展人事制度改革。

4月，“非典”疫情在全国局部地区暴发，全市各级党委和政府打响抗击“非典”战役，认真落实防治“非典”的各项任务。在市委、市政府的坚强领导下，全市广大医务工作者众志成城，抗击“非典”，经过一个时期的紧张有序的奋战，全年未发生一例“非典”病例。吴堡县卫生系统全力守护桥头检查站，被陕西省委、省政府授予“抗击“非典”先进集体”。

5月30日，市卫生局批准市中医院收编市肿瘤医院。

7月，经市编委会研究同意，成立了榆林市卫生监督所，隶属于榆林市卫生局。主要负责本行政区域内传染病防治、食品、消毒产品、生活饮用水、职业卫生、公共场所卫生、学校卫生、医疗机构、妇幼保健、采供血机构及相关职业人员的执业活动等方面的执法监督工作，依法查处有关违法案件。

7月，市卫校与新加坡、菲律宾医学院校互访，并建成友好学校。

12月29日，调整榆林市地方病防治领导小组，副市长刘建胜任组长。

2004年

1—12月，按照《中华人民共和国传染病防治法》《突发公共卫生事件应急条例》等文件，各县区制定了工作方案，拟订了行动计划，加快了建立疾病预防控制体系、卫生监督执法体系和传染病医疗救治体系工作进程。全市除神木县两块牌子一套人马外，市本级和11个县区都组建了疾病预防控制中心、卫生监督所。除榆阳区外11个县都批准建立了急救站。

3月，市卫生局深入农村，专题调研，形成了《榆林市农村卫生工作现状与对策》的调查报告，拟定了《榆林市2004—2008医疗农村卫生事业发展规划》（讨论稿）。市卫生局在靖边召开了全市卫生工作会议。

市财政预算500万元专项资金，率先在全省实施对贫困患者的大病医疗救助工作，之后3年，市财政分别预算750万元、1000万元、1000万元，累计救助12418名。

4月，市政府常务会议研究决定，同意市卫校由绥德迁址榆林，选址榆阳区芹河乡谷地峁村，占地400亩。并按国家本科医学院校5000名在校生编制规模规划了新校园。

4月26日，市一院在榆林开发区举行“榆林医院建设启动奠基”仪式。

5月，市委、市政府决定安排1000万元专项经费用于建设乡镇卫生院，安排500万元专项经费用于贫困患者实施大病医疗救助。

10月4日，榆阳区医科所检查出榆林市首例输入型艾滋病患者。

12月，市政府召开全市疾病控制暨血液管理工作会议，确定了12个县区计划免疫工作3年目标，具体部署了艾滋病防治和脊髓灰质炎疫苗强化免疫工作。

靖边县政府投入60万元率先对农民食用碘盐进行补贴。

神木县政府立项，总投资1.5亿元新建神木县医院，于2008年底竣工并交付使用。地址在县城南郊光明路中段，占地52亩，建筑面积3.5万平方米，设置病床400张，有职工500余名，设置各类科室37个。是榆林第一个规范化建筑的二级医院。

横山县实施移民搬迁项目，将塔湾镇陈大梁村赵兴窑和杨兴窑两个大骨节病区村全部实施了移民搬迁。

2005年

1月1日，神木在全市率先开展了新型农村合作医疗试点工作，新型农村合作医疗在本市正式实施。

3月，按照市委统一安排，在卫生系统启动了保持共产党员先进性教育活动。

4月1日，榆林市定边县地方病防治示范县建设启动。于2007年全覆盖。

5月，榆林市按卫生部安排部署，在全市各级医院全面启动“以病人为中心，以提高医疗服务质量为主题”的医院管理年活动。

9月，榆林市子洲县小土盐问题得到彻底解决，由市、县各补贴50%盐款，子洲县碘盐配给制工作得到落实。

榆林市水利部门实施人饮解困项目，大骨节病区有8个乡镇，14个行政村，16个自然村，改良水质，受益人口7159人。林业部门在大骨节病区实施退耕还林（草）面积7666亩，供粮2520160千克，病区换外地粮食覆盖人口14416人。

10月，我国成功实施了神舟6号载人航天飞行任务，市二院承担了航天员救援任务，并园满完成了相关救援保障工作，受到中国人民解放军总装备部司令部的表彰和奖励。

11月，全市县级以上医院药品集中招标采购在榆林进行，26家医院参加了招标采购，累计让利患者2000多万元。

2006年

市政府出台了《榆林市人民政府贯彻〈陕西省人民政府加强农村卫生工作若干意见〉的实施意见》，有力地推动了我市农村卫生工作。

3月1日，神木县在全省率先实施了城镇居民合作医疗制度。

3月，市二院妇产科获中华全国妇女联合会授予的“全国三八红旗集体”荣誉称号。

3月，市中医院举行北方医院开诊6周年庆典活动。

4月27日，省、市县鼠防在定边县进行夜行鼠调查，从该县红柳沟镇捕获鼠疫高抗动物子午沙鼠，在鼠体内检出2份阳性血清。相继发现定边县红柳沟镇黄沙窝村、盐场堡乡马圈村、动物鼠疫疫情，共检出鼠疫菌15株。判定疫鼠15只，均为长爪沙鼠，判定新疫点2个，定边县从1987—1988年、2000年、2006年三起动物鼠疫流行共检出鼠疫菌80株，疫区范围波及定边县周台子、盐场堡、定边镇、红柳沟镇四个乡镇，面积约1196平方公里。

5月，在榆阳区谷地峁市卫校新校区，市政府召开了榆林市公益事业建设项目动员大会，副市长刘建胜主持，市长李金柱作了动员讲话，并为市卫校新校园奠基。

6月，榆林市子洲、横山、靖边等县局部乡镇再次出现布病暴发流行。榆林市委书记周一波、市长李金柱、市委常委副市长井剑萍作出批示，紧急防控布病。

9月，王存田任榆林市卫生局局长。

2007年

2月8日，调整榆林市地方病防治领导小组，副市长井剑萍任组长。

3月16日，榆林市人民政府召开榆林市“十一五”地方病防治工作会议。市长李金柱参加了会议并讲话，市委常委、副市长井剑萍代表市政府与12县区和市直5个部门签订《榆林市执行“十一五”地方病防治实施计划目标责任书》。会议落实市级财政每年投入防治经费350万元。榆林市人民政府印发《榆林市“十一五”地方病防治实施计划》

5月，陕甘宁蒙四省区医疗改革与发展研讨会在榆举行。

5月12日，全市卫生系统纪念5·12国际护士节文艺晚会在榆林市举行，同时，对从事护士工作满30年的老护士颁发了荣誉证书，对优秀护理工作者进行了表彰奖励。

7月，中华医学会授予市二院“诚信医疗先进单位”。

9月20日，榆阳区编发〔2007〕34号《关于成立榆阳区上郡路等7个街道办事处社区卫生服务的通知》，批准每个街道办事处设置1个社区卫生服务中心，为科级事业编制，隶属区卫生局。

10月13日，榆林市急救中心成立（榆编发〔2007〕102号文件批准），2010年4月19日凌晨1时，“120”特服电话由榆林市医学科学研究所顺利切换，市急救指挥调度中心开始正式运转。

10月，榆林市健康教育所经榆林市机构编制委员会批准成立，全额正科级事业建制，隶属市卫生局，编制6人。

榆林市实现了12个县区新型农村合作医疗制度全覆盖。

榆林市府谷、神木、横山、靖边、定边、绥德、米脂、吴堡、佳县、清涧10个县实现国家消除碘缺乏病阶段目标。

2008年

2月，市委启动了为期1年的思想解放大讨论活动，市卫生局党组按照市委要求，认真安排，精心组织，从上到下，开展了思想解放大讨论活动。

4月，榆林市中医院通过省级中医管理局评审，被授予“三级甲等”中医院。

5月19日，我市派出抗震救灾卫生防疫工作队赴四川地震灾区进行抗病救灾工作。

6月2日，成立榆林市第三医院（市传染病医院），为全额正县级事业建制，隶属市卫生局。

9月，国家成功实施了神舟7号载人航天飞行任务，市二院承担了航天员和飞船搜索救援及保障任务，并园满完成了相关救援保障工作，受到中国人民解放军总装备部司令部的表彰和奖励。

9月，三鹿奶粉事件发生后，按照上级通知精神，积极进行患儿免费检查治疗，共检查治疗患儿282例。

11月21日，榆林市新型农村合作医疗管理办公室成立，挂靠市卫生局农卫科。

12月18日，市一院榆林医院开诊庆典。

刘茂林被国家中医管理局遴选为全国第四批名老中医专家学术经验继承工作指导老师。

同年，榆林市中医院高智被陕西省政府授予“陕西省名老中医”荣誉称号；刘茂林被授予“陕西省名中医”称号。

2009年

2月27月，市卫生局公示了首届榆林市“十佳名老中医”“十佳中青年中医”人选。

3月1日，神木县在全国率先推行全民免费医疗。

3月3—5日，省卫生厅范兵副厅长对子洲、米脂、神木农村卫生和医改进行调研。

4月18日，府谷县举行了企业家高乃则为府谷县医院捐赠1000万元购置核磁共振仪式。

4月，省卫生厅复核组专家对全市甲级乡镇卫生院进行抽查验收。

4月22—24日，全省中医工作会议在榆林召开，各地市、县区卫生局主管领导和中医医院院长等250多人参加了会议。

农村孕产妇免费住院分娩项目达到全市十二县区全覆盖。我市农村孕产妇住院分娩实现免费。

8月6日，召开2008年全市先进乡镇卫生院、村卫生室和优秀乡镇卫生院院长、乡村医生表彰会议，同时召开了2009年全市新农合暨农村卫生工作会议。

8月29日，组织全市1307名乡村医生考试。

8月，陕西省医院管理学会与院长例会由市一院承办并顺利召开。

9月3日，召开全市医改及医政重点工作推进会议。会议安排部署榆林市2008—2009年度“百万贫困患者白内障复明工程”项目、三级医院对口支援贫困县区医院项目、全市医院等级评审（复审）等医政重点工作、医改工作。

11月2—3日，刘少明厅长一行来榆督导基层医疗卫生单位深入学习实践科学发展观活动。

12月20日，市一院成立市内首个专家工作站。

经省爱卫会、省卫生厅专家评估验收，榆林市获“省级卫生城市”称号。

2010年

1月24日，卫生部党组书记、副部长张茅来榆考察调研神木医改和基层医疗卫生单位学习实践活动。

4月15日下午，由26名医护人员组成的榆林市赴青海玉树抗震救灾医疗救援队，赶赴灾区参加救援活动。市委书记李金柱，市委常委、副市长井剑萍，市政协副主席李瑞到现场送行。于26日顺利归来。

4月，市二院被省卫生厅授予“三级甲等”医院。

5月25日，市卫生局组织一院、二院、中医院的相关专家对卫生系统2010年度科技进步奖初级评审。评审推荐出一等奖3项、二等奖8项、三等奖2项，共计13项。

5月30日至6月3日，省卫生厅副厅长刁红带领应急处和省疾控中心有关负责同志一行5人，赴定边县、靖边县、横山县、榆阳区、神木县、市监督所、市疾控中心、市地病办和地方所及第一医院调研卫生应急（重点是鼠疫防控）、安全生产、地方病防治和爱卫工作。市委常委、副市长井剑萍在市区进行了陪同，市卫生局王存田局长全程陪同了调研检查。

6月7—10日，郑小明副省长带领省政府办公厅、省卫生厅、省食品药品监督管理局、省文化厅主要负责同志一行14人，赴我市府谷县、神木县、榆阳区和靖边县重点调研检查乡镇卫生院改革、村卫生室标准化建设和药品“三统一”工作。市委书记李金柱，市长胡志强以及井剑萍等市级领导先后陪同调研，市卫生局局长王存田、市药监局局长王维明等全程陪同。

7月5—6日，国纠办、卫生部调研组来榆检查指导药品“三统一”工作。

7月6—10日，全国政协副主席张梅颖一行30人来榆调研神木县医改和农村卫生人才培养和配套政策工作。

8月27日，全市卫生系统岗位大练兵大比武在榆阳区举行。各县区和市直单位选拔出了157名技术能手（其中疾控39人，妇保39人，中医43人，乡村医生36人），参加全市卫生系统疾病防控、妇幼保健、中医和乡村医生四个专业类别的岗位大练兵技术大比武活动。

8月28—29日，卫生部部长陈竺来榆考察神木、府谷医改和县医院标准化建设。陪同考察的有卫生部医管司司长张宗久及省政府副秘书长孟建国、省卫生厅厅长刘少明、副厅长黄立勋等。市委书记李金柱、市长胡志强，市卫生局局长王存田等陪同考察。

9月9—11日，全市卫生系统医院岗位大练兵大比武活动在榆林隆重举行。通过2年来的紧张练兵和逐级比武，12县区和市第一医院、市第二医院及市中医院共15个代表队，90名医护技术能手（其中医生60人，护理30人）参加了竞赛，比赛分理论考试和实践操作两部分。

10月，榆林市卫生学校由绥德老校区整体搬迁至榆阳区芹河乡谷地峁村新校区。绥德校区经市国资委批准，将拍卖置换的资金用于新校园建设。

中国地方病协会为全市170余名地方病防治工作者颁发了荣誉牌。

11月12日，调整榆林市地方病防治领导小组，副市长艾保全任组长。

2011年

1月31日至2月1日，卫生部部长陈竺一行在府谷县调研医药卫生体制改革工作，看望慰问基层医务人员。陕西省副省长郑小明、卫生厅厅长刘少明、榆林市委书记李金柱、市长胡志强等领导陪用调研。同行人员有卫生部办公厅主任侯岩、卫生部医管司司长张宗久、中日友好医院院长许树强、中国中医科学院西苑医院院长唐旭东等。

4月14—15日，卫生部王国强副部长一行来榆对府谷县医改工作和中医发展现状进行调研，听取了省中医管理局关于全省工作的汇报及榆林市医改及中医工作的汇报。陕西省卫生厅厅长刘少明、副厅长兼省中医药管理局局长范兵，副市长艾保全陪同调研。

4月23日，榆林市第一医院专家流动工作站揭牌仪式在市一院绥德医院举行。

5月16日，府谷、神木两县县级公立医院改革发展工作调查及研讨会在榆召开。卫生部政策法规司司长刘新明、中日友好医院、北京大学、上海交通大学、复旦大学等领导、专家及陕西省卫生厅有关领导出席了会议。陕西省卫生厅副厅长范兵和榆林市副市长艾保全分别作了致辞。卫生厅副厅长范兵对榆林医药卫生事业改革发展给予充分肯定。

5月17—20日，省健康教育所王进选书记来榆督导检查控烟工作。

5月31日上午，榆阳区人民医院迁建工程开工仪式隆重举行。市政协主席刘汉利宣布项目开工。市委常委、常务副市长赵政才，市人大常委会副主任杨东明，市政协副主席李瑞、市人大秘书长王延生出席开工仪式并为项目奠基。榆阳区委书记王成继主持仪式。榆阳区人民医院新医址选在西沙建榆路与青山路交会处，项目总占地面积30亩，以二甲医院标准建设。概算投资1.8亿元。

5月，市一院惠德存院长荣获“全国五一劳动奖章”。

6月3—4日，“全国百家传染病医院指南巡讲暨百城巡讲活动”在榆林市成功举办。市卫生局、市第三医院组织全市市、县（区）医院感染科专家和医疗骨干等150余名医务人员参加了会议。陕西有西安、汉中、榆林三个城市为活动举办市。

6月10日，榆林市二院迁建项目，在榆林城区旧西沙机场隆重举行开工典礼。新建医院一期总投资5亿元，总占地面积77398平方米，总建筑面积155000平方米。开设床位1055张，

7月1日，榆林市在全省率先实行新农合市级统筹，人均筹资标准由2010 年历150元提高到300 元，并设立榆林市新型农村合作医疗管理办公室专职机构，副处级建制。市级统筹实现了群众就医补偿一卡通和政策制度六统一。即统一筹资标准、统一组织管理、统一资金管理、统一补偿方案、统一考核标准、统一信息化管理。

7月，市一院与西安交通大学医学院成功联办在职硕士生教学点。

新农合在全省率先实行市级统筹、卫生部派人参加了启动仪式，并发贺信祝贺。

2012年

3月9日，榆林市召开深化医药卫生体制改革暨全面启动县级公立医院综合改革大会。市长陆治原讲话，市委常委、常务副市长高中印主持，副市长马秀岚安排部署全市县级公立医院综合改革工作。

3月28—29日，国家卫生部副部长陈啸宏一行6人考察扶贫和医疗卫生工作。副省长郑小明、副市长马秀兰、市卫生局局长王存田等陪同。本市横山、绥德、米脂、佳县、吴堡、清涧、子洲七个县列入国家连片特困地区吕梁山片区，涉及51个乡镇、3481个行政村、181.5万人，其中贫困人口56.47万人。

5月8日，为纪念第65个世界红十字日，按照《榆林市红十字会2012年红十字博爱周活动方案》，榆林市隆重举行纪念“5·8”世界红十字日活动。榆林市红十字会等单位在世纪广场举行了“造血干细胞捐献暨百只多功能募捐箱投放启动仪式”。市人大副主任杨东明、市政府副市长马秀岚、市政协副主席李瑞以及市文明办、卫生局、妇联、团市委等单位的负责同志出席了启动仪式。市卫生局局长王存田宣读了《造血干细胞捐献倡议书》，共计600多人参加了启动仪式。动员过往群众进行现场无偿献血33人次，献血量7000多毫升。副市长马秀岚带头献血。领导和群众现场捐款近万元。

5月22日，榆林召开医疗市场秩序专项整治会议。省卫生厅副厅长黄立勋出席会议，副市长马秀岚出席会议并讲话。

6月16日，市二院参与神舟九号航天飞船医疗救援后勤保障任务。

7月3—6日，卫生部调研组来我市调研区域发展与扶贫工作。卫生部中医药管理局规划财务司曹洪欣副

司长一行6人，深入我市对吕梁山片区吴堡、米脂和佳县县域发展与扶贫攻坚工作开展调研。

7月10—12日，卫生部人事司李长宁副司长带领卫生部应急办、妇社司、监督局、规财司等一行六人，对我市清涧、子洲、横山三县进行吕梁山片区县域发展与扶贫攻坚工作调研。

7月15日，副市长马秀岚同卫生局局长王存田等到卫生部汇报医改工作。

7月16日，由榆林市委人才办，榆林市委组织部，榆林市卫生局共同举办，北京大学医学部承办的“榆林市医院管理紧缺人才培训班”在北京大学医学部会议中心顺利开班。学员有：榆林市各县区人民医院、中医院、妇保院、市直各医院院长和市编办有关人员，共40名。这些学员在北京大学医学部参加为期10天的学习培训和实地考察。

9月6日，卫生部医改调研组来我市调研。卫生部应急办主任、医改办主任梁万年、省卫生厅习红副厅长等一行中省医改调研组来我市，就全市医改工作进展情况进行调研。

9月14日，中华医学会党组书记、国务院医改专家咨询委员会委员饶克勤来榆林作《公立医院改革与制度建设》专题演讲。副市长马秀岚主持会议，各县区医改办、卫生局、财政局、人社局、编办、物价局、食药监局等部门相关负责人和各县区人民医院、中医院、妇保院的主要负责人等180余人参加了会议。

9月25日，榆林市卫生局举行榆林市健康教育讲师团成立暨讲师聘书颁发仪式。

10月29日，由榆林市卫生局牵头，中国电信榆林分公司联合中卫莱科科技发展有限公司向榆林7县区医疗卫生机构免费赠送价值400多万元的175套远程心电监测系统——“健康心翼”。

11月5—6日，陕西省贫困地区儿童营养改善试点项目启动会在榆林召开。省卫生厅副厅长黄立勋，省妇联副主席冯屹出席项目启动会议并作重要讲话。省扶贫办、市卫生局、市妇联、市扶贫办相关负责人，横山、绥德、米脂、吴堡、清涧、子洲、佳县七个项目县主管县长和县妇联、县卫生局负责人，以及82个项目乡镇卫生院院长、妇幼保健专干等共260余人参加了会议。

11月7日，市卫生局召开《榆林市卫生志》编纂工作启动会议。为切实做好第二轮《榆林市志——卫生志》编纂工作，召开了各市直单位、各县卫生局负责人参加的大会。会议由调研员高亚利主持。市卫生局党组书记、局长王存田进行安排部署并做了重要讲话

11月21—23日，由卫生部疾控局地病处李珣处长、中国疾控中心地方病控制中心主任、哈尔滨医科大学副校长孙殿军教授等4人组成的调研组，对我市吕梁山片区横山、绥德等7县开展重点地方病干预项目进行了专题调研。

本年度，神木县医院获得榆林市“五一”劳动奖状，成功举办了国际儿科学术会议和卫生部全国重点联系县医院院长培训会。投资4000万元，引进美国GE公司、德国西门子公司、德尔格公司、日本奥林巴斯等国际先进的医疗设备80多台件。拥有0.35T核磁核共振系统，16排螺旋CT，1000毫安DSA、CR和干式激光相机、高档心脏超和腹部彩超及全自动麻醉机、高端呼吸机等。

榆林市在全省率先开展新农合大病保险试点工作。

2013年

1月17日，市红十字会举行2013年“红十字博爱送万家”活动启动仪式。人道博爱进万家，扶贫济困送温暖。现场给50家贫困户捐助13万元物资。

3月2日，榆林市第二医院麻醉科惠勇赴非洲马拉维援外医疗。

3月29日，市委常委、组织部长尉俊东慰问了我市卫生系统省管和享受国务院特殊津贴的专家李世平，市卫生局副局长高治中陪同。

3月31日，市卫生局副局长张振国和高治中分组对师随平、郭冠英、高亚利、刘海珠、贺桂英、王万富、刘生荣、思成怀、高德义和刘世仲等省管和享受国务院特殊津贴的专家进行了看望慰问，转达市委、政府对我市专家的关怀。

4月11日，调整榆林市地方病防治领导小组，副市长马秀岚任组长。

4月27日，陕西省人民医院与市一院协作揭牌仪式在榆林院区举行。

6月，市二院参加神舟十号发射后勤保障任务。

7月20—25日，横山县邀请国内医学知名专家李云庆等9位教授进行学术座谈和技术指导。

8月，陕西省片区医改会议在榆林召开，郑小明副省长到会指导。

8月，榆林市二院骨科副主任医师杜向东赴苏丹援外医疗。

11月，惠德存任榆林市卫生局局长。

第三批全国老中医药专家学术经验继承指导老师韩增，被陕西省卫生厅、陕西省人力资源和社会保障厅、陕西省中医药管理局授予“2013年度陕西省第二届名中医”。

2014年

1月，郭冠英主编的《榆林百年医粹》由中国中医药出版社发行。

4月7—8日，全国人大副委员长、农工党中央主席陈竺一行对榆林市南六县县级公立医院改革进行调研。接见了农工党榆林市委会的领导班子成员及市属支部主委，并一起合影留念。在米脂县召开县级公立医院改革专题座谈会。期间，陈竺主席赞誉：榆林的医疗卫生体制改革走在全国的前列。视察结束时表示，农工党中央将会积极利用自己资源帮助米脂县医院的建设和发展。参加调研的还有：农工党中央副主席、陕西省委会主委、省人大副主任朱敬芝、农工党中央主席、副主席兼秘书长何维、农工党陕西省委会副主委王安龙。中共榆林市委书记胡志强、市长陆治原、市人大副主任杨东明，副市长马秀岗、榆林市人大副主任杨东明，农工党榆林市委会主委、市政协副主席麻宝玉及姚金川、陈保平、张小龙等陪同调研。

4月，市卫生局组织编制了《榆林卫生事业中长期发展规划纲要》。

7月23日、24日，省卫计委分别为靖边、府谷颁发“国家卫生县城”荣誉牌。

8月，榆阳区政府成立公立医疗集团，区属星元医院、区人民医院、中医院、妇幼保健院、市儿童医院、痔瘘医院等6所医疗机构进行资源整合后，优势互补，差异化发展，实行新的现代法人治理管理模式。

9月4日，全市深化医药卫生体制改革研讨会在榆林召开。省卫生和计划生育委员会副主任黄立勋带领省卫计委医管局安海燕副局长、体制改革处欧阳志焕处长和疾控处杨保利处长出席研讨会。

9月16日，市卫生局党组书记局长惠德存、横山县县长周建国、横山县卫生局有关领导共同前往横山县医院看望了国家医疗队，惠德存局长对国家医疗队9位专家，在榆林开展一个月巡回医疗表示慰问和感谢。

10月23日，中共榆林市委召开全市改革领导小组会议，研究通过了《榆林市深化县级公立医院综合改革实施方案》。

11月13日，靖边县决定追授苏州大学附属二院对口支援靖边县医院第二批医疗队队长史明为该县第二届敬业奉献道德模范。6月9日，史明带领6名医疗队成员来到了县医院开始了为期半年的对口支援工作，在即将结束之际，11月9日，因工作劳累，突发疾病，经抢救无效逝世。

12月，榆林市顺利通过国家卫生城市评估。神木县国家生态环境模范县城挂牌。

12月，全国人大副委员长陈竺来榆林调研医改，并考察了米脂县医改工作。

2015年

4月，榆林市合疗办被市委、市政府授予“五一劳动奖状”。

5月，榆林市全民健康步行活动启动仪式在榆溪公司举行。

5月，榆林市农村卫生工作现场会在子洲县召开。《榆林市全面健康素养促进行动实施方案（2015—2020年）》《榆林市组建医疗联合体工作实施方案》征求意见稿出台。

6月，全市县级公立医院综合改革座谈会在府谷县召开。

7月，省卫计委疾控处杨保利处长一行来榆林检查督导传染病防控工作。要求将艾滋病和结核病的诊疗工作尽快移交到医疗机构。

8月，国家健康传播卫星网陕西试点工作启动会在榆林召开。将进一步推进医疗、公共卫生工作整合，资源共享，全面提高人民群众的健康水平和素养。

9月，国家基本药物制度暨全市医疗药师培训班在榆林举办。

10月，榆林市第二医院乔迁西沙新址，试诊运营，编制床位1600张。

11月，国家卫计委来榆林督查民营医院监管工作。要求从民营医疗机构的许可审批、科室设置、年度检验、日常监管、执业行为规范上建立统一管理机制，促进其健康发展。

12月，国家卫计委、中国人口福利基金会“健康暖心”流动医疗服务车交接仪式在榆林举行。为榆林捐赠13辆流动医疗服务车，设备配置先进齐全。全市组建流动医疗服务队14支，定期深入到乡镇、村开展流动医疗服务，让医疗资源下沉到基层。

12月，市卫生局编印《榆林市医疗卫生人员法律必读》，发放至全系统人手一册，开展新一轮法律再教育。

12月，榆林市卫生局和榆林市计划生育局重组为榆林市卫生和计划生育局。市卫生局完成了单独设立的历史使命。

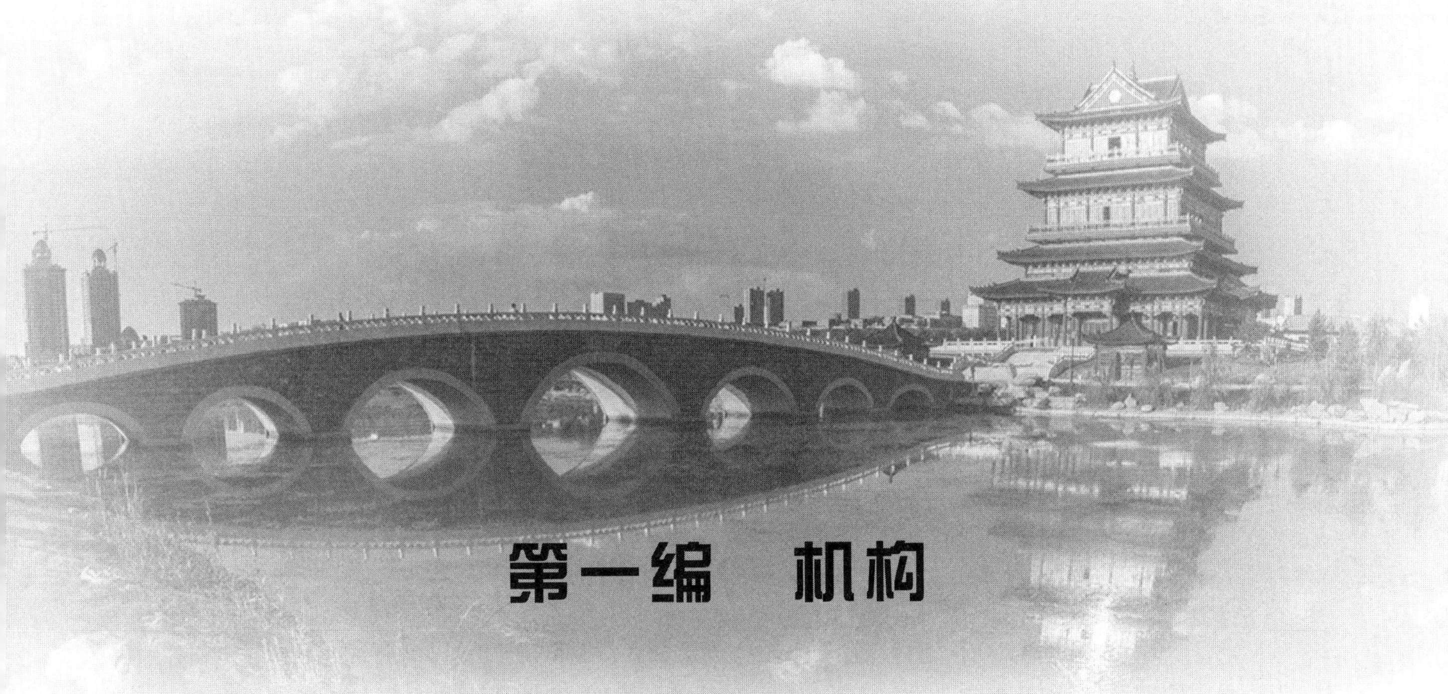

第一编　机构

榆林市的卫生机构设置，最早可追溯至唐及五代，绥州、夏州设医学博士。明置医学典科，无官署名称。明成化九年（1473），始设医学一、药局一、养济院二，首开医学教育、药品贮存管理及医疗之先河。清雍正八年（1730），撤军制，所属府县设有阴阳正科、医学正科。同治年间总兵刘厚基，最先在榆林设牛痘局，为卫生防疫机构之始端。民国十年（1920），井岳秀部队军医医院进驻榆林城，虽仅为部队官兵采用西医西药治病，但尚属榆林首家西医医院。民国十四年（1925），榆林、神木县开设教会西医诊疗所。民国二十年（1931），榆林创立"榆林民众医院"，为首家民办公助医院。民国二十三年（1934）12月24日，榆林卫生院成为全国经济委员会西北办事处在陕西创建的三个模范卫生院之一，是陕西省第一所公立县级卫生院。内设鼠疫防治所。1937年，陕甘宁边区时期，有关卫生工作事宜，均由专署民政科管理，所辖各县成立了保健药社。1949年6月榆林全境解放，医疗卫生机构快速发展。1950年3月，榆林、绥德专署卫生科先后成立，有医疗卫生机构九个，床位17张，卫生技术人员64人。至2015年有各级各类医疗卫生机构4861个，比1949年增加540倍；病床18301张，比1949年增加1077倍；卫生技术人员22191人，比1949年增加346倍。

第一章　市属机构

第一节　榆林市卫生局

一、沿革

榆林市卫生局是榆林市人民政府主管全市卫生行政工作的职能部门，业务工作受陕西省卫生厅领导。国民党统治时期，在政府各部门中无卫生行政管理机构。民国二十二年〔1933〕榆林卫生院成立，行使卫生行政职能。陕甘宁边区时期，有关卫生工作事宜，均由专署民政科分管。1950年3月绥德、榆林专署分别成立卫生科，管理卫生工作。1956年绥德专署撤销，并入榆林专署，取消了科建制，设立了五个办公室，文化、教育、卫生、体育、科协等为第二办公室，设正副主任两人。驻八狮上巷20号。1960年4月改名榆林专署文教卫生局。1961年冬，分设榆林专署卫生局。1968年4月8日榆林地区革命委员会成立，下设办事组、政工组、政法组和生产组，卫生工作由生产组负责。1969年12月在生产组之下分设了卫生组，组长一人，干事3人。1970年12月，榆林地区革命委员会取消了生产组，卫生组改名为“榆林地区革命委员会卫生局”，局长郭锡伍。1976年11月榆林地区“革委会”卫生局改名为榆林地区行政公署卫生局。设正局长1名，副局长1~2名。1996年5月9日，行署办印发了地区卫生局“三定”方案，即定职、定岗、定编。1998年，随市政府整体搬迁至西沙青山路10号，驻政府办公楼6楼。2000年7月，榆林撤地改市，榆林地区卫生局更名为榆林市卫生局，为县处级行政建制。

2015年9月25日，根据《榆林市人民政府职能转变和市级党政群机关机构改革方案》（榆字〔2015〕52号），设立市卫生和计划生育局，为市政府工作部门。市编委会下发了《关于市级卫生计生机构改革的通知》（榆编发〔2015〕8号），改革后编制40人，设置科室13个，领导一正三副。

2015年初，市卫生局在任领导班子成员：

局　　长：惠德存　副局长：高治中　纪检组长：张建利

调 研 员：王存田、张振国、高亚利

副调研员：袁党权、郝文辉

二、工作职能

榆林市卫生局是市政府管理全市卫生工作的办事机构。

1987年，其基本职责是：负责承担编制全区卫生事业发展规划、计划，拟定全区卫生及卫生改革具体政策，并组织实施；制定全区疾病防治和医学科研教育规划，开展健康教育、卫生宣传和爱国卫生运动；负责组织传染病、地方病、妇女、儿童保健和其他常见病、多发病的防治，培养医药卫生人才；负责全区药品生产、经营和使用单位药品质量的监测与监督。

1996年5月9日，“三定”方案确定的主要职责是：（1）贯彻党和国家卫生工作方针、政策、法律、法规，拟定全区卫生工作和卫生改革具体政策和标准；（2）编制全区卫生事业发展规划、计划，并组织实施和监督、协调、检查；（3）负责草拟贯彻执行卫生法规、规章的实施办法，进行监督监测和管理。（4）制定全区疾病防治和保健规划，进行健康教育和卫生宣传，开展爱国卫生运动，负责传染病、地方病和其他常见病、多发病的防治；（5）负责组织实施卫生技术人员专业技术职务晋升、行业人才交流工作；（6）贯彻党的中医政策，积极发展传统医学事业；（7）负责妇女、儿童保健，技术质量监督检查，新技术研究推广和优生优育工作，负责医学教育培养医药卫生人才。（8）制订医学科研规划、计划，组织医药卫生科研、成果鉴定、申报、新技术开发推广和学术交流；（9）负责全区药品生产，经营和使用单位的执法监督；（10）检查指导全区医疗卫生部门职业道德教育，组织开展卫生系统社会主义精神文明建设；（11）负责管理通过政府和民间渠道开展的医疗卫生交流与合作活动；（12）管理卫生财务、基建、统计、国有资产和公费医疗，草拟部分医疗卫生收费标准，对医疗收费实行监督、检查；（13）承担地区爱国卫生运动委员会办公室、地区红十字会办公室、地区初级卫生保健办公室的日常工作；（14）承办行署交办的其他事项。

2002年10月13日，对卫生局的职能调整如下：（1）划出职能，将药政药检职能交给市药品监督管理局。（2）划入职能，将原市经贸委承担的职业卫生监察（包括矿山卫生监察）职能，交由卫生局承担。（3）增加的职能是推行区域卫生规划，开展社区医疗卫生服务，实行卫生全行业管理。（4）强化的职能是监督管理全市血站、采血浆站的采供血和临床用血质量及安全；卫生监督与执法监督工作；地方病防治工作。2010年，将食品卫生监督职能交市食品药品安全监督局。

附：《榆林市人民政府职能转变和市级党政群机关机构改革方案》（榆字〔2015〕52号）

一、职能调整

（一）取消的职责

1.母婴保健技术服务机构开展新生儿疾病筛查许可职责。

2.医疗卫生机构承担预防性健康检查审批。

（二）下放的职责

1.公立医疗机构：不设床位的和设置床位不足100张的医疗机构，由县级卫生计生行政部门负责审批；设置床位在100张以上499张以下的医院、卫生院或100张以上199张以下床位的中医医院由县级人民政府卫生计生行政部门初审同意后报地（市）卫生计生行政部门审批，500张以上床位的医院或200张以上床位的中医医院由市（区）卫生计生行政部门初审同意后报省人民政府卫生计生行政部门或省中医管理行政部门审批。

2.社会办医：199张床位以下的综合医院、99张床位以下的专科医院（中医院）、护理院以及门诊部、诊所等由县级卫生计生行政部门审批，800张床位以上的综合医院、300张床位以上的专科医院、戒毒医疗机构、美容医院、医学检验机构、境外合资（独资）医疗机构，由设区市卫生计生行政部门初审后报省卫计委、省中医药管理。

（三）整合的职责

1.将市发展和改革委员会承担的市深化医药卫生体制改革领导小组办公室的职责，划入市卫生和计划生育局。

2.将研究拟定人口发展规划及人口政策职责划入市发展和改革委员会。

3.将组织实施药品法典，贯彻落实国家食品安全检验机构资质认定条件和检验规范的职责，划给市食品药品监督管理局。

（四）承接的职责

1.外国医师、港澳台医师（医疗团体）来榆短期行医核准。

2.市级医疗机构医疗广告审批。

3.互联网医疗保健信息服务前置审核。

4.市级公共场所改、扩建卫生许可。

5.饮用水供水单位卫生许可。

6.县级计划生育技术服务机构设立变更撤销许可。

（五）加强的职责

1.深化医药卫生体制改革，协调推进医疗保障、医疗服务、公共卫生、药品供应和监管体制综合改革，巩固完善基本药物制度和基层运行新机制，加大公立医院改革力度，推进基本公共卫生服务均等化，强化公共卫生服务项目监督管理，提高全市人民健康水平。

2.坚持计划生育基本国策，加强对县（区）政府执行计划生育政策和法律法规情况的监督考核，加强对基层计划生育工作的指导，促进出生人口性别平衡和优生优育，提高出生人口素质。

3.推进计划生育服务和医疗卫生在政策法规、资源配置、服务体系、信息化建设、宣传教育、健康促进方面的融合。

4.鼓励社会力量提供医疗卫生和计划生育服务，加大政府购买服务力度，加强急需紧缺专业人才培养。

2015年，将原隶属于市发改委的医改办整建制划交由市卫生和计划生育局管理；将市爱卫办机构规格明确为正县级建制，设主任1名，由市卫生和计划生育局局长兼任，专职副主任1名；将市地方病防治领导小组办公室的行政职能划入新组建的市卫生和计划生育局，原市地病办与市地方病防治所整合为新的市地方病防治所，正科级建制。

2015年的主要职责：

（一）贯彻执行中、省、市有关卫生计生工作的法律法规和方针政策，拟定卫生计生事业发展的规划并组织实施；起草全市卫生计生有关规定、办法并组织实施；负责协调推进我市医药卫生体制改革，统筹配置全市卫生计生服务资源。

（二）负责疾病预防控制工作，对重大疾病实施防控与干预，组织实施免疫规划工作；制订卫生应急和紧急医学救援预案、突发公共卫生事件监测和风险评估计划，组织和指导突发公共卫生事件预防控制和各类突发公共事件的医疗卫生救援，发布法定报告传染病疫情信息、突发公共卫生事件应急处置信息。

（三）按照职责分工负责职业卫生、放射卫生、环境卫生、学校卫生、公共场所卫生、饮用水卫生的监督管理；监督检查卫生计生法律法规和政策措施的落实，负责传染病防治监督；加强卫生计生执法，组织查处重大违法行为；监督落实计划生育一票否决制，组织开展食品安全风险监测、评估。

（四）负责组织拟定并实施基层卫生和计划生育服务、妇幼卫生发展规划和措施，指导全市基层卫生和计划生育、妇幼卫生体系建设，指导监督全市计划生育药具发放工作。完善基层运行新机制和乡村医生管理制度，推进基本公共卫生和计划生育服务均等化。

（五）负责全市医疗机构和医疗服务的行业准入管理并监督实施；贯彻执行中、省医疗服务、医疗技术、医疗质量、医疗安全以及采供血机构管理的政策、规范、标准。建立医疗机构医疗服务评价和监督管理体系。

（六）负责组织推进公立医院改革，建立公益性为导向的绩效考核和评价机制，建设和谐医患关系；组织落实国家药物政策和基本药物制度，执行中、省基本药物政策，拟定基本药物采购、配送、使用的政策。

（七）组织实施全市优生优育、提高出生人口素质和出生人口性别平衡的政策措施；建立全市计划生育利益导向、计划生育特殊困难家庭扶助和促进计划生育家庭发展等机制；制定流动人口计划生育服务管理制度并组织实施。

（八）拟定全市卫生计生人才发展规划，指导卫生计生人才队伍建设；加强全科医生等急需紧缺专业人才培养，贯彻落实国家住院医师和专科医师规范化培训制度；负责全市计划生育事业经费的编报和管理。

（九）拟定卫生计生科技发展规划，组织实施卫生计生相关科研项目；组织实施医学继续教育和规范化培训；组织实施全市卫生计生信息化建设。

（十）制定全市卫生计生宣传教育工作规划并组织实施；指导开展人口文化建设；组织实施统计调查，

负责全市人口统计数据分析研究和人口基础信息库建设；承担互联网医疗保健服务前置审核。

（十一）制定全市中医药中长期发展规划，并组织实施。

（十二）承担市深化医药卫生体制改革工作领导小组、市爱国卫生运动委员会、市计划生育工作领导小组和市地方病防治领导小组日常工作；负责重大活动与重要会议的医疗卫生保障工作。

（十三）负责局属各单位安全生产工作的监督管理。

（十四）指导计划生育协会工作。

（十五）承办市政府交办的其他事项。

三、编制与科室设置

1950年3月，榆林、绥德专署卫生科各设卫生科长1人，科员3人。

1970年12月，榆林地区革命委员会卫生局成立。

1976年11月，榆林行署卫生局设正局长1名，副局长1～2名，干事5人。

1984年4月，始分设政秘、业务、财统三个科。

1989年，增设中医科。

1992年，撤销业务科，分设医政科教科，预防保健科，增设办公室。

1993年5月，内设办公室、政秘科、财务科、医政科、中医科、预防保健科、药政科、监察室、公疗办、红十字会办公室10个科室；行政编制21 人，事业编制4 人，实有25 人。

1995年10月，机构改革中，原地区爱国卫生运动委员会并入卫生局。

1996年5月9日，榆林地区行政公署关于卫生局的“三定”方案中确定内设：政秘科、财统科、医政中医科、药政科、预防保健科等五个职能科及公疗办、红十字会办公室、初保办、爱委办等4个局属事业机构。下设办公室。机关行政编制16人，领导职数1正3副，纪检组长1人，科级职数6人。事业编制公疗办2人、红十字会办公室2人、初保办4人、爱委办4人。总编制共计28人。5月30日，成立卫生监督科。

2002年，内设科室调整为政秘科、规划财务科、疾控法规科、医教监管科、基层卫生科、中医妇社科、纪检监察室等6科1室，行政编制18人，其中领导职数1正3副，科长3人，副科长2人。红十字会办公室事业编制3人。经2010年再次调整。

2015年底，整合政秘、规划、基层指导等同质同类内设机构，整合后市卫生和计划生育局内设机构12个，设科长12名，副科长6名；监察室主任（正科级）1名；将原市卫生局下属的市医疗卫生信息中心和原市计生局下属的市人口发展信息中心（副县级）整合为市卫生计生信息中心，副县级建制，领导职数1正2副。

四、隶属机构

1950年，榆林专区有县卫生院6个，区卫生所1个，卫生科1个。绥德专区有县卫生院6个。

1951年，有专区卫生院1所、专区防疫队1支、县卫生院5个、区卫生所5个、保小卫生所1个、卫生科1个。1952年榆林专区卫生组织机构有：县文卫科6个、县防委会6个、区防委会39个、乡防委会237个、村防疫组637个、参加人数24581人。事业卫生组织：人民医院1所、县卫生院6个、区卫生所26个、专区妇幼队1支、妇幼保健站1个、药材供应社2个、防疫队1支、保小卫生所1个、卫生科1个。各县都成立了卫生工作者协会，有会员311人。有教会医疗所5个，靖边宁条梁小桥畔（比利时人办）、毛团圐圙（波兰人）、榆林市（西班牙人）定边堆子梁（比利时人），每所有2～3人。

1985年，地区卫生局直辖单位有：榆林地区中心医院、榆林地区中医医院、榆林地区卫生防疫站、榆林地区卫生学校、榆林地区地方病防治研究所、中共榆林地委地方病防治领导小组办公室、榆林地区爱国卫生委员会办公室、榆林地区中医研究所、榆林地区中医学习班、榆林地区妇幼保健站、榆林地区药品检验所、榆林地区医疗器械修理站、医学会办公室等单位。

2002年后，下设市第一医院、第二医院、市中医医院、市卫生学校、市防疫站、市卫生职业中专学校、市妇幼保健院、市地方病防治办、市地方病防治所、市中医研究所、市医疗事故鉴定办公室、市中心血站、市骨科医院、市脑肾病中医专科医院、市神经精神病专科医院、市健康教育所和市急救指挥调度中心等18个事业单位。其中，市第一医院、第二医院、市中医医院为差额预算正县级事业单位；市卫生学校、市防疫站为全额预算正县级事业单位；市卫生职业中专学校、市妇幼保健所、市地方病防治办、市地方病防治所、市中医研究所、市中心血站、市医疗事故鉴定办公室、市健康教育所和市急救指挥调度中心为全额预算正科级事业单位；市骨科医院、市脑肾病中医专科医院、市神经精神病专科医院为自收自支正科级事业单位。

2015年9月25日，市编委会下发了《关于市级卫生计生机构改革的通知》（榆编发〔2015〕8号），统筹设置卫生、计生技术服务机构，将原市卫生局的妇幼保健院与原市计生局的市计生宣传技术指导所（副县级）、市药具管理站整合为新的妇幼保健院，副县级建制，领导职数1正3副；撤销原市卫生局下属的市保健局（副县级），职责、编制、人员划入市健康教育所，副县级建制，领导职数1正2副；将原市卫生局下属的医疗事故技术鉴定工作办公室整建制并入市卫生监督所；将市脑肾病中医专科医院和市中医研究所并入市中医院；将原两部门所属事业单位和整合后的事业单位整建制交由市卫生和计划生育局管理。年底，市卫生计生局的隶属机构有：市第一医院、第二医院、市中医医院、市卫生学校、市疾病控制中心、市卫生监督所、市卫生职业中专学校、市妇幼保健院、市地方病防治所、市中心血站、市新型农村合作医疗管理办公室、市骨科医院、市健康教育所和市急救指挥调度中心等13个事业单位。

五、科室职责

1996年5月9日，“三定”方案确定的职能科室的职责如下。

政秘科负责全区卫生系统思想政治工作，检查指导全区医疗卫生部门职业道德教育，组织开展卫生系统精神文明建设和创佳评差工作；负责协调局机关政务工作，综合性文件的草拟，搞好文秘、政务信息、议案、建议、提案、机要、保密、档案、信访、安全、计划生育、各种会议会务督办和接待联络工作；负责局机关和下属事业单位人事调配、考核、奖惩、任免、劳动保险、工资福利、知识分子、离退休干部待遇及管理工作；负责全区卫生系统专业技术职称的考评工作；负责局机关后勤服务、车辆管理和局里交办的其他工作。

财统科负责局机关财务工作和地直医疗卫生单位的计划、财务、审计、物价、国有资产进行监督管理工作，上报国有资产登记报表；负责全区卫生系统的财务报表和卫生事业统计报表的汇总年报工作。

医政中医科调查研究全区医院发展、运行规律，强化服务质量；负责全区医疗急救和医疗安全工作，组织实施各级医疗机构的有关政策、规章及机构标准和技术标准；调控、管理、监督全区医疗网点设置、机构规模、业务运作；拟定医院分级管理与评审方法，并组织实施；负责全区医疗、预防、保健三级网建设；负责全区机关事业单位工作人员保健工作管理与指导；制订全区卫生系统“三项建设”规划、计划，并组织实施；负责协调医疗事故技术鉴定委员会做医疗纠纷的处理工作；负责有关学会、协会的管理协调工作。

负责贯彻执行中医工作政策、法规、机构标准和技术标准；拟订全区中医事业规划和年度计划，并监督执行；拟定医院分级管理与评审方法，并组织实施；负责编制全区中医药科技教育发展规划、计划和科研成果鉴定、评审、申报、推广；负责老中医经验继承、整理、研究工作，指导临床进修。

编制全区医学科学技术和医学教育发展规划、计划；负责医疗卫生科研成果鉴定、评审、申报、推广工作，指导临床进修工作。

药政科负责药品管理法规的贯彻和监督实施，拟定本区实施办法；监督执行《中国药典》、药品标准；管理麻醉药品、精神药品、医疗用毒性药品、放射性药品、生物制品、血液制品；负责药品生产质量，医院制剂的监督管理；负责全区药品生产许可证、经营许可证、医院制剂许可证的审验、换证工作。

预防保健科负责拟定公共卫生方面的政策、规章，并监督实施；负责各级卫生监督执法机构和队伍建设与宏观管理；依照法律、法规对食品卫生、劳动卫生、环境卫生、放射卫生、学校卫生和计划免疫进行管理；负责急慢性传染病和寄住虫病的防治控制工作；对从事生产、经营食品、化妆品、消毒药械和使用放射性同位素的单位进行许可证审验工作；贯彻执行《中华人民共和国母婴保健法》《传染病防治法》《食品卫生法》；负责全区妇女儿童疾病的调查与防治；协助有关部门搞好节育技术和优生优育工作。

2002年，将科室调整为政秘科、财务统计科、卫生法制与监督科、医政中医科、疾病控制科、基层卫生与妇幼保健科。2010年内设科室又进行了一次调整。根据上述职责，2015年底市卫生和计划生育局设12个内设机构，其职责如下。

1.办公室（加挂综合办公室牌子）

拟定机关工作制度并监督落实；负责重要会议的组织和决定事项的督办；负责卫生计生综合目标责任制管理；承担文电、会务、机要、档案、保密、信访、政务信息、政务公开、安全保卫、机关后勤管理等工作；负责局机关党建、工会、共青团和妇女工作；负责系统创建工作；负责牵头办理人大建议和政协提案；承担卫生计生对外交流合作的组织协调和接待工作；负责局属各单位安全生产工作的监督管理；负责机关党委日常工作。

2.干部人事科

拟定全市卫生计生人才发展规划并指导实施；负责机关及系统的机构编制、人事管理、干部队伍建设等工作；负责干部考核和离退休干部管理；组织实施卫生计生专业技术人员资格考试、职称晋升等工作；承办机关及系统的劳资、年度考核、专业技术职务管理工作；组织实施卫生计生管理干部培训。

3.规划财务科

拟定全市卫生计生事业中长期发展规划；统筹规划与协调全市卫生计生资源配置；指导卫生和计划生育公共服务体系建设；配合做好基层医疗卫生和计划生育机构基础设施建设规划的制定及监督管理工作；监管卫生和计划生育信息化建设、统计工作；监督管理大型医疗设备配置；拟定内部财务管理规章制度并监督实施；承担纳入财政统一预算单位的预决算、财务、国有资产监管工作；负责指导和监督直属单位内部审计工作。

4.政策法规与综合监督科

贯彻落实中、省有关卫生计生法律法规；负责卫生计生法律、法规的宣传、咨询；监督卫生计生的法规、技术规范和标准的实施；承担机关重大问题调研、规范性文件的合法性审核；指导规范卫生计生行政执法工作；承办有关行政复议和行政应诉事项；承担公共卫生、医疗卫生、计划生育综合监督；按职责分工负责职业卫生、放射卫生、环境卫生和学校卫生的监督管理；组织开展公共场所、饮用水卫生、传染病防治监督检查；整顿和规范医疗服务市场，组织查处违法行为，督办重大卫生计生违法案件；指导规范卫生计生监督执法行为；负责放射诊疗许可；组织开展食品安全风险监测、评估和交流；负责放射诊疗许可；负责公共场所卫生许可；负责饮用水供水单位卫生许可审批。

5.疾病预防控制科（市卫生应急办）

负责全市疾病预防控制工作，拟定全市传染病、慢性非传染性疾病及与公共卫生相关疾病的防控规划和干预措施并组织实施，监督检查落实情况；完善重大疾病防控体系，防止和控制疾病的发生和疫情的蔓延；依法管理传染病、地方病、职业病防治工作，并开展疾病监测；组织对重大传染病的综合防治；负责计划免疫工作的实施、管理及考核；开展疾病预防控制知识的宣传、教育和普及工作；承担发布法定传染病报告和疫情信息工作；组织开展专业技术人员教育培训工作；拟定全市卫生应急和紧急医学救援预案和措施；指导突发公共卫生事件的预防准备、监测预警、处置救援、分析评估等卫生应急活动；承担市突发公共卫生事件的有关工作；组织实施对突发性传染病的防控和应急措施、对重大灾害、重大事故组织实施紧急医学救援；根据授权发布突发公共卫生事件应急处置信息。

6.医政医管科

拟定全市医疗机构发展规划，负责全市医疗机构和医疗服务的行业准入管理；贯彻执行中、省医疗服务、医疗技术、医疗质量、医疗安全以及采供血机构管理的政策、规范、标准。负责监督医疗机构执业标准、执业资格、服务规范的实施；负责全市医疗机构的医疗质量、护理质量和服务质量，建立医疗机构医疗质量评价和监督体系，组织开展医疗质量、安全、服务和评价等工作；医护执业登记注册，医师资格准入；依法管理采供血机构及临床用血质量；指导医院药事、临床重点专科建设、医院感染控制、医疗急救体系建设、临床实验室管理等有关工作；建立健全以公益性为核心的公立医院管理制度；负责临床实验室生物安全的监督管理工作；贯彻落实国家住院医师规范化培训制度和专科医师培训制度；组织开展二级医疗机构评审评价工作；承担外国医师、港澳台医师（医疗团体）来榆短期行医核准；组织开展医学继续教育；负责市级医疗机构发布医疗广告的审查。

7.基层卫生科（公共卫生项目管理办）

拟定全市农村卫生、社区卫生的政策、规划、措施和服务规范并组织实施；指导全市农村卫生、社区卫生和计划生育技术服务的体系建设，负责农村卫生、社区卫生和计划生育技术服务机构的监管；组织落实农村卫生、社区卫生和计划生育技术服务的各项工作任务和人员的教育培训；统筹管理推进全市公共卫生项目；指导全市新型农村合作医疗制度实施的监督管理。

8.中医药管理科

拟定全市中医药事业发展规划并组织实施；负责中西医结合等工作；拟定全市中医药工作管理办法；指导全市中医药服务体系建设；组织拟定中医药执业人员职业规范；负责监督指导中医执业标准、执业资格、服务规范的实施；建立中医药服务质量监督机制；监督管理中医医疗机构的日常工作；指导中医重点专科和优势特色专科的培育、培养和建设工作；组织开展二级中医医疗机构评审评价工作。

9.妇幼健康与家庭发展科

负责全市妇幼卫生和计划生育家庭发展的政策、规划、技术标准和规范并组织实施；推进妇幼卫生和计划生育技术服务体系建设；承担妇幼卫生、出生缺陷防治、人类辅助生殖技术管理和计划生育技术服务工作。贯彻落实计划生育各项优惠和奖励扶助政策。承担出生人口性别比综合治理工作。

10.计划生育服务管理科（市计划生育工作领导小组办公室）

拟定并组织实施全市计划生育事业中长期发展规划、管理办法、实施细则等；负责全市计划生育目标责任制落实和综合考核工作；贯彻落实计划生育政策，指导基层计划生育服务和管理工作，推进计划生育基层网络建设；组织实施计划生育专项调查和抽样调查工作；负责评先树模、提拔调动、职称晋升等计划生育审查工作；承担计划生育统计工作；监督社会抚养费征收管理；联系市流动人口计划生育管理办公室和市计划生育人口抽样调查队的工作；承办市计划生育领导小组的具体工作。

11.宣传与科技教育科

拟定卫生和计划生育宣传、公众健康教育、健康促进方面的目标、规划、政策和规范，承担卫生和计划生育科学普及。新闻宣传和信息发布；拟定卫生和计划生育科技发展规划和政策。组织实施市级科研项目；组织指导医学继续教育；指导开展全市人口文化建设和卫生计生宣传网络建设；指导规划计划生育宣传品的制作管理；承办各类业务培训班（中、省对应司、处室培训除外）；负责卫生和计划生育内部期刊的创办；负责科研项目管理。

12.药政科

贯彻落实国家药物政策和国家基本药物制度，执行国家药品法典和国家基本药物目录；贯彻落实国家基本药物优先和合理使用制度；组织实施药品、医用耗材、医疗器械的采购、配送和使用；加强对各级医疗卫生机构和药品配送企业的监管。

六、历任领导简录

表1–1 榆林市卫生局历任领导简录

时 间	单位名称	职务	姓 名	备 注
1950年3月—1950年9月	绥德专署卫生科	科长	杨天培	
1950年10月—1956年10月		科长	刘虎祥	
1951年3月—1952年1月	榆林专署卫生科	科长	冯泰春	
1952年2月—1955年11月		科长	马幼波	
1955年12月—1956年10月		科长	冯泰春	
1956年11月—1957年9月	榆林专署第二办公室	主任	张凤翔	
1957年10月—1960年7月		主任	王立功	
1960年8月—1968年3月	榆林专署文教卫生局	局长	马俊陞	1961—1962年卫生局单设
1960年4月—1960年11月		副局长	刘长凯	
1961年8月—1965年7月		副局长	李学晓	
1960年7月—1963年4月		副局长	马沛常	
1965年8月—1968年3月		副局长	马少亭	
1969年12月—1970年12月	榆林地区“革委会”生产组卫生组	组长	王汉昌	
1971年1月—1979年7月	榆林地区“革委会”卫生局	局长	郭锡伍	
1973年7月—1983年11月		副局长	万元孝	
1974年6月—1977年9月	榆林地区卫生局	副局长	屈惜阴	
1979年8月—1983年10月	榆林地区卫生局	局长	陈士华	
1983年11月—1987年3月	榆林地区卫生局	局长	李守飞	
1983年9月—1988.10		副局长	范鸿先	
1988.10—1996.1		局长	范鸿先	
1987.11—1997.12		副局长	张栋中	
1988. 8—1998.5		副局长	李明胜	后任红十字会副会长（正县）
1996.1—1998.5		副局长	马宏雄	
1998.06—2001.01	榆林市卫生局	局长	马宏雄	后任调研员
2001.01—2006.09		局长	崔志杰	后任调研员
2006.09—2013.		局长	王存田	后任调研员
1998.2—2007.5		副局长	余凤兰	后任调研员
1998.2—2001.9		副局长	李玉明	
1999.10—2005.12		副局长	王来林	后任调研员
2004.03—2014.		副局长	张振国	后任调研员
2008—2013		副局长	郝文辉	后任副调研员
2013—2015		副局长	高治中	
2013—2015		局长	惠德存	
1998.2—2010.7		纪检组长	吴学克	后任调研员
2011.2—2015.12		纪检组长	张建莉	
2001.12—2008.12		系统工会主席	李志萱	后任助调
2009.10—2015.10		调研员	高亚利	
2012.5—2014.5		调研员	高进秀	
2013.8—2014.12		调研员	云峰	
1999.7—2004.9		副调研员	李瑞庆	
2005.5—2010.4		副调研员	辛建梅	
2003.9—2009.9		副调研员	李子俊	
2011.2—2014.1		副调研员	王东林	
2013.11—2015.12		副调研员	袁党权	
2010.7—		副调研员	刘爱芳	
2010.7—		副调研员	马泽林	
2010.7—		副调研员	张昀泽	
2010.7—		副调研员	曹志忠	

表1-2　榆林市卫生局科室历任科长简录

科室名称	设置时间	历任科长（主任）	历任副科长（副主任）	备注
政秘科	1984	李明胜	王存田	
业务科	1984	张栋中 高照洲	赵廷智 余凤兰 李瑞庆	
财统科	1984	秦俊亮	李志学	
爱卫办	1985	张生芳		1995年划出独设
中医科	1989	樊大受		
医政科教科	1991	李子俊		
预防保健科	1991	李瑞庆		
1993年				
政秘科	1993	余凤兰		
财务科	1993	秦俊亮		
医政科	1993	李子俊		
中医科	1993	樊大受		
预防保健科	1993	李瑞庆		
药政科	1993	李子俊 王维民		
监察室	1993	吴学亮		
公疗办	1993		王芳华	
1996年				
政秘科	1996	刘振斌		
财统科	1996	李志学		
医改中医科	1996	樊大受		
药政科	1996	王维民		
预防保健科	1996	李瑞庆		
公疗办	1996	王华芳		
红十字会办	1996	曹志忠		
2002—2007年				
政秘科	2002	刘振斌 张建莉	张建莉	
财务统计科	2002	刘爱芳	乔改花	
疾控科	2002	杨高毅 张昀泽		
医政监管科	2002	高祥	李明军	
法监科	2002	李瑞庆 辛建梅 吴玉生	王东林	
基层妇幼科	2002	马泽林 苏秦		
纪监室	2002	吴学亮 张建莉		
2007—2015年				
政秘科	2007	张昀泽 李云	李云 郄礼要	
规划财务科	2007	刘爱芳 乔改花	沈锐	
疾控法监科	2007	马泽林 吴涛		
医教监管科	2007	王东林 李明军	王俐文	
基层卫生科	2007	张建莉 沈锐		
中医妇社科	2007	彭雅玲 薛秉胜 任宁军		
人事科	2014		宋耀宏	
纪监室		吴生玉 刘增海 郄礼要		

表1-3　2015年各县区卫生局领导任职简录

名称	局长	书记	副局长	纪检书记	工会主席	备注
榆阳区卫生局	高有华		赵永亚 康世杰			
神木县卫生局	张波		郭永田			
府谷县卫生局	张永强		刘二虎 余良山 孙文飞		王清	
横山县卫生局	付炜		杨飞虎 黄艳 孟飞平 赵子峰		王国洋	
靖边县卫生局	余治洲		徐彦斌 田怀军 张永胜		马兴林	
定边县卫生局	扈僚峰	沈效亮	潘治富 陈荣 苗建军		苏强	

续表

名称	局长	书记	副局长	纪检书记	工会主席	备注
米脂县卫生局	张保飞		高龙 常建团 姜靖渊 艾克林 马琪 马小锦			
绥德县卫生局	刘峰	蔡鸿飞	李小平 马剑 雷永新			
清涧县卫生局	孔世田		韩尚文 康世东	李皓	霍向前	
吴堡县卫生局	宋碧宏		宋朝辉 丁浩文		丁小敏	
佳县卫生局	高增昌		任建平 乔省军			
子洲县卫生局	韩雪峰		王建均 梁正春 张向阳 常荣			

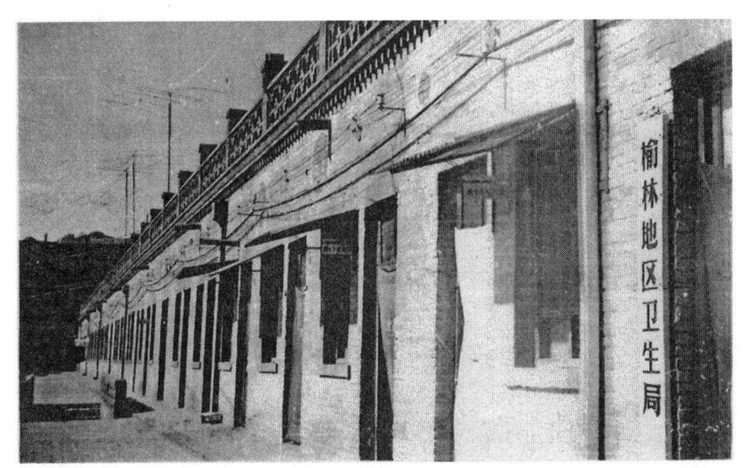

图1－1　1985年榆林地区卫生局

第二节　公共卫生机构

一、榆林市疾病预防控制中心（市疾控中心）

2004年榆林市编委会研究决定：榆林市卫生防疫站更名为“榆林市疾病预防控制中心”，为市卫生局下属正处级事业单位。其前身是1951年2月成立的榆林专区防疫队。1952年4月，榆林专署成立卫生防疫委员会，有委员21人，负责全区的卫生防疫工作。1954年秋，榆林县卫生院与榆林专区防疫队合并为榆林县卫生防疫站，内设防疫股、卫生股、检验股、总务股。有工作人员28人，站址在榆林县城关镇北大街223号。1959年将榆林县防疫站并入陕西省榆林人民医院，设防疫科。1961年11月9日，防疫科与1958年成立的榆林专区地方病防治所、榆林县防疫站合并，组成“陕西省榆林卫生防疫站”，隶属榆林专署领导，科级编制。业务上接受陕西省卫生防疫站指导。设置鼠防、卫生、防疫、检验四个科室，有人员25名，其中技术人员19名，站址在榆林城内李学士下巷1号。防疫站系运用预防医学理论、技术，集监测、监督、科研、培训等为一体，是全区卫生防疫技术指导中心。1968年11月，榆林专区卫生防疫站成立革命委员会。1975年秋，防疫站迁往榆林县新楼下巷24号。占地6亩，办公用房62间。1978年10月，撤销地区卫生防疫站革命委员会，复称榆林地区卫生防疫站。1986年2月，地区卫生防疫站升为县处级事业建制。1980年，鼠疫科单列成立“榆林地区地方病防治所”与该站合署办公。1985年，地方病防治所搬迁东沙，地区防疫站编制97人，内设办公室、政秘科、卫生科、流病科、宣教科、检验科。2000年7月，榆林撤地建市，榆林地区防疫站更名为榆林市防疫站，隶属榆林市卫生局，为正县处级事业单位，编制107人。2003年，市疾控中心裁并食品卫生科、环境卫生科、监督科等几个执法监督科室，抽调30人与榆林市爱卫会组建榆林市卫生监督所，防疫站更名为榆林市疾病预防控制中心，编制103人。驻榆林市新楼下巷24号。

2015年，市疾控中心占地面积3000多平方米，拥有建筑面积3200平方米的综合办公楼和2100平米的卫生检验楼各一座。设有计免科、流病科、结防科、职卫科、公卫科、健教科、中检室、高干队、体检科、美沙酮门诊、技术质量科、信息中心、应急办13个业务科室和财务科、办公室2个行政科室。在编职工有105人，职称结构：正高3人、副高8人、中级38人、初级25人。

1976年6月至1986年2 月，惠国平、李世林、温汉英先后兼任党支部书记。

表1－4　榆林市疾控中心历任负责人简录

时　间	单位名称	职务	姓名	备　注
1961.4—1963.10	榆林地区卫生防疫站	站长	马骥	
1963.11—1966.10			张保安	
1968.11—1970.3			许传文	
1970.8—1980.5			史标唐	
1970.8—1980.5			李世林	
1970.8—1980.5			温汉英	
1976.8—1980.5			惠国平	
1980.5—1984.1			张轮	
1984.1—1986.8			韦天荣	
1987.1—1989.1			刘生仁	
1991.10—1994.5			郝维君	
1994.6—1996.12			张治中	
1997.1—2012.5	榆林市疾病预防控制中心	主任	高照洲	
2012.6—2015.12			刘林	
1980.1—1982.7	支部委员会	书记	温汉英	
1982.8—1985.5			董岳铭	
1986.11—1991.10			折建生	
1991.10—1999.11	党总支委员会		薛应宁	
2000.1—2006.9			惠德存	
2006.10—2011.11			史建梅	
2014.1—2015.12			王东林	
1967.11—1970.7	榆林地区卫生防疫站	副站长	张保安	
1984.1—1987.7			刘枫	
1986.8—1991.9			韦天荣	
1986.8—1988.4			赵庭智	
1989.1—1996.9			郝维君	
1989.1—1996.12			高照洲	
1991.1—1999.11			霍凤林	
1993.6—2014			裴建生	
1993.6—2006.9	榆林市疾病预防控制中心	副主任	史建梅	
2006.9—2015.12			杨树旺	
2007.1—2012.5			刘林	
2007.1—2012.5			李树仲	
2012.10—2015.12			田永东	
2012.10—2015.12			李向阳	
2012.10—2015.12			吴忠辽	
1982.3—1982.8	支部委员会	副书记	董岳铭	
1986.8—1991.1			刘亚玲	
1997.1—1999.12	党总支委员会		惠德存	

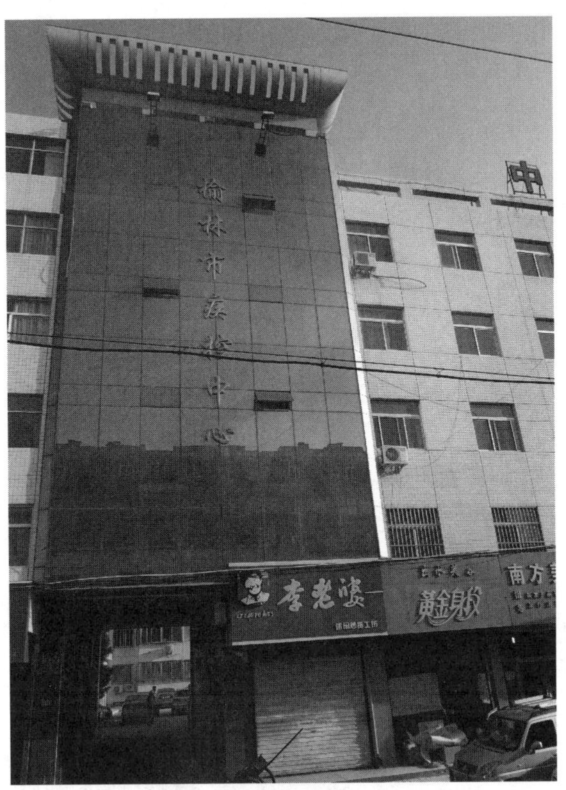

图1-2 榆林市疾病预防控制中心

二、榆林市妇幼卫生保健院

1949年，妇幼保健工作由榆林、绥德两分区卫生院分管。1952年，榆林专区成立了专区妇幼工作队，设队长1人，其中助产士、助理助产士、保健员各2人，由专署卫生科直接领导，在本专区所管辖县巡回工作，随后又增设榆林县妇幼保健站，与妇幼工作队合署办公。1954年专区妇幼保健站改为榆林县妇幼卫生所。省卫生厅拨购置房屋和设备专款9000元，站址在榆林县城关镇北大街223号。1960年后，各县陆续撤销了妇幼保健机构，榆林县妇幼卫生所仍设立，有人员3名。1965年，榆林专署将榆林县妇幼卫生所更名为榆林专区妇幼保健站。当时站内有1900元的简单医疗器械，800多元的常用药物和1400多元的固定资产，李秀芳任副站长，有人员6名。1966年被撤销，其业务并入防疫站，设妇幼科，有科长1人，工作人员3人。1973年恢复榆林地区妇幼保健站，1974年又并入防疫站，下设妇幼科，工作人员5人。1976年撤销防疫站妇幼保健科，新建榆林地区妇幼保健站，由宋玉英任站长，配备人员4名。1984年9月20日迁至东沙金华路100号修建新址，占地面积3600平方米，新址有平房33间，建筑面积为831.04平方米，建筑造价6万多元。有职工30人，设有办公室、业务股、妇幼门诊部。成为全区妇幼卫生工作的指导中心。1987年1月3日，“榆林地区妇幼卫生保健站”改名为“榆林地区卫生保健所”。1998年通过评审，创建爱婴医院挂牌。2000年，榆林地区卫生保健所更名为榆林市妇幼卫生保健所。2006 年扩建。2009年，榆林市妇幼卫生保健所更名为榆林市妇幼保健院，开展儿童保健、孕产妇保健、婚前保健、妇女病查治及指导基层妇幼保健工作。

2015年，市编委会下发了《关于市级卫生计生机构改革的通知》（榆编发〔2015〕8号），将市计划生育指导机构并入榆林市妇幼保健院，占地面积4390平方米，建筑面积4300平方米，设有病床50张，编制35人，在职职工38人，领导职数1正3副。其中卫生技术人员31人、高级技术人员10人、中级技术人员15人，初级卫生技术人员6人。为全额正科级事业建制，隶属于市卫生和计生局。地址东沙金华路100号。内设妇女保健科、儿童保健科、乳腺保健科、信息统计科、妇幼卫生项目办等业务科室；设有药剂科、检验科、功能检查科等医技科室。

表1–5　榆林市妇幼保健院历任领导简录

时　间	单位名称	职务	姓名	备　注
1965—	榆林专区妇幼保健站	副站长	李秀芳	
1976—1985		站长	宋玉英	
1985—1989		站长	郝颖	
1985—退休?		书记	宋玉英	
1985—1993		副书记	朱秀珍	
1985—?		副站长	张素琴	
1989—1992	榆林地区妇幼保健所	所长	李云山	
1989—1996.12		副所长	汪长来	
1992—1995		所长	马光明	
1995.—1996.12		所长	郝颖	
1996.12—2004.5		所长	张宏辉	
1997.7—2005.7		副书记	朱文华	
2000.10—2004.6		书记	袁建新	
2000.10—2014		副所长	高建新	
2004—2010	榆林市妇幼保健所（院）	所长	袁建新	
2005.7—2011.8		副书记	赵美	主持支部工作
2009—2014		副所长	刘亚峰	
2009—2011		副所长	蒋桂芳	
2011—2015		院长	蒋桂芳	
2011.8—2015		书记	赵美	

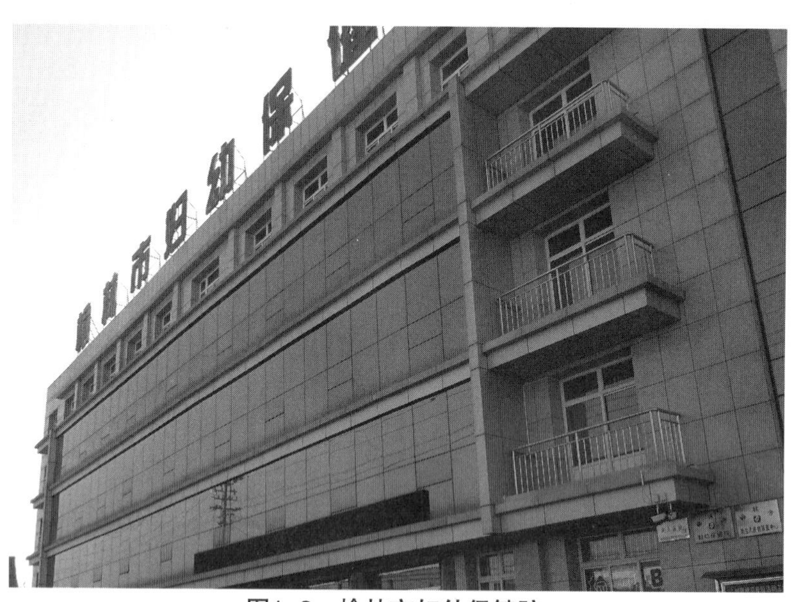

图1–3　榆林市妇幼保健院

三、榆林市卫生监督所

2003年7月，经市编委会研究同意，成立了榆林市卫生监督所，隶属于榆林市卫生局，副县处级建制，全额事业单位，职工40人，地址在榆林市榆阳区文化南路3号。2009年底实行全员参照公务员管理。2010年将食品卫生监督职能划归榆林市药品食品安全监督局。2015年有工作人员45人。领导职数：所长、书记、副书记、副所长、工会主席各1名。内设1个行政科室和9个业务科室，分别是综合办公室、稽查科、餐饮具清洗消毒科、公共场所卫生科、职业卫生科、医疗卫生和传染病防治监督科、学校卫生科、放射卫生科、现场检测科、许可管理科。地址在榆林市榆阳区湖滨南路4号（原榆林宾馆院内）办公。2015年9月25日，市编委会下发了《关于市级卫生计生机构改革的通知》（榆编发〔2015〕8号），将医疗事故鉴定办公室并入市卫生监督所。

表1-6　历任负责人简录

任职时间	单位名称	职务	姓名	备注
2004.7—2010.1	榆林市卫生局卫生监智所	所长	李瑞庆	
2005.10—2009.2		党支部书记	云峰	
2005.2—2010.6		副所长	高红阳	
2005.2—2011.2		副所长	李喜荣	
2005.2—2010.6		副所长	王美英	
2005.5—		党支部副书记	张宏辉	
2009.2—2011.2		党支部书记	万正平	
2011.3—2015		所长	万正平	
2011.3—2015		支部书记	李喜荣	
2011.7—2015		副所长	牛红霞	
2011.7—2015		副所长	杨宇国	
2011.7—2012.12		副所长	李丰	
2006.6—2015		工会主席	杨宇国	兼

四、榆林市急救指挥调度中心

成立于2007年10月13日，隶属市卫生局，正科级全额事业单位，核定编制10名，实有工作人员45名，科级职数1正2副。2010年4月19日凌晨1时，“120”特服电话由榆阳区医学科学研究所顺利切换，市急救指挥调度中心开始正式运转。率先对榆林城区及榆阳区的院前急救进行统一受理、统一指挥、统一调度、统一协调和组织。地址在榆阳区人民西路182号市科学技术信息研究所院内租房办公，有效使用面积460平方米。2011年迁至上郡南路18号中医院门诊楼3楼，租借场所办公，建筑面积228平方米。

主要职责是：承担重大突发事件，恐怖袭击、灾害事故的紧急医疗救援指挥调度工作；负责本市发生人员群体伤亡的紧急医疗救援工作的组织、协调部署和指挥调度工作；接受群众突发性疾病、孕产妇分娩等紧急呼叫，并及时实施院前急救和下达急救指令；负责“120”特服医疗急救服务电话的指挥、调度、协调工作；负责“120”特服医疗急救服务电话的受理，并对急救站下达急救任务；负责全市急救站的业务指导工作，并对急救站工作人员进行考核监督、管理工作；牵头承担本市急救人员培训，院前急救及教育工作。中心内设办公室、调度科、业务科等三个科室，下设城区8个、县区10个“120”急救站。

表1-7　历任负责人简录表

任职时间	单位名称	职务	姓名	备注
2007.12—2015.12	榆林市急救指挥调度中心	主任	陈忠	
2013.10—2015.12		副主任	韩岗	
2013.10—2015.12		副书记	王腾峰	
2013.7—2015.12			康海燕	
2013.7—2015.12		工会主席	付晶晶	

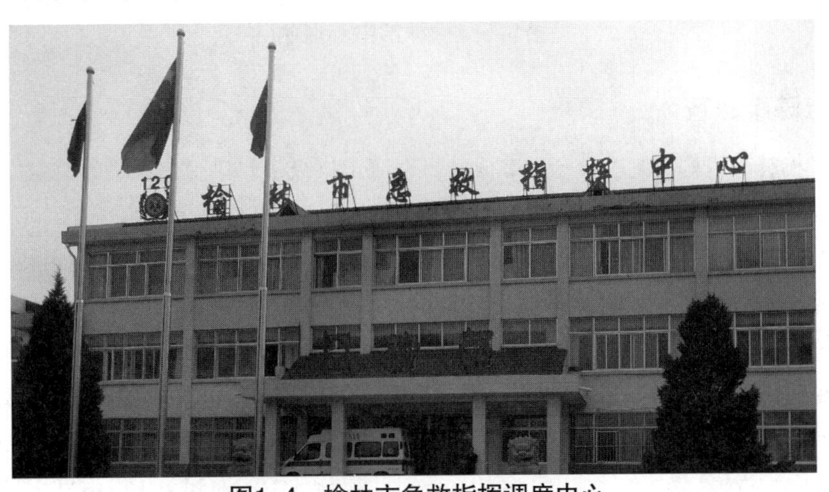

图1-4　榆林市急救指挥调度中心

五、榆林市中心血站

地处榆阳区航宇路中段，筹建于1994年，1997年正式成立，1999年获得采供血执业许可，为市卫生局下属正科级全额事业单位，建筑面积3044平方米。负责全市无偿献血的宣传与招募，为临床提供相关技术指导。2015年，有职工106名。其中编制46名、有高级职称3人、中级职称18人，专业技术人员比例达75%以上。按照血站标准及规范要求，站内设有血源科、体采科、机采科、成分科、检验科、质管科、供血科、业务科。拥有各种专业仪器设备上百台，冷链送血车5辆，流动采血车6辆。基本上形成了一个组织机构健全的工作体系。

表1–8　榆林市中心血站历任领导简录

时　　间	单位名称	职务	姓名	备　注
2000.4.30—2004.5.12	榆林市中心血站	站长	段林高	
2004.5.12—2005.3.14		站长	张生发	
2005.3.14—2007.12. 4		站长	陈忠	
2007.12. 4—2011.10.31		站长	贾怀刚	
2011.9.8—2015.12		站长	白二勤	
2012. 3. 30—2015.12		书记	贺润年	
2004. 5.12—2015.12		副站长	王辉	
2013.8.22—2015.12		副站长	马仕财	
2013.8.22—2015.12		副站长	王刚	
2013. 7. 22—2015.12		工会主席	余霍义	

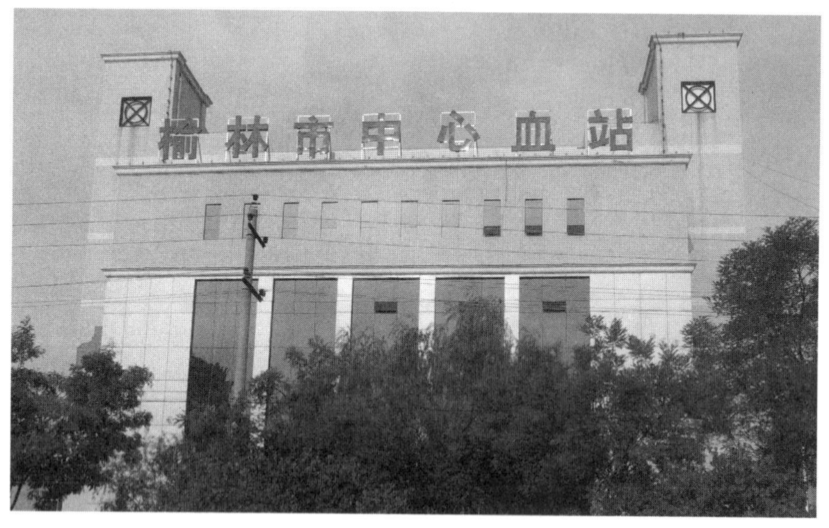

图1–5　榆林市中心血站

六、榆林市健康教育所

2007年10月经榆林市机构编制委员会批准成立，全额正科级事业建制，隶属市卫生局，编制6人。驻榆林市新楼下巷24号市疾病预防控制中心院内。内设办公室、业务科、影视信息科三个科室。后迁至新建北路宾馆内，2012年7月创建“中国人民武警警察部队医学院榆林健康教育基地”。2008年12月陕西省健康教育所授予“中国戒烟大赛陕西赛区特别贡献奖”；2009年中共榆林市委、榆林市政府授予年度“全市文明行业创建活动先进单位”；2010年1月中共榆林市委、榆林市政府授予“榆林市创建省级卫生环保模范城市先进单位奖”；2011年2月陕西省卫生厅授予陕西省“健康教育工作先进单位”。主要职责：开展全市卫生科普知识宣传，指导居民树立健康理念，提供健康知识咨询，进行健康教育的检测与评价以及相关培训和技术指导。2015年9月25日，市编委会下发了《关于市级卫生计生机构改革的通知》（榆编发〔2015〕8号），将保健局并入健教所。

表1-9 榆林市健康教育所历任领导简录

时　　间	单位名称	职务	姓名	备　　注
2007.12—2015.12	榆林市健康教育所	所长	屈晓东	
2007.12—2014.10		书记	党风云	

七、爱国卫生运动委员会

1952年3月，榆林、绥德专区在原“卫生防疫委员会”的基础上，成立了专区“爱国卫生运动委员会”，由分管卫生的书记、专员和军分区、卫生、农业、水利、商业、文教、公安、医院、团委、工会、妇联、宣传部等29个委员部门组成的统筹协调全区爱国卫生和防疫疾病工作的领导机构。下设办公室，由专区卫生科（局）兼办日常工作，延续至1973年。1973年爱卫会主任由分管专员任主任，爱卫办配置专职工作人员3人。1984年爱卫会配专职副主任1人，工作人员增至8人。1989年爱卫办并入市卫生局，科级建制，人员3人，和市卫生局卫生防疫科合署办公。2000年榆林撤地建市，更名为榆林市爱国卫生运动委员会办公室。2003年将市爱委会办公室人员、办公地址、设备合并入榆林市卫生监督所。2009年成立独立的市爱国卫生运动委员会办公室，编制5人，由市卫生局长兼办公室主任，设专职副主任负责日常工作。同时调整了爱国卫生运动委员会组成人员。主要职责：是审定和组织全区贯彻国家爱国卫生和防治疾病的重大方针和措施；统筹协调地区有关部门发动广大群众开展除四害讲卫生防治疾病活动，广泛进行健康教育，普及卫生知识，开展群众性卫生监督、检查和进行卫生效果评价，为提高人民健康水平服务。

历届爱卫会主任委员：

1952年2月　　李子明
1956年11月　　卫献征
1960年4月　　王生源
1962年　　杨在清
1968年　　刘佐承
1974年4月　　雷高艺
1979年5月　　李焕政
1979年8月　　郝延寿
1980年3月　　贺长光
1982年　　曹廷玉
1984年5月　　刘壮民
1987年11月—1993年5月　　赵兴国
2009年3月5日　　井剑萍
2012年3月—2013年11月　　马秀岚

八、榆林市地方病防治领导小组

1960年12月6日，中共榆林地委北方地方病防治领导小组成立，地委副书记卫献征任组长。卫生、计委、财政、商业、农业、水利、教育、盐业、供销、广电、科技等部门负责人为成员。1989年4月调整更名为榆林行署地方病防治领导小组，行署副专员赵兴国任组长。不定期召开领导小组会议，贯彻落实省委、省政府及省地方病防治领导小组相关文件及会议精神，总结、交流工作，落实防治规划，部署防治任务，研究解决存在问题，推进地方病防治工作开展。

表1–10　历届地方病防治领导小组领导任职简录

成立和调整时间	组　　长	副组长
1960年12月6日成立	卫献征（地委副书记）	刘波
1971年6月16日重建	王彦成（地区“革委会”副主任）	郭锡五
1973年9月2日调整	雷高艺（地委副书记）	郭锡五
1978年8月14日调整	李焕政（地委副书记）	郝延寿、王子青、牛广盛、陈士华
1982年3月18日调整	辛静山（地委副书记）	曹廷玉
1984年1月5日调整	辛静山（地委副书记）	曹廷玉、李守飞
1986年8月28日调整	黄文选（地委副书记）	赵兴国、曹廷玉、李守飞、郭治钧、毕华玉、任希圣
1989年4月调整更名为行署地方病防治领导小组	赵兴国（行署副专员）	范鸿先、毕华玉、任希圣、崔越、刘建胜
1993—2003年经过4次调整	张瑞涛（行署副专员） 李涛（行署副专员） 高拴平（副市长）	杜如九、崔志杰、贾仲廉、朱序昌、赵文伦、刘世平、刘占和、郭培才、张秘、艾克栓
2003年12月29日调整	刘建胜（副市长）	
2007年2月8日调整	井剑萍（副市长）	苗保柱、王存田、刘洪、艾保全、陈应新、艾平、贺定森
2010年11月12日调整	艾保全（副市长）	杜如九、王存田、卢林、郭培才、艾平、贺定森、陈应新
2013年4月11日调整	马秀岚（副市长）	李世书、王存田、卢林、郭培才、贺定森、陈应新、张小明

九、榆林市地方病防治领导小组办公室

1960年12月，伴随中共榆林地委地方病领导小组成立的同时，办事机构设立在卫生局，主任马俊升。1985年8月，办公室独立设置，编制5人，驻东沙金华路120号。

表1–11　榆林市地病办设置及主任副主任名单

时　　间	主任和副主任	编制（人）	办公单位	备　　注
1960年12月	马俊升		卫生局	
1971年恢复	史标堂（兼主任）李本义（兼副王任）			
1973年	李世林（兼主任）			
1979年	万元孝（兼主任）			
1982年	万元孝（兼主任）冯光仁（副主任） 张轮（兼副主任）	7		
1983—1985年	丁光明（主任）赵宗贤（副主任）	5		科级事业编制
1985年8月—1986年2月	赵宗贤（副主任）		独立办公	
1986—1988年	张生芳（主任）赵宗贤（副主任）	8		
1988年	赵宗贤（主任）张均泽（副主任） 张雅黎（副主任）			
1992—2004年	张崇保（主任）黄熙功（副主任） 杜文（副主任）	8		
2005—2015年	杜文（主任）	9		

十、榆林市地方病防治所

1958年成立“榆林地区地方病防治所”，所长马骥，编制13人，业务受省总所领导，行政领导和财务管理由专署领导。1962年6月26日，撤销“榆林地区地方病防治所”，地方病防治工作由陕西省榆林卫生防疫站地方病防治科承担。1980年3月，恢复“榆林地区地方病防治研究所”，卫生事业编制13人。对外称所，对内为科室管理，党务、行政、财务归榆林地区卫生防疫站领导。李云山、赵宗贤、黄熙功历任地方病防治科负责人。

1985年3月，榆林地区地方病防治研究所与榆林地区卫生防疫站分离，独立办公，迁至榆林县东沙金华路120号，占地面积3800平方米。归属榆林行署卫生局领导，科级建制，卫生事业编制29人。内设办公室、鼠疫防治科、地方性氟中毒防治科、布病防治科、地甲病防治科、大骨节病防治科、检验科。

2000年7月1日，撤地改市，“榆林地区地方病防治研究所”更名为“榆林市地方病防治所”。

2015年9月25日，市编委会下发了《关于市级卫生计生机构改革的通知》（榆编发〔2015〕8号），将市地病办并入榆林市地病所，占地7.8亩，建筑面积1 882平方米。主要仪器设备有原子吸收分光光度计、低温冰箱、二氧化碳培养箱、分光光度计、酸度计、生物安全柜、B超机、电子天平等，总价值40万元。工作人员34人，其中副主任医师5人，主管医师8人。内设办公室、地方性氟中毒防治科、碘缺乏病防治科、大骨节病防治科、鼠疫防治科、布病防治科、宣传信息科、检验科。

表1–12　榆林市地方病防治所历届领导任职一览

时　　间	单位名称	职务	姓名	备　　注
1985.2 —1992.2	榆林地区地方病防治所	所长	赵宗贤	兼书记
1985.2—1989.4		副所长	李云山	
1986.5—1991.4		书记	张生芳	
1987—1989.4		副所长	汪长来	
1988—1994		副所长	黄熙功	
1992.3 —2002.5		所长	张崇保	
？—1993.3		副所长	钟诚	
1994—2006 .8	榆林市地方病防治所	书记	黄熙功	
2002.5—2009.3		所长	汪长来	
2002.5—2005 .8		副所长	左树春	
2002.5—？		副所长	王聪	
？—2005		副书记	李冬梅	
2005.8 —2009.3		书记	左树春	
2005.8 —2015.12		副书记	余小红	
2004.1—2015.12		副所长	李建喜	
2006.3—2015.12		副所长	刘长益	
2011.8—2015.12		所长	李守华	
2011.8—2015.12		副所长	余小红	
2012.10—2015.12		副所长	郭少华	

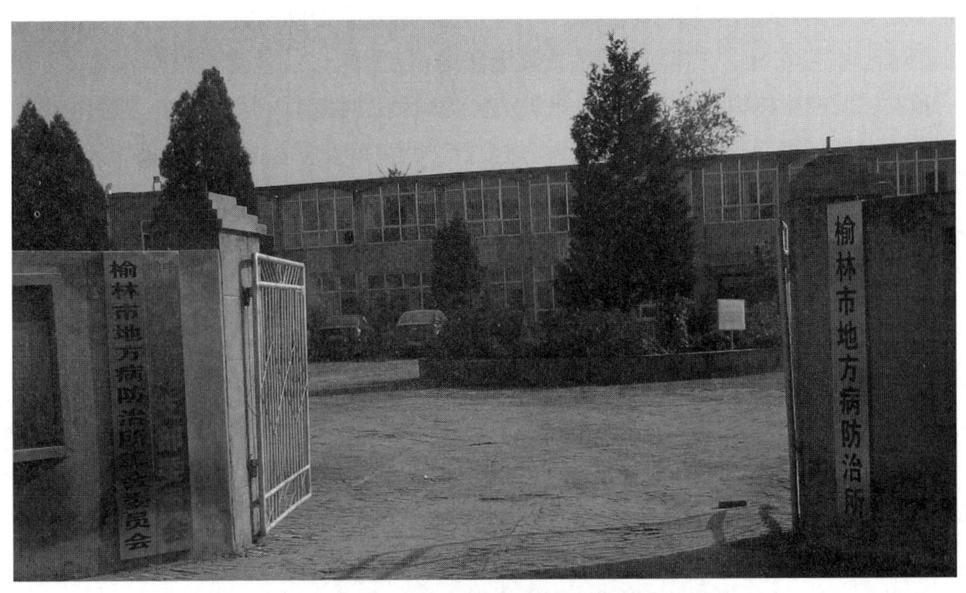

图1–6　榆林市地方病防治所

第三节　医疗机构

一、榆林市第一医院

榆林市第一医院是陕北地区最早的一所集医疗、教学、预防保健、科研、计划生育指导为一体的“三级甲等”综合医院，同时承担着全市危急重症患者救治任务和延安大学医学本科生临床教学任务，是市级新型农村合作医疗保险和城镇职工医疗保险定点医院。

榆林市第一医院前身是1950年创建于宝鸡的陕西省第二康复医院。1970年为支援陕北老区建设，整体迁驻绥德文化路16号，随迁来陕北的卫生技术人员共294人，1970年10月1日开诊时仅设门诊部。1971年1月1日住院部开始收治患者，设综合病床40张。称谓更名为“榆林地区中心医院”，是一所全民所有制的综合性医院，隶属榆林行署卫生局。1982年病床增到300张。1985年底，医院占地面积为20000平方米，建筑面积34356.36平方米，业务用房建筑面积为10622.63平方米。病床371张。设住院部和门诊部。有职工453人，其中副主任医师2人、副主任药师1人、主治医生13人、主管护师1人、护师3人。西医师72人、中医师6人、护士109人、药师8人、药剂士8人、药剂员11人、检验师2人、检验士13人、检验员3人、助产士2人、中医士2人、西医士26人、其他技士6人、初级卫生技术人员47人、管理人员46人、工勤人员72人。科室设置：行政机构设有院长办公室，人事科、保卫科、财务科、总务科、医务科、护理科、门诊部；临床科室设有：五官、妇产、小儿、骨、皮肤、普外、胸脑泌尿综合外科、神经内科、循环消化呼吸内科、传染病科、肿瘤、中医急诊等科室。医技科室有：药械科、放射科、检验科、病理科、理疗科、供应室、同位素室、胃镜室、超声波室、心电图室、脑电图室。医疗设备有万元以上的设备二十多种，其中400mAX射线诊断机1台，256—B型超声波诊断仪1台、脑电图仪1台、纤维胃镜1台、钴60治疗机一台。利用率为70%。1989年5月，更名为榆林地区第一医院，并经省教委批准，地区第一医院为延安医学院第二附属医院。1993年5月，经国家卫生部批准，地区第一医院又被附加命名为“马海德国际友好医院”，未挂牌；医院先后在镇川和石湾开办了两个分院。1996年2月，在全国等级医院评审中，被评为三级甲等医院。同年9月被国家卫生部，联合国儿童基金会世界卫生组织授予"爱婴医院"称号。2000年7月，更名为榆林市第一医院。2006年4月26日，市一院在榆林高新开发区榆溪大道举行榆林院区奠基仪式并开始建设，2008年12月18日开诊运营，新建的榆林院区占地72.51亩，建筑面积52000平方米，设置病床1000张，临床医技科室41个，总投资2.6亿元。2010年6月4日以优异的成绩顺利通过省卫生厅“三甲”复审及整改阶段工作专项验收。2015年“三甲”医院再次复审合格。

2015年，榆林一院由榆林院区、绥德院区两部分组成，为差额正县级事业建制，隶属市卫生局。医院总占地面积172.51亩，业务建筑面积17.9万平方米，拥有固定资产11.4亿元，编制床位2500张，已开放1400张；在职职工2106人，其中专业技术人员1676人、副高以上244人、博士6人、硕士174人，先后有6名专业技术人员被评为陕西省有突出贡献专家，享受国务院特殊津贴；万元以上医疗设备1211台件，其中有PET-CT、三光子直线加速器、回旋加速器、3.0T核磁共振、256排螺旋CT等大型设备700余台/套。设置临床、医技科室75个，附设榆林市口腔医院、榆林市体检中心、榆林市住院医师规范化培训基地、榆林市远程会诊中心、榆林市突发公共事件应急救治中心及肿瘤、腔镜、神经内外科、检验等12个市级诊疗中心，建成全市首家医疗专家工作站与全市唯一的医学专业在职硕士、博士研究生教学基地。开展的体外循环下心脏直视手术、镜下单鼻孔入路垂体瘤切除、颅内血管疾病介入治疗、同位素治疗甲状腺疾病等技术项目填补了市内技术空白，部分项目已达省级先进水平。医院年收入达5.9亿元。医院职工人数、住院病人、门诊病人、手术例数、经济收入均跃居全省市级医院第一名，综合实力挤身全省前10强。自迁址陕北以来，医院累计接诊患者1000多万人次，培养基层专业技术人员1万余名，为保障陕北人民生命健康和带动区域卫生事业发展做出了很大贡献。

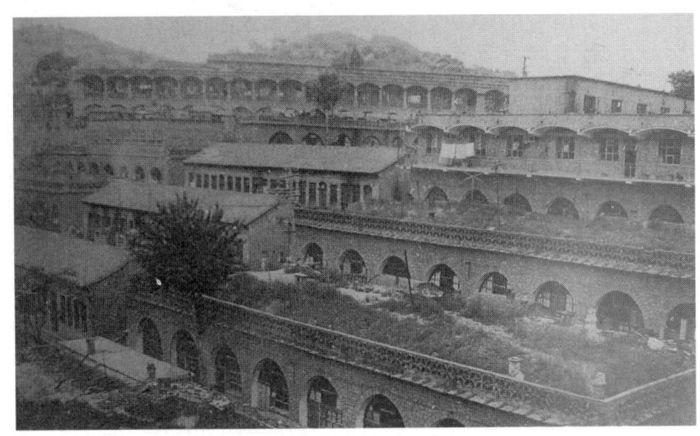

图1-7 1970年陕西省第二康复医院搬迁绥德后改称榆林地区中心医院

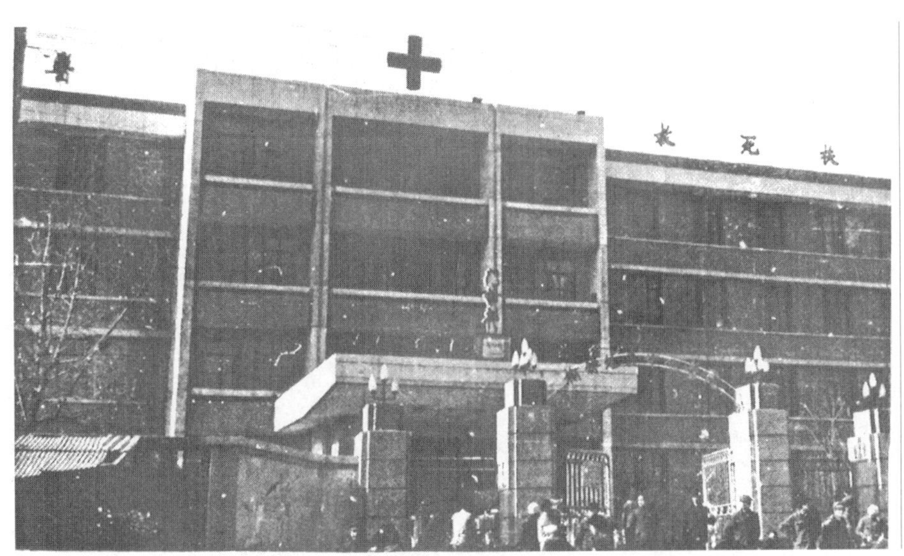

图1-8 1985年地区中心医院门诊楼

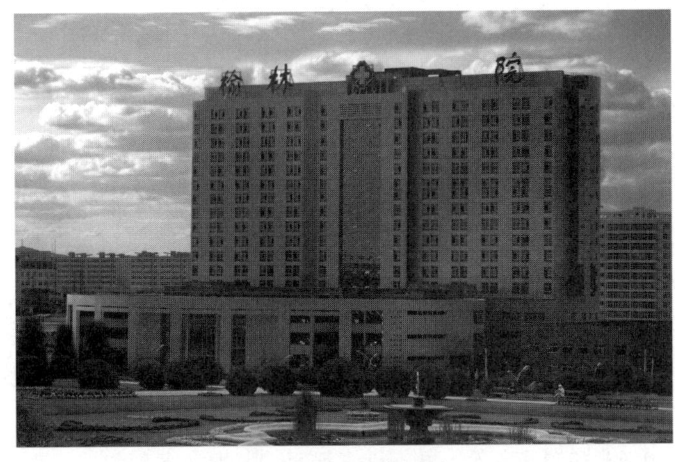

2015年（榆林医院）

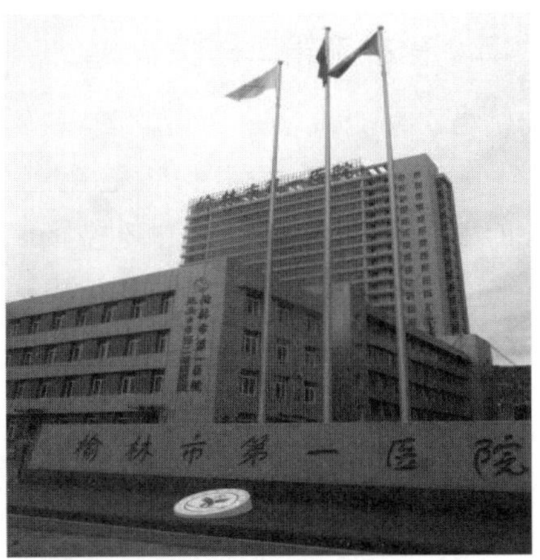

2015年（绥德医院）

图1-9 2015年榆林市第一医院

表1–13　榆林市第一医院历任领导简录

任职时限	单位名称	院长	书记	副院长	副书记	工会主席	纪委书记
1970.10—1979.2	榆林地区中心医院	李波香	刘咸珠	韩贵民	李波香		
			李志诚	曹廷玉	曹廷玉		
				霍守繁			
				王建刚			
1979.2—1982.7		曹廷玉	曹廷玉（兼）	郭程浩	拓伯雄		
				杨志学	邓德政		
				刘福华			
				霍守繁			
1982.8—1986.8		郭程浩	李善庄	何立勋		拓伯雄	拓伯雄
			冯名山	惠　民	郝建章	朱广田	
				张定中	马静章		
				周国昌			
1986.8—1988.4		张定中	刘福华	何立勋			李加先
				周国昌		曹君廉	
1988.4—1991.10	榆林地区第一医院	刘福华		高光耀			王锦钰
				马宏雄			
				李廷向			
				郝建章			
1993.6—1997.1		郝建章	马宏雄	高光耀			
				李廷向			
				袁　锋			
1997.1—1998.12		刘海珠	郝建章	师随平	曹君廉	王治金	王培军
				刘世仲			
1998.12—2001.9		李玉明		施道斌			
	榆林市第一医院		刘海珠	张怀军			
				师随平			
2001.9—2006.1		杨东明		刘世仲			
				王治金			
2006.1—2007.5		惠德存		王培军	王世和		
				杜成高			
				王　群			慕怀玉
			李子俊	赵彦峰			
2011.12—2015.12	两院一体	赵彦峰		王培军	王策	马珍治	郝青凡
				杜成高			
				王　群			
				李和平			
				慕怀玉			

二、榆林市第二医院

始建于1931年，是一所集医疗、科研、教学一体的三级甲等综合医院，是北京大学第一医院，西安交通大学第一医院、陕西省人民医院友好协作医院，系延安大学医学院教学医院。

前身是民国二十年（1931）创立的“榆林民众医院”，地址城内宽巷（今钟楼巷）王麟辉的院内，院长王献庭。民国二十三年（1934），在南京政府全国经济委员会西北办事处筹划下，成立了陕西省第一所公办医疗机构——榆林卫生院，是陕西最早建立的三个县卫生院之一，院长叶端禾，选址南大街定慧寺。

1949 年6 月，榆林和平解放，中国人民解放军榆林军管会接管了榆林县卫生院，改名为“榆林市人民医院”。1949年10月，更名为榆林分区人民医院。编制25人，病床15张。1950年7月，榆林撤市改县，县政府接管了医院，更名为榆林县人民医院。1951年5 月，更名为“榆林专区人民医院”，隶属省卫生厅管理。院长尤仙航，支部书记马汉民，编制30人，病床30张。1952 年6 月，更名为“陕西省榆林人民医院”。直接由省卫生厅领导。1956 年4 月，省卫生厅将医院管理权下放，由榆林县政府管理，改称“榆林县人民医院”。1958年12 月，榆林、横山两县合并，1959 年3 月，改称为“榆林县第一医院”。医院有病床78张，卫技人员增加到150人。1961年12 月，榆林县第一医院由榆林专区管理，改称“榆林专区人民医院”。1966年3月，榆林专区把人民医院管理权下放给榆林县，改称为“榆林县人民医院”。为科级事业单位，隶属于县卫生局。1968年3月，榆林县人民医院成立革命委员会，主任李志春，杨锦文为第一副主任。同年10月与县防疫站、妇幼保健站、县工农医院、药材公司合并，成立“榆林县卫生防治院‘革委会’”。1972年3月，将原并入单位分出，改称榆林县医院“革委会”。1979年2月，撤销“革委会”，改称“榆林县医院”。1988年9月，榆林撤县改市，更名为“榆林市医院”。1989年1月31日，榆署发〔1989〕6号将榆林市医院收归榆林地区管理，升格为县级建制，并更名为榆林地区第二医院。1997 年被评审为“三级乙等”综合医院。

2000年7月，榆林地改市，更名为“榆林市第二医院”。

2010年4月，医院被省卫生厅授予“三级甲等”综合医院。

2013年，医院编制床位745张，有临床、医技和行政职能科室70个及两个中心（市医学影像中心、市产科质量中心）。在职职工1056名，其中医技人员911名。

2015年10月16日，医院正式整体搬迁至位于文化南路西，康安路北，占地115.4亩，总建筑面积17.3万平方米的新址。其中病房综合楼建筑面积80252平方米；门诊综合楼建筑面积66302平方米。医院编制床位1650张，有在职职工1299人，卫生技术人员1089人，其中高级职称189人，享受国务院特殊津贴专家、陕西省有突出贡献专家、陕西省“三五”人才、榆林市有突出贡献拔尖人才、榆林市“一五二”人才等共计60多人。医院拥有西门子3.0T超导核磁、飞利浦3.0T超导核磁共振、256层高端CT、大型数字减影C型臂、ECT、彩色B超等国际国内先进的医疗设备达800多台（件）。医院学科设置齐全，下设三个市级医学中心（市医学影像中心、市产科质量中心、市糖尿病诊疗中心）。目前可开展冠状动脉造影及支架植入术，射频消融术，先天性心脏病、风湿性心脏病的治疗，血液透析、血液透析滤过、腹水回输、单纯超滤治疗急慢性肾功能衰竭、肝动脉灌注栓塞术、肺癌等介入治疗，颈椎的前后入路手术，高位胸椎骨折内固定术，颅脑肿瘤切除术，喉全部切除术等，部分诊疗项目达到了省内先进水平。肾病科、影像科、康复医学科于2014年7月被确定为榆林市第一批市级临床重点专科、特色专（病）科。

表1-14　榆林市第二医院历任领导简录

时　间	机构名称	职务	姓名	备　注
1931—1934.11	榆林民众医院	院长	王端图	民营
		董事长	高　崇	
1934.12—1940	榆林县卫生院	院长	叶端禾	
1940—19442		院长	舒万杰	
1942—1943		院长	张硕英	
1943—1945		院长	胡文光	
1945—1949		院长	高瑞五	
1949.6—1949.9	榆林市人民医院	院长	白金璧	
1949.9—1950.6	榆林分区人民卫生院	院长	马幼波	
1950.7—1951.4	榆林县人民卫生院	院长	马幼波	
1951.5—1952.5	榆林专区人民卫生院	院长	尤仙航	
		支部书记	马汉民	兼副院长
1952.6—1956.3	陕西省榆林人民医院	院长	尤仙航	
		支部书记	马汉民	兼副院长
		支部书记	冯卫民	兼副院长
1956.4—1959.2	榆林县人民医院	院长	尤仙航	
		支部书记	冯卫民	兼副院长
		支部书记	叶旺元	兼副院长
		支部书记	艾龙飞	兼副院长
1959.3—1	榆林县第一医院	院长	尤仙航	
		支部书记	艾龙飞	兼副院长
1961.12—1965	榆林专区人民医院	院长	尤仙航	
		支部书记	王逢耀	

续表

时　间	机构名称	职务	姓名	备　注
1965—1968.5	榆林县人民医院	院长	尤仙航	
		支部书记	王逢耀	
		副书记	艾龙飞	副院长
		副院长	马秉智	
		副院长	张鹏	
1968.6—1968.9	榆林县人民医院“革委会”	第一副主任	杨锦文	
		副主任	张宏道	
		副主任	刘士英	
1968.10—1972.3	榆林县人民防治院“革委会”	主任	李志春	
		副主任	智志全	
		副主任	杨锦文	
		副主任	刘进斗	
		副主任	刘士英	
		副主任	张宏道	
		副主任	杨雄健	
1972.4—1977.4	榆林县医院“革委会”	主任	李文华	
		支部书记	郭文广	
		副书记	杨雄健	副主任
		副主任	张鹏	
		副主任	刘景平	
		副主任	刘江	
		副主任	刘希良	
1977.4—1988.8	榆林县医院	支部书记	杨雄健	
		院长	徐华霖	
		党总支书记	陈光玉	
		副书记、副院长	孙兴华	
		副院长	柴兆雄	
1988.9—1989.1	榆林市医院	党总支书记	陈光玉	
		院长	徐化霖	
		副院长	孙兴华	
		副院长	柴兆雄	
		调研员	杨雄健	
1989.1—1991.10	榆林地区第二医院	党委副书记、副院长	陈光玉	主持工作
		副院长	李继生	
		副院长	孙兴华	
		副院长	柴兆雄	
		副院长	牛炳华	
		调研员	杨雄健	
1991.11—1994.1		院长	陈光玉	
		党委书记	折建生	
		党委副书记	王存田	
		纪检书记	张世海	
1994.1—1997.1		院长	折建生	
		党委副书记	柴兆雄	
		副院长	樊耀斗	
		副院长	李星慧	
1997.1—2000.7		院长	柴兆雄	
		党委书记	王存田	
		党委副书记	张世海	
		纪检书记	张树凡	
		副院长	樊耀斗	
		副院长	杨东明	
		副院长	李星慧	
		副院长	张志强	

续表

时　间	机构名称	职务	姓名	备　注
		工会主席	刘志国	
2000.7—2005.6	榆林市第二医院	院长	柴兆雄	
		党委书记	王存田	
2005.5.31		党委副书记	刘丽华	
		副院长	樊耀斗	
		副院长	张志强	
		副院长	杨东明	
2005.5—2009.10		纪委书记	张洁	
2005.6—2015.12		院长	惠德生	
2005.6—2006.9		党委书记	王存田	
2007.4—2010.7		党委书记	高进秀	
2011. 11—2015.12		党委书记	刘丽华	
2011.2—2015.12		纪检书记	刘烨	
		副院长	房宏林	
		副院长	康彦斌	
		副院长	贺加明	
		副院长	刘振斌	
		工会主席	刘志国	
2013.9—2015.12		党委副书记	赵文玉	
2013.9—2015.12		工会主席	冯丙东	

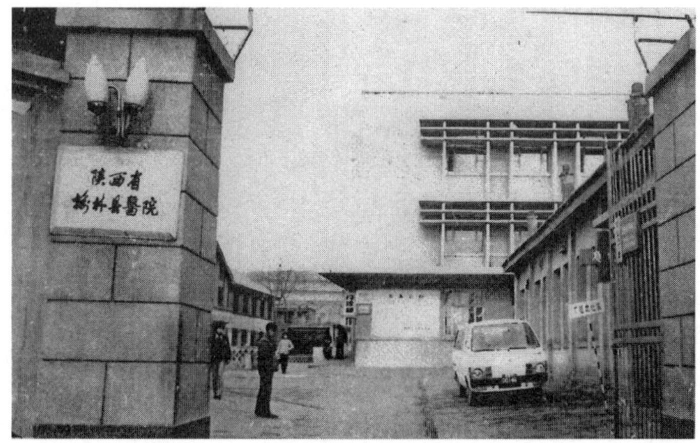

图1–10　1950年陕西省榆林人民医院

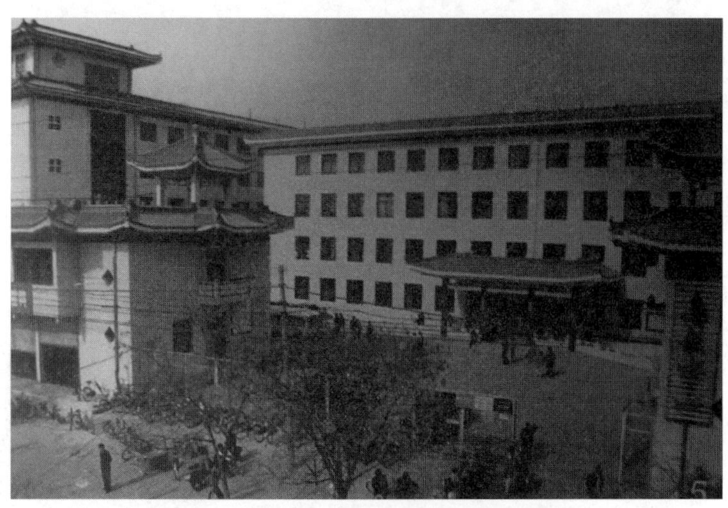

图1–11　1989年榆林地区第二医院

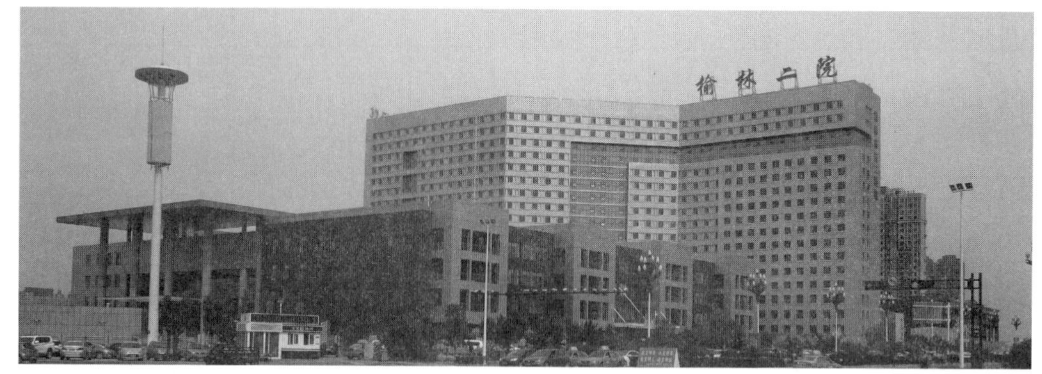

图1-12　2015年榆林市第二医院

三、榆林市第三医院（市传染病医院）

2008年6月2日成立，为市卫生局下属事业单位，正县建制，经费实行财政全额预算。院长云峰。副院长苏秦、刘伟、贾怀岗。

2009年7月29日市政府批准立项建设，项目选址在红山热电厂以北，环北路以南，占地120亩。规划新建床位480张，总建筑面积5125平方米，总投资30449万元。

2011年，按照市政府第50次专题会议纪要精神，市第三医院与榆林市城投集团公司合资办院，同年10月17日租赁文昌集团公司在东沙区域的银沙健康服务大楼作为医院开诊运行平台，按照三级综合医院规模标准进行改造建设。

2012年第8次市委常委会将市传染病医院和市精神病医院整体并入市中医医院，在市中医医院加挂市传染病医院和市精神病医院牌子，实行一套机构，三块牌子。院长由市中医院院长苏买泉兼任。

2013年11月8日市卫生局核发了《医疗卫生执业许可证》，2013年12月25日，开诊运行。医院占地6085平方米，建筑面积11068平方米，编制床位200张，实际开放226张，设置14个临床科室，10个医技科室，行政设业务部和行政部，下设院办、医务科、护理部等14个职能科室。现有职工261人，其中主任医师3人，副主任医师18人，中级职称36人。医院拥有美国GE16牌螺旋CT、美国GE全数字化X射线摄像系统（单板多功能DR移动板）、美国GE多功能数字化胃肠机、彩色多普勒超声波诊断仪、高档心脏彩色多普勒超声诊断仪、全自动微生物鉴定药敏分析仪、全自动血培养侦测系统、全自动血凝仪、生化分析仪、五分类血细胞分析仪、化学发光仪、高端麻醉机、高端有创呼吸机、高端无创呼吸机等大型医疗设施。

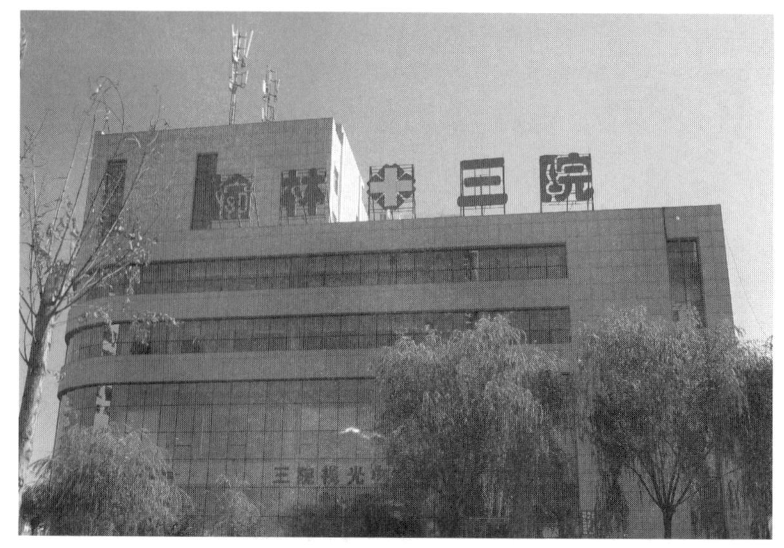

图1-13　榆林市第三医院

四、榆林市第四医院（星元医院）

榆林市第四医院是一所以榆阳区政府为主体，由榆林籍爱国港商胡星元先生个人捐资所建的综合医院，省政府命名，程安东省长题写院名。是全省唯一的一所由区县二级医院评审为三级乙等综合医院。是西安交通大学医学院附属第二医院、延安医学院教学医院。医院于1992年6月23日破土动工。1997年由榆林市政府正式批准成立，院长李瑞。1999年6月23日，胡星元先生诞辰96周年之际正式开诊运营。2009年9月被榆林市委、市政府确定为榆林市第四人民医院，仍属榆阳区卫生局管理。2015年，医院占地面积1.7万平方米，建筑面积4万平方米，固定资产1.6亿元。开设病床500张，设有临床科室及门类齐备的医技科室40多个。医院编制339人，实有工作人员956人，其中卫生技术人员占85%，高级卫技人员81人，中级卫技人员125人，市拔尖人才7人，省管专家3人，享受国务院特殊津贴专家4人。全年门诊27万多人次；住院16000人次；业务收入近2亿元。医院拥有全球领先的美国GE公司1.5T核磁共振、德国西门子64排128层螺旋CT等先进医疗设备300 余台（件），总价值达1亿多元。2001年以来，星元医院先后被国家、陕西省、榆林市评为“全国卫生系统思想政治工作先进单位”“全国巾帼文明岗”“全省先进集体”“全省文明窗口示范单位”“全省医院管理年活动先进单位”“全省人事制度改革先进单位”“全省万名医师支援农村工程先进单位”“省级卫生先进单位和全市卫生工作先进单位”等。

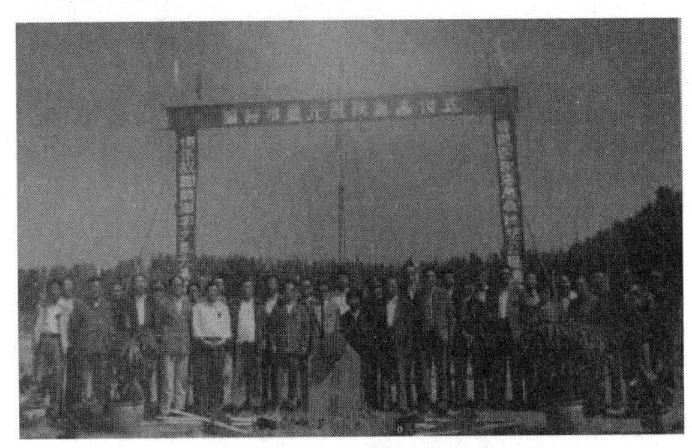

图1–14　1992年榆林市政府举行星元医院开工奠基仪式

表1–15　榆林市星元医院历任领导简录

时　间	机构名称	职务	姓名	备　注
1997.9.4—2013.8.2	榆林市星元医院	院长	李　瑞	
1998.8.4—2009.6.1		书记	陈晓玲	
2000.6—2013.8.2		副院长	张林华	
2003.2—2009.6.1		副书记		
2009.6.1—2013		书记		
2013.8.2—2015.12		院长		
1999.6—2005.5.20		副院长	高明强	
1999.6.25—		副院长	郭小明	
2001.12.5—		副院长	贺海龙	
2001.1—2005.5.20		副院长	王万富	
2009.1— 2012.5.9				
2002. 4.16—		副院长	曹汉昌	
2004.7—2012.9.20		副院长	吕登仕	
2004.11.8—		副院长	王来林	
2004.11.8—		副院长	贺　波	儿童医院院长
2005.5—2012.5.9		副院长	思成怀	
2003.2.1—2009. 6.1		副书记	曹锦飞	
2009.1.4—2012.5.9		副院长	马莲芳	
2005.8—2009.6.27		副院长	郝榆平	
2009.1.4—2012.5.9		副院长	安凤莲	
2009. 5—2015.12		工会主席	杨文学	
2009.11.2—2015.12	榆林市第四医院	副院长	刘智文	
2009.6.2—2012.5.9		副院长	刘生荣	
2001.6.18—2015.12		副院长	赵秀英	
2013.11—2015.12		副书记	刘增亮	
2013.11—2015.12		纪检书记	王建睿	
2015.1—2015.12		副书记	纪东世	

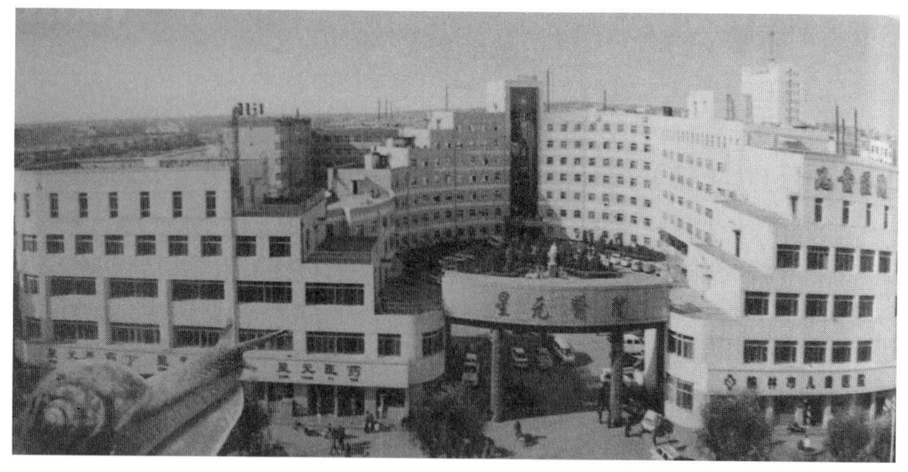

图1-15　星元医院鸟瞰

五、榆林市中医医院

是陕北地区唯一的一所三级甲等中医院，是全国卫生系统先进集体，全国中医药文化建设先进集体，全国重点中医院项目建设单位。下设北方医院、东院、针灸医院、三院（市传染病医院）、市神经精神病医院、眼科医院。

榆林地区中医医院成立于1978年1月，是一所以中医为主的综合性医院。其前身是由榆林县卫生局于1975年5月开始筹建的南郊职工医院，筹建领导小组组长由折建生兼任。1978年6月，榆林地区中医院正式开诊。同时，中共榆林地委决定，榆林地区中医研究所、榆林地区西学中提高班、榆林地区中西医结合办公室，归榆林地区中医医院党委统一领导，使榆林地区中医医院成为榆林地区中医医疗、教学、科研三位一体的技术指导中心。医院占地面积92455平方米，建筑面积13106平方米，设住院和门诊部，地址在榆林城南郊十里墩。

1990年，地区医疗器械维修站又并入地区中医院，地区中医研究所、西学中提高班，被地区卫生局收回直管。至1993 年5 月，榆林地区中医医院下设7 个行政科室、23 个业务科室，有职工371 人。是差额补贴全民事业单位，实行院长负责制。医院设一个总院，两个分院。共设床位180张，总院驻榆林市上郡南路7号。

2000年7月，更名为榆林市中医院。医院在濒临倒闭的困境中艰苦创业、自强发展，创建了北方医院，先后新建了门诊综合大楼，兼并了榆林市政府招待所、置换了榆阳区劳动服务公司。2009年度争取到全国重点中医医院建设项目。2011年创建了针灸医院。2012年顺利通过全国“三甲”医院复审。2012年整合了市第三医院（市传染病医院）、市神经精神病院，步入了集团化发展的道路。

2015年9月25日，市编委会下发了《关于市级卫生计生机构改革的通知》（榆编发〔2015〕8号），将脑肾病医院和中研所并入市中医院。为差额正县级事业建制，隶属市卫生局。医院占地面积16105平方米，建筑面积23575平方米，固定资产4亿多元，床位编制1500张，现有正式职工1280人，副高以上专家129人。先后引进、培养了200多名医疗专家和技术骨干，有国家、省级名老中医药专家4人，陕西省名老中医2人，陕西省名中医1人，榆林市“十佳”名老中医4人，榆林市十佳中青年中医3人，榆林市“有突出贡献专家”8人，院内学科带头人60人。设有11个住院病区，28个临床科室，12个医技科室和12个中医专科、40个中医专家门诊，不少特色专科在陕北乃至晋、陕、蒙周边地区享有声誉。

医院有现代化大型医疗设备1.5T磁共振、64排CT、飞利浦DR、日本阿洛卡彩超、美国GE螺旋CT、日本东芝数字化X射线拍片系统、美国GE多功能数字胃肠机、日本奥林巴斯电子胃镜、日本富士能肠镜、英国佳乐等离子电切镜、德国卡尔史托斯腹腔镜、美国雅培五分类血球记数仪、东芝全自动生化分析仪等及专科设备200多（台）件。总价值3000余万元。

妇（产）科、肝病科、外科为国家级重点专科；糖尿病专病科、儿科、脑病科、针灸科、肛肠科为省级重点专科；市级重点专科六个，院内重点专科十个；烧伤外科应用再生医疗技术和人工皮膜技术治疗深Ⅱ度烧伤可达到不留疤痕，腹腔镜微创手术、等离子电切治疗前列腺增生，眼科白内障超声乳化治疗和准分子激光治疗，骨科的关节置换、椎间盘突出症等技术全市领先。全面恢复传统的诊疗手段。创办了针灸医院（治未病中心），开展针灸、按摩、理疗、药蒸、熏蒸、康复训练、治未病等业务。

表1-16　榆林市中医医院历届领导简录

时　　间	单位名称	职务	姓名	备　　注
1975.5—1976.7	南郊职工医院筹建领导小组	组长	折建生	
1976.7—1978.6	榆林地区中医院革命委员会	主任	孟秀兰	
1978.1—1982.7	榆林地区中医院	院长	李守飞	
1984.1—1984.12			万元孝	
1984.12—1986.8			刘福华	
1986.8—1989.1			张保真	
1989.1—1994.5			张治中	
1994.6—1996.12			马宏雄	
1997.1—1998.5			王来林	
1999.12—2015.12	榆林市中医院		苏买泉	
1978.1—1980.6	中共榆林地区中医院委员会	书记	温亮天	
1984.6—1986.8			刘福华	
1986.8—1989.10			张保真	
1993.6—1994.5			张治中	
1994.6—1996.12			马宏雄	
1997.1—2005.6	中共榆林市中医院委员会		刘茂林	
2005.6—2013.12			杭共存	
2013.12—2015.12			贺榆平	

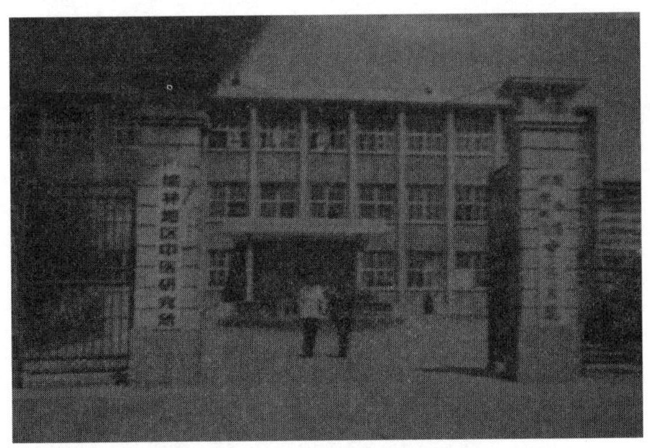

图1-16　1995年地区中医院

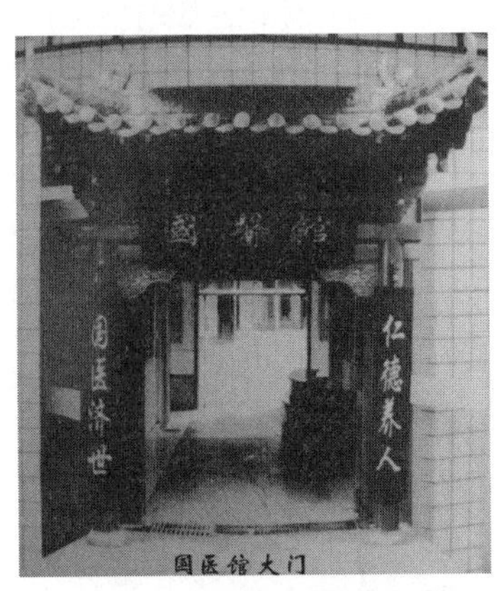

图1-17　市中医院国医馆

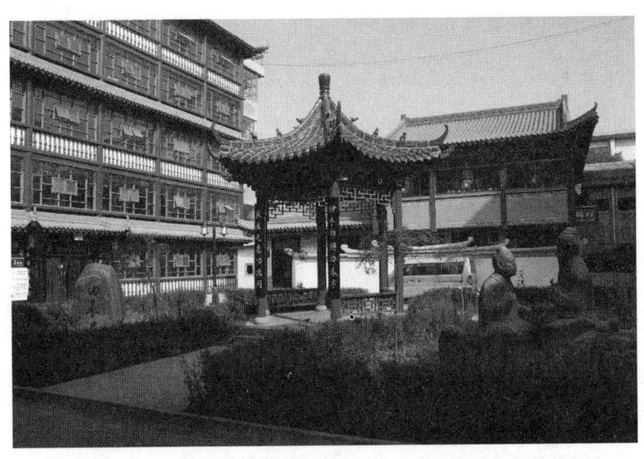

图1-18　改扩建后的榆林市中医医院（东院）

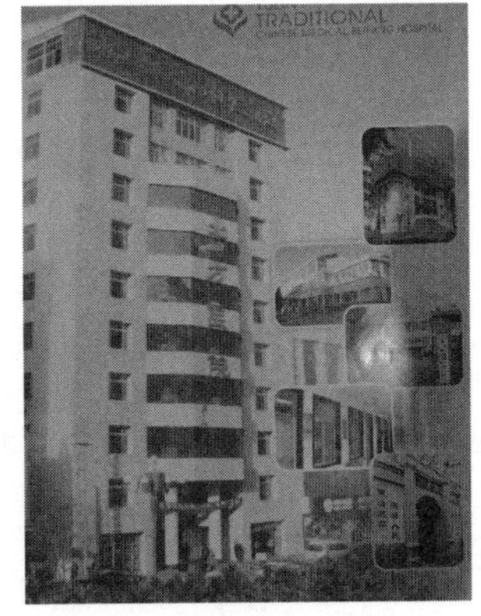

图1-19　2015年榆林市中医院

六、榆林市脑肾病中医专科医院（脑肾医院）

1987年成立，为中医专科医院，科级事业单位，隶属地区卫生局领导，事业编制15人，按地直事业差额补贴。在榆林新建路（二街）租用原地区电影公司房屋临街门市2间开诊。只有门诊。内设中医脑病科、中医肾病科。1990年新址在榆阳区南大街（步行街）60号，开设病床30张。1992年改为自收自支事业单位，编制15人。2000年8月改称榆林市脑肾病中医专科医院。增设中医儿科、中医内科、中医康复科，针灸科等。2015年，占地141.71平方米，建筑面积约236.54平方米，开设病床30张，有职工9人，其中专业技术人员5人，高级技术人员1人。实际开展的有中医内科、中医脑病科和中医肾病科，其中中医肾病科为陕西省中医重点专科建设单位。1995年，郭维一院长在第二届世界传统医学大会上获“民族医药之星”称号。2012年被评为市直卫生系统创建工作“先进单位”。科研成果先后获陕西省科技成果奖2项，榆林地区科技进步一等奖1项。

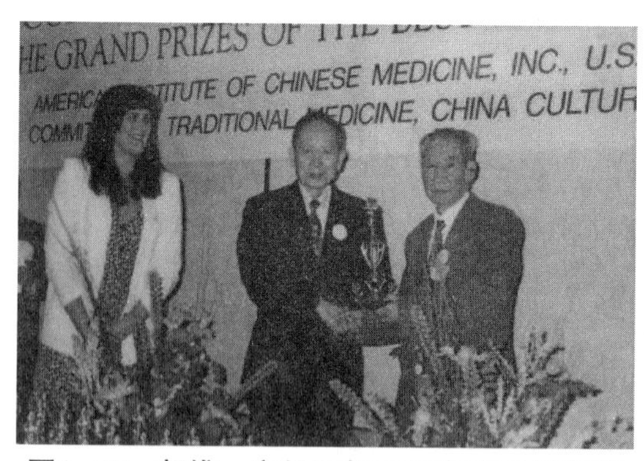

图1–20　郭维一主任医师1995年在美国荣获第二界世界传统医学大会金杯奖

负责人名录

第一任院长：郭维一，医院创始人，任职时间（1988.1—1992.10）。

副院长：刘全德，任职期间（1989.2—1993.6）。

第二任院长：张杰，任职时间（1992.4—2007.9）。

副院长：郭补林，任职时间（1997.5—2008.8）。

第三任院长：郭补林，任职时间（2008.8—2015.12）。

七、榆林市骨科医院

是隶属于榆林市卫生局的医疗卫生事业单位，成立于1989年2月，称榆林地区骨科医院，是榆林地区行署（现市政府）在神府煤田建设初期为了适应神府煤田的开发建设而设立在大柳塔矿区的一所市属科级全民医疗卫生事业单位，是集医疗、急救、预防保健，康复一体的二级专科医院。内设门诊部、住院部、药房、影像科、检验科、护理部、合疗科等科室。人员编制10人，实有人员7人，临时聘用人员8人，编制床位20张，实际开放床位30张。医院成立后经费由地区财政按事业单位差额补贴，1992年改为自收自支事业单位。

2007年，医院为自收自支正科级事业建制，占地面积405平方米，建筑面积1000余平方米，使用面积990平方米，床位50张，有正式职工7人，临时聘用10人，领导职数1正1副，书记1名。拥有高频移动式手术X光机（C型臂），床头X光机等骨科专科设备。投资购买了日本东芝500mAX光机、美国GE彩超，心电图机、心电监护以及全自动生化分析仪，血流变及全自动血球仪等高端设备。2006年业务收入突破100万元。

历任负责人名录

第一任院长：马光明（1989.2—1992.3）

副院长：贾怀刚（1990.6—1992.5）

第二任院长：贾怀刚（1992.6—2007.5）

副院长：王勇（2001.6—2007.5）

第三任院长：王勇（2007.6—2015.12）

副院长：武侯飞（2008.6—2015.12）

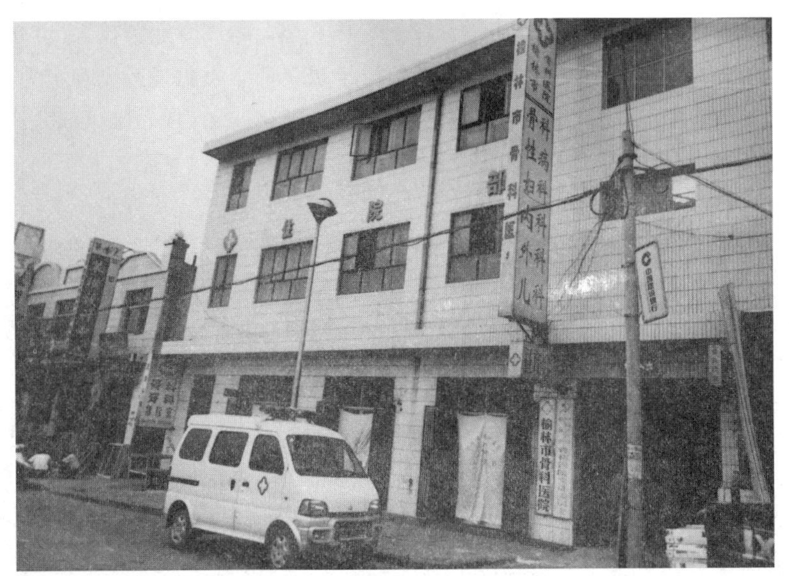

图1-21　建院初期骨科医院

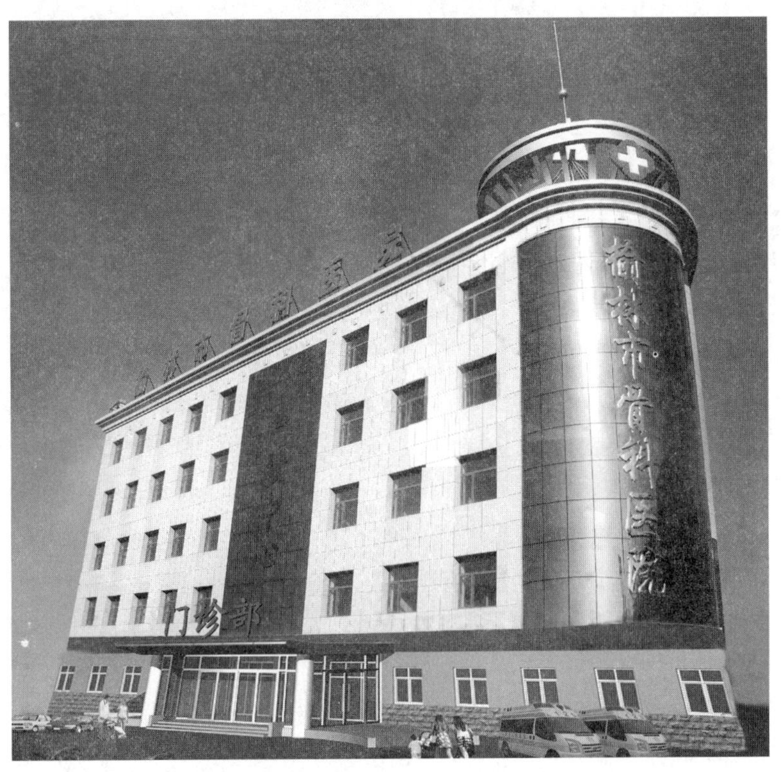

图1-22　2012年榆林市骨科医院

八、榆林市神经精神病院

始建于1990年，霍迎丰任院长，医院挂靠榆林地区中医研究所，名称是榆林地区中医研究所精神病院，设置床位29张，医护人员6人，租赁地方运营，主要职能是诊治各种神经精神疾病，年门诊量约1000余人次，住院达100余人次。1991年，榆林地区卫生局接管了榆林地区神经精神病院，为事业单位，编制10名，并给予每年2万元人头经费。1992年起，又将医院变更为自收自支的事业单位。至1996年医院变更法人后由于各种原因关门停业，职工解散回家。2003年市卫生局任命白义宝为院长，重新租赁院址，招聘人员开张营业，设有男、女病区、心电图、检验室、脑电地形图、电休克室。聘用专业医技人员13人。2004年，被省卫生厅确定为陕西省（西安市）精神卫生中心对口扶持单位，2009年，被省发改委确定为扩大内需建设项目单位，规划占地面积26亩，建筑面积近18000平方米，设置床位400张，2012年市政府重新规划将精神病院并入市中医院。2015年称榆林市精神卫生中心。

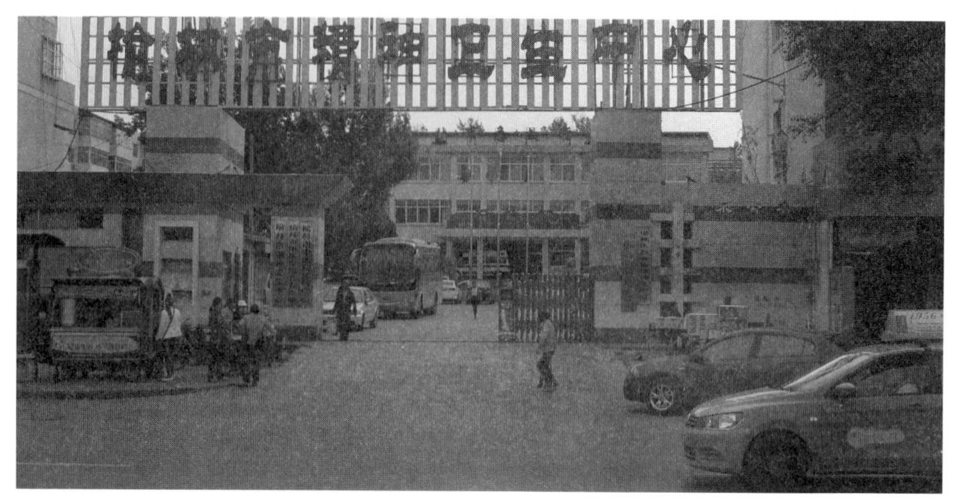

图1–23　2015年榆林市精神卫生中心

九、榆林市儿童医院

是榆林市一所集医疗、教学、科研一体的三级儿科医学基地，也是榆林市儿童医疗中心、延安大学医学院教学医院，是晋陕蒙宁接壤区及周边地区目前规模最大的综合性儿童专科医院。

2004年11月，星元医院邀请在陕西省人民医院工作的贺波回榆林创办榆林市儿童医院，出任首任院长。2005年6月23日，榆林市儿童医院开诊运营，附属于星元医院，为科级建制。医院建筑面积3000平方米，设病床100张，编制100人，领导职数1正3副。设置临床科室有儿童输液中心、儿童重症监护中心、新生儿重症监护中心、新生儿无陪护病区、儿内病区、儿外病区等。创建了新生儿游泳、新生儿外科手术、贫困儿童医疗救助、儿童心理营养评估等10项具有特色的儿科医疗服务。2014年10月，医院是榆阳区医疗集团成员单位。2015年4月，医院搬迁至西沙建榆路区人民医院新址，同区人民医院实行一体化管理。设病床300张，编制160人，其中高级专业技术人员30多名，具有硕士学位10名。拥有省管专家、市管专家10名。临床科室有：儿童重症医学科、新生儿科、小儿外科、小儿呼吸消化内科、小儿神经心肾内科、门诊部、儿童康复保健中心、护理学科等。

历年开展新技术、新项目共100项其中经颅微创术治疗婴幼儿颅内出血项目居国内先进水平；超低出生体重儿（全省最低体重650克救治成功）的救治未达国内先进水平。获省、市科技进步奖10项，2015年门诊量13万人次，住院病人近9000人次，手术600多例。先后多次被评为榆林市“先进单位”。“先进党支部”等先进集体荣誉，获“省巾帼文明岗”“市青年文明号”光荣称号。

表1–17　榆林市儿童医院历任领导名

任　期	单位名称	职务	姓　名	备　注
2005—2015.12	榆林市儿童医院	院长	贺　波	
2005—2015.12		党支部书记	李慧荣	
2005—2015.12		副院长	曹汉昌	
2005—2015.12		副院长	陈宏雄	
2005—2015.12		副院长	高翠莲	

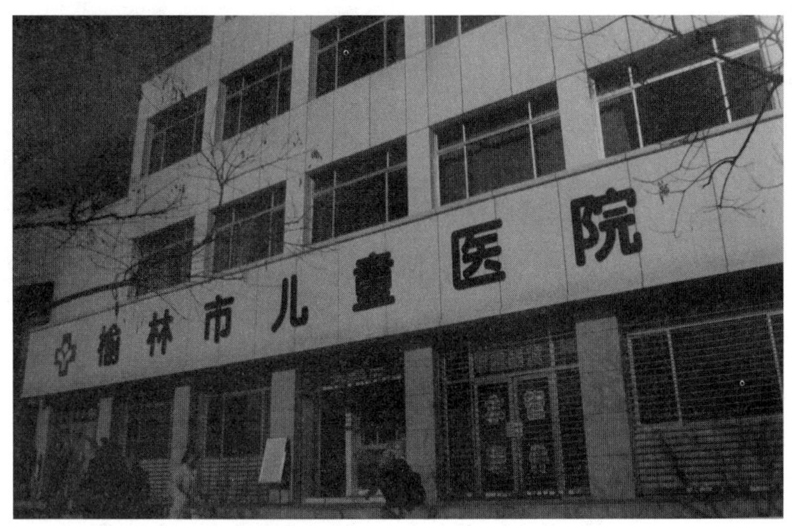

图1–24　榆林市儿童医院

第四节　其他卫生事业机构

一、榆林市卫生学校

1958年2月20日，绥德县人民委员会与中央生物制品研究所下放的一批医疗卫生专业技术人员相继在四十铺、义合、崔家湾和吉镇四个区卫生所举办卫生人员培训站，同年8月，绥德县政府研究决定成立绥德县卫生学校，校址设在绥德县城郊张家砭区卫生所。12月21日集中四站学员106名，筹集资金6000元，抽调教职工12人，于12月23日在县卫生科长郭文广、文教科长王进德等同志的主持下召开了庆典大会，至此，绥德县卫生学校正式成立。

1959年2月，对学生进行了编班测验，除16名学员因文化程度太差劝退回乡外，所余90名学员编为两个班（其中护理班50人，医士班40人）。8月又招新生80名，分为医士二班和三班。

1960年经榆林专员公署研究决定将学校收归专署文卫局管理，学校更名为陕西省绥德卫生学校，为科级建制，委托绥德县人民政府管理，成为榆林地区唯一的一所中等卫生专业学校，也是陕北老区卫生技术人才的主要培养基地。当年招生91名（其中内招51名，社招40名），并拨款扩建，年底教职工达到24名。校委会下设教务科、总务科。

1962年4月，因国民经济困难，学校停办一年半。同年12月，校址迁至绥德城北十里铺（原陕西师范学院绥德分院内）。

1963年，卫校恢复招生，并下放绥德县管理。

1964年8月，学校迁回张家砭。

1966年“文化大革命”开始后，学校受到严重冲击，教学工作无法进行，直至1970年连续五年未招生。

1968年7月，学校“革委会”成立，下设政工组、教务组、总务组。同年底与绥德县医院等单位合并成立绥德县卫生系统“革委会”。1971年7月，卫校由榆林地区卫生局管理。为解决学生实习问题，将学校附设于地区中心医院，更校名为陕西省榆林地区中心医院附设卫生学校，校委会下设办公室、教务科、总务科。当年计划招生150名。

1973年，卫校升为县级建制。有教职员工28名。

1980年10月，卫校与榆林地区中心医院分设，更校名为陕西省榆林地区卫生学校，为省属中等卫生专业学校，隶属榆林地区卫生局，下设办公室、教务科、总务科、伙管科。有教职员工99人。

1984年，机构改革后，下设办公室、教务科、总务科（1986年增设保卫科、撤销伙管科）。

1989年，推行校长负责制，校委会由校长、副校长、工会主席组成。下设办公室、教务科、总务科、学生科、教供科、保卫科六个科室。

1992年，学校下设办公室、教务科、总务科、学生科、人事科、保卫科、教研室、教学医院、劳动服务科、计生办（二级科室）、爱卫会（二级科室）。教职工人数增至138人。在校学生1000余人。

1997年，又增设财务科、伙管科、图书馆及科研所，共计15个职能科室，校委会由校级和正科干部组成。

1998年5月，学校校舍面积31349平方米，内设办公室、人事科、教务科、学生科、总务科、财务科、教研室、计生办、保卫科、膳食科，有编制144人，实有138人，其中具有高级职称9人，具有中级职称19人。

2000年，榆林撤地设市，学校更名为榆林市卫生学校。

2001年，下设办公室、教务科、总务科、学生科、人事科、保卫科、教学医院、招生就业办、财务科、图书电教中心。

2004年4月，榆林市政府常务会议研究决定，同意市卫校由绥德迁至榆林，经多方多处调研，最后选址榆阳区芹河乡谷地峁村，购置土地400亩。并按国家本科医学院校5000人编制规模规划了新校园。2007年，增设教学督导室、基建办，共计12个职能科室，校委会由校级和正科干部组成。

2010年10月，学校由绥德老校区整体搬迁至榆阳区芹河乡谷地峁村新校区。绥德校区经市国资委批准，将拍卖置换的资金用于新校园建设。

2015年，学校总占地400亩，其中一期占地260亩，总建筑面积104224.8平方米，二期占地140亩，将建设教学医院、医学科研中心、康复中心等，项目总投资1.8亿元，固定资产总值约2.4亿元。可容纳4000余名医学专业学生，是一所现代化、智能化、园林化、生态化的医学院校。驻榆阳区谷地峁村。

新校区教职工编制153名，教师及教辅人员102人，其中研究生学历14名、本科学历74名、高级职称31名、“双师型”教师20名。其中专兼职教师93人、教辅人员16人、行政人员34人、工勤人员5人。专兼职教师中高级讲师41人、讲师41人、助讲25人、教员1人；实验系列中有中级职称8人、初级职称1人；其他系列中有中级职称3人、初级职称4人。

学校实验室按现代医学教育和卫生部的专业设置标准配置，总值约1000万元。现拥有万元以上医疗教学设备49台/件。图书总册数为11.5万册，报刊213种。

建校50多年来，共计招生21314名。截至2015年11月，已毕业各级各类学生18697人，其中中专生16982人，大专生1715人。

学校被国家教育部评定为国家级重点中等职业学校；被陕西省委省政府命名为文明校园；被陕西省政府评定为省级示范性中等职业学校；护理学、医学检验技术、医学影像技术等三个专业被评定为省级示范专业；《护理学基础》被评定为省级精品课程。

表1-18　榆林市卫生学校历任领导任职一览

时　间	单位名称	职务	姓名	备　注
1958.12—1968.7	绥德县卫校	校长	蒲学禄	
1964—1968.7	陕西省绥德卫生学校	副校长	王学智	
1968.7—1968.12	陕西省绥德卫生学校革命委员会	主任	崔玉岗	
1968.7—1969.12		副主任	张怀军	
		副主任	吴启成	
		副主任	钞希好	
		副主任	惠杰三	
1970—1979.12	陕西省榆林地区中心医院卫生学校	校长	惠杰三	
1976.8—1979.12		副校长	杜修章	
1976—1978.11		副校长	李同东	

续表

时　间	单位名称	职务	姓名	备　注
1979.12—1982.10	陕西省榆林地区卫生学校	校长	白凤元	
1979.12—1982.10		副校长	杜修章	
1979.9—1982.8		副校长	高瑞成	
1982.3—1983.12		副校长	马维德	
1980—1985.11		副校长	吴仲复	
1980—1983.12		副校长	温玉军	
1982.9—1983.12		校长	霍守繁	
1983—1989.2		副校长	周鑫龄	
1983.12—1989.2		校长	温玉军	
1985.5—1990.1		副校长	丁光明	
1989.3—1992.1		校长	周鑫龄	
1989.3—1996.7		副校长	张怀军	
1989.3—1999.10		副校长	李庆章	
1996.7—2003.9		校长	孙士好	
1996.7—1999.10		副校长	白怀远	
1996.1—1999.11		校长助理	高亚利	
1999.11—2003.9	榆林市卫生学校	副校长	高亚利	
2003.9—2009.10		校长	高亚利	
1998.—2014.12		副校长	施道斌	
2003.9—2013.9		副校长	杨高毅	
2003.9—2015.12		副校长	王培亮	
2009.10—2015.7		校长	张洁	
2009.10—2014.12		副校长	刘世国	
1959.5—1963.8	陕西省绥德卫校	书记	蒲学禄	
1963.9—1966.5		书记	马骥	
1973—1979.11	榆林地区中心医院 附设卫生学校党支部	书记	惠杰山	
1973—1979.12		副书记	郭林安	
1980.10—1983. 2	榆林地区卫生学校党总支	书记	白风元	
1979.11—1982.5		副书记	高瑞成	
1983.3—1986.8		书记	霍守繁	
1986.8—1992.1		书记	秦树俭	
1987.4—1988.9		副书记	刘世仁	
1992.1 —1996.7	榆林地区卫生学校党总支	书记	孙士好	
1992.10—1996.7		副书记	白怀远	
1996.7—2002.03	榆林市卫生学校	书记	刘树滋	
1998.3—		副书记	马升虎	
1998.3—		纪检书记	雷万国	
2006.09—2012.05		书记	王治金	
2012.5—2015.11		书记	高仲树	
2013.9—2015.11		纪检书记	李明飞	
2003.9—2014.11		工会主席	李茂春	

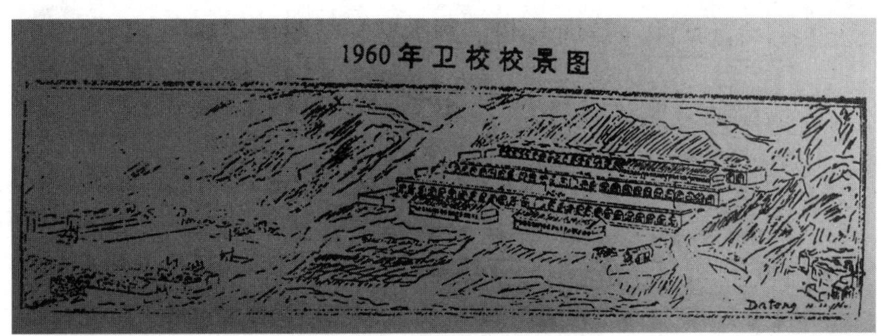

图1-25　1960年绥德卫校

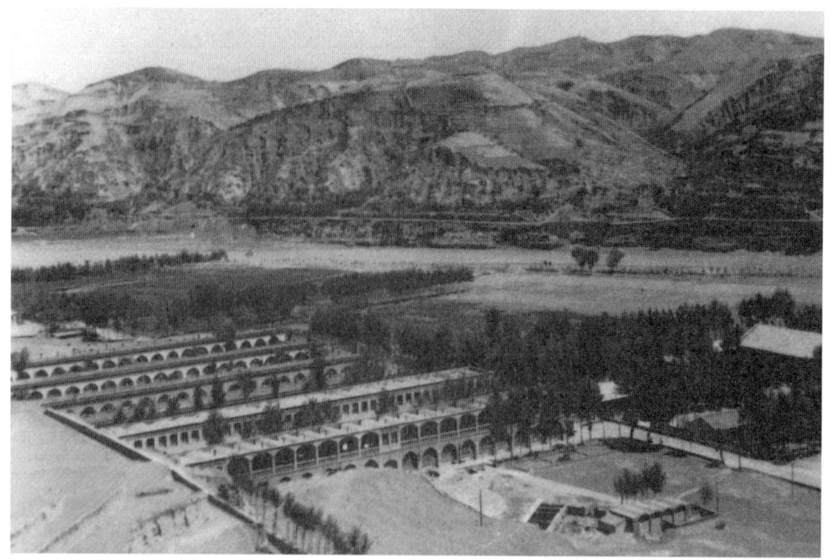
图1-26　1963年绥德卫校搬迁至十里铺校景

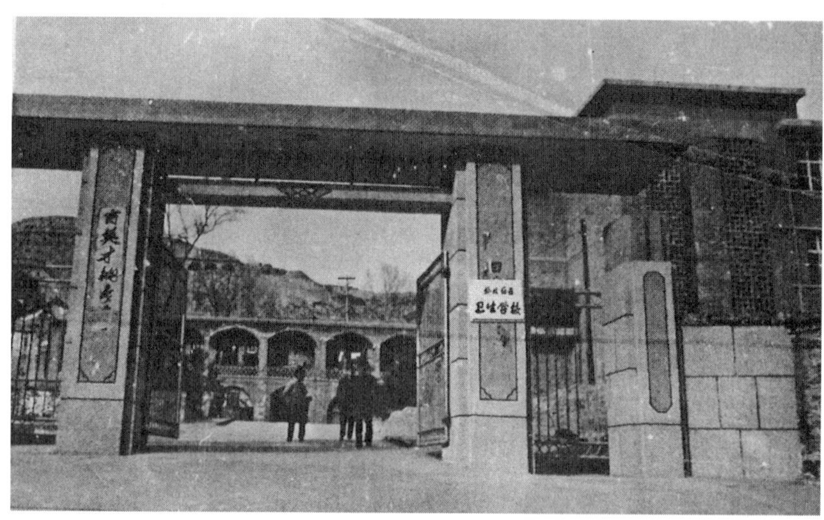
图1-27　1985年榆林地区卫生学校

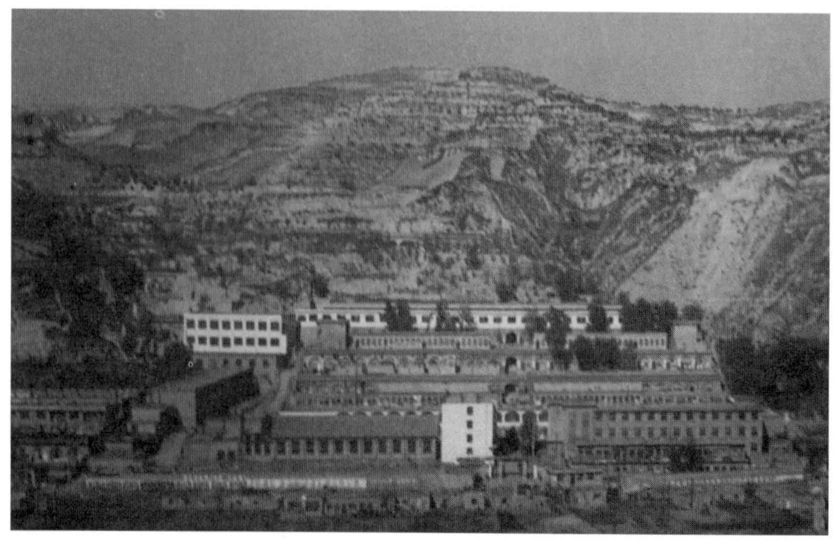
图1-28　2000年榆林市卫校

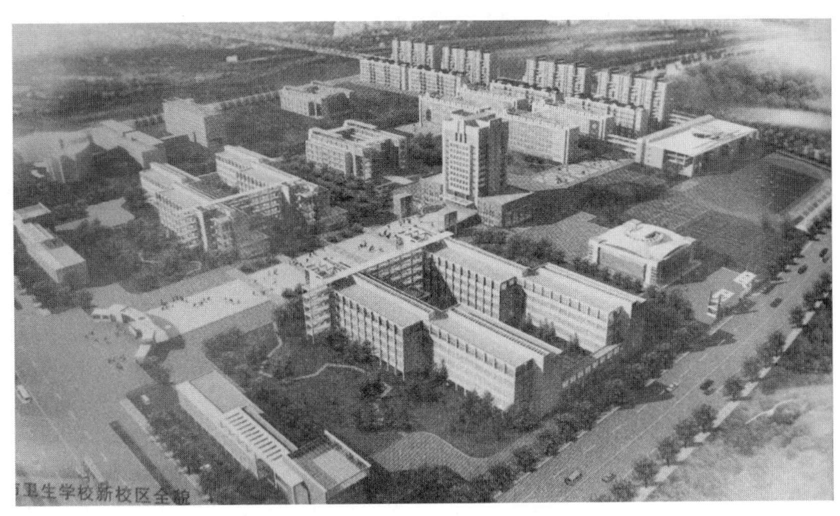

图1-29 2015年榆林市卫校

二、榆林市卫生职业中专学校

榆林市卫生职业中专学校由1979年成立的榆林地区中医院中医学习班发展而来，校址在榆阳区上郡南路德静路。中医班行政上隶属地区中医医院，党支部隶属中医医院党委，医院负责行政管理、人事调整，业务、财务由地区卫生局管理。先后举办了不同学制的西医学习中医班、中医提高班7期。为了改变中医药人员青黄不接、乏人乏术的状况，于1973年5月1日在榆林县城李学士中巷成立了“榆林地区中医提高班”，为卫生局下属科级事业单位。1983年，地区中医提高班与地区中医医院合并，中医提高班主任李世平任中医医院副院长，分管教学（中医班）、科研工作，提高班部分教职人员分到中医院工作。

1983年下学期起，将中医学习班教学任务转为职工教育提高班。1981年秋至1988年夏，陆续开办了十个中专层次、七个大专层次的班级，专业有中医、西医、药剂、中药、护理。有的属学历教育，有的属在职培训。

1985年，学校有教职员37人，其中专业人员26人，行政后勤人员11人，下设三个科室，即：办公室、教务科、总务科。占地16800平方米，建筑面积1800平方米，教室420平方米，办公用房800平方米，投资达52万元，设备经费10万元。

1989年11月，榆林地区教委、卫生局根据省卫生厅、教育厅相关文件精神，将“榆林地区中医学习班”改办为“榆林地区卫生职业学校”，为卫生局领导的科级事业单位。有正式教职工65名，在校学生322名。学校的任务由在职教育改为学历教育。曹志勤任党支部书记，薛万贵任校长。

1992年12月，省教委和省卫生厅，对学校进行评估验收，评定为“省级示范卫生职业学校”，毕业生由省教委颁发职业中专毕业证书。

1998年，经省教委审批，学校更名为“榆林地区卫生职业中专学校”。2000年改名为榆林市卫生职业中专学校。学校占地19400平方米。建筑面积约6000余平方米。教职工128名。在校学生1117名。专业先以中医临床专业为主，后增加了妇幼卫生、护理、临床医学专业。

2001年，国家新政策出台，职业学校停止招收临床专业学生，卫生职业学校毕业的学生不允许参加执业医师资格考试。2002年后学校不再招收职校生。校内组织有校委会、工会、团委，下设办公室、教务科、学生科、总务科、保卫科、成教科、中专部（后改为招生安置办）七个职能科室。

2002年7月，经省教育厅评估，省政府审查批准，确定为“陕西省重点职业高中。”

2005年，被市卫生局确定为继续医学教育中心，2007年7月，正式挂牌。

2015年底，有职工总数85人，其中离退休31人，借调人员2人，在职人员52人。

表1-19　榆林市卫生职业学校历届领导任职一览

时　间	单位名称	职　务	姓　名	备　注
1973.5.1.	西学中提高班	负责人	李世平	
1979.7—1980.5	榆林地区中医学习班	负责人	魏西笑	
1980.5—1982.8		负责人	杜修勤	
1982.5—1984.5		负责人	刘恭笃	
1982.5—1984.5		负责人	薛万贵	副职
1984.5—1989.4		主任	刘恭笃	
1984.5—1989.4		副主任	薛万贵	
1985.3—1989.12		副主任	赵淑琴	
1989.4—1989.12		主任	薛万贵	
1989.12—2004.5	榆林地区卫生职业中专学校	校长	薛万贵	
1989.12—2004.5		副校长	赵淑琴	
2004.5—2012.12	榆林市继续医学教育中心	校长	刘军勇	
2004.6—2015.12		副校长	冯榆生	
2004.6—2015.12		副校长	刘西林	
2012.12—2015.12		校长	朱文华	

三、榆林市中医研究所

于1978年6月成立，隶属地区中医院党委领导，成为医、教、研三结合的组成部分，但独立开展业务。当时只有4人，其中两名医师。1985年4月与地区长城医讯编辑室，医、药、中医、护理四学会合署办公，有职工21人，其中助理研究员1人，中西医结合主治医师1人，医师9人，实习研究员1人，中医士2人，西医士6人，调剂士1人。中医研究所是一个工作多头，包括科研所，临床、学会、编辑等工作为一体的机构。建所以来，在中医药文献整理、中医药科研等方面做了不少工作，为发掘祖国医药学和提高中医药界学术水平，起了一定的促进和推动作用。2015年，榆林市中医研究所为全额正科级事业建制，隶属市卫生局。总占地面积约（22孔窑洞）1000平方米；总建筑面积528平方米；固定资产63 万元；编制29个，实有人员26人，其中专业技术人员21 人，有副主任医师6 人，主治（管）医师9人，初级6 人，管理人员5人。2015年底，卫生机构整合并入市中医医院。

表1-20　榆林市中医研究所历届领导班子成员简

时　间	单位名称	职　务	姓　名	备　注
1978—	榆林地区中医研究所	所长	高有明	
1978—		副所长	杨宏华	
1984—1987.2		所长	霍迎丰	
1987.3—1990.4		书记	樊大受	
1988.4—1992.6		所长	闫海涛	
1991.6—1994.12		副所长	刘向荣	
1992.6—1993.6		副所长	刘向荣	主持工作
1993.7—1994.12		副所长	刘忠宝	主持工作（借调）
1994.12—2005.3		所长	冯生旭	
1995.11—1997.3		副书记	乔益贤	
1996.12—2005.3		副所长	崔丁章	
1997.3—2005.7		书记	崔丁章	
2005.3—2007.11	榆林市中医研究所	副所长	寇飞焱	主持工作
2007.12—2015.12		所长		
2005.7—2010.4		副书记	李振霞	主持工作
2010.5—2015.12		书记		
2005.3—2015.12		副所长	高治强	
2005.3—2015.12		副所长	闫曾平	

四、榆林地区药品检验所

是执行国家对药品质量监督、检验的鉴定性专业机构。于1971年10月16日成立，编制2人，在地区卫生局内办公，随着事业的发展，于1973年开始筹建独立，1976年正式对外办公，所址榆林市新建南路1号，占地面积511平方米，当时有职工7名，其中大学生4名，中专生2名，1977年始设化验室、生化室两个科室。1981年增设中药室，1982年增设业务科，截至1985年底有职工27人，其中中药师1人，西药师1人，其他技术人员4人，行政管理人员8人，工勤人员1人。2000年，《药品管理法》颁布实施，职能和机构均划规榆林市药品安全监督局。

五、榆林地区医疗器械修配站

1970年成立于米脂县城关镇石坡上，当时命名为“陕西省榆林地区医疗器械修造厂”，有职工15名，隶属地区卫生局领导。1975年8月搬迁榆林市新建南路2号，更名为“陕西省榆林地区医疗器械修配站”，下设行政，业务两个股，有职工22人，其中行政人员9名，修理人员13名。该站属卫生事业单位，负责全区以及毗邻内蒙，宁夏、延安、山西等各类医疗器械设备的维修。保障全区各级医疗卫生单位医疗器械的正常使用。1990年，地区医疗器械维修站并入地区中医院。

六、榆林市医疗事故鉴定办公室

成立于2002年11月，隶属市卫生局，全额科级事业建制，编制3名，领导职数1名。主要完成全市范围的首次医疗事故技术鉴定。郝庆荣任主任。成立十多年来，在卫生局的领导和省医鉴办的指导下，能顺利组织完成医疗事故技术鉴定工作。2015年，卫生机构整合并入市卫生监督所。

七、榆林市新型农村合作医疗管理办公室

2005年，榆林市在神木县启动了新农合试点工作。榆林市新型农村合作医疗管理办公室成立，挂靠在市卫生局农卫科。2011年度根据榆编办〔2011〕175号文件，经市编委核定为副县级全额事业单位，编制25人，隶属市卫生局管理。内设业务稽查科、综合科、网络信息科、基金管理科四个科室。2011年11月，榆林市新型农村合作医疗管理办公室机构正式成立。2011—2012年，由市卫生局郝文辉副局长代管。2012年10月后薛兵胜任主任。

主要职责为组织实施全市新农合工作，制定新农合管理办法和补偿方案；审定全市新农合定点医疗机构，并对各县区合疗办和定点医疗机构进行综合管理和监督检查。

第五节　卫生学术团体

民国时期，榆林县中药店的坐堂医生，自发地组织了“中医公会”，共有18名中医人员参加，并且商定，每逢礼拜六为“医事活动日”，聚集一起，畅谈医理，穷究医术，交流经验，共同提高。

陕甘宁边区时期，在边区卫生署统一部署下，绥德、三边区与子洲、靖边等县成立了“中西医研究会”，选举产生了正副会长及委员，吸收所有中西医人员入会，通过“每月一次例会”，互相交流学术体会，集体讨论疑难病例，同时对医疗、护理、药房、人才培养和乡间游医管理等具体事项，定期商讨，共同解决。

中华人民共和国成立后，随着卫生事业的发展，人员的增多，原绥德、榆林专区于1950—1953年先后成立了卫生工作者协会。据当时统计，绥德区有卫协会员410名，榆林区有卫协会员162名，其宗旨是预防为主，面向工农兵，团结中西医，为人民大众的身体健康而服务。

1952年在卫协会领导下，广大医务人员积极响应国家号召，踊跃报名参加抗美援朝防疫队，并慷慨捐款，支援国家购买防疫灭菌药品。当时绥德区计报名者约200人，捐款约40多万元，府谷县卫协会积极开展

多种预防接种工作。仅1951—1953年就完成了103500人的种痘工作。

1953年8月，榆林专区将各县卫协会的理事会改名为执行委员会，直接由省卫协会负责业务技术领导。

1980年以来，榆林中医出现了空前繁荣景象，各团体协会相继成立，学术活动日趋高涨。1980年1月15日，中华医学会、全国中医学会、中华护理学会陕西省榆林地区分会同时成立，并举办了首届学术交流会，配备了专职人员，在榆林地区卫生局直接领导下，与榆林地区中西医结合办公室合署办公。

1984年9月17日，榆林地区药学会成立，与前“三学会”并称为“四学会”，设立了专门办事机构，负责处理学会日常工作。

1985年，在精简机构过程中，学会办公室由原来的榆林县城李学士中巷迁往榆林南郊榆林地区中医院内，与榆林地区中医研究所、长城医讯编辑部、榆林卫生编辑部联合办公，并由榆林地区中研所所长高有明同志兼任“四协会”秘书长，主持学会工作。

一、榆林地区医药卫生学会

1960年成立，次年解体。

二、中华医学会陕西省榆林分会

1980年有理事53人，会员106人；1983年会员增至201人；1984年新增补理事26人，副会长1人，会员5人；1985年底计有会员326人，理事72人，正副会长6人，正副秘书长4人，专职干事1人，并有70名会员同时加入了陕西省医学会。医学会共分内、外、妇、儿、卫防、放射、五官、皮肤、麻醉、病理、检验、理疗、管理科13个学科小组，分别负责各科的业务动态。继榆林地区医学会成立之后，全区12个县先后成立了县医学会，加强了学会之间的纵向联系。

三、榆林地区医学研究学会

1980 年1 月成立，挂靠单位为榆林地区卫生局，截至1987 年底有会员407名。1986年会员焦富勇等在新西兰医学杂志上发表了题为《检测脑脊液中的硷性磷酸酶鉴别诊断中枢神经系统感染疾病》的论文后，引起了国际同行们的重视，先后有捷克斯拉法克、英国、土耳其、比利时等国的医学界人士来函索取论文，要求建立学术互通关系。

四、榆林地区药学会

1984 年9 月成立，挂靠单位为榆林地区卫生局，1986年有会员84人，理事31人，常务理事12人，正副会长5人，正副秘书长4人，

五、全国中医学会陕西省榆林分会

中医学会1980年1月成立，挂靠榆林地区卫生局，有理事及会员26人，1982年发展会员至32人，1984年有会员109人，正副会长8人，正副秘书长3人，理事48人，内分中西结合、中医基础、针灸、内、外、妇、儿、气功8个小组。四年来，本学会负责向陕西省中医学会推荐会员59人，并协助神木、佳县、清涧、横山、榆林五县先后成立了各县中医学会。1986年会员发展到110人。1986年6月，会员郭唯一作为陕西省的代表，参加了在南通召开的“全国中医脑病学术讨论会”和在南京召开的“第二次全国肾病学术讨论会”，他的论文受到同行们的好评，并被指派为陕西协作组的牵头人。

六、中华护理学会榆林地区分会

1980年1月成立，挂靠单位为榆林地区卫生局，有会员5人，1982年有会员10人，1985年底发展会员至63人，理事35人，正副会长4人，正副秘书长3人，专职干事1人，其中有13名会员参加了陕西省护理学会。截

至1986年有会员82名。

学会总纲与任务

榆林地区“四学会”是全区广大医、药、护理人员的学术组织，学会坚持“党的四项基本原则”，贯彻“百花齐放、百家争鸣”的方针，开展多形式，多途径的学术活动，旨在促进全区医药卫生的迅速发展，提高广大医务人员的技术水平，活跃学术气氛。

学会的主要任务是开展学术活动，交流学术经验，组织重点学术讲座，推广医学成果，提供医学信息，普及医药卫生知识，发现人才，提供有价值的学术论著，开展医学咨询，鼓励和帮助会员钻研业务，提高全区医务人员的业务素质。

学会的学术活动

榆林地处边远山区，交通不便，信息闭塞，知识得不到及时更新，为了改变这种落后状况，学会多次举办了短小、适用、以专题为主的学习班，并采取请进来，送出去的办法，多次召开学术交流会及专题报告会，取得了显著效果，其具体活动见表1—21。

表1–21　1980年以来各类学术活动情况

项目 数目 / 年份	来榆讲学人数	举办各类学习		学术交流		专题报告		优秀论文	长城医讯	
		期数	听讲	次数	人数	次数	人数		期数	刊登
1980	4	4	160	3	211	2	212			
1981	14	2	80	4	255	2	200			
1982	0	4	188	4	130					
1983	3	3	131	3	129	1	33	30		
1984	7	4	166	2	180	3	156	188		
1985	8	7	167	4	101			324		
合计	36	24	892	20	912	8	685	551		

长城医讯编辑部

本刊创办于1978年6月，调整后的编辑委员会由19人组成。

主　　编　李守飞

副 主 编　万元孝　范鸿先　高有明

编　　委　（以姓氏笔划为序）

万元孝　刘兆雄　孙志华　李守飞　李世平　吴鸣炎　周国昌　周鑫龄　高有明　张定中
张治中　张鹏举　张世雄　胡饶周　范鸿先　郭冠英　谢立业　康寿田　惠国平

责任编辑　高有明

《长城医讯》是榆林地区卫生系统的综合性内部刊物。主要反映全区医药、护理、卫生防疫、妇幼保健等方面的临床经验和科研情况。从1980年起由不定期改为季刊。出版30期，共刊登论文及调查报告九百余篇，发行范围除在全区800多个医疗单位外，并与国内156个兄弟单位建立了交换关系，对活跃我区医学学术气氛，调动全区医务人员钻研业务的积极性起到了极大的推动作用。

《榆林卫生报》创刊于1981年10月，属内部刊物，发行范围至全区各医疗卫生单位和上级业务部门。由榆林地区卫生局直接领导，榆林地区防疫站承办，三年刊出9期。1984年，该报移交榆林地区中医研究所，由长城医讯编辑部主办。1985年、1986年刊出4期。1988年，地区卫生局收回，为月刊，至1994年刊出75期，1994年5月停刊。历时14年，共刊出88期，编辑部设在地区防疫站宣教科。

《振兴中医报》创刊于1985年7月，由榆林地区振兴中医办公室与长城医讯编辑部主办。属内部不定期学报，主要反映全区中医方面的新成果和经验。提供中医信息，研究中医方法，探讨我区中医之方向，为我区中医的一个主要学术阵地。

2015年榆林市有医学学术团体17个，基本状况如下。

榆林市内分泌代谢病学会 2013年4月24日成立，法定代表井长信，秘书长贾爱华，地址榆林市经济开发区第一医院八楼内分泌科。联系人井长信，单位会员3个，个体会员35个，注册资金3万元，业务主管部门榆林市卫生局。

榆林市骨科学会 2012年5月28日成立，法定代表贺加明，秘书长李宏伟，地址榆林市第二医院，联系人李宏伟，单位会员个，个体会员86个，注册资金3万元，业务主管部门榆林市卫生局。

榆林市肿瘤外科学会 2011年8月18日成立，法定代表房宏林，秘书长梁小平，地址榆林市第二医院，联系人梁小平，单位会员17个，个体会员135个，注册资金3万元，业务主管部门榆林市卫生局。

榆林市消化病学会 2011年4月18日成立，法定代表康彦斌，秘书长马海利，地址榆林市二院消化内科，联系人陈随才，单位会员20个，个体会员29个，注册资金3万元，业务主管部门榆林市卫生局。

榆林市口腔医学会 2009年7月3日成立，法定代表刘怀勤，秘书长张岚，地址榆林市经济开发区市第一医院口腔科，联系人刘怀勤，单位会员16个，个体会员120个，注册资金3万元，业务主管部门榆林市卫生局。

榆林市神经病学会 2009年3月12日成立，法定代表王晓成，秘书长井泉，地址榆林市二医院神经内科，联系人王晓成，单位会员8个，个体会员50个，注册资金3万元，业务主管部门榆林市卫生局。

榆林市健康教育协会 2010年2月10日成立，法定代表苏买泉，秘书长王晓斌，地址榆林市新建南路建隆大厦6楼602室，联系人王晓斌，单位会员15个，个体会员56个，注册资金3万元，业务主管部门榆林市卫生局。

榆林市肾病协会 2009年5月24日成立，法定代表牛永鹏，秘书长党亚波，地址榆林市二医院西沙分院三楼，联系人牛永鹏，单位会员10个，个体会员113个，注册资金3万元，业务主管部门榆林市卫生局。

榆林市保健协会 2008年11月11日成立，法定代表郭冠英，秘书长刘汉铭，地址榆林市医科所东三楼3号，联系人樊大授，单位会员15个，个体会员161个，注册资金3万元，业务主管部门榆林市卫生局。

榆林市肾病学会 成立于2012年11月20日。由榆林市卫生局、榆林市民政局批准成立。会员由榆林市级各医院、各县县医院、各县中医院肾病学科的专业医师组成，成立时会员50余人。机构法人：赵文玉。注册资金：3万元。社会团体法人登记证号：榆社证字第181号。组织机构代码05693996—5 学会宗旨：开展学术交流提高榆林市肾脏病诊疗水平。

榆林市麻醉学会 2012年12月27日成立，法定代表郭增林，地址榆林市第二医院行政办公楼（原气象局二楼）联系人，单位会员9个，个体会员30个，注册资金3万元，业务主管部门榆林市卫生局。

榆林市预防医学会 2013年9月6日成立，法定代表高照洲，秘书长吴涛，地址榆林市新楼下巷24号，联系人王建波，单位会员80个，个体会员109个，注册资金5万元，业务主管部门榆林市卫生局。

榆林市超声学会 2013年10月25日成立，法定代表雷涛，秘书长陈瑛，地址榆林市经济开发区榆溪大道榆林一院门诊二楼超声科，联系人陈瑛，单位会员50个，个体会员69个，注册资金3万元，业务主管部门榆林市卫生局。

榆林市医学会 2014年4月2日成立，法定代表王存田，秘书长王廷伟，地址榆阳区金华路3号（市地防所院内）联系人王廷伟，单位会员3个，个体会员126个，注册资金3万元，业务主管部门榆林市卫生局。

榆林市神经外科学会 2014年6月16日成立，法定代表高建忠，地址榆林市第一医院8楼东神经外科办公区2楼学术厅，单位会员6个，个体会员32个，注册资金3万元，业务主管部门榆林市卫生局。

榆林市医学会疼痛学分会 2014年6月28日成立；主任委员党 靖东，秘书：张骋、张宏霞，地址榆林微创外科医院办公室，联系人张宏霞，委员45人。注册资金3万元，业务主管部门市卫生局、市医学会。

榆林市抗癌学会 2000年10月24日成立，法人代表王存田，秘书长刘俊山，地址在榆林市红山中路榆林肿瘤医院。联系人刘俊山，单位会员7个，个体会员70个，注册资金3万元，业务主管部门榆林市卫生局。

榆林市红十字会 早在1957年，榆林县即成立了红十字会组织，机构设在榆林县医院，曾组建厂矿、街道、学校等基层红十字会，“文化大革命”期间被迫停止活动。1988年9月，恢复了榆林地区红十字会组织，先后由榆林地区行署副专员赵兴国、李涛、地区卫生局局长范鸿先担任会长。2000年5月13日在榆林宾馆召开第一次会员代表大会，选举产生了理事会，行署副专员李涛再次当选为会长、地区卫生局副局长李明胜当选为副会长、地区红十字会办公室主任曹志忠由会长李涛提名当选为秘书长、由全体理事选举通过。2000年7月地改市，榆林地区红十字会也改为榆林市红十字会。市、县区红十字会都挂靠在卫生局，其中市红十字会、佳县、靖边县分别各有一名专职人员，其余县区都是兼职工作人员。2008年9月28日，将榆林市红十字会机关由市卫生局代管改由市政府领导联系，红十字会会长由市政府领导兼任，设专职副会长1名（副县级），机关为事业编制，人员由3名增至5名。2011年11月28日，市编办核定市红十字会机关科级职数1正1副。刘增海任专职副会长。

主要职责 1.宣传贯彻落实《中华人民共和国红十字会法》，依照《中国红十字会章程》制定红十字会工作规划，指导及协调基层红十字会依法开展工作。2.开展救灾工作按照有关规定和程序争取国内外组织和个人捐赠，及时向灾区群众和受难者提供人道主义救助。3.开展卫生救护和防病知识的宣传工作，在易受损害的行业和人群开展初级卫生救护知识培训，组织群众参加意外伤害和自然灾害的现场救护。4.参与推动无偿献血工作。表彰无偿献血先进集体和个人；开展造血干细胞捐献的宣传、组织、动员工作；参与器官、遗体自愿捐献工作；参与艾滋病防治的宣传教育工作。5.组织红十字会员和志愿工作者开展社会服务活动。6.按照有关规定和程序开展社会募捐活动。7.参加人道主义救援和社会救助工作，协助政府开展国际、国内红十字会组织的合作与交流。8.组织红十字会青少年开展精神文明和弘扬人道主义社会活动。9.宣传日内亚瓦公约及其附加协定书、红十字会与红新月运动基本原则。战时依据日内亚瓦公约及其附加协定书履行职责。10.兴办符合红十字会宗旨的社会福利活动。11.完成市委、市政府交办的相关任务。

社会活动 红十字总会及各级红十字会向1997年以来旱情严重的灾区累计捐款52万元，发放100多万元的救灾物资。2000年在“5・8”世界红十字会日开展了以“无偿献血”为主题的咨询、义诊、送药宣传活动，发放各种宣传资料40001余份，义诊600余人次，送药5000余元，咨询无偿献血有关知识6000余人次，参加无偿献血300多人，献血量达60000毫升，市民的无偿献血率由18%上升到32%。为了加强血液“三统一”管理，从各种渠道筹措资金1000万元，修建了中心血站办公楼，购买了仪器设备。在“12・1”世界艾滋病日发放各种宣传手册、宣传画6000份，宣传材料26000余份，咨询3000余人次。

2000年以来，榆林市红十字会成功参与了2000年佳县“5・28”特大交通事故，2002年清涧县“7・4”特大洪灾，2002年横山县“7・14”马坊特大爆炸案的抢险救助工作及2003年抗击“非典”疫情等。作为救助社会弱势群体、心脏病患儿、白血病患者、洪涝、旱灾、印度洋海啸、支持“新农合”及5・12汶川地震等自然灾害，组织了多种大型社会募捐，累计募集救助款物1000余万元，为各县区4万余户、12万名受灾群众送去了红十字会的温暖和关爱。2008年5・12四川汶川地震灾害发生后，全市红十字会系统紧急行动为地震灾区募集赈灾款物3242166.55万元。其中，赈灾款2978466.55万元、救灾物资30余万元，5月16日市红十字会与榆阳区广播电视局、电视台共同在世纪广场举行大型社会募集活动，2个多小时为地震灾区募集赈灾款108万元，榆林康复医院董事长王荣捐款50万元、榆阳区芹河乡前湾村村民白广林捐款2万元，本次募捐创市红十字会多年来募捐最高纪录。2000年为佳县5・28特大交通事故资助50000元，2002年为米脂县城关医院职工高慧萍女儿常龙梅因患肾病综合征资助5000元，2003年为子洲县景艳梅因家庭贫困上大学特困难资助12000元，2005年为心脏病患儿子洲县王鑫鑫、张亮、高文章，榆阳区白红霞，靖边县胡小玉，府谷县朱浩分别免手术费10000元，2008年3月资助吴堡县白血病患儿薛政5000元、资助子洲县官庄村村民因病贫困资助5000元。2007年榆林市红十字会举办了两期卫生救护培训班，为榆林民航培训了15名救护员、为锦界煤矿培训了42名救护员，为榆林继续医学教育学校、榆林工业学校、榆林农校、榆林林校3000余名学生进行了卫生救护培训讲座。2008年3月市红十字会与公安、交通联合出台在机动车驾驶员中开展卫生救护培训的文件，为我市全面开展卫生救护工作奠定了基础。2007年榆林市红十字会荣获陕西省红十字会全省宣传工作一等奖。

2011年共组织各级各类宣传活动4次，发放宣传资料4万余份，义诊3000多人次，广泛宣传，积极组织全市机关干部、企事业单位职工参加无偿献血活动，共发动37661余人次参与义务献血，献血总量达10.39吨，协助省会在榆林成功举办了2011年度第二期国际红十字与红新月运动知识传播骨干培训班；春节前夕，慰问了200多户困难家庭，发放了5万多元的慰问品。

2012年，子洲、清涧成立县级红十字组织。在“红十字博爱周”活动中发放了《红十字知识简明手册》、造血干细胞捐献、人体器官捐献、遗体捐献和无偿献血等多种宣传资料5万余份，动员过往群众进行现场无偿献血33人次，献血量7000多毫升。领导和群众捐款9800多元。截至11月底，全市无偿献血共33015人次，献血量达9313550毫升。在红十字“博爱一日捐”活动中，榆林市博策广告公司为榆林市红十字会捐献了价值68万元的多功能募捐箱，现场捐款9800元。春节期间，共筹集慰问款物价值5万多元。开展“红十字博爱送万家”活动，向榆阳区崇文路办事处、靖边县高家沟乡等地的困难群众发放大米、面粉、食用油、电热毯、床单、手电筒等生活用品，受益群众达200多户。榆林“劲霸”专营店捐献衣服800余件。全年，应急救护培训工作为神木锦界煤矿培训82人，大柳塔煤矿培训51人，榆家梁煤矿培训85人，国华锦能培训93人；榆阳机场培训120人。在“世界急救日”发放宣传资料3万余份；在榆林电视台开辟《红十字大讲堂》。先后成立了榆林市捐献造血干细胞工作站，批准成立了16人组成的榆林市无偿献血志愿者服务队及榆林市红十字医疗救援队，设六个分队，成员全部由红十字志愿服务者组成。

2014年为了纪念第67个世界红十字日，先后深入榆阳区金鸡滩乡、绥德县四十里铺镇和横山县波罗镇等乡镇，利用农贸集会向基层广大群众宣传红十字相关知识。活动现场发放了《红十字知识简明手册》、造血干细胞捐献、人体器官捐献、遗体捐献、无偿献血和应急救护等多种宣传资料2万余份；榆林市急救指挥调度中心、榆林市阳光救护培训学校的教师进行了现场急救演练；榆阳人民医院和横山县红十字医院的专家为群众进行了义诊。认真开展“红十字博爱送万家”活动，对弱势群体进行人道救助。春节期间，深入清涧、府谷、绥德、横山、靖边、榆阳等县区共慰问基层贫困户42户，发放65000元慰问金和价值29万元的救灾物资。8·3日云南鲁甸地震发生后，截至9月30日，共收到捐款106840.00元。先后为榆阳机场、神华集团、等9家单位举行公益性急救培训，共计培训急救员780名。发放《急救手册》等宣传资料3万余册（份）、急救箱200多个、急救包1000多个。积极开展应急救援和志愿者服务活动，医疗应急救援队成功处置了中煤大海子煤矿“5·14”垮塌事故的急救工作。有3名志愿者进行了自愿捐献遗体和器官登记。全市临床用血100%来自无偿献血，其中自愿无偿献血率达到90%以上。在“6·14”世界献血日我会和市卫生局共同表彰奖励了21名无偿献血先进个人。

2015全国红十字会“十大”闭幕后，5月9日，红十字会联合市卫生局、体育局等单位在滨河公园举办了全民健康健步行活动，市委、市政府领导和广大市民近千人参加了活动。现场发放了《红十字知识简明手册》、造血干细胞捐献、人体器官捐献、遗体捐献、无偿献血和应急救护等多种宣传资料2万余份，榆林市急救指挥调度中心安排了文艺演出活动、榆林市阳光救护培训学校的教师进行了现场急救演练，榆阳人民医院和子洲县苗家坪中心医院的医生为群众进行了义诊。在“6·14”世界献血日和市卫生局共同表彰奖励了无偿献血先进个人20 名。10月16日横山县召开了红十字会成立暨第一次会员代表大会。经市编办批准，横山红十字会编制5人，正科级事业单位。全市共有红十字会组织七个，其中，市级1个，县级6个，其余县区红十字会工作由县卫生局负责。12月1日，参与市红十字会与市健康教育所在榆林市中心广场举行世界艾滋病防治日主题宣传活动，深入居民社区发放艾滋病宣传材料和宣传品24000余份。春节期间赴榆阳、米脂、绥德、靖边、子洲等县区的农村和居民社区慰问困难群众。此次活动共慰问贫困户2000多户，65岁以上老人300多户。发放救助资金7万元，大米20吨，食用油10吨，棉被800床，棉上衣720 件，总价值30多万元。先后为榆阳机场、神华集团、长庆油田等9家单位举行公益性急救培训，共计培训急救员860名，免费培训驾驶员2万多人，发放《急救手册》等宣传资料3万余册（份）、急救箱200多个、急救包1000多个。全市有无偿献血志愿者服务队一支，志愿者34名；红十字曙光救援队一支，志愿者26名；卫生急救队6支，志愿者72名。

第二章　县区机构

第一节　综合医院

一、榆阳区人民医院（原榆林县医学科学研究所）

二级乙等综合医院。原名榆林县医学科学研究所（简称医科所），始建于1983年。前身是1974年5月，中共榆林县委批准，成立半农半读的榆林县卫生学校，为事业单位，隶属县卫生局，同时建立革命领导小组。1979年7月，革命领导小组撤销。校址设在榆林市南郊上郡南路。1983年7月，榆林县人民政府决定，成立陕西省榆林县医学科学研究所，为科级事业单位，与榆林县卫生学校一套人员、两块牌子，隶属县科学技术委员会和县卫生局双重领导，是集医研教为一体的医疗卫生单位。1988 年初，所址迁至新建北路2号，8月1日正式开诊。1989年，市医院收归地区后，医科所承担全市主要医疗服务和救治工作，是全市规模最大的医疗事业单位。同年12月易名榆林市医学科学研究所。2002年，因建世纪广场，建筑面积为2600平方米的医科大楼拆除，整体搬迁至肤施路西侧榆阳桥南租赁办公。2003年，区编委核编108人，领导职数1正3副。2010年8月，区政府将榆阳区医学科学研究所整体转型，称“榆阳区人民医院”。科级事业建制，编制108人，实有253人，含各类专业技术人员195人，高级职称7人，副高职称14人。设普通外科和妇产科，综合内科和肛肠科，脑外科、骨科和急诊科三个病区，30个辅助治疗、医技检查和行政职能科室。2013年5月1日，西沙建榆路青山路口，新建榆阳区人民医院举行奠基仪式，2015年1月1日投入使用，医院占地面积30.87亩，建筑面积5.1万平方米，总投资2.5亿元，楼高16层，负2层，设置床位500张，设地下停车位300个。2014年10月30日榆阳区公立医疗集团成立，与榆林市儿童医院整合，现有职工500多人，其中高级职称100余名，有博

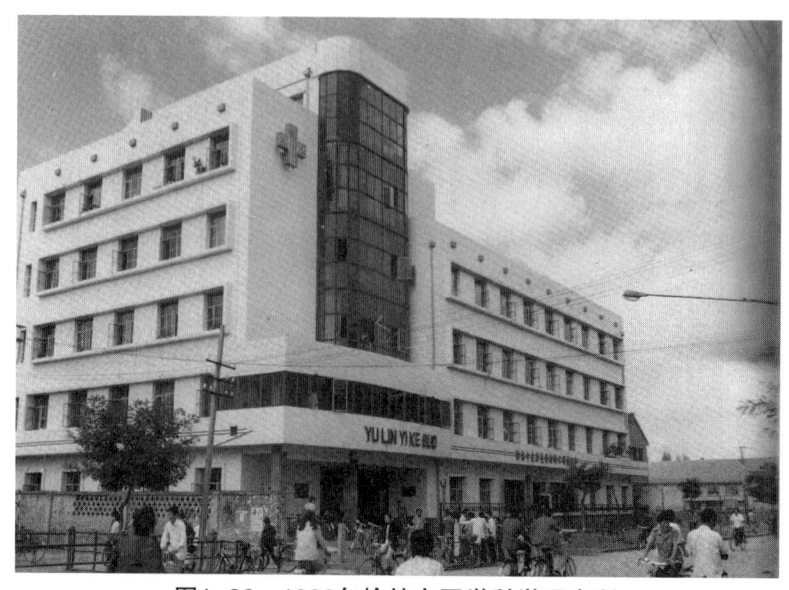

图1–30　1988年榆林市医学科学研究所

士、硕士学位10名。有省管专家4名，市拔尖人才8名，20余名专家分别在国家、省、市多个医学专业学术团体担任主委、副主委、常委等职。拥有美国GE公司64排128层螺旋CT、西门子B超、DR（数字化X射线摄影）、心电工作站、胃镜、生化分析仪等大中型医疗设备200余台（套）。医院儿内科、新生儿科、小儿外科、小儿神经、小儿哮喘专科以及儿童康复保健、矮小症专科等多个科室是市级重点学科和优势专科，与交大二附院协作开设皮肤科、与西京医院协作开设口腔科，多项临床技术填补省、市空白，部分达到全国先进水平；在诊治心脑血管、颅脑创伤、肝胆、颈腰、妇产、康复理疗等专业方面技术实力雄厚，在全区率先引进臭氧治疗技术和开展心脑血管疾病、颈腰椎间盘突出及慢性退行性软组织疾病等多样化治疗。医院历年开展医疗临床新技术、新项目共62项，获省、市医学科研进步一、二、三等奖共32项，获省、市医学科研优秀论文奖60余篇，获实用新型专利7项，出版医学专著10余部。

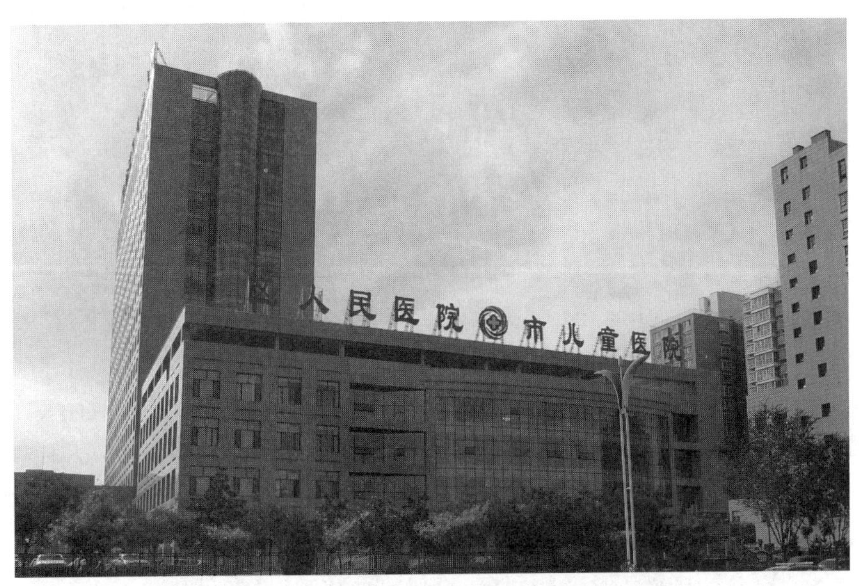

图1–31 榆阳区人民医院市儿童医院

二、神木县医院

神木县医院其前身是1945年成立的城镇卫生所。1947年9月县城解放后改名为神木县卫生所，时有医生2名，工作人员6名，开设门诊治疗。1950年改为卫生院，有房25间，有中、西医生4名，护理及调剂人员4名，行政管理人员3名，设备简陋，只开门诊，未分科室。1953年设有内科、外科和妇科3个临床科室。1960年成立了住院部，设病床15张。1963年由卫生院改名为县医院，为综合性县级医院，病床增为30张。1979年增设了五官科、中医科、检验科、放射科、药剂科、心电图、胃镜等科室，病床增为70张。1983年，在县城南关建起1900平方米的住院大楼，后又修建了门诊大楼。至1986年占地面积10762平方米，建筑面积为5762平方米。设住院和门诊部，开设有内科、外科，妇科、五官科、X光、心电图、超声波等科室、设病床100张，有工作人员127名，其中主治医师2名，中医师3名，西医师22名，护师2名，卫生技术人员共107名，日均门诊172人次，日均急诊5.5人次。治疗率达70%以上。主要医疗设备有200毫安X光射线诊断机2台，心电图机1台，超声波诊断仪2台，纤维胃镜2台。2009年1月7日，神木县医院迁往县城南郊光明路中段，占地52亩，总投资约1.5亿元，建筑面积3.5万平方米，设置病床400张，有职工500余名，设置各类科室37个。2008年，县医院与县中医院实施了资源整合，将中医院整体并入，保留了原中医院的医疗职能和名称，人员业务实行一体化管理。截至2012年底，神木县医院投资4000万元，引进美国GE公司、德国西门子公司、德尔格公司、日本奥林巴斯等国际先进的医疗设备80多台件。拥有0.35T核磁核共振系统，16排螺旋CT，1000毫安DSA、CR和干式激光相机、高档心脏超和腹部彩超及全自动麻醉机、高端呼吸机等。并拥有8间设备配备齐全、高等级的层流净化手术室和功能完备、能同时收住8位危重患者的中心重症临护病房。有HIS、LIS和PACS系统接口等现代化信息网络诊断系统。成为一所集医、教、研为一体的二级甲等综合性公立医院。也是延安大学医学院、西安医学院、榆林市卫校的教学医院。与北京中日友好医院建立了远程会诊系统。2015年，神木县医院有在职职工680人，含各类专业技术人员585人，其中高级职称专业人员72人。设置临床科室15个，医技科室9个，职能科室13个。2012年，神木县医院获得了榆林市“五一”劳动奖状，成功举办了国际儿科学术会议和卫生部全国重点联系县医院院长培训会，对外树立了良好的形象。2012年荣获“全省综合医院中医药工作示范单位”和“全国综合医院中医药工作示范单位”。

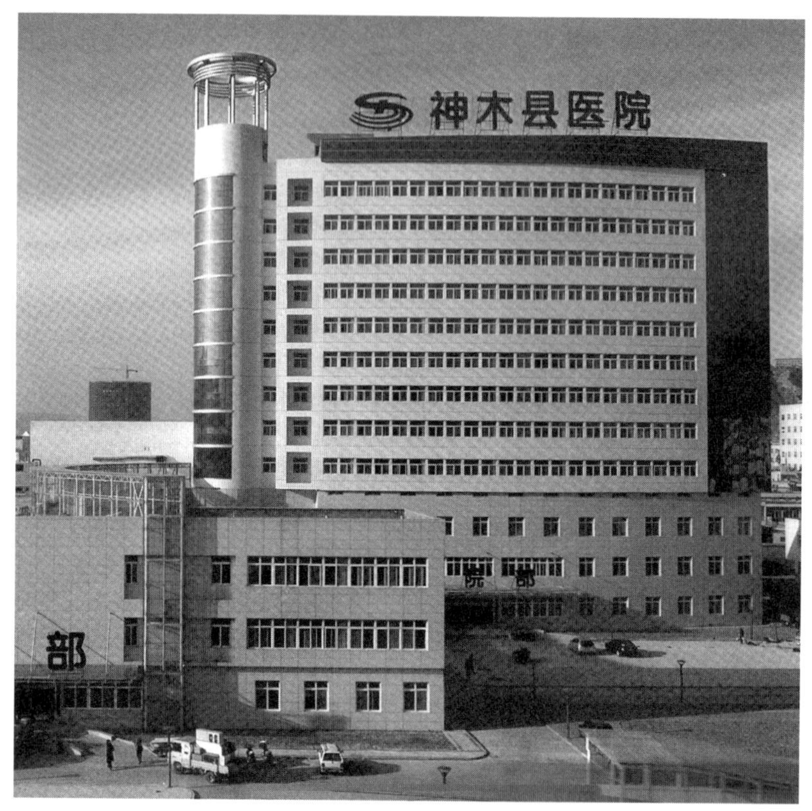

图1-32 神木县医院

三、府谷县人民医院

府谷县人民医院始建于1950年8月1日，为府谷县第一所医院，时称“府谷县人民卫生院”。除治疗疾病外，还负责全县的卫生防疫、妇幼保健和爱国卫生等项工作。1958年神府并县后，改名为“神木县第二医院”。1961年神府分县后，又更名为“府谷县医院”。1968年，府谷县医院与县防疫站、药材公司、兽医站合并，改称“府谷县人民卫生站”。1970年县人民卫生站解体，县医院分出后称“府谷县人民医院”。

府谷县人民医院从建院起，六易其址，规模及医疗队伍不断发展和壮大， 1951年7月16日，院址设在县城北端（今县广播站），仅有房屋8间，工作人员8名。1973年，县医院正式分科，分设内科组（包括儿科、中医科）、外科组（包括妇产科、五官科）、非临床科组、总务组。1984年4月，在县城宾馆西侧筹建总投资197万元，占地1万平方米，建筑面积0.6万平方米。其中病房70间，病床120张，1985年，医院有职工108人，其中主治医师5人，医师25人，医生、检验士、药剂士18人，护士24人，药剂员、化验员10人。1996年，投资115万元引进美国产GE8800全身CT机并投入运行。1994年9月通过陕西省医院分级管理委员会的评审验收，成为全区首家二级甲等医院，1996年9月，通过了陕西省爱婴医院评估验收。1997年4月，在山西医科大学第二附属医院专家的帮助下，完成了建院以来第一例脑瘤摘除手术。11月，成功施行了建院以来首例人工晶体置换术。1998年通过“二甲”医院复审。2001年，县医院以284.8万元的合理价格公开议价采购了一台西门子欢星螺旋CT。2007年8月16日，府谷县医院跟西安一家公司签订了以价格32万元漏费系统协议，所有设备安装漏费系统，彻底遏制了乱收、漏收费现象。2008年11月底县宾馆由县政府无偿划拨县医院，进行了改扩建，开放病床将达到600张。职工增加到540人，其中编制人员343人，临时工197人。2009年4月18日企业家高乃则捐赠核磁共振（1000万元）。5月成立了重症医学科和骨二科。9月体检中心成立，和西交大一附院协作挂牌。2010年医院固定资产1.1亿元，有职工643人，2010年通过复审被卫生厅评为“二级甲等医院”。11月，顺利开展了门诊、住院医生工作站，建立医院电子病历系统。2015年县医院拥有：美国产全身CT、日产彩色B超、全自动血球计数仪、全自动生化分析仪、高压氧舱、纤维胃镜、膀胱镜、血稀生物平衡仪、带电视和摇控系统的500mAX光机、多参数监护仪、全自动尿液分析仪、多功能理疗仪、洁牙机、心脏起搏除颤监护仪、手术显微镜等先进医疗设备，并设有配备四通道摇控心电监护仪的CCU病房，总值达3400余万元。医院科室也经过只设内、外科、药剂科到设有内、外、妇、儿、中医、五官科、非临床科、总务科的漫长演变，不断健全和完善。现设有内科、外科，骨科、妇产科、儿科、中医科、手术麻醉科、急诊科、药剂科、检验科、放射科、护理部、医教科、总务科等四十多个科室。县医院先后被省卫生厅、市卫生局等单位授予“白求恩精神奖”“文明单位”“创佳评差先进单位”“卫生先进单位”等称号，1999年，获全省“十佳医院”“全国卫生系统先进集体”称号。

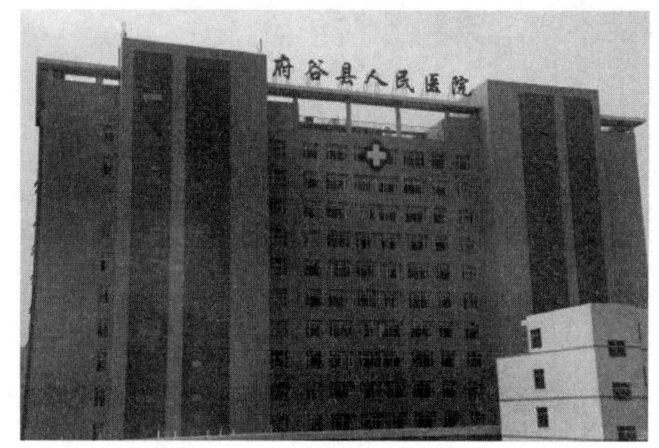

图1-33 府谷县人民医院

四、横山县医院

前身是1948年在当时县政府所在地韩岔设立的卫生所，人员3名。1950年随县政府迁到殿市。同年7月改称“横山县卫生院”。1951年新院竣工，10月迁入新址。全院有行政及医务人员9名。1957年3月始设病床5张。1958年改名“横山县医院”。1958年12月，横山县并入榆林、靖边等县后，称榆林第二医院，1961年9月横山县恢复称横山县医院。时有职工35人，开设病床25张。“文化大革命”开始后，医院成立“革命委员会”，1967年改称横山县六二六医院。1969年6月改为横山县医药卫生“革命委员会”。1978年“革命委员会”撤销，恢复横山县医院名称。1966年陕西省医疗队回省时，将李勤、马桂祥等17名队员留在县医院，大大加强了医院的医疗技术力量。医院经扩建后分为病房、门诊两个部分。门诊设内（儿）、外（皮肤）、妇产、五官、中医、门诊注射换药六个医疗科室和检验、放射、理疗、药剂四个医技科室；病房设内科、外科护士办公室和手术室、心电图室。1984年，横山县医院已能开展大部分泌尿系、消化系、骨科和妇产科手术，还可做颅脑损伤硬膜下血肿清除术。为一患者做开胸肺叶切除手术获得成功；能救治的重症有：外伤性肝脾破裂、空腔脏器穿孔、流行性化脓性脑膜炎，子宫破裂、破伤风、败血症、各种类型休克、高位肠瘘、肝肾功能衰竭、格林巴利综合征等多种危急重症。1989年，医院占地面积33亩，总建筑面积6400平方米，全部投资76万多元，较大设备有：共鸣火花治疗机、音频电疗机、KW66—4型超短波电疗机、80型超短波电疗机、交变磁疗机、牙科综合治疗机、骨科综合床、万能手术床、空气麻醉机、万分之一分析天平，2500倍日本产显微镜、立式和卧式高压灭菌器、西北牌XB—424型轻型越野救护车等大、中型医疗机械与仪器设备68件，价值100余万元。职工93人，其中主治医师1人、中医师4人、西医师25人、医士5人、护师1人、检验师1人、护士14人、检验士6人、药剂士2人、其他初级卫技人员15名。2015年县医院有216名医护人员，临时

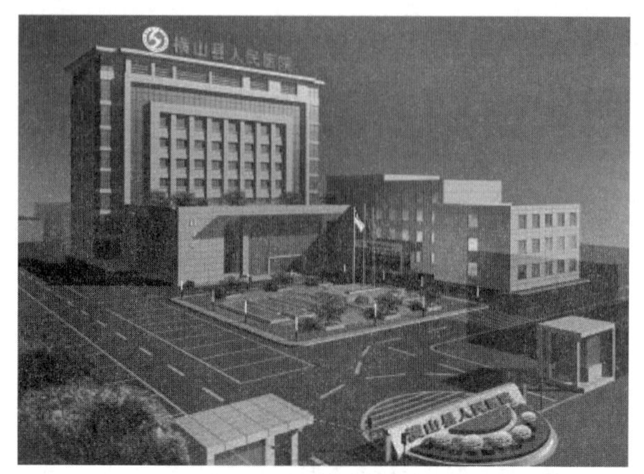

图1-34　横山县医院

工80多名，设病床125张。2008年，为提高医疗治疗质量，设立医院医疗质量控制科，至2011年底，医技科室增设CT室。职能科室有（11个）：办公室、医务科、护理部、感控科、质控科、信息科、合疗科、总务科、财务科、设备科、保卫科。临床科室有（10个）外科、内科、妇科、产科、小儿科、五官科（眼耳鼻喉）、口腔科、皮肤科、麻醉科、中医科。医技科室有（10个）：药剂科、检验科、放射科、心电、B超室、病理室、脑电室、胃镜室、CT室、中医理疗科。护理单元有：外科、内科（含ICU）、小儿科、妇产科、五官科、急诊科、供应室、手术室。1995年10月“二级甲等”医院正式挂牌。1996年被省卫生厅评为“爱婴医院”。2011年县医院成立120指挥中心。拥有高压氧治疗机、美国GE-1600C全身CT扫描机、200毫安X线机、日产奥林巴斯胃镜、电视显示系统以及工作站。AU-400全自动生化分析仪、C型臂、全数字化彩色B超、悬吊式DR摄影系统等万元以上设备200多台（件）。

五、靖边县人民医院

前身为“军民中西药房”，于1944年由警三旅驻靖骑兵团与靖边县抗日民主政府联合创办，时有医生3名。1946年，更名为中西药房，地址由张家畔西街迁到东街，人员增加至5人。1949年，更名为靖边县人民卫生所，人员增至7人。1951年，更名为靖边县人民卫生院，人员增至11人。1953年，延安三边药社并入，壮大了医院的资金和技术力量。1955年，卫生院迁往新西街（现址），同年砖木结构门诊楼建成使用，有职工20人，分设内、外、妇三科。1956年，设立化验室、住院病房，开设病床5张。1957年，更名为靖边县人民医院，有职工32人，床位15张。1959年12月，陕西省卫生厅分配2名医学院本科毕业生来院工作，医院购置了国产200毫安透视机1台，医疗技术水平明显提高。1961年，开设中医病床，开展针灸、推拿业务。1979年，修建住院大楼，有职工79人。1980年，设立胃镜检查室，开设病床60张。1984年，设立口腔科。1989年，修建门诊大楼，有职工129人。1992年，分设内儿科，专设儿科病区，床位增至110张。1994年，设立防保科、急诊科及康复理疗科，有职工171人，开设病床120张。1995年，定为“榆林地区卫校教学医院”。1996年，为“延安医学院临床教学医院”。2000年，引进计算机药房、收费管理系统，结束医院手工记账收费及药房管理的历史。2001年修建住院大楼。2010年，被省卫生厅评为二级甲等医院。2013年，新建住院大楼投入使用。2015年，靖边县医院为二级甲等综合医院，为差额正科级事业建制，隶属县卫生局管理；占地面积2.1万平方米；建筑面积4万平方米；固定资产7052万元；开设病床600张；设有临床科室23个，医技科室17个，职能科室16个；神经内科、普通外科、泌尿外科及骨科确立为榆林市重点学科；医院拥有美国GE公司0.2T核磁共振、螺旋CT机、数码拍片（CR、DR）系统、血液透析机、数字化摄影X光机（中型C型臂、小型C型臂）、三维彩超、美国麦瑞血球计数仪、意大利PT2000全自动生化分析仪、心电监护系统、微量元素测量仪、超声骨强度仪、臭氧治疗仪、电子胃镜、电子肠镜、腹腔镜、电子阴道镜、宫腔镜、前列腺

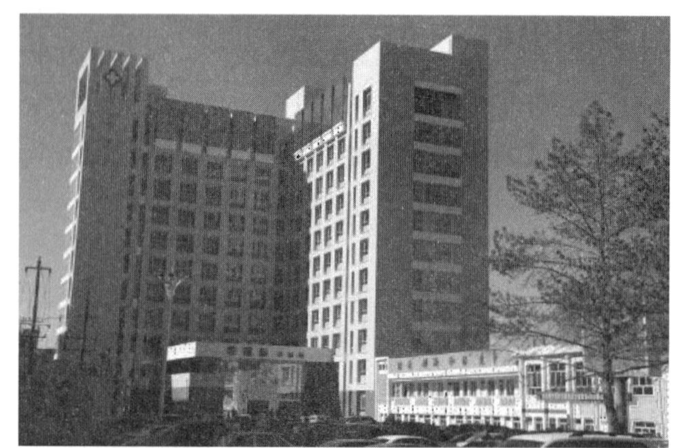
图1-35　靖边县医院

电切镜、输尿管镜及弹道碎石机、手术显微镜、骨关节镜、射频控温热凝器、重症监护呼吸机等先进医疗设备335 余台（件），总价值达4511万元；医院编制353人，实有工作人员735人，其中卫生技术人员占80%，高级卫技人员64人，中级卫技人员110人，市拔尖人才2人，县管拔尖人才3人，全年门诊40万多人次；住院29000余人次；业务收入近1.8亿元。先后获得爱婴医院、省级卫生先进单位、陕西省“万名医师支援农村卫生工程”先进集体等荣誉称号。

六、定边县人民医院

前身是定边保健药社，始建于1941年3月，是最早的公立医疗机构。1951年保健药社更名为定边县卫生院，当时有医务人员4名。1951年迁于鼓楼北巷（定边县粮食局北巷县委对面）。1958年更名为定边县人民医院，下设医政、预防、妇幼保健、总务四个股，成为全县医疗服务中心。1968年9月成立定边县医院“革命委员会”。1977年停止“革命委员会”称谓，复称定边县人民医院。1976年新建病房楼两座，建筑面积1885平方米，病床52张。1987年10月，新建门诊大楼一座，历时5年，总投资79.8万元，总建筑面积2326平方米，于1992年9月投入使用。2002年建成门诊楼，建筑面积4368平方米，总投资476万元，其中苏州新区援助100万元。2005年建成九层现代化住院大楼，建筑面积11283平方米，总投资3000余万元。2011年建成新门诊楼和医技楼，建筑面积13154平方米，总投资4000余万元。1993年常规医疗设备20余件。2015年拥有美国GE核磁共振、日本东芝340彩色多普勒和220黑白B超、日本奥林巴氏140电子胃镜和肠镜、日立7080全自动生化分析仪、CR、C型臂、胃肠机、美国产630毫安X光机、美国GE64排128层CT机、希森美康7600-020全自动生化分析仪、希森美康2100D全自动血液细胞分析仪、迈瑞BS800全自动生化分析仪、迈瑞6800全自动血液细胞分析仪、奥林巴斯260SL电子胃肠镜等医疗设备。2009年被陕西省卫生厅评审为二级甲等医院。2013年，医院占地面积14000平方米，建筑面积33500多平方米，成立定边县120急救中心，编制床位200张，实际可放床位600张，年门诊人次32万人次，住院病例近3万例，手术近5000例，业务收入1.5亿元。2004至2009年，苏州市每年选派医疗队支援定边县医院共6期，支援专家共15人次， 2005—2008年，西安交大一附院对口支援定边县医院。支援专家共68人次，2009—2012年，西安交大二附院对口支援定边县医院。定期选派医疗专家共37人次，涉及外科、内科、妇产科、放射科、骨科等专业。肿瘤科、泌尿科、检验科、儿科、眼科等专业。

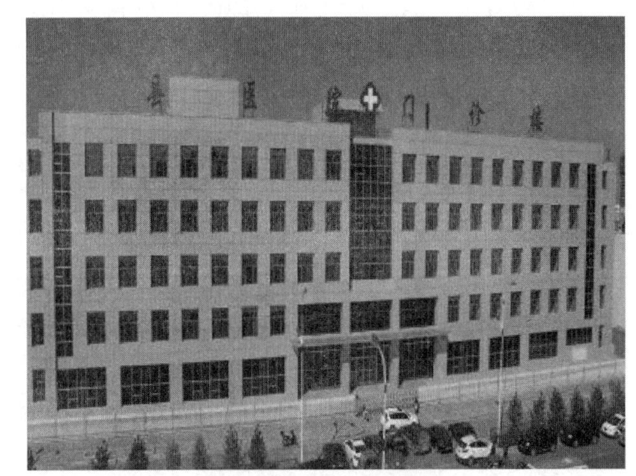

图1-36 定边县医院

七、米脂县医院

前身即米脂县人民卫生所。1949年有4张病床和简易器械，药品缺乏，几支青霉素做陈列用，每支价值20元。1950年改为县人民卫生院，在北街30号设门诊部，东街5号设住院部，共占房4间，分设内科、外科、妇产科，病床10张。1952年，绥德专署拨来22石小米转为医疗资金，购置10余种普通医疗器械，300多种药品，条件有所改善。1955年5月，卫生院迁至南关西下巷（原民生纸厂，今县招待所址），占地8亩，房屋占有面积1278平方米。增设化验室，使用普通显微镜。1956年病床增至15张，新增中医科和中药房。1957年新设放射科（透视室），添置30毫安X光机；全院设病房20张。1958年10月10日，县卫生院改称县医院。1964年，医院迁南关凉水沟前新址，占地30亩，建诊室、病房136间，面积3420平方米，设病床30张，拥有

X光机、外科手术台、产科手术床、超短波电疗器等医疗设备20台件。1989年县医院总占地面积15337平方米（其中医疗区12408平方米），建筑面积5808平方米。院内行政设办公室、总务科、财务科、医务科、药械科、护理部；临床医疗设门诊部、住院部，分内科、外科、妇产科、五官科、皮肤科、痔瘘科、中医科、手术室；医技设放射科、检查室、超声波（A超、B超）室、心电图室、脑电图室、胃镜室、病理室。病床总数78张（当年住院楼尚未投用）。主要医疗设备有300—500毫安X光机、脑电图仪、超声波仪、胃镜、等27台（件）。1991年8月县医院新建住院楼投入使用，病床增设至150张，内科分设儿科。2000年12月30日，人员结构：高级职称22名（副主任医师21名、副主任护士1名）；中级职称58名（主治医师38名、主管护师10名、主管检验师3名、主管药师6名、主管技师1名）；初级职称81名（医师13名、护师36名、医士3名、护士2名、口腔技师1名、放射医师3名、检验师2名、药剂师5名、放射医士1名、未评职称15名）；非主体系列41名，共202名。2001年，购置德国西门子HDR型三代CT、全自动生化分析仪、全自动血球仪、电解质测定仪、555CT全数字彩超、全自动麻醉机、快速全自动洗片机、涡轮机、电消毒锅炉等医疗仪器和设备。2002年11月，县医院接收到苏州医疗队赠送的救护车一辆、胎儿监护仪、电控婴儿暖箱、高频电刀、心电图机等医疗设备。同时，县医院购置了5台6参数监护仪上了门诊管理软件系统和院内感染软件管理系统等。2003年，投资新建5369平方米的门诊大楼。2004年，购置了日立黑白B超、福田三导心电图机、GE除颤起搏监护记录仪、经皮给药诊疗仪、新生儿暖箱，并对手术室进行规范改造。2005年，新建门诊楼投入使用，医院又购置了美国GE公司的双排螺旋CT、北京万东公司的500毫安胃肠X光机、多功能口腔治疗机、洗片机、24小时动态心电监护仪等设施设备，使手术室的设施、设备达到二甲医院的标准。2008年，米脂县医院购置了日本进口的电子胃、肠镜、生化分析仪各一台。2010年，医院筹资100余万元，购置DR、C臂X放射机。2010年，医院在职员工总数为239人，其中外聘人员72人、卫生技术人员199人、临床医师72人、护理人员81人、医技人员46人、管理人员4人、工勤人员19人、护工17人、另有退休人员56人。

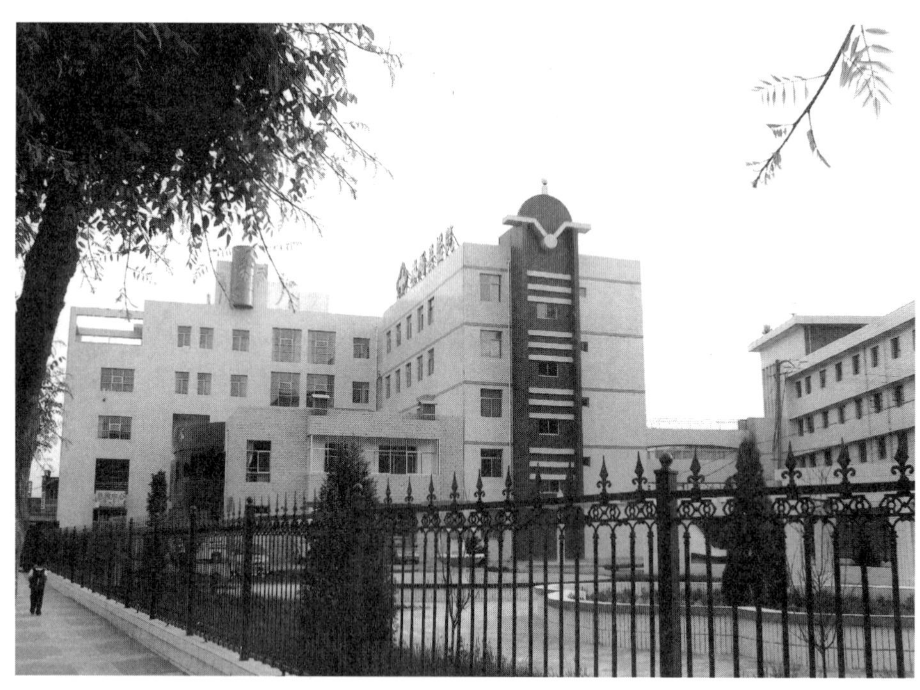

图1–37　米脂县医院

八、绥德县医院

前身是1940年3月成立的绥德专署卫生所。1943年，改名新华药房，并对外开诊，时有医务人员12名。1947年3月，新华药房与绥德分区医院合并，易名绥德分区中心卫生所。1949年7月1日，卫生所改称绥德分区人民卫生院，地址由井滩安家院（今县水利工程队驻地）迁至现城关镇医院住地。1952年5月25日，又改称陕西省绥德人民医院，主办单位是省卫生厅，行政领导为绥德专署卫生科，有工作人员33名。1956年10月5日，绥德专署撤销，原省医院与绥德县人民卫生院合并，称绥德县医院。1957年，县医院迁至城外蒙恬墓西（即县医院现址），占地面积为1230平方米。1958年12月，清涧、子洲、吴堡三县并入绥德县，原县医院称绥德县第一医院，设内、外、妇产、五官科，增置医疗室。1961年8月，四县分设，又恢复绥德县医院。1982年，县医院有窑洞95孔、平房49间。1984年，投资32万元，新建门诊楼一幢，占地2000平方米。1989年，县医院有职工164名（其中副主任医师3名、主治医师25名、医师49名），病床100张。1990年绥德县医院设有职能科室6个：临床科室有10个：医技科室有5个。1996年，应"二级甲等"医院创建工作的要求，职能科室改为12个，临床科室增设了急诊科、传染科，医技科室增设了脑电室。至2011年底，医技科室增设CT室。职能科室有（11个）：办公室、医务科、护理部、感控科、质控科、信息科、合疗科、总务科、财务科、设备科、保卫科。临床科室有（9个）外科、内科、内二科（前身传染科）、妇产科、小儿科、五官科（眼耳鼻喉）、口腔科、皮肤科、麻醉科。医技科室有（9个）：药剂科、检验科、放射科、心电B超室、病理室、脑电室、高压氧室、胃镜室、CT室。护理单元有：外科、内科（含ICU）、内二科、小儿科、妇产科、五官科、急诊科、供应室、手术室。拥有上海500毫安X光机、头颅CT、NG90-11A型单人医用高压氧舱。PICKER-IQ型CT、日产奥林巴斯经济型胃镜、电视显示系统以及工作站。2004年，KT88脑电地形图，2005年，GE LOGIQ5 EXPERT B超一台、日产泛泰克斯EG-271C电子胃镜、CR-富士X光机一台、AU-400全自动生化分析仪、引进南京科进KJ-V4经颅多普勒超声、口腔科综合治疗机4台、内窥镜图像显示仪、等万元以上的各类大型设备30台。1996年10月，经省卫生厅审批，"二级甲等"医院正式挂牌。2010年正式通过等级医院的复审，并再次授牌。

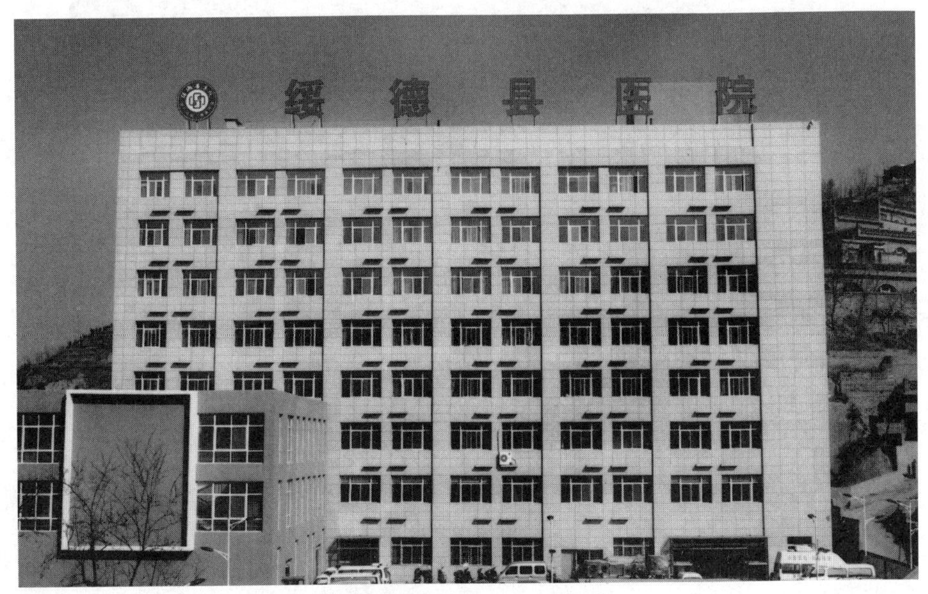

图1-38 绥德县医院

九、清涧县人民医院

位于清涧县城区东阳街1号。1950年7月，成立清涧县人民卫生院。1958年8月，改为清涧县人民医院。1968年8月18日，清涧县人民医院、清涧县中医院和清涧县药材公司三家医药机构合并，成立清涧县卫生防治院。1973年，清涧县人民卫生防治院解散，恢复清涧县人民医院。1991年，医院有在职干部职工128人，其中卫生技术人员90人，开放病床80张。2010年，院内设党办、院办、医疗科、护理部、药剂科、工会等六个党政群职能部门。在职干部职工109人，其中卫生技术人员96 人，其中高级技术职称9人，中级技术职称的

53人，病床120张。设：内科（设急救室）、外科、妇产科、儿科、急诊科、眼科、耳鼻喉科、口腔科、中医科、合疗科等临床科室10个，检验科、放射科、CT室、B超室、心电图、脑电图、理疗室、胃镜室等医技科室八个，拥有GIF-V70新型电子胃镜、TCD超声经颅多普勒检查仪、日产13988多功能监护仪、便携式监护仪、PM9000监护仪、EAE锁痛主体呼吸设备、心电监护仪、C型臂、全自动生化分析仪、全自动血流变仪、DR-X线机、双排螺旋CT、日本进口全数字彩超等先进治疗救治设备40余台（件）。2010年1月1日被批准为"二级乙等医院"；1996年中华人民共和国卫生部、联合国儿童基金会、世界卫生组织于授予清涧县人民医院"爱婴医院"的称号。2004陕西省爱国卫生委员会授予 "卫生先进单位"。2005年榆林市卫生系统行风建设授予"先进单位"。2007年授予全市卫生工作"先进单位"等各种市县级表彰奖励数十次。

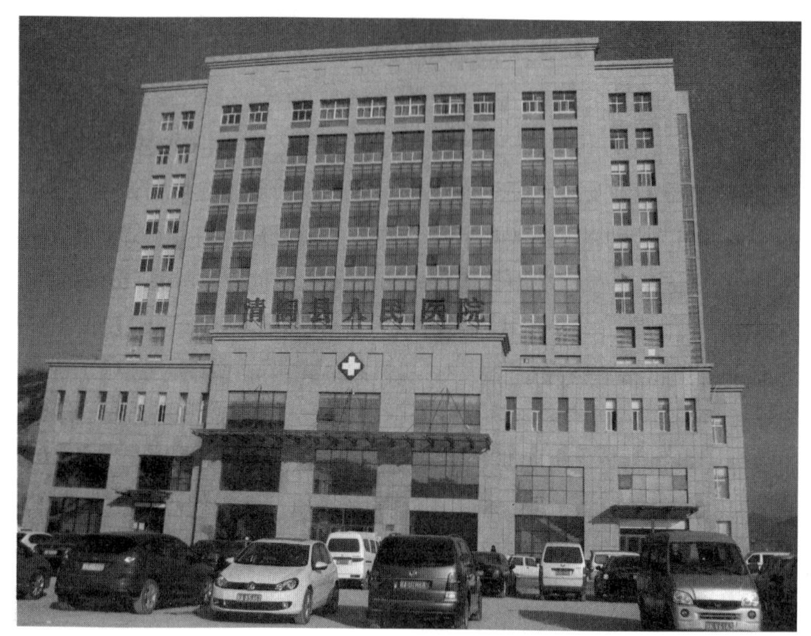

图1-39　清涧县医院

十、吴堡县医院

前身是吴堡县卫生所。初建于1950年，设在宋家川镇河神庙院。编制4人。1951年，改名吴堡县卫生院，迁到中坪（现县委后院），人员增到6人。1955年设病床5张。1956年设化验室，开展临床三大常规检验。1958年改名为绥德县第四人民医院。1960年附设卫生学校，配专职兼职教员11名。1962年随县置恢复更名为吴堡县人民医院，安装50mAX光机1台。1963年新修窑洞20孔，手术室4间，病床增至15张，开展外科手术。1969年开始针麻手术。1972年开始上腹部手术。1979年建门诊、住院大楼各1幢，面积2238平方米，病床增至50张。1985年县医院主要医疗设备：200毫安X诊断机2台，心电图机1台，A型超声波诊断仪1台，电冰箱2个，生物显微镜、普通显微镜各2架，人工呼吸器1个。普外、妇科、骨科手术器械各2套，救护车1辆，病床50张。2012年底，有在岗职工162人，其中卫生技术人员93人。高级技术人员9人，中级技术人员40人。拥有病床150张。院内设办公室、医务科、护理部、控感办、质控科等五大职能科室，及内、外、妇、儿、口腔、耳鼻喉科、 眼科、麻醉科、手术室、急诊科等10

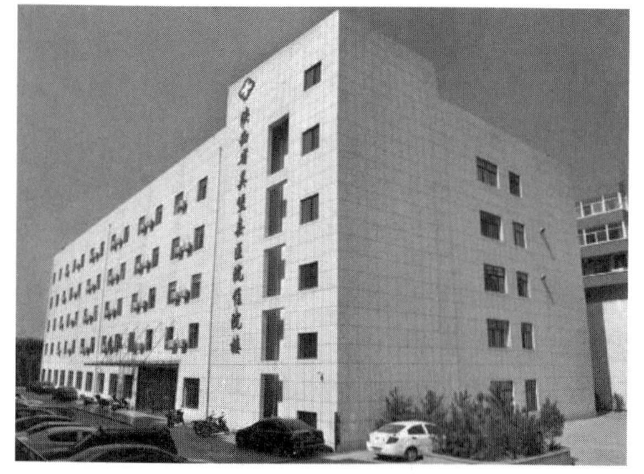

图1-40　吴堡县医院

余个一线科室和放射、检验、彩超、心电、脑电、胃镜、药械、消毒供应等辅助科室。拥有美国GE公司生产的彩超、CT、德国生产的多功能全自动呼吸机、螺旋CT、心脏彩超、C型臂X光机、全自动生化分析仪、胃镜等大型设备30余台。2010年成功通过等级医院的验收，“二级乙等”医院正式挂牌。争取到国债资金1300万元，新建建筑面积达9610平方米的住院大楼一栋，床位达200余张。开展了新项目、新技术10余项。

十一、佳县县医院

1947年佳县乌镇成立卫生所，1950年迁入县城，1954年改为佳县人民卫生院，1956年有职工14人，设病床25张。1958年葭米并县后改称米脂县第二医院。1961年复设葭县后又复名葭县医院。1989年有职工135人，床位数110张，职能科室有：院办、医务科、总务科、财务科、护理部。临床科室有：内科、外科、妇产科、儿科、口腔科、眼科、耳鼻喉科、中医科、急诊科、皮肤科、按摩室、理疗科、手术室。医技科室有：检验科、放射科、药剂科、病理室、脑电图室、心电图室、胃镜室。1990年，购买B超1台，是佳县首台B超，开设B超室， 1996年11月，增加了医疗设备科、预防保健科、家庭病床科、计生办、政工科、信息科、审计科、二甲办；外科分设了骨科；内科分设了传染科；手术室分设了麻醉科。1999年成立眼科中心。国家卫生部、“国际狮子会无偿资助佳县人民医院”眼科器械约20万元，结束了佳县眼科无手术的历史。2000年10月开设肛肠科。拥有日本日立EUB-420B超、德国莹灵曼朱丽Ⅱ型尿液分析仪、日本奥林巴斯彩色电子胃镜、日本产F-820血球计数仪、200mA双床双管X光机、美国全电脑监控综合肛肠病治疗仪、500mAX光机1台，全自动心电图机、动态心电分析系统、彩色经颅多普勒超声诊断仪、高参数监护仪、呼吸机等设备。2002年药房、收费实行微机管理；国家扶贫项目医技大楼破土动工，投资150万元，建筑面积2500平方米。2004年开设病床120张，职工人数196人。卫生技术人员175人，其中执业医师80人，执业助理医师5人，注册护士55人，药剂人员15人，检验人员10人，其他10人。有高级职称23人，其中主任医师8人，副主任医师15人。1997年12月，经省、市领导和专家的检查评审，取得了“爱婴医院”资格。1998年成为“二等甲级医院”。

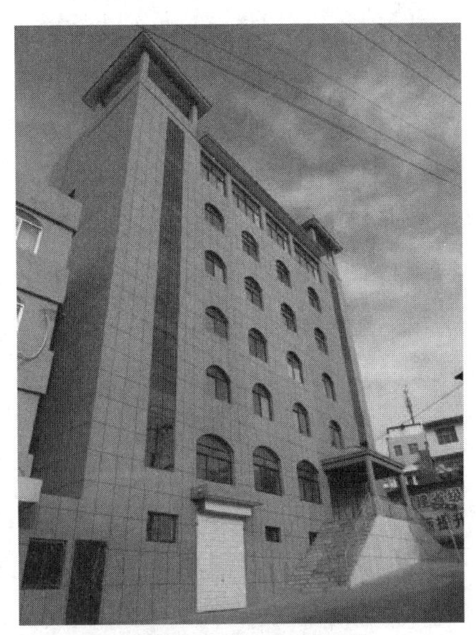

图1-41 佳县县医院

十二、佳县红十字会医院

1994年3月22日，成立佳县红十字会医院、红十字急救站、红十字会血站三位一体的科级医疗单位，人员8名，1995年住院部正式开张，有职工14人，开设病床20张。12月，佳县红十字会医院与佳县中医院合并。中医院牌子予以保留，一套机构，两块牌子。

1997年建成“爱婴医院”。1998年2月19日开展了N血管吻合术，马蹄足矫形、椎间盘髓核摘除椎管成形术。填补了外科技术空白1999年住院大楼投入使用。共投资280万元，建筑面积2540平方米。2000年与全军肛肠治疗中心协作创办了“肛肠治疗中心”，成立了“康复治疗中心”，“皮肤性病专科”。投资200万元购置日本东芝300EZ全新CT机一台，填补了佳县医疗设备的一项空白。医院被省委、省政府评为“省级文明单位”。2001年省纺织医院继续坚持技术支援，开展了髋臼成形术、马蹄足内、外翻矫形术、颅脑手术。2002年苏洲市医疗队专家在佳县红十字会医院进行技术支援。2003年苏州市医疗队由苏州市专家刘晓强主任、张金坤主任、殷华芬主任组成，在红会医院坚持技术支援。2005年全院共设临床科室10个，医技科室5个。2008年为检验科添置了半自动生化分析仪，更新了血球计数仪，B超室添置了彩色B超一台。2009年共设

16个临床医技科室，设病床80张，开放病床60张，为检验科更新了电角质分析仪，改善了检验设施。CT室配置了CT工作站，2010年为检验科添置了糖化血红蛋白分析仪，添补了糖化血红蛋白等监测项目的空白。

十三、子洲县人民医院

1950年保健药社和卫生所合为中西医卫生合作社，是年12月易名子洲县卫生院，院址在双湖峪镇后街，有人员9名，窑洞3孔，房子2间，只设门诊室。1955年迁至丰家塔更名为子洲县医院，有20余名医护人员，34孔窑洞，有10张简易病床。1956年设门诊部、住院部，病床增到30张。1957年开展放射及检验辅助诊断。1962年人员增到35名，病床45张。1973年在大洪寺投资18万元，新建院址，建筑面积5000平方米，设有72张病床。1985年有职工126名。其中主治医师7名，西医师17名，设17个科室。1989年迁入县城新址，占地面积21亩，有住院楼一栋，门诊楼一栋，建筑面积6000平方米，有职工170人，病床125张，门诊部设内、外、妇、儿、中医、口腔、五官、眼、病理、急诊、影象、检查、药械、放射、针灸、理疗、统计、病案、供应等科室，还有癫痫和骨科专科；住院部设内、外、妇、儿、综合科和手术室。1999年9月28日，县医院成功抢救了1名心脏停止跳动15分钟的触电患者。2000年，县医院成功救治了重型脑外伤多发颅内血肿，先天性输尿管畸形伴肾盂大囊肿患者。新开展了经腹行双侧输卵管吻合术和胰腺囊肿ROUX-Y吻合术。是年，医院获市卫生先进单位。2009年5月11日，子洲县人民医院8个科室的64名护士以技能“大比武”活动迎接护士节的到来。活动共包括经脉输液、口腔护理、心肺复苏、导尿灌肠等十多项技术操作项目，5名护士获得优秀奖。2011年医院《天使报》创刊。2012年6月6日，子洲县人民医院组织内外科专家、医护人员在县城中心开展“健康教育”活动，免费为居民检查60余人，提供健康咨询100余人次，发放健康教育处方、健康小常识宣传册等2000余份。2012年医院有职工276人，专业技术人员240人，其中高级技术职称20人，中级职称63人。开设病床150张，设置21个临床医技科室，7个职能科室。现开放病床180张。同年12月1日起，全面实施药品“三统一”，“零差价”销售。同年，医院获“全省卫生系统创先争优活动先进集体”“陕西省新农合、三合理工作先进医院”称号。

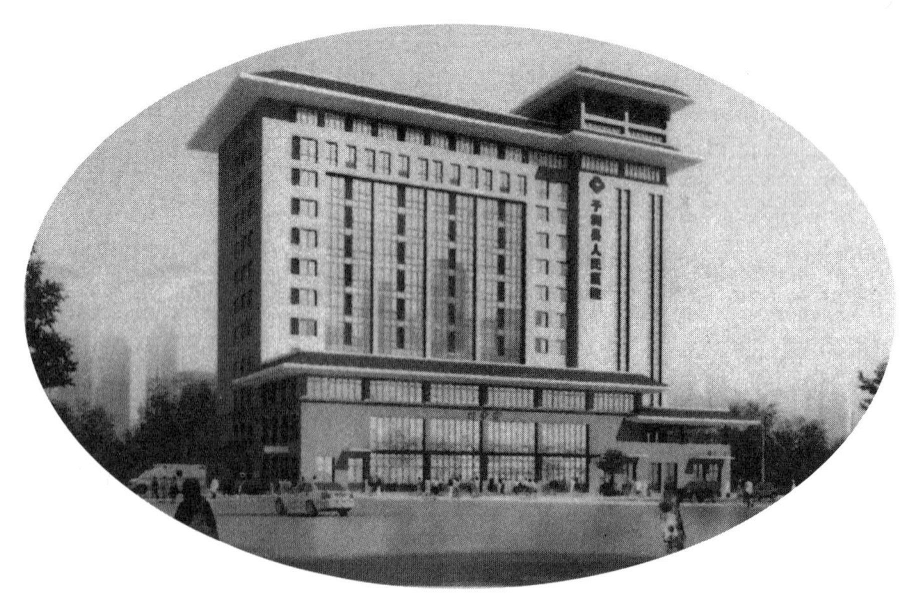

图1-42 子洲县医院

十四、神华神东总医院

是神东煤炭集团公司下属的一所二级甲等综合性医院，位于神木县大柳塔镇。是国家安监总局矿山医疗救护神东省级分中心、中国矿山灾害救援学会常务理事单位、内蒙古医科大学、包头医学院、榆林卫校实践教学基地。神东总医院1998 年9 月由原神府煤炭公司职工医院和东胜煤炭公司职工医院合并而成。承担着神东及周边地区的矿山创伤医疗救护、日常医疗服务、健康体检、职业病筛查、预防接种及突发公共卫生事件处理等医疗和保健服务工作。

神东总医院本部建筑面积3.3 万平方米。开放床位212 张。医院拥有一台东芝64排螺旋CT、一台0.23菲利浦核磁共振（2015年已经立项招标购置256排CT一台、1.5T核磁-台），西门子和日立脉各一台，科达CR，西门TC型臂，意大利GMM100AmX线数字胃肠机，而canview 乳腺铝靶机，美国诺兰德全身骨密度检测仪；8台菲利浦、GE、西门子彩超；富士、潘泰克斯电子胃肠镜各一台，史道斯腹腔镜、胆道镜、膀胱镜、前列腺电切镜、Snake 关节镜、超声碎石机；贝克曼全自动免疫分析仪、梅里埃微生物检测仪、东芝120 生化仪、迈瑞1600 生化仪、西斯美康、迈瑞血液分析仪、西斯美康血凝仪；法国鹰眼系统，两台大型体检车、4台救护车等总价值1亿多元较先进的诊断、治疗和体检设备。

2015年，医院设立12 个行政职能科室，11个临床科室、7个医技科室、10个驻矿卫生所。共有职工387 人，其中合同工258 人，占66.7%；劳务工 129 人，占33. 3%。正高级职称共有10人，副高级职称共有31 人，中级职称共100 人，初级职称172 人；有7 人具有硕士学位。全年收治住院患者5084 人次，门诊接诊112004 人次，急诊接诊18671 人次，危重急救340 人次，门诊手术2688 人次，住院手术1044 人次，预防接种11886 人次，健康体检16021 人次。全年收入6686.11万元。

第二节　中医院

一、榆阳区中医院（西沙医院）

始建于1955年。1986年，从旧城区北大街搬迁至西沙。1994年，为正科事业编制，隶属卫生局，医院占地面积1.2万平方米，建筑面积2020平方米，业务用房1400平方米，有病床30张，临床设内科、外科、中医科、医技设放射、检验科，有业务技术人员50人，其中中医技术人员30人。地址榆林市常乐路（东）32号。1997年3月，被省卫生厅批准为陕西省第四批重点中医院建设单位。1998年6月，引进二手匹克120型CT机，价值100万元，成立CT室。填补了榆阳区没有CT机的空白。2002年，引进腹腔镜和前列腺汽化电切技术。2002年10月1日，医院住院楼建成运营，建筑面积3956平方米，设病床150 张。设有门诊部、急诊科、内科、外科、妇产科、儿科、中医科、口腔科、药剂科、放射科、检验科、手术麻醉科、消化内镜室、B超室、心电室、脑电图室、乳腺检查室。2009年区卫生局设定该院为榆阳区中医药适宜技术推广基地。向县乡村三级专业人员培训推广中医药适宜技术，荣获全国社区中医药先进单位。2010年，被列入陕西省农村医疗机构中医特色专科建设项目单位，医院设临床、医技科室20个，脾胃科，针灸理疗科，治未病养生保健中心，社区中医全科诊室，哮喘科等是医院中医优势专科，初步形成了院有专科、科有特色的良性发展格局，二级甲等中医医院挂牌。床位150张。全院有职工207人，其中专业技术人员占85%，有正高3人，副高20人，主治35人，榆林市十佳名老中医1名。拥有美国GE双排螺旋CT，飞利浦彩超，日本富士能高端电子胃镜、电子肠镜，迈瑞全自动生化分析仪，全自动血球计数仪，北京万东500MA程控X光机等较先进医疗设备115台（件）。

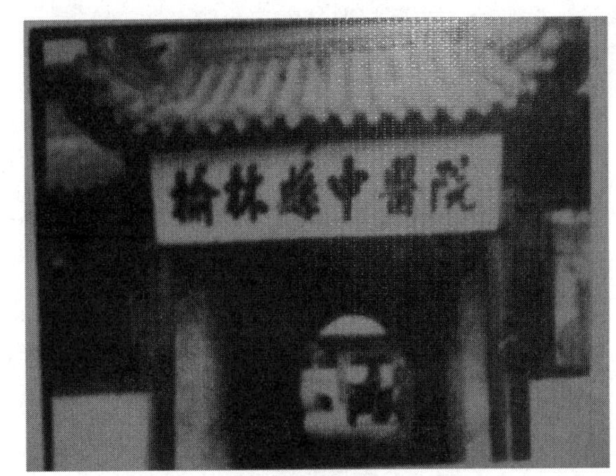

图1–43　榆林县中医院（1980年）

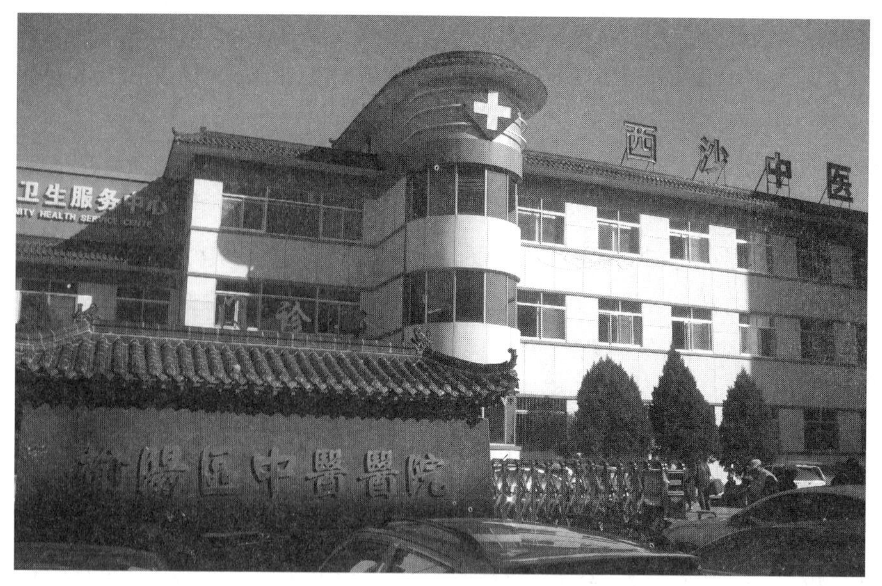

图1–44　榆阳区中医医院

二、榆阳区痔瘘医院

1986年建院，院址东沙驼峰路101号。先后自主研制中药“止血散”，引进掌握了先进的“消痔灵”和激光治痔瘘技术，各类肛肠疾病的治愈率达97%以上，被患者尊称为“痔瘘克星”1994年以来，医院成立了科研制剂室，先后研制成功了痔瘘病和鼻病等七大系列15个品种普通非标准制剂。1995年，先后引进了不禁食疗法治疗糖尿病纯中药制剂、肝胆肾结石溶石疗法、哮喘病治疗新技术。1998年，由原来单一的痔瘘专科增加到11个专科。2005年，全市首家引进德国百康生物共振过敏原检测仪，可检测491种过敏源，进行脱敏治疗。2007年11月，医院部分转型为榆阳区驼峰路社区卫生服务中心，痔瘘医院核编35人。2010年，痔瘘医院与驼峰路社区卫生服务中心实行一体化管理，床位40张，编制55人，实有95人。设15个临床职能科室。拥有500MNA高频X光机、全自动生化分析仪、彩色B超、心电监护仪、24小时动态心电图、血球分析仪、酶标仪、壁挂式全科医疗诊断系统、儿童智力筛查仪、听力筛查仪、腰椎牵引床、医用臭氧治疗仪、过敏源检测仪、纤维结直肠镜、激光射频痔疮治疗仪、高频电刀、微波治疗仪、肛门中药熏洗机等医疗设备100多台（件）。痔瘘科被列为陕西省重点专科建设项目，2010年成功创建了全国先进社区中医药先进单位。卫生部部长陈竺考察参观后给予了高度评价。

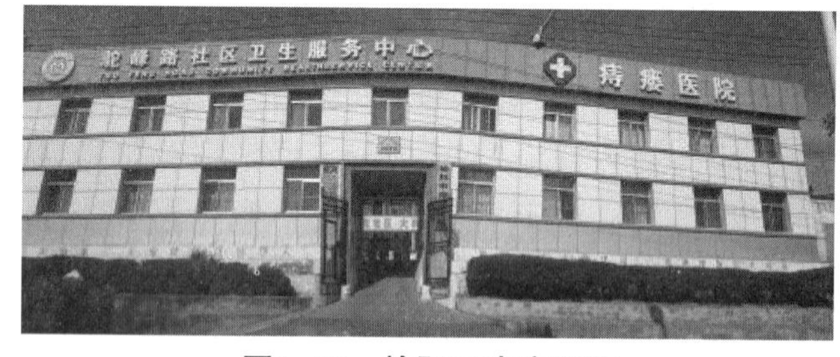

图1–45　榆阳区痔瘘医院

三、神木县中医院

创建于1980年，是一所综合性的县级中医院。建院初，全院26名医疗人员，1983年有职工38名，其中中西医师各3名，开设门诊、针灸2个科室，设有病床18张，全年就诊31235人次，住院280人次，治愈率达68.5%。1986年，县中医院搬入原县医院旧址，临床设有综合门诊、针灸室、痔瘘科、注射室、心电图、化验室等，职工54名，其中技术人员38名（中医师8名、中医士8名、西医士5名、药剂士4名、护士12名、检验士1名）。开设病床60张，全年门诊23000多人次，收治住院病人1000多人次，年业务收入22.3万元。至2008年，总占地面积12亩，建筑面积5500平方米，全院有在职职工118人，设职能科室5个，临床科室8个，医技科室6个。2008年，实施资源整合，中医院整体并入县医院，保留了原中医院的医疗职能和名称，成立中医科，整合后的县医院中医科，添置于许多现代化的针灸理疗设备，中药房充实中药饮片600余种，新置了200多种中成药和中药针剂。中医科有医护人员35名，中医副主任医师以上职称有5名，研究生学历2名，年业务收入千余万元。2012年荣获全省综合医院中医药工作示范单位和全国综合医院中医药工作示范单位。

四、府谷县中医医院

1985年1月创建，1989年8月开诊，有职工32人。内设科室有中医内儿科、中医妇科、针灸科、西医内儿科、西医妇产科、中西医结合骨伤科、西医外科、放射科、检验科。1990年租赁县宾馆10余间房屋做住院部，引进山西省武警医院骨科技术。有职工63名，开放病床20张。1992年10月，医院综合楼投入使用，建筑面积2118平方米；增加床位至62张，1998年修建了行政楼，建筑面积1418平方米；职工增到128人。2002年修建了住院楼，建筑面积1377平方米，增加床位至100张，医院总建筑面积达4913平方米，其中业务用房面积4500平方米，到2010年医院编制床位100张，实际开放床位至120张，固定资产达1500万元。2000年评为省级示范中医院2008年8月评为全国农村中医工作先进县。2009年，县上投资5.2亿（其中民营企业家捐资2.8亿元），在新区新建府谷县中医院（府谷县第二人民医院），占地120亩，建筑面积10.8万平方米，规划床位550张。包括综合医疗区、感染病区、传统国医馆、行政办公区、后勤服务区、护士学校、单身公寓等。医院科室设置齐全、医疗设备先进，配备有美国高档螺旋CT、美国GE数字化X光机（DR）、日本阿洛卡-A7彩超、全自动生化分析仪、美国全自动生化发光仪、过敏原测定仪、胃镜、全自动血球计数仪、美国产动脉血血气分析仪和医院计算机信息管理系统（HIS），可开展各种危急重症和大型突发事故急救工作。其中骨伤科被国家中医药管理局列为中医特色专科。被卫生部、省中医管理局授予“爱婴医院”。2004年1月，安装天网信息系统。2005年4月—2010年7月，中医院卫生统计体系建设，先后安装医保信息管理系统、城镇职工居民医保管理系统、远程会诊系统、电子病历软件系统。2000年评为省级示范中医院。2008年被国家中医药管理局评为“全国农村中医工作先进县”。2010年10月被省中医管理局授予“二级甲等”中医医院，现有在岗职工308人，其中专业技术人员286人（高级职称24人，中级职称47人）；开设床位200张；拥有固定资产总额2300余万元。

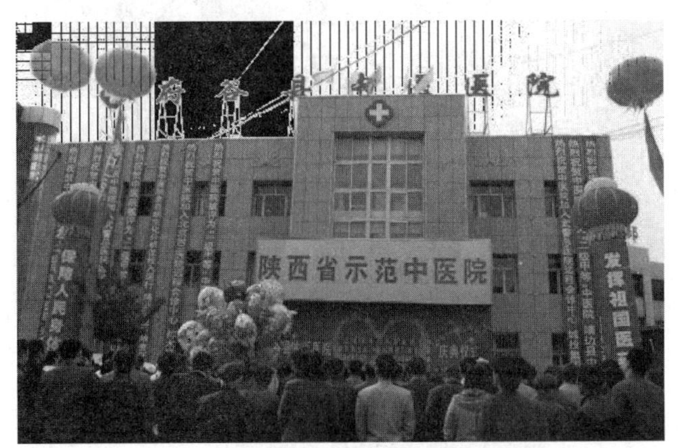

图1-46 府谷县中医医院

五、横山县中医院

1951年横山成立卫生工作者协会，吸收了部分中医工作者参加。1965年开始，横山县医院正式成立中医科。

1982年4月成立中医院，12月开业，设中医内科、外科、儿科、妇科、针灸科等专业治疗科室以及药房、化验室、透视室、心电图室、注射室、换药室、护办室等12个科室，有医务人员6名。1992年中医院占地面积2.5亩，建筑面积约1600多平方米，开放床位16张。向山东济宁、山东栖霞、江苏常熟、山西太原等引进优势特

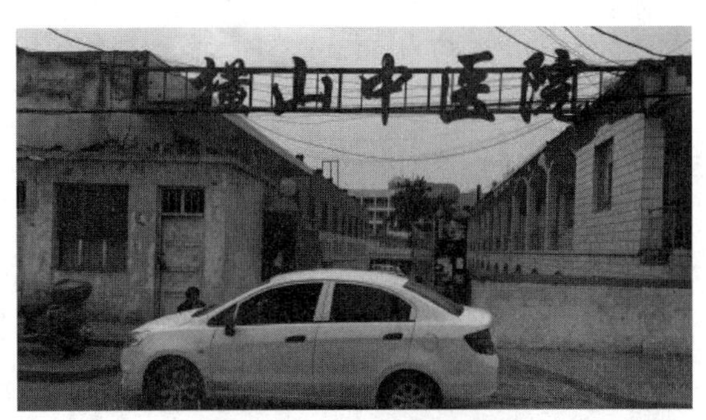

图1-47 横山县中医院

色专科项目和技术，新开展了脑血管病科、类风湿病科、哮喘病科、鼻窦炎科、腰椎间盘突出专科和B超室等科室。1996年，中医院固定资产10余万元。年业务收入60余万元，2001年—2006年，先后增设了不孕不育科，胃镜室等专科。2007年1月，列入新农合定点医疗机构。2010年，医院开设内科、外科、妇产科、儿科四大临床科室和特色专科。

六、靖边县中医医院

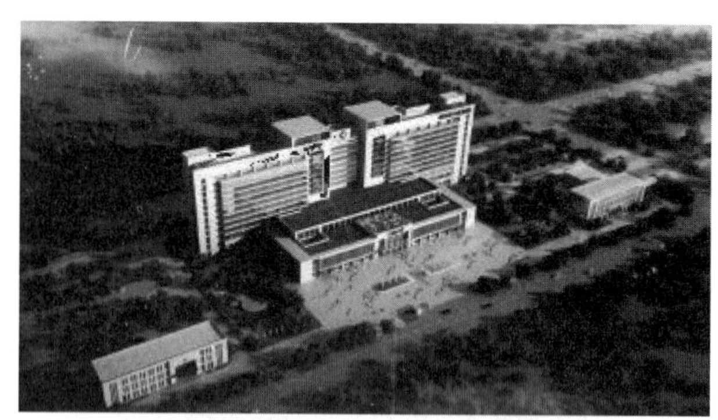
图1-48　靖边县中医医院

前身是1974年1月成立的靖边县城关医院，有医生2名，接生员1名，护理员1名，同年6月正式开诊，仅有听诊器、体温表、血压计、注射器等最基本的医疗器械。1977年，医院自筹资金修砖窑9孔，购民房6间，将原7间门诊旧土房改建成砖瓦房。医院共有人员19人。1980年，拥有30毫安X光机，心电图等仪器，能开展常规检查和透视等。固定资产4万多元。1981年，靖边县城关医院更名为靖边县中医医院。1987年，医院投资18.7万元，修建面积为1082平方米的两层门诊楼，有医务人员57人，院内下设内科、外科、肛肠科、针灸科、儿科、妇产科、放射科、药剂科、检验科及办公室。病床30张。1998年新修住院东楼，并设立“120”急救专线。2011年12月，经验收为二级甲等医院。2003年，医院投资180.2万元，建起了行政影像楼，全院实行计算机网络化管理，针灸、推拿、肛肠、烧伤、肝病、胃肠、皮肤、妇科、糖尿病等中医专科特色突出，购置大中型医疗设备价值600多万元，拥有日本东芝螺旋CT、美国CE彩超、电子胃镜、全自动生化分析仪、全新DR影像系统、PLX112型高频移动式X射线机、心电分析系统、电子阴道镜、经颅多普勒等大中型医疗设备百余台，能开展硬膜外，脑内血肿清除，普外科的各种手术，骨科的四肢脊椎创伤手术、剖宫产、子宫全切、青光眼、白内障、人工晶体置换以及耳鼻喉肛肠科、口腔科等专科手术。2010年，确定中医医院搬迁新建项目，占地63亩，选址在县城新区红柳路以东文化西路以南。2013年底，靖边县中医医院，占地面积5330平方米，建筑面积7900平方米，开设床位130张，拥有临床、辅助科室28个和6个特色科室，万元以上的医疗设备93台（件），固定资产1362万元。2013年全院有职工289名，专业技术人员182名，其中高级职称人员32人，中级职称人员25名，初级职称人员175人，管理人员4人，工勤人员57人，研究生2名。历年在各类刊物发表学术论文101篇。自1987年以来医院获得各类集体荣誉53项，其中国家级1项，省级3项，市（地区）17项，县级32项。

七、定边县中医医院

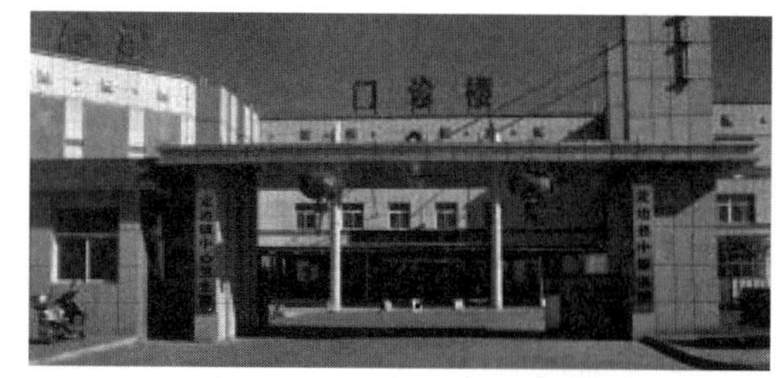

图1-49　定边县中医医院

始建于1986年，系非营利性公益性事业单位，是全县唯一一所以中医药为特色的综合医院。自建院以来，一直靠租赁民房办院，医院在一无资金、二无人才、三无设备的困境中艰苦创业、自强发展、奋力崛起。2006年政府划拨10亩土地，2008年9月开工建设，2009年县财政出资2580万元收购了红十字协会医院。门诊、医技、住院大楼总建筑面积15235.77平方米， 6亩空闲土地。2009年由陕西省中医药管理局给该院配备了肛肠综合治疗仪、超声雾化熏洗仪、电子肛肠镜、多功能微波治疗仪等设备。门诊部设有内科、外科、妇科、骨伤科、中医科、口腔科、眼科、皮肤科、肛肠科、急诊科、针灸康复科、风湿病、糖尿病科等临床科室。

八、米脂县中医院

1983年1月正式成立，人员8名，设有门诊室、中药房各1间，开展了针灸、理疗、电疗、磁疗等项目。1985年，新建门诊楼面积830平方米，9月投入使用，人员增至19名。设内科、妇科、小儿科三个门诊室和针灸、磁疗、红外线室及中药房，拥有较完备的中草药和中成药及少量西药，年门诊达5400人次。1989年，在创佳评差活动中被评为全省10个最差单位之一，受到全省通报批评。1994年中医院通过多方筹资，内引外联，人员增加到34名（含聘用人员），与西安医科大学一附院达成协议，聘请知名专家、教授轮流前来坐诊，打破过去单一中医治疗的旧体制，形成了拥有内科、外科、中医科、妇产科、儿科、放射科、化验室、B超室、胃镜室、理疗室、手术室等十几个科室的中西医结合的新格局。2003年春，被县政府确定为“非典”定点救治医院，新增加业务用房20间，面积480平方米。将住院部首次分为内、儿、急诊科和外、妇产科、手术室两个病区，人员增加至37名，开放床位40张， 2006年被省卫生厅评为“最佳单位”，2007年获市卫生工作“先进单位”奖。2009年6月动工修建，新建门诊楼、住院楼各一栋，建筑面积7643平方米，设置床位120张，2011年投入使用。

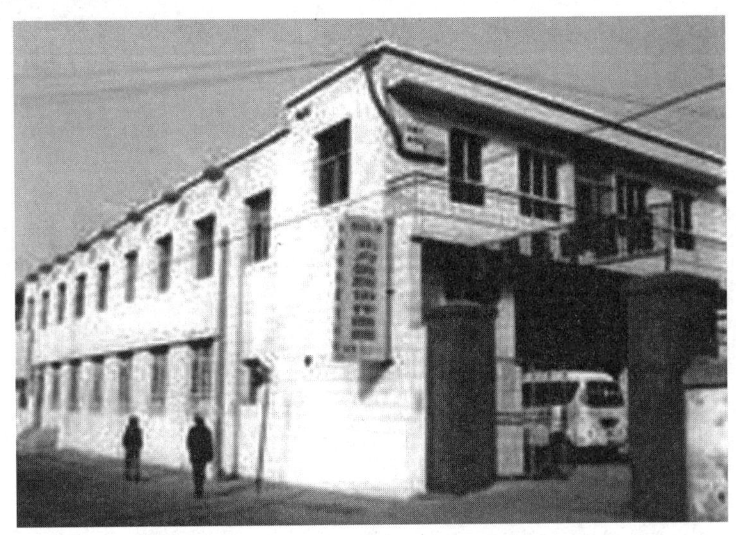

米脂县中医院（1999年）

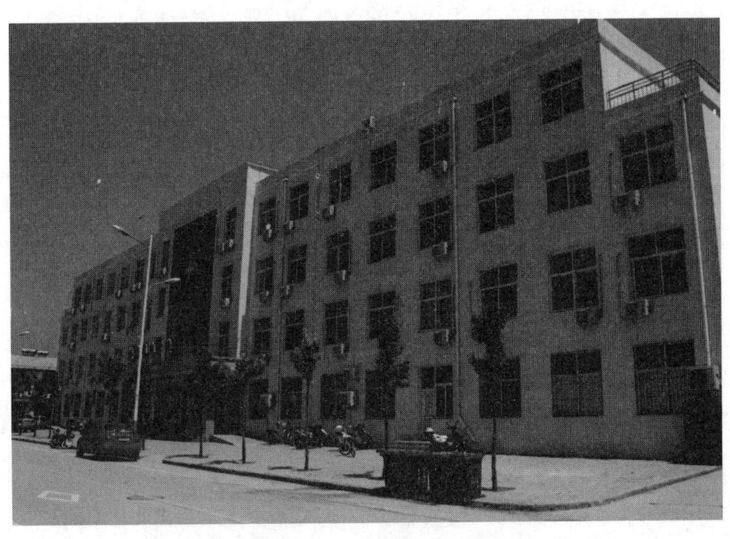

图1–50　米脂县中医院（2015年）

九、绥德县中医院

1981年12月成立，1984年7月1日正式开业，设诊疗、药剂、治疗、总务4科，有医务人员20名（主治医师1人，医师4人，医士2人，药剂及其他人员13名）。1989年，全院有医务人员27名，其中主治医师7名，医师9名，医士3名。1989—1992年，绥德县中医医院一直租赁县房产公司不足300平方米的房子，由于条件所限，临床科室只开设中医内科、儿科、妇科、外科、针灸科、药剂科，床位8张，收治门诊及留观病员。1992年医院新址占地面积3330平方米，建筑面积3277.56平方米，其中业务用房面积2026平方米，开放床位80张，临床科室设内科、儿科、妇产科、外科、骨伤科、皮肤科、针灸理疗科，辅助科室设放射科、检验科、药剂科、心电图室、B超室、供应室、收费室。医院固定资产210万元。1995—2004年，先后增设了胃镜室、脑电图室、糖尿病专科、盆腔炎、不孕不育专科、风湿病、骨增生专科、肝病专科、医院感染科、急诊科、五官科。2005年9月，县中医医院新建综合楼1600平方米，医院建筑面积达4879平方米，其中业务用房面积4214平方米，增加床位至96张增设肛肠专科、胃病专科；同年，急诊科被列入国家中医药管理局急诊科建设项目，开通了24小时急诊电话，购买救护车1辆，完善急救网络建设。2007年医院建立信息化管理系统。列入新农合定点医疗机构，与原医保科合并成立合疗科，2009年，对医院门诊、住院综合楼，行政楼的维修改造工程3279平方米。床位增加至137张，医院固定资产711万元。2010年，医院开设内科、外科、妇产科、儿科四大临床科室，设针灸理疗专科、不孕不育、盆腔炎专科、糖尿病、肛肠中医专科（专病），设手术室、检验科、心电B超室、脑电地形图室、胃镜室、放射科、药剂科、皮肤科、合疗医保科、收费室、供应室、病案室、洗衣房、锅炉房等辅助科室。

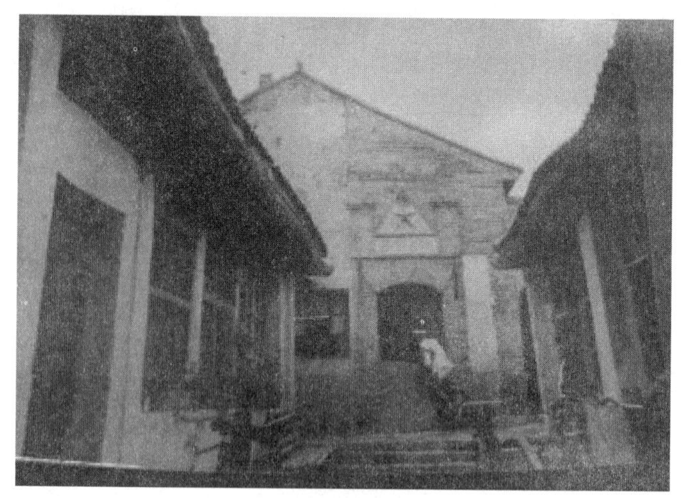

图1-51　绥德县中医院旧址

十、清涧县中医院

清涧县中医院前身是清涧县人民保健药社。保健药社创建于1940年，1944年春转为民办公助，1955年，为事业性质的医疗卫生自负盈亏单位。1958年，保健药社和大众联合诊所合并为清涧县中医院。1963年6月，中医院转为国家举办，自负盈亏。1973年清涧县人民卫生防治院分解，恢复重设清涧县中医院。院址清涧县城区北街 27号。1991年有在职干部职工54人，其中“卫技人员”43人。开设病床 40 张。2010年，医院占地面积 2914.8平方米，总建筑面积3100平方米。院内设党办、院办、医疗科、护理部、药剂科、工会等6个党政群职能部门。全院在职干部职工98 人，其中卫生技术人员74人，拥有高级技术职称的4人，中级技术职称的14人。开放病床70张。设中医内科、妇科、针灸理疗科， 西医内科、心血管专科、外科、妇产科等临床科室7个，手术、检验、放射、B超、CT、心电等医技科室6个，开设内科、外科、妇科、西药房、中药房、收费室、病档室等门诊科室7个，病室22个。医院拥有DC-3型彩色B超、ECG-1220型心电图机和TFT185W80PS动态心电图、BC-2300型血球分析仪、全自动生化仪、尿液分析仪、心电监护仪、DR、CT等先进治疗设备。设立清涧县120急救站，配救护车2辆，担负全县的120急救任务。2010年，完成总诊疗人数15380人次，其中急诊154人次，留观200人次。出院人数900人次，床位使用率95%。开展大、中型手术80余台次、医疗业务收入达608万元。5月被评为“爱婴医院”； 2008年被陕西省爱国卫生运动委员会授予“省级卫生先进单位”；2009年1月被榆林市卫生局授予“全市中医工作先进集体”。

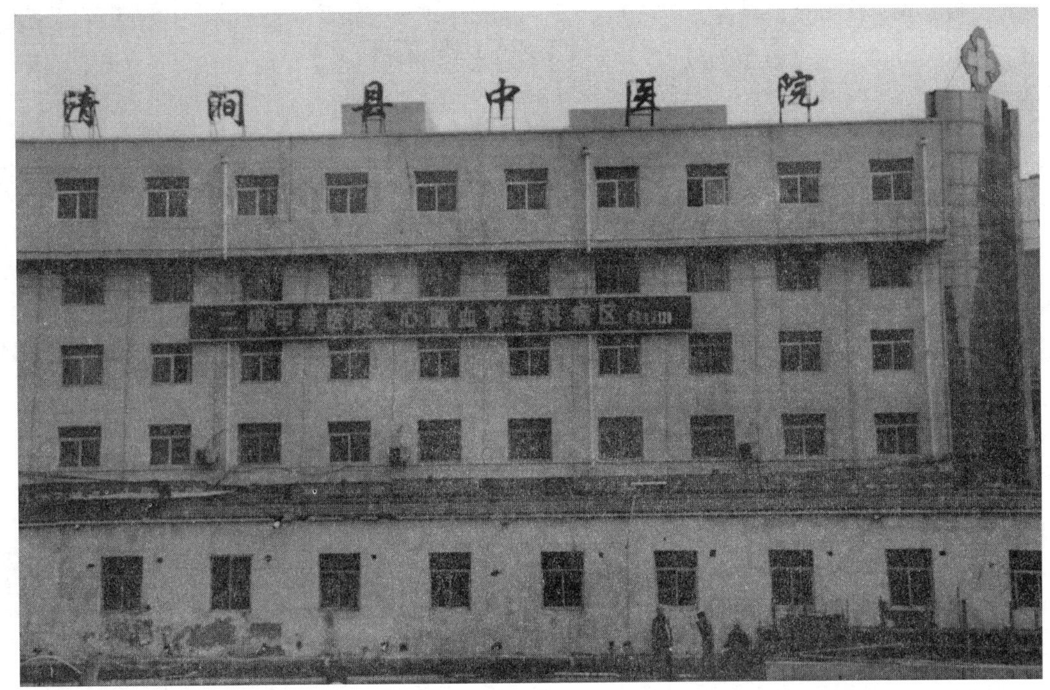

图1–52 清涧县中医院

十一、吴堡县中医院

于1987年8月筹建，1988年11月全部竣工，共建窑洞13孔，平房33间，建筑面积811平方米，总投资17万元。1987年开诊，门诊部设针灸科、内科、外科、妇科，住院设病床25张，当时有职工31人，医师4人，医士8人，护师2人，护士3人。由于地理条件偏僻，医技设备有限，为更好地开展业务，先后在城区街道开设两个门诊部。1989年底增添辅助科室X光，化验室、B超、心电图室，并购置救护车一辆。1990年前，曾与西安市中医院进行医疗合作，西安市中医院曾派多批医疗队来院协助工作，医院也派去4人次去西安学习深造。2002年以后由于自身条件不足，人才短缺，设备老旧，医院住院部停办，只开展小规模门诊业务。由于种种原因2010年底中医院原院址县上征回，临时指定在县医院门诊楼上办公。

十二、佳县中医院

1979年4月成立，是由城关公社卫生院改组扩建，有职工28人（中医士4人、西医士8人、护士2人、调剂1人、其他13人）。1982年开设病床60张；有职工24人（医师7人、护士7人、调剂3人、中医士5人、其他2人），设中医内科、痔瘘科、住院部、注射科、放射科。1985年，设病床80张，有职工52人（中、西医师12人、医士9人、护士6人、其他25人），设内科、外科、妇产科、儿科、中医科、理疗科、痔瘘科、放射科、检验科，中、西药房，街道第二门诊部。1990—1994年，职工增至73人。1995年12月，佳县红十字会医院与佳县中医院合并。中医院牌子予以保留，一套机构，两块牌子。

十三、子洲县中医院

1983年5月将原城关卫生院改建，占地面积2.5亩，建筑面积800平方米，有职工27名，无住院部，还负责双湖镇的有关卫生事宜。1985年新设住院部，有病床20张，职工48名，其中中医主治医师1名，中医师4名。1989年职工65名，床位72张。2000年7月，子洲县中医院经过4个月的建设和运行，门诊9800人次，住院600人次，大、小手术260人次，刮宫、引产260人次。2006年征地11.43亩，启动新建工程，工程设计分为门诊楼、影像楼、住院综合楼，总建筑面积达15000平方米，总投资3000万元，其中国家投资1000万元，省级投资400万元，市县投资50万元，自筹资金750余万元。2012年市委、市政府追加资金1000万元以完善附属工程，中医院有职工146人，专业技术人员125人，其中高级技术职称14人，中级职称28人。开设病床120张，设置16个临床医技科室，5个中医及医技科室，5个职能科室。开放病床134张。

第三节　部分卫生事业机构

各县区隶属于卫生局的卫生事业机构因县而异。2015年，各县区都设的机构有：疾病预防控制中心、妇幼保健站（院、所）、卫生监督所、新型合作医疗办公室。原有的药品检验所2000年后上划。有的县区卫生学校停办或有名无实，有的爱卫办、地病办隶属不同，故本节仅重点介绍以下卫生事业机构。

一、疾病预防控制中心（原防疫站）

表1-22　2015年各县区疾病预防控制中心简况

名称	建站时间	地　址	建筑面积（m^2）	固定资产（万元）	编制人数	设置科室	备注
榆阳区	1954	榆阳高新区榆溪大道中段	3300	422	70	11	
神木县	1965	神木南大街1号	2600	108	35	8	
府谷县	1963	人民南路42号	1000	358	46	9	
横山县	1958	横山县环城路北	2230	510	44	9	
靖边县	1971	靖边县西新街11号	2100	33	33	8	
定边县	1964	邮电北巷16号	1850	260	20	8	
米脂县	1970	清心路10号	1520	316	24	9	
绥德县	1956	文化路289号	1697	120	60	9	
清涧县	1970	新城开发区北区	1887	250	35	13	
吴堡县	1970	吴堡县新建街172号	1052	100	29	6	
佳县	1970	佳县佳芦镇大井湾24号	1512	125	36	13	
子洲县	1970	子州县新街北20号	1871	300	38	11	

二、妇幼保健机构

表1-23　2015年各县区妇幼保健机构简况

名称	设立时间	地　址	建筑面积（m^2）	固定资产（万元）	编制人数	设置科室	床位（张）
榆阳区	1953	榆阳区北大街229号	1530	937	65	30	50
神木县	1971	神木南大街1号	220	40	21	4	无
府谷县	1971	府谷县人民南路6号	300	18	29	6	无
横山县	1953	横山县北大街52号	2158	454	48	19	32
靖边县	1953	靖边县新东街38号	1570	567	84	34	40
定边县	1974	定边县西环路	5383	793	101	17	45
米脂县	1958	银河东路	432	80	21	6	
绥德县	1951	绥德县东大街人民路4号	1094	254	40	8	10
清涧县	1956	清涧县北街旧中医院	750	66	18	6	10
吴堡县	1975	吴堡县城建四楼	215	110	19	6	
佳县	1953	佳县新城区25号	546	52	42	不分科	无
子洲县	1979	子州县新街北11号	290	49	19	5	

三、卫生监督机构

表1-24　2015年各县区卫生监督所简况

名称	设立时间	地　　址	建筑面积（m^2）	固定资产（万元）	职工人数	设置科室	备注
榆阳区	2002	榆阳北大街天神庙巷6号	620	120	31	10	
神木县	2006	神木南大街1号	650	146	35	9	
府谷县	1997	府谷县人民南路4号	220	183	20	4	
横山县	2004	横山县地税局4楼	608	142	18	7	
靖边县	2000	靖边县长庆路中段	745	186	19	7	
定边县	2004	二道东街	600	55	18	7	
米脂县	2001	清心路10号	200	31.3	13	4	
绥德县	2003	绥德县南关南新街1号	500	109	17	8	
清涧县	2004	清涧县北街48号	933	76	14	6	
吴堡县	2004	宋家川镇人民路文明巷	484	100	5		
佳县	1999	佳县政府大院三楼	70	17.2	21	4	
子洲县	2003	子州县城关镇	478	49.6	18		

四、卫生教育机构

表1-25　2015年各县区卫生学校简况

名称	设立时间	站　　址	建筑面积（m^2）	固定资产（万元）	编制人数	设置科室	备注
榆阳区	1974	南郊上郡南路（2004年撤消）					
神木县	1959	神木镇卫校路（撤消）					
府谷县	1972	府谷县城内村大南门4号	569	120	27		
横山县	1960	横山县城关医院上院	108	50	7		
靖边县							
定边县	1958	职教中心教学南四楼		22.97	12		
米脂县	1966	银洲南路17号	1137	31	19		
绥德县	1973	绥德县文化路291号	703	8	18		
清涧县	1974	清涧县计生大楼三楼	180	27	12		
吴堡县	1960				7		
佳县	1958	佳芦镇黑龙庙拐3号	492	13.4	37	7	
子洲县	1970	子州县双湖峪镇		7.5	30	2	

五、县区卫生机构始建年份一览表

表1-26　榆林市区县卫生机构始建年份一览

机构名称	榆阳	神木	府谷	横山	靖边	定边	绥德	米脂	佳县	吴堡	清涧	子洲
卫生局	1953	1950	1952	1952	1956	1952	1955	1955	1949	1952	1956	1956
县医院	1933	1945	1950	1948	1944	1941	1940	1949	1950	1950	1950	1950
中医院	1958	1980	1985	1982	1964	1986	1981	1981	1979	1987	1940	1983
防疫站	1954	1965	1963	1970	1971	1964	1956	1970	1970	1970	1970	1970
妇保院	1953	1971	1971	1953	1953	1953	1951	1958	1953	1975	1956	1979
爱卫办	1953	1965	1955	1953	1955	1953	1952	1978	1953	1952	1952	1963
地病办	1964	1968	1986	1970	1964	1970	1975	1973		1972	1970	1998
药检所	1980	1982	19^0	1980	1980	1983	1983	1980	1979	1984	1983	1984
卫校	1974	1959	1972	1974	1958	1958	1973	1966	1958	1960	1974	1970
监督所	2002	2006	1997	2004	2003	2003	2003	2001	2003	2004	2004	2003
新合疗办	2007	2005	2006	2007	2006	2006	2007	2007	2007	2007	2007	2007
中心卫生院	1951	1950	1950	1955	1957	1954	1951	1952	1952	1951	1952	1952
卫生院	1945	1952	1953	1957	1952	1958	1957	1956	1956	1960	1952	1957

隶属县区卫生局机构

榆阳区有：1984年成立的医科所、1986年成立的痔瘘医院、2007年成立的社区卫生服务中心、2011年成立的社区卫生管理办公室、1989年成立的初保办。

佳县有1977年成立的胃癌研究所、1993年成立的牙病研究所、2003年成立的地方病防治所。

第四节　民营医院

一、发展状况

榆林的民营卫生机构可追溯至明洪武年间（1368—1398），浙江钱塘人太医院御医张红郎一族贬至榆林先后创办“积善堂药祠”“万和堂药店老局”，诊病售药。明清之际，榆林各县可供统计的中医药店堂有265处。到清末民国开业的仍有近200家。民国四年（1915）定边县首开西医个体诊所。民国十四年（1925年）西医随教会传人榆林地区，教会裴牧师在府谷街建立“天人医院”西班牙传教士伯金福、殷嘉伯在榆林城天神庙巷天主教堂内开设教会西医诊疗所。民国19 年（1930）山西汾阳基督教会医院医师戴纪堂在绥德城办西医诊疗所。孙殿英部军医张锦秀在定边办了“华美医院”。民国二十一年（1932）在榆林钟楼巷办了“民众医院”，院长王献庭、医务主任尤仙航。1956年，私人诊所公私合营改造后合并于县医院。“文化大革命”期间，强令关闭个体诊所，禁止个体行医。1985年后，私人办医开始出现，多为个体诊所。1992年，横山县率先创办了首个民营医院——横山红十字会医院。2015年，全区有民营医院74个，其中市卫生局批建14个，各县区批建60个。总建筑面积131886平方米，固定资产26092万元，床位2098张，卫技人员2936人，年业务收入3528万元。

表1–27　2015年榆林市民营医院状况一览

批复机构	名　称	地　址	创建时间	建筑面积	注册资金（万元）	编制人数	床位	设备		年业务总收入	法人姓名
								台件	总值		
市卫生局14	榆林市康复医院	榆阳西路	2007	50000	2500	400	500	30		1300	王荣
	榆林高新医院	高新区广达路建业路交会处	2015		800		150				李海林
	榆林妇产医院	长城中路	2009		80		100				刘云英
	榆林泰福体检中心	沙河农贸市场三楼（火车站南）	2009		700						闫刄三
	榆林旭永眼科医院	西沙长乐路27号	2007		800		29				张旭永
	榆林肿瘤医院	红山中路17号	1995	2000	750	34	40	30	400	756	刘俊山
	榆林颈肩腰腿痛康复医院	肤施路139号	2008	2800	2200	82	100	20			党静东
	榆林风湿胃肠皮肤病中医专科医院	南大街203号	2008		5		20				闫林萍
	榆林皮肤病医院	西沙长乐南路28号	2011		500		30				赵双璧
	榆林医学专修学院附属医院	西人民路26号	2008		1500		100				王世喜
	榆林永祥不孕不育专科医院	榆横开发区草海则新村	2009		120		10				刘永祥
	榆林口腔医院	长城路135号	2013		300		15				张启慧
	榆林泌尿专科医院	肤施路97号	2011		20		30				卓金山
	榆林市针灸按摩医院	肤施路吉祥巷二楼	2006		7619		30				张德斌
榆阳区12	榆林红十字会医院	镇川北大街	1996	2800	357	36	40	10	60	597	
	榆林老医协医院	鱼河镇	1998	2586	113	52	50	11	63	883	
	榆阳区创伤医院	望湖路1号	1995	800	300		30	15	211	352	
	榆林众康医院	上郡路170号	2004	2000	800	36	30	6	118	358	
	广济中西结合医院	上郡南路138号	2002	1000	50	30	30		20	230	
	榆林博爱医院	长城北路59号	2013	2000	273	57	30	46	130	422	
	榆林安康医院	湖滨南路1号	2003	900	420	10	23			507	
	榆林华康医院	航宇路南段	2014	4000	1000	39	30	4	62	285	
	榆林协和医院	新建南路		3200	310	34	30	5	190	201	
	榆林阳光医院	上郡北路8号	2009	2100	620	75	30	20	410	317	
	郭家伙场医院	牛家梁郭家伙场	2005	3000	180	40	30	25			
	高强盲人按摩所	上郡北路210号	2013								

续表

批复机构	名　称	地　　址	创建时间	建筑面积	注册资金（万元）	编制人数	床位	设备		年业务总收入	法人姓名
								台件	总值		
横山县8	横山红十字会医院	三小学北200米	1992	16000	1800		80	22	386	880	
	横山同济医院	怀远西路	2014	1000	200	22	20	26	120	80	
	横山百信医院	南大街	2010		842		99	18	645	2042	
	横山恒斗医院	白界乡苏庄子村	2004		80		30	20	438	1781	
	横山康复医院	白界乡草海则村	1998	1600	180	32	30	8	210	400	
	横山西沙医院	常熟路120号	2012	3000	200	15	80	8	150	330	
	横山福利医院	横山镇苦水村	2010	1200	50	14	20	15	21	152	
	横山利民医院	横山高镇	2010	1000	400	15	27	12	98	139	
靖边县8	靖边博爱医院	统万路中段	2006	1200	120		50	30	85	158	
	靖边现代妇产医院	人民路西段	2012	6700	891		48	28	245	575	
	靖边协和医院	统万路县政府西	2006	1200	83		40	7	400	51	
	靖京中心医院	靖边县河东	2006	17100	6389		190	556	6288	1992	
	靖边泌尿专科医院	天赐路	2013	5000	50		20	5	100	126	
	靖边启慧口腔医院	长城路南段	2006	3000	1053		10	76	219	558	
	靖边聚仁医院	长庆路中段	2005	2850	300		20	28	350	192	
	颈肩腰腿痛医院	统万路长庆路交	2007	6000	1000		80	20	1000	434	
佳县	佳芦社区卫生中心	任家巷10号	2010	235	198	12	9	11	19.5	121	
神木县12	神木第二医院	卫校路1号	1998	12000	4716	356	250	30	1500	5629	
	神华电力医院	东兴街北段	2003	15000	1020	210	240	12	800	2469	
	神木县大兴医院	东兴街中段	2003	5300	880	100	80	23	500	1000	
	神木县开发医院	滨河路中段	1998	7500	1726		85	16	877	1681	
	神木县高新医院	永茂路	2004	5380	1010	137	85	28	770	1968	
	神木县麟州医院	东兴街北段	2004	4680	1998	105	80	18	860	1295	
	神木旭永眼科医院	金华山桥	2001	1200	1500	25	20	30	500	750	
	神木县泌尿医院	神木镇惠民铭	2009	1800	50	12	25	14	30	72	
	神木县惠民医院	东兴街北段	2010	15000	2500	240	150	9	900	3347	
	中西医结合医院	东兴街中段	2011	12000	527	190	130	4581	612	3543	
	神木县康复医院	东兴街南段	2011	6800	925	91	70	6	460	1451	
	妇儿医院	东兴街中段	2010				60				
府谷县5	五官专科医院	河滨路民政大楼	2005	1200	1200	28	30	78	510	230	
	府谷天化医院	府谷镇新区	2010	5000	800	98	100	60	600	800	
	府谷电力医院	府谷镇人民中路	2005	3000	1700	108	115	12	1200	1300	
	府谷创伤医院	府谷镇人民西路	1998	1600	50	23	20	10	24	200	
	府谷康复医院	府谷镇金府路	2004	2000	240	99	25	10	84	62	
绥德县	精神病院绥德分院	名州镇裴家峁村	1993	2446	300	29	17	120	320	320	
	和谐医院（妇儿）	龙泉路18号	1994	1400	800	29	65	300	410	400	
	同心医院（烟厂）	千狮路197号	1997	2500	300	30	20	200	1000	1023	
吴堡	吴堡高新医院	宋家川滨河路	2005	7020	680	65	60	25	600	500	
	同仁医院（黄河）	黄河桥头油站处	2004	600	520	60	65	45	420		
定边7	定边协和医院	长城南路南	2009	4000	750	80	60	22	500	780	
	定边阳光医院	西正街引黄局西	2012	1000	300	30	20	100	150	240	
	定边精神病医院	北关北市场	2001	1960	60	30	30	3	6	240	
	定边口腔医院	南大街	2014	800	100	36	10	20	80	348	
	红十字仁爱医院	贺圈邓圈村	2013	1200	80	40	30	24	60	260	
	定边同济医院	二道东街	2013	1500	200		21	12	150	120	
	定边现代医院	南大街财政局处	2011	1500	260	35	30	18		200	
米脂	第二人民医院	银北路1号	2001	4000	300	73	100	40	280	800	
	新康医院	银河西路1号	2009	2500	600	58	65	42	270	540	
	74所			131886	26092		2098	5908			

二、民营医院选介

榆林市康复医院

创办于1998年，2004年由王万富、张光清、高明强、杨作强、郭晓明、刘生荣、刘志兰、刘增亮、康海荣、薛建堂等会同企业家王荣，将康复医院改组为股份制医院。2007年11月由企业家王荣投资4000万元，将康复医院改建成由王荣先生独资的民营非营利性二级综合医院。医院原总投资3500万元，开设病床150张，医院开设的临床医技科室16个，有职工165名。内有主任医师6名，副主任医师8名。

2004—2007年10月总负责人王万富，院长薛建堂，行政院长张光清。2011年由王荣聘任：徐德民任执行董事，边阜升任总经理，高明强任院长，张光清任行政院长。2011年，王荣先生再次投资3.5亿元实施康复医院重建。建筑面积5万平方米，医院按照三级医院标准建设，设置病床500张，2014年竣工。大型设备配置：128排多层螺旋CT一台、1.5T磁共振（MRI）、DR、数字胃肠机、钼靶乳腺机、数字减影血管造影X射线机（DSA、心血管B超、超声胃镜；胃肠镜、关节腔镜等先进设备30余台（件）；科室设置行政职能科室设置8个一级职能科室；临床科室设置10个病区，20个临床科室，13个护理单元。医技科室10个；人员编配400名。其中，专业技术人员315名，行政工勤人员85名。临床专业人员115名。护理人员140名。辅助科室人员：60名。医院骨科能全面开展胸、腰椎各种疾病及全髋关节置换的手术治疗。脑外科对颅脑损伤及颅内各种疾病的诊断和治疗有丰富的临床经验，神经内科擅长神经精神疾病及癫痫的诊治，对神经内科疾病的康复治疗有独到之处，尤其对神经内科疑难疾病的诊治、危急重病的抢救有先进的技术和丰富的临床经验。2011年业务收入1300万元。修建期间一直停业。

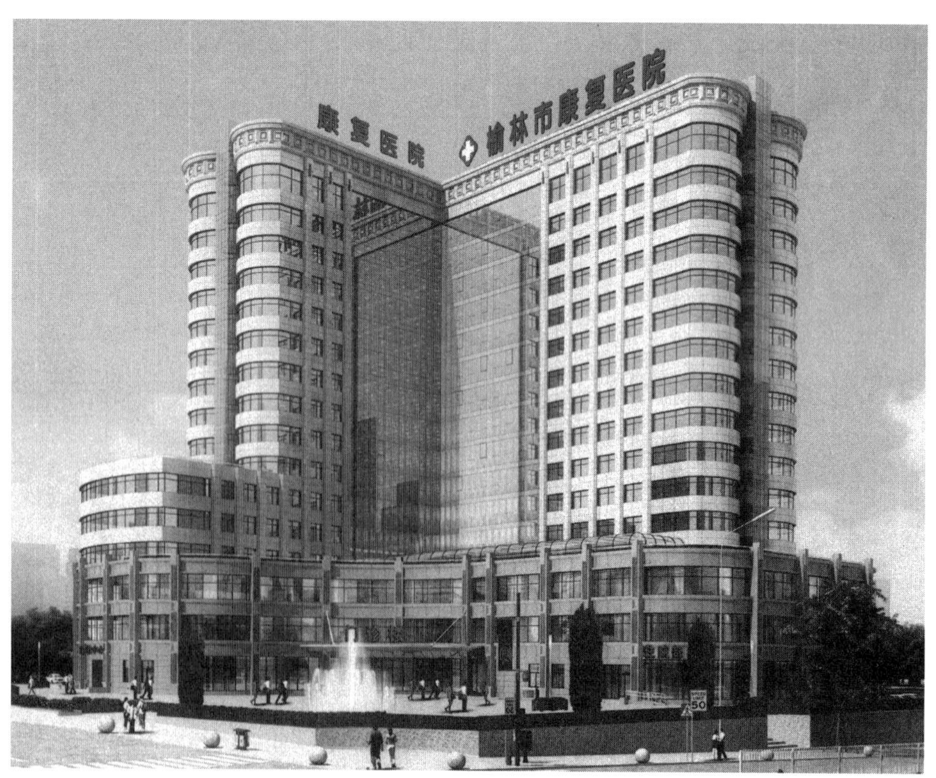

图1–53　榆林市康复医院

榆林颈肩腰腿痛康复医院

前身是靖边颈肩腰腿痛医院，于2010年注册为榆林颈肩腰腿痛康复医院，法人党靖东。2013年加冠榆林微创外科医院，2014年与榆林市卫校协作挂牌榆林市卫校附属医院。2015年被授予中国软组织疼痛学会（榆林）临床中心、中国疼痛技术产业创新战略联盟示范基地，是以脊柱微创介入技术为特点的腰痛专科医院。医院位于榆林城区肤施路28号。医用面积2800平方米，设置床位100张，注册资金2200万元，全额民营资本投入。开设急诊科、脊柱微创外科、中医骨伤科、风湿免疫科、疼痛治疗中心等临床科室。拥有瑞士storz体外冲击波疼痛治疗系统、瑞典射频温控治疗仪、移动式C型高频X射线机、500毫安X光机、多功能中频治疗机、DR、美国Smith@Nephew关节镜系统、德国Herrmann 臭氧治疗仪、脊柱旋切系统、德国Think Hl孔镜、EllmanR频射频机、Think 摄像系统、Med士Capture 高清数字影像采集器、核磁共振机、远红外热成像仪、高清医用内窥镜摄像系统等大型医疗设施。骨伤科综合服务模式规范化建设，2015年被国家中医药管理局评审通过的全国重点专科建设项目。以传统针灸、手法、银针内导热、小针刀、微创松解、神经调控等非手术治疗为基础，以脊柱射频消融、椎间孔镜、关节腔镜等微创外科技术为特色。于2011年在全省率先采用椎间孔镜技术摘除腰椎间盘突出髓核、椎间孔狭窄扩大成型、椎管狭窄扩大等微创手术。在全国和省级年会、学术会议交流论文20篇，完成市级科研课题2项获市级科技进步奖。全院员工82人，其中医护技术人员69人。学科带头人党靖东、高利强医师是全国软伤疼痛学会常委、陕西省疼痛学会委员、榆林市疼痛学会主委、副主委；全国著名脊柱微创外科专家康健主任医师担任医院名誉院长、全国著名疼痛学专家王福根教授、倪家骠教授、吕岩教授，任医院技术顾问、兼职专家团队专家。2014年，董事长党靖东，监事长高利强，副院长叶林江、王锋锋、张骋、张宏霞、赵明普。

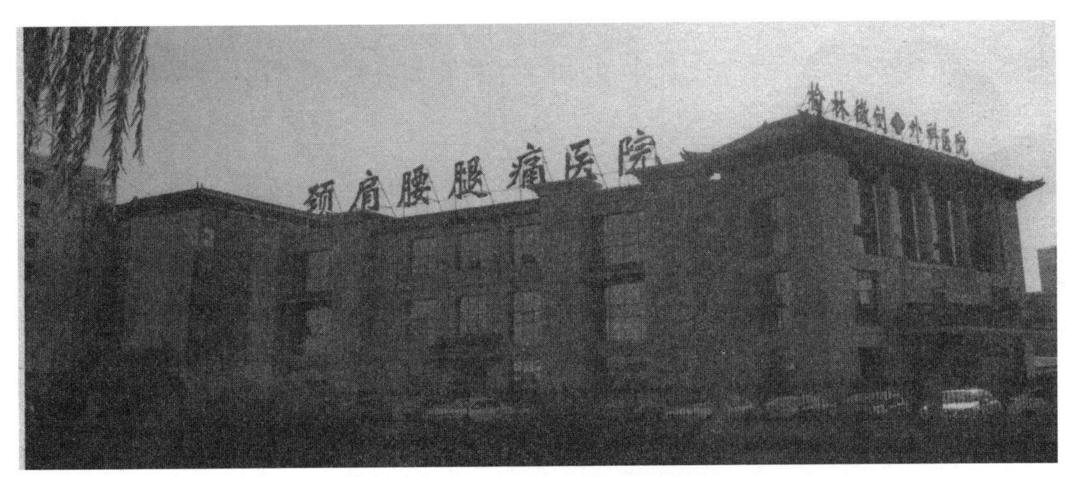

图1–54　榆林颈肩腰腿痛康复医院

榆林肿瘤医院选介

1995年由刘俊山创建，集肿瘤放疗、化疗、手术、免疫、中医治疗为一体的全市唯一的肿瘤规范治疗二级专科医院。建筑面积2000平方米，固定资产750万元，设床位40张，有职工34人，拥有高级职称者达1/3。所有职工均经国内著名肿瘤医院专门培训，技术达市级肿瘤医院水平，兼职教授5人。设有肿瘤内科、肿瘤外科、妇瘤科、肿瘤放疗料、光子刀治疗基地等骨干科室以及手术室、麻醉科、药剂科、心电、B超、放射、检验等全面配套的辅助科室。医院拥有钴60伽玛刀、钴60放疗机、模拟定位机、微波热疗机以及螺旋CT 、DRX光机、彩色多普勒显像、监护仪、欧美达麻醉机、高频电刀等50余件大型医疗设备，总价值为400万元。医院以肿瘤放疗、化疗、手术为基础，开展

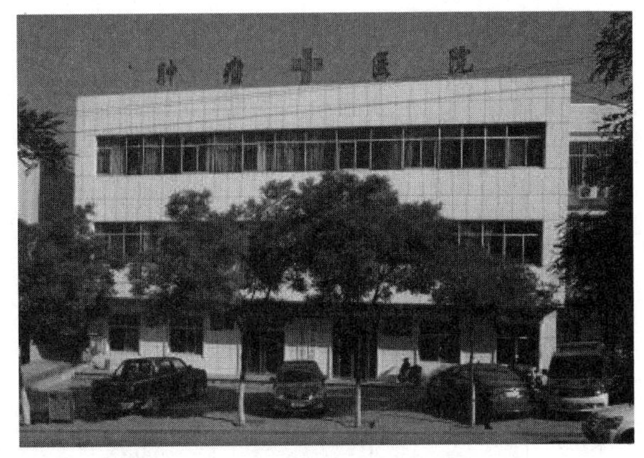

图1–55　榆林肿瘤医院

全身各部位肿瘤的普放、伽玛刀治疗，各部位肿瘤的化学治疗，以及三脏器切除术、全膀胱切除术、人工股骨头置换术、胃癌根治术、巨脾切除术、食管支架术等高难度手术，年业务收入756万元。医院与榆林第二医院合作成立“肿瘤放疗中心”，上海东影公司合作成立“光子刀治疗中心”，是榆林市肿瘤医保定点医院、榆林大病救助、合作医院定点医院。地址在榆林市榆阳红山中路17号

表1-28　1949—2015年榆林市卫生资源统计

单位：个　张　人

年份	机构	床位	卫生专业技术人员状况						每千人口占有数		
			总人数	卫技人员	医生	护士	注册医师	助理医师	医生	护士	床位
1949	9	17	88	64	6				0.005		0.01
1950	15	34	136	93	9				0.007		0.03
1951	20	46	217	164	13				0.01		0.03
1952	77	52	385	300	16				0.012		0.04
1953	74	81	496	381	21				0.015		0.06
1954	94	111	651	474	26				0.018		0.08
1955	139	149	737	588	33				0.022		0.10
1956	231	230	921	732	41				0.027		0.15
1957	342	291	1138	930	45				0.028		0.18
1958	329	735	1107	876	51				0.032		0.46
1959											
1960											
1961											
1962	386	964	1915	1616	902	127			0.505		0.54
1963	352	952	2068	1802	1091	149			0.599		0.52
1964	368	1049	2067	1805	1094	180			0.587		0.56
1965	366	1326	2225	2225	1180	192			0.619		0.69
1966	358	1421	2146	1873	1105	227			0.57		0.73
1967	363	1441	2179	1918	1110	255			0.563		0.73
1968	334	1380	2465	2208	1347	379			0.666		0.68
1969	338	1516	2591	2323	1412	388			0.681		0.73
1970	343	2289	3019	2650	1709	470			0.808		1.08
1971	342	2294	3176	2712	1764	435			0.819		1.06
1972	361	2355	3372	2868	1726	496			0.791		1.10
1973	372	2449	3306	2825	1675	477			0.761		1.11
1974	386	2686	3407	2896	1726	450			0.774		1.20
1975	404	2874	3542	2982	1737	458			0.77		1.27
1976	413	3034	3622	3040	1764	441			0.779		1.34
1977	435	3051	3779	3111	1814	460			0.803		1.35
1978	431	3187	3907	3270	1871	511			0.822		1.40
1979	447	3383	4341	3550	1911	466			0.831		1.47
1980	452	3576	4683	3800	1978	453			0.846		1.53
1981	475	3657	5213	4156	2134	525			0.894		1.54
1982	482	3706	5444	4420	2221	623			0.93		1.52
1983	485	3749	5782	4742	2423	632			0.98		1.52
1984	492	3789	6246	5187	2685	728			1.064		1.50
1985	496	3854	6645	5525	2836	767			1.106		1.50
1986	491	3930	6963	5808	2883	785			1.106		1.51
1987	498	3987	7094	5949	2953	822			1.109		1.48
1988	497	4104	7340	6148	3168	962			1.166		1.51
1989	508	4507	7697	6440	3059	766			1.098		1.62
1990	507	4464	7737	6414	3749	795			1.265		1.51
1991	509	4826	8024	6615	3812	864			1.264		1.60
1992	509	5045	8365	6832	3857	875			1.262		1.65
1993	499	5057	8331	6635	3823	758			1.235		1.63
1994	509	5436	8256	6568	3762	757			1.198		1.73

续表

年份	机构	床位	卫生专业技术人员状况						每千人口占有数		
			总人数	卫技人员	医生	护士	注册医师	助理医师	医生	护士	床位
1995	498	6774	8806	7042	4149	785			1.30		1.82
1996	508	5575	8504	6517	3704	698			1.15		1.74
1997	497	5700	8487	6862	3918	659			1.21		1.76
1998	360	5732	8603	6685	3808	725			1.16		1.76
1999	362	5982	8875	7135	4109	779			1.24		1.81
2000	367	6274	9251	7465	4100	615			1.19		1.83
2001	368	6595	9590	7750	4604	671			1.33		1.91
2002	349	6805	9235	7326		1583	3326	634	1.14		1.96
2003	354	7045	9386	7473		1671	3307	561	1.13		2.02
2004	342	7090	9510	7662		1748	3276	725	1.14		2.03
2005	346	7885	10107	8254		1998	3397	761	1.18		2.24
2006	350	8326	10445	8527		2129	3506	789	1.21		2.35
2007	820	9481	13648	10978		2699	4183	897	1.43		2.66
2008	784	10756	13441	10964		2944	3803	732	1.27		3.01
2009	711	11529	20034	12465		4891		3857	1.36	1.08	3.21
2010	719	13106	22093	13794		5071		4642	1.51	1.38	3.91
2011	747	14390	24139	15785		4922		5838	1.47	1.74	4.29
2012	4993	15762	26409	17791		5230		6918	1.56	2.06	4.70
2013	4921	16778	29385	20499		5714		7690	1.70	2.28	4.98
2014	4939	17248	29875	21249		5852		8098	1.73	2.39	5.10
2015	4961	18156	29968	21965		5892		8126	1.75	2.42	5.16

备注：2012—2015年机构数含村卫生室

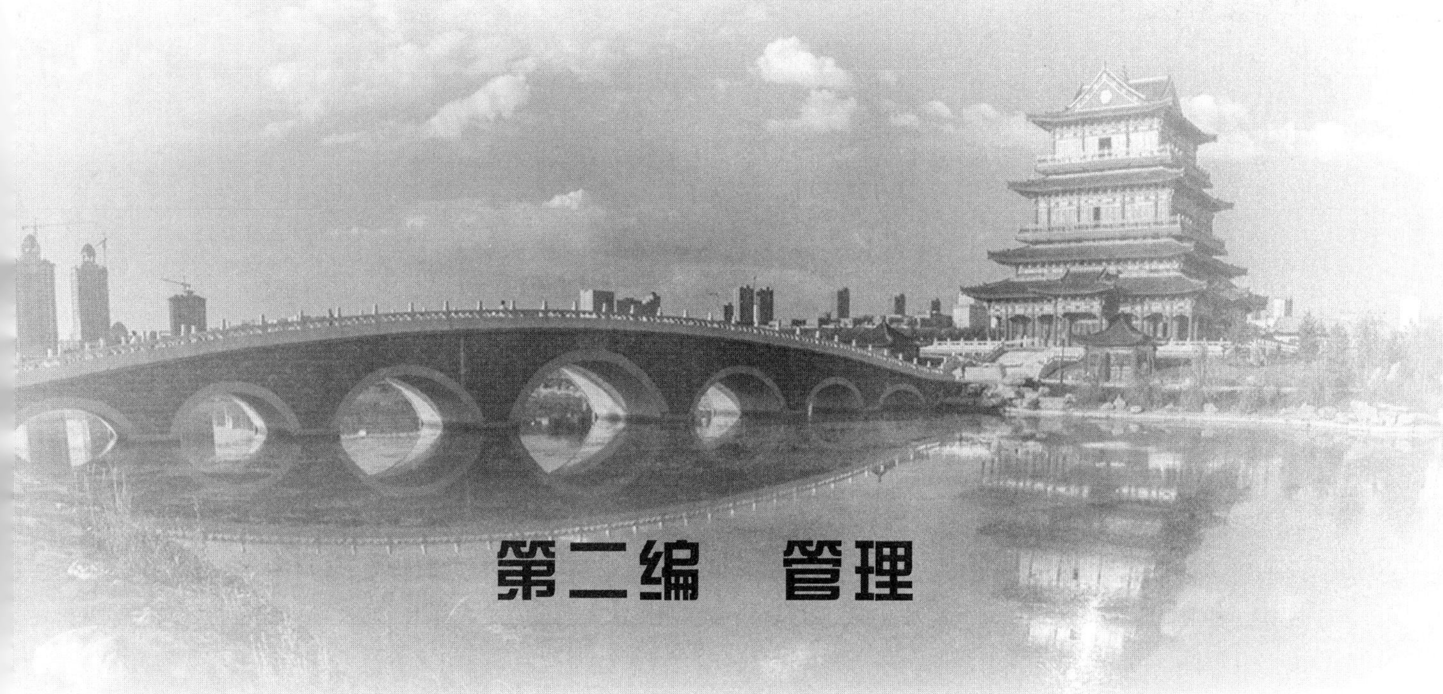

第二编　管理

榆林市医疗管理始于唐代。其时，绥州、夏州设医学博士。明成化九年（1437）后设医学、药局、养济院。清同治年设牛痘局。民国二十三年（1934）设榆林卫生院，依据条例、规定，代行医药卫生行政管理。1941年，陕甘宁边区卫生处成立，要求各县设卫生科、卫生委员会，建立保健药社。中华人民共和国成立后，确定了“预防为主、面向工农、团结中西医”三大管理方针。1990年进入法制化管理。1997年，卫生工作的方针是：以农村为重点，预防为主，中西医并重，依靠科技与教育，动员全社会参与，为人民健康服务，为社会主义现代化建设服务。中共十七大报告首次完整提出中国特色卫生医疗体制的制度框架，包括公共卫生服务体系，医疗服务体系，医疗保障体系，药品供应保障体系四个重要组成部分，这是在新时期对卫生医疗体系构成的全面概括。

第一章　行政管理

第一节　管理体制

榆林市医疗管理始于唐代，绥州、夏州设医学博士。明成化九年（1437）后设医学、药局、养济院。清同治年设牛痘局。

民国二十三年（1934）设榆林卫生院，依据条例、规定代行医药卫生行政管理。1941年，边区卫生处成立，要求各县设卫生科、卫生委员会，建立保健药社。1950年3月和1951年3月，绥德专署和榆林专署分别成立卫生科。1956年绥德专署撤销，并入榆林专署，取消了科建制，设立了五个办公室，卫生隶属第二办公室。 1960年4月改名榆林专署文教卫生局。1969年12月在生产组之下分设了卫生组。1970年12月，榆林地区革命委员会取消了生产组，卫生组改称“榆林地区革命委员会卫生局”。1976年11月榆林地区“革委会”卫生局改名为榆林地区行政公署卫生局。2000年7月，撤地改市，更名为榆林市卫生局，为县处级行政建制。2015年，市卫生局和计划生育局合并称榆林市卫生和计划生育局。行使卫生和计划生育行政管理职能。各个时期的管理体制有所不同。1949年前职能较少，1949—1985年逐步完善建制，1985年初具规模。2015年更加细化，结构功能更加完善。

一、1985年榆林地区卫生行政管理体制。见图2-1。

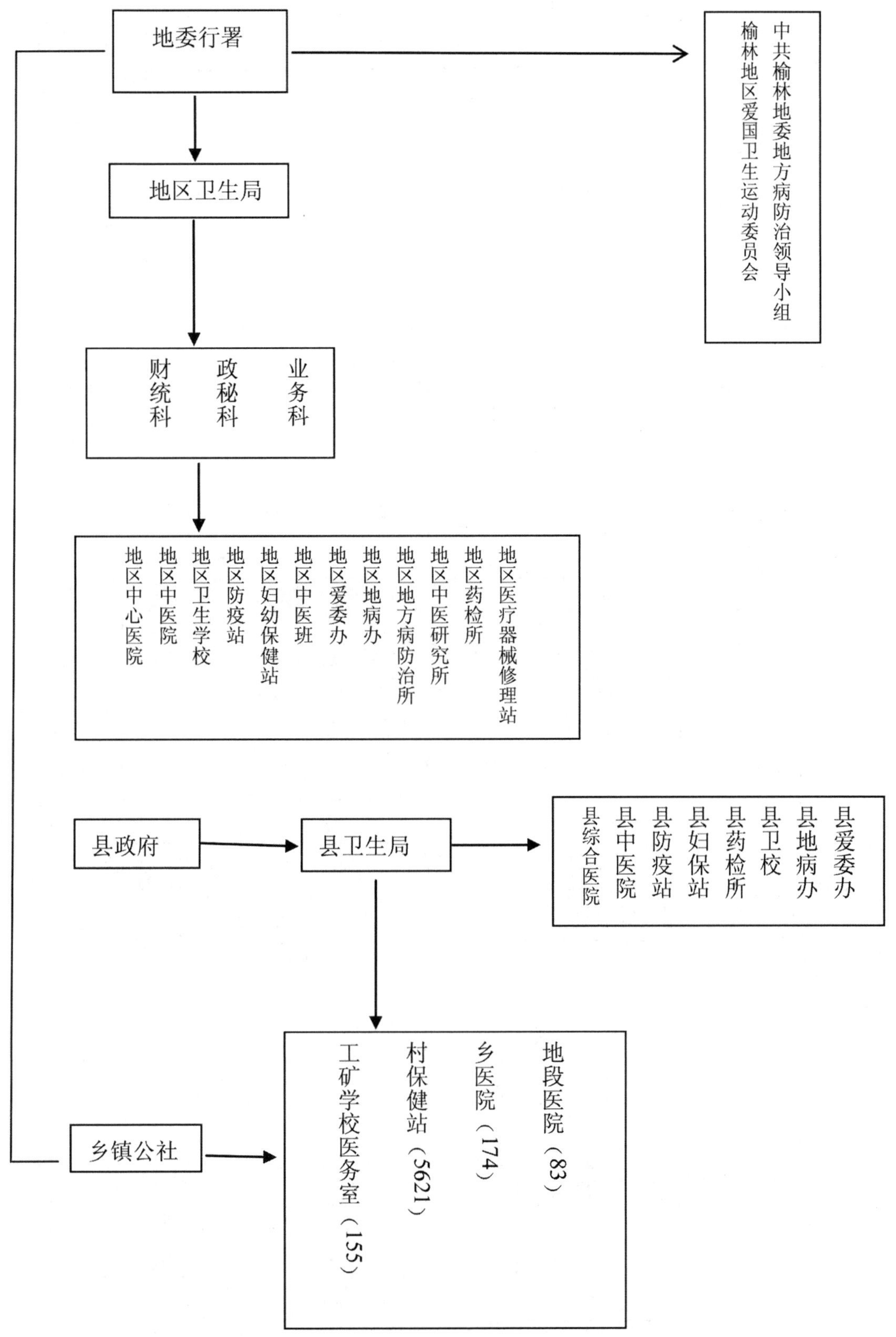

图2-1 1985年榆林地区卫生行政管理体制示意图

二、2015年榆林市卫生行政体制。见图2-2。

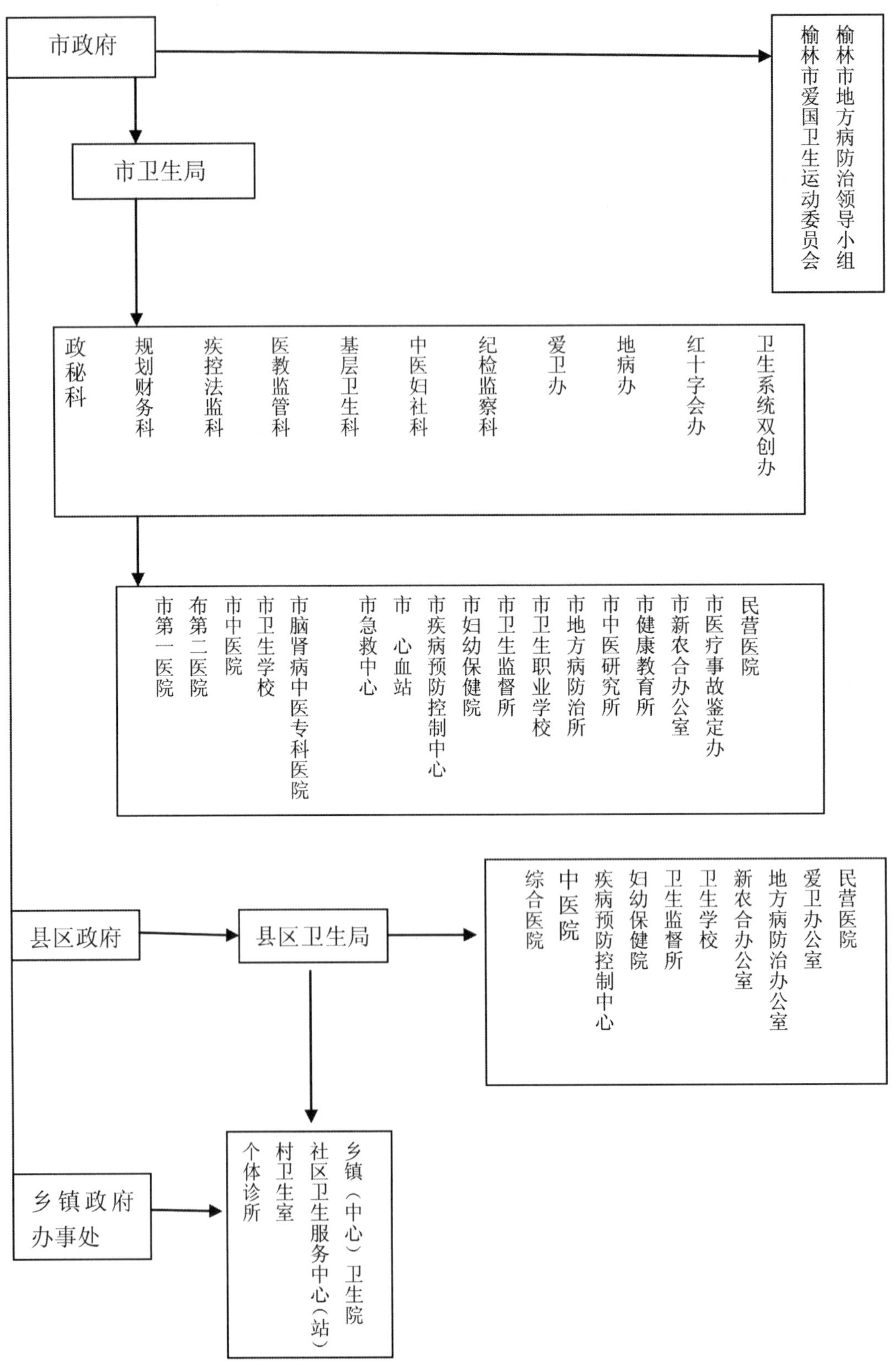

图2-2 2015年榆林市卫生行政体制示意图

三、2015年综合医院管理体制。见图2－3。

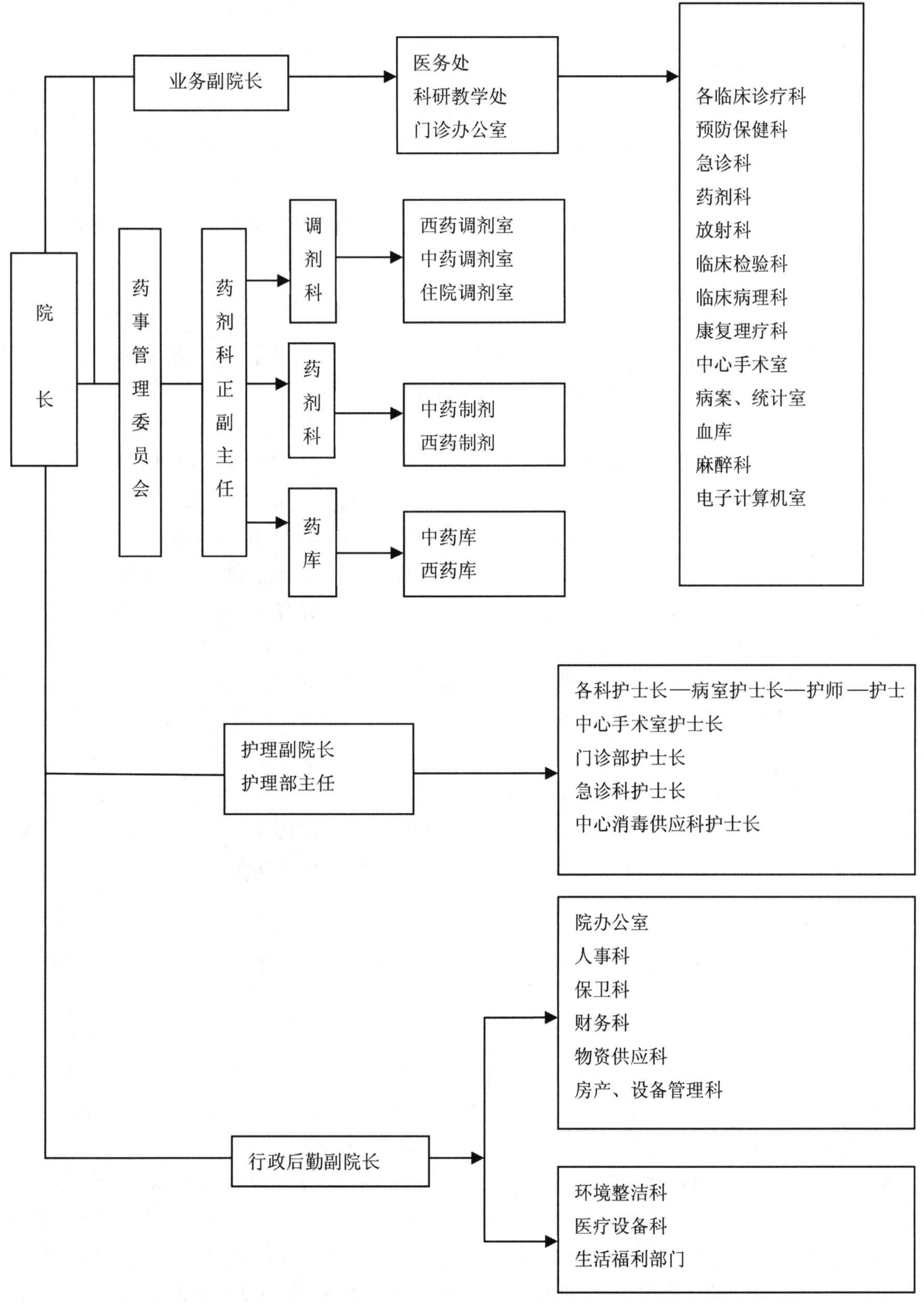

图2－3　2015年综合医院管理体制示意图

第二节　人事管理

一、人事管理制度

人事：榆林市卫生局，对于所辖机构设置，人员编制进行核定，按权限审批。负责选拔、考核、任免、后备干部的管理，按干部管理权限承办调配、安置军队转业干部。制订年度医学研究生及大、中专毕业生需求计划，接收分配毕业学生。管理工资，负责调整工资，办理各类人员转正定级及工龄、护龄津贴的调整认定，负责职工福利、审批卫生津贴及各种福利性补助，审批到龄退休人员。负责专业技术人员职称的组织申报和审批等。

二、干部

中华人民共和国成立后，干部、工人一直实行录用制。事实上的“终身”制，从1985年起，医疗单位新招收工人实行聘用合同制，本人与市人事局签订劳动合同，交由用人单位使用，一般一个聘期为三年，其身份相当于企业人员。干部逐步推行聘用聘任制，实行党管干部的原则，领导干部多实行委任制及选拔任用制，到了20世纪90年代末领导干部提拔均应进行群众民意测评。组织考查并进行公示后任用。但一般干部和1985年前身份为工人的人员的聘用制度的建立并没有真正体现聘用制。自从国家宣布从1998年起招录的大中专学生不再由国家包分配工作后，市卫生局所属卫生单位所需人员应经编制审批按新的招聘方法用人。市卫生局所属医疗单位乃按公开招聘经市人事劳动、市卫生局批准办理招录手续，医疗单位在编制外使用的人员主要是护理人员、医技人员、工勤人员多由医院自主聘用，双方签订劳动合同，但劳动合同内容没有完全体现劳动法，时有纠纷出现，有待逐步完善。

从1985年提出并推行院、站、所长负责制，至1990年全市卫生系统真正实现了院、站、所、校长负责制，确立了行政领导的中心地位。各院、站、所、校均实行中层干部聘任制，工作人员聘用制、工人劳动合同制。

1994年在实行了几年聘任、聘用制管理后，在分配上逐步增加体现按劳分配的原则，特别是向技术复杂的岗位倾斜，向一线岗位倾斜，较大地调动了工作人员的积极性，医疗单位到2015年底，基本上实行的是聘任制，聘用制、劳动合同制、按岗量化评分，按职责大小定分，按分值参加分配。

三、职称

民国年间，始有医生、医师、药剂师称谓，职称等级为医助（医士）、医师、主治医师、主任医师及助教、教授。

1956年4月30日，国家卫生部正式颁布了《国家卫生技术人员职务名称的新职务晋升条例（草案）》，规定卫生技术人员的职称分为五类三级，五类即医疗、公共卫生、药剂、检验和其他技术，三级即高级职称：主任、主治医师、医师；中级职称：医士、公共医士、药剂士、检验士、护士长、护士、助产士长、技士；初级职称：卫生防疫员、药剂员、检验员、护理员、保健员、保育员、技术员。

1963年5月，国家卫生部再次颁发《卫生技术人员职务名称及晋升暂行条例（修订草案）》规定：卫生技术人员以业务性质分为九大类，即医疗、卫生防疫、妇幼保健、药剂、中医、中药、助产护理、检验和其他技术等，分三个等级：高级、中级、初级，即师、士、员。其中护理人员分四级，即护士主任、护士长、护士、护理员。条例对高级职称分为三个档次，即主任医师、主治（主管）医师、医师，将科主任改为主任医师。据不完全统计，在此期间，榆林地区取得主治医师职称有40人。

1979年2月23日，国家卫生部第三次颁发《卫生技术人员职称及晋升条例（试行）》，本条例以卫生技术人员业务性质分为四类级六档，四类即医、药、护、技；三级即高、中、初；六档即主任医师、副主任医师、主治（主管）医师、医（药、护、技）师、士、员。护理职称中设主任护师、副主任护师、主管护师、护师、护士；对“士晋师”者要参加理论考试，合格可晋升。

1981年9月2日，榆林地区卫生局举行首次卫生技术人员技术职称晋升考试。报考初级375人，中级397人，高级92人。

1983年4月1日，在全省卫生系统卫生技术人职称评审中，榆林地区晋升中级职称214人，主任医师1人，副主任医师5人。榆林地区评定初晋师89人，西药师1人，共计310人。

表2–1 1983年榆林地区首次晋升中高级职称名录

职称科别	姓 名
主住医师	尤仙航
副主任医师	张鹏举 李世平 郭程浩 陈典礼 陈梅
主治医师	
内科	王清森 马世华 马汝泽 马淑光 王振云 王克美 王新立 王金释 田 汨 申淑芬 艾克超 邓杜中 刘树平 刘 岚 刘东山 张廷杰 孙兴华 吴仲复 宋纪新 李 燕 陈元汉 陈日新 郑慧敏 张代蓉 张泉开 张 彦 张惠贞 杨秀忠 胡正琪 郭冠英 黄希民 黄腾睦 温玉军 楚留安 樊培垣
外科	于长雍 马榆新 马国良 马世畅 王崇斌 白金城 叶树森 朱积远 吴鸣琰 刘进民 宋士铎 宋万家 李锡纯 李一生 李玉林 李恩生 李志良 杨兴善 杨志学 杨增元 陈方海 范文景 张 鹏 张国喜 张励夫 张青云 张宗义 岳维林 呼延民 周国昌 赵锁奎 赵应元 贺加昭 贺焕章 郝丰厚 郑志刚 徐化霖 惠占和 郝建章 常文忠 陆啟祥 郭恩坤 郭锦文 韩 蔚 崔志祥 蒲秀山 熊传高 魏俊骑
妇产科	马佩玲 刘紫东 刘改芝 李秀芳 吴忠玉 张定中 张克妙 张庆东 陈善卿 陈锦辉 胡 萱 赵乐凤 高锦秀 黄碧霞 郭孝昌 雷素勤
五官科	马光第 王厚民 邓明俊 刘帮华 乔熙鸿 孙维光 李树叶 欧阳祥旗 贾湘军 魏明理
皮肤科	叶国华 张培基 谢作哲
儿科	王碧琴 袁 则
中医	王直卿 王成文 王秀珍 史 奇 师乐天 闫悌微 刘恭笃 刘长夫 李生荣 李明亭 李敏才 杭继承 张世雄 张榆晋 张龙田 张子久 封应旭 贺克强 贺升效 高 智 高镇南 高万佑 高玉宽 秦学义 柴有华 郭维一 韩 增 谢立业 霍天锡 霍绍绪 雷汝泽
中西医结合	王子龄 王云芳 刘兆雄 刘景平 孙阳明 张世俊 张 琴 胡世光 高有明 郗伯良 梁霄黎 智志权 傅福春
针灸	王新民
主管医（技）师	
行政卫防	于安静 马合年 王 堃 孔云周 韦天荣 吕协和 刘国卿 关子良 孙治邦 米 荣 李 辉 吴建生 吴玉山 吴晨钟 范鸿先 张栋中 张 伦 张国志 张万生 张毛珍 张国藩 陈金顺 赵廷智 赵宗贤 赵国治 姜少山 霍马繁
药师	邓杜孝 任世用 周少朗 周鑫龄 胡饶周 康寿天 康建德 董佩彦
放射	杨锦文 张景文 赵凤鸣 郭世超
检验	邓锦兰 刘凤池 周毓枢 高海旺 段开时
理疗、病理	袁惠山 苏 仁 黄志靖
麻醉	冯玉善 徐佩祥
护理	刘桂荣 孙志华
讲师	吴大同 杨庆民 曹正阁

1986年，中央职称改革领导小组批准颁发了《卫生技术人员职务试行条例》，提高了卫生技术人员的地位，改善了工资待遇，调动了卫生技术人员的工作积极性和创造性，开始形成高、中、初职称结构的卫生专业队伍。

1986年中央职称改革领导小组规定卫生专业技术职务分类分级和名称如下。

表2-2 卫生专业技术职务分类、分级名称

专业分类	称务分级和名称		
	高级	中级	初级
医疗预防保健	主任医师	主治医师	住院医师
	副主任医师		医士
中西药	主任药师	主管药师	药师
	副主任药师		药士
护理	主任护师	主管护师	护师
	副主任护师		护士
其他技术人员	主任技师	主管技师	技师
	副主任技师		技士

卫生专业技术人员任职条件，初级职务医（药、护、技）士为中专毕业见习一年后，师为任士级职务5年以上，大专毕业含一年见习期2年以上，本科毕业见习期一年后，研究生班结业或硕士学位。中级职称为大学毕业取得学士学位任下一级职务4年以上，研究生班结业或取得第二学士学位，任下一级职务3年左右，取得博士学位，熟悉本专业基础理论和系统的专业知识，处理复杂的专业技术问题等条件。高级职务副主任医师（药护技），本科以上学历，任下一级职务5年以上，获得博士学位任下级职务2年以上，主任医（药、技、护）师为任下一级职务5年以上，精通本专业基础理论和知识，能解决复杂疑难重大问题，工作成绩突出，掌握本专业国内外发展趋势，有专著、论文、具有组织和指导本专业全面业务技术工作，为本专业学科带头人。

榆林地区根据陕西省关于贯彻执行《卫生技术人员职务（试行条例）实施细则》成立了卫生技术职务评审领导小组和领导小组办公室，按照专业分类组成了各级专业评审组，县卫生系统设立初评委组织，地区卫生系统设中评委组织，省卫生厅设立高评委组织，负责本专业晋升人员的评审。各单位还成立了职称领导小组。晋升专业技术职务的考核内容包括：职业道德、工作态度、学术水平、专业技术、工作成绩、论文著作、学历、资历等。

申报程序：个人书面申请、提交有关材料与证件、所在单位有关组织审查后，填报推荐意见上报评定。个人取得晋升资格由单位行政主管领导以岗聘任，聘期一般3～5年。根据需要可续聘或解聘。

各级评审组织评定权限范围：晋升高级职务人员经地区卫生局、科干局审查后报请省卫生系统高评委审定；晋升中级职务人员，全区统一由各个专业评审组评审，晋升初级职务，由各县及地直设定的各个初级评审组审定。各厂矿企业、部队、国家、省驻运单位有关卫生技术人员晋升，按上述规定执行，经各有关专业评审组织负责评审资格。

全区开展卫生技术职称改革，参加晋升的人数达3416人，占卫技人员总数的60.57%。其中，中晋高82人，初晋中642人，晋初级2468人。同时解决了1983年职称晋升遗留问题，师晋主治合格60人，士晋师合格319人，员晋士合格301人。

1990年，全区对乡村医生开展了职称评定工作，通过评审有440名乡村医生取得中级职称，有3878名乡村医生取得初级职称。

1992年12月全区卫生专业技术人员职称晋升工作转入正常化。

1998年晋升主任医师19人，副主任医师89人。

1999年起，全区医疗卫生单位医学类的专业技术人员按照执业法的规定，取得执业医师（助理执业医师）合格证书后，可不再参加初级卫生专业技术资格的考试。

2001年，全市根据国家人事部、卫生部《关于加强卫生专业技术职务评聘工作的通知》精神，对中初级专业技术人员职务评聘审定晋升改为“以考代评”的办法。实行全国统一大纲、统一命题、统一时间考试，每年举办一次。凡学历、资历（工作年限）、专业符合规定要求者，由本人申报，单位审核报名，经市卫生

局、省卫生厅审定后参加统考，合格者由省人事厅颁发专业技术资格证书，全国范围内有效，用人单位以设置岗位指标聘用。当年，全市参加统考晋升取得中级资格者259人，初级资格者434名。

2002年，全市开展执业医师的认定与统考工作，采取卫生专业技术人员按老人老办法认定执业医师，新卫生专业技术人员参加统考，合格者取得执业或助理执业医师证书。

2003年，对参加统考晋升专业技术资格人员，在专业考试成绩上可实行两年为一个周期的滚动办法，在规定有效期内，全部科目考试成绩合格，方可获取专业技术资格证书。

榆林市人力资源和社会保障局根据《榆林市事业单位岗位设置管理实施细则（试行）》和《榆林市事业单位专业技术三级岗位管理暂行规定》对事业单位专业技术正高三级以上岗位实行核准制。

2007年，中共陕西省委办公厅、陕西省人民政府办公厅印发陕办发18号《陕西省事业单位岗位设置管理实施意见（试行）》规定：事业单位岗位分管理、专业技术及工勤技能三种类别，其中专业技术岗位等级设置分为13个等级，高级岗位分为7个等级，其正高级岗位包括1～4级，副高级岗位包括5～7级；中级岗位包括8～10级3个等级；初级岗位包括11～13级3个等级，其中13级是员级岗位。

2011年核准榆林市第二医院贺家明，榆林市中医院曹利民、白利萍、杭共存，榆林市卫校高亚利，榆林市疾控中心高照洲、史建梅等7人为事业单位专业技术三级岗位聘用人选。2012年核准榆林市第一院李海东、薛国民、刘怀勤、高燕云、王策、慕怀玉、杜成高；榆林市第二院房宏林、康彦斌、折树均、席生清、张玉靖；榆林市中医院薛建成、吕光亮等14人为事业单位专业技术三级岗位聘用人选。2013年核准榆阳区贺海龙、曹汉昌、史志宏、王亚雄、曹绥平、叶生明、王晓成、梁小平、吴桂莲、张光仁、胡小明等11人为事业单位专业技术三级岗位聘用人选。高亚利、贺加明为二级岗位人选。2014年核准贺波为二级岗位人选。

2015年，为市属三家医院引进博士生2人，硕士研究生78人，统招本科生156人。选派13名研究生分赴北京大学第一医院、北京人民医院和北京第三医院脱产学习1年。完成省卫计委下达县级骨干医师培训任务86名。投资500万元继续加强已评估确定的8个重点专科和5个特色专（病）科建设，其中重点建设好3个市级质控中心（影像中心、检验中心、病理中心）。邀请陕西省医学会放射学分会主委郭佑民教授及有关专家对全市32所二、三级医疗机构共64名医学影像人员进行了诊断技术、业务能力现场评估、培训，指导了市级医学影像重点专科建设工作。年末，全市卫生系统各级各类专业技术职称人数达21245名，其中执业医师5074人，执业助理医师5852人，注册护士8098人，有高级专业技术职务1477人（其中主任医师423人）。副主任医（护）师1054人。其分布状况见表2-3、表2-4。

表2-3 至2015年市属机构高级职称名录 （单位：人）

单位	主任医师等正高职				副主任医（技、护）师等副高职						
榆林市第一医院 347	李和平	慕怀玉	杜成高	王 策	李海玲	王 群	康红青	高巧利	高繁花	屈 静	赵海英
	康小岗	雷 涛	马家莲	冯海翔	马 莉	马 瑞	汪 徽	张秀颀	王 砜	王彩霞	李乃英
	康林娥	白莉萍	葛卓黎	李海东	薛彩丽	田 琴	高 洁	闫福玲	延慧峰	李艳华	白 莉
	毕鉴红	叶生明	井长信	许延发	马建成	王 瑞	刘振芬	郭 晔	李润琴	贺 越	徐艳宁
	陈志斌	张永旺	高 鹏	冯 江	崔 虹	宋增艳	曹亚梅	冯俊珍	崔晓燕	张 洁	冯 娟
	李发智	艾剑锋	高光明	苏海卿	曹 晔	孙 群	郭树梅	张团炜	安冬莲	郭艳阳	李淑霞
	沈万安	赵奋伟	丁晓权	高建忠	王彩红	续 梅	郝亚娥	马艳梅	马汝怀	魏国安	贺 涛
	郑虎林	高燕云	李 光	李福娥	马靖华	师作范	李 义	李风春	李小明	王兰芳	马桂清
	崔 巍	王 瑜	马亚宏	曹亚敏	刘晓莺	王东霞	惠小夏	田维明	刘一宏	吴宝成	张鹤风
	杨继维	杨和平	刘怀勤	柳林整	崔 蕊	马改苹	王 燚	赵彦峰	刘彦西	张 鹏	罗探念
	薛国民	李继周	姬存武	常锦梅	杨兴亮	李卫民	刘红军	高前宁	石贵宝	刘笛音	张永军
	薛宝生	马亚玲	马雄飞	孙秀娥	张 斌	白云磊	李海军	王启江	郝延红	白成斌	裴东红
	张玉碧	党润芳	张立生	李志周	李进龙	高海东	李海宽	白鹏飞	王利东	苗东红	李春季
	薛春堂	郝鸿伟	张俊荣	白卫国	霍军伟	周卫东	高 字	徐建华	叶 蕾	曹丽霞	李 岚
	宋 琳	郝东宁	马登勋	马兴国	朱 琦	郝海宁	张海选	朱永庆	高 见	黄永峰	师仰宏
	安庆斌	郝树文	马亚峰	陈士平	刘 艳	安 毅	马波江	韩建伦	李志开	侯建峰	任志龙
	刘 涛	刘增耀	马家莲	郝清凡	康 速	苏加荣	席云峰	蒋占鑫	马志刚	李 军	张延玲

续表

单位	主任医师等正高职	副主任医（技、护）师等副高职
榆林市 第一医院	郝向勤 杨 勇 李小力 连凌云 张 滨 杨振邦 史马龙 吕庆莲 郝建章 高德义 李继玉 张学渊 马素林 葛竹黎 刘海珠 高凤成 边步荣 杨亮纲 刘世仲	康 伟 刘尚华 李秀英 郝莉娜 乔文兴 王建平 马庆祥 姜凤举 薛利军 刘清玉 郭 玮 胡文慧 朱利飞 康 凯 蔡建梅 白雪琴 丁泽胥 任建枫 李绥霞 王 赟 武海峡 邵玉娟 薛润梅 郝改艳 张树才 张扬帆 李 莉 延喜悦 贾爱华 侯英娟 郝绍江 刘 湲 贾 伟 王 键 白 皓 王国伟 车 震 席俊峰 李亚军 孙国芳 乔红刚 罗 瑞 刘 峰 李 京 崔胜宏 马秀梅 延晓勇 张 进 吴雪梅 陈美玲 任东峰 郭程浩 陈典礼 陈 梅 黄志靖 刘桂荣 赵凤鸣 贺焕章 邓明俊 胡 萱 陈元汉 艾克超 马国良 韩爱春 闫佩芝 王亚玲 张永旺 王 瑜 张俊荣 宋 琳 常锦梅 郑虎林 马志刚 李 光 宋增艳 吴忠辽 马兴国 李继周 薛利军 郝树文 张存仁 刘晓莺 王建平 蔡建梅 毛晓玲 杨 勇 李小明 石贵宝 呼正友 刘秉文 刘生明 李悦维 苗前忠 马汝怀 李海玲 刘秉文 梁生奇 王启元 李向华 马仕银 武福信 谢玉珍 王生荣 白泽兰 马芙蓉 袁桂芳 高 贤 赵冬红 梁秀兰 马春芬 陈方海 张代蓉 田 汨 周国昌 钱敏康 杨晓薇 贾湘君 孙志华 杨志学 杨兴善 张定中 吴正环 郭长安 吴忠玉 王厚民 袁 则 付崇权 张积海 张景文 谢作哲 李锡纯 蒋玛莉 孙廷杰 张昌荣 高治耀 高凤成 李小林 吴运禄 郑传中 何 莉 李卫民
榆林市 第二医院 185	尤仙航 柴兆雄 李一生 樊耀斗 孙兴华 李兴惠 刘 岚 张培基 徐化霖 张克妙 段开时 高启昧 柴有华 贺靖义 魏明理 班世明 常芳珍 高永显 贺润芳 慕明章 张世雄 康彦斌 吴桂莲 田小清 马彩虹 陈秀山 谢 虎 常艳萍 钟 诚 王晓成 冯丙东 刘利平 陈随才 杨中民 房宏林 朱绪成 刘统锦 梁小平 贺加明 折树钧 张兴伟 高 智 鲍向阳 马小红 陈永胜 王贵荣 高 平 乔培宇 贺瑞林 李彩岚 曹丽芬 刘聪荣 雷锦秀 王 渊 贺兆平 刘建年 马志杰 常明龙 赵云鹤 李建学 赵 方 寇红峰 张玉清 李华瑞 李 军 席生清 朱 艳 曹亚芳 贺桂英 石培秀 朱晓菊 杨海明 谢文增 牛建生 张秀梅 井 泉 杨存军 白彩琴 余永平 陈雁斌 王成宏 张来启 曹娜娅 赵文玉 李 军 张 珍 史世勤 杨文堂 杜光勇 崔雁萍 刘 峰 黄中华 张彩霞 李彦青 李治清 刘开世 鱼永卫 杨锦国 刘丽华 宋明芳 陈 泽 田 波	吕润林 董锦华 薛亚君 柳双存 纪永平 常建梅 祁福艳 王玉梅 张 哲 李冠雄 赵 艳 叶文义 杜向东 陈 贵 罗有才 杨 峰 艾 涛 孟小瑜 郭玉琳 杨永宏 张振榆 韩一宁 高彩玲 刘继保 张长山 雷永生 武宏林 梁文智 赵志刚 郭增林 刘生智 贺 峰 思耀东 任润莲 刘宏雄 冯晓菊 闫海涛 任如文 谢中斌 刘俊林 刘俊娥 霍彩虹 贾 喆 张 毅 马 烨 惠德生 贺爱珍 常晓梅 叶红梅 张米利 曹 虹 曹玉芳 冯海清 高俊文 高亚玲 高延红 贺 怡 贺清华 呼晓燕 雷 霞 雷啸霞 李 莉 李艳君 李云清 刘建玲 刘俊英 刘培仁 刘尚礼 刘秀芝 刘兆兰 马宏芳 尚冬霞 宋俊英 孙兰芳 王明文 王毓斌 武榆岚 肖利华 谢凤英 张麦兰 周金彩 朱利娜 王振荣

续表

单位	主任医师等正高职	副主任医（技、护）师等副高职
榆林市中医院80	张鹏举 高 智 韩 增 刘茂林 张 征 杭共存 白莉萍 吕光智 吕光亮 杨爱珍 李建秀 刘茂君 张光仁 胡晓明 曹利民 寇 飞 李武军 柳慧明 孙占斌 宋鸿雁 李晓倩 高小利 张锦红 汪莉莉 常浩胜 张治忠 曹利萍 曹继高 张贤军 薛建成 孙占斌 胡晓明 霍丽东	张龙田 郭维一 杨锦文 高海旺 高万佑 王志国 张光清 曹佩芳 霍迎冈 张锦红 陈文光 曹继高 卜启德 连海云 赵英莉 刘占祥 张永升 梁 鑫 张文华 姬孝斌 李玉雄 乔书义 王 平 常浩胜 任志龙 张利芹 牛桂莲 屈振吉 师建国 张志忠 王素莲 石孝孝 汪莉莉 张 敏 李武军 张贤军 刘茂君 韩金山 王海年 高培雄 王润芳 崔靖梅 杨成琴 周彩霞 丁积智 白小荣 李晓倩
疾病预防控制中心17	高照洲 史建梅 马亚洲 李向阳 柳彦峰	张 伦 韦天荣 霍凤林 刘 峰 秦 森 裴建生 刘德军 朱巧娥 李向阳 田永东 王月秀 刘新亚
妇幼保健院12	蒋桂芳	袁建新 高贵芳 李秀霞 廖莲德 荀志华 郭正芹 常 莉 马有荣 何爱芸 刘 丽 刘 燕
地病办3	赵宗贤	张崇保 高俪萍
地方病防治所7		左树春 王瑞菁 曹志坚 贾国林 李树芬 梅月华 郭晓芳
市卫校46	高亚利	吴仲复 曹正阁 周鑫龄 吴大同 李世平 刘恭笃 贺占杰 杨庆民 康 远 姬亚军 王俊程 李如森 高 琦 吴安安 白世华 吴 宏 李树仲 拓军雄 安迎春 王桂莲 董向荣 朱序仁 安 香 王永发 贾智诚 马晓艺 李永清 吕锦春 马青荣 马东霞 韩东联 马文平 雷 波 刘银祥 冯东杰 王志荣 李卫红 马建荣 刘德英 杨彩玲 左宏民 王改琴 张长山 贺宗礼 田俊莲 欧阳祥祺
中心血站4		贾怀刚 张玉龙 段林高 师彩霞
急救中心1		陈 忠
合疗办1		贺润年
榆林市脑肾病中医专科医院10	郭维一 郭补林	高有明 刘兆雄 闫曾平 杨宏华 张小芳 鱼荷英 李绥珍 杜 晶
榆林市第三医院8	韩艾春 尚小卫	云 峰 马春芬 徐德民 薛建堂 刘俊山 李生旺

表2–4 县区高级职称名录

单位	主任医师等正高职	副主任医（技、护）师等副高职
星元医院	贺海龙 安凤莲 刘生荣 纪东世 王万富 刘增亮 思成怀 袁建宏 马莲芳 曹锦飞 罗致军 贺 波 曹汉昌 陈宏雄 刘志兰 刘德海 刘云霞 郭晓明 曹素清 王志辉 张继河 吕登仕 赵秀英 姚子玉 刘爱玲 杨文学 张林华 常文利 尚宏亮 张咏梅 房子强 周喜斌 王建睿 梁广榆 王建华 周喜斌 朱志荣 张文勇 呼延佳 高翠莲 朱广贤 乔战生 刘德海 王志辉 刘玉峰 杨培忠 王来林 曹丕彦	贺莉蓉 吴春雷 张艳萍 李秀英 杨瑞芳 李 瑞 李慧荣 何香莲 薛艳琴 张鹏辽 马少玲 文志强 白卫兵 吴春雷 朱志荣 谢 勇 潘治军 邢永军 宋艳军 王丽丽 吕 芳 张稳存 曹 宇 宋美娥 韩志江 宋公成 曹崇玲 高秋霞 郑丽霞 武玉兰 陶利荣 朱桂芳 薛 涛 牛锦龙 陈海英 杨 欣 姬亚梅 高二祥 李丽萍 淡利军 郝慧灵 陈焕林 张 鹤 冯 毅 侯小峰 郝东娜 吴学功 王湘兰 白汉斌 杨喜银 曹志坚 薛武荣 蔺鸿儒 郭丽云 贺 英 张彩虹 贺 英 王 磊 苗伶俐 秦春芳 马世芳 张 弛 贺 飞 王庆虎 贺艳霞 马小云 杜 玲 朱东奇 陈宏东 杨国宁 朱开萍 陆爱华 刘智文
榆阳区	郭冠英 杨永红 孙德龄 高德义 孙成军 李燕雪 史志宏 王亚雄 宋鸿雁 牛玉红 冉红军 张小龙 杨黎明 李燕雪 孙成军 高文军 尚正兰 杨作强 高小利 曹绥平 高明强 刘海珠	李玲利 师建军 李生旺 苗 林 郭宝明 申 玲 马虎林 康海荣 何竹林 韩 莲 李长林 刘海梅 杨静波 石玉玲 万和平 田志清 曹志诚 郝月娥 李志远 陆清昭 贺 哲 刘士福 朱彦堂 谢怀国 王 刚 车增民 胡巧玲 陈 斌 郝汉元 李敏才 高玉宽 惠义贵 张改兰 郝振功 柴振国 李彩云 马玉祥 郑彩萍 魏志红 李平书 马清霞 胡武铭

续表

单位	主任医师等正高职	副主任医（技、护）师等副高职
榆阳区		高炳伟 王秦川 姚宏来 杨永生 李银栋 陈淑英 贺树元 高福祥 刘艳萍 童维华 李秀琴 宋玉英 陈德智 霍莉 李锦荣 吴进林 常鹏升 曹宏尚 陈斌 高军强 李志春 胡志英 申宏昌 刘智文 郭米香 袁香莲 王玉兰 申云 李菊梅 赵爱芳 张艳萍 王克元 付虎成 慕艳萍 张清兰 米耀武 侯丰忠 屈振壮 王亚 白彩云 谢磊 王康社 谢怀国 李晓红 席飞彪 崔伟 刘建伯 魏秀英 常秀兰 高炳伟 王秦川 乔兴学 贺文卿 付春明
神木县	麻保玉 王强 张在义 董凤琴 刘晓阳 李向文 高世堂 党玉林 李方 霍兴业 王力 刘作功 马国良 周琨 吴明琰 宋录金 张旭永 李广鹏 王进峰 郭敏 高银才 马月霞 李振明 刘永林 乔艳梅 化建彪 郭宏君 逄军荣 张增堂 陈凤莲 黄花梅 撖耀斌 路仲晓 刘文玉 常培军 焦海芳 白文良 郭巧玲 高世堂 韩世万 王萍珍 乔信 刘云连 李林凤 闫惠民	贺升效 贾怀显 王克美 杨增源 贺长志 石子登 马振锦 刘玉 霍安生 林美莲 任春平 慕海燕 张礼俊 郭巧玲 马社荣 张训凯 李枢 王志珍 卢正枝 刘生伟 贾吉武 娇旭仁 郝怀珍 张国凯 王靖莲 王智亮 刘增斌 李志刚 高万明 李增厚 高喜明 任才贵 奥文礼 梁新梅 罗探念 张树青 王占华 郭文敏 王宗学 刘双英 李政伟 曹爱萍 赵庆三 贾光堂 杨荣升 李维如 马光明 李顺田 张志华 王胜烨 张侯阳 王靖莲 贾兴平 李振明 高云飞 王振峰 郭宏君 王凤霞 刘玉凯 奥卡兰 焦妮妮 张锦茹 崔明凯 张雄山 许拥军 李玉萍 贺玉斌 武双虎 张彩霞 刘玉芳 寿永禄 杨春 韩振杰 王雪花 李波 黄海平 王枫 牛永亮 杨引明 李例冀 屈志义 奥翠峰 张宏霞 杭再存 孙胜利 高图 王建国 刘喜荣 韩林占 白志强 张启祥 王振刚 张志卿 田云雷 刘玉芳 刘媚 王晶 宋鹏 李丰年 李志钧 韩翠香 乔小平 杨长君 刘永刚 郝王林 陈杰 刘四雄 李早香 张晓莆 张翠霞 武秀霞 李诚 韩支权 杨雄 高敏 高平 王军 乔爱莲 屈志梅 史彦华 段照明 边国斌 逄军峰 张增平 吕利亚 郭晔 孙凤霞 马海军 贺成思 邢美娟 白银娥 刘清莲 王莉芳 高旭霞 李正义 李士涛 崔世明 郝峰 贺志雄 白成斌 张美霞 贺荣珍 王世同 李怀珍 罗凤珍 时申峰 张明亮 范振兴 李继光 韩莲 高丽华 闫炯丽 李苏雅拉图
府谷县	田乃飞 王侯喜 郝榆平 陈秀芳 孙三存 贾文忠 贾玉廷 杨斌 贾睿 王凤琴 陈丽琴 郝美云 张栓平 张卫东 刘元厚 刘旺升 杨美蓉 靳光荣 董金海 贾惠军 杜宽平 郭彦军 付军 党改娥 刘玉冰 薛秀花 樊培恒 郭敏	张彦 陈锦辉 谢立业 胡世光 李生荣 樊兵 刘斌 刘军 苏伊琳 沈玉忠 韩兴利 刘雨田 王兰华 陈宇开 温乃林 张慧琦 石仲雄 郭俊英 刘宝奇 杨玉叶 郝利霞 刘亮才 杨昕 张弢 杨秀丽 陈彦飞 甄党霞 赵花花 鲁虎林 温林海 武亮茹 张文飞 柴浩林 杨振平 李凤英 周艳芳 赵雄飞 韩巧花 张玉华 白江鱼 赵兴元 严耘 王志强 赵小梅 苏新林 周建华 陈永平 贾根旺 王俊如 王二邦 陈玉兰 岳乃梅 石振国 任永乐 田露 郝培荣 邬政 苏春华 刘建平 白晓莉 郭双玺 李飞 张广慧 石买雄 黄强 温玉栓 李树华 王美林 张文娜 庄二宝 温慧 高世平 杨晋东 张雪峰 张付有 史冬梅 麻美琴 马霞 张杰 杨淑琴 丁丽霞 段晔 柴秀媛 张利荣 李琴华 张小娥 张兰 刘发 张秀芳 魏兰英 苏秀娥 张乃荣 闫永珍 郝亮梅 李廷明 张成喜 王艳丽 韦永先 王埃儒 史彩琴 王续荣 杨占良 赵宝雄 袁钰贵 王子胜 郭玉喜 王运气 白雪平 王振平 候来福 韦智斌 姬候娥 高玉芬 汪秀云 付建华 赵瑞芹 杨玉山 党清怀 杨秀珍 赵永飞 杨雪峰 郭杏春 王恩元 王建华
横山县	纪世德 王成文 刘克玲	曹树有 王振玲 魏常义 余文俊 王学琴 黄贵荣 边广极 张玉斌 席玉凯 李玉清 陈士章 黄贵荣 席玉凯 李玉清 折桂芳 曹元国 艾克平 胡保平 董治莲 高安中 孙秀花 李文孝 胡万彪 燕丽 安树宽 张治秀 陈占琴 马子利 边广军 葛润明 刘雄保 白向阳 宋保元 张宗耀 邢奋军

续表

单位	主任医师等正高职	副主任医（技、护）师等副高职
横山县		闫世燕 杨成琴 鲁生明 刘代祥 贺永旺 蔡永琴 李树宝 付艳芳 张儒斌 康卫忠 王俊章 左思兰 王生英 马春鸿 胡建峰 高 琴 曹荣华 赵生明 张应萍 牛清雄 李养根 余文俊 马子利 雷锦娥 高庆英 魏红霞 董治莲 贺世武 许玉花 陈占琴 尚建平 高安忠 边广利 张 雄 李树营 赵世有 白晓丽 李 明 李 玲 王 平 李 慎 白正忠 侯雄琴 许子珍 杭树娥 余 牧 孙占莲 刘菊梅 乔文珍 白国兰 白彩萍 马进洲 高宝林 拓月玲 邵思琴 王雪琴 安树宽 王海东 刘锡堂 王秀英 藩培东 黄培红
靖边县	张 芝 刘亚平 牛玉东 朱一平 李万平 武艳英 任子美 周子旺 米庆林 张增娥 陈庆忠 张成山 张 芝 刘小平 姬向兵 王 威 刘增艳 郭永炜 蒋贵东 师俊芳 宋 颖	马长喜 郗百良 秦学义 高福荣 吴广禄 高玉珠 周志岳 武光禄 薛建章 苗天英 任向东 杨仙莉 刘 锋 袁世鸿 王 威 刘小平 李青翔 张生玉 马润梅 白利平 宋怀敏 孙树德 雪 强 侯桂祥 贾登廉 吕 燕 高光银 石素娥 朱秀梅 艾 萍 梁秀英 蒋世兴 乔怀东 张晓燕 乔凤磊 刘巨和 任瑞山 冀兴杰 王占武 高浩宇 石景义 刘彩琴 张永胜 乔文慧 张利利 汪亚雄 曹彩虹 杨树鹏 慕生福 宋晓平 陈兴让 张 勇 王艺玲 姬乃忠 雷小莉 任志国 刘秀珍 刘忠慧 王 帅 马飞国 李开洲 刘保卫 冯明海 者桂莲 郭润芳 马红霞 冯 勇 曹俊梅 王 雄 邢艳梅 王树录 王彩荣 侯 兵 崔光利 任宇霞 孙秀娥 孙 波 闫钟利 高 宏 马 梅 高仁芬 刘彩萍 孙竹兰 任秀宏 孙慧英 李 敏 宁月兰 续春燕 雷俊兰 袁世鸿 马枭今 王 帅 孙树德 苗天英 王 婧 李秀莲 张文艳 李政攻 曹光荣 蒋贵东 高浩宇 张利利 王惠中 徐长胜 袁广斌 姬向萍 柏春霞 叶土亮 刘慧芬 王海莉 殷 慧 王明霞 肖志梅 王海燕 刘 江 樊 琳 孙靖华
定边县	张少雄 贺 伟 石喜亮 丁海山 孙双智 王旭升 赵飞燕	王云昌 付福春 崔志祥 郭锦文 张旭亮 王学广 王世忠 张存渊 郝希平 曹安文 张榆晋 宋怀明 刘双宝 赵云林 侯贵银 刘 锦 沈志杰 王彩英 马秀兰 王月娥 高小琴 赵海忠 牛国忠 尹发显 孙应文 刘国敏 宋怀春 吕迎春
绥德县	王国春 高永强 苏世平 杜成德 马向前 马 霄 霍兴隆 李逢生 蒲继明 杨爱雄	马光弟 马汝泽 郑志刚 高兴诚 郝丰厚 蒲绣山 马兴兰 王光明 高绥林 黄彩霞 赵发枝 柳志兰 李丕英 刘 杰 马和鸣 马 骥 任慧芳 张东林 陶利荣 田裕红 李君平 郭文喜 马小燕 白 云 蒋青雨 田生山 梁海燕 党庆莲 周 嫱 马卫珍 王彩云 郭宝绪 贺东生 刘伏龙 姬美丽 张天龙 高翔飞 田丕峰 常子革 李 荣 刘 英 刘福茹 常 国 叶海军 常勤奋 王永文 马向东 曹晓珍 张彩虹 马金魁 王玉春 马 剑 张彩琴 谢冬梅 文小雅 雷润萍 赵 波 延巧莉 赵志强 任旭丽 刘炳银 韩兴明 曹波泉 雷海春 袁军利 崔 宇 雷进功 柳巧红 安东飞 常子华 常香莲 马世新 白春梅 汪生高 康耀伟 马艳萍 蒲文辉 马书得 郭鸿雁 南 雁 冯 伟 刘绥宁 王晓燕 延生斌 韩 瑞 田 芳 李 法 马改玲 童爱国 郭亚飞 郝卫东 叶 戈 雷宏飞 顾永红 党玉洁 慕旭霞 郝树玲 马文孝 安春燕 赵艳红 闫 玲 延生文 薛向春 尚元春 任岩兰
米脂县	杜巧利 高加爱 白进勇 高锦顺 李旺林	吕协和 常文质 常文中 李毓璘 常锦满 孟朝东 张宏斌 高 波 高锦桐 王永鸿 杜生树 宫 革 李 彪 艾 林 高林汉 栾世彬 吴向前 谢金玲 樊菊莲 艾晨霞 张翠玲 姬乃明 李俊杰 马保飞 刘汉美 常占廷 李朋买 刘 流 高 宏 冯应台 折芝莲 苏世琴 任子斌 艾亚军 井治国 王继霞 何冬梅 冯 琴 吕熙和 王卫东 高 敏 刘西宁

续表

单位	主任医师等正高职	副主任医（技、护）师等副高职
米脂县		郭思军　常宪章　刘锦成　常海萍　史海燕　冯学梅　郁丕如 任巧琳　马晓菊　张宏霞　赵春梅　马彩云　苏世琴　贺永胜 贺云飞　李凤林　郭锦喜　杜少平　马建平　张克林　李旺永 杨国梅　樊有庆　刘兆霞　张崇华　安光玉　何随奇　姬焕珍 韩桂兰　姜良珍　杜巧宁　王瑞利　白进富　李莲芳　贺海珍 马凤英　罗玉新　赵崇贵　张慧玲　穆丙廉　常宝宏　艾绍喜 闫　平　崔生海　吴启成　吴炳如　赵建华　霍振清　赵生福 魏恩普　高秀英　耿生明　毕鹏举　高学章　张向洲
佳县	贺志行　吴凤珍　高生海　乔卓妮	马少武　张志强　高学珍　张志超　贺喜召　刘利新　刘维仁 杨长发　张建国　张利耀　杜佩娥　郭粉莲　贺大伟　崔殿同 曹福建　刘　浩　田　蕾　李红卫　马化强　苗希珍　任晓芳 张翠玲　刘美莲　贺娟子　楚留安　张景顺　李建鹏　张云霄 李　琰　刘惠霞　高世悦　高东莲　白咏梅　李红梅　常林凤 崔晓红　潘　睿　刘守勤　张霞则　梁桂珍　高玉珍　柴永芬 常靖明　孙海燕　高　亮　白忠亮　张新平　曹守明　张亚琴 刘朝梅　陈晓利　高利军　马维星　高来贵　柴三如　曹爱萍 高治军　白学荣　张锦秀　郑明堂　方　荣　方忠志　李锦春 符国儒　王文茂　高增爱　朱志炜　刘孝平　李巧珍　李红卫 张志宏　刘宝座　武　艳　马　荣　任存英　郭永红　杨锦芳 王彩珍　孙艳玲　任金鑫　秦丕东
清涧县	卢清海　鲍荣宝　师冬晓　李海政 李恩生　王清森　张庆云　石月辉 王秀芳	师乐天　霍大鹏　张庆云　呼延明　霍天锡　呼振辉　白积荣 刘清荣　白生江　朱桂生　惠建平　惠树林　郝文辉　师清泉 贺焕平　李金德　杨朝东　李海政　苏钱树　蒋东芳　惠筱筠 刘笛音　白小荣　王国民　白开银　朱森贵　王茹琳　李光恩 贺宏世　周友兰　钱文选　兰云成　贺凤英　雒彩萍　李金德 苏钱树　黄东生　连小宁　王　红　李　华　霍随玲　连彩英 蒋东芳　刘振荣　郝琳瑾　刘小东　崔建胜　王　洋　连文斌 陈光萍　刘雪清　刘　坚　白润爱　贺小龙　王春莉　陈向波 袁凤云　连建平　王永红　康　娟
吴堡县	郭伯伟　霍玉琪	刘汉玉　薛亚君　任耀武　薛显平　寇耀时　薛世联　尚芳英 康珊萍　贾瑞芳　张永周　孔令秀　刘景平　李文林　尚艾书 慕海燕　刘女英　霍建旺　宋美娥　薛志德
子洲县	柴俊川　高泽林	封营旭　郭孝昌　雷素卿　马淑光　李志良　贺加昭　张明鑫 王玉莲　钟仕英　王治孝　胡凤治　张润德　王继真　张怀智 张世生　郝彩国　张庆兴　高晓宏　李锦鹏　王雄伟　杜芳银 苗子金　贺加彪　曹崇丽　贺光君　高玉平　张朝霞　白万祥 马文飞

四、工资管理

1985年6月，中共中央、国务院发布了《关于国家机关、事业单位工资制度改革的通知》，将原来的职务等级工资制度改为以职务为主要内容的结构工资制度，主要体现职务工资为主体，体现按劳分配含量增加，大幅度提高了专业技术人员的工资水平，榆林市至1987年，全市正副高级职务人员仅有5人，中级职务人员87人，恢复职称考评后，仅1992年就推荐评审高级职称51人，评定中级职称300人，卫技人员职务的提高是工资改革的受益者，也促进了卫生技术人员高、中、初结构的优化。业务技术得到了极大提高。人事部人薪发〔1990〕8号《关于调整专业技术人员职务工资标准》见下表。

表2-5 1990年卫生技术人员基础工资职务工资标准表（六类工作区） 单位：元

称务	基础工资	职务工资标准								
		一	二	三	四	五	六	七	八	九
主任医师	40	380	340	300	270	240	215	190	165	140
副主任医师	40	240	215	190	165	150	140	130	120	100
主治医师	40	150	140	130	120	110	100	91	82	
医师	40	100	918	82	73	65	57	49	42	
医士	40	73	65	57	49	42	36	30	24	

表2-6 2006年事业单位专业技术人员基本工资标准表 单位：元

岗位	工资标准	薪级	工资标准	薪级	工资标准	薪级	工资标准	薪级	工资标准	薪级	工资标准
一级	2800	1	80	14	273	27	613	40	1064	53	1720
二级	1900	2	91	15	295	28	643	41	1109	54	1785
三级	1630	3	102	16	317	29	673	42	1154	55	1850
四级	1420	4	113	17	341	30	703	43	1199	56	1920
五级	1180	5	125	18	365	31	735	44	1244	57	1990
六级	1040	6	137	19	391	32	767	45	1289	58	2060
七级	930	7	151	20	417	33	799	46	1334	59	2130
八级	780	8	165	21	443	34	834	47	1384	60	2200
九级	730	9	181	22	471	35	869	48	1434	61	2280
十级	680	10	197	23	499	36	904	49	1484	62	2360
十一级	620	11	215	24	527	37	944	50	1534	63	2440
十二级	590	12	233	25	555	38	984	51	1590	64	2520
十三级	550	13	253	26	583	39	1024	52	1655	65	2600

说明：各专业技术岗位的起点薪级分别为：一级岗位39级，二至四级岗位25级，五至七级岗位16级，八至十级岗位9级，十一至十二级岗位5级，十三级岗位1级。

表2-7 2015年事业单位专业技术人员基本工资标准及绩效工资调整标准 单位：元

岗位	工资	绩效工资减少	薪级	工资标准	薪级	工资标准	薪级	工资标准	薪级	工资标准	薪级	工资标准
一级	3810	655	1	170	14	535	27	1275	40	2452	53	4026
二级	2910	555	2	188	15	577	28	1354	41	2559	54	4152
三级	2650	515	3	209	16	619	29	1433	42	2676	55	4278
四级	2355	485	4	230	17	666	30	1512	43	2793	56	4404
五级	2060	450	5	251	18	713	31	1597	44	2910	57	4530
六级	1890	415	6	275	19	765	32	1682	45	2027	58	4656
七级	1760	390	7	299	20	817	33	1767	46	3144	59	4782
八级	1550	340	8	327	21	874	34	1858	47	3270	60	4938
九级	1475	325	9	355	22	931	35	1949	48	3396	61	5094
十级	1390	300	10	387	23	993	36	2048	49	3522	62	5250
十一级	1280	275	11	419	24	1061	37	2147	50	3648	63	5460
十二级	1220	250	12	456	25	1129	38	2246	51	3774	64	5562
十三级	1150	220	13	493	26	1202	39	2345	52	3900	65	5795

五、卫生队伍建设

民国二十三年（1934）榆林卫生院成立时有卫生人员12人。

民国三十二年（1943），绥德专署卫生所有医务人员12人，其中有所长、医生、医助、司药长、会计、勤杂各1人，调剂、护士各3人。

1950年3月，绥德、榆林专署卫生院更名为专区卫生院，将各县卫生所更名为县人民卫生院，当时全区有西医医务人员121人，其中医生28人、实习生3人、调剂19人、护士27人、检验员6人、公共卫生2人，行政人员26人。有病床17张。

1956年，绥德专区撤销后，榆林地区有医务工作者921人，其中卫技人员732人，内有医生41人。

1966年，全地区医务工作者总数增加至2146人，其中有卫技人员1873人，内有医生1105人，护士227人。

1976年前，向老区倾斜人才，有6所省级医院下放数百名医疗卫生方面知识分子到老区地段医院工作，当时这些人才相对学历、技术比较高。1967年后，先后为榆林地区分配卫生大、专毕业生300余名。

1970年，陕西省第二康复医院整体搬迁绥德，随迁医务工作者294人。极大地改善了榆林地区医疗队伍状况。

1980年始，人才流动政策放宽，不少摘掉臭老九帽子的知识分子竞相调出榆林或回家乡、或设法调入发达地区，特别是籍贯为外籍人员更为突出，地区中心医院随迁人员到1985年底专业技术人员所剩无几，据统计至1986年底，全区调出专业技术人员1630余名，且调出人员均为优秀专业技术人员。面对现实本市只能加大培养力度，特别注重培养留得住、用得上的本地人才。

1985年，榆林“改革开放”初期，全区本土卫生人员发展到6645人，其中主任、副主任医师6人，主治医师214人，医师906人，药师43人，护师13人，检验师19人，其他技师16人。

2000年，榆林撤地建市，全市拥有卫生工作者9251人，其中卫生技术人员7465名，有医生4100人，护士615人，每千人拥有卫技人员1.2名，卫生人才短缺问题有所好转，但城市缺乏高尖人才，农村卫生人员还十分短缺。

此后，卫生队伍进入大发展阶段，至2015年，全市职工人数29875人，其中卫技人员21249人，内有执业医师5074人，执业助理医师5852人，注册护士8098人，每千人拥有卫生技术人员6.28人。每千人拥有执业（助理）医师1.73人，每千人拥有注册护士2.39人；有高级专业技术职称1477人（其中主任医师423人），有国家、省级名老中医5人，乡村医生4270人。

第三节　规划财务

一、卫生事业费开支与管理

中华人民共和国成立后，党和人民政府十分关心老区人民的健康，不仅设立专门机构，加强管理，而且在经费预算拨款上逐年增长。

1950年拨来卫生事业费6000元，占财政支出的0.7%。同时拨来大笔老区免费治疗款，除地主、富农、反革命、商人收费外，军、工、烈属、贫苦群众，一律免费治疗。至1952年，免费医疗支出6532115元，应诊150556人，住院233人；于1950年10月，干部实行公费医疗。1951年拨卫生事业费17000元，占财政支出的0.75%，比1950年增长近三倍，其中卫生事业维持费8824元。1958年卫生事业费增至736000元，占财政支出的2.17%比1950年增长122.6倍；1962年卫生事业费1337000元，占财政支出的5.51%，比1950年增长225倍多；1967年卫生事业费2408000元，占财政支出的6.76%，比1950年增长401倍。1972年卫生事业费4538000元，占财政支出的5.32%，比1950年增长756倍，其中工资部分1629136.84元，卫生基建565757.28元，公费医疗436.690元，其他卫生事业费194445.88元。1980年卫生事业费拨款6671000元，占财政支出的5.62%，其中工资和公用部分占91%，设备和维修占9%；1985年卫生经费支出9286000元，占财政支出的5.39%，其中用于工资经费占拨款的80.0%，业务费占拨款的11.1%，设备费占拨款的6.49%，修缮费占拨款的2.35%。比1950年增长1547倍。

1984年以前，地区卫生局所辖医疗卫生单位由财政拨付人员人头经费，其中医疗单位是拨付人头经费，另外的办公经费、公费医疗、单位运行费等由医疗收入中支付、亏损不补、全额卫生事业单位人头费、事业经费均由政府拨付、年终决算。1985年后，根据中央财政体制改革精神，医疗单位实行了定额补助，自负亏盈，结余部分可发放奖金，亏损财政不补。至2006年前，医疗单位大约按床位补助由1000元增加至1500元，2007年起按每床年2500元补助医院。财务规划主要负责每年政府拨来的卫生经费下分下划，对追加经费的分配，对政府各项资金的管理、监督，对下级医疗单位的财务指导，执行会计制度的培训、监督，按时收集下级单位财务报表。

1989年，榆政卫发〔1989〕007号《关于加强财务管理，进一步贯彻执行审计工作制度》的通知，对市直卫生单位财务状况，按时报送审计做了明确要求。根据省卫生厅文件精神，市卫生局及时向各县卫生局和市直医疗单位安排部署了贯彻执行新医院会计制度的有关事项。举办了各县卫生局和县级以上医院会计人员学习班，全区从1989年1月1日起执行了新的《医院财务管理办法》和新的《医院会计制度》，抽查了绥德、子洲等县执行情况，召开了专门座谈会，解决存在的问题，市一院在全省考评执行新会计制度执行情况，荣获第二名。新会计制度的执行，改变了过去经费使用不合理的状况，使财务管理制度化、规范化。

2011年发布《基层医疗卫生机构财务及会计制度》，从2011年7月1日起在公立医院改革国家联系试点城市执行，自2012年1月1日起在全国执行。1998年11月17日财政部、卫生部发布的《医院财务制度》《财社当（1998）148号》同时废止。

2010年榆林市成立会计核算中心，2011年榆林市成立支付中心，财务部分职能转移。

2013年，榆政卫发〔2013〕153号《榆林市卫生局专项资金管理办法》（试行）的通知，主要目的是加强卫生专项资金管理，提高资金使用效益，更好地为城乡居民提供公共卫生服务，把中央和地方补助给地方卫生项目资金管理好、用好，该办法共分六章22条，对专项资金的使用原则、分配、主体责任、审计，追责做了明确规定。

2010年，卫生局内为了规范管理，节约支出，制定了局内财务管理制度，对办公用品采购、办公打印、复印、小车维修、会议接待等11条做了严格的规定，在补充规定中对乘座交通工具、差旅费报销标准，报销程序、审批等做了严格规定。

表2-8 1949～2015年榆林市人口与卫生经费统计 单位：人，万元

年份	总人口	人口状况			财政支出		
		出生率（‰）	死亡率（‰）	自然增长率（‰）	财政总支出	卫生支出	%
1949	117.40	27.61	11.31	16.29	80		
1950	123.51	27.27	11.79	15.48		6000	0.7
1951	129.86	27.99	10.13	17.86		17000	0.75
1952	132.81	28.7	10.41	18.29	308		
1953	138.82	29.55	9.89	19.66			
1954	145.52	42.9	12.31	30.59			
1955	150.03	37.77	10.89	26.88			
1956	153.36	39.45	14.37	25.08			
1957	157.91	37.43	12.86	24.59	1484		
1958	161.41	33.81	12.45	21.36		736000	2.17
1959	166.4	37.45	13.27	24.18		225	
1960	170.74	32.74	13.14	19.60		297	
1961	173.90	32.94	11.27	21.67			
1962	178.66	43.45	12.45	31	2096	1337000	5.51
1963	182.25	41.62	12.86	28.76			
1964	186.30	46.31	18.82	27.48			
1965	190.76	41.52	15.19	26.13	3918		

续表

年份	总人口	人口状况			财政支出		
		出生率（‰）	死亡率（‰）	自然增长率（‰）	财政总支出	卫生支出	%
1966	193.79	33.26	13.20	20.06			
1967	197.19	35.40	12.15	23.26		2408000 321	6.76
1968	202.1	35.97	12.18	23.79		793	
1969	207.17	40.97	11.46	29.51		867	
1970	211.40	32.25	6.52	25.73	5143	530	10.31
1971	215.40	32.42	7.12	25.30		1401	
1972	218.10	30.05	8.61	21.44		4538000 1567	5.32
1973	220.07	26.02	7.72	19.30		666	
1974	225.08	26	7.30	18.69		1836	
1975	225.56	21.45	6.86	14.59	8666	731	8.44
1976	226.38	17.27	6.97	10.30		795	
1977	225.97	15.02	6.89	8.13		838	
1978	227.52	17.33	6.07	11.26	12223	1034	
1979	229.93	18.36	6.02	12.33		1138	
1980	233.09	17.93	6.27	11.66	11873	6671000 1265	5.62
1981	237.60	20.74	5.71	15.03		1242	
1982	243.63	30.47	6.75	23.72		1525	
1983	247.28	18.20	4.94	13.26		1684	
1984	252.24	20.67	4.93	15.74		1867	
1985	256.40	17.40	5.05	12.35	17228	9286000 1949	5.39
1986	260.55	17.17	4.71	12.45		2436	
1987	266.38	18.25	4.55	13.70		2760	
1988	271.62	17.02	4.44	12.59		3135	
1989	278.64	27.73	4.61	23.12		2233	
1990	296.45	26.30	6.32	19.98	32145		
1991	301.48	19.17	2.32	16.85			
1992	305.54	19.67	4.68	14.90			
1993	309.66	19.19	6.29	12.90			
1994	313.94	18.95	5.69	13.26			
1995	317.79	17.84	5.59	12.25	60535		
1996	320.73	16.10	5.22	10.88		4540	
1997	323.91	13.50	5.06	8.44		5439	
1998	325.86	10.66	4.89	5.77		5244	
1999	329.82	10.20	4.22	4.98		20063	
2000	342.57	9.95	4.49	5.46	130415	7278	
2001	344.67	9.26	4.36	4.90		9454	
2002	346.49	9.34	4.08	5.26		10519	
2003	348.21	9.54	4.56	4.98		13427	
2004	349.96	9.38	4.36	5.20		18166	
2005	351.63	8.77	4.30	4.47	967520	19216	
2006	253.41	9.46	4.40	5.06		26412	
2007	255.25	10.72	5.69	5.03		47314	
2008	257.01	10.81	5.74	5.07	1231849	68931	

续表

年份	总人口	人口状况			财政支出		
		出生率（‰）	死亡率（‰）	自然增长率（‰）	财政总支出	卫生支出	%
2009	334.73	10.70	5.81	4.89			
2010	335.42	10.98	5.98	5.00			
2011	335.24	11.01	5.99	5.02			
2012	335.69	11.39	6.09	5.30			
2013	337.03	11.48	6.07	5.41			
2014	338.39	11.49	6.34	5.15			
2015	338.39	11.51	6.36	5.16			

二、基本建设管理

基本建设经费，用于医疗单位改善工作用房和生活用房。

1950年至1985年以来，榆林地区卫生事业建设采取“有计划、按比例逐步发展”之原则，基本建设投资，由财政拨款的办法，先全民、后集体，有计划地对全区各级卫生医疗单位，进行了改建、新建和扩建共计约220个，总建筑面积219.612平方米，总投资17305.9万元。改建和新建医院160所，建筑面积179.686平方米，投资13988.2万元，其中，榆林地区中心医院从1970年搬迁绥德，改建和新建20090.5平方米（业务用房13090平方米，生活用房6868.5平方米，其他用房136平方米）投资2691万元，榆林地区中医医院1976年建院以来，建设面积6800平方米，投资208万元，其中业务用房3600平方米，投资74万元，生活用房3200平方米，投资64万元，器械设备费20万元，水暖设备费30万元；县级医院21个，建筑面积96468.7平方米，其中1950-1959年建设11102平方米，1960—1969年建设12292平方米，1970—1979年建设39273.9平方米，1980—1983年建设25039.8平方米，投资10464.5万元，地段医院建设83个，建设面积63005平方米，其中1950—1959年建设14345平方米，1960—1969年建设19244平方米，其中1970—1979年建设20538平方米，1980—1983年建设7008平方米，投资2664.3千元，乡卫生院建设56个，建筑面积20213平方米，投资859.4万元，其中1950-1959年建设2810平方米，1960—1969年建设2810平方米，1960—1969年建设7674平方米，1970—1979年建设7751平方米，1980—1983年建设1370平方米。1985年以后建设规模更大，建度也更快。

表2-9　1980年前榆林地区卫生系统基本建设情况统计

机构分类	机构数	房屋建筑价值（千元）	总建筑面积（m^2）								
			总计	用途分类			建筑年限				
				业务用房	生活用房	其他用房	1950年前	20世纪50年代	20世纪60年代	20世纪70年代	20世纪80年代
总计	220	17305.9	219612	131069.4	74947.6	12595	14515.5	32555.4	43296	80730.9	48534.2
医院合计	160	13988.2	179686.7	107291.9	61616.8	10778	11139	28257	39210	6766.9	33417.8
中医门诊部、所	4	148	1750	1027	663	60	150		80	1160	360
地方病防治所	2	25	360	126	234					360	
卫生防疫站	13	1337.4	12497	6136	5177	1184			576	7289	4632
妇幼保健站	13	206	2219	999	1017	303		277	210	544	1288
药品检验所	10	93	1469	814	635	20			72	412	3791
其他机构	17	704.3	11533	6578	4725	250	2352	747	1360	3303	4643.4
地区卫校	1	804	9977.3	8097.5	1879.8		874.5	3274.4	1185		6450.5
中心医院	1	2691	20090.5	13090	6864.5	136				13640	
中医医院	1	208	6800	3600	3200					6800	

市直医疗单位

榆林市第一医院从1988年至2000年以自筹资金为主，先后投资千万余元，新修内儿科住院楼一幢，建筑面积3800平方米，扩建手术室增加面积1000平方米，建公寓楼一栋2500余平方米。2008年后投资2.6亿元，新建榆林院区一期工程投入运营。总建筑面积52000平方米，2010年绥德院区投资1500万元，新建外科楼一栋，建筑面积7300平方米，投资100余万元新建设锅楼房350平方米，高压氧室400余平方米，2012年绥德院区住院楼开工，概算投资2.2亿元，建筑面积43000平方米，2014年投入使用，2012年新建后勤综合服务楼一幢，投600余万元，总建筑面积1800余平方米，2013年新建洗涤综合楼一栋，建筑面积2250平方米，投资500万元。2012年榆林院区二期工程开工，概算投资3.2亿元，建筑面积58000平方米。2015年5月投入使用。（一院的投资主要以政府担保贷款为主，其次政府拨款一部分自筹一部分。）

榆林市第二医院，1980年，政财拨款73万元，自筹17万元新建5000平方米门诊住院综合楼一栋，1985年新建住院楼一栋，投资135万元，建筑面积1940平方米，1994年新建住院楼一栋投资311万元，建筑面积5647平方米，1997年门诊楼、东住院楼扩建工程竣工，2011年，由市政府划拨在榆林中心商务区（旧机场）占地116亩，总建筑面积为17.2万平方米，总投资9亿元的迁址工程项目开工，一期工程设病床1500张，2015年10月投入使用。

榆林市中医院2000年中医院城内北方医院门诊住院楼投入使用，2004年医院劳动服务公司改建住院楼投入使用，2007年北方医院综合大楼扩建完成，2010年全国重点医院项目（东院）建设竣工营业。2009年7月29日市政府批准成立市第三医院立项建设，项目选址在红山热电厂以北，环北路以南，占地120亩。规划新建床位480张，总建筑面积5125平方米，总投资30449万元。2012年第八次市委常委会将市传染病医院和市精神病医院整体并入市中医医院，在市中医医院加挂市传染病医院和市精神病医院牌子，实行一套机构，三块牌子。2013年规划占地150亩，建筑面积16.6万平方米，设置床位1500张，投资7.3亿元，将建成一所集宾馆化、园林化、家庭化为一体的大型综合医院，设有四个绿地广场及直升机停机坪，为我市毗邻地区医疗行业的标志性建筑。

县区级医院建设投资（未含县中医院）

榆阳区：2012年，区人民政府投资2亿元，新建区人民医院医疗大楼项目启动，占地30.87亩，建筑面积5.1万平方米，设床位500张。2015年1月1月开诊运营。2013年，区人民政府投资1.5亿元，榆阳区人民医院与儿童医院整合搬迁工作全面完成并投入使用。投资1.6亿元的妇幼保健院也已竣工建筑面积3.1万平方米，床位300张。

定边县：2015年，住院楼11283平方米，门诊楼8154平方米，医技楼5000平方米，内科楼4368平方米，儿科楼3200平方米，其他业务用房1562平方米，总建筑面积33500平方米，开放床位600张。固定资产1亿多元。

府谷县：1997年投资60万元新建儿科楼，总面积1100平方米，2000年医院自筹资金新建传染病房楼，2008年将府谷县将宾馆划规县医院扩建，2010年医院扩建工程一期主体封顶。医院固定资产1.1亿元。

横山县：1984年住院楼和职工宿舍楼投入使用，1993年门诊大楼营运，2005年行政办公大楼和传染病住院楼投入使用，2013年由省发改局投资新建门诊住院综合大楼投入使用，总面积8909平方米。

佳县：2002年，国家扶贫项目医技大楼新建，投资150万元，总面积2500平方米，旧房屋维修改造投资62万元。

米脂县：1980年新建门诊楼一栋，1991年新建住院楼投入使用，2003年新建门诊大楼5369平方米。

神木县：1983年新建住院楼1900平方米和门诊大楼，2004年县政府立项投资1.5亿元新建县医院，2008年竣工运营，建筑面积3.5万平方米。

绥德县，1992年投资32万元新建门诊楼，2010年新建住院楼一栋。

吴堡县：1995年至1999年投资100余万元新建门诊楼住院楼各一栋。

子洲县：1989年迁现址，建住院楼一栋，门诊楼一栋，总面积6000平方米。

2015年，子洲县、佳县和米脂县启动县医院改扩建工程，吴堡县医院、清涧县县医院和中医院完成新址搬迁，并投入使用。吴堡、横山、佳县、靖边等4个县启动新建或改扩建县中医院项目。全市完成卫生基本建设项目156个，建设规模60461平方米，规划投资1.63亿元。

乡镇卫生院、村卫生室

中华人民共和国成立后，乡镇卫生院作为基层卫生的重点，受到党和政府的重视，2005年以来，新一轮乡镇卫生院（含村卫生室）建设是空前的，2005年制定《榆林市乡镇卫生院建设实施方案》，2006年完成了65所乡镇卫生院房屋改造建设工程。全市2/3以上乡镇卫生院告别了危房。列入2006年国债项目的绥德县中医院扩建面积4879平方米，投资900万元。2007年，列入国债建设项目的府谷县医院、靖边县医院、米脂县医院，总建筑面积11500平方米，投资1025万元，全部完成任务投入使用，30所乡镇卫生院新建2880平方米，改建13908平方米，扩建2232平方米，投资631万元。2008年落实榆阳区社区卫卫服务机构建设经费1320万元，启动了榆阳、清涧等县区32所乡镇卫生院基础设施建设工程，2010年6月15日全市已有49个中心卫生院。2个社区卫生服务中心，50个村卫生室完成标准化改扩建任务，总投资4825万元，完成投资24.6%。

2012年在12个县111个乡镇卫生院建设项目完成了104个，启动实施了乡镇了卫生院“安心工程”项目，通过省上验收，7个社区卫生服务中心、28个社区卫生服务点全部建成，建设标准化村卫生室3922个。

2013年，12个县级医院建设项目全部完成，建成标准化乡镇卫生院111所。

2015年，全市批复15个乡卫生院基本建设项目，4个乡镇卫生院周转房项目、131所村卫生室建设项目；安排专项资金350万元，为第一批重点镇卫生院更新、填补了X光机、B超等必备设备；利用结余资金280万元，为55所乡镇卫生院配备了便携式彩超、全自动生化仪，全科诊断系统等设备。同时制定了《榆林市2015年农村卫生人员培训项目实施方案》，利用结余资金100余万元，为全市237个乡镇卫生院（包括15个分院）的全体医生进行为期1年的全科医学在线培训；安排119名乡镇卫生院卫生技术人员，参加省上的第九、第十期全科医生培训；制定了2015年榆林市二级以上医疗卫生机构对口支援乡镇卫生院项目实施方案，扎实开展二级以上医疗卫生机构对口支援乡镇卫生院工作，在全市10个国家扶贫开发工作重点县（30所卫生院）和2个省贫困重点县（6所卫生院）共36所乡镇卫生院实施对口支援工作。并积极开展“建设群众满意的乡镇卫生院”创建活动，建成15所省级“群众满意的乡镇卫生院”，将这15所卫生院申报为国家级“群众满意的乡镇卫生院”。

表2-10　2006—2013年基本建设投资

年度	项目投资（单位：元）
2006	6654594.00
2007	16094984.00
2008	23586375.00
2009	30170212.13
2010	45886455.91
2011	43639511.94
2012	203266671.20
2013	149603265.84
合计	518902069.98

注：期间项目投资主要对象为县、乡、村三级医疗卫生机构。

第四节　卫生信息化

一、卫生信息化建设目标

信息化为全面推进管理体制、治理机制、补偿机制、价格机制、药品采购、人事编制、收入分配、支付制度、监管机制等综合改革提供信息和数据支持，是促进医疗、医保、医药三医联动改革的重要技术支撑。遵循中省“顶层设计、统一标准、一卡多用”的思路，建成“一卡、一网、一平台、一中心”达到“三类应用”。一卡：以居民健康卡为载体，实现居民在陕西省内唯一身份识别。一网：榆林区域医疗卫生专网，确保数据安全使用。一平台：榆林市区域医疗卫生平台，实现数据和服务集中管理，支持共享应用。一中心：卫生数据中心，包括电子健康档案数据库、电子病历数据库及中间数据库。三类应用：基层业务类、管理决策类、居民服务类。全市以城乡居民电子健康档案为核心，新农合、公共卫生、现代医院信息管理、OA办公自动化五大网络体系为主干，逐步形成资源共享、覆盖全市。

使卫生行政部门：一是实现对各级医疗机构、建档人群、公共卫生等实时监管和数据统计，通过信息化大数据整合，实现各项业务指标综合管理，提高了办公效率；二是实现区域内疾病分类分析及疾病发病监测，及时做出应对措施；三是实现卫生资源整合，利用双向转诊、区域协同以及远程医疗，宏观上优化城乡医疗资源合理分配；四是通过平台数据接口，实现对医疗机构的信息化监管。

使医疗机构：一是获取能够获得就诊患者的身份确认，为病人提供从预约挂号、分诊交费、取药到检查等各个医疗服务环节更加快捷的医疗服务；二是把病人在大医院里所做的检查资料也能让基层卫生院共享，为双向转诊、远程会诊和分级诊疗奠定了基础，扭转大医院人满为患，乡镇卫生院门庭冷落的现象。

使人民群众：一是通过居民健康卡预约挂号，自助取号，自动进入分诊排队看病，减少排队次数，优化就诊流程，缩短看病等候时间；二是利用居民健康卡金融功能，完成农合基金征缴电子化、自动化，最大程度上避免了传统代征代缴模式下人力资源的消耗和纰漏；三是定点医疗机构通过居民健康卡进行身份识别，通过转诊结算平台获取转诊信息，实现即时结报；四是医务人员利用居民健康卡查阅病人的健康状况、就医情况等信息，读取持卡人检查检验结果，避免重复检查，有效降低患者的就诊费用。五是实现居民个人健康管理服务，注册登陆健康门户，即可及时了解自己的健康状况、就诊信息、预防个人疾病的发生、六是居民健康卡的兼容性可拓展为社会公共服务卡，可以在民生领域实现缴纳医疗保险、计划生育、养老金领取，低保优抚金发放，在公共事业上可以乘坐公交、出租车、缴纳水费、电费、燃气费、购买放心早点、其他小额消费等。

二、历程

卫生信息化是深化医药卫生体制改革和医疗卫生工作的重要内容。20世纪80年代前，医疗卫生、预防保健工作通过建立定期信息报告制度，手工填报有关日、旬、月、半年、年度报表和专题调查，如疫情日报、生死因统计、疾病监测，卫生事业发展年度统计报表等收集、汇总、分析各类信息，为医疗卫生、预防保健工作提供科学数据。

80年代初，各级医疗卫生机构逐步配备了袖珍型计算机用于辅助计算和业务工作，如编制寿命表，进行流行病学调查资料的统计分析等。编制了一些针对具体业务的应用程序，如疫情管理、疾病监测统计、居民病伤死亡原因报告资料储存和检索程序等。80年代后，随着科学技术的发展，计算机技术开始广泛应用于卫生各项工作。

1996年以后，榆林市卫生局先后安排局机关和市直医疗卫生单位工作人员，分期分批参加省卫生厅和市政府举办的计算机知识培训班、计算机操作培训班及制图软件培训班，为实现信息化和办公自动化建设培养人才队伍。

1998年，榆林地区防疫站在施行世界银行贷款卫生Ⅶ计划生育子项目时，装备了电脑、复印机等。

1999年，星元医院开诊运营时，购置了远程诊疗仪。

真正意义上的卫生信息化建设工作起步于“十五”（2001—2005）期间。陕西省“十五”计划启动了全省卫生信息化建设项目，并召开了全省卫生信息化建设启动会议。榆林市卫生局根据省卫生信息化建设的要求，成立了榆林市卫生系统信息化工作领导小组，下设办公室，由财统科负责，配备了专职人员，卫生信息化工作纳入全市卫生工作日程，根据《陕西省信息化建设整体实施方案》结合榆林实际制定出《榆林市卫生信息化建设实施方案》《榆林市机关局域网建设方案》《榆林市卫生防疫网建设实施方案》《榆林市卫生系统门户网站管理办法》等文件，逐步推进，管理网络建设。

2000年后，市一院与西安交通大学第二附属医院网络会诊中心开通。

2003年，在抗击“非典”期间，榆林市各县区传染病报告率先启动了网络直报系统。

2004—2005年底，榆林市委、市政府高度重视全市卫生信息化建设，连续两年每年投资1000万元，用于乡镇卫生院信息化建设。市卫生局利用这些经费，为全市乡镇卫生院配备了传染病与突发公共卫生事件网络直报计算机，陕西省卫生厅为榆林市配备了206台计算机，年底，按照省卫生厅要求，对卫生行政网、卫生防疫网和视频会议进行了三网合一。城区医疗单位和农村乡镇卫生院实现了疾病信息网络直报。

2007—2010年新农合工作启动以来，狠抓新农合信息化管理，推行了直通车报销制度，简化报销补偿手续，进一步提高了工作效率。同时，在12个县区启动了新农合门诊统筹试点工作，覆盖率达到100%。

2010年6月，市急救指挥调度中心制定了《榆林市突发公共卫生事件应急指挥与决策系统实施方案》，于2011年3月25日，应急指挥信息系统一期预算100.5万元，11月3日，圆满完成了一期建设任务。建立了“榆林卫生监督网”开始了卫生执法监督信息系统建设。

2013年11月，启动了妇幼保健信息系统，其内容包括：医院管理系统，其涵盖门诊收费、药房管理、药库管理、财务监控、物资、设备管理系统、一卡通管理、院长查询等；国家网络直报系统。

2009—2012年，榆林市区域卫生信息化项目启动，2014年1月2日，通过了部门初验。项目总投资5225.34万元，实现全市卫生政务电子化、医疗服务数字化、公共卫生管理网络化、信息服务智能化、安全保障一体化。

2015年，投资5225.34万元建设的区域医疗卫生信息平台与陕西省居民电子健康档案平台完成数据对接，实现数据交接。全市以城乡居民电子健康档案为核心，新农合、公共卫生、现代医院信息管理、OA办公自动化五大网络体系为主干，逐步形成资源共享、覆盖全市。启动了府谷县、子洲县居民健康卡试点工作。除子洲县和吴堡县因电路和地址的迁建原因外，其余县均已实现了远程会诊功能。其中市第一医院、市中医医院是主、副会诊中心，数据已贯通到各县（区）医院、中医院。

三、电子政务建设

电子政务发展水平是衡量一个单位管理水平与公共服务能力的重要指标。1996年以后，榆林市卫生局先后安排局机关和市直医疗卫生单位工作人员，分期分批参加省卫生厅和市政府举办的计算机知识培训班、计算机操作培训班及制图软件培训班，为实现信息化和办公自动化建设培养人才队伍。

1997年，榆林二院为实现医院现代化管理，率先在全省实现了计算计网络化管理系统。地区卫生局重新编制了新的区域卫生总体规划及10个领域的实施方案，对市场经济条件下卫生行业管理、卫生资源配置、提高卫生资源利用效率等进行分析论证。建立健全了全地区卫生管理统计信息网络、区域疾病预防和监测网络、健康教育网络、妇幼保健网络、医院服务网络。实现了与部、省、市、县远程信息计算机联网。

2000年以来，各级卫生机构以公众网站和办公自动化系统为代表开始电子政务建设。

2003年，为局领导班子成员及六个机关科室配备了计算机设备，接入了卫生行政办公网，初步构建起内部局域网。各县区卫生局采用ADSL宽带方式与市卫生局进行一些简单的数字对接，基本实现了信息资源的快速传递。

2006年，榆政卫发〔2006〕491号《关于成立加强统计工作办公室的通知》，下设办公室设在财统科，以加强对统计工作的组织、领导。榆林市卫生局及市直医疗卫生单位先后启动办公自动化系统，提高了政务公开、文件传阅、信息采集发布及整理、分析等工作效率和工作质量。

2009年11月，市局机关对办公自动化系统进行升级，进一步提高了机关工作效率，节约了办公费用，促进信息资源共享。市卫生局举办了电子政务知识、办公自动化知识学习班，各县区卫生局和市直各医疗卫生单位的有关人员共300多人参加了培训学习。

2011年7月，市卫生系统内开始运用OA办公自动化系统，在全市卫生系统内部推行无纸化办公，节约办公运行成本，规范公文的操作程序，加强行政管理取得了良好的经济和社会效益。运行3年余，年均节约办公成本较前几年近20万元，得到了陕西省节能降耗工作领导小组的肯定。市一院从2012年起实现无纸化、在榆绥两院区开会实现远程可视优如一起开会交流感觉。

2013年，陆续实现了短信提醒功能、标色提醒督办功能。部分县区卫生局实现了电子公文双向流转。

四、门户网站建设

是各级卫生机构提供信息服务，开展信息交流，展现技术能力的重要窗口。2000年后，《中国全民卫生保建网络》榆林市中心站在市二院开通，市一院与西安交通大学第二附属医院网络会诊中心开通。2003年12月，榆林市卫生信息门户网站建成，设置有职能机构、政策法规、医疗法规、疾病控别、卫生监督、大众健康、用户信息等一级栏目15个，涉及有医学教育、卫生知识、中医中药、农村卫生、执法监督、爱国卫生、医德医风等内容。至2004年12月，信息点击量18500多次，访问量15200余人次，2004年为了加强榆林市卫生信息网站管理，提高政务信息管理水平，促进卫生信息服务于社会，制定了《榆林市卫生信息网站管理办法》《微机操作人员管理制度》《机房安全保密制度》，以保证网络的正常可靠运行。市卫生局设一名专职人员负责管理榆林卫生信息网工作。

2005年，经过一段时间的运行，将版面进行了调整，一级栏目增加至22个，增加了工作动态，图片新闻，行风建设、政务公开等栏目，增强各项工作的透明度，特别是新增加了健康咨询栏目，受到群众的好评。每年发布信息量400多条，并及时更新内容，至2005年底，靖边、横山卫生局和榆林市卫生学校也开通了自己的门户网站。

2015年，《榆林卫生信息网》首页设有卫生概况、政务公开、政策法规、行政许可、人事信息、统计信息、下载中心、卫生要闻、健康知识、业务服务、区县之窗、查询中心、卫生医疗机构等一级栏目12个，二级栏目60个，信息登载量1000多条。网站主要以健康教育和服务功能为主，兼具信息发布、业务交流功能。县级网站主要以健康教育和服务功能为主。经网站评测发现，网站设计与用户体验效果较好，但在公共信息服务和公众参与方面仍较差。有5个网站进入发展型阶段，基础型网站5个，建设初期阶段网站2个。县区卫生局网与榆林市卫生信息网、健康报网、县区政府网友谊链接，运行进入新常态。

五、区域医疗卫生信息化平台

2009年，榆林市区域卫生信息化项目建成，实现了全市卫生政务电子化、医疗服务数字化、公共卫生管理网络化、信息服务智能化、安全保障一体化。2011年12月31日，市政府将“榆林市基层医疗机构管理信息系统建设项目”并入市级区域医疗卫生信息化建设项目中，提出榆林市区域医疗卫生信息化建设项目建设思路概况为“12345”。即：建设一个市级区域医疗卫生信息平台（中心数据库）；建设两个库：①居民健康档案库；②电子病例库；建设三个体系：①标准规范；②安全保障；③运行维护；实现市、县、乡、村四级网络互联互通；建设五大业务内容：①基本药物；②基本医疗服务；③公共卫生；④新农合；⑤综合管理。项目于2012年7月开工建设，2014年1月2日，通过了部门初验。项目总投资5225.34万元。2014年7月8日，召开全市卫生信息化建设工作推进会议，下发了《榆林市卫生局关于进一步加强卫生信息化建设的意见》。2015年，榆林市区域医疗卫生信息平台，覆盖全市12个县（区）卫生局，13个卫生监督机构，13个妇幼保机构、29个医院、7个社区卫生服务中心，31个社区卫生服务站，222个乡镇卫生院和3922个规范化村卫生室。

主要功能：

一是为乡村两级医疗机构增建住院、门诊HIS系统，实现市县乡村医疗卫生服务机构互联互通，使区域内行业资源共享、信息共享、服务共享、业务协同。

二是以城乡居民健康档案信息采集和动态管理为核心，实现基层医疗机构的医疗服务和12项基本公共卫生服务等业务管理、考核的信息化，为区域医疗卫生信息平台的各项综合应用、综合管理等提供基础数据。

三是建设远程系统，以市第一医院、市中医医院为主、副会诊中心，连接各县（区）医院、中医院，以及预留与省远程会诊中心的接口，实现上级医院对基层医疗机构的临床会诊和影像会诊，提高基层医疗机构的难重症救治水平，缓解群众看病难题。

四是实现市、县（区）两级卫生局对辖区内医疗卫生资源综合情况和医疗卫生业务综合情况的统计分析，提高卫生局对整体卫生资源的调配能力，为卫生行政管理和区域卫生资源规划利用准确可靠的数据支撑。

六、卫生信息系统

（一）医院信息系统

1999年，星元医院开诊运营，购置了远程诊疗仪。2000年后，市一院与西安交通大学二附属医院网络会诊中心开通。2001年，市一院、二院开始运行收费（包括门诊收费、住院医嘱收费、挂号收费）系统和药房，药库管理系统，实现住院病人医药费用“一日清单制”。至2005年，全市县级以上医院收费、药库、药房信息网络系统大都完成，病人医药费用“一日清单制”进入新常态。根据卫生部《医院信息系统基本功能规定》要求，实现全市县以上医院门诊、病案、住院等信息化管理。市卫生局对全市医疗卫生单位的统计信息机构和统计队伍建设、统计数据质量、统计信息化建设等方面进行执法大检查。2010年，市级医院增加了影像系统和检验信息系统，院内信息化水平进一步提高。2013年，市级医院开始启动电子病历系统，市一院电子病历系统包括了重症监护、手术麻醉、心电、脑电等系统，院内发文，有关通知、消息、规章制度等。开始推进县级医院电子病历系统。2013年3月，对接中日友好医院的“榆林市远程医疗中心”开通。远程医疗中心设在榆林市第一医院榆林院区，榆林市第一医院绥德院区和榆林院区在改扩建工程中已设计了无线临床网，随着新建大楼的陆续启用而启用。神木县医院与中日友好医院开通高清远程会诊教学系统，开展了影像、病理、内窥镜实时会诊，开设了中日友好医院特色专科远程门诊会诊及远程医学教育，成为卫生部认可的和首推远程会诊、远程教育样板工程。

为了尽快实现市、县、乡、村互联互通，保障信息平台安全、正常开通运行，2014年9月，市卫生局组建榆林市级区域医疗卫生信息平台专网，含盖市、县、乡、村医疗卫生单位。于2014年12月底实现了县及县以上医疗卫生单位与联通公司专网接入，与省级信息平台链路打通。

（二）省远程会诊项目建设

项目于2013年2月7日签订合同，2014年8月20日与陕西赛威信息工程监理评测有限公司签订了工程监理委托合同，9月25日召开了项目协调推进会。全市远程会诊系统项目单位有12个县区医院，53个甲级乡镇卫生院，每个项目投资50万元。2015年5月组织专家进行了验收。

（三）疾病预防控制系统

1996年底，地、县的卫生防疫机构，开始在疫情报告系统中使用计算机，疫情信息管理步入计算机管理网络通信时代。为卫生防疫领域的信息共享和交流创造了条件。1998年，卫生部明确了国家卫生信息网建设的总体目标，即综合运计算机网络通信技术，构建覆盖国家、省、地（市）、县（区）四级卫生系统的高效、快、通畅的网络通信传输系统。同时提出了“总体设计、连点成网、分步实施、疫报先行”的指导思想和建设原则。榆林地区防疫站在施行世界银行贷款卫生Ⅶ计划生育子项目时，装备了电脑、复印机等。2002年，榆林卫生防疫实现疫情和突发性公共卫生事件的网络直报。2003年，抗击“非典”疫情暴露出公共卫生信息系统存在的缺陷。开始建设疾病预防控制信息系统（网络直报系统），全市传染病报告率先启动了县区网络直报系统，通过下发专门文件，召开专题会议，强化网络直报工作。2007年，网络疫情直报位次居全省第11位。2008年5月份上升到第7位。2010年对网络直报系统进行了升级改造。2013年，疾病预防控制信息系统平台覆盖传染病监测、突发公共卫生事件报告、免疫规划、慢性病管理、生命登记、健康危害因素监测等主要疾病预防控制业务领域。

1.传染病报告信息管理系统

2003年12月，卫生部下发《关于实施传染病与突发公共卫生事件网络直报的通知》。2004年1月起，正式启动了国家传染病与突发公共卫生事件报告信息管理系统。该系统以“实时、个案、在线”为特征，实现了传染病疫情报告的流程再造，由过去每月按行政单位逐级汇总上报改为由医疗机构通过网络直接报告病例个案。

2.专病报告系统

为满足部分传染病常规监测的业务需求，在网络直报平台上建设了鼠疫、麻疹、流脑、乙脑等多个专病监测系统，其中结核病管理和艾滋病综合防治信息系统于2005年投入运行，并于2008年完成优化；实现与传染病报告信息管理系统间的双向自动数据交换，避免了信息的多次录入，保证了不同来源数据的一致性和准确性。

3.儿童预防接种信息系统与中国免疫规划信息管理系统

2004—2007年，依托网络直报平台建设并全面推广儿童预防接种信息管理系统，实现各预防接种点将儿童免疫接种个案信息录入客户端后统一上传。2012年，在GAVI项目的支持下，开始建设免疫规划信息管理系统，该系统具备疑似预防接种异常反应监测、预防接种信息管理、疫苗流通信息管理和冷链设备注射器管理等功能。该系统进入试运行阶段。

4.生命登记信息管理系统

2004年，实现了县及县以上医院死亡病例网络直报。2008年，综合疾病监测点（DSPs）的死因监测信息报告统一实行网络报告。

2006年，启动了计划免疫金卡管理系统，全区实现了儿童计划免疫接种信息共享。依据“十二五”卫生信息化发展总体规划确立了突发公共立生事件报告管理、结核病管理、艾滋病综合防治信息系统，重点慢性病监测与信息管理系统、生命登记信息管理系统等五个核心业务信息系统。网络直报取得的成效：网络直报系统提升了公共卫生监测业务的现代化水平，实现了疫情报告从源头到医疗机构直接报告，减少了人为干预，改善了报告的时效性、准确性和完整性。医疗机构的传染病诊断到国家收到疫情报告的平均时间由网络直报前的5天缩短至5小时以内。

（四）妇幼保健信息系统

2013年11月，先后启动了医院管理系统，其涵盖门诊收费、药房管理、药库管理、财务监控、物资、设备管理系统、一卡通管理、院长查询等；国家网络直报系统，其内容包括：①妇幼重大公共卫生服务项目信息直报系统包括农村孕产妇免费住院分娩补助项目季报表和报表统计、增补叶酸预防神经管缺陷项目季报表和报表统计、农村宫颈癌检查项目农村宫颈癌检查项目个案（非HPV）（HPV），农村宫颈癌检查项目季报（非HPV）（HPV）、农村妇女乳腺癌检查项目乳腺癌个案，乳腺癌检查项目季报表，统计报表、贫困地区儿童医疗保健人员培训学员信息表，季报表，报表统计、妇幼卫生项目进展报表月报表，报表统计、两癌统计。②中国妇幼卫生监测数据直报系统包括出生缺陷医院监测出生缺陷儿登记卡围产儿数季报表出生缺陷监测质量调查表、孕产妇死亡监测监测县基本情况年报表孕产妇死亡报告卡活产和孕产妇死亡季报表死亡监测质量调查表、儿童死亡监测儿童死亡报告卡新生儿死亡评审表非医疗机构儿童死亡调查表5岁以下儿童死亡监测报表儿童生命监测质量调查表、出生缺陷人群监测出生情况及婴儿随访登记表居委会（村）出生缺陷儿登记表出生缺陷人群监测质量调查表、报表统计等。③全国危重孕产妇医院监测网络直报系统主要包括公共信息、孕产妇个案管理浏览、审核下级/本级数据、查看/填报质控数据、医疗机构调查表管理的浏览等。④预防艾滋病、梅毒和乙肝母婴传播管理信息系统包括个案登记卡艾滋病/梅毒、工作月报表艾滋病/梅毒、统计分析个案相关统计工作月报统计、信息反馈等。⑤市县间使用QQ系统包括业务交流、纸质报表的发送等。

（五）卫生执法监督信息系统

2011年建立了“榆林卫生监督网”，从2014年1月份开始了OA办公系统的推广试用，初步实现了无纸化办公。并购买了5套卫生监督执法终端，先后购买了台式微机（PC）40台，笔记本电脑10台、路由器5台，国家配备交换机2台，实现人均1台。

（六）应急指挥信息系统

市急救指挥调度中心成立之初，租用了两条“120”专用光纤，配备8部专用模拟电话、4部手机，配置了应急发电机。建立了“120”急救指挥调度系统、GPS车辆定位系统，具备实时自动接警，主被叫号码识别，电脑语音播报来电号码，恶意骚扰电话锁定，同步数字录音、任意检索，三方通话，重大事故、突发事件快速转移和传递，内线、外线电话调度（一键调度），车辆定位、实时跟踪、历史轨迹回放、警情上报、区域查车、速度及里程，远程设置等40多项功能。2014年对系统进行了升级，增加了计算机辅助指挥、移动数据传输、无线电语音通信、突发事件预警等功能。2015年在全省率先引进了“救护车远程会诊系统”，救护车出诊医生通过远程手持视频对讲终端，采集救护现场的视频、音频等信息，并利用无线移动数据网传输到医院，院内专家通过会诊系统更好地了解和掌握患者的病情，对车上救护人员进行远程救护指导，确保在第一时间采取及时、正确的急救，同时院内根据患者病情提前完成相应的救治准备，从而赢得宝贵的抢救时间。2015年有急救车24辆（中心所辖急救站），其中监护型负压救护车2辆，监护型救护车3辆。完成了我市院前急救从“转运型”向“急救型”的转变。

（七）市卫校信息化建设

有远程教学室1个、语音室1个、计算机室3个、电子阅览室1个和多媒体课件制作室1个，计算机246台。学校有电化教学网，并配有卫生部出版的所有影像资料和课件；学校建成了校园网，有门户网站，具有教学、管理和信息交流的功能。校园网通过100兆宽带接入互联网。

（八）新农合信息系统

2007—2010年新农合工作启动以来，狠抓新农合信息化管理，推行了直通车报销制度，简化报销补偿手续，进一步提高了工作效率。同时，在12个县区启动了新农合门诊统筹试点工作，覆盖率达到100%。

2009年5月1日启动了门诊统筹试点工作。为了使这项工作规范运行，榆阳区统一招标，给各乡镇卫生院、社区卫生服务中心配备了电脑收费系统，各乡镇卫生院不仅启用了门诊电脑收费，并将住院病人一同纳入电脑收费系统管理，提高了内部管理水平。

2011年7月，市级新农合信息平台正式开通，至2014年市财政投资943多万元，新农合信息平台覆盖全市12个区县及200多个乡镇医疗机构和部分规范化村卫生室，约3000所医疗机构使用平台，新农合大病保险的医疗费用实行了网络结算，有效利用信息平台达到新农合各项工作监管目标。平台录入290万参合人员相关信息，3000余所医疗机构在使用平台。2014年市新农合实行了网络结算。

七、居民健康档案

1950—1989年，健康档案基本停留在儿童计划免疫档案的建立，预防工作，保健工作只是停留在少数人层面上。1989年，为了实现“2000年人人享有初级卫生保健”的战略目标，对榆林中学、榆林附小2972名学生进行了健康检查和建档工作，并建立健全县、乡、村三级卫生保健网络。2003年，是全市城乡居民健康检查，健康体检、健康建档、健康关爱进家庭的开元之年。榆林市卫生局制定了《榆林市社区卫生服务机构管理暂行办法》，在榆阳区开展社区卫生服务试点工作，各社区拟订服务合同，建立家庭健康档案。全年共入户调查13122户，建立家庭健康档案11299册，签订入网合同1724份。

2008年，榆阳区自主研发的“磁条社区卫生服务证”应用于社区卫生基本服务管理，健康档案管理工作步入规范化、网络化。

2011年，加强卫生均等化服务，为全市城镇居民建立健康档案44万人，累计为219344名65岁以上老人进行了健康检查，管理高血压患者110380人，糖尿病患者201650人，重性精神疾病患者3516人。

2015年，榆林市居民健康档案实行“居民健康卡”管理，全年共发放居民健康卡120万张。主要功能包括：身份识别、基础健康信息存储、费用结算金融应用、跨机构跨地区诊疗。在智慧医疗中，通过居民健康卡的作为载体，可以查询个人健康档案、公共卫生服务、预约挂号、双向转诊、服务预约、就医、就诊用药记录查询，挂号、药费、检查费、住院费用等相关费用结算，医保、新农合的报销。逐步做到智慧就诊、智慧病区、区域医疗共享、远程会诊等。同时预留扩展空间，可以实现缴纳医疗保险、计划生育、养老金领取，低保优抚金发放，在公共事业上可以乘坐公交、出租车、缴纳水费、电费、燃气费、购买放心早点、其他小额消费等，最终实现由居民健康卡拓展为社会公共服务卡。

八、信息化建设选介

榆林市第一医院

2003年，挂号收费系统挂号收费系统提供挂号安排、挂/退/换号、门诊收费项目的划价收费、打印报销凭证及日报统计等功能。中西药房管理系统中西药房管理系统管理门诊、住院处方及住院医嘱的药品发放，进行药品的配药、发药、退药、汇总发药、拒发药操作，以及药品的大处方审查、药品申领、协定药品入库等功能。住院医生工作站住院医生站系统主要管理住院医生对病人的诊断及治疗全过程，对住院病人的病情进行跟踪分析并记录，随时查看病人护理中的体温记录及护理情况。中西药品库房管理系统中西药品库房管理系统主要包括药品的目录管理以及药品采购、入库、出库、调价、调拨、盘点、报损、退药等功能。同时包括采购计划以及药品会计等相关功能。护士工作站中联护士站系统主要实现护士对病人的入科、换床、转科、出院等操作的统一管理；同时可实现病人体温记录、医嘱校对、重整、病历查阅、护理病历的书写等功能。

2008年，病人入出转系统实现病人的入院登记、预交款、入科、换床、转科、出院、转院等操作，并可随时反映各病区入出情况及床位信息，实现对病区的有效管理。分诊叫号系统贯穿了患者整个就诊流程，解决了患者从挂号处、分诊台以及到医技科室、药房等各环节的排队问题，医保医院医保信息系统由前端结算子系统、审核结算子系统等多个子系统以及相关医保呼叫服务构成，为参保人就医提供便利服务，为各区县经办机构征缴医保费用提供技术支持，缩短基本医疗保险报销周期；提高审核效率。临床检验信息管理系统利用计算机连接医疗设备，通过计算机信息处理技术，将医院检验科或实验室的临床检验数据进行自动收集。

2009年，存储、处理、提取、传输和交换，满足所有授权用户的功能需求。医学影像系统PACS是基于DICOM标准的医学影像管理系统，其模块覆盖了从影像采集/传输/存储/处理、患者信息管理。诊断报告编辑/管理到综合查询统计等多种功能，支持CT、MR、CR、DR、ECT、DSA、X光机、超声、内镜、病理等多种设备。电子病历首页、病程记录、检查检验结果、医嘱、手术记录、护理记录等，其中既有结构化信息，也有非结构化的自由文本，还有图形图像信息。涉及病人信息的采集、存储、传输、质量控制、统计和利用。在医疗中作为主要的信息源，提供超越纸张病历的服务，满足医疗、法律和管理需求。体检中心本着从医院健康检查的实际应用出发，使体检过程相对程序化，针对体检工作量时段分配不均匀等特点，重点解决了体检流程化问题，把体检信息采集源放在各体检科室的医生工作台上，各种设备检查信息全部来源于相关医疗设备，使体检人员的全部检查信息贯穿在系统工作流的全过程，使其真正成为从采集体检人员的基本信息—相关科室体检信息—设备采集信息—体检信息综合分析—个人/集体综合统计分析及健康状况总结分析等，完全的计算机综合管理过程。

2011年，合理用药临床合理用药专业工作的基本特点和要求，运用信息技术对科学、权威和不断涌现的医药学及其相关学科知识进行标准结构化处理，可实现医嘱自动审查和医药信息在线查询，及时发现潜在的不合理用药问题，帮助医生、药师等临床专业人员在用药过程中及时有效地掌握和利用医药知识，预防药物不良事件的发生、促进临床合理用药工作的数据库应用系统。

2012年，临床路径帮助医疗机构规范医疗行为、降低医疗风险、提高医疗质量、减少医疗费用。OA系统办公自动化是面向组织的日常运作和管理，员工及管理者使用频率最高的应用系统，主要推行一种无纸化办公模式。院感支持医院感染及相关信息的采集、存储、访问和辅助决策，并围绕提高医院感染管理水平而提供信息化处理和智能化服务的功能。心电生理将医院种类繁多的心电及电生理检查设备集成连接入网，并采用先进的网络技术、数据库技术和流程化管理实现患者数据信息化。

2013年，统一存储、传输、诊断、统计、查询和检索。廉洁风险针对于本单位，将信息技术、网络技术运用到权力公开、项目监管、业务办理、基金监督等权力运行各领域、各个环节，同时建立和完善全程监控和流程控制机制，全天候、全方位、全覆盖的一套廉政风险防控体系。充分依托网络信息技术的开放性、即时性、交互性优势，服务流程格式化改造、监控模式流程化运作，从而赢得廉政风险防控的主动权，进一步规范权力运行，提高了廉政风险防控的科学化水平。

2014年，人力资源管理系统，通过提高内部员工的满意度、忠诚度，从而提高员工贡献度，即绩效，帮助管理者通过有效组织管理降低成本和加速增长来创造价值链利润。则人力资源综合管理解决方案从人力资源管理的角度出发，用集中的数据将几乎所有与人力资源相关的信息（包括：组织规划、招聘管理、人事在职离职档案、员工履历、劳动合同、奖惩管理、办公用品、医院保险、调动管理、培训管理、绩效管理、考勤管理、计时工资、计件工资、宿舍管理、员工自助、领导审批等）统一管理起来。手术麻醉管理系统作为临床诊疗的重要组成部分，主要为手术室提供手术申请、申请确认、麻醉会诊、手术安排、术前医嘱、手术医嘱、术后器械清点、术后记账、术后医嘱及手术病历书写等功能，实现对手术麻醉工作的严格管理。银联一卡通系统主要实现对病人信息的统一管理，同时实现病人在医院所有就诊记录的完整性与连续性。基本功能包括发卡、换卡、冻结、补卡、退卡、预存款收/退、卡费管理等功能。移动医生工作站移动医生工作站基于iOS系统开发，以苹果公司的iPad作为硬件平台，实现电子病历向病房延伸的同时，给用户带来了异乎寻常的、舒适快捷的用户使用体验，多项独具匠心的设计，极大地提升了医生的工作效率。移动护士工作站移动护士工作站基于Android系统开发，以支持Android系统的智能手机或智能平板电脑作为硬件平台，通过无线网、条码和移动计算等应用，实现床旁各项治疗执行的有效核对、实时查询医嘱、检验、检查、手术安排等信息，实时录入生命体征信息，是简化医疗流程、提高医疗效率、保障医疗安全的有效措施。

府谷县

2011年底，府谷县作为国家卫计委第一批区域卫生信息化建设试点县，项目总投资1272.1万元，其中县财政解决800万元，国家配套资金472.1万元。于2012年5月开工建设，5月底，完成数据中心机房的硬件集成建设。7月底，完成了健康档案和公共卫生系统的本地化开发改造工作，并初步搭建起府谷县区域卫生信息平台；8月底，完成原省平台居民健康档案系统对府谷县公共卫生信息系统的数据迁移工作。9月开始对乡镇卫生院信息系统、电子病历系统、村卫生室信息系统等本地化调研和改造工作。2013年5月底，完成区域卫生平台项目软件的实施工作，涵盖CDC、卫生监督所、妇幼保健站、乡镇卫生院、村卫生室等所有用户。实现了区域卫生信息平台与第三方软件的互联互通，包括与县医院、中医院HIS系统的对接，新农合软件的对接，与省级平台的对接。数据中心机房设在县医院，县医院专门成立了信息科，配有工作人员7人，机房面积70多平方米，住院医生工作站、门诊医生工作站、护士工作站、电子病历、电子护理记录、LIS、PACS、体检系统、远程会诊系统、门诊一卡通、网上预约挂号等先后上线。本县远程监控会诊系统项目于2011年2月开始建设，5月份开始运行。县医院与中日友好医院、县中医院与北京301医院、武警总医院、天坛医院等大医院都实现了远程会诊。几年来，已进行影像、病理、临床会诊300多例。本县新农合于2011年7月实行市级统筹后与市合疗信息平台开通，已运行近4年。范围覆盖全县县镇医疗机构和部分村卫生室。2014年与区域卫生信息平台系统对接。

九、建设成效

卫生信息化建设，不仅提高了全市卫生信息化工作水平，同时也支撑了医改持续深入开展，让医改政策更加惠民、便民、利民，效果凸显。基于省、市、区县统一基础数据标准，统一了数据规范，目前已向省、市平台上传全区门诊、急诊人次99608例，出院人次7626例，其他各类数据121万余条，数据质量良好。支撑医改效果凸显疾病预防控制机构早期发现传染病暴发和流行的能力显著提高。改善传染病态势判断和预测预警能力。提高了不明原因疾病的发现和监测能力。提升公共卫生应急信息支撑能力。促进了信息报告的及时性、准确性和工作的规范化，培养和锻炼了专业人才队伍。实现信息共享，提升了疾病预防控制服务社会的水平。

规范医疗行为，有利于新农合监管。全市各基层新农合定点医疗机构统一基本药物目录、收费目录及标准，同时对基本药物出入库及药品价格进行信息化管理；在即时结算的基础上实行“一月农合报销对账”制，加强了新农合基金监管。让患者真正享受到卫生信息化带来的便利。

实现了医疗系统与公共卫生系统无缝对接，消除了两者之间的“信息孤岛”现象。医疗、公共卫生和数据协同，可以交互共享，体现在慢性病患者公共卫生系统建立的动态更新数据专项健康档案，在诊疗和随访过程中可随时调阅，便于医生及时掌握患者的健康状况，提供优质的医疗服务。居民健康档案数据质量质控体系可以根据身份证识别规则，进行居民身份证有效性的验证，有效提高了健康档案数据质量。

优化就医环境，促进了居民健康卡建设。居民健康卡是实现医疗卫生服务跨系统、跨机构、跨地域互联互通和信息共享所必须依赖的个人信息基础载体。建立起结构化电子病历以及电子病历质控管理系统，提高了病历质量。建立起临床检验系统，实现检验结果的即时传输，医生可在工作站直接调阅患者的检验检查结果，提高了工作效率。对慢性病患者进行7天的随访安排，随时筛选统计到期末随访的人员，并能根据相关生物医学指标对慢性病患者个体健康状况进行自动评估，便于提供有针对性的医疗服务。

规范医药购销，落实基本药物制度的实施。对基层医疗卫生机构基本药物管理使用情况的全程信息化监管，为患者用药提供保障。村卫生室可运用村医管理系统进行药品采购申请，由乡镇卫生院负责系统审核，有效控制药品费用增长，减轻了群众就医负担。

在智慧医疗中，居民健康卡的功能有：查询个人健康档案、公共卫生服务、预约挂号、双向转诊、服务预约、就医、就诊用药记录查询，挂号、药费、检查费、住院费用等相关费用结算，医保、新农合报销等。逐步达到智慧就诊、智慧病区、区域医疗共享、远程会诊等。可以实现缴纳医疗保险、计划生育、养老金领取，低保优抚金发放，在公共事业上可以乘坐公交、出租车、缴纳水费、电费、燃气费、购买放心早点、其他小额消费等，最终实现由居民健康卡拓展为社会公共服务卡。

2015年12月：电子健康档案数223.47万份，居民建档率80.32%（除府谷、榆阳）其中老年人电子健康档案数27.38万份，老年人建档率88.41%，儿童电子健康档案数7.93万份，儿童建档率6.68%，高血压管理数5.61万份，高血压随访人次30.70万人次，高血压随访人数29.54万人，糖尿病管理数1.04万份，糖尿病随访人次5.76万人次，糖尿病随访人数4.39万人，老年人截止管理数10.20万，重性精神病专案人数3086份，预防接种专案人数12597份，出生医学证明管理档案数12212份。医疗机构接入平台数：榆林市第一医院、绥德县医院、靖边县医院、佳县人民医院、子洲县医院、绥德县中医院。

表2–11　平台注册医疗服务数量

门急诊诊疗病历记录	25471
门急诊诊疗费用报告	76166
门急诊诊疗挂号记录	62301
门急诊诊疗检查报告	1095
门急诊诊疗检验报告	14260
门急诊诊疗医嘱报告	224701
住院病案首页	7564
住院诊疗出院记录	10430
住院诊疗费用报告	8747
住院诊疗检查报告	2069
住院诊疗检验报告	17191
住院诊疗入院记录	5593
住院诊疗手术报告	1021
住院诊疗医嘱报告	270840
住院诊疗诊断记录	15540

第五节　卫生应急

突发公共卫生事件（简称突发事件），是指突然发生，造成或者可能造成社会公众健康严重损害的重大传染病疫情、群体性不明原因疾病、重大食物和职业中毒以及其他严重影响公众健康的事件，具有突发性、公共性、危害性以及处理的综合性和系统性的特点。主要原则是“预防为主、常备不懈、统一领导、全面响应、减少损害、依法规范、措施果断、依靠科学、加强合作”。

一、应急预案

2005年1月13日颁布了《榆林市人民政府公共事件总体应急预案的通知》（2005年12号）。2009年9月10日颁布了《榆林市人民政府办公室关于印发榆林市鼠疫控制应急预案的通知》（榆政办函2009年194号）。在预案中明确规定了各部门职责。市卫生局和各下属单位结合各自业务制定了相应的应急总体预案和各种多项应急预案。如榆林市疾控中心在“非典”期间至2013年先后制定了《榆林市疾控机构重大传染性疾病和不明原因疾病应急预案》等11种应急预案。

1.关于调整突发公共卫生事件应急处置领导小组的通知

2.关于组建应急处置专用技术小组的通知

3.关于印发《榆林市疾控机构重大传染性疾病和不明原因疾病应急预案的通知》

4.关于印发《榆林市疾病预防控制中心突发公共卫生事件应急预案》的通知

5.关于印发《榆林市疾病预防控制中心手足口病应急预案》的通知

6.关于印发《榆林市疾病预防控制中心防汛救灾应急预案》的通知

7.关于印发《榆林市疾控机构医疗废物意外事故应急预案》的通知

8.关于印发《榆林市疾控机构重点肠道传染病应急预案》的通知

9.关于印发《榆林市疾控机构发热伴血小板减少综合征应急预案》的通知

10.关于印发《榆林市疾病预防控制中心人感染H7N9禽流感应急预案》的通知

11.关于印发《榆林市疾病预防控制中心传染性非典型肺炎应急预案》的通知

二、管理机构

市突发事件应急委员会:

市长任主任，副市长、军分区、市武警支队主要负责人任副主任，成员有市长助理、市政府秘书长、副秘书长、市发展改革委员会、经济贸易委员会、教育局、公安局、安全局、民政局、财政局、国土资源局、建委、交通局、水利局、农业局、林业局、畜牧局、卫生局、质量技术监管局、粮食局、科技局、气象局、安全生产监督管理局、信访局、环保局、商贸局、人防办、外事办、省煤矿安全监察榆林办事处、广电网络公司、食品药品监管局、人行榆林中心支行、银监局、供电局、邮政局、电信局、移动公司、联通公司、网通公司、铁通公司、出入境检疫局、榆林火车站、榆林民航站、榆阳区人民政府主要负责人。

表2-12　疾控中心应急处置专业技术小组成员名单

名　称	分管领导	组　长	成　　员
疫情组	柳彦峰	张　婕	刘俞希
检验组	田永东	孙长梅	张彩虹　钟瑞　雷晓燕　赵辉　牛婧
流调组	吴忠辽	高　鸿	郑振兴　刘雅梅
职卫组	李向阳	李浪平	马亚洲　王娟　鲁瑞　王斌妹
公卫组	李向阳	张彩虹	杨占功　高艳　张宇婷
消杀组	吴忠辽	高　鸿	李东波　李建林　张东
宣教组	吴忠辽	霍晟晟	钟学雄　康凯
后勤组	刘　林	刘子洲	康宝林　钟佰仑　杨帅

设立市突发公共卫生应急指挥部，指挥重大和特大传染病疫情，群体不明原因等疾病，职业中毒，重大食品安全事件，以及相关严重影响群众健康等事件的应急工作，市卫生局牵头制定和组织实施应急预案，成员单位有市经贸委、教育局、财政局、建委、交通局、农业局、畜牧局、商贸局、粮食局、工商局、食品药品监督管理局、旅游局、火车站、出入境检验检疫局、民航站等单位和部门。

三、运行机制

2003年以前，发生突发公共卫生事件是通过电话、电报、口头报告手段和卫生防疫系统手工填写传染病报告等手段逐级上报。报告不及时，经常延误应急抢救、处置时间。随着科技的发展、电话尤其是手机的普及、发生突发事件在第一时间即可立即上报。借助互联网的强大功能，2003年“非典”之后，国家在防疫系统建立起了强大的疫情网报系统，使突发公共卫生事件的处置更及时有效。在接到报告后，根据事件性质，严重程度做出相应的响应。分为一般级（Ⅳ）、较重级（Ⅲ）重大级（Ⅱ）和特大级（Ⅰ）。同时启动相应预案的实施。

四、突发卫生事件应急处置

榆林市人民政府成立突发事件应急处理指挥部，负责领导、指挥本行政区域内突发事件应处理工作。县区级人民政府卫生行政主管部门，具体负责组织突发事件的调查、控制和医疗救治工作。

疾病预防控制中心：

市疾病预防控制中心负责突发公共卫生事件的信息报告、疫情监测、健康教育、流行病学调查、现场消杀灭卫生处理、现场快速检测和实验室检测，为县区和有关方面提供技术指导。

县级疾病预防控制中心负责本地区突发公共卫生事件报告，调查处置和常见病原微生物检测。

市级疾病预防控制中心设立卫生应急办事机构，统一协调应急工作。县级疾病预防控制中心应有专人负责卫生应急工作。

2003年“非典”发生后，组建了由市委、市政府主要领导任组长的强大机构和专家组处置。“非典”结束后，进行了调整。建立起了经常性的组织机构，市卫生局成立了应急办、各医院、疾控部门、卫生监督部门也成立应急办公室。

榆林市非典型肺炎防治工作领导小组成员有：

组　长：周一波　市委书记

　　　　王登记　市委副书、市长

副组长：王玉虎　市委副书记、纪检委书记

　　　　刘建胜　市政府副市长

　　　　甄　毅　市委副秘书长

　　　　杜如九　市政府副秘书长

　　　　崔志杰　市卫生局局长

　　　　李明胜　市卫生局副局长

　　　　李瑞庆　市卫生助理调研员

　　　　陈保军　市委宣传部副部长

　　　　申长福　市计委主任

　　　　刘　洪　市财政局长

　　　　高照洲　市防疫站站长

　　　　王维明　市药品监督管理局副局长

　　　　史建梅　市防疫副站长

　　　　郑虎荣　市经贸委副主任

　　　　常少明　市教育局副局长

　　　　杨　勇　市公安局局长

　　　　白玉功　市公安局副局长

　　　　康治祥　市宗教局副局长

　　　　张云龙　市交通工会主任

　　　　李　博　市文化局副局长

　　　　马晋平　市环保局副局长

　　　　杨海燕　市广电局副局长

　　　　王亦群　市旅游局局长

　　　　王存有　榆林民航站站长

　　　　吴瑞芳　榆林军分区后勤部卫生所所长

王宇恒　榆林武警后勤处副处长

王成继　榆阳区区委副书记

郝宪利　榆阳区政府常务副区长

领导小组下设办公室、办公室下辖综合秘书组、疫情报告流调指挥组、医疗指导组、新闻宣传组、治安管理组，后勤保障组、农村组、交通组等八个组。

2003年“非典”时期应急救治专家名单：

医疗专家组：

组　长：康彦斌　主任医师

成　员：吴桂莲　副主任医生

白莉萍　主任医师

李海东　主任医师

流调专家组：

组　长：高照洲　主任医师

副组长：史建梅　主任医师

成　员：杨喜珍　主管医师

刘德军　主管检验师

霍明书　主管医师

刘　林　科主任

韦　涛　副科长

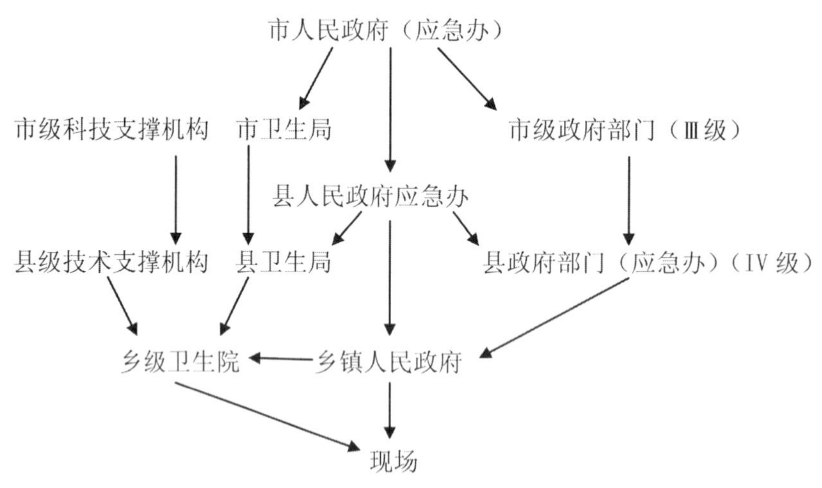

图2-4　应急组织机构

疾病预防控制应急处置工作，遵循预防为主、常备不懈的方针，贯彻统一领导、分级负责，反应及时、措施果断、依靠科学、加强合作的原则。

建立突发事件应急流行病学调查、传染源隔离、医疗救护、现场处置、监督检查、监测检验、卫生防护等有关物资、设备、设施、技术与人才资源储备。

依据“预案—监测—预警—报告—处置”程序，开展疾病预防控制应急处置和重大活动保障。

1.预防与应急准备，根据突发事件应急预案，结合实际情况，制定本行政区域的突发事件应急技术预案。应急技术预案包括以下主要内容：应急处理指挥部的组成和相关部门的职责；突发事件的监测与预警；突发事件信息的收集、分析、报告、通报制度；应处理技术和监测机构及其任务；突发事件的分级和应急处理工作方案；突发事件预防、现场控制、应急设施、设备、救治药品和医疗器械以及其他物资和技术的储备与调度；突发事件应急处理业队伍的建设和培训。

2.建立和完善突发事件监测与预警系统。开展突发事件的日常监测，并确保监测与预警统的正常运行。监测与预警工作应当根据突发事件的类别，制订监测计划，科学分析、综合评价监测数据。对早期发现的潜在隐患以及可能发生的突发事件，应按规定报告程序和时限及时报告。

3.报告与信息发布，按国家突发事件应急报告制度、规范，规定时间内，向同级卫生行部门报告：发生或者可能发生传染病暴发、流行的；发生或者发现不明原因的群体性疾病的；发生传染病菌种、毒种丢失的；发生或者可能发生重大食物和职业中毒事件的，同时立即组织力量对报告事项调查核实、确证，采取必要的控制措施，并及时报告调查情况。跨区域的，应当及时向毗邻的疾病预防控制机构通报。

4.应急处理。突发事件发生后，组织专家对突发事件进行综合评估，初步判断突发事件类型，提出是否启动突发事件应急预案的建议。并根据预案规定的职责要求，服从突发事件应急处理指挥部的统一指挥，立即到达规定岗位，采取有关的控制措施。负责突发事件的技术调查、确证、处置、控制和评价工作。

5.现场应对措施。宣传突发事件防治知识，及时对易受感染的人群和其他易受损害的人采取应急接种、预防性投药、群体防护等措施。现场进行调查、采样、技术分析和检验，对突发事件的应急处理工作进行技术指导。

五、应急处置与保障

榆林特有的黄土高原和毛乌素沙漠地质构造条件和自然地理环境，本地区为自然灾害高发区，主要是干旱，其次是冰雹、洪涝、大风和霜冻5种灾害，其他如地震等虽有发生，均不太严重。据不完全统计：1470年至1987年，榆林境内旱灾发生218次，发生洪涝114次，较严重的雹灾、大风、霜冻时有发生。重特大灾害，不仅给灾区群众的生产生活造成了严重危害，同时也造成大量人员伤亡、医疗卫生设施损毁、饮水、食品和环境卫生条件恶化，以及人与其生活环境间生态平衡的破坏，为传染病的流行创造了条件。

疫情应急处置疾病预防控制的应急处置，中华人民共和国成立以来就注意传染病疫情应急处理工作和相应机制的建立健全。六十多年来，疫情现场应急处理包括对暴发疫情和重点传染病调查处置，食物与作业场所中毒、环境污染中毒事件调查处理。

现场应急工作主要包括：组织防疫工作队深入疫区开展流行病学调查，追踪就地隔离治疗患者，医学观察密切接触者，易感人群预防服药或预防接种，病家及疫区消毒杀虫除害，开展改水改厕、讲卫生清洁活动，加强卫生宣传，动员群众参与卫生防病，视疫情严重情况进行疫区封锁和交通检疫，严格疫情报告和疾病监测工作。

2003年，在抗击“非典”疫情期间，榆林市进一步加强由“市—县—乡—村”四级疾病控制与预防工作网络组成的突发公共卫生事件应急体系。市政府设立突发公共卫生事件应急处理指挥部，由市卫生局牵头和有关部门组成。将原先卫生应急分部门管理的模式改为统一指挥的卫生应急管理系统。依据《突发公共卫生事件应急条例》《突发事件应对法》等相关法律法规，明确公共卫生应急由市政府突发公共卫生事件应急处理指挥部统一指挥，县区分级负责；依法规范管理，保证快速反应；完善监测体系，提高预警能力，改善基础硬件，保障持续运行的工作机制。并在政策体系方面，制定进一步完善《榆林市突发公共卫生事件总体应急预案》等应急预案；建立有效的检测预测、预警报告制度。

建立健全传染病疫情的预警监测系统。20世纪50年代，卫生防疫站成立后的第一件事是建立传染病疫情报告管理制度，开展疫情报告并连续进行传染病疫情监测，为传染病防治决策提供准确的信息。1955年颁布的《传染病管理办法》将管理传染病病种定为两类18种。1956年9月，又将血吸虫病、钩虫病、疟疾等7个病种列入，增加为25种。1989年2月，《中华人民共和国传染病防治法》规定法定报告传染病分为甲、乙、丙三类共35种。传染病监测信息传输由纸质上报传染病监测数据转为电子文件上报，到2003年实现网络直报，

2004年实行了个案信息实时在线网络直报。完成突发公共卫生事件监测报告系统、专病监测系统、传染病自动预警系统等建设。疾病预防控制实验检验检测网络逐步健全，构建了艾滋病、脊髓灰质炎等专病实验室网络，传染病病原学检测能力明显增强。至2012年，市、县区疾病预防控制中心建有实验室，初步构建起功能完善、反应迅速的疾病预防控制检测检验网络。县级以上疾病预防控制机构、医疗机构和基层医疗卫生机构实现了法定传染病实时网络直报。在疾病监测点，重点监控霍乱、流感等28种传染病和蚊、蝇、鼠、障4种媒介生物。提升了传染病早期发现和预警能力。建立了一整套涵盖突发公共卫生事件、自然灾害等方面的卫生应急预案。组建了卫生应急处置专家库和卫生应急救援队伍，使卫生应急水平不断提高。

2011—2015年，疾控中心定期举行重大传染病为主的突发公共卫生事件应急演练，进一步完善重大传染病和突发公共卫生事件应急预案，预案体系完整率达100%。应急物品储备齐全率达100%。突发公共卫生事件报告率、报告及时率、现场调查处理率和及时率达100%。加强对各县区传染病网络直报的督导力度，传染病网络综合质量评价数据由2011年的95.58%上升至2014年的99.76%，传染病网络报告中迟报、迟审、重卡现象逐渐减少，逐步提高传染病网络报告综合率。2015年成立了市级卫生应急专家库。

突发公共卫生事件防控

1961年7月，靖边县40余人食物中毒，省政府派直升飞机运送急救药品。

1977年7月19日，清涧县石盘公社坡阳沟大队由于食用沙门氏菌属传染的病死马肉引起229人严重中毒。经省、地、县组织医护人员全力枪救，历时十天2人抢救无效死亡。

1978年6月30日，榆林县青云公社崔家畔大队从地区肉联厂购回未摘除甲状腺的熟猪喉头肉520斤，分给社员食用，造成413人甲状腺素中毒，严重者98人，经抢救治疗全愈，无死亡。另有自1976年以来，全县发生8起因食用病死畜肉、不洁下水等食物中毒，共513人，死亡1人。

1988年，榆林市金鸡滩乡木开滩村村民，在合办的小吃铺出售被剧毒农药1605污染的羊杂碎、粉汤，致34人中毒，5人死亡。

1989年神木县脊灰炎暴发流行，全年发病13例。

1994年6月清涧县玉家河乡中小学校的680名学生服用盐酸左旋米唑驱虫，服药后，出现群体副反应。197人在医院留诊观察。

1994年12月神木县花石崖乡刘家畔村发生一起因给小孩过生日引起的1605人中毒特大食物中毒事件，就餐者42人，全部发病，除当时死亡30人外，其余12人经抢救脱离危险。中毒发生后省卫生厅耿庆义副厅长亲临现场指导抢救工作。

1999年3月定边县新安边乡麻疹流行，共发生25例，无死亡。

2002年7月清涧发生洪灾，做到了灾后无疫情发生。

2005年6月19日，定边砖井镇关西村民李某为孙女做满月，在本镇小吴大酒店宴请宾客324人，有250出现恶心、呕吐、肤疼、腹泻症状。经市县疾控中心组织调查、处置，未造成人员死亡。确诊为细菌性食物中毒。样品送检为“奇异变性杆菌”。

2005年5月，榆阳区红石桥乡长庆建工集团第七分公司发生食物中毒，157人就餐，67人出现腹泻。经流调、实验室检测确诊沙门氏杆菌所致。

2005年5月，定边冯地坑乡中心小学腮腺炎暴发流行，学校共有6个年级10个班，在校学生409人，教职工27人。该校为寄宿制完全小学。发病73例。

2008年5月12日，四川省汶川地区发生了里氏8.0级地震。疾控中心奉命派出两批共20人救援小组对汶川58个村民小组，1715户居民，178个灾民防震棚和2142个厕所、猪舍、鸡舍进行了消、杀、灭工作，累计消毒处理面积达40万多平方米，对6个村的村主任和卫生员、58个村民小组进行了5次卫生防病和消毒知识宣传培训，共发放各类卫生防病知识宣传品5000多份。2008年7月中心党总支被中共陕西省委评为“全省抗震救灾先进基层党组织”，同年7月中心被陕西省卫生厅评为“全省卫生系统抗震救灾先进集体”。

2011年8月2日，210国道榆林城区过境线草沟大桥段发生9辆大货车起火事故，急救中心安排4辆救护车赶赴现场急救。

2011年11月28日，210国道上盐湾镇铁炉峁村路段，发生车辆相撞事故，事故造成7人死亡，9人受伤，急救中心安排8辆救护车前往现场急救。

2011年11月27日，包茂高速榆林段连续发生18起交通事故，共23人受伤，急救中心出动8辆救护车赶赴现场进行了急救。

2012年8月22日，榆林市新建路原地毯厂建筑工地发生垮塌事故，急救中心组织4个急救组，出动40辆次急救车现场成功抢救出18名被压工人。

2014年5月14日，中煤大海则在建煤矿1号副立井发生溜灰管坠落事故，急救中心组织7个急救组出动40辆急救车参与应急抢救。

2015年急救指挥调度中心共接警65366次，平均日接警198次，有效警情7878次，派出急救车8337次，接回患者5874人。抢救突发重大事故（伤亡3人及以上）160次，派出急救车243次，接回患者505人。

政府性医疗应急保障任务

2005年10月，我国成功实施了神舟6号载人航天飞行任务，市二院承担了航天员救援任务，并圆满完成了相关救援保障工作，受到中国人民解放军总装备部司令部的表彰和奖励。

2008年9月，国家成功实施了神舟7号载人航天飞行任务，市二院承担了航天员和飞船搜索救援及保障任务，并圆满完成了相关救援保障工作，受到中国人民解放军总装备部司令部的表彰和奖励。

2011年9月16日，由榆林市委、市政府主办的2011年榆林国际民歌艺术节开幕式暨主题演唱会在榆林体育馆举行，急救中心圆满完成了医疗保障任务。

2011年12月10日，由市委、市政府共同主办的我市首届“神榆杯”领导干部网球邀请赛在市网球馆开赛，急救中心圆满完成了医疗保障任务。

2012年4月13日，由中共榆林市直属机关工作委员会、榆林市体育局、榆阳区体育中心举办的“奥林城杯”2012年榆林市区万人越野赛在高新区举行，中心安排2个抢救车组待命圆满完成了医疗保障任务。

2012年6月16日，神舟九号飞船在酒泉卫星发射中心发射，市二院、急救中心参与神舟九号航天飞船整流罩残骸坠落医疗救援后勤保障任务。

2012年6月28日，由中央宣传部、中央文明办主办，中共榆林市委、榆林市人民政府承办的《激情广场爱国歌曲大家唱——陕西·榆林篇》在镇北台举行，中心安排2个抢救车组待命圆满完成了医疗保障任务。

2012年11月6日，由市政府组织的榆林市2012年反恐应急演练在榆阳区望湖路举行，急救中心及市二院急救站参加。

2012年11月26日，由国家体育总局武术运动管理中心主办，陕西省体育局、榆林市政府承办的“白云山杯”2012年全国武术散打冠军赛在榆林体育馆举行，急救中心圆满完成了医疗保障任务。

2013年5月23日至24日，榆林军分区报废弹药销毁处理工作在榆阳区举行，急救中心圆满完成了医疗保障任务。

2013年6月11日，神舟十号飞船在酒泉卫星发射中心发射，市二院、市急救指挥调度中心参加神舟十号发射整流罩残骸预计坠落保障任务。

2013年7月23日至8月5日，榆林市第十三届运动会在榆阳区举行，急救中心圆满完成了医疗保障任务。

2014年5月4日至5月21日，陕西陆军预备役西一师步兵第四二三团在榆阳区军事演练，由区人民医院（陕西陆军预备役一四一师步兵第四二三团直属卫生队）进行任务保障。

2014年5月6日至5月8日，榆林军分区报废弹药库销毁处理工作在榆阳区举行，急救中心圆满完成了医疗

保障任务

2015年，完成市委春节联欢晚会、庆三八健身舞展演、企地联合应急演练、榆林机场反劫机演练、全民健步行、榆林一中分校地震疏散演练、榆林市第十三届运动会医疗应急保障任务18次，共派出急救车42车次，圆满完成了各类应急医疗保障活动任务。

突发“非典”预防控制案例

2003年，广东、中国香港、北京发生传染性非典型肺炎流行，有蔓延趋势。榆林市在抗击非典型肺炎工作中，认真贯彻“一法、一条例、一方案、一办法”，严格执行国家、省关于非典防治的有关规定和标准，坚持依法防治、科学防治。各级各部门严格按照《中华人民共和国传染病防治法》，国务院《突发公共卫生事件应急条例》《全国农村非典型肺炎防治方案》及陕西省实施《突发公共卫生事件应急条例办法（试行）》等有关法律法规的规定，依法防治“非典”。成功地阻止了疫情，全区无一例患者发生。措施如下：

一、加强领导

2003年“非典”发生后，组建了由市委、市政府主要领导任组长的强大机构和专家组处置。领导小组下设办公室、办公室下辖综合秘书组、疫情报告流调指挥组、医疗指导组、新闻宣传组、治安管理组，后勤保障组、农村组、交通组等八个组。成立了“非典”时期应急救治专家组、医疗专家组、流行病学调查组。

二、科学防治

1.严格疫情报告：市、县（区）防疫系统加强疫情监测报告，实行24小时值班制和“零报告”“日报告”制度。市防疫站设立了“非典”24小时咨询热线，先后共接电话、答疑群众咨询万余人次。

2.严格隔离措施：市、县（区）设立非典救治医院和发热门诊，对病人和疑似病人做到早发现、早报告、早隔离、早治疗。加强发热门诊及“非典”定点医院感染控制，严格执行隔离、室内通风、消毒和医务人员个人防护措施，杜绝交叉感染。对外来人员和外出打工、出差返乡人员实行隔离观察；对在第一线工作的医护人员采取严格的保护措施，做到和病毒彻底隔离；对定点医院的污水、垃圾等实行严格的隔离、消毒。

3.严格控制在外人员返乡，并建立日报告制度。对所有返乡人员，由乡、村两级为其建立档案，组织体检，隔离观察14天。并对返乡人员情况每天逐级上报至市非典办。

4.严格医务人员培训：全市对医务人员专业技术培训2次，经过考试，7729名医务人员取得上岗资格。

5.严格监测、消毒站（点）管理：对在全市8个进出口和市、县、区设立的多个监测点所有过往车辆及人员进行24小时不间断检查、消毒和登记，发现发热病人，全部送往医院检查。

6.严格控制人员聚集、聚会：城乡婚丧嫁娶、生日、满月、乔迁等禁止宴请、聚会。暂停了农村庙会、集会和宗教团体聚会活动。学校除高三外，其余年级学生全部回家自学。全市关闭了网吧、歌舞厅、影剧院等娱乐场所，取消了所有大型集会、会议。停发了开往重点疫区的客运车辆。

7.严格社区管理：划小责任单位，将责任层层落实到村委会、居委会，落实到社区、巷道，落实到户到人。加强对城镇流动人员、小商小贩的管理。

8.严格督查：对督查中暴露出来的问题，及时反馈，及时解决。

三、加大投入

市、县（区）两级政府加大对市传染病医院（市非典救治定点医院）和各县（区）定点医院的投人、建设和资源整合。全市防治非典投入资金1000万元以上。成立了市传染病医院（市第三医院）。

四、视察督导

2003年5月4日至7日，市政协教科文卫体委员会组织医疗卫生界专家委员一行11人，在市政协副主席李瑞的带领下，对吴堡、佳县、定边、子洲、绥德、神木六县的境内外出入口8个检查站、6个“非典”定点医院和返乡人员监控隔离工作进行了视察。各县对“非典”预防和监控工作领导重视，组织机构健全，防治措施明确，建立了疫情监测报告网络，市境出入口设立路卡堵防，重点监控疫区返乡人员，确定了“非典”患者救治定点医院，组建了专门医疗队伍，购置了必要的医疗设备，各项防治工作积极推进。

据统计：在抗击“非典”期间，仅榆阳区疾控中心组织消毒药品5种，防护服628套、加厚口罩4050个、体温表1342具、防护手套1700双。区疾控中心抽调31人，组成了三个流行病学调查处理梯队，实行24小时值班制。医学观察41580人，居室消毒1581人次，公共场所消毒27场次，会议消毒6场次，车辆消毒10347车次；举办学习班6期，培训人员321人，印发宣传材料6万余张，共发放、使用消毒药品13100公斤。全区实现了各乡镇、办事处“非典”传真报告。

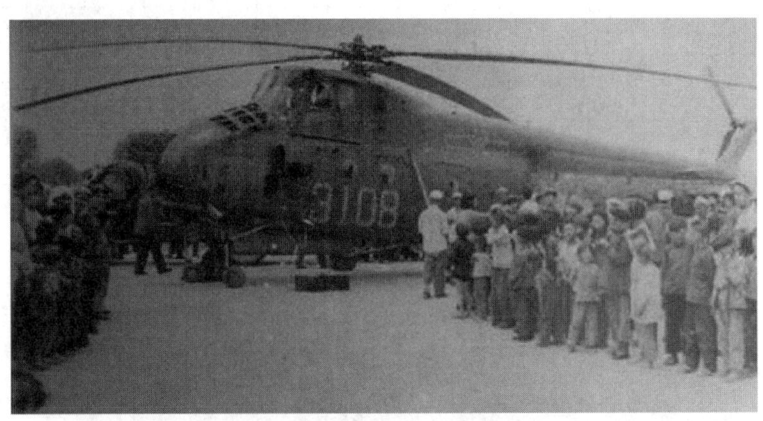

图2-5 1976年直升飞机参与食物中毒抢救

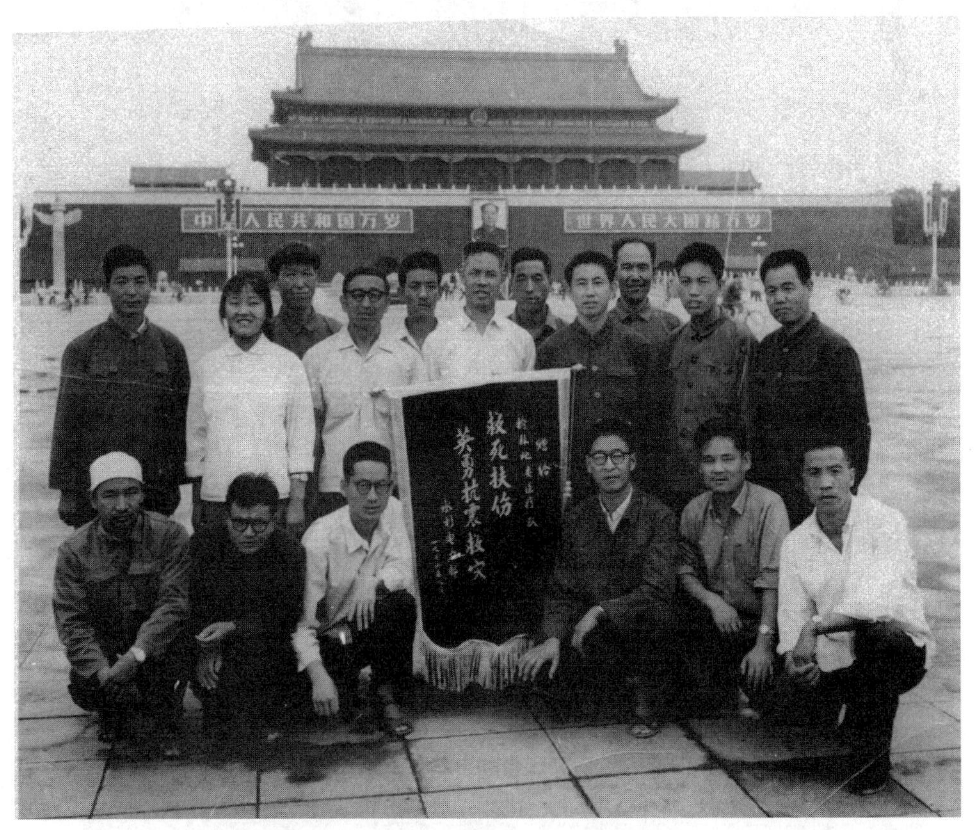

图2-6 1976年7月28日榆林地区赴唐山地震救灾医疗队水利电力部表彰

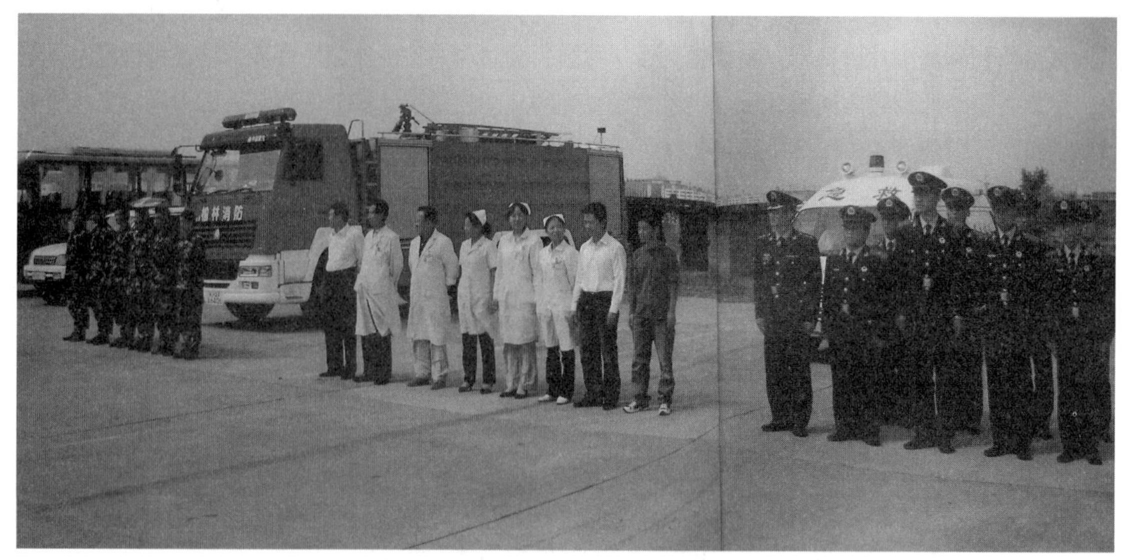

图2-7 神舟飞船飞行保障演练

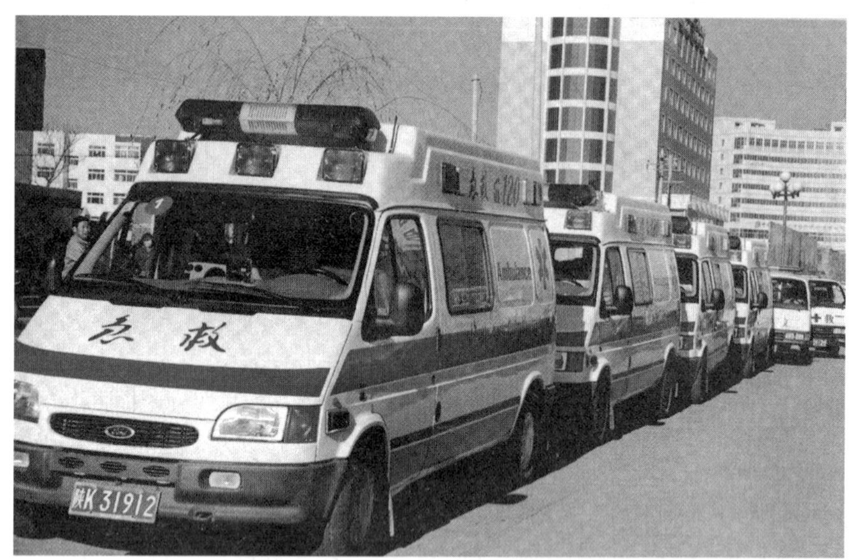

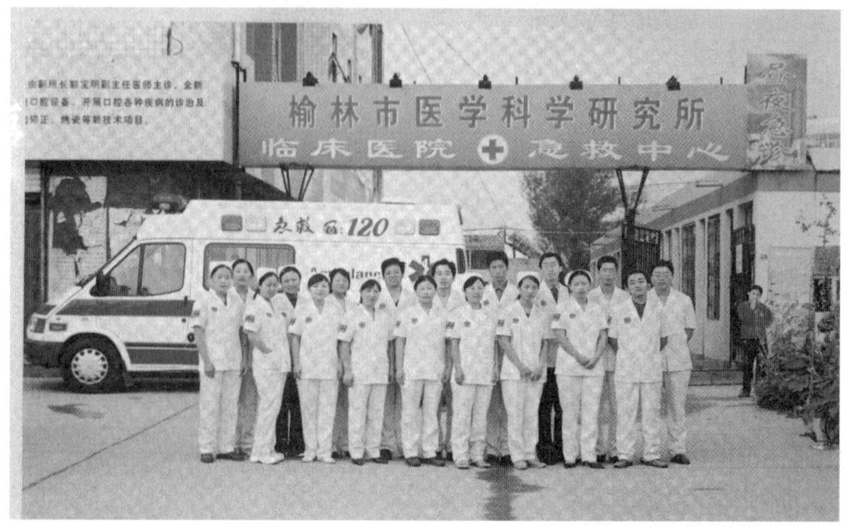

图2-8 卫生应急救护队伍

第二章　卫生改革

第一节　背景

解放初期，新政权刚建立，全区各县开始筹建公立医院，由解放区的一些医疗机构、教会及私人办的医疗机构合并，组成国家公立医疗机构。1950年前后，政府鼓励个人开办医疗机构。1955年前后，由政府出面，动员、协调个体办医合并组织成联合诊所，这是农村集体办医的雏形。1958年，榆林全区实现人民公社化，原各乡、区、镇由政府牵头举办的联合诊所，改称为人民公社卫生院。村诊疗所，改称为村卫生所。这一时期，地、县级医疗机构进一步完善，两级除设有综合医院外，还先后建立了妇幼保健院（站）、防疫站、卫生学校等医疗卫生事业机构。

1966年后，遵照毛主席“把医疗卫生工作的重点放到农村去”的指示，全区强化村卫生所的建设，实现村村有卫生所。卫生所均为集体举办。

1978年前，卫生工作面临的主要问题：一是卫生技术人才和资源严重短缺，不能适应人民群众需求；二是单一的公有办医体制造成服务能力严重不足；三是平均主义盛行，改善卫生服务缺乏积极性。

第二节　卫生体制改革

1978年改革开放前，地、县卫生体制所辖事业单位仅有县医院、防疫站、妇幼保健站。地段医院为全民所有制，公社医院为集体所有制。村合作医疗站均由大队集体兴办。无个体办医。

1979年12月，贯彻中央“有条件的地区成立中医院”的指示，恢复了被撤销的中医院，各县相继成立了中医机构。

1980年，为了加强药品管理，各县成立了药品检验所，至1985年，全区有药品检验所13个。

1981年，省卫生厅制定关于允许个体开业行医的有关规定和实施细则，各地陆续批准了一批符合条件的社会医生个体开业行医。是年底，本地区个体开业者100余人。由于农村实行土地承包制，全区村卫生所在创办形式上做了一些调整，实行可以由村集体办、村与个人或个人与个人联办、也可由一个人筹集资金独办的多种不同方式。

1983年，医疗卫生单位全面试行卫生各领域内的改革。重点是卫生管理制度的改革。榆林市卫生系统从体制和管理的改革入手，探索发展卫生事业的新路子，依据《陕西省个体开业医生和联合诊所管理暂行办法》，试行多渠道，多形式办医；全民所有制、集体所有制，个体开业行医一齐发展。各级医疗卫生机构，试行院、所、站长负责制，建立健全岗位责任制，积极推行各种形式的承包责任制等试点工作。

1984年后，村卫生所举办的形式也由原来的集体举办转变为集体与个人合办、个人独办等多种形式并举的办法，并允许社会及个人举办不同形式不同性质的医疗机构，从而在医疗系统中引入竞争机制。

1985年10月，地区卫生局向榆林地区行署呈报了《榆林地区医疗卫生改革方案》，提出的卫生改革主要内容有：（1）实行多渠道、多层次、多形式办医，提倡全社会各行各业办卫生事业；（2）放宽政策，允许离退休医务人员及个体人员开业诊疗或办诊所；积极试行责权利相结合的院（站、所）长负责制的领导体制；建立以岗位责任制为中心的奖优罚劣制度；基层乡镇医院积极创造条件，逐步实行独立核算、自负盈亏、按劳分配、民主管理的办法；加快农村医疗卫生事业的发展等。

1986年，各公社卫生院的人权、财权、管理权下放由同级政府管理。县卫生局给予业务技术指导。

1989年1月，中共榆林地委批转了地区卫生局《榆林地区卫生改革试行方案》，就领导体制、劳动人事制度、医疗卫生管理制度、财务管理制度提出了具体改革措施，在全区范围内实施。

1991年5月28日，陕西省计划委员会行文批复建设榆林市星元医院，创全省首例接受个人捐资修建医院先河。

1997年12月，榆林市政府批准，市医科所自筹资金，成立了榆林市红十字急救中心，开通了“120”急救服务电话。1998年榆林地区第二医院成立了“榆林地区北六县急救中心。1999年，榆林地区第一医院成立了“榆林地区南六县急救中心”。

2000年，榆林地区卫生局根据中央政策及陕西省卫生厅的要求，制定了具体的实施办法。如榆林市委、市政府对新建的星元医院给予优惠政策倾斜，进行了卫生改革的大胆探索，取得了可贵的成功经验，2002年4月4日，星元医院院长李瑞在全国卫生系统人事制度改革经验支流会上作了题为《更新观念，大胆探索，积极推行医院人事制度改革》的发言。

2003年7月，经市编委会研究同意，成立了榆林市卫生局卫生监督所，隶属于榆林市卫生局，副县处级建制，全额事业单位，2010年将食品卫生监督职能划归榆林市药品食品安全监督局。形成“一个形象、一个主体、一支队伍”的卫生监督执法体制，进一步理顺、健全卫生监督执法体系。将全市集体所有制的乡镇卫生院核定为全民所有制事业单位。

2004年，按照“预防归口、上下对应、调整机构、优化配置、精简高效、逐步完善”的组建原则，完成了卫生防疫站体制改革任务，成立市疾病预防控制中心，疾控工作体制、防病网络进一步落实。为进一步加强本市急诊及突发事件的抢救能力，榆林市成立急救中心。

2007年8月23日，榆编发〔2007〕56号《关于榆阳区社区卫生服务机构批复》。机构设置：榆阳区红山医院整体划转为鼓楼社区卫生服务中心；将榆阳区中医院、痔瘘医院、榆阳医院部分转型为青山路、驼峰路、上郡路社区卫生服务中心，进行改造；新建星明楼、航宇路、崇文路社区卫生服务中心。均隶属榆阳区卫生局，正科级事业建制，经费全额预算，每个中心领导职数1正2副，共核定事业编制140人。全市市、县、乡、村（社区）4级医疗卫生服务体系建设进一步完善，全市形成预防、医疗、保健、康复、计划生育技术指导、健康教育为一体的新型卫生服务体系。

2009年，创立了神木“全民免费医疗”、府谷“双补双管四结合”、新农合市级统筹、米脂县县级公立医院全员聘用等一系列医改新模式。

2014年，榆阳、府谷等县区试行组建医疗集团、成立医院管理委员会（或理事会），推行法人治理结构管理，探索管办分开管理模式。

神木县、吴堡县启动了分级诊疗工作，配套的《榆林市组建医疗联合体工作实施方案》《关于建立医疗卫生专家工作站的实施意见》《转诊办法》《病种分类意见》《流动医疗服务车管理实施意见》已经印发。配置了14辆流动医疗服务车，组建14支流动医疗队，开展巡回免费体检和诊疗活动。

2015年启动了医疗服务价格调整工作，成立了公立医院收费价格改革课题组，到杭州市、三明市调研学习了医疗服务价格与支付制度改革经验，草拟了《榆林市医疗服务价格调整意见》，举办了价格调整培训班。确立市第二医院为城市综合医院改革试点，成立由分管市长任组长的领导小组，开展了基础评价和相关数据测算工作，组织有关人员到宝鸡考察学习城市公立医院综合改革工作，印发了《榆林市城市公立医院综合改革实施意见》，明确了改革任务和时限。

各县区完成了乡镇卫生院乡财县管工作，制定《在全市开展“两个统筹”试点工作的指导意见》，在神木、子洲开展试点，全面推进镇村一体化管理，结合榆林实际，创立了“一村建站，联村服务”的村卫生室管理模式，极大提升了基层卫生服务能力。

第三节　管理制度改革

1978年，中共中央十一届三中全会召开后，全国逐步全面实行经济体制改革阶段，即由几十年来的计划经济模式转变为市场经济模式，全国在各领域内实行全面的改革开放，卫生系统的人事、机构、分配等领域内也出现了改革的浪潮。1979年，省卫生厅依据国务院批转卫生部《关于全国局长会议的报告》要求：“从1979年开始到1985年，首先把1/3左右县的卫生网络整顿建设好，使县级医药卫生机构真正成为全县的技术指导中心”精神，（国务院〔1979〕159号），确定了1985年前首批重点建设县共33个。榆林县被列入第一批12个重点建设县之列，县防疫站、医院、中医院、卫校、妇幼、药检为重点建设单位。1983年，佳县、神木、米脂被列为第二批重点建设县。于1987年，横山、靖边被列为第二个1/3重点整顿建设县。并根据省卫生厅（陕革卫医发25号文）《关于整顿县及县以上医院的意见》，针对医院管理工作乱、技术水平低、工作效率低、医护质量低、服务态度差、各项技术指标远没有达到本单位历史最好水平等问题，开展了“以提高医疗护理质量为中心”的医院整顿工作，其具体内容包括：（1）改革医院领导体制。医院实行党委（支部）领导下的院长分工负责制，使院长确实成为统一指挥全院业务的行政领导。（2）严格实行岗位责任制和技术责任制。（3）大力改进门诊工作，实行24小时应诊和门诊病案保管制度。（4）培养、提高卫生技术队伍。做好业务技术建设规划和人才培养计划，恢复技术职称，确保知识分子的业务时间，对1967年以后参加工作的卫生技术人员，要加强“三基”（基本理论、基本知识、基本技能）、“三严”（严肃的态度、严格的要求、严密的方法）及外文课的教育。（5）加强经济管理，搞好后勤工作。（6）各级医务人员都要树立全心全意为伤病员服务的思想。接诊病人要耐心，检查、诊断、治疗要及时。24小时内完成入院病人的病历书写，并要求书写完整详细，上级医生要及时检查修正下级医生书写的病历。住院医生对分管的病人要仔细观察病情变化，详细做好病程记录，认真执行会诊、抢救、病案讨论制度。实行住院医师、主治医师、主任医师三级负责制。凡有条件的医院和科室，要实行住院医师24小时负责制。地、市以上医院同时实行总住院医师制。改变病房管理混乱，危重病抢救不力的状况。（7）建立健全护理指挥系统。地、市医院设护理部，严格护士长职责，实行三级护理。制定护理常规，统一各项护理技术操作规程，认真做好护士归队工作。（8）药剂、检验、放射、病理、功能检查科室及消毒供应部门，要树立为临床服务的思想。主动配合临床需要，做到及时准确，保质保量。尽快改变预约等候时间长、限制过多、检查质量不高的状况。（9）积极做好后勤工作。（10）逐步调整各种比例关系，如医护比例，行政工勤人员与卫生技术人员比例，科室间的病床设置比例。通过整顿，各项医疗指标三年内达到和超过本单位或同级同类医院历史最好水平。

1980年，全区多数医院实行“五定一奖”责任制。五定即定人员、定质量、定标准、定任务和定提成奖励。在管理中抓好四个环节，即：抓考勤，做到全勤、超勤；守纪律，做到严格遵守各项规章制度；抓作风，改善服务态度、提高医务质量；抓管理、实行奖惩按月兑现。农村卫生所在收费上也作出了一些改革，医药费免费比例根据本卫生所的经济情况可高可低，经济条件差，无力报销的村，可调整为暂时收费的办法。总的要求是：巩固农村医疗机构，做到有医、有药、有人负责做预防保健、妇幼和计划生育工作。

1983年，医疗卫生改革贯彻“调整、改革、整顿、提高”的方针，本着国家、集团、个人办医的原则，探索多种渠道、多种改革，允许全民所有制、集体所有制、个体开业一齐发展，改变过去“独家办、大锅饭、一刀切、不核算”的弊端。主要措施有：

1.县级以上的医疗单位推行责、权、利相结合的岗位责任制，实行“五定一奖”（定人员、定任务、定收入、定支出、定消耗、超额提奖）或“四定一奖”（定收、定支、定人、定利、超额奖）。

2.公社、地段医院在落实岗位责任制的基础上，实行各种补贴、奖金和部分工资浮动（10%～20%）的办法，完成好的多分，完成不好的少分，集体性质的乡医院，实行“独立核算、自负盈亏、民主管理、按劳分配”的方法办医。把卫生院分为医疗组和防疫站。医疗组实行“独立核算，定额管理、盈余提成适当给奖”的办法，防疫组实行任务承包、百分计补的办法。

3.农村卫生医疗站，可由集体组织群众办，也可由乡村医生个人或联办，同时允许城镇医生“停薪留职”到乡村办医。支持农村闲散医务人员个体开业行医。实行“谁看病谁负担”和预防保健“谁受益谁出钱”的有偿服务。

1984年，在医院管理中，开展“文明医院”评比制度。榆林地区中医院、榆林县医院、定边县医院被评为全省首批“文明医院”，并受到表彰奖励。同时，在38个单位开展了卫生改革试点工作。

1985年，地区卫生局组织基层卫生工作改革调查组，对全区12个县189个单位的基层卫生组织现状、卫生改革、个体行医、医疗网点、卫生预防保健、经济收入和奖金分配等进行了全面调查。在佳县、清涧、横山、绥德、米脂、靖边、神术、榆林等县的29个卫生医疗单位和101个乡镇医院试行院、站、所、校四长负责制和干部招聘制，不断完善了各种形式的岗位责任制。榆林县对全额预算单位实行“经费大包干，按承担工作任务量分配经费，超支不补，节约留用”；对差额预算单位实行“定额管理、定项补助、超支不补、节约留用”改革措施。

1986年3月，榆林县医院、定边县医院、地区中医院获陕西省卫生改革先进集体称号。全区医疗机构推行首诊医院负责制，加强医德教育。

1988年始，防疫站开展卫生防疫、卫生监督监测、卫生检验、预防性体检、计划免疫等工作实行有偿服务，被检单位和个人按规定缴纳一定的费用。

1989年1月13日，中共榆林地委榆地发〔1989〕5号文件批转了地区卫生局关于《榆林地区卫生改革试行方案》，共5章28条。对领导体制、劳动人事制度、医疗卫生管理制度、财务管理制度改革提出了具体措施。医院管理改革继续推行和完善院（站、所、校，下同）长负责制，积极推行各种形式的承包责任制，有偿服务的收入分成，院长基金等。由单位统一组织开展有偿业余医疗卫生服务，合理调整收费标准，逐步做到按成本收费。组织富余人员举办第三产业。鼓励卫生技术人员从城市向农村流动。提倡和鼓励社会自愿集资办医等。

1989年，陕西省人民政府批转《关于扩大医疗卫生服务有关问题的实施意见的通知》，对本省卫生改革、医院管理改革的有关问题做出决定：（1）继续推行和完善院（站、所、校，下同）长负责制。（2）积极推行各种形式的承包责任制。（3）合理核定医疗卫生单位的经费定额和基数，实行经费包干。（4）医疗卫生单位奖金税的免税限额放宽为人均4个半月基本工资。（5）由单位统一组织开展有偿业余医疗卫生服务。（6）合理调整收费标准，逐步做到按成本收费。（7）医疗卫生单位作为社会福利事业，不承担国家积累资金的任务，组织富余人员举办第三产业。（8）医疗卫生单位内部在国家规定的岗位外聘任各级各类卫生技术人员，授予相应职务，给予相应报酬。（9）鼓励卫生技术人员从城市向农村流动。（10）提倡和鼓励社会自愿集资办医。通知指出：医疗卫生单位在改革中必须坚持社会主义方向，以全心全意为人民服务为根本宗旨，始终把社会效益和医疗质量放在首位，加强医德医风建设。医院的管理，随着医疗卫生服务工作的发展，不断调整管理形式与内容。从1989年起，陕西省逐步实施“医院分级管理”办法，实行医院标准化管理和目标管理，提高了医院管理水平和医疗质量。“医院分级管理”，打破了以往按行政区划、隶属关系、部门所有、绎块分割、划区医疗体制，有利于充分利用卫生资源。

1990年4月13日，地区卫生局下发榆地卫发〔1990〕38号文件首次批复城乡医疗机构、个体开业设置网点。榆林市19个；米脂县4个；神木县15个；府谷县20个；佳县11个；绥德13个，共计82个。

1994年医院内部管理，全面推行以质量、效益为中心的目标责任制。在全面推行院长负责制的基础上，在市级单位试行聘任制、科室承包、院科二级核算，做到责、权、利三结合，充分调动科室和职工的积极性、责任心和创造性。各乡镇卫生院，因地制宜，采取多种形式，有的医院实行综合目标管理责任制，有的医院实行个人承包（租赁）经营责任制，有的医院实行预防保建承包责任制等。

1994—2002年，榆林地区的卫生事业在“运用经济手段管理卫生事业”“给政策不给钱”“建设靠国家，吃饭靠自己”的大背景下，将各级医疗卫生机构推向市场，呈现出“以药养医”局面。乡镇卫生院试行承包制，因医院的经费、人事划归乡镇政府进行差额管理，工资拖欠严重，医院无药，看病无设备。为了生存，有部分医生外出另某职业，医院成了“夫妻店”，或仅留一两名照摊的；由于农村经济体制的变革，村级合作医疗全部变成了私人诊所，农民的“看病难、看病贵”现象凸显。

1995年贯彻卫生部关于改革现行医疗卫生机构的管理、实施分类等级评审的精神，率先对榆林地区第一医院、榆林地区第二医院进行分级管理评审。分别达到三级甲等和三级乙等标准。榆林市医科所推行“一所二制”和“全员计量考核工资管理办法”；市痔瘘医院推行“科室承包”；市中医院推行“科室经济责任制”等。

1997年11月15日，中共中央、国务院下发《关于卫生改革与发展的决定》，榆林地区各医疗机构结合本单位的实际，在人员、工资等各领域内试行改革。

1997年3月21日，市政府印发卫生局“三定”方案（即定职能、定机构、定编制），方案确定了卫生局的基本职能。

1998年8月5日，《关于星元医院管理体制及经营机制方案》出台，对人事制度、分配制度和经营机制管理进行改革。其核心是：以社会效益为最高宗旨，实行院长领导下的院长岗位目标考核责任制；建立并逐步完善股份合作制；全员合同聘用制；科室以成本核算为基础，以综合目标责任制为制约，建立起有激励、有竞争、有约束，责、权、利相结合的经营管理体制。

1999年12月14日，国务院下发《关于建立城镇职工基本医疗保险制度的决定》行署卫生局成立了公费医疗管理办公室。城镇职工医疗保险开始实施，区公费医疗办公室撤销，由医疗保险办公室对辖区内参加医疗保险的单位及人员进行管理，对医疗单位监督检查，负责企业大病医疗费、外埠医疗费的审核报销，公费医疗经费领拨、证件管理、零星报销等。其保险范围包括：辖区内市属国有、集体股份制企业、外商投资企业、中央和外省市、部队在榆企业中的在职人员、退休人员；榆林市以及驻榆实行公费医疗制度的机关事业单位、社会团体中的在职人员、退休人员；参加养老保险的私营企业职工，个体工商户及其帮工；全市自由职业人员；城镇企业中的退休职工。

全地区所有单位均完成聘用合同制的转制工作，初步建立竞争上岗、择优聘任的用人制度。在符合国家工资政策的前提下，按照效率优先、兼顾公平、按劳分配的原则，改革分配制度形成有效的内部分配激励机制。

2001年，全市进一步下放管理权限，搞好人事制度改革，全市医疗单位普遍开展了中层干部聘任制。榆林市中医院先后对12名科主任、护士长进行公开选拔、竞争上岗。医院中层干部实行公开选拔和聘任。市卫生局制定《市直医疗卫生单位新进人员实行聘用制的暂行办法》，成立榆林市人才交流中心卫生分市场，具体负责管理聘用人员的人事档案。在分配制度上，实行绩效工资和结构工资，打破多年一贯制的档案工资。如县区医院等实行院科两级核算，优化组合，量化管理，将核算单位划小，个人利益挂钩，变奖金一次性分配为二次分配的办法，使科室之间收入拉开档次，彻底扭转了过去干多干少一个样、干与不干一个样的现象，充分调动了人员积极性。榆林市第一医院后勤服务实行社会化，总务科实行费用包干，自负盈亏，有偿优质服务临床一线与职工家属区；司机班推向社会，医院只发给正式职工工资，其他费用（包括奖金）自行负担，在保证医院用车的前提下，为医院节约创收10万余元；文印打字室划归科贸公司管理，面向社会提供服务，自负盈亏，成本核算；幼儿园除正式职工工资外，自行负担其他费用；医院环境卫生清理工作承包给社会保洁公司。实行后勤服务社会化，减轻了医院负担，后勤人员服务意识和工作主动性明显增强。

2001年9月24日，市卫生局下发榆政卫发〔2001〕244号《榆林市医疗机构设置规划》，共9条。

2004年，全市有110余家卫生单位对后勤服务管理实行了不同形式的改革，极大地调动了工作人员的积极性，减轻了单位负担，提高了服务质量。

2005年，新一轮医疗卫生改革启动，深化产权改革。市本级和12个县区全部完成疾病控制和卫生监督体制改革任务，组建成立了疾病控制中心、卫生监督所。各县区在经费实行全额预算管理后的乡镇卫生院，将工资发放与业务开展情况相挂钩，进行综合考评，有效激活了乡镇卫生院的经营活力。各医疗单位按照5月份全市医院管理年流动现场会议精神要求，下决心清理内部科室承包、租赁等不规范执业行为，不断完善护士导医等便民、利民措施，强化三基三严训练，医疗服务质量得到明显提高。星元医院、神木县医院、米脂县医院、神华公司神东总医院等单位被确定为市上的先进典型，在全市范围内交流和推广了经验。各级医疗机构开展了“以病人为中心”的医院管理年活动。

2005年1月1日，神木在全市开展了新农合试点；2006年3月1日，在全省率先走出了城镇居民合作医疗制度试点工作的新路子；2009年3月1日，在全国率先实施了全民免费医疗制度。

2007年，榆阳、横山、绥德、子洲、佳县、米脂、清涧、吴堡等8个区县被列入新型农村合作医疗新增试点县。到6月1日止，新农合制度实现了全覆盖，比省上的要求提前了两年。

从2007年开始，按照中省有关要求，本市全面推行了政府主导，以省为单位的网上药品集中采购。全市25个二级以上医疗机构临床用药全部实行了网上集中采购。据统计，三年累计网上药品采购招标总额11.76亿元，药品平均降价幅度6.42%，让利患者6737.75万元。各级医疗机构开展了“医院平安年”活动。

2009年深化医药卫生体制改革启动实施以来，榆林市围绕“保基本、强基层、建机制”基本思路，因地制宜，大胆创新，积极进取，探索中走出一条符合本地医疗卫生实际、符合群众健康利益的医药卫生体制改革路子。累计投入4.9亿元，支持11所县级医院、62个乡镇卫生院、5个城市社区卫生服务机构和1个精神卫生服务机构建设。同时，购置了大量先进诊疗设备，极大地改善了群众的就医条件。加强以全科医生为重点的基层医疗卫生队伍建设，三年内通过转岗培训、订单定向培养等多种方式为基层培养185名全科医生。投资5000多万元的榆林市区域卫生信息化项目6月底建成，实现全市卫生政务电子化、医疗服务数字化、公共卫生管理网络化、信息服务智能化、安全保障一体化。基本药物零差率销售在政府办基层医疗卫生机构提前实现了全覆盖。截至12月底，全市基本药物累计采购金额达到1.17亿元。药品比改革前平均下降30%，基层群众用药负担明显下降，医务人员用药行为也逐步得到规范，彻底结束了基层医疗机构“以药补医”的历史。

2010年4月，通过开展达标验收活动，加快医院等级评审（复审）步伐，市第二医院三级甲等医院、靖边县医院二级甲等医院顺利挂牌，市第一医院三级甲等医院、市第四医院三级乙等医院，顺利通过了省上组织的三类指标现场复审，米脂县医院等8所二级乙等医院通过了市上组织的评审验收。加强了对城市三级医院对口支援11所县级医院的督导工作，进一步落实了对口支援的目标任务、工作措施和考核办法，在城乡医院之间建立了长期、双赢的互动机制。

2010年选择神木县、府谷县作为试点，2011年扩大到神木、府谷、靖边、绥德、米脂5个县。卫生部选择府谷、米脂作为卫生部及陈竺部长的联系点。公立医院改革试点工作取得积极进展：一是增加了政府投入，公立医院的公益性得到充分体现。县级公立医院财政投入由过去的单纯拨付人头经费，扩大到了基本建设、设备购置等诸多方面；二是积极探索破除“以药养医”机制。府谷、米脂率先在县级公立医院取消药品加成，实行零差率销售。经过三年医改实践，榆林市涌现出了以“全民免费医疗”为特点的神木模式、以统筹医疗资源“双补双管四结合”为特点的府谷模式、以“国定贫困县率先实行药品零差率销售”为特点的米脂模式，以及在全省率先启动新农合市级统筹、全市区域卫生信息化建设等工作亮点，为有效缓解人民群众“看病难、看病贵”的问题做了多方面有益的尝试，为全面推进县级公立医院综合改革奠定了基础。

2011年7月，榆林市在省内率先实行筹资标准、补偿方案、组织管理、基金管理、监督服务、信息化管理“六个统一”的新农合市级统筹。府谷县由县内民营企业捐资及财政注资创立了城乡居民大病医疗救助基金会，对城乡重病患者和特殊慢性病患者进行二次救助。

2013年，全市的公立医院改革备受中、省关注，被评为2012年国家医改最具影响力的市之一。

2014年，榆阳区将星元医院，区人民医院、妇幼保健院、中医院、痔瘘医院及市儿童医院整合，成立了公立医院医疗集团。

2015年，根据《陕西省医疗机构设置规划指导意见（2015—2020年）》，制定了《榆林市医疗机构设置规划指导意见（2015—2020年）》。意见明确：一是以市一院、二院、中医院、榆阳区医疗集团为基础，以重点专科建设为目标，打造市级区域医疗中心，发展目标是大专科小综合。二是以榆林一院绥德院区、神府、定靖县级综合医院为基础建设南、北、西三个区域医疗副中心，辐射周边县区，每个副中心规划建设1-2个重点专科，发展目标是大综合小专科。三是每县以县区综合医院为县级医疗中心，重点建设妇科、儿科、传染病科、精神卫生科、发热门诊、老年病科、康复护理科、全科医学科，目标是90%的病人在县域内就诊。四是每县选择3～5所服务人口多、辐射半径大、基础条件好的乡镇卫生院作为县级医疗副中心，辐射周边乡镇卫生院，为群众就近提供高效、便捷的医疗服务。五是各乡镇按照地域特点选择建设5～8所村卫室作为中心村卫室，建设成“一村建站、联村服务”模式，服务周边1000—2000人口。启动了医疗服务价格调整工作，成立了公立医院收费价格改革课题组，草拟了《榆林市医疗服务价格调整意见》。联合市物价局举办了价格调整培训班，市、县级公立医院相关人员参加了培训。启动城市公立医院改革试点工作。成立由分管市长任组长的城市公立医院改革领导小组，确定市第二医院为城市公立医院改革试点医院，印发了《榆林市城市公立医院综合改革实施意见》，明确了改革任务和时限。制定了《榆林市组建医疗联合体工作实施方案》，组建榆林市医疗联合体。确定由一所市级医院联合多所县级公立医院，一所县级公立医院联合多所乡镇卫生院（社区卫生服务中心），组成松散型的医联体。实现医联体内“资源共享、双向转诊、预约诊疗、技术扶持、人才柔性流动、中医康复治疗”六大功能，鼓励市级医院托管县级医院、县级医院托管乡级医院的住院病房；鼓励联合体内的部分床位转化成康复床位、老年护理床位。制定了《关于建立医疗卫生专家工作站的实施意见》，组建流动医疗服务队。在市、县组建13支（市上1支、县上12支）流动医疗服务队，并与国家卫计委和中国人口福利基金会共同筹资2256万元，为医疗队配备13辆流动医疗服务车。流动服务车已交付各县区开展诊疗服务，实行市帮县、县帮乡、村，一级帮一级，优质资源得到下沉，基层服务能力得以提高。在子洲县召开了农村卫生工作现场会，借鉴子洲县、镇、村一体化管理经验和“一村建站，联村服务”模式，在全市全面推进镇村一体化管理。印发了《在全市开展“两个统筹”试点工作的指导意见》，即以县区为单位，统筹使用中、省对镇、村基本建设资金；以乡为单位，统筹使用国家基本公共卫生服务项目经费和村医补助经费。全面启动了乡镇卫生院乡财县管工作，在神木、子洲试点开展“两个统筹”改革工作。全市推行医疗责任险工作，制定了《榆林市医疗责任保险工作实施方案》，建立医疗纠纷第三方调处机制，按照全市统一保险方案、统一产品责任、统一工作步骤、统一保险价格、统一参加保险、统一调赔服务“六统一”的原则，建立“保、调、赔、防”四位一体的统保机制。

第四节　卫生改革模式选介

一、新建星元医院管理

（一）开创个人捐资修建医院之先河

1990年，由榆林籍爱国港商胡星元先生提出捐资修建一所综合医院的意愿，经陕西省人民政府批准，冠名“榆林市星元医院”，程安东省长题写院名，于1999年6月23日正式开诊运营。这种以政府为主体，个人捐资1000万元修建综合医院的社会办医模式在陕西省尚属首例。

（二）人事制度改革

人事制度改革是医疗卫生事业单位体制改革的根本所在。人权与事权的分离致使单位无用人自主权，是传统体制的最大弊端。星元医院人事制度改革的要点就是在双向选择的前提下，根据优化人才资源配置的原则，自主聘用或解聘人员；引人竞争机制下搞活用人制度，在领导体制方面实行两级负责制，即院长负责制及院长领导下的科主任负责制。1997年11月，榆林新一届市委市政府（县级）通过民意测评、民主推举及认真考察，任命省政协委员、市政协副主席李瑞担任星元医院首任院长。院长对医院各项工作全面负责，实行任期目标责任制，按年度向职工大会报告工作，进行满意度测评，听取职工意见，发挥民主监督作用。党委领导实施保证监督职能。科主任享有科内用人自主权，经营管理权及资金分配权，负责科内医教研各项工作。在干部任用方面，除院长、书记由区委、区政府按干部管理程序任命之外，其他副院级领导在广泛征求医院职工意见的基础上由院长提名，报卫生局批准，组织人事部门备案。科主任由院长任命，依据“年度考核、优胜劣汰、目标管理、职位竞争”原则聘任。卫生技术人员实行院、科两级聘用制；根据知识技术能力及工作表现，可低职高聘、亦可高职低聘，试行技术职称评聘分离制度。工勤人员实行全员合同制，按照事企分开的原则，逐步予似剥离，实现后勤服务社会化。同时，医院制定了《工作人员年度考评暂行办法》，对全体工作人员进行考评，以考评结果作为聘用上岗的依据。落聘人员待岗，违反聘用合同有关条款者予以解聘。两年多时间，医院按人事管理制度解聘6人；基本做到干部能上能下，不坐铁交椅，职工能进能出不端铁饭碗，大大增强了干部职工的责任感、紧迫感和危机感；变压力为动力，有力地推动了医院各项工作的发展与进步。

人才是医院技术和经济发展最重要的战略资源，是决定事业成败的一个关键因素，为此，医院在开诊之前的筹建阶段，就开始面向社会考察医学人才，制定了一系列引进人才的优惠政策。一是配给技术投资，凡应聘来院工作具有高级技术职称的学科带头人及医疗技术骨干，按照技术职务的等级，配给不同数额的技术投资金额，在业务收支结余中提取分红，其分红值与职工集资建院的分红等同。二是对应聘来院工作的优秀人才；给予集资建房的优先权以及一定数额的住房补贴，已经竣工交付使用的知识分子住宅楼，解决了一大批中高级知识分子的安居问题。三是积极协助解决其子女入学转学及配偶工作调动问题。四是高级卫技人员给予技术津贴，并在收入分配中给予大幅度倾斜。五是为来院工作的卫技人员创造优雅的工作环境和优良的医疗科研工作条件，注重做好以事业留人、感情留人、待遇留人的相关工作。

（三）分配制度改革

合理满足学科带头人及技术骨干的物质需求，体现他们的科技与劳动价值，是留住人才、用好人才的重要保障，也是搞好思想政治工作、端正医德医风的前提。

2000年10月份，医院出台了《分配制度改革试行方案》，具体做法是：改变过去单纯按档案工资分配的模式，根据工作岗位的地位、作用、工作责任的大小、风险程度、经营效益等多项指标，推行：技术要素、劳动数量、工作质量共同参与分配的新模式，分配重点向学科带头人与优秀管理及技术人才倾斜。新分配方案，基本能反映职工对单位的贡献大小，拉开了收人分配档次，部分实绩显著的专家教授的月收人可达到一般卫技人员的4～5倍。新分配方案试行一年后，运行平稳，优秀科技人员不断增加。

（四）经营机制改革

医院经营机制的模式是：以成本核算为基础，以综合目标责任制为制约，建立起有激励、有竞争、有约束，责、权、利相结合的经营管理机制，保证医院持续、快速、健康地向前发展。

1.科室成本核算的基本办法

科室的成本划分为固定成本与变动成本两部分。固定成本包含所属人员工资。

按比例承担行政工勤人员的负荷工资，房屋占用面积资本，医疗设备及办公用具折旧费等。变动成本包含：卫生材料支出，办公用品支出以及水电费用等。科室劳务收人（挂号费、住院费、检查费、治疗费、手术费、护理费等）减去固定成本、变动成本、病员欠费后的科室收支结余。在保证医院积累的前提下，根据科室劳务收人的幅度大小及难易程度，按结余额10%～30%的比例，计算科室的奖金分配。

成本核算是社会主义市场经济的要求，实行成本核算，可以较好地明确科室投人与产出的量化关系，逐步形成人力物力等卫生资源合理配置，并从中发现和发展优势科室，淘汰或改造劣势科室，实现一线科室优胜劣汰。

2.综合目标责任制通过医护质量考核与个人缺陷管理加以体现

制定了《医疗护理考核要点》成立了医护质量考评小组；制定了《缺陷管理制度》，成立了缺陷管理委员会，按月进行监察考评。

《缺陷管理制度》主要监察科室工作人员的劳动纪律、医德医风、服务质量、服务态度、病人投诉等。对发生工作缺陷人员，予以批评教育和经济处罚。同时对监察过程中发现的好人好事予以表扬和经济奖励。

（五）医德行风建设

医院在各项经济活动中，采取一系列得力措施，预防和杜绝基本建设、采购活动及用人方面的不正之风。

一是院内基建工程，严格按照法定程序进行招标，对出租的临街商业用房也实行公开招租。

二是医疗设备及药品采购，都要经过实地考察，反复论证，同类产品货比三家，万元以上的仪器设备均实行公开招标。对上门推销药品的商家，一律采取“三不”政策，即：不接待，不洽谈，不讲情面关系，将之一概拒之门外，使临床提成促销药品，在医院无立足之地。

三是中初级卫技人员的招聘工作，坚持遵循“公开、公平、公正”的原则，必须通过考核考试考察，择优录用，既有利于吸收优秀人才，杜绝用人方面的不正之风，同时增加了用人的透明度。

二、神木县全民免费医疗

全民免费医疗梦改革创新和历史机遇，为神木率先科学发展创造了条件。从2005年到2008年，全县生产总值由67.83亿元增长到381亿元，年均递增77.8%；财政总收入跃升到71.4亿元，其中地方财政收入16.7亿元，农民人均纯收入达到6028元；县域经济综合竞争力进至全国第92位，神木县“十一五”规划目标提前两年实现。

2008年初，在县委常委会上成立了两个协调议事机构，一个是神木县康复工作委员会，专门研究解决全民免费医疗问题；另一个是神木县特殊人群工作委员会，重点研究解决孤寡老人、重度残疾人免费供养问题。

2008年春节刚过，康复委的主要成员开始深入调研。调研的主要目标是要弄清楚神木县医疗资源有多少，全县一年的医疗费用总额是多少，实行全民免费医疗是否可行。

通过调研得知全县共有各级各类医疗机构344个，其中县级医疗机构15所，乡镇卫生院21所，个体门诊50家，村卫生室258个；卫生技术人员1593人，设置床位1656张，每千人拥有卫生技术人员3.9人，床位3.8张。特别是总投资1.5亿元、拥有国际先进诊疗设备的新县医院，将于2009年初投入使用，可以保证免费医疗的需要。

从2008年2月起，由卫生局、康复办负责的费用测算工作在紧锣密鼓地进行。统计结果显示，2005年，全县住院医疗总费用4939万元，门诊医疗总费用3875万元；2006年，住院医疗总费用8732万元，门诊医疗总费用7538万元；2007年，全县住院医疗总费用1.1亿元，门诊、药店医疗总费用1.1亿元，扣除外籍患者和未参保病种医疗费用20%，实际参保的住院费用为8800万元。

同时采用合作医疗、公费医疗账目进行回归证明的途径。结果表明，2007年县医保办、合疗办参保人数为31万人，产生住院费用为7063万元，当时全县总人口按照39.2万人计算，人均住院按4500元、住院率按正常的4%估算，纳入医保人员的住院费用应是1440万元。各项相加，2007年走医保途径的全民住院费用评估为8500万元。又考虑到正常的物价上涨，如最近三年医药费自增率为23%；因政策效应，门诊患者转为住院患者、转院外出患者将会增加、农民住院人次更会增加、住院费用也将人为加大等可能出现的现象，进而推测到2009年的全县住院总费用为1.3亿元。

翔实的数据，理性的分析，如果把困难估计得再充分一点，问题想象得再复杂一点，达到1.5亿元、1.8亿元，财政保障也是没有问题的。从近10年神木经济总量年均35%的增幅来看，完全有能力为这一政策提供持续的投人。

2008年6月，在县委常委会议上，县委书记郭宝成对调研和有关费用预测情况向各位常委做了通报。

2008年7月至2009年2月初，是神木县全民免费医疗的制度设计阶段。在国内尚无先例、没有成功经验可以借鉴的情况下，做到既要保证全县42万人民的就医需求、又要合理控制费用，既要保障平稳的医疗秩序、又要建立简便易行的制度体系，这无疑是非常困难的。

从2008年7月起，制度设计工作进入了最为紧张的关键阶段。县卫生局、康复办、合疗办、医保办的50多位领导、干部、医生全力以赴，持续工作。他们对全县各大医院反复考察，对定点量化标准多次权衡，对基本药物目录、重大疾病目录一遍又一遍地逐字逐句翻阅，商讨可能产生的漏洞，预设可能出现的问题及应对办法。

2008年10月底，中共中央总书记、国家主席、中央军委主席胡锦涛来神木视察时指出："神木人有雄心壮志，又有丰富资源，神木大有希望。"这极大地鼓舞了奋进中的神木人民，进一步坚定了神木县委、县政府坚持创新发展，不断改善民生的信心。

12月18日，经过将近半年的反复调研、讨论、修改，康复办拿出了《神木县全民免费医疗实施办法（试行草案）》和《神木县全民免费医疗实施细则（试行草案）》，提请县委常委会研究。会议决定由县委常委、组织部长牵头，分管卫生工作的副县长协助，增加县委办、政府办、财政局、经济发展局、物价局等部门参加讨论，以进一步完善制度设计。

12月24日，经过一周时间的反复讨论，这些制度设计再次提交县委常委会研究。会议认为，全民免费医疗《实施办法》及《实施细则》基本成熟，进一步修改后可以颁布实施。但考虑到新建的县医院尚未完成搬迁，相关制度的宣传工作尚不充分，决定将全民免费医疗施行时间推迟到2009年3月1日，并责成县卫生局、康复办、合疗办、医保办抓紧制定具体的操作规程，做好相关的准备工作。会议同时决定，将《实施办法》

及《实施细则》发至各乡镇、各部门组织讨论，同时在神木新闻网发布，向全社会征集意见。

2008年12月25日，县委、县政府发出《关于在全县实施全民免费医疗工作的通知》，向全县发布了免费医疗的基本政策。经过对各界意见、建议的收集整理，全民免费医疗的操作规程、定点医院、单病种定额付费、慢性病门诊限额报销等制度性文件先后发布，神木全民免费医疗的制度设计尘埃落定。

全民免费医疗工作经过一年的实践，神木县交出了一张切实可行的成绩单。到2009年12月底，全县累计住院患者29847人次，累计报销住院医药费1.12亿元，发放门诊医疗卡费用3376万元，慢性病门诊治疗报销费用360万元，合计总费用为1.49亿元。减去新农合各级配套及个人收缴的资金2232万元，县财政实际投入资金为1.27亿元，42.5万人均300元，占财政支出的6%，运行数据与2008年调研预测数字基本相符，各项指标均在控制范围之内。据统计，县级医院人均住院费用为4167元，人均报销3534元，报销补偿率达84%。住院人群中，城乡居民占93.36%，干部职工占6.64%，广大农民是这一项惠民政策最大的直接受益者。

全民免费医疗制度的设计因其适用、超前、自成体系而被誉为“神木模式”。重要特点有：一是完全取消了城乡、官民之间的界限，走出了一条城乡一体化保障之路，开国内先河；二是报销标准高，平均补偿率达80%以上，最高封顶为30万元，为国内之最；三是设计周密，起付线、单病种包干、“慢保”等制度在就医需求与费用控制之间实现了较好的平衡；四是维持了公立医院与民营医院之间的公平竞争，进一步完善了原有合疗、公疗的管理体制，没有留下改革的包袱；五是提高了效率，便利了群众，患者从办理出院到报销费用最快可在10分钟内完成。2010年1月24日，卫生部党组书记、副部长张茅在考察时指出：“神木县实行免费医疗，为医疗体制改革闯出了一条新路，在全国树立了榜样。”在2010年的全国两会上，卫生部部长陈竺对神木全民免费医疗模式给予了肯定。

2015年，神木县的全民免费医疗已成稳步运行常态，实施6年来，42.5万人均300元，占财政支出的6%，运行数据与2008年调研预测数字基本相符，各项指标均在控制范围之内。据统计，县级医院人均住院费用为4167元，人均报销3534元，报销补偿率达84%。住院人群中，城乡居民占93.36%，干部职工占6.64%，广大农民是这一项惠民政策最大的直接受益者。

表2-13 2009—2014年神木县全民免费医疗实施情况统计

年份	全民免费医疗实施状况					县医院住院费用状况				
	住院患者（人次）	住院医药费（亿元）	县财政投入（亿元）	占财政总支出%	全县人均负担（元）	人均住院费用（元）	人均报销（元）	报销补偿率%	城乡居民比例%	干部职工比例%
2009	30774	1.49	1.27			4820.19	3982.73	82.63		
2010	38450	2.13	1.83			4863	4304.79	88.52		
2011	39383	2.2	1.75	16.15		4423.36	3913.79	88.47		
2012	43039	2.49	1.91	7.97		4280.39	3624.62	84.68		
2013	49212	2.65	1.78	8.55		4524.01	3758.36	83.08		
2014	52655	2.87	1.28			3895.06	3188.24	81.85		
2015	61681	3.54	1.49			3692.68	2981.95	80.75		

三、府谷县“双补双管四结合”医改模式

2010年，府谷县域经济综合实力跃居陕西省十强之首，跨入“西部十强”和“全国百强县”行列。府谷县在经济快速发展的同时，坚持把发展医疗卫生事业作为重点民生工程，认真落实国家医改方针和政策，学习借鉴先进经验，积极探索医药卫生体制改革的有效途径，初步形成了“双补双管四结合”的工作思路，即在投入改革上，既补医疗服务机构，又补城乡居民；在管理创新上，既对医疗机构实行绩效管理，又对医保机构和医保对象实行规范化管理；在重点环节的把握上，坚持疾病预防与医疗救治相结合、财政补贴与内部

激励相结合、基本医保与大病救助相结合、政府投入与社会捐助相结合。形成了医疗机构有活力，人民群众得实惠“城乡一体全民共享”的格局。

府谷医改工作走在全省前列，概括为三个特点：一是起步早，在2007年开始探索开展工作；二是政府投入多；三是效果好。

2011年1月31日至2月1日，卫生部部长陈竺一行在府谷县调研医药卫生体制改革工作，看望慰问基层医务人员。在调研座谈会上对府谷医改工作给予了中肯评价。

卫生部陈竺部长：府谷的经验为下一步全国医改提供了依据。

卫生部党组书记张茅：府谷县把补供方和补需方结合起来，一方面降低医疗费用，另一方面增加群众的医疗保障，公立医院改革是综合改革。

陕西省副省长郑小明：真正使医改工作迈向了一个新的里程碑。

陕西省卫生厅厅长刘少明：大病二次救助府谷是一个创新。

陕西省卫生厅副厅长习红：府谷的医改让医务人员、患者、政府都满意。

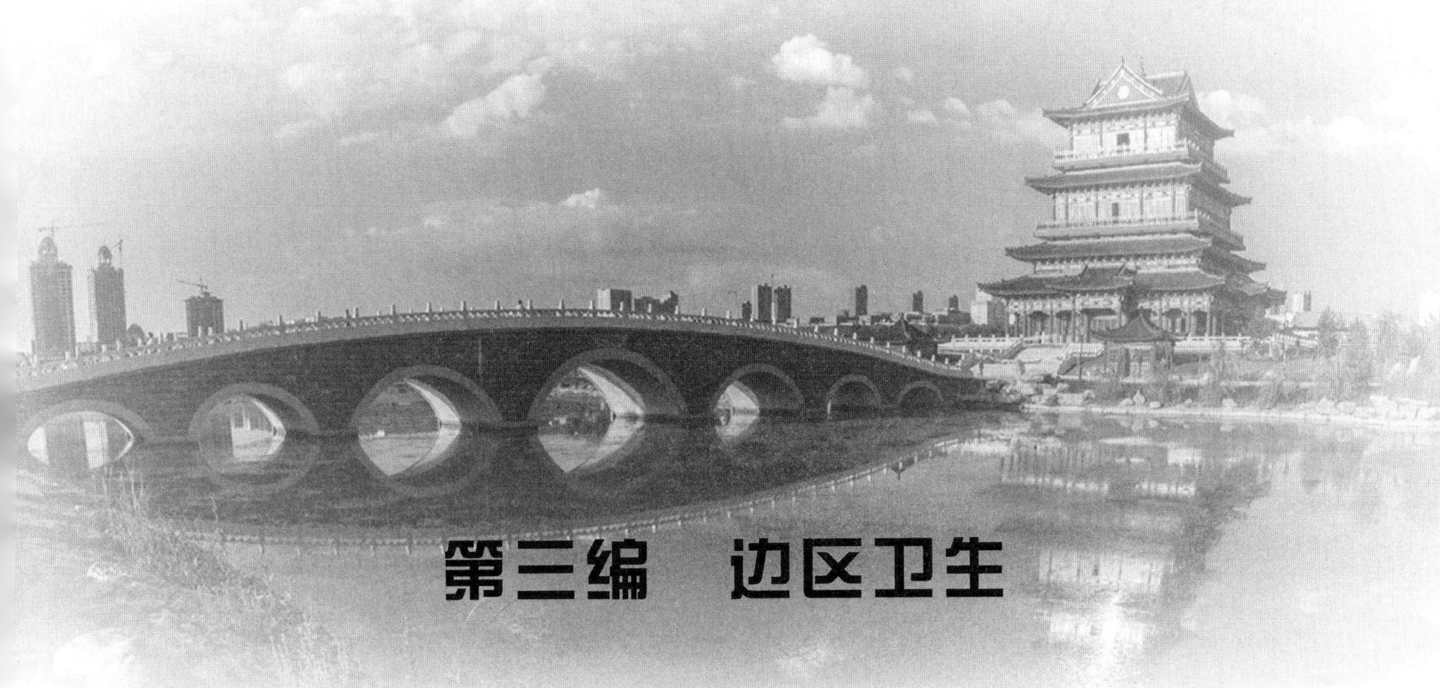

第三编 边区卫生

1935年，中共中央到达陕北后，为了改变落后的卫生面貌，提出了“发展卫生保健事业，以增进人民的健康”“中西医团结”等方针；广泛进行讲究卫生、预防疾病、破除迷信、相信科学的宣传教育；成立保健药社、卫生所、中西医药研究会、卫生防疫委员会等医疗卫生机构；边区政府采取了免费医疗、新法接生、厉行放足，禁止早婚，废除童养媳、禁妓、戒毒等措施，为抗日战争和解放战争取得胜利发挥了积极作用。

第一章　边区状况

第一节　边区辖属

中共中央和中央红军于1935年达到陕北。1936年红军西征时，定边南部山区解放，与安边县隶属陕甘宁边区三边分区管辖。1935年，中华苏维埃靖边县政府成立。同年成立三边特委，辖西靖边、定边、赤安县。1936年，三边分区督察专员公署成立，靖边县归三边分区。1937年，八路军后方留守处一个营进驻米脂县。1940年葭县、吴堡、清涧、绥德县解放，陕甘宁边区政府设绥德分区，辖绥德、米脂、葭县、吴堡、靖涧五县。1944年增设子洲县。1946年横山县城解放。1946年10月，镇川、清泉、鱼河一带解放，建立镇川县。1948年，绥德、三边两分区辖绥德、米脂、佳县、吴堡、清涧、镇川、横山、子洲、定边、安边、靖边等10余县，是陕甘宁边区重要组成部分。1938—1949年，神木、府谷两县建立苏维埃红色政权和游击队根据地，委托晋绥边区管辖。各县卫生工作受陕甘宁边区卫生署（处）领导，执行中共中央及陕甘宁边区政府有关卫生事业的政策、方针和指示。

第二节　边区前卫生状况

中央红军到达陕北前，陕北黄土高原经济相当落后，加上天灾人祸，人民生活困苦，缺医少药。在农村，几百里路找不到1个医生，药铺也只有在一些重要城镇才能偶尔找到。因为广大群众生病后无法求医取药，就只能去求神拜佛，请巫神和法师去送病。由于缺医少药，造成人畜死亡严重。一些县城里只有两三家小中药铺，乡村仅有少许江湖郎中（群众称为先生）、花儿匠（种牛痘）、“卖药先生”等民间医生。加上药价昂贵，人民群众生活贫困，大多无力就医用药，生了病多采用拔火罐、扎针、艾灸、放血等民间土偏方治疗，无效时只好求神烧香，乞求老天保佑。所谓“小病养，大病抗，重病等着见阎王”，便是当时农村病人的真实写照。三边、绥德两分区约80万人，每年死亡成人与婴儿达五六万人，占总人口的千分之十六。一些县曾发生过几次烈性传染病，其势如洪水猛兽，无法阻挡，造成地方人口死亡惨重。据有关材料统计：当时在陕北常见的疫病有鼠疫、天花、霍乱、副霍乱、流行性乙型脑炎、白喉、斑疹伤寒、伤寒、副伤寒、麻疹、猩红热、流行性脑脊髓膜炎、痢疾、脊髓灰质炎、百日咳、狂犬病、疟疾、流行性感冒、病毒性肝炎、炭疽、梅毒、布鲁氏杆菌病、回归热、黑热病、结核病。其中以鼠疫、天花、麻疹流行广、危害大、死亡率高。由于医药卫生条件所限，这些疫病一旦发生，传染很快，死亡率极高，特别是鼠疫、霍乱、天花烈性传染病，根本无法医治。如1929年在安定、横山发生鼠疫，1931年8月便蔓延到定边、靖边、米脂、府谷、佳县、绥德、榆林等县。据统计：截至1931年11月24日，安定县死亡3000多人，横山2000多人，绥德1000多人，米脂两个区就达300多人，佳县南区木头峪一带100多人，吴旗庙沟一带47人，上述6县共死亡6400余人。清涧盆则沟全村80余人，因传染病，一个月就死亡了42人。此外，还有一些慢性疾病，如梅毒在陕北也很普遍，三边一带患者占全人口1/5以上。痨病（即肺病）、痢疾等在陕北也很普遍，这些疫病严重地危害着人民的健康与生命。旧法接生，导致母婴双亡的现象时有发生，定边县安边堡西郊竖有“白骨塔”一座，是专火化死亡产妇的场地。此外，还有巫神猖獗，封建迷信泛滥，劳动人民在经济上、肉体上都受到了摧残。

第三节　边区人口状况

边区政府秘书处根据1938年、1939年统计数字，于1940年7月1日编制了陕甘宁边区各县人口统计表。边区辖1市26个县，总人口102.3万人。其中神府、靖边、定边、绥德、清涧、吴堡等6县为榆林地域，共42.6万人。详见表3－1。

表3-1　陕甘宁边区各县人口统计表

县名	男	女	合计	说明	备考
延川县	29632	27902	57534		
神府县	19639	17079	36718		
靖边县	22661	21226	43887		
志丹县	28520	14998	43518		
安塞县	19724	17776	37500		
定边县	18523	16852	35375		
曲子县	16752	15253	32005		
延长县	12912	12485	25397		
环县	12952	15544	28496		
华池县	14273	13480	27762		
安定县			53607		
新正县	19877	14963	34840		
延安县	18272	15135	33407		
赤水县	12412	10257	22669		
固临县	10522	8543	19054		
淳耀县	9828	7196	17024		
新宁县	7808	6355	14163		
甘泉县	6175	4588	10763		
盐池县	6045	5242	11287		
富县			4796		
延安市	3010	2216	5226		
合水县			38000		
庆阳县			50000		
镇原县			30000		
绥德县			150000		
清涧县			130000		
吴堡县			30000		
合计			1023028		

第二章 机构

第一节 陕甘宁边区卫生署（处）

陕甘宁边区政府为加强对边区医疗卫生事业的领导，于1940年3月令欧阳竞负责筹备，同年12月5日任命欧阳竞为边区卫生处长。1941年1月，该处在延安市南门外小沟正式成立，制定了《陕甘宁边区卫生处组织规程》明确规定边区卫生处隶属于边区政府民政厅，掌管全边区卫生行政及医疗预防技术事宜。其任务是承办有关全边区卫生医药事业，执行政府关于全边区医药事业的一切政策法令。1941年2月先后建立起材料科、保健科、医政科。后发展为医政科、保健科、药材科、保育科、总务科、办公室等五个科一个室及门诊部。

边区卫生处（署）下属单位有：边区医院，各机关、学校、工厂、分区卫生所，光华制药厂、保健药社、边区医校（后为西北医专），干部休养所、疗养院等。卫生处主要工作是：建立健全各级卫生组织，管理环境卫生，组织医疗队下乡巡回治病、防疫、训练医务人员，起草卫生计划和法规，调整医药机关及搞好卫生宣传等。此外，卫生处所属各医疗单位积极为广大干部伤病员及群众防病治病，为抗日和解放战争服务，均做出应有的贡献。

第二节 陕甘宁边区保健药社

延安保健药社是陕甘宁边区政府领导的医药并举机构。经药为主，以医为助，医药结合，既是一个医疗卫生组织，又是一个经营药材的商业机构。它以经销药材盈得利润为经济基础，推动医疗事业，特别是中医药的发展，解决边区药物缺乏的困难，为抗战和解放战争做贡献。

在边区党和政府倡导下，民政厅1938年曾委托延安市委组织部长李常春（中医）筹办保健药社。边区第一届参议会后，为加强卫生工作，保障人民健康，决定正式开办保健药社，李常春为主任，并将药社附设于边区干部休养所内。首先由西北局保健委员会投资700元，民政厅给一部铁合线机作为投资，计800元，合股开办并经营管理。当时采购了2000元中药，聘请了几位有经验的医生，于1939年7月在安塞县成立。

药社初期归边区民政厅领导，于1939年8月制定了《保健药社暂行条例》和《保健药社章程》。章程第二条明确规定本社宗旨："为发展地方卫生医药事业，受各卫生机关及制药厂之委托，推销中西药品器材，采集中西药材原料，尤其提倡采集土产药材，解决民生困难。"它的任务是："改良中药，中药科学化，中药西药化，以及解决西药品困难，开展边区医药事业。"边区政府要求保健药社本身，不仅要成为医疗疾病，炮制中药的机关，而且要成为改良中药，领导与开展边区医药事业，提高边区人民健康水平的基地。条例强调了"本社专以研究炮制中药为主，但亦得购置通用西药"的基本方针。

1940年7月药社迁至延安市，更名陕甘宁边区保健药社总社，此时隶属边府民政厅卫生处领导，地址设延安市南关。各地设分社，重新修定颁布了《陕甘宁边区保健药社暂行章程》，共6章39条，更进一步明确了该社系药品经销合作社性质，欢迎一切团体及个人入股为股东。该社由于业务的发展与环境的需要，在各县、区、镇成立分社。各社社务绝对遵守行政法规，受当地卫生行政机关的检查。1947年3月国民党军队进犯延安，保健药社转移，由延安途经蜡龙镇子长县辗转到清涧县解家沟庞岩寺，历时一年。1948年延安光复后，李常春带领药社人员恢复建社，不久营业。

民国二十五年（1936），定边县苏维埃政府专设医疗卫生机构，广泛进行讲究卫生、预防疾病、破除迷信、相信科学的宣传教育，后建保健药社，与驻军医院合作，成立中西医药研究会。

1940年设总社后，并责成李常春继续负责筹办，他从卫生材料厂提出前保健药社所有资金盈利计2000元作为资本。开始筹建保健药社分社。

1940年在旧南门柴市巷成立清涧县保健药社，后来益寿堂、大生堂药房加入，霍静堂曾参与医疗服务。

1941年边区卫生处在绥德、三边等处建立保健药社。三边分区所辖定边县政府筹集经费4000元，以光华制药厂价值5000元的药品为基础，成立了定边县保健药社，定边县公立医院从此开始。

1942年霍光熙将自家同心昌药店改建为绥德保健药社。属陕甘宁边区政府保健药社的分社。

1943年吴堡县政府拨小米1000公斤，折银圆250元，李和时、康荣卿自带药品器械（折银圆400元）作为资金，在县政府所在地任家沟村建立陕甘宁边区保健药社吴堡分社。

1944年1月马华英在老君殿镇成立了政民药社，是年7月迁址双湖峪镇（子洲县所在地），更名保健药社。马英华任主任，曹培民任会计，李锦明为医生。1947年因胡宗南进攻随县政府迁至马蹄沟镇，医生转移，药物藏潜，遂停业。1949年老中医高维岱于双湖峪镇重新办起保健药社。

1946年米脂开设银城保健药社。加上后来成立的佳县、靖边县保健药社共八个。同时创办了农村医药合作社十余处、区级保健药社40个。不仅弥补了边区医疗资源的不足，为边区群众就医提供了便利。

保健药社内设门诊部，中医人员应诊兼卖药，病人随到随诊，无挂号手续，药价低廉，灾民免费，军属九折优待，并实行医生轮流出诊制度，随请随到，不另取报酬，方便群众，使人民群众患病得到及时治疗，降低了死亡率，深受群众欢迎。

1944年各县已成立分社共26处，分布在延安、清涧、绥德、神府、子洲、靖边、定边、横山等20个县市，治病救人，成千上万，供给当地医药及协助搞好一般卫生工作。如清涧保健药社自1944年春转为民办公助后，社务大为发展。著名中医霍静堂团结县城各中医，在社内设立门诊部，由各医生轮流到门诊部应诊，治疗病人达6万人，群众自动入股200万元。药社并帮助石嘴驿区及折家坪区建立药社，向区社投资并供给药材，又为抗大治疗所投资10万元。一年中自制土产药材100余斤，价值13万元，全年除开支外，获净利65万元。得到边区政府表彰。

第三节　医疗机构

1936年2月，红军东征时组建的第三后方医院，靳来川任院长，先去西线服务，后转移至清涧。

白求恩国际和平医院，前身是八路军军医院，系八路军总后勤部卫生部领导的一个直属医院。医院从创办到结束长达约13年，大体经历了三个阶段，从1937年军委直属医疗所到1939年八路军军医院为第一阶段；从1939年12月1日改名为白求恩国际和平医院到1946年10月为第二阶段；从1946年11月改名为陕甘宁晋绥联防军司令部后勤部卫生部第二后方医院，1947年8月又改为中国人民解放军第一野战军第二野战医院，到1949年全国解放为第三阶段。

在创办八路军军医院前，1937年中共中央进驻延安后，在延安城东的拐峁有中央组织部的一个干部休养连，1938年间该连归军委卫生部领导，并将休养连改为拐峁直属卫生医疗所。由蒲荣饮、徐根竹任正副所长，杜国兴任政治指导员，同年秋两位所长调前方，靳来川任所长，白崇友任政治指导员。当初，这里就收治从前线转来的伤员，由于战争频繁，山西沿黄河一线伤病员不断送到陕北绥德、清涧、延川的第一兵站医院和甘谷驿第二兵站医院，重伤和高干伤员则转延安治疗，这样一来拐峁直属医疗所实难担负这项繁重的任务。为此，中央军委卫生部决定组织八路军军医院。

1939年八路军军医院在拐峁正式建成，由苏井观任院长（是年秋由鲁之俊接任），汪东兴任政委，靳来川、祁开仁任副院长。此项建筑费“用法币8000余元，分内、外、妇产3个科，开设有手术室、化验室、X光室等。印度医疗队担任外科工作，全院可收容病人120余名，工作人员112名，医生9名，护士长1名、护士45名，其余为行政事务人员”。5月3日举行了揭幕典礼。军委副主席王稼祥和总参谋长藤代远、兵站部长张令彬等代表前来祝贺。军委卫生部长姜齐贤和医院院长苏井观分别讲话，要求医院“成为八路军的模范医院，成为全解放区的模范军医院”。八路军军医院的开办，不仅接收八路军伤病员，也为广大群众实行免费治疗，还为中央领导和军队高级干部检查身体和治疗疾病。

白求恩国际和平医院总院在延安的7年中，取得了许多成绩，1944年10月3日陕甘宁边区文教大会代表参观后，赞扬了医院的工作和设施，也得到许多国际友人的赞颂。总结医院7年来的工作，除过参加整风和生产两大运动外，在医学上亦有许多发明和创造。

（1）全心全意为伤病员服务。7年来总院共收治伤病员7505名，其中内科300多名，外科1500余名。此外，医院经常派医疗队深人连队为战士看病，到战地抢救伤员，如此等等，医院真正起到了为战争服务的作用。

（2）免费为群众服务。据不完全统计，7年来除收留住院者外，还为群众门诊达11470人，仅1944年11月22日《解放日报》报道：医院在1月至6月，为群众门诊、出诊看病达1096人。全部实行免费，有的还免收饭费。

（3）培养医护人才。白求恩国际和平医院从1942年2月创办了白求恩护士学校，1943年2月第二期，1945年6月第三期，共毕业护士160多名。

解放战争时期，1947年春，决定将第四所留在联防军后勤卫生部作为直属卫生所，所长吴兴，协理员杨克真（1947年7月在绥德田家岔撤销，后来收复延安后扩编为一个医院），在3个所的基础上扩编为6个连，随西北野战军转战陕甘晋三省。1947年7月31日，中央军委决定西北野战兵团正式定番号西北人民解放军野战军医院。于8月上旬在山西奉命改编为西北人民解放军野战军卫生部第二野战医院，此时，医院下辖4个所。1947年8月，榆林战役中徐根竹院长牺牲，刘允中任院长。在随军转战一年多中医院为战争做出巨大贡献，及时抢救伤员，保证了战争的胜利。随后又随西北野战军参加解放大西北的多次战役。

白求恩医疗队1938年3月，白求恩医疗队到延安。4月7日，毛泽东在凤凰山麓会见自求恩，进行了长时间亲切交谈。毛泽东热情赞扬他不远万里来到中国。帮助中国人民抗日战争，说他实践了列宁主义的无产阶级国际主义路线。

在边区活动一个多月，给伤员做手术，帮助整顿医院，把他携带的器械和药品赠给后方医院。当他要去前方时，中共中央专门为他组织了一个护送小组。供给处把医疗队所需物资、器械、药品满满装了13个骡子驮。5月2日，医疗队在姜齐贤部长带领下，特派员商饮佩任保卫、薛峰作向导离延去前线。他们经清涧、绥德到达米脂，由于山路不通汽车，医疗队徒步经佳县，于5月11日到陕甘宁边区的前沿阵地神木县的贺家川。贺家川是离黄河不远的一个小山村，位于窟野河的西岸，这里是一二O师的后方医院，前方重伤员首先都要运到这里。然后有的转向延安，医务主任张汝光热情地接待医疗队的到来，正忙着为他们打水洗尘、准备饭菜；而白求恩和布朗没有休息就去看望伤员。随后将所带衣物分发给每个伤病员。在此居住20多天，月底东渡黄河奔赴前线。

1939年11月12日，白求恩不幸牺牲后，毛泽东在延安专门写了《纪念自求恩》一文对他的高贵品德给予高度评价。中共中央的电报说：“白求恩医生自遥远的加拿大来到中国，曾为我英勇抗战而伤病的八路军战士服务近两年，亲历艰苦、不辞劳顿，深得前方将士信仰。他和许多同情中国抗战的国际朋友给了中国抗战以有力的援助。”

各军分区部队医院抗日战争初期，边区各分区为防病治病，先后在神府、三边、绥德等专署成立了卫生所。但是这远远不能满足群众的要求。后来抗战处于相持阶段，国民党对边区医药器材封锁截留，实行军事包围和经济封锁，中共中央加强了驻防边区部队的力量，各军分区均有一个旅，旅部设有卫生部及分区医院。就是在这种困难条件下，经过广大医务工作者的努力和国际友人的帮助，建立了部队卫生工作的基础。三边、绥德警备区，王照新、雪征等分别在区卫生部工作；还有骑兵团是杨清秀，炮团及保安部队李振智这些部门在组织上都比较健全。据1945年统计，各地驻军中共有5个卫生部（陇东、三边、关中、延属、绥德）和6个医院，5个医药学校及训练班，53个卫生所。延安中国医科大学为部队培养了1300余名医务人员。在治疗方面，一般外科腹部手术均能自行处理。1944年，部队医院普遍实行了免费医疗，据统计，门诊病人33670人次，接收住院491人次，为群众节省药费3400余万元。不但减少了人民群众的疾病痛苦与死亡威胁，而且使群众相信了科学，用事实粉碎了巫婆神汉的迷信欺骗。

卫生所属办公医疗机构。1940年三边、绥德分区行政督察专员公署成立的同时，内设了专属卫生所，负责全分区的卫生业务指导和部队、干部、群众的疾病防治。绥德分区先后共成立了11个卫生所。其中绥德专署卫生所于1940年成立，1943年改名为新华药房，并对外开诊。当时有医务人员12人，所长1人，医生1人，医助1人，司药长1人，调剂3人，会计1人，护士3人，勤杂1人，1947年胡宗南匪军进犯陕北，“新华药房”与“和平医院”合并（当时驻绥部队医院），易名为绥德专署中心卫生所，有医务人员22人。1949年改名为“绥德专署人民卫生院”。在边区政府宗教政策的感召下，绥德西川李家砭天主教堂会长马如麟每年为群众看病，并将自己采集的中草药捐给部队卫生所。

1943年，米脂县政务委员会与个体开业医生周盆祥联合筹办的“民众医院”，于1944年7月1日正式开诊。1946年初县人民政府将医院改为公有，改名为“米脂县人民卫生所”。1947年胡匪进犯陕北时遭到破坏，被迫停诊。1948年在政府的关心和医务人员共同努力下，又重新恢复诊疗工作，1950年改名“米脂县人民卫生院”。

吴堡县于1945年秋，随县政府搬迁宋家川成立了卫生所，由4人组成，所长李值时，中西医生和会计各一人。实行供给制。

佳县于1947年在乌镇街成立了第一所公办医务所，由医生曹天明、姜少山等三人组成，负责全县的卫生业务指导和防治工作。1949年迁往县城，于1950年改名“佳县人民卫生院”。

1948年4月在边区政府卫生署派去医生黄毅的帮助下，横山县在当时县政府所在地韩岔成立了卫生所，人员3名，负责全县的卫生防治工作，1950年随县政府迁到殿市，改名为“横山县人民卫生院”。

子洲县于1949年2月成立卫生所，和保健药社合署办公，由5人组成（中、西医生、司药、护士、会计各1人）。

1943年3月，三边分区专员吴志渊命令成立“靖边县人民卫生所”。卫生所成立后开始应诊，坚持昼夜值班，随到随诊，方便群众。绥德中心卫生所分内、外两科，专人负责。1949年1—3月治疗内科病1232名，外科病437名，治愈内科病458名，外科病341名。门诊1294人次，出诊257人次。同时，自制了近万支牛痘疫苗，除分发各县卫生所接种外，在绥德一周内给干部、学生接种3079人次，群众553人次，消耗牛痘苗1500支。子洲卫生所开诊后一个月，用西医药治病72人，其中56人痊愈。牛痘苗接种145个小孩，其中有群众小孩72个（男64女8）。吴堡县卫生所除用中西药医治一般病外，还开展了小缝合手术。1949年仅4月份一个月的统计：共治疗病人130人，其中过路病人31人，地方干部25人，群众74人，治愈118人，收费的75人，免费的43人。本月以麻疹流行最严重，死亡占50%。县防委会立即开会，组织医务人员和干部下乡带归宁丸等药抢救，扑灭疾病流行。

边区卫生署于1949年对陕北卫生所按甲、乙、丙三等，进行了评比。甲等有：绥德中心卫生所、三边中心卫生所、延安门诊院卫生所；乙等有：绥德卫生所、边区党委卫生所、陕北报社卫生所；丙等有：米脂、清涧、子洲、吴堡、绥德干小、横山、定边、靖边、安边、三边干小、盐池、吴旗、延安、子长、延川、延长、延中、黄陇干小等卫生所。

1945年7月，边区医疗队到子洲县工作月余，治疗病人954人，其任务是以预防为主，治疗次之的卫生工作方针，向群众宣传家庭、环境、饮食卫生，建立卫生据点。总结出四点经验：（1）每到一地先从乡村干部中了解情况，然后布置工作，尽可能与当地群众相结合；（2）利用妇女中的积极分子做宣传；（3）多举实例，少讲理论，便于群众接受；（4）利用乡村干部下乡宣传。

第四节　卫生防疫委员会

属卫生行政组织机构。1940年，绥德、三边专员公署成立后，同时组建了卫生防疫委员会，领导分区的卫生防疫工作。

绥德分区防疫工作委员会由七人组成，专署一科长任主任，卫生所长任副主任，下设组织。采访通信、妇幼卫生干事五人。各县仿照分区之组织，以5～7人组成县的防疫卫生委员会，并在一科增设有卫生常识的专职干事，经常深入各区、乡、村检查、督促卫生工作。区级亦成立卫生防疫委员会，由区行政助理员任主任委员，其余聘请青年主任、妇女主任、宣传科长和地方有威望之医生为委员，分工负责，领导各乡的卫生工作。乡级建立乡卫生防疫委员会，由文化委员为主任委员，其余由行政村各选一人组成，负责各村的卫生工作。各自然村组织卫生防疫小组，设组长一人，经常动员群众搞好卫生，改善环境。

清涧县卫生防疫委员会由五人组成，主任韩北登，委员惠志强、李明堂、白海兰、王志秀。县府所属的保安科、贸易公司、税务局、兵站、城区委员会、完小等十一个单位，组织了卫生防疫小组，各选组长一人，负责本单位的卫生工作。

子洲县卫生防疫委员会由七人组成：一科长刘伏昌任主任、卫生所长任副主任，吴祥山（宣传部长），郭雅登（三科科员）为宣传委员，高维岱（中医医生），宋必忠、王生活（保卫科指导员）为组织委员，负责全县的卫生工作。双湖峪镇成立市民卫生防疫委员会，由一科科员张中汉任主任，其余每个机关和居民组合选一名委员组成，负责县城的卫生工作。

榆林县（镇川县）卫生防疫委员会，由七人组成：贺治国（副县长）为主任、申彪（一科长）、张子华（保安科长）、石珊（宣传部长），叶旺元（镇川县长），王志道（贸易公司经理）、马幼波（医生）为委员。负责全县卫生工作。

卫生防疫委员的工作任务主要有：

（1）经常组织医务人员协同教师、妇女干部和地方工作人员，利用开会、集市、庙会、农民休息乘凉的机会，采取讲演、说快板、看画报等形式，向群众宣传讲卫生的常识和好处。

（2）建立卫生设施。尤其是三边分区，要人畜分居，做到人有厕所，畜有圈，在城镇设立垃圾坑、小便池、牲口市、屠宰场。绥德分区所属县厕所颇多，要减少私厕，增加公厕。

（3）搞好环境卫生。村村户户建立卫生公约，定期检查督促，开展灭蝇、灭虱、灭臭虫活动，一年拆洗两次被褥、每天洗澡、洗衣、洗足，定期剪短手足指甲，经常保持室内、外清洁卫生。

（4）加强食品管理，不吃死牛、羊、猪肉、撕气饭（馊味饭），卖饭的要设置用纱布遮盖。

第五节　边区中西医研究会

边区中西医药研究会，1945年3月11日在交际处举行成立大会。边区政府主席林伯渠说：这个研究会的成立，是毛主席文教统一战线政策及去年边区文教会关于中西医合作方针之具体实现。二者结合，而能创造新的医理和医术，对中国将来的医药建设亦有重大意义。该会以“团结与提高边区中西医药（包括兽医）人员、助产人员、卫生人员，实行中西医药长期合作，协助政府推广边区卫生医药事业，为人民服务”为目的，并受各级政府之托，以“帮助卫生行政机关与卫生技术机关解决有关人畜之卫生医药问题，宣传组织中、西医药（包括兽医）人员、助产人员参加边区卫生医药建设工作，增进边区人畜之健康，减少疾病、死亡”为任务。会址设在延安市南关保健药社总社。

该会组织，边区设总会，各分区设分会，各县必要时成立支会。总会由边区政府聘请在边区之人畜卫生界有声望者35人组成执委会，执委推选13人为常委，李鼎铭、刘景范、傅连障、苏井观、鲁之俊、王治邦、李治、李志中、陈凌风、毕光斗、李常春、裴慈云、匡云鹏为常委，并以李鼎铭为会长，刘景范为副会长，聘请国际友人傅莱、阿洛大、米勒、山田、方禹搪为研究顾问。总会内设中、西两部及秘书处。研究会具体任务为：进行医药卫生之调查研究，组织中西医座谈会和医药问题之各种报告及特殊病例之研究会，协助政府组织医疗队下乡为群众治病，征集各种有效之地方药方加以介绍推广，并组织采药、种药及研究药物代用品，出版卫生医药刊物，加强卫生宣传教育，开办各种中西兽医及助产训练班，提倡带徒弟以培养医务人才。

关于分会和支会，有的分区和县在总会成立前就已成立。早在抗战时期，边区政府便提出了“中医科学化，西药中国化”的方针，并规定“西医主动的与中医合作，用科学方法研究中药，帮助中医科学化，共同反对疾病死亡和改造巫神。中医应努力学习科学与学习西医，分析自己的秘方和经验”。在边区最早实践二者结合的是1941年6月光牢药用与工生部医大合组的中西医研究室，以科学态度共同研究医药制造。收到较好效果，随后毛泽东给以肯定并提倡推行。1944年李鼎铭先生号召：“大家为着一个真理而工作，目的就是为人民服务，只要能彼此打开大门，而能互相尊重，互相学习，要做到密切合作是有前途的。”从此，中西医合作就在边区得到实现；文教大会后，为贯彻中西医合作，1944年5月，三边中西医药研究会成立。高桂林为会长，王照新为副会长。同年5月底，靖边县中西医药研究分会成立。以后各县分会陆续建立。

第三章　管理

红军到达陕北后，中国共产党和根据地各级政府都很重视和关心医药卫生事业，毛泽东等中共中央领导人有一系列重要的指示，边区政府发布和制定了许多有关开展卫生工作的方针和政策，制定颁布了关于医药卫生工作的重要法规条例。

陕甘宁边区根据地在延安的医疗机构可分为三个系统，即中央、军委和边区系统。中央系统，属中央总卫生处领导。有白求恩国际和平医院、八路军门诊部、联防军医院、中国医科大学等；边区系统，属边区政府卫生署领导，有边区医院、边区门诊部、边区医专以及保健药社、卫生合作社和国际研究会等。

边区所属分区、县、区、乡各级卫生医疗机构有四种，即卫生所、保健药社（或合作社）、中西医研究会和各级卫生防疫委员会。通过这四种机构，组织动员了广大中西医药人员投入了边区卫生建设，发挥了中西医药人员的作用，推动了边区卫生事业的发展。

第一节　重要指示

中共中央到达陕北后，为改变落后的卫生面貌，1937年3月，军委卫生部就提出了规划：在扩大卫校，培养卫生干部，增设医院，进行疾病治疗工作的同时，大力开展卫生防疫工作，发动群众开展卫生运动。毛泽东提出："应当积极地预防和医治人民的疾病，推广人民的医药卫生事业。"1938年10月，毛泽东又指示："干部有疾病、生活、家庭等项困难问题者，必须在可能限度内用心给以照顾。"1939年1月4日，毛泽东在卫生干部扩大会上作《发扬民族革命的卫生工作的精神》的讲话，并号召全体医务人员高度发扬民族革命的卫生工作的精神。

陕甘宁边区政府成立后也很重视医药卫生工作。1939年1月，边区第一届参议会上，通过了《建立边区卫生工作，保障人民健康》案，提出护林植树调节气候，提高人民卫生知识，注意公共卫生，在较大城镇设立药房防治疾病，培养卫生干部和破除迷信、取缔巫神等五项措施。会上通过的《陕甘宁边区第一届参议会对陕甘宁边区政府工作报告的决议》号召："发展卫生保健事业，以增进人民的健康。"在这些指示精神指导下，边区政府在已建的边区医院等医疗卫生机构的基础上又成立了边区卫生委员会、边区卫生处等领导机构。同年11月，边区第二次党代会通过了《关于开展卫生保健工作的决议》指出："应在边区人民中进行普遍的清洁卫生教育，提高人民讲究清洁卫生的知识，造成人民身体、衣着、住宅、饮食、便溺等均有清洁卫生的习惯。"号召"有计划有步骤地发展医药，研究中药，开办中医训练班，发展制药厂，设立医药合作社，增设各地卫生所，以发展医疗工作"，并提出"动员边区各机关，军队、学校、医院参加清洁卫生运动，从机关驻地人员中做起，推广到各地等五项办法"。1941年5月，中共边区中央局提出的《陕甘宁边区施政纲领》规定："推广卫生行政，增加医药设备，欢迎医务人才，以达减轻人民疾苦之目的。同时实行救济外来的灾民难民。"同年5月26日，边区政府委员会第六次会议讨论卫生工作，草拟出三年建设规划。

中共中央和毛泽东对边区医药卫生事业极为关注。1944年5月，毛泽东提出："提倡卫生，要使边区一千多个乡每乡设立一个小医务所。"接着于同年，11月6日，在边区文教大会上又号召：全边区150万人民"自己起来同自己的文盲迷信和不卫生的习惯作斗争"。1945年在《论联合政府》报告中，又要求医生"必须具有为人民服务的精神，从事艰苦的工作"。这些指示为边区医药卫生事业建设指明了方向，使陕甘宁成为全国模范的抗日民主根据地，卫生工作取得了巨大成绩。

第二节 卫生工作的题词

1938年4月，毛泽东在延安接见白求恩率领的加美医疗队，赞扬他不远万里来到中国，帮助中国人民的抗日战争，说他实践列宁主义的无产阶级国际主义路线。后来白求恩不幸以身殉职，毛泽东为追悼这位国际主义战士，题写了“学习白求恩同志的国际主义精神，学习他的牺牲精神，责任心与工作热忱”。并于1939年12月21日写了《纪念白求恩》一文，号召每个共产党员都要学习他对工作的极端的负责任，对同志对人民的极端的热忱。学习他毫不利己专门利人和在技术上精益求精的精神。1939年3月15日，毛泽东又会见爱德华率领的全印援华医疗团全体成员，希望他们在工作中，不仅对医生、护士，而且对领导人要经常提出批评和建议。1942年12月9日，柯棣华去世后毛泽东在挽词中写道：“印度友人柯棣华大夫，远道来华援助抗日，在延安华北工作五年之久，医治伤员，积劳病逝，全军失之臂助，民族失一友人。柯大夫的国际主义精神，我们永远不能忘记。”1941年秋，在中国医科大学14期学员毕业时，毛泽东向他们题写了“救死扶伤，实行革命的人道主义。”1941年毛泽东为儿童节题词“好好保育儿童”，同年5月12日护士节时毛泽东题写了“护士工作有很大的政治重要性”；1942年护士节时又写了“尊重护士，爱护护士”；1944年毛泽东为延安卫生展览会题词“为全体军民服务”。1941年2月16日，看望王观澜后，毛泽东题写了“既来之，则安之，自己完全不着急，让体内慢慢生长抵抗力和它作斗争直到战而胜之，这是对付慢性病的方法。就是急性病，也只好让医生处治，自己也无所用其着急，因为急是急不好的。对于病，要有坚强的斗争意志，但不要着急。这是我对病的态度”。在延安毛泽东曾多次提倡中西医结合，并赞扬李鼎铭先生医术很高，给他治病的效果很好。当苏联医生阿洛夫被评为边区特等劳模后，毛泽东亲笔为他书写了“模范医生”的题词。

第三节 法规条例

1939年7月颁布了《陕甘宁边区卫生行政系统大纲》《陕甘宁边区卫生委员会组织条例》；卫生处成立后颁布了《陕甘宁边区卫生处处务规程》《陕甘宁边区卫生处组织条例》和《边区卫生处办公规程》等。为了使陕甘宁边区医药卫生事业尽快发展起来，《新中华报》先后发表1939年4月7日《把卫生运动广泛的开展起来》、1940年7月12日《从速开展边区卫生工作》的社论和短评。接着边区政府1941年2月20日发布了《关于健全各级卫生组织的指令九》，随后边区自上至下，各分区、县、乡的卫生领导机构逐步建立。在医药技术方面：1940年3月13日修订《陕甘宁边区保健药社暂行章程》和《保健药社修正章程草案》；1941年公布《陕甘宁边区兽疫防治暂行办法》（草案）、《边区牲畜出口之奖惩条例草案》；1942年5月29日颁发《陕甘宁边区防疫委员会组织条例》《延安市各防疫分区委员会组织暂行规划》，5月13日公布《预防管理传染病条例》；1942年8月边区政府第三十次政务会议通过《陕甘宁边区保健委员会组织规程》及《保健实施办法》。1942年颁布《陕甘宁边区医务人员管理规程》《陕甘宁边区医师管理条例》；在边区文教大会上制定并通过了《关于开展群众卫生医药工作的决议》，经边区二届参议会批准公布。1945年4月24日，《解放日报》发表《继续开展卫生医药运动》的社论，提出“开展群众卫生运动、普及医药、改造巫神、改进牲畜管理”等四项任务，从而使群众性卫生运动落到实处，也使群众卫生医药工作有了可靠保证。1945年5月14日，边区政府办公厅通知公布《陕甘宁边区中西医药研究会暂定组织简章》。此外还制定了《陕甘宁边区政府关于护送伤兵办法的规定》《陕甘宁边区卫生材料厂暂行章程》《陕甘宁边区干部休养所暂行条例》以及《管理饮食物摊担暂行规则》《管理饮食店铺暂行条例》和《环境清洁扫除暂行规则》等。1948年12月5日，中共西北局转发中共华北局《干部保健条例》，并发出《关于干部保健问题的通知》，对干部保健有关事宜作了新的规定。

附：陕甘宁边区政府训令——抽调兽医和卫生人员

［持字第38号1941年1月10日］

令各分区专员县市长

经本府决定在本年1—4月由各县抽调一部分干部及一部分工人学徒、什务人员、学习兽医和卫生人员等，以便分别送往学习与工作，仰各该专员、县长按附发之数目分配表及资格之说明，赶期介绍本府为要！

此令

主　席　林伯渠

副主席　高自立

数目分配表

县别	工人学徒	学兽医人员和卫生人员	农业学校学生	什务人员	边区党校、行政学院学生
延安市	20	3	2	10	8
延安县	45	10	5	15	15
安塞县	35	4	5	15	12
甘泉县	15	3	5	10	8
安定县	35	4	5	15	12
保安县	20	4	5	15	10
富县	35	4	5	15	10
延长县	25	4	5	15	10
延川县	30	4	5	15	12
固临县	20	3	5	10	10
靖边县	30	4	5	15	10
神府县	15	3	5	10	8
三边分区	15	3	5	10	10
陇东分区	50	30	10	20	40
关中分区	30	15	10	15	30
绥德分区	100	50	20	25	35
合计	500	150	102	230	240

第四章　卫生运动

第一节　宣传教育

加强卫生宣传教育，提高群众的认识，自觉地同愚味和不卫生习惯作斗争。陕甘宁边区党和政府自始至终都十分注意卫生宣传教育，运用了多种宣传方法，取得显著的效果。其中主要有以下几种。

一、利用党报、宣传册子进行宣传

《新中华报》多次宣传卫生工作的重要，1940年7月12日发表《从速开展边区的卫生工作》的批评与建议，大力宣传边区二次党代表大会通过的“关于开展卫生工作的决议”，指出开展卫生工作的重要性和迫切性。1941年5月11日《解放日报》成立后，专门开辟了卫生宣传专栏，定期刊登各地的卫生工作报告、成绩和卫生工作经验；请医药专家撰写防病常识，介绍各种传染病的防治方法；开展医药学术争鸣，起到很好的宣传和组织作用。在延安的各大医院都印发了许多普通的卫生宣传小册子，边区政府卫生处还办了《边区卫生报》广泛宣传卫生常识。

二、通过文艺活动宣传

边区卫生处充分利用当地农村古庙会，派人分赴各地，组织秧歌、戏剧为群众宣传卫生常识。西北局宣传部、边区文协、西北文工团、民众剧团。边区群众报社、教育厅、中央出版局等单位联合开会决定：文工团及民众剧团下乡宣传时，卫生署派医生助产人员配合工作，携带药品器材随同出发；下乡剧团除做卫生宣传外，并具体帮助地方做卫生建设，如修井、教育饮食小贩做纱布罩等；赶庙会宣传主要对象是妇女，工作中心亦应以妇婴卫生和饮食卫生为主，宣传反巫神为辅；宣传出版机关有关卫生宣传材料，要和卫生署联系；报纸上发表治病单方，须经边区中西医药研究会查阅同意，以免误害人命。

三、发动群众进行宣传

卫生宣传光靠专业人员不行，还必须依靠先进人物、区乡干部、积极分子、劳动英雄、变工队长、小学教员进行宣传，特别是教员作用更大，可以动员学生帮助家长了解卫生知识。小学教员既当教员又当宣传员，还是卫生员，她们在开展每一件工作前先进行座谈，讲清为什么这样做的道理，使群众弄清道理就容易接受，干劲也会增大，还互相开展竞赛。另外将举办卫生展览、卫生教育与生活学习结合起来、使医疗实践效果宣传，特别是新法接生使婴儿成活率大大提高；因此，确凿的医疗效果使群众信医，不信巫神了。而且通过反迷信的宣传，群众认识了巫神的危害性。在这方面边区开展了崔岳瑞运动，为宣传群众不信鬼神树立了榜样，使定边卜掌村成为卫生模范村，推动了卫生工作下高进展，通过反巫神宣传，巫神觉悟后以自身体会来宣传如何骗人，使巫神逐渐匿迹了。边区采取上述方式进行卫生宣传的经验是成功的。

四、开展卫生运动

1937年3月23日，延安城开展卫生运动周活动。组织了56个流动宣传队，50多人参加的化装宣传队连续宣传3天。悬挂横幅标语50多条，刷写大字标语300多条。1000多人参加了大扫除。由卫生检查队检查督促，卫生委员会每2天组织检查一次。毛主席、朱德、徐特立等参加了活动，毛主席向大扫除队伍说："注意卫生，健康身体，就是增加国防力量"！"卫生运动不是一个人的事，要大家来做"！期间，种牛痘1400多人，其中机关干部、部队官兵1000余人，群众400多人；全城新建公共便厕6个，并募集80多元国币，对旧厕进行修理加固。《新中华报》第四版详细登载了卫生运动周全过程。

第二节　卫生公约和制度

在普遍开展群众性卫生运动中，机关、学校、工厂、部队和乡村等，先后都建立健全各自的卫生公约和制度。

村卫生公约：（1）碗筷锅盘勺，饭后要洗净；（2）剩饭和剩菜，不该苍蝇叮；（3）若要不得病，不吃生和冷；（4）人人手和脸，每天洗两遍；（5）要将脚和衣，每月洗四回；（6）厕所经常铲，牛圈两次垫；（7）人人能做到，年年不生病。

机关灶房卫生制度，为保证落实，建立一个考核表，每天工作完后就进行民主表决，在每人名下画红、蓝、黑杠，红好、蓝中、黑差，就这样使食堂伙食既好又清洁，受到群众好评。卫生科在门诊各科建立医疗卫生制度、值日制度、护士办公制度、门诊制度等，登报推广。

反巫神公约：我们约定，再不巫神；遗遵斩创，都是骗人；讲求卫生，破除迷信；各样嗜好，都要改正；参加生产，弄好家务；互相监看，教育别人；违犯此约，甘受处分。

上述公约、制度通过群众自己产生，然后自己执行，对卫生工作发展起了促进作用；开展卫生运动中医务人员同群众结合，在搞好卫生前提下及时治疗疾病。用现实生动的实例说明讲卫生好处，卫生运动还同军民结合（军队和地方政府）共同联防搞好卫生运动。通过卫生运动使边区城乡面貌发生了巨大变化，初步达到，兵强马壮，人人健康，村镇清洁，户户卫生。

第五章　卫生防疫

第一节　传染病、地方病

中共中央到达陕北之前，陕北每年死亡八九万人，病死率为60‰，其中儿童妇女死亡最多。对于这些传染病，中共中央·陕甘宁边区政府各医疗机关，进行了深入实际的调查，对边区急性传染病的范围及种类作了规定，并相应地制定防治办法。

八路军卫生部1942年上半年公布了6种急性传染病（伤寒、霍乱、急性胃肠炎、鼠疫、天花、白喉），并指导各级部队及其驻防地群众，如有染患此类疾者，务须设法医治，并报告该部备查。陕甘宁边区防疫委员会1942年5月13日通过的《预防管理传染病条例》将传染病共分为两类：鼠疫、霍乱、天花为第一类，此类传染病经诊断后，于24小时内用电话电报报告本会；伤寒及副伤寒、赤痢、斑疹伤寒、回归热、流行性脑脊髓膜炎、白喉、猩红热为第二类，此类传染病应按周报告。遇第一类传染病发生，经委员会确实诊断之后，即时限制断绝发病区域之交通，施行病人隔离等，病人应立即送医院，无医院设备处，必要时得由防疫会协同地方设立隔离病院。这样即指定了传染病的范围及类别，而且对如何防治亦作了原则规定。

在边区，常见的传染病有：斑疹伤寒、回归热、痢疾、伤寒等。根据调查表明，1941年、1942年陕甘宁边区传染病没有大范围流行，为散在发生。但就某些地区来说也相当可怕，如1941年1月至3、4月，边区发生传染病，中央卫生处接连发出《关于猩红热预防通知》《速防伤寒传染通知》以杜绝疫病流传。边区卫生处于1941年5月19日派出医药防疫队下乡，以防疫、医疗、调查、宣传教育为内容，两个月来共为民众及公务员、学生注射防疫针、种痘，并帮助当地政府建立防疫委员会。并调查了发病之原因。边区卫生处为推行卫生宣传教育工作，还建立了边区卫生教育设计委员会，改进了《边区卫生报》，印发《军民手册》《传染病防疫问题》《防疫须知》及防疫传单8种，并通过晚会、宣传周、展览会等方法进行广泛宣传。组织医务人员注射伤寒霍乱疫苗、牛痘苗，深受群众欢迎。尽管如此，传染病仍有发生，但相对减少。仅以伤寒一项为例。刘景范在《陕甘宁边区防疫委员会五个月来的工作报告》（1942年6—10月）中说：安塞；靖边交界地区，有疫病发现，唯有“定边县政府8月报告，各乡区自5月至8月，发生各种传染病，主要是伤寒或班疹伤寒之类的病，共计死亡377名，该县缺医乏药，疫情尤为严重”，政府立即派员医治。但总的来说：伤寒病逐年有所下降。1943年边区卫生处所属医院只收26名伤寒病员，完全治愈，无一死亡。调查发病原因是乡村干部和老百姓，1/5是不肯打防疫针者。这就充分证明伤寒是可以防治的。

在边区，常见病和地方病有流行性感冒、疟疾（农民叫打摆子）、柳拐子病、花柳病吐黄水、大脖子病等。发病率和死亡率也相当惊人，群众因不注意卫生，患传染病而致死亡的，主要是农村流行吐黄水、感冒和麻疹等。这对已经丰衣足食的边区人民来说，是亟须解决的重要问题。西北局及边区政府按照毛泽东提出的“人财两旺”广泛深入地进行地方病的防治。除派医疗队下乡外，更重要的是教育群众自己起来同自己的文盲迷信和不卫生习惯作斗争。同时在治疗中发挥当地中医的作用。实行中西医结合，提倡公开祖传秘方，如李鼎铭先生提供的救治麻疹验方，对防止地方病传染起到积极的作用。

第二节　防疫措施

边区各级防疫委员会都非常重视本地区发生疫病原因之调查，并积极制定相应的防疫措施，以减少疫病之流行。当时主要措施有：

一、宣传动员群众预防疫病

边区所属各县在开展卫生防疫中，始终把动员、宣传、教育群众放在首位，让群众明白“预防为主”，讲究卫生，减少疾病的道理及意义，然后自觉自愿地去做。并把防疫办法、常识等介绍给群众，比如反复向群众宣传卫生防疫要点，修建水井，不喝生水，不吃不洁食物，不食死、病畜肉；家庭修厕所，建畜圈，人畜分居；消灭老鼠、苍蝇、虱子、跳蚤；勤洗勤晒衣被，勤洗澡，勤扫居室院落，窑洞要多开窗通气；城镇市民出门戴口罩，不随地吐痰等。为此，各级防疫委员会按季节拟定卫生防疫标语，编写防疫概要常识，制定预防办法；各级政府发出布告，加强预防疫病的工作（见附件）。《解放日报》经常报道各地疫病防治办法，成为一个广泛而经常性的工作。

附件一：陕甘宁边区民政厅布告（民字第OO三号）

查陕北气候特殊，每年春初，疫病流行，加之去年冬季干燥，今春早暖，各种病菌复活活动时机，甚易传播人身，发生各种传染疫病。如不及早预防，则危害甚大，不仅于人生健康寿命有损，而且可以直接影响抗战及各种建设事业。现甘泉已发生猩红热传染病，死亡率很大，清涧、延长等县已有个别地方疫病开始流行。根据去年边区防疫运动的经验，只要事先预防乃消灭疫病最有效的办法。防疫乃除疫之根本，本厅为根除疫病，保障边区人民健康起见，特拟定有下列各项防疫办法布告周知。希我全体军民切实遵照为要。

预防传染病主要办法：

一、莫吃不洁不熟之物，莫饮不洁不开之水。

二、被褥常晒，衣服常洗，一切住宅场所，要经常打扫清洁。

三、注意捕灭蚊、蝇、蚤、虱、耗鼠等。

四、不要随地解大小便，大小便须到厕所。

五、禁止买卖各种病死肉类。死尸骨骼，必须深坑掩埋，或烧焚之，不得随处乱弃。

六、尽可能接种牛痘和注射预防针。

七、发现瘟疫时须立即将病人安置另窑居住，严格与好人隔离，禁止与好人共用饮食器具，病人用后器具，须消毒后方可使用（开水煮或石灰水泡）。

八、招呼病人时须带口罩，少与病人对面说话，常常洗手。

九、病人一切排泄物（便溺、鼻涕、唾痰等）须深坑掩埋，不得随意乱倒。

十、发生瘟疫的村庄区域，须立即通知邻村及附近机关预防，停止与他村来往，至传染病消灭三星期后，恢复原状。

十一、发现传染病时，须立刻报告当地政府，转报上级并迅速检查治疗，切实遵照本厅布告防疫办法执行。

十二、各级政府接到发生传染病的报告，须立刻进行一切紧急预防布置，必要时可严令断绝交通，封锁病区。

十三、各级政府及各机关团体，须协助当地卫生机关，组织防疫会议，进行防疫运动，宣传教育人民，以利防疫工作。

厅 长 刘景范

副 厅 长 李 华

卫生处长 欧阳竟

中华民国三十三年四月二十五日

附件二：延安市政府布告（给字第三号）

查时届夏令，天气渐热，伤寒、霍乱最易发生，加强防疫工作刻不容缓，特规定办法如下。

一、凡于市面之街道各商号均负有经常洒扫门前街道之责任，公共地区应由附近居民轮流扫除之。

二、各零食摊贩之食品须一律用纱罩掩护，以防苍蝇污物侵人，饮食用具应经常保持清洁卫生。

三、禁止随地大小便，污水污物不得随地倾倒，牲畜一律须加管束。

四、禁止出售死病牲畜及腐烂之肉类菜蔬瓜果及陈污之各种食物。

五、院落住室宜经常进行扫除，衣服被褥多加洗晒，并实行灭蝇捕鼠运动，以防疾病之传染和发生。

六、如有生病者，希即求医诊治，以防传染他人。

以上所列各项，希我全体市民切实遵照执行为要。

此　布

兼市长　曹力如

兼副市长　马豫章

中华民国三十三年四月二十五日

二、及时防治疫病流行

边区卫生防疫主管部门经常组织大批医疗队下乡巡回。发现疫情，立即前往救治（这方面事例很多，不多列举）。一旦某地疫情发生，卫生部门首先发布疫情通知，以引起各方面注意，号召积极防治；然后组织医护人员亲往疫区巡视、调查、指导防病工作。边区政府特别重视此项工作，如甘泉和延安东二区发生流行性脑脊髓膜炎后，边府立即封锁发病区；对延安附近各机关学校停止集会和报告；由疫区来延之人，不论病否均予以10日之隔离；对发热及疑似者亦严格隔离；立即派员赴发病区医治并调查其原因，以扑灭病象。陕甘宁边区时期党和政府十分重视疫病预防。1942年边区防疫总会接到定边县报告：今年各种传染病在该县流行颇剧，有6个区发生传染病，最重的是二、六、八、九区。在旧历4月中旬就死亡377人，就病情看系流行性感冒、斑疹伤寒、赤痢、白喉等症。定边城内有全家病倒户。目前，第四区又发生了新病，二、六、八、九区的病仍然蔓延着。防疫委员会接获报告后，即派医生1人，护士2人，医助1人组织之防疫医疗队，携带药品与器材，步行3天赶往定边进行救治。1945年，延安医疗队到子洲县帮助消除疫情。1948年，绥德中心卫生所种牛痘931人。其他预防注射522人。以后每年都进行规模不等的种痘工作，在疫病流行期，自制中药丸黄金丹，痢疾灵、雷击散，用于防治传染病。1949年春季，陕甘宁边区政府绥德中心卫生所自制牛痘苗1万支。发放所辖各县预防接种。

三、加强营养，增进体质

边区过去经济落后，人民营养不足，体质普遍较差，这也是疾病发生的原因。在生产运动开展以后，人们逐渐走向丰衣足食，粮食、蔬菜，肉类都能供给。卫生部门曾专门成立营养研究委员会，对于吃饭时间也作了科学规定，并抽调各机关、部队、学校、团体食堂厨师集训，提高烹任技能及卫生常识，以利于伙食的改善。刘景范多次号召人民尽可能多吃蔬菜，多食豆制品。讲究粗粮细做，如1944年2月16日，《解放日报》刊登的《小米怎样吃才好》一文介绍，小米有18种做法，细作后的小米易于消化，营养价值较高。这就使边区特产主食小米的食用价值更高了。

四、经常开展防疫运动

在延安，中共中央和边区政府经常开展大规模的防疫运动。1940年5月26日，防疫动员大会决定从5月27日起一周内为防疫运动之宣传组织时期；6月3日起至9日为防疫运动突击周。专门制订运动周实施计划，对环境卫生、个人卫生、食品卫生及卫生设施均提出具体要求。开展防疫运动，使边区各机关、学校，各级政府及群众团体对驻地普遍进行大清扫，对街道马路分片包干，使市容保持清洁。在农村对庭院进行清扫，村中大道也划定地段，由一定住户负责，所有垃圾污物都得到清除掩埋。

第六章　妇幼保健

第一节　妇女保健

陕甘宁边区政府在极端困难的条件下，非常注意人民的健康和妇幼保健工作。先后发出《关于开展妇女工作的决定》《关于保护母亲和儿童的决定》等条例、命令。规定了要“实行男女平等，提高妇女在政治上、经济上、社会上的地位，实行自愿的婚姻制度，禁止买卖婚姻与童养媳”，而且要提倡爱护母亲和儿童，关心她们的身心健康。为此，边府及各县政府下设保育科，区乡村设保育干事。号召全体党员和妇产科医生、儿科医生、护士及从事各种保育工作的非党人士积极执行党的决定，注意保护和加强妇女及儿童的保健工作。

据绥德分区妇联3月26日发动绥德师范及各小学女学生进行家庭访问，调查儿童健康请况，儿童死亡率惊人。共计调查188户，生育婴孩759名，但活到现在的只有315人，占总数的42%。死亡的原因主要是：“月子里惊风”，不卫生，少部分是长大后患病不治而死。因此，边区妇联和卫生部门特别注意妇幼卫生工作，确立了以妇婴卫生为中心环节的卫生工作方针。

一、普及宣传妇幼卫生知识

（一）举办展览，宣传妇幼知识

卫生展览会，通过挂图、统计表、气理图等加以介绍，很容易被群众接受。1940年三八国际劳动妇女节，在边区举办了规模较大的妇女生活展览会。据统计，展览会开幕的第一天到会6000多名观众中妇女便占半数以上，壮年汉子，年轻的孩子，白发苍苍的老头，还有小脚老婆从边区各个农村中赶来参观。在展览处的四壁上悬挂8幅生理解剖图及11幅生理挂图表，对妇女生理、受孕至婴儿产出作了详尽的说明。

1942年11月，中央医院建院3周年纪念活动中，曾举办卫生展览会。在妇产科展室，通过连环画讲解胎儿发育及胎儿的生产过程，使附近群众受到教育。1944年7月延安市卫生展览会，展出内容有妇婴卫生知识和人口出生的死亡统计。

（二）开办妇女冬学普及卫生教育

边区政府向来注重推行中小学卫生教育，普遍增设有卫生常识课和具有深远意义的妇女冬学教育。为摆脱人民不识字不卫生状况，早在1937年就利用冬闲开办冬学，1940年后深入发展起来，1944年进入一个新阶段，在群众自愿的基础上，发挥了高度的创造性，出现了以妇幼卫生教育为主的妇女冬学。必须进行妇婴卫生教育。对象分三班进行教学：第一班，10岁至15岁的以识字为主，卫生为辅；第二班，20岁到35岁的着重卫生，其次识字；第三班，年龄大的和一些老婆婆，专门进行卫生教育。取得的成功经验，受到边区政府林伯渠、李鼎铭的赞扬，并予以推广。1945年10月23日，边区政府关于本年冬学的指示信说：去年冬学教育中曾出现数处以妇婴卫生为主的妇女冬学，深得群众欢迎。今年各分区和县（市）在有妇婴卫生常识教员的条件下，应创办这种冬学。至于《解放日报》卫生副刊和边区卫生报，以及编辑的有关妇幼卫生宣传小册子等，也经常坚持不懈地刊登有关妇婴保健知识。通过上述渠道广泛而深入地进行宣传，使广大群众提高了认识，对妇婴卫生常识有了一般了解，并能结合实际加以应用，为开展妇幼保健工作奠定了基础。

二、培训妇幼卫生人员，推行新法接生

（一）开办助产班，培训助产员

边区助产训练班1944年10月9日开办，有学员80名，1945年7月1日毕业，35位学员分赴各地工作。白求恩国际和平医院1945年5月与边区卫生处合办助产训练班，下乡实习7个月。她们分赴10余县（市）开展新法接生、产前检查、创办接生班、培训接生员、给儿童接种牛痘等工作。

（二）举办接生班，培训接生员

延安市在中央卫生处所属各卫生所协助于1944年创办四处接生训练班，经3个月听讲和实习，学会了接生方法和一些经期卫生、婴儿保育等简易妇婴卫生常识。边区下乡妇婴卫生工作队开办接生班四处，培养接生员104名，3个月内学会了接生保育知识和方法。1945年春，边区卫生署会同中西医药研究会、中央卫生处及联防卫生部派遣医疗大队，其中助产班工作组3组参加者72人，分赴各县及分区下乡工作，创办了大小23个接生训练班，正式学员302人。这样在全边区掀起“一个妇幼卫生的高潮，激发了群众办妇幼卫生事业的自觉性和积极性”。文教大会后两年间，边区在农村开办接生班64处，培训接生员、改造旧产婆，并有73个地方推行了新法接生，保证了妇幼工作健康地向前发展。

（三）培训妇幼卫生干部

边区政府为专门培养边区妇女干部，决定把组织妇女生产与宣传妇婴卫生和推行新法接生结合起来，于1945年11月将边区助产训练班与纺织训练班合并，成立边区妇女职业学校。主要课目是助产，占全课程70%，政治文化10%，一般疾病治疗10%，生产课10%。此外，妇女职业学校还设有产科，接受孕产妇来校就诊，并结合下乡实习，开展产前检查、妇幼卫生宣传和疾病防治等群众工作。学校先后两期训练妇女干部百余名，对帮助各县区训练助产士及改造旧产婆起了巨大推动作用。

三、颁布各项法令政策，保证妇幼工作进行

边区政府为保护产妇之健康曾明文规定：“一般的产妇应在产前休养一月，产后休养十个月，其在产妇休养期，生活全由男子或家庭负责，其家境贫穷，因休养影响生活者，在休养前呈请乡政府，动员当地群众给以适当的帮助。”又规定关于产妇的待遇：（1）各机关、团体、学校不得推却怀孕或携有婴儿的女工作人员。（2）对于带有婴儿及孕妇之女工作人员的工作效率，不能要求过高，其工作时间每日只能有4小时至6小时，且不得妨碍其哺乳时间。（3）孕妇产前休息一个月，产后休息一个半月，身体虚弱经医生证明者，得酌量延长时间。（4）孕妇于生产时，发给生产费35元；并于生产前后休息期间内，酌发大米、白面等营养食品，如无大米、白面等，在生产前休养期间，增发休养费10元。（5）女公务员在经期中、应给生理假3天，卫生费5角。（6）小产产妇发休养费15元，并给休养一个月。（7）各机关、团体、学校进行重体力生产时（如农业生产与工业生产），孕妇及带有婴儿的女同志，得免除其参加生产。但应做一部分轻工生产。这些规定都有效地保护和照顾了产妇，对其身心健康起到了促进作用。

第二节　儿童保健

边区政府成立后，时刻都在注意着战时儿童的保育事业和保健工作。1939年4月4日颁发的《陕甘宁边区抗战时期纲领》规定：“实行普及免费的儿童教育，以民族精神与生活知识教育儿童，造就中华民族的优

秀后代。保育儿童，禁止对儿童的虐待。”1941年1月又发出了《陕甘宁边区政府关于保育儿童的决定》号召建立“保育行政”组织，在边区民政厅设保育科，各县市府第一科内设保育科员，区、乡政府内添设保育员，负责孕妇、产妇、儿童的调查、登记、统计、卫生、奖励、保护等工作；开办保育人员训练班，培养儿童保育专干；对婴儿的保育、托儿所的管理、保姆的待遇等作了明文规定。为保证儿童的物质生活待遇，1942年4月，民政厅规定《儿童妇女待遇办法》规定儿童待遇，自出生至5个月，每月发奶费25元，6个月至1岁小孩每日发小米6两，2～3岁发小米14两（指16两为1斤），4～5岁发小米1斤。初生婴儿，年发宽布2丈5尺，小秤棉花2斤（不另发衣服）。1～5岁儿童每年发成年人单棉衣料各1套。

党和政府在政治上、经济上、教育上都非常优待儿童，使他们从婴儿到儿童都受到特殊的待遇，保证了他（她）们健康地成长。

第七章　边区医事

第一节　军事医疗活动

榆林境内的边区军事医疗活动为军民健康、医药进步发挥了重要作用。1932年，陕北红军根据地建立，李常春、白深庭在黄河、无定河三角地带建立了“绥清医院”为官兵医疗。

1936年到1942年，在神府革命根据地中心地带贺家川，设有晋绥边区后方医院，也称红十五军团手术医院，以及后来八路军一二〇师卫生部、晋绥边区后方医院。抗日战争时期，这所医院救治了不少抗日将士。

1938年春，八路军前总卫生部驻清涧师家园则村，白求恩曾率医疗队来视察。5月2日，白求恩医疗队由三人组成，白求恩任队长，队员有加拿大女护士琼·尤恩（中国名于菁莲）及理查德·布朗大夫。他们离开延安去前线，路经清涧、绥德、米脂、佳县，于5月11日到陕甘宁边区前沿阵地——神木县贺家川。这里是一二〇师卫生部的后方医院，前方重伤员首先都要运到这里，医疗队逗留了20多天，救治了一大批伤员。他的手术室设在村沟南三孔窑洞里，于五月底东渡黄河奔赴前线。

1939—1942年八路军三五九旅在清涧县建立后方医院，不仅诊疗部队伤病员，而且也为当地群众医疗疾病。

另外，榆林地方医药人士也通过各种渠道为部队输送药品，支持八路军打击日本侵略者。

第二节　为战争前线服务

国民党在全国对解放区全面进攻失败后，不甘心于失败，又向陕甘宁边区发动重点进攻。为了直接服务于战争的需要，陕甘宁边区医院也进行了改编。1947年4月，经中央批准，改为陕甘宁晋绥联防军第七后方医院，由魏明中任院长，王相任副院长，王子阳任政治委员，马光后、李文修任副政委，邓华山为总支书记。医院下设3个所，一所所长林岗，协理员李生祥；二所所长刘继德，协理员万海萍；三所所长海明，协理员张若平、吕武端。医院随军转移，直接赴前线为战争服务。改编后的第七后方医院，第一次任务就是接收蟠龙战役的200多名伤员，医院的医护人员奔赴至安塞县石子河二带，将3个村民房打扫干净做病房，并办起伤员伙房，准备了手术室。经过一个时期的治疗，大部分伤员伤势迅速得到了好转。这时，解放军主力部队又转战于陇东地区，医院也奉命奔赴前线接受新的战斗任务。在这次执行任务中，于1947年6月中旬，医院在志丹县境一个山岳地带突然与敌遭遇，在此紧急情况下，医院决定分两部分行动，一队由政委王子阳带领，一队由院长魏明中带领，将重伤员转移隐蔽于山洞、树林，保证了安全和治疗。就是此时，周恩来副主席料到该院可能遇到危险而又得不到消息，即专派人员前去联系，当得知医院已将伤病员转至安全地带又收到魏明中的书面报告后，周副主席于1947年6月22日在靖边小河村亲笔复信魏明中，为使伤员脱险甚为欣慰。给医院工作予以很高评价。

1947年7月，中共中央决定将第七后方医院改编为中国人民解放军西北野战军第一野战医院（后又随着中国人民解放军第一野战军的成立，仍属其卫生部领导），并命令医院开赴最前线，承担第一线伤员的抢救任务。为了适应战争的需要，增加接收任务，每所设2个连，共为3所6个连。这样就能灵活机动地随军服务，有利于适应战时的特点，积极参与了榆林、米脂沙家店战役。

第三节　教育与科研

米脂名医李鼎铭在延安积极推进医药发展，曾开设“中医训练班”培养中医人才。1940年边区“国医研究会”成立，以讨论国医科学化、沟通中西医团结、共同开展医药工作、支援保健药社、筹措建立中医院等为职责。李常春曾任会长，李鼎铭被聘为名誉主席。1945年，边区“中西医药研究会”成立，促进中西医合作，提出“中医科学化，西医中国化”方针。李鼎铭任会长，李常春为执委。之后，榆林相继成立了三边中西医药研究会、靖边县中西医药研究支会、镇川中西医药研究会。1949年12月，神府两县召开了第一次中医药座谈会，提高思想认识，确定为民服务方向，交流经验，录集医方，共收录有效验方偏方48个。当时绥德专区有个体中医药人员354人，多是祖传或自学的半农半医，经过系统教育或相关部门考核认定的很少，具有省授中医师资格的仅清涧霍静堂一人。

第四节　崔岳瑞运动

是边区政府倡导学习、推广崔岳瑞“破除迷信，讲究卫生”的群众运动。崔岳瑞（1896—1965），定边人。出身贫家，苦读成才，长于内科，尤善以针灸治病。他目睹三边缺医少药，群众蒙昧，神汉、巫婆猖行，患者屡屡受骗的情形，对神巫害人深恶痛绝。每遇患者，除认真治疗外，更热忱宣传卫生防病知识，揭露神巫骗术，坚持十余年，逐渐得到群众理解和听从。边区政府予以高度肯定和赞扬，评为“反迷信模范”，号召向他学习，开展了声势浩大的以“破除迷信，讲究卫生”为目标的“崔岳瑞运动”，向千年恶俗挑战，震动三边各地。一时间神汉、巫婆销声匿迹，影响巨大，收到移风易俗的良好效果。

第五节　绥德县选介

卫生状况：1930年，西医开始传入绥德县，加上原有中医开业者，计有大小诊所、药店13家，人民群众仍处于缺医少药的困境。1931—1932年，县内鼠疫、霍乱流行，死2450余人。劳力丧失，田地荒芜，“家家有僵死之痛，户户有号泣之哀”。解放前，妇女最大的痛苦是生育关，若遇难产，丧命者颇多。由于旧法接生导致新生儿破伤风，死亡率在40%以上。1947—1948年，由于国民党发动内战所致，县境疫病大流行，虽经边区、分区、驻军及地方所有医务人员巡回抢救，亦死2435人。

管理：1940年2月绥德解放后，卫生医疗工作由教育局代管。遵照《陕甘宁边区施政纲领》关于“推广卫生行政，增进医药建设”的指示，除在专署内创办卫生所（西医）外，成立了中西医研究会。1942年8月6日，绥德县政府与绥德专署分设后，卫生医疗事宜由三科（教育科）管理。

国民党晋军21兵站医院1937年“七七”事变后，国民党晋军21兵站医院由太原迁至绥德。驻城西天宁寺，有医务人员近200名，专收治国共两党抗日伤残将士。1941年3月，医院迁宜川秋林镇。

绥德专署卫生所1940年3月成立。1943年，改名新华药房，并对外开诊，时有医务人员12名。1947年3月，新华药房与绥德分区医院合并，易名绥德分区中心卫生所。1949年7月1日，卫生所改称绥德分区人民卫生院，地址由井滩安家院（今县水利工程队驻地）迁至现城关镇医院住地。

1943年成立保健药社，属陕甘宁边区政府保健药社（社长李长春，绥德人）的分社，是一个医、药并举的机构。可炮制膏、丹、丸、散等中成药，牙疳散、女金丹、狗皮膏较为驰名。药社经费由西北局保健委员会和省民政厅投资，并收个人股金。1947年5月，国民党胡宗南部进犯卫北时停办。同年10月胡宗南退出绥德后，专署拨小米10石，由原人员重新开办。1949年，人员由创办时的4人增为6人。

国际和平医院第七分院原为八路军总部医院，属军委总卫生部领导，院址在延安。1939年伟大的国际主义战士白求恩逝世后，改称白求恩国际和平医院。1946年解放战争爆发后，该院分几组随军从医。同年4月，其中一组迁绥德城南保障砭，称国际和平医院第七分院，院长张夫奎，有医务工作者100余名，在绥招收护理人员300多人。1947年3月，该分院分两路，一路东渡黄河入山西，一路参加解放军某团卫生队离绥北上。

1946年8月，绥德分区医院成立，院址在城南保障砭，原三五九旅被服工厂旧址（今砭上粮食局食品加工厂）。院长由分区卫生部长王照拳兼任，副院长由国际和平医院第七分院院长张夫奎兼任，有病床60张，工作人员50名；置内科（含小儿科）、外科（含妇科）、手术室、内外科各设主任医生1人。1947年3月，分区医院与分区新华药房合并，称绥德分区中心卫生所，所址设在井滩安家院。

卫生防疫1942年，陕甘宁边区政府巡回医疗队给本县650人次接种鼠疫血清。同年，接种霍乱伤寒混合疫苗780人份。1949年，全县疫病流行，县政府组织12名医务人员，为机关干部、职工家庭、驻军及居民接种疫苗7032人次。1949年7月，绥德市政府与县公安局发出联合布告12张、卫生惩罚公约9条，贴于街巷；并指定瓜果、食品销售市场，在共场所设立轮流清扫牌，禁止在街巷大小便。高等小学、完全小学始设卫生课，进行周末大扫除，并在课外活动开展卫生检查评比活动。

妇幼保健1942年4月，陕甘宁边区政府民政厅组织医务人员，对绥德县10岁以下的181名儿童进行健康检查。1944年，县上开办接生员训练班（由陕甘宁边区政府派遣巡回医疗队培训），改造旧产婆，推行新法接生。但由于传统观念的束缚，许多人难以接受，致使工作不能普遍开展。

公费医疗1940年绥德解放后，人民政府公费医疗的范围是县、区、乡全体职工。1942年至1948年，全县干部职工的公费医疗是供给制，即所支医疗费由医院记账，政府统一拨款。1948年9月12日，陕甘宁边区政府命令：从9月1日起停止供给制，各级机关人员不分干部、战士、杂务人员平均每人每月发给4公斤小米的折价医疗费。对贫苦烈军公属、荣誉军人实行免费医疗。

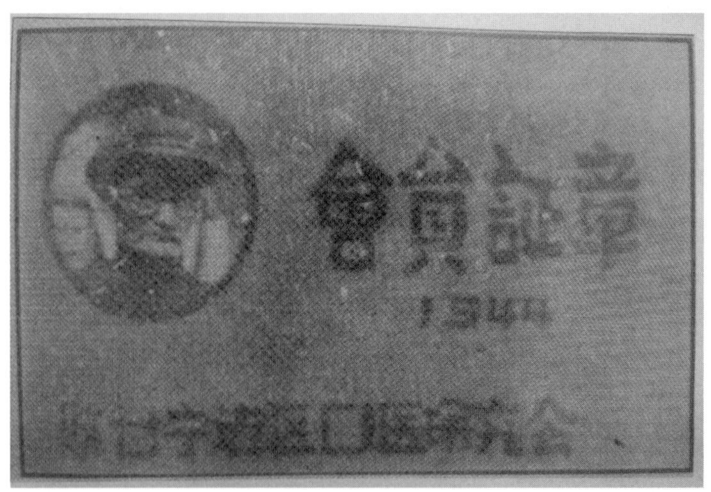

图3–1　陕甘宁边区国医研究会会员证（李鼎铭）（陕西考古研究所藏）

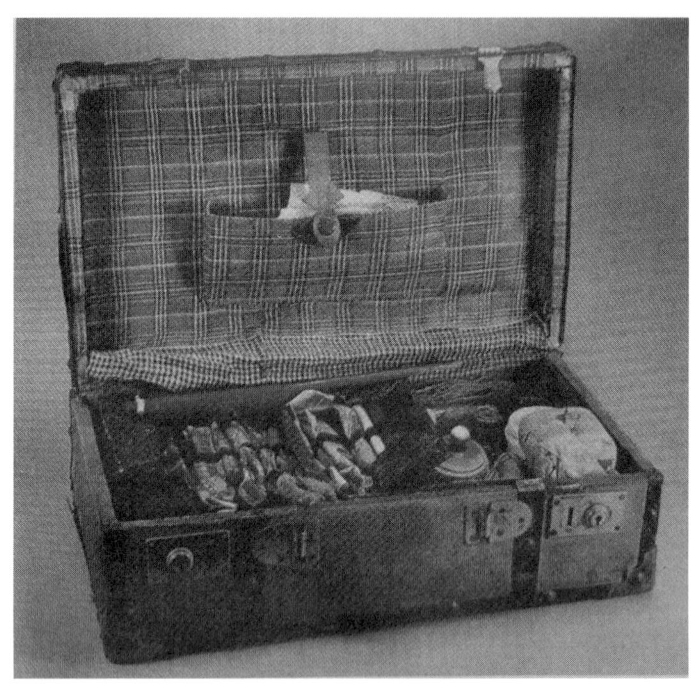

图3–2　出诊箱（李长春）（陕西医史博物馆藏）

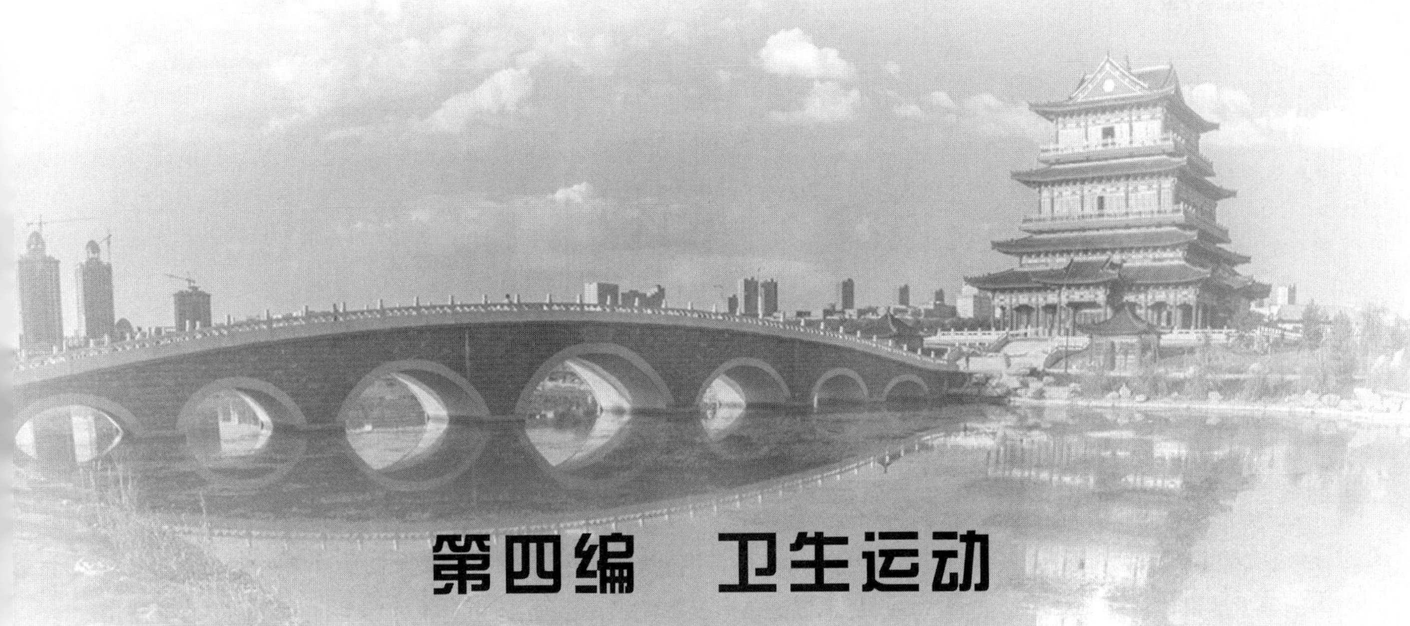

第四编　卫生运动

早在民国十六年（1927）前即有驻榆军政官僚集会，打扫卫生的影像资料。爱国卫生运动始于1952年，先后开展了“除四害、讲卫生”“两管五改”“治理‘脏、乱、差’”、创建“文明礼貌月”和“卫生城市”等活动，改善了生活、工作环境，提高了人民群众的生活质量。2015年，榆林市区建成国家卫生城市，神木、府谷、靖边县建成国家卫生县城，另外建成省级卫生县城有8个。

第一章　爱国卫生

第一节　除“四害”

指灭鼠、灭蝇、灭蚊、灭麻雀，始于1952年。首次开展轰轰烈烈的除“四害”讲卫生运动，消灭苍蝇42.860公斤，捕鼠579016只，堵鼠洞796个。

1953年榆林专区北六县春季爱国卫生突击运动根据上级指示的精神，结合本区的具体情况，提出了爱国卫生的具体任务。榆林县：捕鼠1200只。三区鱼河堡共挖蛹166斤。定边县采取多种宣传方法，捕鼠2510只，横山县：1—3月份捕鼠2598只，堵鼠洞820个，挖蛹34斤。神木：捕鼠703只，挖蛹113斤4两。府谷县：捕鼠200只，拆厕所11处，灭臭虫2000多个，在木瓜城打野狗24只。绥德等南六县爱卫运动成绩统计表捕鼠48180只，挖蝇蛹361斤，自制蝇拍28910个。1953年秋季爱国卫生运动统计：捕鼠442888只，灭苍蝇860公斤3两5钱。

1954年北六县爱国卫生运动在上年的基础上，各县首先在春节期间结合民间旧有的习惯，进行了大扫除和挖蝇蛹的工作，接着配合种痘工作，在农村春耕送粪期间，有重点地搞了环境卫生，夏季对饮食摊贩、浴池、屠宰场进行了管理，新建与改建厕所，部分地区改建水井。先后训练了炊事人员，召开伙食管理员座谈会，给改善干部、学生生活打下了基础，并利用各种集会给群众讲解简易的预防传染病常识和放映卫生影片。府谷县于4月1日在物资交流会上举行了一次卫生展览，受教育者约有3000多人。榆林县发动群众破砖废土垫铺大街小巷，并组织进行矿工卫生检查，改善了工矿卫生，一般都建立了卫生检查制度，大大减少了传染病的发生与流行，保障了人民身体的健康。

南六县的爱卫工作是本着逐步改进个人与环境卫生，防治疾病的危害，提高健康水平，以利生产自救为目的来进行的。在方法上不举行大规模的突击运动，而是加强宣传教育，巩固已得的成绩，在群众认识不断提高的基础上，逐步使其与生产工作相结合，并在重点地区要求保持经常性。

全区爱卫运动成绩统计：消灭麻雀12582744只，灭鼠6043563只，灭蝇1802025只，泥雀窝1741226个，堵鼠洞3643284个。

根据《1956—1967年全国农业发展纲要（草案）》第27条中规定：“除‘四害’，从1956年开始，分别在五年、七年或者十二年内，在一切可能的地方，基本上消灭老鼠、麻雀（后改为臭虫）、苍蝇、蚊子。”1956年，榆林城一次出动居民、干部、学生2000多人，清理公共场所垃圾、粪土、杂草825吨，填平污水沟30余处。这年城乡普遍使用六六六、滴滴涕喷洒厕所、公共场所等，防蚊蝇滋生。

1958年2月，陕西省卫生厅转发卫生部《关于动员全国医疗卫生人员积极参加爱国卫生运动的通知》。要求1958年到1962年在全省开展声势浩大的以除“四害”（即指老鼠、苍蝇、麻雀、蚊子）等为中心的爱国卫生运动。5年内全省基本消灭“四害”。实现无鼠、无蝇、无蚊、无麻雀的“四无省”。据此，榆林县人委于3月4日制定了《榆林县1958—1960年开展以除“七害”为中心内容的爱国卫生运动规划（草案）》，要求在3年内彻底消灭“七害”（鼠、蝇、蚊、虱、蚤、麻雀、臭虫），改善环境卫生和个人卫生，城关镇争取1958年底实现“六无城市”，1959年彻底消灭蚊子。农村最迟不超过1960年，改善环境卫生，提倡“鸡有窝、猪有圈、牛马驴骡有棚舍”“堆肥发酵”。

1960年全区春季灭鼠643000多只，挖蝇蛹12000多斤，积肥1058万多吨。秋季灭鼠205000多只，堵鼠洞65500多个。整修厕所64000多个，整修畜圈12900多个，挖蝇蛹12000多斤，积肥1058万多吨。

1958—1960年，县、公社成立除“四害”指挥部，全区组建爱国卫生突击队478个，成员共2490人，3年共消灭老鼠96.1万只，堵鼠洞10.5万个，消灭麻雀201.2万只，泥封麻雀窝24.9万个，灭蝇蛹41451公斤，蚊子928公斤，清除垃圾27万吨，填垫污水沟坑9.7万平方米，疏通污水渠11.3万米，铲除杂草万280公斤，整修厕所2.5万个，修建猪圈9263个，改良水井698个。当时人手一拍，见蚊蝇就打。并规定学生每人每日交死蚊蝇1火柴盒。经中央卫生检查团依据陕西省爱卫〔1958〕07号标准检查评比鉴定，于1960年8月9日公布：榆林县为基本“四无县”。此后，全县每年春节、春耕、五一、七一、八一、十一、元旦等节日前后进行5～7次卫生突击运动和卫生大检查，并开展经常性卫生监督，爱国卫生运动走上经常化、制度化轨道。

1980年至1982年，爱卫运动继续以除害灭病为中心，县城加强设施基本建设，加强卫生宣传工作，健全和完善卫生管理制度，绿化、美化环境，农村以改水为重点。1982年3月，“文明礼貌月”运动以治理“脏”“乱”“差”打开局面，进一步搞好优质服务，建立优良的工作秩序、社会秩序、创建优美的生活环境，使爱国卫生运动成为精神文明建设的重要内容。

2006—2009年，创建省级卫生城市期间，把除“四害”作为爱卫工作的重要内容，建立市、区、街道办事处（镇）、社区（村）四级工作网络体系，制定了《榆林市病媒生物防治工作方案》。3年里，市区两级投入在病媒生物防治方面的经费累计达200万元。2009年，市、区共投入80多万元，对榆阳城区进行了一次全面的拉网式的除“四害”消杀活动，使城区“四害”密度达到国家规定标准要求。

2009年、2010年连续两年每年组织全市春、秋季统一灭鼠和夏季统一灭蚊、蝇、蟑螂活动，共投入经费400多万元。市疾控中心开展了病媒生物监测，并建立病媒生物实验室。进行病媒生物孳生地调查。

2012年5月30日至6月30日在榆林市城区范围内开展了一次“四害”孳生地整治和消杀活动。

2013年市爱委办投入60余万元组织开展了榆林中心城区春、秋两季病媒生物防治活动。5月25日至29日集中投放药物6300公斤。建立灭鼠站点6000余个。鼠密度由之前的15.8%下降为0.15%。免费发放灭蟑螂胶饵10余万份。出动17台次车辆喷撒10%氟氯氰醋600余袋，安备颗粒50公斤，对芹河、榆阳河、榆溪河3条河流两岸的绿化带、树木、花草、水体进行了集中杀灭。

第二节　两管五改

1960年，遵照陕西省制定的三年规划，全地区农村启动了保护水源、改良水质和管好粪便工作宣传。春季整修厕所64000多个，整修畜圈12900多个。

1965年，榆林专区防疫站在榆林县新民村大队搞了“两管五改”（即管水、管粪，改井、改厕、改灶、改圈、改环境）试点，该大队有3个小队，80户，343人。厕所共新建16个，改建50个，取缔不卫生厕所20个。对部分猪、羊圈进行了改进。对水井修了井堋，加了井盖，加高了井台。1976年地区在吴堡县召开了农村“两管五改”现场会，推动全区农村爱国卫生工作的开展。

1977年有33个公社946个大队基本落实了“两管五改”，改井9906眼，改厕所106799个，四个县改猪圈75231个，神木、绥德两县工作进展快，质量高，为全区“两管五改”树立了榜样。

1980年3月，地区召开爱卫工作扩大会议，会议总结了过去的工作，分析了全国工作重心转移后，爱国卫生工作面临的新形式、新任务，结合我区的实际情况，继续广泛开展以除害灭病为中心的的爱卫运动。

1988年，米脂县为全省改灶重点县，完成了下达任务，通过了国家农业部的验收。

1989年，定边县为全省10个改灶重点县，完成了下达任务指标，通过了省卫生厅的验收。据不完全统计，全区50%的厕所，35%的水井得到了改造，新建改水工程82处，受益人口15万多人，定边、靖边等县的地方病，通过改水得到控制。绥德县改水井80个，厕所420个。

1996—2000年，全区实施了“农村供水与环境、个人卫生教育”三位一体项目。

2003—2005年，全区开展了“一池三改”工作，即建沼气池，改厕、改圈、改环境。此外，通过“母亲水窖”、集雨工程、防氟改水工程和人饮工程的实施，使广大农民解决了吃水难问题，部分山区农民饮用上了清洁卫生的自来水。

2006—2009年，创建省级卫生城市期间，3年累计投入资金50多万元进行农村改水改厕，共改厕所3300个。榆阳区城郊4个乡镇全部开展了农村改水改厕工作，使近郊农村无害化卫生厕所达总农户的80%以上，自来水普及率达90%以上。

农村改厕：2009年省下达24500座，2010年省下达31000座，2011年下达11000座，2012年下达4000座，2013年下达5000座，共75500座。中省改厕资金投入3000多万元。榆林市城区，以建立水冲式厕所为主，累计共建成设施齐全的水冲式厕所118座。

2007—2010年绥德县农业局实施“一池三改”项目，累计改厕7350座。

2009—2010年榆林市仅完成农村改厕项目任务的29.68%和19.54%。其中佳县、清涧县各6000座启动，绥德县3000座只完成30座占任务的1%，定边县5.77%，受到省上的通报批评。至2014年，改厕项目各县区共新建厕所52000座。

第三节　环境卫生

早在1927年前，在榆林南大街新明楼牌楼前，驻榆军政人员肩扛扫帚、铁铣举行隆重的讲究卫生、防止疾病集会，参加的单位有国民革命军第二集团军第九路军第一师司令部、榆林县禁烟局、榆林县财政局、榆林县警察局等，有数千人参加了集会。

1950年，榆林城区普遍成立了街巷卫生小组，各事、企业单位分别组建了防疫小组。至1952年共清理粪便垃圾13499吨，清理杂草9002吨，捕鼠442888只，改良与新修厕所11610个，修建下水道2889米，水井加盖2300个，填污水坑5532平方米，改良新修水井3170口，公共取水桶541个，疏通水渠75332米，打扫房间93781间，人畜分居9944户，拆洗被褥114044条，衣服灭虱155897件，捕犬1020只，堵鼠洞328824个，堵树洞1642棵，改建新修猪圈796个，新建垃圾坑1545个，刷窑洞400孔，灭苍蝇7.86吨。

1953年3月，全区掀起了大规模的爱国卫生运动，从市、区、县、镇、乡村到事业、企业、商店、工厂等，所有单位都成立了爱国卫生运动委员会。街道居民以自然巷子为卫生小组，组长为卫生检查员，每日检查一次，保持日日清洁。街道清扫工作，实行群众地段保洁制度，使街巷清洁保持经常。并设置了卫生清洁检查员，每天清早督促扫除，白天巡回保洁。

1958年是我区爱国卫生的重点，是改变环境卫生状况最高涨的一年，这一年无论从城市或乡村，基本上都达到了四化、六有、六净。（四化：墙壁粉白化、清洁化、居室无灰化、院落美化。六有：人人有口罩，家家有蝇拍，户户有厕所，牲畜有棚，猪羊有圈，鸡狗有窝。六净：村内外净、衣服净、被褥净、门窗桌椅净、厨房灶具净）。例如绥德县城关镇的稀屎洞一跃而变成清洁美化的清洁洞，吴堡宋家川由“苍蝇世界”变成了“卫生世界”；屎尿横溢，又脏又臭的神木太和湾村，也变成了“家家是洞房，一家更比一家强”的卫生模范村。广大群众形成了四勤（勤刷牙漱口、勤洗衣、勤晒被褥、勤洗脸洗手），三不（不喝生水、不吃生冷东西、不随地吐痰）的新风尚。

1982年，城区大街推行“门前三包、7户一岗”责任制。

1989年，地区爱卫运动以治标为主，各县城主要街道由专人清扫，全区有环卫职工256名，居民保洁员169名，市容卫生管理人员425名。街道清洁面由1983年的18平方公里增加到1987年的54.4平方公里，清运垃圾由7557吨增加到101998吨。榆林县还成立了城镇环境卫生管理所，统一负责县城卫生。做到了日产日清。为了把爱卫工作落到实处，各县还制定了《城镇环境卫生管理条例》《四自一包》《七户一岗》等卫生制度，各单位建立划分卫生区域的责任制，修设了垃圾箱，特别是通过创建文明卫生单位活动，使爱国卫生运动成了精神文明建设的重要内容。

2003年以来，市政府投资3.2亿元人民币，市区进行污水处理、下水道管线铺设、密闭式垃圾站的建设，大大改善了城市环境卫生状况。各县在狠抓治标的同时，加强了卫生基本建设，据不完全统计，市区内铺街面、路面40万平方米，新修上下水道38万米，新建公厕342个，新建农贸市场18个。配备垃圾车16辆，洒水车1辆。

2006—2009年，创建省级卫生城市期间，对照《陕西省卫生城市检查标准》，逐年加大城市环境卫生建设投资力度，加快了城市基本设施建设，3年建成垃圾收集转运站42座，新建设施齐全的水冲式公厕102座，移动公厕16座，硬化背街巷道294条；投资3100万元，于2007年建成并投运了日处理垃圾600吨的城区生活垃圾处理厂；投资1.5亿元，于2008年建成城区污水处理厂。城市生活垃圾无害化处理率达85%，生活污水集中处理率达67%。

2007年起，实施“蓝天工程”，至2009年，榆林城区“禁烧有烟煤”控制范围达74平方公里，使3个行政区，7个街道办事处和4个乡镇约10万户，29万居住人口使用上了天然气，城区气化率70%。

2011—2015年，建设美丽榆林工程启动，全市建成各类卫生厕所2.4万座，无害化卫生厕所普及率21%，高于全省水平。农村改厕项目涉及9个县，受益农民超过了10万人。子洲县农村改厕工作中得到省上的充分肯定。全市累计1万多处四害滋生地得到了有效治理，重点单位防制设施普遍得到了建立和完善，四害密度始终控制在国家规定的标准之内，保障了人民群众身体健康。全市完成了800个行政村的综合整治任务，农村卫生基础条件有了显著提升，脏乱差现象得到了根本性改变。

第四节　卫生创建

1981年3月，全国开展“五讲四美”文明礼貌月活动，首先从治理“脏”“乱”“差”做起。搞好优质服务，建立良好秩序，创建优美环境的“文明礼貌月”运动，使爱国卫生运动成为精神文明建设的重要内容。

1984年5月，地区爱卫会等单位在米脂召开了文明单位现场经验交流会，会议总结推广了米脂、绥德等县创建文明卫生单位的经验。作出关于开展创建文明单位、村镇、军营活动的决定。据不完全统计全区到1984年已建成文明卫生单位1601个，其中机关单位528个，乡村390个，军营19个，居民院（委）674个。

1985年元月，地区召开了全区爱国卫生先进集体和先进个人表彰会议，会议表彰了榆林、绥德、清涧三个县爱卫会及43个文明卫生单位和33位先进个人。

1986年命名横山县为“文明卫生县城”。为当时榆林地区首个文明卫生县城。

1991年米脂县列全省卫生县城前10名。

1993年至1996年连续2年神木县获得省级“创建卫生县城优秀奖”。1996年通过省爱委会考核鉴定、被省政府命名为“省级卫生县城”。1999年府谷县被评为省级卫生城市。

1999年神木申报国家级卫生城市，2000年，神木县被全国爱国卫生运动委员会命名为国家卫生县城。

2006年市委、市政府提出到2009年把榆林建成省级卫生城市的奋斗目标。为此，市、区政府成立了创建省级卫生城市领导小组，调整充实了爱卫会部门成员，出台了《榆阳区创建省级卫生城市实施方案》。截至2009年，市、区累计完成投资45.97亿元，全民总动员，历时3年，创建省级卫生城市的10个基本条件初步达标。2010年1月20日，榆林中心城区被政府命名为省级卫生城市。同年创建国家卫生城市启动。

2011年前全市共创建省级卫生先进单位246个。省级卫生镇42个，省级卫生村67个。

2012年绥德县、定边县被省政府名为省级卫生县城。

2013年，向省爱委办推荐申报省级卫生先进单位60个，省级卫生镇10个，省级卫生村83个。市爱委会命名市级卫生单位65个，市级卫生镇11个，市级卫生村141个。市爱委办组织对全市所有省级卫生单位、镇、村进行了复查，有14个单位撤销荣誉称号，16个单位限期整改。横山县、子洲县、清涧县、米脂县被省政府命名为省级卫生县城。

2014年府谷县、靖边县被全国爱卫会命名为国家卫生县城。2014年吴堡县被省政府命名为省级卫生县城。榆林市经过5年努力，2015年3月24日，创建国家卫生城市工作顺利通过考核验收，全国爱国卫生委员会办公室正式授牌命名为“国家卫生城市”。

2015年，佳县实现了省级卫生县城创建目标，至此榆林市省级卫生县城实现了全覆盖。神木县国家卫生县城顺利通过了全国爱卫会的两次复审确认命名。五年来，共计创建成省级卫生先进单位263个、省级卫生镇70个、省级卫生村323个，创建数量位居全省前列。大力开展省级卫生城市、国家卫生城市创建工作，榆林城区已建成国家卫生城市，建成国家卫生县城3个，其余县区均已建成省级卫生县城。

第二章　卫生宣传教育

第一节　卫生宣传

榆林市卫生宣传教育源于民国三十一—三十四年（1942—1945），为了宣传卫生常识，推行卫生教育，榆林卫生院和县卫生委员会连续四年举办卫生展览会。1945年规模较大，设展览馆2处，内容有昆虫类、环境卫生、卫生统计、防疫、生活用品、营养品、药品调剂、病理检验、手术、护理办公、国产有效中药、妇幼卫生、人体解剖模型等16个展室，每次为期5～7天，参观人数达29441人次。

1949年榆林解放后，响应毛主席“讲究卫生，减少疾病，粉碎细菌战”的号召，1950—1952年，卫生宣传由业务单位兼办，采取的形式有卫生通信、健康报、图片、标语、黑板报、幻灯、群众集会、秧歌、喇叭筒等。结合抗美援朝共印发防疫常识3500本，标语1200条，出动宣传530次，受教育群众达240233人次。

1953年，榆林专区将原有的各级防疫委员会改组为爱国卫生运动委员会，并予充实。城市街道院落、机关学校、厂矿行业、公共场所及村庄都建立了卫生织织，制订了计划和公约，并奖励了个人模范18人，集体先进2个。指定府谷县、榆林县为卫生重点建设单位。培训炊事员19人。并大力开展了为期30天的爱国卫生群众运动和各种形式的卫生宣传活动。

1958年，榆林县医院举办了大型卫生实物展览，参观的群众川流不息。

1961—1967年，卫生宣传工作由防疫站办公室负责。1980年，地区防疫站成立卫生宣传教育科，有摄影1人、美工2人。各县防疫站也相应成立宣教组，配备了专职人员。1989年，全省健康教育工作会决定将卫生宣传科更名为健康教育科，由地区卫生局、地区爱卫会、地区防疫站派员组成。采取放电影、办专栏、报纸刊物、卫生展览版、印发宣传品、画报等形式进行卫生宣传。

电影录像宣传：1961—1967年，地区防疫站有电影放映机一部，配备2名兼职放映员，初期站内每周一次，后为每月一次；站外、镇川、鱼河、米脂等，每年都有下乡任务，每场必有新闻简报加映，内容有《红雨》《春苗》《赤脚医生》等，向电影公司租片，一场24元随选。1984—1987年，省站供片内容有：《地区性氟中毒防治》《遗传工程》《小儿麻痹》《跑步是运动之王》《预防肝炎》《大关节》《克汀病》等。深入到地方病病区绥德、米脂、神木、定边、靖边等县进行放映。1988年，地区卫生工作会后，在食堂、饭馆、新楼饭店、旅社等放映了《红高粱》《狂犬病》《食品卫生法》《餐具消毒》《钞票卫生》等录像2000多场。1995年，放映《性病防治》录像带100多场。1995年，放映《九亿农民健康行动》录像100多场。卫生局组织参加了陕西省首届“为了您的健康”杨森杯予防医学科普知识电视有奖竞赛，获第三名。

卫生专栏宣传：1967年，地区防疫站首先在单位大门前创办了钢木结构的卫生宣传栏，有8个板面，每月更换一次。1981年，借用榆林剧院橱窗进行卫生宣传。1982年卫生局拨款2000元，在榆林县体育场墙外设钢木结构街头宣传栏。1986年10月，卫生传栏获榆林县委宣传部国庆节城区街道宣传栏比赛二等奖。1990年，市容建设、街头宣传栏搬回单位院内。

展板宣传：1983年，由宣教科编制一套120cm×100cm版面40块，“地方性氟中毒防治”展板。1985年，制作“门诊预防接种”宣传展板5块，1m×1.2m。1986年编制“卫生防病知识”30块，“结核病防治知识”展板15块等。采取不定时出动宣传车，分别到子洲，绥德、清涧、佳县等地庙会进行广播、展板宣传。并与榆林县防疫站联合，到马合、小豪兔、牛家梁乡镇集市上进行宣传。

报纸宣传：早在1971年，靖边县防疫站创办了全地区第一份《卫生简报》，油墨印，每季一份。1976年更名为《卫生革命》或《卫生防疫》。1979年10月，靖边县卫生防疫站办起全省第一张县级发行的《靖边卫生》小报，铅印16开4版，每月1期，每期500份，发行全县、乡、镇及与各省地县进行资料交换，共办15期，1981年停刊。1981年始，地区卫生局创办《榆林卫生》报，4开8版，月刊，每期3000份，总编：范鸿先，承办单位：榆林地区防疫站健康教育科，1984年移交榆林地区中医研究所承办。1988年复刊，由卫生局主办。至1994年停办，14年共88期。曾于1987年11月，在《陕西卫生报》临童发行会上，《榆林卫生报》受到表彰。

1990年1月，地区卫生局举办《榆林卫生》创刊十周年暨50期座谈会，卫生部副部长胡熙明、省卫生厅厅长卢希谦、榆林地委书记李风杨为报纸题词。中国健康教育杂志社、健康报陕西记者站、陕西卫生报社、省防疫站等单位发来贺信贺电。会议表彰了先进单位3个，先进个人7名，优秀通讯员5名，会上转发了由本报选送王华芳撰写的《洒向大山深处的爱》文章，荣获全国卫生报刊优秀作品三等奖证书。会议期间，一院、二院、二康劳动服务公司、地区卫校、地区中医院等对《榆林卫生》报给予捐助。

据不完全统计：1985—2000年，累计印发卫生宣传传单、宣传画、卫生知识手册等20余万份（册），其宣传的内容有：预防流脑、儿童计免知识、食品卫生六有、口腔卫生、艾滋病防治、预防传染病、动员全社会关心结核病、放射线卫生防护知识等。并利用广播电视进行宣传。

学习培训：1981年，地区防疫站组织有关县防疫站参加了省卫生厅在西安举办的《西北五省卫生美术学班》，在商洛地区举办的宣传画、漫画展上，榆林地区“重视幼儿早期教育”等卫生宣传画作品参展。1982年，参加了在西安举办的“西北五省区卫生报刊编辑”学习。1983年3月，地区防疫站举办首届卫生宣教学习班，历时15天，学习摄影、美术、文字等基本知识，参加者13人，由著名摄影师陈宝生讲课，学习文字，美术基本知识，延安防疫站张召科长应临指导。并在西安观摩了“陕西省首届卫生美术摄影展览”。1984年，参观了由国家爱国卫生运动委员会、卫生部在北京举办的“全国卫生科普宣传栏调展”，参观人员有赵廷智、秦森、刘海珠、马高才、马健等。1988年，派王生才到西安美院国画系学习一年。1988年，区文联陈宝生摄影作品“生命足迹”获“纪念世界卫生组织成立40周年摄影比赛”最佳贡献奖。1990年，参加全省澄城工作会议、参加全省健康教育工作（社区）会。1991年，参加全区首届文学艺术代表会。1992年，参加全国健康教育情况调查和为期15天的全区陈宝生摄影学习班。

2000年以来，城市卫生宣传，以组织协调疾控中心、监督所、血站、妇幼保健站、地方病防治所、医院等单位结合各种卫生节日宣传。主要有：5月12日国际护士节、5月8日世界红十字日、4月25日全国预防接种宣传日、全国肿瘤宣传周、四月份爱国卫生月、3月24日世界结核病日、12月艾滋病宣传日。在活动日组织人员上街进行咨询宣传、印发传单、义诊活动、很受群众欢迎。在广场主要以印发各类宣传健康知识的小册子，传单为主。据统计仅2009年、2010年两年发放健康教育宣传材料50万份，举办健康教育讲座160余次，培训1万多人次。参于健康知识问卷调查10多万人，累计受教育人数达80万人次以上。

2003年春季，在“学雷锋月”“科技之春”“爱国卫生月”等一系列活动中，结合预防“非典”向群众宣传传染病防治知识。秋季开展了以“创建卫生城市，干干净净迎国庆”为主题的文明市民宣传及秋季爱国卫生运动宣传。据统计：累计在城区主街道悬挂横幅标语达52条，设立宣传咨询点13个，创办宣传栏98块，出动宣传车15辆次，向城乡人民散发各类宣传材料达11万份，制作大型标语牌60多块、电视报道8次。

2006—2009年，创建省级卫生城市期间，健康教育累计投入经费100万元，城区启动了“健康教育进社区”“践行科学发展观”和各种卫生日义诊宣传等社会健康教育活动，并通过每年的文化、科技、卫生“三下乡”等形式，将健康教育辐射到农村、乡镇。

2008年3月13日，榆林市全民健康生活方式活动启动，省卫生厅杨世英副厅长参加了仪式。发放宣传资料和健身器材13000多份。

2013年经市合疗办统一部署，在各县区规模不同、程度不等地开展新农合政策宣传活动，其中榆阳、定边、府谷、米脂等县区合疗办印制了新农合市级统筹政策宣传册；榆阳区在榆阳电视台《生活无限》栏目做新农合政策解读7期，播出44次，受到了广大参合群众的好评。绥德县广泛开展宣传活动，逢集遇会进村发放年画、对联及传单，共印发宣传资料5万余份；子洲县聘请民间说书艺人、横山县邀请横山县退休干部演唱团就2013年新农合政策利用乡镇集会和广场演出等形式进行新农合政策宣传。

2015年，向榆林日报社、榆林电视台、陕西日报驻榆林站、新浪榆林站、华商报驻榆林站等20多家媒体单位提供宣传材料12篇，《榆林卫生网》上传宣传材料68篇。组建了“唱响榆林卫生”QQ群，积极宣传卫生政策，引导全市卫生系统广大干部群众树立正确的是非观。建立了新闻发言人制度，印发了《关于进一步加强卫生宣传信息报工作的通知》，编印了12期《榆林卫生信息》。各县区、市直各单位每季度至少报送一次工作简讯，市直单位每月报送一篇反腐倡廉稿件、一篇精神文明或其他活动稿件，信息采集渠道畅通。

第二节　健康教育

榆林地区长期以来没有专门健康教育机构，仅在地区及部分县防疫站设宣教科。

1989年榆林市实施“2000年人人享有初级卫生保健”战略目标，“健康教育”作为一个重要组成部分被正式提出，并加强了这方面的工作。

1994年以来，伴随着“亿万农民健康促进行动”农村健康教育工作启动和强化。在每年的结核病、计划免疫、碘缺乏病防治、艾滋病等卫生宣传日开展了规模较大的相关卫生知识宣传和健康教育。

2006年12月制定了《榆林市健康教育2007—2011五年规划》总体目标是：建立适应未来卫生事业改革发展，促进健康城市建设，满足人的不断增长的自我保健需求的健康教育体系，以帮助人们增强健康意识掌握健康知识和技能，养成良好卫生行为习惯和生活方式；改善环境，降低危险因素，促进人们的健康水平不断提高。

2007年始建榆林市健康教育所。首次制定《榆林市健康教育与健康促进工作规划（2007—2010）》。

2009年榆阳区健康教育所成立，同时组建了区卫生系统健康教育讲师团，由35名专家组成，在城区和乡镇巡回宣讲健康知识。

2010年4月举办了第二十二个爱国卫生月宣传暨健康教育进万家启动仪式。7月举办了健康教育进万家活动。2010年12月举办了“双创”杯健康知识竞赛。

创卫3年来，累计举办各种形式的知识讲座50多次，印发《居民健康知识手册》3万多册，资料100多万份。

2011年10月8日在世纪广场举行了以“知晓您的血压和控制目标”为主题的宣传活动。

2012年，启动了中央补助地方健康素养促进行动项目、举行了“榆林市第24个‘爱卫月’宣传暨纪念爱国卫生运动60周年”活动启动仪式。主题是“爱国卫生人人参与，健康活动人人享受”、举办两场健康知识大讲堂。主题是：健康在您手中，良好的生活方式与行为。榆林市健康教育讲师团成立并向讲师团成员颁发了聘书。举办了健康知识赠书仪式、共赠书5000册。2013年9月12日举办了市健康教育工作培训会，600余人参加了培训。

榆林市讲师团成员及课题：

郑振兴　市疾控中心《高血压与糖尿病》的三级预防

霍清晟　市疾控中心《健康的四大基石》

李　军　北方医院《我的健康我做主——生活行为与心脑血管疾病》

曹健高　北方医院《糖尿病患者诊治过程中的误区》

刘繁荣　北方医院《肝病教育项目——疗效可靠、疗程有限》

顾宏祥　市卫校《中小学学校食堂食品安全应注意的几点事项》

拓军雄　市卫校《预防高血压饮食指南》

马小艺　市卫校《心理健康方面》

叶生明　市一院《高血压的防治》

井长信　市二院《糖尿病概论》

高燕云　市一院《关注绝经期》

牛建生　市二院《高糖路上向前行》

常艳萍　市二院《高血压病人日常注意事项》

赵文玉　市二院《肾脏疾病的预防》

安风莲　星元医院《脑血管疾病的一级预防》

贺　波　星元医院《儿童营养与早期教育》

赵秀英　星元医院《中国农民健康素养知识——基本知识与技能》

贺海龙　星元医院《心肺复苏的全民培训》《心血管疾病介入治疗新进展》

崔　婧　市妇保院《女性生殖健康知识》

党风云　市健教所《健康教育的基本理论与方法及软件资料的收集整理》

刘艳萍　新明楼社区卫生服务中心《让健康生活方式强健你我》

白义宝　市精神病院《精神疾病预防与治疗》

刘增海　市红十字会《健康——我们的共同追求》

公共场所禁止吸烟：2008年“中国戒烟大赛”活动中，市健康教育所获得了陕西赛区特别贡献奖。

2009年4月颁布实施了《榆林市公共场所禁止吸烟的规定》。明确了在幼儿园、医院诊疗区、学校教室、各类会议室、影剧院、候车室等共十一类公共场所严禁吸烟。每年组织5月31日无烟日宣传活动。开展了“烟草吞噬生命，吸烟有害健康”的签名宣传活动。发出了《致家长的一封信》、向中小学生发出了《拒绝第一支烟的倡议书》。卫生系统医务人员发出了《履行劝阻吸烟职责、做控制吸烟的表率》倡议书。累计发送劝阻戒烟短信80余万条次。榆林市城区有20家单位被评为“无吸烟示范单位”。抽查城区居民吸烟有害健康的知识知晓率达95%。2010年5月31日在世纪广场举办第23个世界无烟日宣传活动，主题是性别与烟草——抵制针对女性的市场营销。

2010年4月，卫生系统各单位率先全面禁止吸烟启动。2011年，第24个无烟日宣传活动的主题是：“烟草致命如水火无情，控烟履约可挽救生命”。2012年，第25个无烟日宣传主题为“烟草业干扰控烟”口号是：“生命与烟草的对抗”。发放戒烟手册3500余份。

2011年4月，邀请天津武警医学院健康教育指导中心专家李浴峰教授等三人在榆林剧院进行了为期两天的健康教育“技能”知识培训。2015年全市基本公共卫生健康教育和促进服务项目进展顺利，全市共发放健康教育印刷资料280.65万份，播放健康教育音像资料7659次，更换健康教育宣传栏6771期；开展公众健康咨询活动6022次，受众69.92万人次；举办健康知识讲座3207次，受众27.09万人次。

2012年9月4日由云南省卫生厅副厅长张赛寿带队，一行8人组成的卫生部控烟督查小组对我市控烟工作进行督查，采取汇报座谈、查阅资料、实地查看的方式进行。督查组对榆林市控烟工作予以肯定，并对下一步控烟工作提出了指导性意见。据市疾控中心调查，干部中吸烟数由2012年的15.3%下降至2013年的14.5%。中国人民武装警察部队医学院在榆林设立“榆林健康教育基地”，同时启动了“健康知识大讲堂”系列活动，武警部队健康教育指导中心李浴峰主任一行7位专家在全市范围内作了以“健康在您手中，良好的生活方式与行为”为主题的系列专题讲座16场次，受训人群达6000余人。组建了“健康教育讲师团”，深入辖区巡讲，至2015年，共计组织讲座30余场次，受训人数达到4000多人次。

2015年市政府印发了《榆林市全民健康素养促进行动实施方案（2015—2020年）》，明确健康教育工作经费要占到年度卫生工作经费的5%以上，基本公共卫生服务项目中健康教育项目资金应不少于10%，市本级每年每人0.3元健康教育经费列入预算。市健康教育所、干部保健局、120健康服务热线等专业健康教育指导机构已经建立，市、县、乡、村四级健康教育网络健全，健康教育与促进扩散平台向纵深推进。启动省卫计委在榆林开展健康传播卫星网试点工作。筹建了“12320”百姓健康服务平台。建立了专业的健康教育团队。实行“校地对口支援”，由中国人民武装警察部队医学院在榆林建设“榆林健康教育基地”，成立市级健康教育讲师团，开展健康教育“六进”活动，制定了《榆林市市级健康教育讲师团管理办法》及《授课意见征询表》，要求市级讲师团成员每年讲课1次以上，使专家健康教育讲座覆盖全市12个县区。倡导开展全民健康促进系列活动。2015年5月份在河滨公园举行了全市全民健步行启动仪式，与市电视台共同制作了《今天，你戒烟了吗？》《今天，你睡的好吗？》等5期健康教育专题节目，每天滚动播放。投入45万元翻印《自我保健与疾病防治指南》作为权威指导手册，向居民免费发放。

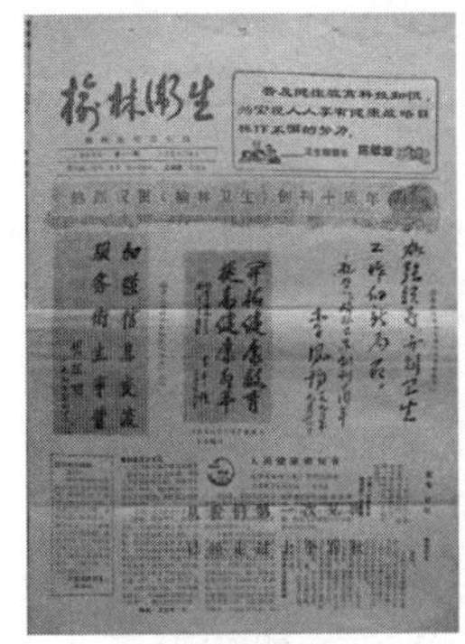
榆林衛生

热烈祝贺《榆林卫生》创刊十周年

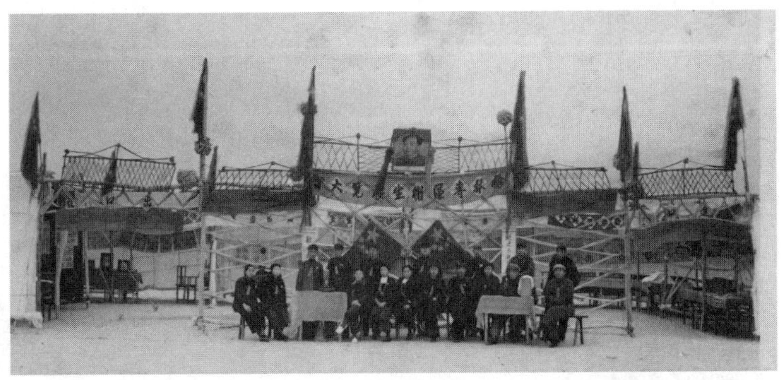

图4–1 《榆林卫生》报创刊十周年

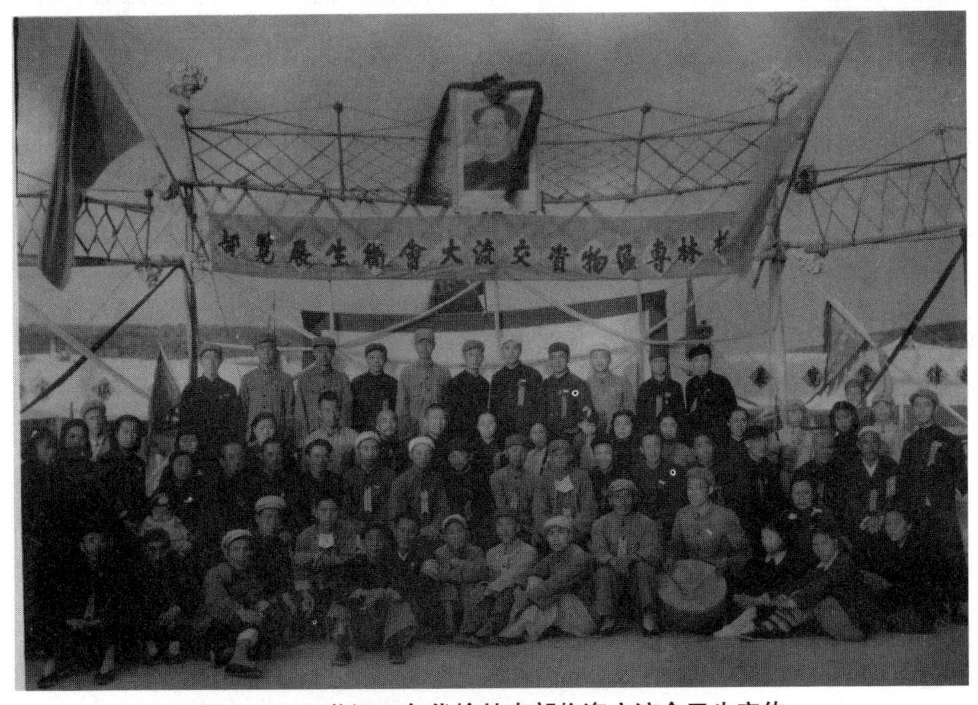

图4–2 20世纪50年代榆林南郊物资交流会卫生宣传

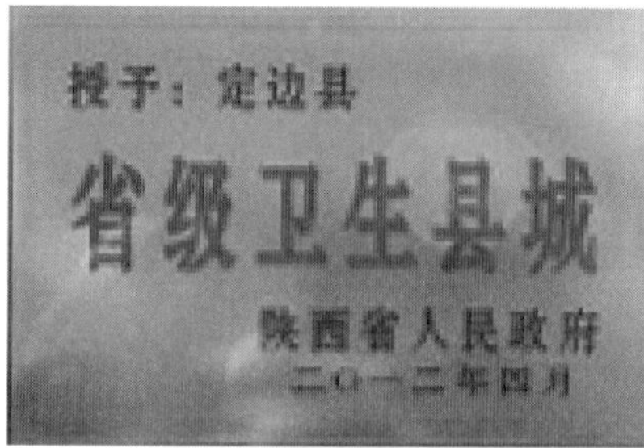
授予：定边县
省级卫生县城
陕西省人民政府
二〇一二年四月

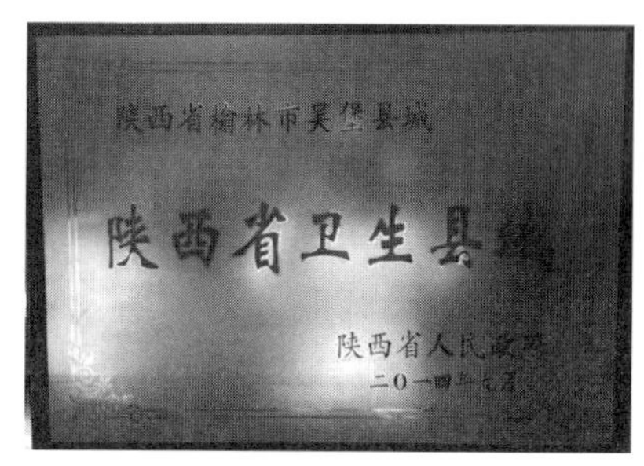
陕西省榆林市吴堡县城
陕西省人民政府

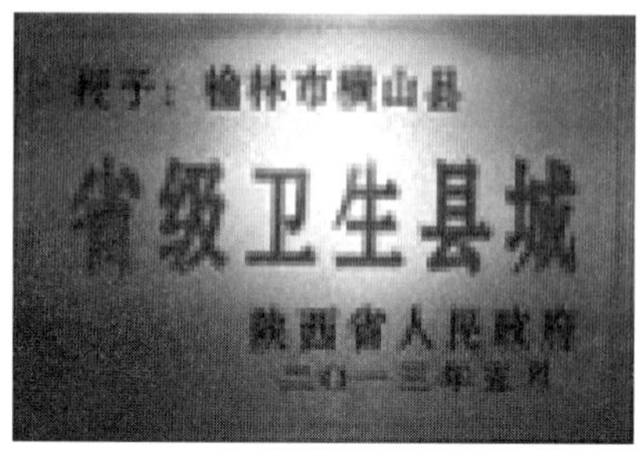
授予：榆林市横山县
省级卫生县城
陕西省人民政府

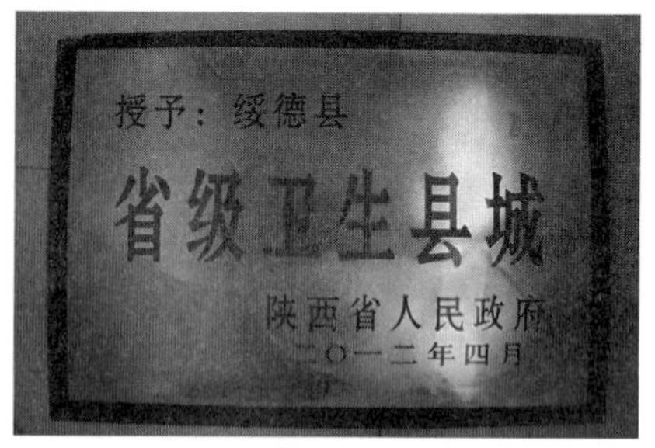
授予：绥德县
省级卫生县城
陕西省人民政府
二〇一二年四月

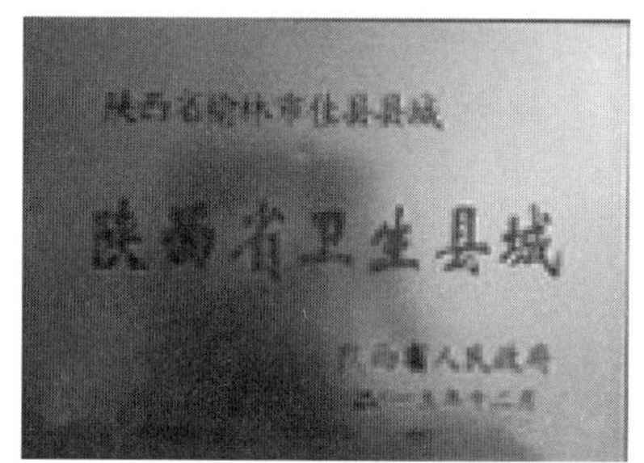
陕西省卫生县城

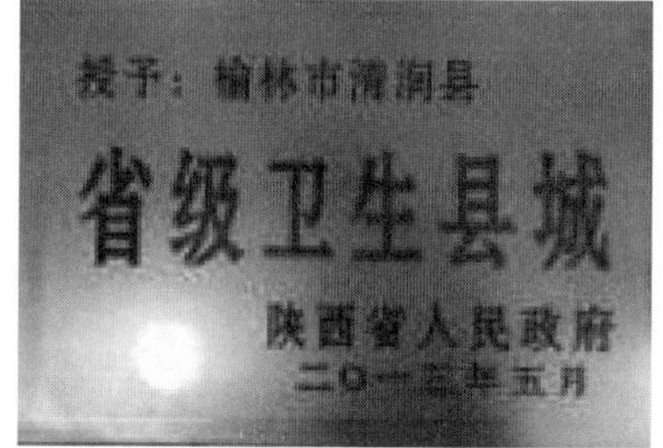
授予：榆林市清涧县
省级卫生县城
陕西省人民政府
二〇一三年五月

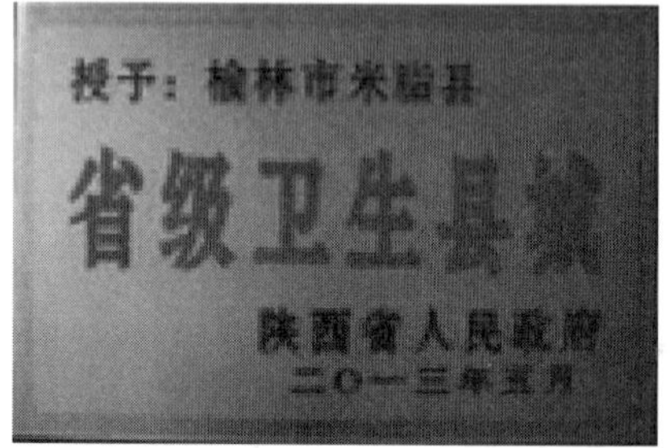
授予：榆林市米脂县
陕西省人民政府

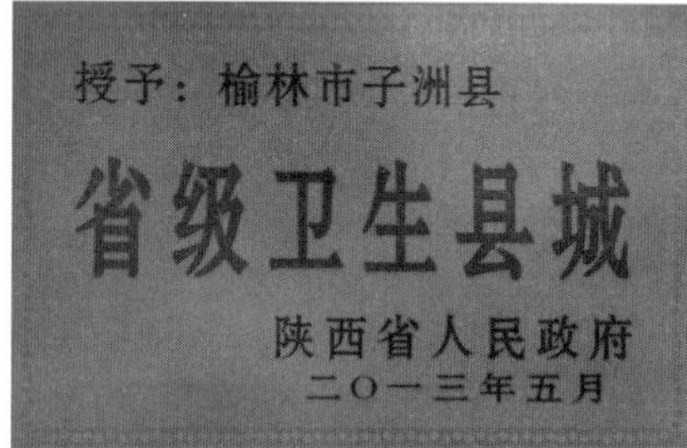
授予：榆林市子洲县
省级卫生县城
陕西省人民政府
二〇一三年五月

图4-3　省级卫生县城

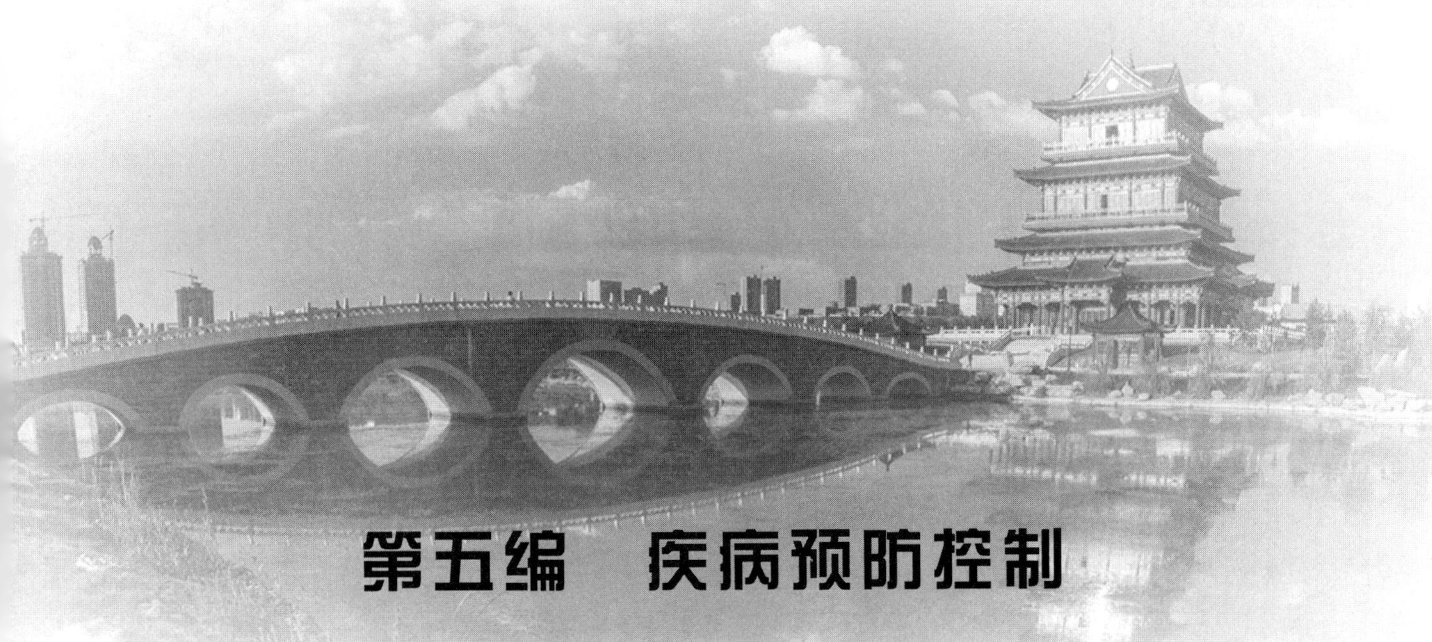

第五编　疾病预防控制

榆林预防疾病始端由出土的商周时期的卫生用具唾盂给予有力见证。唐宋时期即有派兵封锁疫区，隔离传染，保护群众的军队介入防疫记录。用焚烧来消灭传染源，制造隔离带，控制传染也是有效的防疫措施。明清时期瘟疫猖獗，迫使明清医生钻研传染病的治疗，促进了榆林温热病学术的发展，开发榆林优质泉水修建“官井”，加井盖、修暗渠保护水源。清同治七年（1867），榆林始设牛痘局。民国年间，采用中药控制霍乱流行，成立卫生院开展防疫工作，设鼠疫防治研究所，起草制定《榆林县卫生防疫大纲》。1949年榆林解放后，组建地区卫生防疫工作队，1954年各县相继成立卫生防疫站。至1961年，防疫工作形成了从地区到县、乡、村完整的4级防疫体系。1978年，榆林地区天花消灭。1996年，实现了以省、市、乡为单位的“四苗”接种率分别达到85％以上目标，全地区基本控制急性传染病的大规模流行。自20世纪50年代起，从出生婴儿开始打防疫针，并按计划免疫程序普遍接种疫苗，使有史以来第一位死因传染病，到1958年退居第2位；60年代退居第5位；70—90年代在居民死因顺位（前10位）中消失。至2013年地方病防治达到消除危害阶段性目标。60年代已经消灭的性病，90年代初始有死灰复燃的趋势。2004年榆林发现了第一例传入性艾滋病。2015年，全市甲乙类传染病报告发病7647例，发病率288.32/10万；报告死亡4例，死亡率0.15/10万；报告病种13种。

第一章　计划免疫

第一节　预防接种

种痘是计划免疫（预防接种）之一种，清同治年间总兵刘厚基在榆林设牛痘局，为民种痘。这是榆林计划免疫之始端。民国初年，民间即有种痘医生采用人痘落痂，溶解后为儿童接种预防天花。民国二十三年（1934）榆林县首次接种牛痘疫苗438人。民国二十七年春，陕北疫情严重，4月，省政府令卫生处联合省立家畜保畜所及卫生署西北区防疫专员办公处派员前往陕北实施防治，在榆林种牛痘、注射伤寒混合疫苗。民国二十八年（1939）首种鼠疫疫苗。

民国三十一年（1942）夏秋，榆林卫生院在榆林城内接种牛痘苗，种痘人数25000余人，接种霍乱菌苗12058人。

民国三十二年（1943），榆林、靖边、横山三县接种牛痘苗21248人。

民国三十七年（1948），绥德中心卫生所种牛痘931人，其他预防注射522人。以后各年都进行规模不等的种痘工作。

1949年春季，陕甘宁边区政府绥德中心卫生所自制牛痘苗一万支，发放所辖各县预防接种。

1950年榆林、绥德专署遵照政务院《关于发动秋季种痘运动》的指示和卫生部《种痘暂行办法》，在全区开展了大规模免费接种牛痘工作。

1953年，首次开展百日咳菌苗、破伤风类毒素、白喉毒素接种工作。并对布病疫区重点高危人群首次开展布鲁氏菌苗普种工作。

1958年，各公社都建立了卫生院，城乡医疗预防网络基本形成，公社医院承担了预防接种工作，从组织管理上，全面落实预防接种工作。

1959年，开始接种Ⅱ型脑炎疫苗和卡介苗。

1962年新增百日咳、白喉类毒素二联混合疫苗的接种。

1966年开始使用口服小儿麻痹糖丸。1969年，建立了“预防接种卡片”管理，开始接种麻疹疫苗。榆林县计划免疫门诊始于1972年，即按规定的免疫程序，有计划地为儿童进行免疫接种。新增百日咳、白喉、破伤风类毒素三联混合疫苗的接种。

1974年11月，榆林地区防疫站开展有计划的在易感人群进行预防接种——计划免疫，首先在绥德、佳县、靖边进行试点工作。计划免疫是指对0～7岁儿童按照国家规定的免疫程序有计划的实施麻疹、脊髓灰质炎、白喉、百日咳、破伤风联合制剂以及卡介苗的预接种。

1975年6月，在佳县召开了榆林地区计划免疫工作交流会。从此以后，全区各县全面开展了此项工作，根据各种传染病流行的季节性和人群的自然免疫状况，及各种生物制品的情性和免疫程序，科学地安排接种时间和对象，建立了县、乡、村三级卫生防疫网。

1978年10月20日，召开首次计划免疫工作会议，计划免疫工作全面推开。依据《全国计划免疫工作条例》，开展“四苗防六病”计划免疫工作，即对7周岁及以下儿童进行卡介苗、脊髓灰质炎三价糖丸疫苗、百白破三联疫苗和麻疹疫苗的基础免疫以及及时加强免疫接种，使儿童获得对结核、脊髓灰质炎、百日咳、白喉、破伤风和麻疹的免疫。

1979年，全区实行计划免疫的公社250个，占全区公社总数的97.2%，实行计划免疫的大队5254个，占大队总数的93.1%。由于计划免疫的深入开展，提高了各类生物剂品的全程尽量接种率，实行计划免疫前的1971—1972年与实行后的1980—1981年相比，相应传染病总发病率由780.57/10万下降至205.87/10万，其中麻疹发病率由390.69/10万下降至140.17/10万，白喉由0.17/10万下降到0.13/10万，脊髓灰质炎由1.24/10万降至0.22/10万，全区有9个县19年无白喉病例发生。

1982年停止种牛痘疫苗。

1983—1985年，随着农村经济体制改革的逐步实行，计划免疫接种作了改进，形式多样，在具体预防接种上，有采取乡镇卫生院承包所在辖乡镇的村完成预防接种任务；有按完成指标多少抽取劳务费，也有承包给防疫专干或乡村医生，由其划片接种，给予一定比例的报酬。

1986年全区12个县有251个乡镇，6724个行政村，地县有专职计免人员21名，乡镇卫生院有专兼职计免人员262人，其中师以上人员6人占2.30%，初级人员184人占70.23%，村一级因农村经济体制改革，多数没有村卫生站。全区0～7岁儿童351664人，占全区总人口2560228人的13.74%，建卡率84.27%，糖丸口服率89.45%，卡介苗按种率72.94%。

1988年在牛家梁、董家湾乡开展了“儿童计划免疫保偿”试点，1990年全面推开，1岁以内儿童参保7437人，占应保儿童的86.49%，一直持续至2004年。

计划免疫工作是世界卫生组织和国家卫生部考核评估项目，经省卫生厅组织验收，地区、县分别实现了三个85%的目标，即1989年以地区为单位儿童“四苗”（指包括麻疹疫苗、卡介苗、脊髓灰质炎糖丸、百白破三联）免疫接种率达85%目标；1991年以县为单位儿童疫苗免疫接种率达到85%目标；1994年以乡为单位儿童疫苗免疫接种率达到85%目标。“四苗”全程免疫接种达到96.32%。

1991年全地区建立了脊髓灰质炎直报系统。

1992年卫生部又将乙型肝炎疫苗纳入计划免疫范畴。并将流行性乙型脑炎、流行性脑脊髓膜炎和流行性腮腺炎等传染病的预防纳入计划免疫管理。第一个全国消灭脊髓灰质炎强化免疫日活动，在全地区展开。并启动了每年的12月份和次年的1月份间隔4周，进行两轮糖丸普服。对0～4岁儿童，不论过去免疫史如何，全部服两轮糖丸，每年服苗儿童数10万名以上。

1996年12月5月，中共榆林地委书记高仰秀、行署专员马铁山在第三次脊髓灰质炎强化免疫期间，到榆林市古楼办事处防保组为孩子们喂服糖丸。

1997年，榆林市进入全国计划免疫先进行列。

1999年，榆林地区启动了麻疹、新生儿破伤风检测系统。同时，地区防疫站建成并启动了麻疹实验室，实现了和省麻疹实验室检测网络联网。

2001年，榆阳区进入全国消灭脊髓灰白质炎工作先进行列。

2004年，全国免疫接种率调查，榆阳区为调查点之一。对2001年1月1日至2003年12月31日出生的儿童（无论有无户口，是否居住满3月），全部3个年龄组儿童进行调查。每组调查7名儿童，共21名儿童。

2004年12月底，全市242个乡镇各配一台电脑，一部打印机，一台读卡机，2005年调试投入使用，实现了全市计划免疫工作微机管理。是年，乙脑疫苗、流脑疫苗纳入计划免疫管理。

2005年6月1日国务颁布实施了《疫苗流通和预防接种管理条例》，对进一步加强和规范儿童免疫预防接种有了明确的目标。

2007年，卫生部印发了《扩大免疫规划实施方案》，实施扩大免疫程序将原有的“五苗七病”基础上增加到15种传染病。将甲肝疫苗、流脑疫苗、乙肝疫苗、麻疹腮腺炎风疹联合疫苗、无细胞百白破联合疫苗纳入国家免疫规划程序，榆林市对适龄儿童实施接种。工作指标是：（1）到2010年，乙肝疫苗、卡介苗、脊灰疫苗、百白破疫苗（包括白破疫苗）、麻疹疫苗（包括含麻疹疫苗成分的麻风疫苗、麻腮风疫苗、麻腮疫苗）适龄儿童接种率以乡为单位达到90%以上。（2）到2010年，流脑疫苗、乙脑疫苗、甲肝疫苗力争在全区范围对适龄儿童普及接种。（3）出血热疫苗目标人群的接种率达到70%以上。（4）炭疽疫苗、钩体疫苗应急接种目标人群的接种率达到70%以上。总目标为：全面实施扩大国家免疫规划，继续保持无脊灰状态，消除麻疹，控制乙肝，进一步降低疫苗可预防传染病的发病率。

截至2012年全市建成规范化接种门诊236个，建成率100%。按照全国免疫规划的要求，五类基本疫苗接种率，截至2009年底，平均达到95%以上。2009年全市应接种卡介苗的人数为34145人，实际接种34077人，接种率99.80%；脊灰疫苗应接种人数为39194人，实际接种38650人，接种率为98.61%；百白破疫苗应接种37940人，实际接种37725人，接种率为99.43%；麻疹疫苗应接种人数为36594人，实际接种36331人，接种率为99.28%；乙肝疫苗应接种人数为34543人，实际接种34367人，接种率为99.49%。按照省、市统一部署，2009年开展了乙肝疫苗查漏补种工作，1994年出生儿童实际补种42670人，补种率95.93%；1995年出生儿童实际补种46188人，补种率96.31%。

表5-1　榆林市2003—2012年免疫规划疫苗接种率汇总（%）

年份	2003	2004	2005	2006	2007	2008	2009	2010	2011	2012
糖丸	95.65	99.24	99.31	99.29	98.71	99.67	99.67	99.86	99.87	99.90
含麻疹成分疫苗	94.08	98.74	98.72	98.93	98.35	99.41	99.62	99.87	99.90	99.91
乙脑疫苗			95.94	93.89	93.76	98.63	99.69	99.76	99.82	99.82
流脑A群疫苗			87.41	96.96	95.82	99.40	99.48	99.81	99.85	99.86
流脑A+C群疫苗								99.81	99.86	99.86
卡介苗	92.19	97.38	98.80	94.78	98.77	99.65	99.95	99.98	99.97	99.93
百白破疫苗	97.28	99.01	98.98	99.03	98.51	99.32	99.64	99.86	99.87	99.89
乙肝疫苗	86.35	97.99	98.87	99.06	98.29	99.74	99.83	99.90	99.92	99.90
白破疫苗								99.83	99.91	99.85
甲肝							99.09	99.82	99.91	99.87

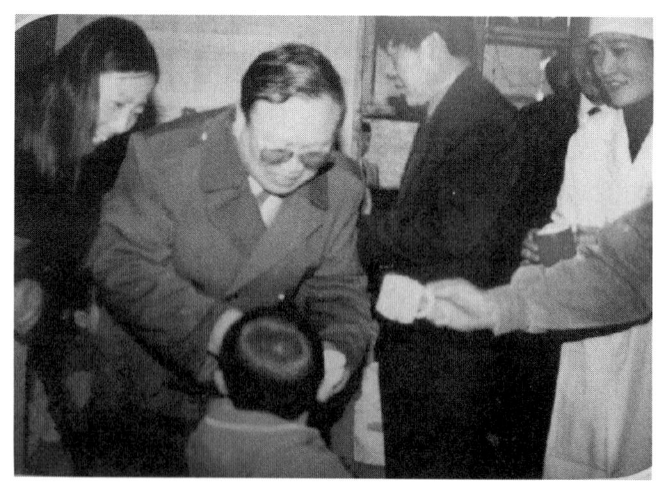

图5-1　1996年12月5日，中共榆林地委书记高仰秀（左二）、行署专员马铁山（左三）到古楼办事处给儿童喂服糖丸

2011—2015年，实施扩大国家免疫规划，将疫苗接种由以前的5种增加到了的13种（即乙肝、甲肝、卡介苗、麻疹、麻腮、麻风、麻腮风、流脑A群、流脑A+C群、乙脑、糖丸、百白破、白破疫苗）。常规免疫各苗接种率在95%以上。截至2015年全市共建立市级示范化预防接种门诊26家、县级示范化预防接种门诊222家，防保人员经培训合格持证上岗率达100%，接种点建设取得新突破。监测病例逐年增多，分别为41例、102例、120例、175例、181例，以县为单位覆盖率为100%，部分县（区）达到了以乡镇为单位消除0报告，监测体系日渐灵敏。AFP专病系统的管理监测AFP病例各年分别为8例、9例、9例、6例、13例（2014年、2015年神木、府谷除外），报告发病率均达到国家要求指标。为完成消除麻疹工作任务，2004—2015年，除常规接种外每年均开展至少两轮的针对含麻类和脊灰疫苗的查漏补种或强化免疫活动。实施扩大国家免疫规划，有效预防和控制脊髓灰质炎、麻疹、百日咳、白喉、新生儿破伤风、乙型肝炎、流行性脑脊髓膜炎、流行性乙型脑炎、流行性腮腺炎、流行性出血热等相关传染病。截至2015年底，全市1岁儿童卡介苗、脊灰、百白破、麻风、乙肝疫苗报告接种率分别为99.85%、99.82%、99.80%、99.86%、99.80%。

第二节 儿童免疫程序

榆林市依据不同年代疫情动态、人群免疫水平、生物制品性质、各种制品间的相互干扰情况，执行国家不同年代免疫程序。

20世纪50年代儿童免疫程序，主要是牛痘苗、百日咳菌苗、白喉类毒素和乙脑疫苗。

60年代以牛痘苗、百白二联制剂、百白破三联混合制剂、伤寒霍乱混合疫苗、斑疹伤寒疫苗、白喉类毒素、脊髓灰质炎疫苗、麻疹减毒活疫苗为主要的儿童免疫程序。

70年代有卡介苗、牛痘苗、脊髓灰质炎疫苗、麻疹减毒活疫苗、百白破混合制剂、乙脑疫苗、流脑菌苗的儿童免疫程序。

80年代，取消牛痘苗，流脑菌苗改为三联流脑多糖体菌苗，仍保留卡介苗、脊髓灰质炎疫苗、麻疹减毒活疫苗、百白破混合制剂、百白二联混合制剂、白破二联制剂、乙脑疫苗的儿童免疫程序。

2000年后补充乙肝、甲肝、麻腮、麻风、麻腮风三联等疫苗。

2007年后的儿童基础计划免疫程序如下：

（1）出生24小时内，接种卡介苗和第一针乙肝疫苗。

（2）1个月月龄，接种第二针乙肝疫苗。

（3）2个月月龄，接种（服）第一次脊髓灰质炎疫苗。

（4）3个月月龄，接种第二次脊髓灰质炎疫苗和第一次百白破疫苗。

（5）4个月月龄，接种第三次脊髓灰质炎疫苗和第二次百白破疫苗。

（6）5个月月龄，接种第三次百白破。

（7）6个月月龄，接种第三针乙肝疫苗。

（8）8个月月龄，接种麻疹疫苗。

（9）1.5～2岁，进行百白破加强接种。

（10）4岁，复服脊髓灰质炎疫苗。

（11）7岁，复种卡介苗、麻疹疫苗、乙肝疫苗，加强接种白破二联疫苗。

第三节 冷链运转

冷链运转是保证疫苗质量的重要措施之一。所谓冷链就是指疫苗从生产单位发出，经冷藏保存并逐级运输到基层卫生机构，直到进行接种，全程都按疫苗保存要求妥善冷藏，以保持疫苗的效价不受损害。由于大多数疫苗是蛋白质，一般怕热、怕光，所以需要冷藏。

1979—1985年，榆林地区的计划免疫工作因没有冷链设施，一直只能集中在冬季开展。

1985年—1987年，国家、省、市、县各拿出部分资金，利用儿童基金会援助，为地区修建常温冰库一座，并配备了低温冰箱和常温冰箱。为县防设站装备了低温冰箱及常温冰箱、冷藏包、冰排、温度计等；为乡镇卫生院装备了普通冰箱及冷藏包、冰排、注射器、高压消毒锅。全地区共装备冷链运输车7辆、低温冰箱64台、常温冰箱251台、冷藏包3331个、高压锅110个、冷藏箱57个。

表5-2　1996年榆阳区卫Ⅶ项目冷链设备及器械装备表

名　称	普通冰箱	低温冰箱	冷藏箱	冷藏包	冰排	摩托车	温度计	高压锅	炉子	镊子	注射器	针头	注射器方盘	针头铝盒	体温表
合计	33	34	13	992	7936	32	32	494	490	490	49400	52488	490	972	2430
防疫站	1	2	3												
鼓　楼	1	1		5	40	1	1	2	1	1	200	972	1		
星明楼	1	1		5	40	1	1	2	1	1	200	972	1		
青山路	1	1		5	40	1	1	2	1	1	200	972	1		
上郡路	1	1		5	40	1	1	2	1	1	200	972	1		
清　泉	1	1	1	70	560	1	1	35	35	35	3500	3500	35	70	175
镇　川	1	1	1	64	512	1	1	32	32	32	3200	3200	32	64	160
上盐湾	1	1	1	64	512	1	1	32	32	32	3200	3200	32	64	160
鱼　河	1	1	1	34	272	1	1	17	17	17	1700	1700	17	34	85
桐条沟	1	1	1	42	336	1	1	21	21	21	2100	2100	21	42	105
董家湾	1	1		40	320	1	1	20	20	20	2000	2000	20	40	100
余兴庄	1	1	1	54	432	1	1	27	27	27	2700	2700	27	54	135
古　塔	1	1	1	40	320	1	1	20	20	20	2000	2000	20	40	100
刘官寨	1	1		18	144	1	1	9	9	9	900	900	9	18	45
刘千河	1	1	1	48	384	1	1	24	24	24	2400	2400	24	48	120
青　云	1	1		30	240	1	1	15	15	15	1500	1500	15	30	75
榆　阳	1	1	1	40	320	1	1	20	20	20	2000	2000	20	40	100
芹　河	1	1		32	256	1	1	16	16	16	1600	1600	16	32	80
巴拉素	1	1		24	192	1	1	12	12	12	1200	1200	12	24	60
红石桥	1	1		26	288	1	1	13	13	13	1300	1300	13	26	65
补浪河	1	1		28	224	1	1	14	14	14	1400	1400	14	28	70
可可盖	1	1		14	112	1	1	7	7	7	700	700	7	14	35
马　合	1	1		18	114	1	1	9	9	9	900	900	9	18	45
岔河则	1	1		14	112	1	1	7	7	7	700	700	7	14	35
小纪汗	1	1		16	128	1	1	8	8	8	800	800	8	16	40
耳　林	1	1		20	160	1	1	10	10	10	1000	1000	10	20	50
小壕兔	1	1		20	160	1	1	10	10	10	1000	1000	10	20	50
孟家湾	1	1		32	256	1	1	16	16	16	1600	1600	16	32	80
金鸡滩	1	1		18	114	1	1	9	9	9	900	900	9	18	45
牛家梁	1	1		24	192	1	1	12	12	12	1200	1200	12	24	60
双　山	1	1	1	48	384	1	1	24	24	24	2400	2400	24	48	120
大河塔	1	1		32	256	1	1	16	16	16	1600	1600	16	32	80
安　崖	1	1		62	496	1	1	31	31	31	3100	3100	31	62	175

1986年，初步建立起从县→街道、乡→医疗点村的冷链系统，保障了疫苗制品的质量。

1987年，在国际儿童基金会的支持下，榆林县落实7.7万元冷链设备费（自筹2.5万元）使50%的乡装备了电冰箱，85%的村装备了冷背包和接种注射器材。至此，结束了乡村无冷链运转的历史。从而也结束了全县36年一贯以冬季为主的免疫接种历史，实现了年6次供苗，成为全地区12个县唯一的全年6次运转接种单位。

1995年2月，由榆林市计委、财政局、卫生局向榆林地区呈报了《榆林市世界银行卫生Ⅶ项固贷款申请建议书》，1998年3月政府正式签字，并做出书面承诺，该项目正式启动，于2003年结束。期间，共装备计免冷链设备120余万元，系统地培训了计免队伍，为乡镇卫生院装备了低温冷冻冰柜、冰箱、高压消毒器、冰排等。为村卫生室配备了冷背包、消毒锅、注射器、冰排等冷链消毒接种器材，实现了真正意义上的市、乡、村三级计免冷链运转。

1996年启动了世界银行贷款疾病预防控制项目计划免疫子项目，简称卫Ⅶ项目，至2003年结束，为期七年。全市共利用世行贷款791.77万元，地方配套152.5万元，全市配备冷藏车一辆，疫苗运输车11辆，普通冷库一座，普通冰箱99台，低温冰箱99台，冷藏箱13个，冷藏包3198个，补充和更新了冷藏设备。

2001年至2015年，全市保持以乡为单位，每年12次冷链运转，平均每月一次，已达到冷链运转规范要求。

第二章　传染病防治

第一节　传染病管理

民国十八年（1929），开始施行《传染病防治条例》《传染病预防条例实施细则》。《传染病防治条例》规定：传染病人（或疑似传染病人，或因传染病致死）之亲属及接触人为义务报告人，需在发现病人24小时内报告所在地卫生主管机关；保甲长、警察及医生、护士发现传染病人（或传染病人尸体）应在发现后24小时内向卫生主管机关报告。

民国二十三年，榆林卫生院成立后，建立了传染病报告统计制度。民国二十七年（1938）榆林卫生院统计：民国十七～二十七年（1928—1938）榆林县境内报告传染病21种。

中华人民共和国成立后，1950年，《传染病预防及处理暂行办法》确定了麻疹等14种病为法定传染病，对疫情报告、访视调查、消毒、患者隔离、尸体处理及带菌者检查等作了详细的规定。1951年，榆林县实行旬报制度，报告的传染病有13种。1953年8月4日，榆林县人民政府印发了《关于建立疫情报告网制度》的通知。

1955年7月5日，由卫生部公布了《中华人民共和国传染病管理办法》，需要管理的传染病有二类18种。规定了传染病疫情报告人、时限、程序。甲类传染病自发病起，城镇不得超过2小时，农村不得超过12小时。

1956年6月9日补充通知中规定，法定传染病分甲、乙两类计25种。

1959年3月10日，将传染性肝炎列入本区暂行管理的传染病，要求各级医疗机构开展肝炎疫情报告。1978年国务院将该办法改为《急性传染病管理条例》，管理的传染病为甲、乙两类28种，须报告的丙类1种（肠炎）计29种。

1981年起，榆林将法定传染病漏报调查列为常规，每年至少调查一次。

1986年，地区防疫站和绥德县、榆林县防疫站共同对地县乡6所医院1—9月份传染病漏报率进行了调查，结果平均漏报率为71.91%，其中榆林县医院住院部为76.51%，传染科为38.87%；绥德县医院64.98%，地区中医院41.35%，榆林大河塔乡卫生院100%，绥德田庄地段医院16%。（样本较小，不能代表全地区漏报情况：如果拿此结果推断全区传染病发病情况，上报病例占不到实际发病的1/3）

1988年1月14日卫生部、外交部、公安部、国家教育委员会、国家旅游局、中国民用航空局、国家外国专家局发布《艾滋病监测管理的若干规定》。

1989年2月21日，经七届全国人大常委会第六次会议通过，并于同年9月1日起施行的《中华人民共和国传染病防治法》，标志着传染病管理正式走向法制轨道。《中华人民共和国传染病防治法》规定的传染病分为甲类、乙类、丙类，共39种。

甲类包括鼠疫、霍乱2种。

乙类包括传染性非典型肺类、艾滋病、病毒性肝尖、脊髓灰质炎、人感染致病法禽流感、麻疹、流行性出血热、狂犬病、流行性乙肝脑炎、登革热、炭疽、细菌性和阿米巴痢疾、肺结核、伤寒和副伤寒、流行性脑脊髓脑炎、百日咳、白喉、新生儿破伤风、腥红热、布鲁氏杆菌病、淋病、钩端螺旋体病、血吸虫病、疟疾共26种。

丙类包括流行性感冒、流行性腮腺炎、风疹、急性出血性结膜炎、麻风病、流行性和地方性斑疹伤寒、黑热病、包虫病、感染性腹泻（除外伤寒副伤寒、霍乱、细菌性和阿米巴性痢疾）、手足口病等共11种。

《传染病防治法》规定，对甲类传染病和乙类传染病中的艾滋病及炭疽中的肺炭疽实行强制管理。发现这类疫情，城镇于6小时内，农村12小时内以最快方式报告给发病所在地卫生防疫站。对于丙类传染病实行监测管理。

2002年4月份启动了国家疾病报告管理信息系统。

2003年春，在抗击非典型性肺炎期间，疫情报告时实行网络直报。

2004年，传染病报告的疾病增加了包虫病、流行性感冒、流行性腮腺炎、风疹、急性出血性结膜炎等10余种丙类传染病。乙类增加了HIV。

2011—2015年，扩大国家免疫规划项目接种率稳定在95%以上。乙类、丙类传染病报告水平稳中有降。法定传染病网络直报率达100%，网报及时率稳定在98%以上，卡片审核及时率98%以上。制定了《榆林市重点传染病防控工作精准措施》，针对艾滋病、结核病、乙肝、布病和手足口病等重点传染病落实了具体防控措施。全面加强艾滋病综合防治工作，落实“四免一关怀”政策，艾滋病病毒感染人数上升势头得到控制。全市现代结核病策略覆盖率100%。

第二节　传染病流行

榆林地区最早的记载始见于唐太宗贞观十年（636），“关内、河东大疫”。《甘宁青史略正编》记载：“吐蓄之戍盐、夏者，馈运不继，人多病疫思归，尚结赞遣三千骑逆之，悉焚其庐舍，毁其城，驱其民而去。灵盐节度使杜希全遣兵分守之。”这次瘟疫波及榆林境内定边、靖边、横山大部分地区，军队首次介入疫情防范。

明清两朝陕北地区自然灾害及瘟疫频繁发生，根据各县志中统计的传染病流行的30年次中，神木3年次，府谷2年次，定边1年次，靖边2年次，横山5年次，绥德2年次，米脂1年次，榆阳12年次。佳县、吴堡、清涧无记载。光绪七、八、九年（1881、1882、1883）榆林疠疫频。八年（1882），神木发生疫病，延及四乡，死者3000余人。

咸丰七年（1857）七月，靖边发生特大鼠疫，死尸遍野，十庄九空。

清同治七年（1867）后榆林总兵刘厚基开设牛痘局，为民种牛痘。

民国期间，榆林市曾发生了流行范围广、危害最大的传染病是鼠疫和霍乱。1905—1942年，除吴堡县外，其余11个县的115个乡镇，504个村，染病8002人，死亡7194人，病死率为89.9%。民国二十一年（1932）秋、民国二十五年（1936）夏季，榆林疫病猖獗，霍乱2次流行。

民国二十七年（1938）仅榆林卫生院统计：流行过的传染病有病毒性肝炎、疟疾、结核病等21种。发病率高的有霍乱、赤痢，次有伤寒、天花、流脑、麻疹等。

1949年，榆林解放后，霍乱绝迹。1951年报告的传染病有天花、流行性脊髓灰质炎、伤寒副伤寒、斑疹伤寒、白喉、痢疾、猩红热、回归热、黑热病、麻疹、疟疾等11种，计2861人，死亡79例。人间鼠疫1953年绝迹。1952年报告天花18例，1956年后天花绝迹。1978年，黑热病、疟疾、回归热等传染病绝迹。1985年，全区有9个县10年内无白喉病例发生。1993年后，无脊髓灰质炎病例报告。

自20世纪50年代起，出生婴儿开始打防疫针，并逐步推行按计划免疫程序普遍接种疫苗，使有史以来的第一位死因传染病，到1956年退居第二位，1964年退居第五位，90年代在城区居民顺位死因中退居第七位。基本控制了传染病流行。60年代已经消灭的性病，90年代有死灰复燃的趋势。2004年，榆阳区发现全市第一例输入性艾滋病。2008年首次发现手足口病，2013年发生甲型H1N1流感新病种。

2015年，全市甲乙类传染病报告发病7647例，发病率288.32/10万；报告死亡4人（艾滋病3例），死亡率0.15/10万。报告发病数居前5位的是病毒性肝炎、肺结核、梅毒、布鲁士菌病、痢疾，占甲乙类传染病报告发病总数的94.89%。

表5-3　1963—2015传染病报告总发病率及死亡率统计

年份	总人口	发病人数	发病率（/10万）	死亡人数	死亡率（/10万）	病种数
1963	1822500	28488	1563.13	117	6.42	18
1964	1863000	73340	3936.66	464	24.91	14
1965	1907600	70294	3684.94	567	29.72	12
1966	1937900	1887	97.37	14	0.72	11
1967	1971900	32062	1625.94	469	23.78	15
1968	2021000	3973	196.59	91	4.50	13
1969	2071700	43059	2078.44	241	11.63	15
1970	2114000	67640	3199.62	481	22.75	15
1971	2154000	68437	3177.21	99	4.60	17
1972	2181000	141416	6484.01	253	11.60	16
1973	2200700	71806	3262.87	427	19.40	17
1974	2250800	31252	1388.48	86	3.82	14
1975	2255600	81339	3606.09	227	10.06	15
1976	2263800	54570	2410.55	199	8.79	14
1977	2259700	77621	3435.01	288	12.75	15
1978	2275200	36375	1598.76	148	6.50	13
1979	2299300	32713	1422.74	83	3.61	11
1980	2330900	45707	1960.92	85	3.65	8
1981	2376000	37342	1571.63	54	2.27	9
1982	2436300	24436	1003.00	31	1.27	10
1983	2472800	25999	1051.40	19	0.77	10
1984	2522400	19725	781.99	40	1.59	9
1985	2564000	20250	789.78	43	1.68	10
1986	2605500	22868	888.28	25	0.97	11
1987	2663800	26662	1011.97	30	1.14	11
1988	2716200	12840	477.15	23	0.85	11
1989	2786400	6003	218.31	15	0.54	12
1990	2964500	3079	108.31	14	0.49	12
1991	3014800	2840	97.12	12	0.41	10
1992	3055400	1933	65.18	9	0.3	12
1993	3096600	934	31.12	4	0.13	10
1994	3139400	998	32.73	1	0.03	13
1995	3177900	1582	51.44	2	0.07	13
1996	3207300	2776	89.2	2	0.06	11
1997	3239100	2915	92.93	3	0.1	9
1998	3258600	3088	97.89	3	0.1	14
1999	3298200	5315	167.68	4	0.13	16
2000	3425700	7490	232.69	1	0.03	14
2001	3446700	9756	298.34	1	0.03	14
2002	3464900	9041	276.43	9	0.28	16
2003	3482100	9543	289.47	6	0.18	22
2004	3499600	13142	386.75	7	0.21	22
2005	3516300	14177	429.25	14	0.4239	20
2006	2534100	10186	306.4189	5	0.1504	22
2007	2552500	10626	317.3349	4	0.1195	18
2008	2570100	11512	341.3106	5	0.1482	21
2009	3347300	15024	441.8796	9	0.2647	23
2010	3354200	12758	372.4806	9	0.2628	22
2011	3352400	13289	396.5168	3	0.0895	21
2012	3356900	14892	444.2184	6	0.179	20
2013	3370300	14127	420.8153	2	0.0596	24
2014	3383900	13310	503.3449	5	0.1891	22
2015	3383900	7447	497.3472	4	0.2262	17

第三节　传染病防治

一、天花

历史上榆林地区天花流行无法考究。清同治七年（1869）总兵刘厚基驻守榆林后设牛痘局，为民种痘。民国时期，民间有种痘先生“吹花种痘”，也有将天花落痂溶解种痘者。民国二十三年（1934）榆林卫生院成立后，榆林县首次接种痘疫苗438人。民国三十一年（1942）、三十四年（1945）县内农村每年均流行天花。接种牛痘疫苗32656人。1949年前无具体数字记载。1951年，首次报告天花发病3例，1952年报告18例。发病季节分明，从11月开始流行到翌年5月达高峰，6月开始下降，9—10月无病例。发病年龄分布，9岁以下儿童发病最高。于1956年后，全区无天花病例报告，天花绝迹。1980年5月8日，世界卫生组织宣布全球消灭了天花。

二、霍乱

民国二十一年（1932），全区十二县都曾有该疫流行，绥德、清涧、吴堡、米脂，霍乱大流行，发病人数1714人，死亡806人。榆林城和鱼河堡一带死于霍乱达300多人。一时城乡家家户户门上挂艾草、悬酸枣条、贴神符，以此避邪，用石灰水涂墙、石灰面撒于房屋周围及用醋熏（打醋坛）等法消毒。名医郭瑞西，辨为秽湿浊邪扰乱胃肠之“寒霍乱”，在“六和汤”基础上化裁出“伏虎神效散”，按每次用量分包，在全城分设5个点，备患者家属取用，并向神木、府谷、横山等县四处赠送，活人甚众。还倡导使用自制预防熏剂“驱疫丹”及口服大蒜、水缸内投放“苍术、贯众”（民间于端阳节用的传统避疫方）等方法，在当时对防治该病起到了良好作用。民国二十五年（1936）夏季，霍乱又一次流行。这年榆林卫生院购回一批痧药、霍乱药水、霍乱症疫苗等药物进行防治，疫势逐渐减退。此后，再未发现霍乱病例。民国三十一年（1942）夏秋，榆林卫生院在榆林城内接种霍乱菌苗12058人。1949年榆林解放后霍乱绝迹。

三、伤寒、副伤寒

民国三十一年（1942）至三十四年（1945）在榆林卫生院统计中，即有伤寒、副伤寒发病的记载。据榆林县传染病报告统计，1951年至1960年报告发病188人，平均每年18.8人。1963—1982年。全地区共发生3次伤寒流行高峰，其发病率在12.77/10万～18.61/10万。以1965年为最高，每次高峰间隔时间是5～7年。从1983年发病率开始下降，1989年降至0.04/10万，到2014年发病率为0.08/10万，其间以2001年为最多，发病10人，发病率为0.31/10万。1965—1977年报告死亡5年次，共13例，1965年、1972年各死亡4例，最高死亡率是1965年的0.21/10万，1977年后无死亡。伤寒在榆林市各县、区都有散在病例发生，1982年榆林县发生了一起水媒传播的暴发疫情，患者316人，发病高峰季节为6—10月。

表5–4　榆林市伤寒、副伤寒发病统计

年份	发病人数（人）	发病率（/10万）	死亡人数（人）	死亡率（/10万）
1963	92	5.05		
1964	294	15.78		
1965	355	18.61	4	0.21
1966	15	0.77		
1967	68	3.45		
1968	116	5.74		
1969	110	5.31	1	0.05
1970	171	8.09	1	0.05
1971	275	12.77		
1972	133	6.10	4	0.18
1973	69	3.14		

续表

年份	发病人数（人）	发病率（/10万）	死亡人数（人）	死亡率（/10万）
1974	20	0.89		
1975	129	5.72		
1976	27	1.19		
1977	149	6.59	3	0.13
1978	26	1.14		
1979	36	1.57		
1980	46	1.97		
1981	41	1.73		
1982	316	12.97		
1983	75	3.03		
1984	27	1.07		
1985	47	1.83		
1986	128	4.97		
1987	50	1.9		
1988	39	1.45		
1989	1	0.04		
1990	2	0.07		
1991				
1992	4	0.13		
1993	2	0.07		
1994	1	0.03		
1995	3	0.10		
1996	7	0.26		
1997	8	0.26		
1998	7	0.22		
1999	6	0.19		
2000	5	0.16		
2001	10	0.31		
2002	7	0.21		
2003	1	0.03		
2004	2	0.06		
2005	6	0.1817		
2006				
2007	3	0.0896		
2008	1	0.0296		
2009	4	0.1176		
2010				
2011	3	0.0895		
2012	2	0.0597		
2013	2	0.0596		
2014	3	0.0856		
2015	6	0.1885		

四、细菌性痢疾

民国二十九—三十四年（1940—1945）榆林县即有流痢疾广泛地散发流行。1951年榆林地区发病748例，其中榆林县发病391例，发病率为26.97/10万。1963—1987年的25年间，榆林地区发生痢疾流行16年次，发病率在500/10万以上的有11年次，其发病率最高的是1977年，为1082.44/10万，最低是1984年的304.43/10万。痢疾死亡率1964—1989年，每年都有死亡病例，死亡率在0.07/10万～5.28/10万，其中，1972年、1975年的死亡率分别是5.28/10万和5.22/10万。1990—2014年，3年次死亡4例，1993年死亡率为0.07/10万。榆林市的细菌性痢疾一年四季均有发病，但有明显的季节性，发病高峰月多为7、8、9月，发病成因多与苍蝇、饮生水和生吃水果、蔬菜有关。阿米巴性痢疾有偶尔个例发生。

表5-5　榆林市痢疾发病统计

年份	发病人数（人）	发病率（/10万）	死亡人数（人）	死亡率（/10万）
1963	3235	177.50		
1964	7168	384.76	3	0.16
1965	12220	640.60	34	1.78
1966	376	19.40	3	0.15
1967	1126	57.10	4	0.20
1968	809	40.03	8	0.40
1969	3327	160.59	16	0.77
1970	3555	168.16	36	1.70
1971	4394	203.99	26	1.21
1972	11411	523.20	85	3.90
1973	12035	546.87	106	4.82
1974	4234	188.11	35	1.56
1975	14865	659.03	119	5.28
1976	11227	495.94	67	2.96
1977	24460	1082.44	118	5.22
1978	15047	661.35	49	2.15
1979	13080	568.87	26	1.13
1980	17682	758.59	40	1.72
1981	18949	797.52	26	1.09
1982	16125	661.86	22	0.90
1983	11961	483.70	9	0.36
1984	7679	304.43	6	0.24
1985	1288	50.23	8	0.31
1986	8811	342.25	7	0.27
1987	9390	356.4	13	0.49
1988	2844	105.69	8	0.30
1989	1737	63.11	2	0.07
1990	977	34.37		
1991	745	25.49		
1992	549	18.51		
1993	265	8.83	2	0.07
1994	357	11.71		
1995	617	20.07		
1996	632	20.31		
1997	935	29.81		
1998	466	14.77	1	0.03
1999	1023	32.27		
2000	1793	55.70		
2001	2423	74.10		
2002	2309	70.60		
2003	1157	35.10		
2004	2158	61.66		
2005	3065	92.8021	1	0.03
2006	1484	44.6422		
2007	808	24.1301		
2008	645	19.1231		
2009	607	17.8528		
2010	698	20.3787		
2011	612	18.2608		
2012	658	19.6277		
2013	669	19.9282		
2014	521	19.7027		
2015	268	10.0668		

五、病毒性肝炎

民国三十四年（1945）统计，民国二十九—三十四年（1940—1945），榆林县境内有病毒性肝炎发生，自1959年首次报告2例后，呈逐渐增多趋势。1963—1977年，榆林地区发病呈上升趋势，1977年的发病率达最高峰，为140.82/10万，又从1981年的135.14/10万呈下降趋势，至1994年降为15.58/10万。从1995年开始上升，到2014年出现两个发病高峰，分别是2004年为132.87/10万和2014年的131.19/10万。从1963—2014年，27次死亡66人，死亡率在0.03/10万～0.23/10万。1972年、1973年、1987年出现高峰，均为0.23/10万。

表5-6 榆林市病毒性肝炎发病统计

年份	发病人数（人）	发病率（/10万）	死亡人数（人）	死亡率（/10万）
1963	63	3.46	1	0.05
1964	129	6.92		
1965	113	5.92	1	0.05
1966	37	1.91		
1967	95	4.82		
1968	57	2.82	4	0.20
1969	68	3.28	3	0.14
1970	201	9.51		
1971	447	20.75	1	0.05
1972	770	35.30	5	0.23
1973	1115	50.67	5	0.23
1974	470	20.89	2	0.09
1975	807	35.78	1	0.04
1976	1291	57.03	3	0.13
1977	3182	140.82	2	0.09
1978	1995	87.68	5	0.22
1979	998	43.40	3	0.13
1980	780	33.46		
1981	3211	135.14	3	0.13
1982	2470	101.38	2	0.08
1983	1498	60.58	1	0.04
1984	828	32.83		
1985	981	38.26	3	0.12
1986	1436	55.78	1	0.04
1987	2120	80.47	6	0.23
1988	914	33.97		
1989	870	31.61		
1990	1374	48.34	2	0.07
1991	1278	43.73	2	0.07
1992	718	24.21		
1993	513	17.09		
1994	475	15.58		
1995	727	23.64		
1996	768	24.68		
1997	1106	35.26		
1998	1622	51.42		
1999	2843	89.69	2	0.06
2000	2535	78.75		
2001	2672	81.71		
2002	3349	102.40	2	0.06
2003	4220	128	2	0.06
2004	4626	132.87		
2005	3591	108.7283		
2006	2668	80.2597		
2007	2594	77.4672		

续表

年份	发病人数（人）	发病率（/10万）	死亡人数（人）	死亡率（/10万）
2008	3020	89.5377		
2009	4292	126.2345	2	0.06
2010	3534	103.1781	1	0.03
2011	3406	101.6281		
2012	3784	112.8742	1	0.03
2013	4121	122.7564		
2014	3469	131.1873		
2015	2742	108.6616	1	0.0377

六、脊髓灰质炎

民国二十九—三十四年（1940—1945），榆林县即有脊髓灰质炎发生。1951年，榆林专区首次报告发病4例，死亡1例。1963—1993年的30年间，全地区发病率在3.60/10万～0.04/10万，累计发病529例。其中1965年发病67例，发病率为3.60/10万和1989年发病63例，发病率为2.29/10万，为高峰年。1966年始在7岁以下儿童中使用口服小儿麻痹糖丸疫苗预防。1993年开始，每年12月份开展一次两轮（间隔1个月）口服小儿麻痹糖丸疫苗强化免疫，至2014年，坚持强化免疫22年次。1993年，榆林市刘官寨乡三岔湾村发生最后一例脊髓灰白质炎病例后，再无野株病例发生。死亡率在1979年以前波动于0.24/10万～0.04/10万，以后仅1985年、1989年各死亡1例。发病季节多在春夏之交，以小儿多发，其中以0～3岁发病者最多。

表5–7　榆林市脊髓灰质炎发病统计

年份	发病人数（人）	发病率（/10万）	死亡人数（人）	死亡率（/10万）
1963	9	0.49		
1964	67	3.60		
1965	29	1.52	2	0.10
1966	6	0.31		
1967	26	1.32	2	0.10
1968	11	0.54	1	0.05
1969	36	1.74	5	0.24
1970	29	1.37	2	0.09
1971	28	1.30	1	0.05
1972	27	1.24	1	0.05
1973	26	1.18		
1974	17	0.76	2	0.09
1975	21	0.93		
1976	12	0.53		
1977	36	1.59	2	0.09
1978	15	0.66	1	0.04
1979	2	0.09		
1980				
1981	5	0.21		
1982	11	0.45		
1983	10	0.40		
1984	5	0.20	1	0.04
1985	12	0.47		
1986	1	0.04		
1987	9	0.34		
1988	1	0.04		
1989	63	2.29	1	0.04
1990	11	0.39		
1991	2	0.07		
1992	1	0.03		
1993	1	0.04		

七、斑疹伤寒

民国三十一—三十四年（1942—1945），榆林城乡连年“流行甚烈斑疹伤寒等传染病”。据不完全统计，民国三十二年2月仅榆林城患斑疹伤寒病人就有187人，民国三十三年城乡患斑疹伤寒、回归热和疟疾（打摆子）者共达3181人，死亡186人，民国三十一年（1942）起，榆林卫生院在本县推行传染病防疫，对传染病患者施行隔离治疗及开展灭体虱等预防措施。1949年榆林解放后，1951年榆林专区传染病报告发病17例，1952年发病21例。从1963—1979年，每年都有发病，发病率在0.31/10万～38.22/10万，除1965年为24.96/10万和1966年38.22/10万外，其余年次均在8.04/10万以下。1983—2014年的30年间，11年次累计报告发病41例。以1983年报告17例为最多，2003年6例次之，其余年次在4例以下。斑疹伤寒传播媒介为人、畜体虱。

表5-8　榆林市斑疹伤寒发病统计

年份	发病人数（人）	发病率（/10万）	死亡人数（人）	死亡率（/10万）
1963	87	4.77	1	0.05
1964	465	24.96	5	0.27
1965	729	38.22	15	0.79
1966	30	1.55		
1967	156	7.91	3	0.15
1968	19	0.94	0	
1969	39	1.88		
1970	134	6.34	1	0.05
1971	166	7.71		
1972	116	5.32		
1973	177	8.04		
1974	79	3.51		
1975	49	2.17		
1976	45	1.99		
1977	42	1.86		
1978	7	0.31		
1979	23	1.00		
1980				
1981				
1982	17	0.70		
1983	19	0.93		
1984				
1985	4	0.16		
1986				
1987				
1988				
1989				
1990	1	0.04		
1991				
1992				
1993				
1994	4	0.13		
1995				
1996	2	0.06		
1997				
1998				
1999				
2000	3			
2001	1			
2002				
2003	6			

续表

年份	发病人数（人）	发病率（/10万）	死亡人数（人）	死亡率（/10万）
2004	1			
2005				
2006				
2007				
2008				
2009				
2010	1			
2011				
2012				
2013	1			
2014				
2015				

八、麻疹

民国二十七年（1938）榆林卫生院统计：民国十七—二十七年（1928—1938）麻疹是榆林县传染病发病率较高的疾病。民国三十四年（1945）榆林城患麻疹者共3310人。1951年榆林专区发病1288例，死亡728人。1952年发病184例，死亡2人。据地区防疫站成立后报告统计：1963—2014年，每3～5年出现一次流行高峰的规律，第一个高发病率是1965年的1485.43/10万，死亡率为23.43/10万，也是50年来的最高峰。1969年，在7岁以下儿童广泛使用麻疹减毒活疫苗，使周期高发病率逐渐下降，1984年降至102.24/10万，死亡率为0.74/10万。2000年降至47.77/10万，死亡率为0。2003年，麻疹发病1218例，其中285例属暴发病例，集中在4月（52例）、5月（198例）两个月份，发病地区主要集中在神木县（43例）、横山县（41例）、定边县（45例）、佳县（66例）。其后无死亡。2004年，麻疹发病713例，其中145例属暴发病例，集中在5月（39例）、6月（54例）、12月（33例），发病地区主要集中在米脂县（47例）、子洲县（82例）。2007年针对麻疹小范围的流行，对麻疹易感人群进行了强化接种，接种102987人，接种率为97.25%。据统计：1969年前，0～14岁年龄组占病例总数的99.47%。1969年推广麻疹疫苗预防接种后，小年龄组发病有所下降，大年龄组发病相对增加。2007年，麻疹发病554例，虽高于相近年度水平，但均属散发，无聚集性发病现象。发病时间主要集中在1、2、5月，发病地区主要集中在榆阳区、神木县、绥德县、靖边县。2014年无发病。

表5-9　榆林市麻疹发病统计

年份	发病人数（人）	发病率（/10万）	死亡人数（人）	死亡率（/10万）
1963	14308	785.08	82	4.50
1964	22553	1210.57	321	17.23
1965	28336	1485.43	447	23.43
1966	276	14.24		
1967	5561	282.01	31	1.57
1968	1682	83.23	7	0.35
1969	13832	667.66	120	5.79
1970	19577	.926.06	368	17.41
1971	1995	92.62	39	1.81
1972	3770	172.86	125	5.73
1973	35094	1594.67	294	13.36
1974	504	22.39	6	0.27
1975	4028	178.58	29	1.29
1976	12138	536.18	76	3.36
1977	14343	634.73	84	3.72
1978	4681	205.74	34	1.49
1979	3012	130.99	10	0.43
1980	4388	188.25	29	1.24
1981	1697	71.42	2	0.08

续表

年份	发病人数（人）	发病率（/10万）	死亡人数（人）	死亡率（/10万）
1982	417	17.12		
1983	323	13.06	3	0.12
1984	2579	102.24	20	0.79
1985	154	59.86	4	0.16
1986	216	8.2		
1987	154	5.72		
1988	57	2.07		
1989	551	19.38		
1990	657	22.48	5	0.17
1991	478	16.12	5	0.17
1992	93	3.10		
1993	81	2.66		
1994	161	5.24		
1995	494	15.87	1	0.03
1996	299	9.53		
1997	444	14.08		
1998	484	15.63	1	0.03
1999	810	25.16		
2000	1562	47.77		
2001	360	11.01		
2002	386	12.56		
2003	1228	37.25	1	0.03
2004	713	20.37		
2005	180	5.45		
2006	128	3.8505		
2007	554	16.5447		
2008	19	0.5633		
2009	16	0.4706		
2010	107	3.124		
2011	150	4.4757		
2012	3	0.0894		
2013	1	0.0378		
2014				
2015	69	2.6015		

九、百日咳

民国二十九—三十四年（1940—1945），百日咳在榆林县时有发生。1953年，全县首次开展百日咳疫苗接种。1963—2014年的50年间，榆林地区的发病率以1967年的114.66/10万为最高，2009年的0.03/10万为最低。2004—2005年出现一次暴发流行，两年累计发病373例，发病地区集中在靖边县、横山县，2004年发病率为7.40/10万，2005年为6.06/10万，2014年为0.34/10万。死亡率以1965年的1.99/10万为最高，1987年死亡1例，死亡率为0.04/10万，至2014年无死亡病例。病人主要集中在4—6月份，发病年龄以0～14岁为多，占98%以上。

表5–10　榆林市百日咳发病统计

年份	发病人数（人）	发病率（/10万）	死亡人数（人）	死亡率（/10万）
1963	7133	391.39	15	0.82
1964	15766	846.27	31	1.66
1965	13969	732.28	38	1.99
1966	157	8.10		
1967	2261	114.66	24	1.22
1968	307	15.19		
1969	16974	819.33	28	1.35

续表

年份	发病人数（人）	发病率（/10万）	死亡人数（人）	死亡率（/10万）
1970	9098	430.37	33	1.56
1971	3921	182.03	1	0.05
1972	2575	118.07	2	0.09
1973	3811	173.17	2	0.09
1974	7702	342.19	12	0.53
1975	8282	367.18	6	0.27
1976	3014	133.14	2	0.09
1977	8930	395.19	10	0.44
1978	2333	102.54	5	0.22
1979	2612	113.60		
1980	612	26.26		
1981	1217	51.22		
1982	1240	50.90	1	0.04
1983	1790	72.39		
1984	710	28.15		
1985	796	31.05		
1986	1259	48.9	2	0.08
1987	1247	39.74	1	0.04
1988	247	9.18		
1989	288	10.46		
1990	78	2.74		
1991	110	3.76		
1992	119	4.01		
1993	26	0.87		
1994	41	1.34		
1995	35	1.14		
1996	71	2.28		
1997	138	4.40		
1998	102	3.23		
1999	78	2.46		
2000	582	18.08		
2001	538	16.45		
2002	183	5.60		
2003	114	3.46		
2004	259	7.40		
2005	200	6.0556		
2006	68	2.0456		
2007	41	1.2244		
2008	20	0.593		
2009	1	0.0294		
2010	13	0.3795		
2011	14	0.4177		
2012	8	0.2386		
2013	14	0.417		
2014	9	0.3404		
2015	38	1.4327		

十、白喉

民国三十四年（1945）统计，民国二十九—三十四年（1940—1945）榆林卫生院将白喉列入传染病报告之列。榆林专区于1951年报告5例，1952年报告7例。1953年开始接种白喉类毒素疫苗。1963—1985年中的11年次报告107例。其中1963年37例、1965年40例、1976年13例、1985年8例，4年次报告98例。此后再无白喉病例发生。死亡率4年次报告15例，1963年死亡8例，死亡率0.44/10万为最高。据1962—1964年发病统计，14岁以下者占病例总数的80%以上，春季多发。

表5-11　榆林市白喉发病统计

年份	发病人数（人）	发病率（/10万）	死亡人数（人）	死亡率（/10万）
1963	37	2.03	8	0.44
1964				
1965	40	2.10	3	0.16
1966				
1967	2	0.09		
1968				
1969	1	0.05	1	0.05
1970				
1971	4	0.19		
1972				
1973	1	0.05		
1974				
1975				
1976	13	0.57	3	0.13
1977	1	0.04		
1978				
1979				
1980				
1981				
1982				
1983				
1984				
1985	8	0.31		

十一、流行性脑脊髓膜炎

民国二十九—三十四年（1940—1945）在榆林县卫生院报告的传染病中即有流行性脑膜炎发病。1951年榆林专区发病4例，死亡1例。1963年后每年都有发病，1967年发病率达213.30/10万为最高，1975—1982年为高发期，发病率维持在12.93/10万～36.35/10万。1986年后，发病率开始下降，1991—2008年，发病率降至0.03/10万～0.64/10万。2009—2014年，仅2011年发病1人，发病率为0.03/10万。

该病死亡率由1963年的0.05/10万上升到1967年的20.08/10万，以后开始下降，至1989年降至0.04/10万。1990—2014年，6年次死亡7例。病死患者以学龄前儿童为多。

该病呈周期性流行，每10年流行1次，流行期间一般经过下降年、散发年和上升年3个阶段。

表5-12　榆林市流行性脑脊髓膜炎发病统计

年份	发病人数（人）	发病率（/10万）	死亡人数（人）	死亡率（/10万）
1963	3	0.16	1	0.05
1964	54	2.90	4	0.21
1965	118	6.19	12	0.63
1966	25	1.29	3	0.15
1967	4206	213.30	396	20.08
1968	468	23.16	51	2.52
1969	574	27.71	62	2.99
1970	174	8.31	22	1.04
1971	192	8.91	19	0.88
1972	79	3.62	15	0.69
1973	157	7.13	17	0.77
1974	188	8.35	12	0.53
1975	397	17.60	22	0.98
1976	459	20.28	39	1.72
1977	801	35.45	49	2.17

续表

年份	发病人数（人）	发病率（/10万）	死亡人数（人）	死亡率（/10万）
1978	827	36.35	39	1.71
1979	590	25.66	39	1.70
1980	773	33.16	15	0.64
1981	482	20.29	19	0.80
1982	315	12.93	5	0.21
1983	92	3.72	7	0.28
1984	124	4.92	9	0.36
1985	355	13.85	9	0.35
1986	417	16.2	11	0.43
1987	193	7.33	3	0.11
1988	172	6.39	7	0.26
1989	45	1.63	1	0.04
1990	36	1.27		
1991	15	0.51	1	0.03
1992	11	0.37		
1993	9	0.30	1	0.03
1994	8	0.26		
1995	16	0.52		
1996	20	0.64		
1997	11	0.35	2	0.06
1998	11	0.35		
1999	9	0.28	1	0.03
2000	11	0.34		
2001	12	0.37		
2002	10	0.31	1	0.03
2003	21	0.62		
2004	19	0.54	1	
2005	13	0.39		
2006	2	0.06		
2007	1	0.03		
2008	2	0.06		
2009				
2010				
2011	1	0.03		
2012				
2013				
2014				
2015				

十二、黑热病

1952年，榆林专区首次报告发病72例。1963—1976年，基本每年都有发病，全地区报告454例，1972年发病133例，发病率为6.10/10万最高。1977年后无病例。时至2006年报告发病1例，2007年报告85例，发病率为2.48/10万。2010年、2014年各发病1例。全地区该病死亡率为3年次死亡10例，1963年死亡率最高，为0.27/10万。

另据榆阳区资料载：民国三十七年（1948），榆林县境刘千河一带发生黑热病，有不少人因此死亡。1953年，疫情报告黑热病患者3例。1954年仅安崖乡发病30多例。9月1日，县卫生院设立了榆林县黑热病防治站，并相继在9个区、乡设立黑热病防治站（所）开展防治，对黑热病开展了调查工作。全县共查出患者43例，病犬9只，城乡组织打狗队24个。1955年4月17日至6月27日，陕西省防疫站黑热病防治工作队一行5人来榆林协助和指导工作。全县范围内进行了黑热病普查，共计查出患者40例，男18例，女22例，患病率0.023%。并发动众捕捉消灭白蛉。1958年，累计治愈患者40例，控制新发，达到黑热病基本消灭标准。1964

年，对黑热病进行了复查，发现疑似患者6人，经治疗痊愈，此后，榆林再未发现黑热病患者。1979年5—6月，榆林县完成了黑热病普查任务，未发现患者及病犬。该病患者儿童多于成年人，14岁以下占总发病的73.36%，40岁以上占2.66%。发病高峰在3—6月，与白蛉高峰一致。黑热病微生物宿主为狗，传播媒介主要为中华白蛉，通常在5月上旬出现，6月中旬密度达到高峰，9月中、下旬消失。1958年，据陕西省防疫站工作组对榆林县蚊子的生态分布进行了调查，榆林县的白蛉有中华、蒙古两种。

表5–13　榆林市黑热病发病统计

年份	发病人数（人）	发病率（/10万）	死亡人数（人）	死亡率（/10万）
1963	67	3.68	5	0.27
1964	62	3.33		
1965				
1966	11	0.57		
1967	21	1.06		
1968	7	0.35	0	
1969	67	3.23	4	0.19
1970	19	0.90		
1971	14	0.65	1	0.05
1972	133	6.10		
1973	37	1.68		
1974	5	0.22		
1975	7	0.31		
1976	4	0.18		
↓	2005年实行丙类传染病报告制度以来发病情况			
2006	1	0.03		
2007	85	2.48		
2008				
2009				
2010	1	0.03		
2011				
2012				
2013				
2014	1	0.04		
2015	4	0.1131		

十三、疟疾

俗称“打摆子”，是疟原虫经蚊子叮咬传播的传染病。民国时期榆林地区流行较广。民国三十三年（1944）城乡流行疟疾等病共3181人，死亡386人。民国三十七年（1948），镇川县疟疾流行。仅镇川、上盐湾、吴庄、鱼河发病240人。1950年5月常乐区6个乡发生疟疾流行，发病760人。1951年全县发病334例，发病率为23.19/10万。1952年榆林专区6县发病738人，死亡1人。据地区防疫站统计，1963—1977年全区疟疾发病76例，1971年发病13例，发病率0.6/10万，1977年后基本消灭。2003年、2008年各报告1例。疟疾从每年3月开始发病，6—9月达高峰。该病传播媒介主要是中华按蚊。

表5–14　榆林市疟疾发病统计

年份	发病人数（人）	发病率（/10万）	死亡人数（人）	死亡率（/10万）
1963	5	0.27		
1964	9	0.48		
1965				
1966				
1967	7	0.35		
1968				
1969				
1970	11	0.52		

续表

年份	发病人数（人）	发病率（/10万）	死亡人数（人）	死亡率（/10万）
1971	13	0.60		
1972	6	0.28		
1973	12	0.55		
1974	1	0.04		
1975	9	0.39		
1976	1	0.04		
1977	2	0.09		
↓				
2003	1	0.03		
2004				
2005				
2006				
2007				
2008	1	0.03		
2015	1	0.0377		

十四、流行性乙型脑炎

民国二十九—三十四年（1940—1945）流行性乙型脑炎是榆林县流行的传染病之一。榆林地区在1968年首次报告发病33例，发病率为1.63/10万。至1979年每年都有发病，共401人，发病率在0.10/10万～3.72/10万。1980—1985年无报告病例。1986—2006年发病338人，发病率在0.30/10万～1.43/10万，至2014年，3年次发病10人。

该病死亡率，1968—1979年死亡66例，1975年出现高峰，死亡17人，死亡率0.75/10万。1987—2006年12年次死亡14人，最高死亡率为1989年、1998年的0.07/10万。

该病流行有季节性，一般从5月下旬和6月上旬开始出现病例，7月明显上升，8月达到高峰，11月底趋于消失。

表5–15 榆林市流行性乙型脑炎发病统计

年份	发病人数（人）	发病率（/10万）	死亡人数（人）	死亡率（/10万）
1968	33	1.63	8	0.40
1969	2	0.10		
1970	19	0.90	4	0.19
1971	16	0.74	6	0.28
1972	26	1.19	8	0.37
1973	24	1.09	2	0.09
1974	69	3.07	8	0.36
1975	84	3.72	17	0.75
1976	54	2.39	5	0.22
1977	38	1.68	8	0.35
1978	16	0.70	6	0.26
1979	20	0.87	4	0.17
1980				
1981				
1982				
1983				
1984				
1985				
1986	11	0.43		
1987	8	0.3	1	0.04
1988	33	1.23	1	0.04
1989	30	1.09	2	0.07
1990	17	0.69		

续表

年份	发病人数（人）	发病率（/10万）	死亡人数（人）	死亡率（/10万）
1991	10	0.34	1	0.04
1992	17	0.57	1	0.04
1993	13	0.43	1	0.04
1994	18	0.59		
1995	6	0.20		
1996	14	0.45	1	0.04
1997				
1998	45	1.43	2	0.06
1999	13	0.41		
2000	30	0.93		
2001	14	0.43		
2002	18	0.55	1	0.03
2003	14	0.42		
2004	6	0.17	1	0.03
2005	2	0.06	1	0.03
2006	14	0.42	1	0.03
2007				
2008				
2009	4	0.12		
2010	2	0.06		
2011				
2012				
2013	4	0.12		
2014				
2015	10	0.4877		

十五、猩红热

民国二十九—三十四年（1940—1945）榆林时有猩红热发生，没有具体统计数据。1951年榆林专区散在发病16例，死亡1例。1952年发病19例。1955—1962年榆林县发病55例。1963年后，榆林地区每年都有发病，1963—1973年出现4个高峰，发病率分别是：1964年21.26/10万、1965年18.45/10万、1967年24.49/10万、1973年13.22/10万。1974—2014年的发病率在0.87/10万～9.28/10万，大多数为散发。1963—1981年有10年次死亡37人，1965年死亡率0.37/10最高，1981年后无死亡。患者以0～6岁者发病最多，每年1—5月发病较高。

表5–16　榆林市猩红热发病统计

年份	发病人数（人）	发病率（/10万）	死亡人数（人）	死亡率（/10万）
1963	119	6.53	3	0.16
1964	396	21.26	5	0.27
1965	352	18.45	7	0.37
1966	70	3.61	7	0.36
1967	483	24.49	7	0.35
1968	40	1.98		
1969	35	1.69		
1970	49	2.32	2	0.09
1971	25	1.16		
1972	129	5.91	1	0.05
1973	291	13.22		
1974	110	4.89		
1975	180	7.98		
1976	210	9.28	1	0.04
1977	123	5.44	1	0.04
1978	124	5.45		

续表

年份	发病人数（人）	发病率（/10万）	死亡人数（人）	死亡率（/10万）
1979	93	4.04		
1980	63	2.70		
1981	65	2.74	3	0.13
1982	12	0.49		
1983	31	1.25		
1984	18	0.71		
1985	27	1.05		
1986	72	2.8		
1987	183	6.95		
1988	40	1.49		
1989	20	0.73		
1990	14	0.49		
1991	16	0.55		
1992	30	1.01		
1993	8	0.27		
1994	6	0.20		
1995	7	0.23		
1996	3	0.09		
1997	9	0.30		
1998	3	0.09		
1999	30	0.95		
2000	28	0.87		
2001	36	1.10		
2002	16	0.49		
2003	33	1.00		
2004	68	1.94		
2005	47	1.42		
2006	23	0.69		
2007	27	0.81		
2008	21	0.62		
2009	36	1.06		
2010	43	1.26		
2011	53	1.58		
2012	50	1.49		
2013	32	0.95		
2014	30	1.13		
2015	76	2.8655		

十六、狂犬病

1987年，榆林地区首次报告该病，府谷县3例、横山县1例、佳县1例，全部死亡，发病率与死亡率均为0.19/10万。至2006年，12年次报告47例，1990年发病12例，发病率最高为0.42/10万。发病年份集中在1987—1992年，1994年后的报告6年次中发病均为1例。患者均有犬咬伤史，死亡42例，死亡率最高年份是1990年的0.42/10万。这些死亡病例均未注射狂犬疫苗。

十七、结核病

是由结核杆菌传播引起的一种慢性传染病，俗称“痨病”。自抗“痨”药物问世以来，结核病死亡率大幅度下降。民国二十二—二十五年（1933—1936），榆林卫生院收治的结核病患者数位列首位。1952年，榆林专区将结核病列为地方病调查，发现患者96人。1959年榆林县首先开始接种卡介苗，1978年列入儿童计划免疫程序。1964年，全区对0～15岁儿童进行卡介苗普种。1982年进行了全区结核病流行病学抽样调查。共抽取38个调查点，75个生产队，9个居委会46494人进行流行病学调查，全区组织18个流调队，历时两个月。结果：患病率0.56%，全区发现有活动性肺结核病人15057例，95%可治愈，涂阳病人2318人。吴堡患病率最高1.72%，清涧1.11%。最低为靖边0.21%，定边0.25%。1984年开始填报“肺结核病例报告卡”。1990年始，对发现的肺结核病患者进行标准化全程督导管理。至2004年，就诊、体检发现管理肺结核患者2767人，其中初治涂阳317例，全部给予标准化全程督导管理。1998年，对金鸡滩镇、上郡路办事处825名7～14岁儿童进行结核菌素试验，阳性161人，阳性率20.4%。2000年，卡介苗接种后12周阳转率监测50人，阴性47人，阳转率94%。2003年以来，我市实施了多个结核病防治的国际项目，如：世行贷款/英国赠款中国结核病控制项目、JICA项目和FIDELIS项目、第一轮全球基金结核病项目、第四轮全球基金结核病项目、全球基金第一轮滚动期和三期结核病项目以及整合后的全球基金结核病项目等。榆林市全市12个县区和市区级疾控中心13个单位为项目单位，市上成立了项目领导小组和领导小组办公室。项目开展期间共使用贷款745600美元。市县两级配套款1270000元，其中市本级使用贷款16100美元，配套430000元人民币。项目实施7年，期间对结核人实施DOTS策略、归口管理，各县区均成立了专科门诊，免费对结核病涂阳病人实施规范化治疗。共登记活动性肺结核16767例，其中涂阳病人7965例、涂阴病人8862例，对全部涂阳和部分涂阴病例免费治疗。涂阳病人治愈率在90%以上。项目经费使用：1.药物处置；2.X光机和防护；3.人员培训。为市县各配备200毫安X光机一台及显微镜、电脑、复印机、督导车（各一台），举办学习班364次期，培训13639人次。2003年8月世行贷款/英国赠款结核病控制项目启动，免费全程督导治疗肺结核患者869例，其中涂阴患者585例，治愈率达100%。2010年，结核病患病率为5.19/10万。2003年榆林市政府制定下发《榆林市结核病防治规划（2003—2010年）》，榆林市卫生局于2003制定下发《榆林市结核病防治实施计划（2003—2005年）》并于2006年制定下发《榆林市结核病防治2006—2010年实施计划》。2003—2010年，榆林市结核病防治机构共发现活动性肺结核病人19955例（其中新涂阳6539例，复治涂阳1694例，涂阴10949例，未痰检773例）。2004年启动了“全球安全第一轮结核病项目”。2005年启动了“全球安全第二轮结核病项目”执行期5年。2005年结核工作实行全市统一管理模式即“统一制设、统一规范、统一行动、统一标堆”。使结核病归口管理全覆盖，走上规范化。2005年在疾控部门就诊的人数达到8854人次，发现新涂阳病人889人，发现各类肺结核病人2769例，治疗1962例，治愈1722例，治愈率达86.8%。同年被省卫生厅评为结防工作先进市。1998年，全区首次报告341例，发病率为10.81/10万，以后逐渐升高，至2008年，发病率高达105.99/10万，后逐渐下降，2014年降至86.03/10万。死亡率从2002—2010年每年都有死亡病倒，共告报33例，2005年最多死亡12人，死亡率0.36/10万。2011—2015年6月全市共发现并治疗管理8541人（2014年之后神木县和府谷县隶属省直管，发现数不计入市本级）。共治愈涂阳肺结核患者1474例，治愈率为93.46%（1474/1577），共筛查密切接触者4736人，筛查率为99.78%（4736/4746）。从2012年FDC开始使用后，全市以县为单位的使用覆盖率每年都保持在100%。流动人口肺结核患者成功治疗率达到80%以上。艾滋病病毒感染者中结核病的筛查率达到100%。继续实施现代结核病控制策略，规范患者管理。2015年全市发现并登记肺结核病人1046例，其中新涂阳病人46例，治愈率为86.79%。

表5–17　榆林市肺结核病发病统计

年份	发病人数（人）	发病率（/10万）	死亡人数（人）	死亡率（/10万）
1998	341	10.81		0
1999	756	23.85		0
2000	1517	47.13		0
2001	2155	47.13		0
2002	2138	65.37	1	0.03
2003	2187	66.34	1	0.03
2004	3426	97.90	3	0.09
2005	4198	127.1071	12	0.3633
2006	3264	98.1888	1	0.0301
2007	3376	100.8209	4	0.1195

续表

年份	发病人数（人）	发病率（/10万）	死亡人数（人）	死亡率（/10万）
2008	3575	105.9925	5	0.1482
2009	3548	104.3523	2	0.0588
2010	3157	92.1713	4	0.1168
2011	3082	91.9606		—
2012	2832	84.4767		—
2013	3015	89.8109		—
2014	2275	86.0338		—
2015	2281	90.1491		

十八、流行性感冒

1963年前没有流行性感冒发病的记载。于1963年报告，春季发病3267例，发病率为179.26/10万，1964年发病率高达1415.14/10万。1970—1977年发生了2次大规模流行高峰，每次持续3年，发病率1128.96/10万～5143.88/10万。1978—1989年发病率104.78/10万～916.51/10万。2004—2014年发病率1.72/10万～48.15/10万。

2009年4月30日，卫生部将甲型H1N1流感（原称人感染猪流感）纳入《中华人民共和国传染病防治法》规定管理的乙类传染病。2009年10月市疾控中心加入全国流感网络监测实验室。2009—2013年禽流感监测，榆林市监测榆阳区、横山县、靖边县职业暴露人群100人份，全部为阴性179.26/10万。2009年榆林市首次发生甲型H1N1流感，发病189例，发病率5.56/10万；死亡4例，死亡率0.12/10万。2013年报告甲型H1N1流感4例，发病率为0.12/10万，无死亡。

表5–18　榆林市流行性感冒发病统计

年份	发病人数（人）	发病率（/10万）	死亡人数（人）	死亡率（/10万）
1963	3267	179.26		
1964	26364	1415.14	32	1.72
1965	13838	725.41	4	0.21
1966	884	45.62	1	0.05
1967	18042	914.96	1	0.05
1968	420	20.78	2	0.10
1969	7966	384.52	1	0.05
1970	34595	1636.47	12	0.57
1971	56825	2638.12	4	0.19
1972	112188	5143.88	7	0.32
1973	18996	863.18	1	0.05
1974	17845	792.83	1	0.04
1975	52473	2326.34	21	0.93
1976	26068	1151.52	3	0.13
1977	25511	1128.96	11	0.49
1978	11301	496.70	9	0.40
1979	12247	532.64		
1980	21363	916.51	1	0.04
1981	11676	491.41	1	0.04
1982	13513	554.65	1	0.04
1983	10209	412.85		
1984	7809	309.59	4	0.16
1985	8700	339.31		
1986	9191	357.01		
1987	13441	570.16	1	0.04
1988	8389	311.74		
1989	2884	104.78		
↓				
2004	104	2.97		

续表

年份	发病人数（人）	发病率（/10万）	死亡人数（人）	死亡率（/10万）
2005	91	2.7553		
2006	95	2.8578		
2007	59	1.762		
2008	58	1.7196		
2009	1637	48.1468		
2010	259	7.5617		
2011	469	13.994		
2012	627	18.703		
2013	777	23.1453		
2014	1190	45.0023		
2015		27.3351		

十九、性病

民国二十三—二十五年（1933—1936），在榆林卫生院收治的病人中梅毒患者数居第2位。1949年，人民政府封闭了全部妓院，解放了妓女，根除了性病的传染源地。1950年，县人民医院门诊部接诊梅毒患者47人，淋病患者28人。1952年，榆林专区在疾病调查中查出性病患者7693人。1958年，根据《全国农业发展纲要》，榆林地区提出基本控制性病目标，于1960年，已趋消灭。时至20世纪90年代初死灰复燃。1990年首次报告6例淋病患者。2005年首次报告梅毒患者2例，以后呈上升趋势，全区发病率：淋病由1990年的0.21/10万，上升到2002年的13.42/10万，后又下降至2008年的4.71/10万，2009—2014年维持在0.91/10万～10.25/10万，2014年发病率为7.0/10万。梅毒由1995年的0.03/10万持续上升至2014年的54.80/10万。2014年有淋病患者185人，有梅毒患者1449人。

表5–19　榆林市淋病发病统计

年份	发病人数（人）	发病率（/10万）	死亡人数（人）	死亡率（/10万）
1990	6	0.21		
1991	1	0.03		
1992	1	0.03		
1993				
1994	3	0.10		
1995	5	0.16		
1996	1	0.03		
1997	8	0.26		
1998	8	0.25		
1999	33	1.04		
2000	120	3.73		
2001	218	6.67		
2002	439	13.42		
2003	386	11.71		
2004	364	10.4		
2005	218	6.6006		
2006	165	4.9636		
2007	135	4.0316		
2008	159	4.7141		
2009	235	6.9117		
2010	351	10.2477		
2011	259	7.728		
2012	339	10.1121		
2013	321	9.562		
2014	185	6.9962		
2015	176	6.6358		

表5-20 榆林市梅毒发病统计

年份	发病人数（人）	发病率（/10万）	死亡人数（人）	死亡率（/10万）
1995	1	0.03		
1996				
1997				
1998	2	0.06		
1999	3	0.10		
2000	23	0.72		
2001	49	1.50		
2002	48	1.47		
2003	46	1.40		
2004	86	2.46		
2005	176	5.3289		
2006	146	4.392		
2007	191	5.704		
2008	304	9.0131		
2009	484	14.2352		
2010	696	20.3203		
2011	848	25.3026		
2012	1 243	37.0779		
2013	1 385	41.2564		
2014	1 449	54.7969		
2015	1 540	56.7438		

二十、艾滋病

2004年，榆阳区发现了第一例传入性艾滋病病例后，标志着这一重点传染病已开始进入榆林市。

自2006年以来，全市开展了多渠道、多方位的宣传教育活动，加大艾滋病疫情监测及自愿咨询监测工作力度，加强病人和感染者的管理随访工作，并通过对高危人群行为干预工作有针对性地控制HIV病毒的传播。2006—2012年，对全市12个看守所、1个监狱和2个戒毒所开展了监测工作，检测覆盖率达到了100%。6年间共监测30227人次，筛查HIV阳性7例。2010—2012年又新增了暗娼、孕产妇2个国家级哨点监测工作，其中孕产妇人群监测1200人份，暗娼人群监测1200人份，无HIV抗体阳性检出。全市13个疾病预防控制机构和二级以上的医院均已经建立了艾滋病自愿咨询筛查检测点，全市有自愿咨询检测点34个，6年间共有31680人次接受了检测咨询，查出HIV抗体阳性1例。针对吸毒人群，根据榆林市吸毒人群地区分布的特点，榆林市、绥德县、神木县设立了3个美沙酮门诊，2014年全市有1个艾滋病筛查中心实验室和19个艾滋病筛查实验室，榆林市艾滋病抗病毒治疗18人。对病人和感染者进行管理随访。

2010—2014年，对全市10个看守所、1个监狱和2个戒毒所开展了监测工作，检测覆盖率达到了100%。5年间共监测26091人次，筛查HIV阳性14例。5年共监测6006人次，其中性病门诊男性就诊者2001人份，检出梅毒阳性50例、HCV 5例；其中孕产妇人群监测2005人份，检出梅毒阳性13例，无HIV抗体阳性检出；暗娼人群监测2000人份，初筛1例HIV-1阳性，检出梅毒阳性20例，HCV2例阳性，无HIV-1抗体阳性检出。

截至2014年12月31日共发现141例，其中AIDS 35例，累计死亡26例。累计抗病毒治疗55例，其中儿童2例。发病人员21～50岁年龄段占73.9%。存活HIV/AIDS共116例，其中男性97例，女性19例。发病率在0.03/10万～1.89/10万，死亡率在0.03/10万～0.21/10万。各种感染途径病例均有报告，以性途径传播为主，性接触传播比例上升明显，男男同性恋人群、吸毒人群发现病例增多。以20～40岁青壮年为主，农民病例最多，家庭聚集病例较多。

2015年底，全市新增HIV/AIDS68例。县级及以上疾病预防控制机构建立了艾滋病筛查实验室。

表5-21 榆林市艾滋病发病统计

年份	发病人数（人）	发病率（/10万）	死亡人数（人）	死亡率（/10万）
2004	1	0.03	1	0.03
2005				
2006	1	0.03		
2007				
2008	2	0.06		
2009	6	0.18		
2010	9	0.26	1	0.03
2011	10	0.29	2	0.06
2012	25	0.80	7	0.21
2013	31	0.92	5	0.15
2014	50	1.89	3	0.09
2015	23	0.8672	4	0.1131

二十一、丙类传染病防治

2004年，榆林市实施丙类传染病发病报告制度，至2014年新登记的病种有包虫病、风疹、流行性腮腺炎、疟疾、猩红热、手足口病、流行性感冒、急性出血性结膜炎、其他感染性腹泻、钩体病、炭疽等。

2008年5月将手足口病列入法定传染病丙类报告之列。2010年榆林市疾控中心建立起手足口病源实验室，开始了病源学检测：2010年8月31日至2014年检测病例中阳性病例EV71占47%，COX16占25%，其他肠道病毒占28%。2008年发病377例。2009年发病1 636例，死亡1例。2010年发病2 000例，死亡2例。2011年发病1 710例，死亡2例。2012年发病1 643例，死亡2例。2013年发病1 719例，无死亡。2011—2015年，全市手足口病发病情况总体呈上升趋势，发病人数依次为1 710人（发病率51.0299/10万）、1 643人（发病率49.0096/10万）、1 719人（发病率51.2056/10万）、1 924人（发病率72.76/10万）及2 961人（发病率111.9763/10万）；2013年榆林市无死亡病例，2012年死亡1人，2011年、2014年及2015年均死亡2人。所辖县区中，定边县持续5年为榆林市高发县区之首，尤以2015年显著。

依照卫生部《霍乱防治方案》《肠道传染病监测方案》《关于加强霍乱为重点肠道传染病防治工作通知》的要求，各县（区）疾控中心于2008年建立了以防治霍乱为主的肠道传染病防治领导小组和专业防治队伍，制定了霍乱疫情应急处理预案，准备了一定数量的疫情处理用消杀药品，并对各哨点医院进行定期督导，主动搜索病例，认真开展疫情监测工作，疫情报告及时、准确。为加强群众自我防范意识，部分县区在监测期内利用宣传车、横幅、电台、报刊、宣传单、宣传栏、宣传标语等多种形式每年开展防治知识宣传。2012年全市共登记腹泻病人1 175例，其中做霍乱弧菌悬滴试验911例，细菌培养65例，无霍乱弧菌悬滴试验阳性病例。

表5-22 榆林市部分丙类传染病发病统计

年度	包虫病				风疹				流行性腮腺炎			
	发病数（人）	发病率（%）	死亡数（人）	死亡率（%）	发病数（人）	发病率（%）	死亡数（人）	死亡率（%）	发病数（人）	发病率（%）	死亡数（人）	死亡率（%）
2004	5	0.14			61	1.74			699	19.97	2	0.06
2005	2	0.06			66	1.99			845	25.58		
2006	2	0.06			316	9.51			584	17.57		
2007	4	0.12			121	3.61			1 042	31.12		
2008	7	0.21			43	1.27			1 193	35.37		
2009	8	0.24			66	1.94			299	8.79		
2010	6	0.18							105	3.07		
2011	13	0.39			206	6.15			952	28.41		
2012	5	0.15			75	2.24			2 308	68.85		
2013	10	0.30			45	1.34			706	21.03		
2014	4	0.15				14			300	11.35		
2015		0.377				1.36				10.37		

续表

年度	急性出血性结膜炎				其他感染性腹泻				手足口病			
	发病数（人）	发病率（%）	死亡数（人）	死亡率（%）	发病数（人）	发病率（%）	死亡数（人）	死亡率（%）	发病数（人）	发病率（%）	死亡数（人）	死亡率（%）
2004	11	0.31			372	10.63						
2005					1 131	34.24						
2006	2	0.06			759	22.83						
2007					1 028	30.70						
2008	3	0.09			1 196	35.46			377	11.18		
2009	7	0.21			1 224	35.99			1 637	48.15	1	0.03
2010	41	1.20			1 327	38.74			2 000	58.39	2	0.06
2011	26	0.78			1 142	34.08	1	0.03	1 712	51.08	2	0.06
2012	27	0.81			985	29.38			1 640	48.92	1	0.03
2013	22	0.66			958	28.54			1 719	51.21		
2014	41	1.55			1 331	50.33			1 928	72.91	2	0.08
2015		1.02				45.09				112.39		0.08

于2011年启用寄生虫病防治信息管理系统，各县（区）疟疾、包虫病、土源性线虫专报系统的覆盖率为100%。疟疾病例，2011年、2012年各县（区）专报系统上报疟疾病例0例。包虫病例，2011年定边县、靖边县在寄生虫病专报系统上报13例，2012年定边县上报1例。土源性线虫感染病例，各县（区）2011年、2012年均报告0例。2011年开始，榆林市各县（区）陆续启动消除疟疾工作。2012年给各县（区）疾控中心发放疟疾血检用显微镜12台，疟疾防治知识宣传DVD碟片50张，培训各县区寄生虫病防治业务人员60多名。2012年报告炭疽1例，2013年报告钩体病1例。

二十二、慢性非传染性疾病防治

高血压、糖尿病、冠心病、恶性肿瘤、心脑血管疾病等慢性非传染性疾病已成为危害榆林市当地居民健康的主要疾病。2010年榆林市启动了基本公共卫生服务项目，对糖尿病和高血压、重性精神病病人进行规范化管理。2011—2012年，高血压病新建档7 319例，累计建档146 161例，累计规范管理143 818例，规范管理率98%，血压控制率78%；Ⅱ型糖尿病新建档2 766例，累计建档31 056例，累计规范管理29 803

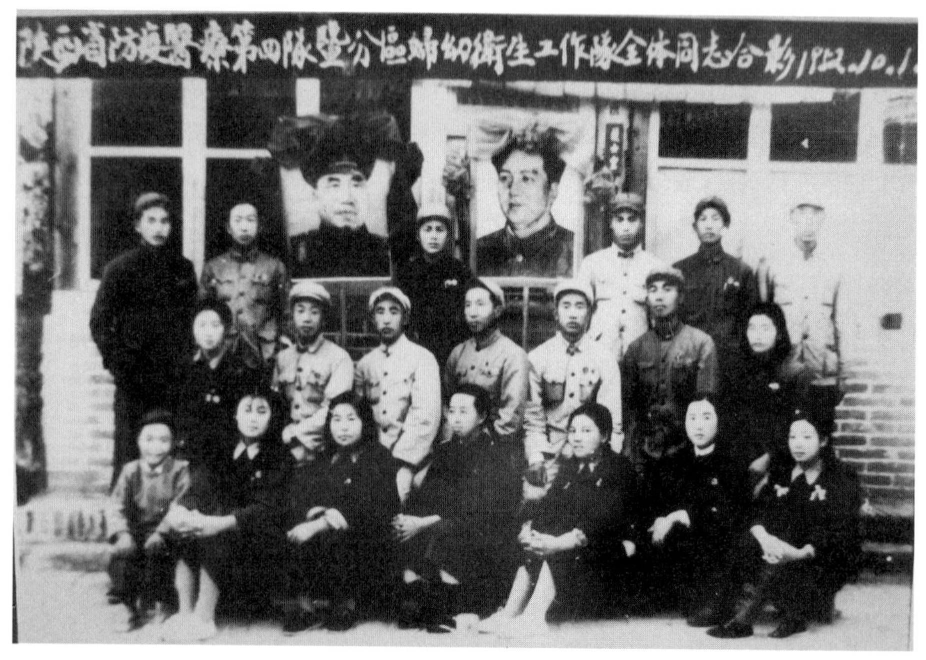

图5–2　1952年陕西省防疫医疗队

例，规范管理率96%，血糖控制率73%；重性精神病新建档166例，累计建档8 916例，累计规范管理8 162例，规范管理率92%，显著好转率85%。2012年制定了“榆林市脑卒中筛查项目实施方案”，榆阳区已按照方案要求，完成了脑卒中筛查项目调研工作。全市各县（区）完成了慢性病预防控制能力调查。2011年开始按季度逐级上报防治工作统计报表。12个县区分别在42%～99%；变化率85%。与此同时，本市及各县（区）结合国家慢性病防治项目或创建卫生城市、卫生县城工作，逐步开展居民高血压、糖尿病、心脑血管疾病等慢性病危险因素监测、高危人群筛查、新发病例报告、社区综合防治、健康教育等工作。其中，榆阳区按照《榆林市脑卒中筛查项目实施方案》，于2012年完成了卫生部脑卒中筛查项目工作；全市各县（区）于2012年完成了慢性病预防控制能力的调查；市政府于2013年成立了健康教育讲师团，以健康讲堂为形式开展慢性病高危行为干预；靖边县、绥德县于2013年启动了“慢性病综合防控示范县”创建工作。

2015年全市规范管理高血压患者145 769人，Ⅱ型糖尿病27 478人。全面推进重性精神疾病管理治疗工作。大力开展《中华人民共和国精神卫生法》的宣传与培训，加强重性精神病人的管理。截至2015年12月1日零时，全市累计登记建档并录入系统的重性精神疾病患者8 807人，患者检出率为3.51‰，检出患者管理率为97%。

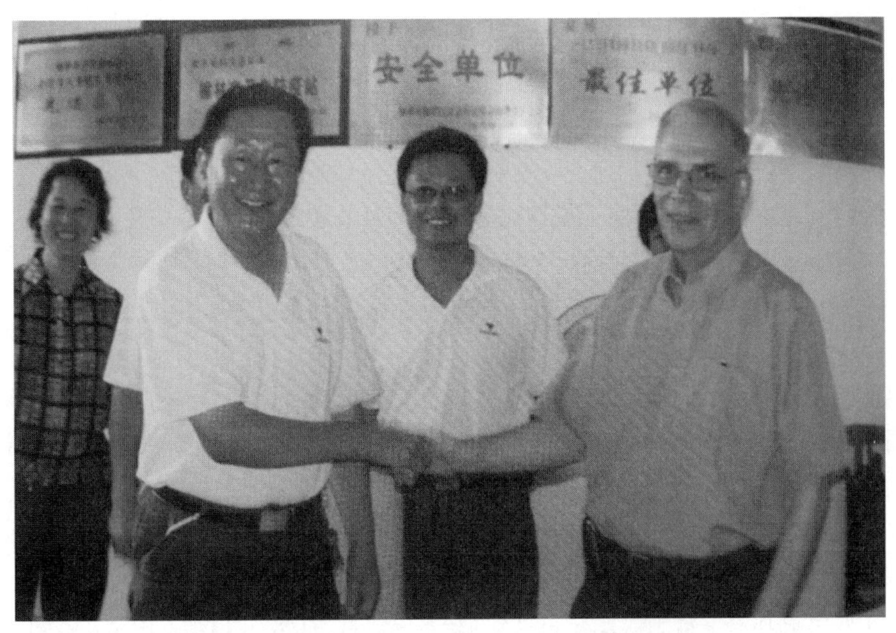

图5-3　疾控中心与外国学者交流工作队成立合影

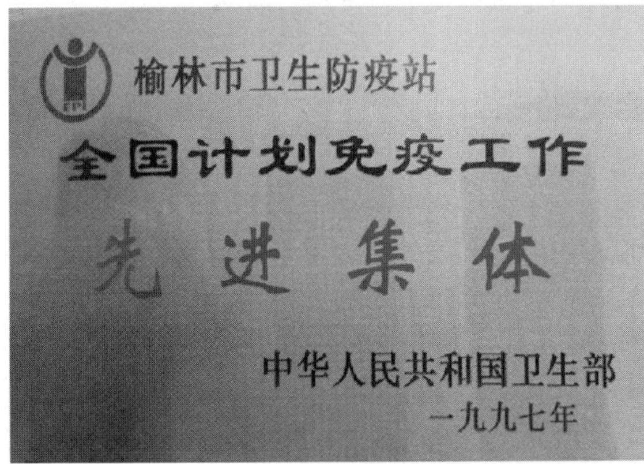

图5-4　卫生部两度授予榆林市防疫站“全国先进集体”荣誉称号

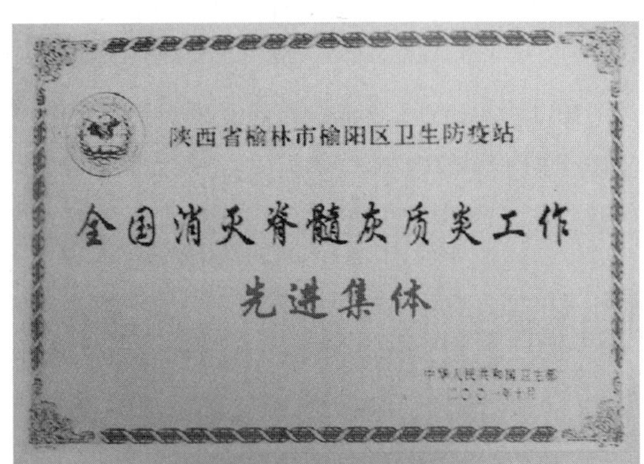

图5-5　卫生部授予榆林区防疫站“全国先进集体”荣誉称号

第三章　地方病防治

榆林市是陕西省地方病病种较多、病区较大、危害严重的地区之一。碘缺乏病、氟中毒、大骨节病、鼠疫、布氏杆菌病严重危害人民群众健康。截至2015年，榆林市的地方病以地方性氟中毒、碘缺乏病、大骨节病为主。

全市12县区都是碘缺乏病区，以毛乌素沙漠边缘为界，北部较为严重。1975年全区8～10岁学龄儿童甲状腺肿大平均为30%左右，北部在40%上下，个别重病区高达65%～80%。1993 年以来大力开展宣传活动，增强群众食用碘盐自觉性，加强特需人群补碘工作。1998全面推行碘盐配给制。碘盐食用率达80%以上，重病区县达100%。1998 年全区监测在校学生83 635名，平均肿大率为15%，较1995年有明显下降。

榆林地区是陕西省饮水型氟中毒最严重地区，全区12个县230个乡镇，有轻病区2 451个，重病区193个，特重病区168个。1978 年以来，卫生部门配合水利部门协助各级政府坚持"国家、集体、个人"三集资原则，采取打深井、找好水、建围盘井蓄窑水，以水定居或远水近调，药物除氟等综合改水措施。1993年以来，重病区已有7 188名病人获得免费治疗，有效率95%，15万人摆脱高氟危害。

分布在长城沿线以北的神木、榆林、横山3县北部的大骨节病，1985年普查发病率为11.2%。重病区坚持"四改一服"（改良水质、改善饮食营养、改变卫生习惯、改善居住条件，坚持合理服药医疗）综合防治措施，有效率在93%以上。1995年榆林市被列为国家大骨节病监测点。1998年病区普查在校中小学生2 8942人，查出临床病人1 337人，患病率4.6%，硒碘盐配给制已全数入户。

1905—1942年，榆林市曾流行传入性人间、鼠间的鼠疫。1929—1932年还发生了大面积的暴发流行。由于榆林市并非鼠疫自然疫源地，解放后大力开展灭鼠工作，再未发现鼠间、人间鼠疫流行。鼠疫防治结合爱国卫生运动，发动群众灭鼠降低鼠密度，进行鼠间疫情监测。沿内蒙古、宁夏交界建立了一条长841公里、宽1公里的鼠疫防范带。早测早报，准确提供疫情信息和动态。60年来，未发生过人间鼠疫疫情。

布鲁氏菌病（布病）发现于1953年，1958—1974年先后在榆林、定边、佳县、吴堡等县发生了人间小范围暴发流行，1962年在府谷、清涧等县发生了大面积暴发流行。1984年以来，由于在畜间采取综合性防治措施，已控制和基本消灭。自1996年起，周边省发生大范围布病暴发，大量病畜贩运到榆林市，引起以绥德为中心南部六县，大面积流行，发生多起暴发，一直漫延全市均有布病发生，发病居高不下，处于全省第一位。

2011—2015年，实施合格碘（硒）盐免费供应，全市居民合格碘盐食用率和碘盐合格率继续稳定在95%以上，累计对42 000例氟骨症患者进行免费治疗工作，继续保持了鼠间鼠疫无疫情状态。

第一节　碘缺乏病防治

一、分布

碘缺乏病的主要表现是甲状腺肿大和智力障碍。病区主要分布于靖边、横山、榆阳、府谷、神木、佳县及清涧等区县，包括59个乡镇，1 165个大队。1975年普查，全区共有患者51 490余人，占病区总人口数的2.17%。榆林县患病率最高，达10.21%，有患者22 298人，占全地区病人的43.3%。1980年，经中共陕西省委地方病防治领导小组办公室组织评估验收，榆林地区实现了省委地方病防治领导小组于1975年提出的"用五年时间控制和消灭地方性甲状腺肿”的奋斗目标。

病区以弥漫型地方性甲状腺肿为主。1975年弥漫型患者42 000余人，结节型患者5 700余人，混合型患者3 500余人。其中，Ⅰ° 43500余人，Ⅱ° 6 500余人，Ⅲ° 1 400余人，克汀病54人。发育期和妇女孕期发病较多。据统计，50岁以下的患者占病人总数的90%以上。

病区的分布具有极其明显的区域性特点，主要分布在长城和无定河以北的榆林地区北部，包括靖边、横山、榆林、神木、府谷等五县北部毛乌素沙漠形成的风沙区，广大的黄土残塬和黄土梁峁沟壑地带则基本属于非病区。这种特点，与地方性氟中毒的分布特点相反，形成明显的对照。

病区的地理分布特征反映着低碘环境的地理分布特征。1978年对区内饮水采样检测，发现病区和非病区饮水含碘量有明显差异。病区水碘含量大多在20.0ug/L以下，而非病区水碘含量大多在45ug/L以上。同时，对病区和非病区人群进行放射性碘吸收率对照观察表明，病区人群平均6小时内吸碘率为34.73%，24小时为38.30%，青少年有的高达70%，说明榆林地区碘缺乏病区的地理环境和人体中，都呈明显的碘饥饿状态。

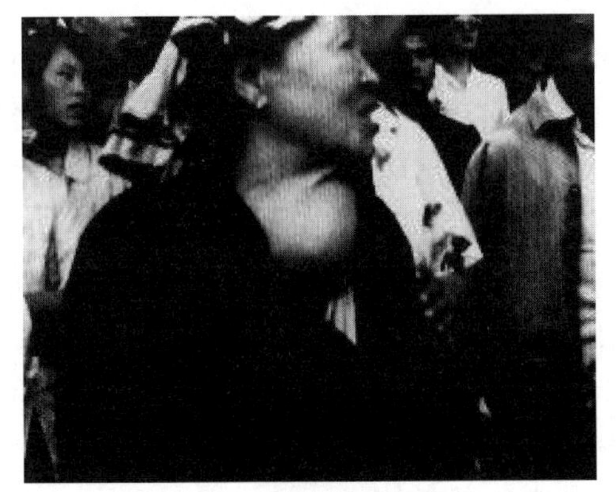

图5-6　甲状腺肿大病例

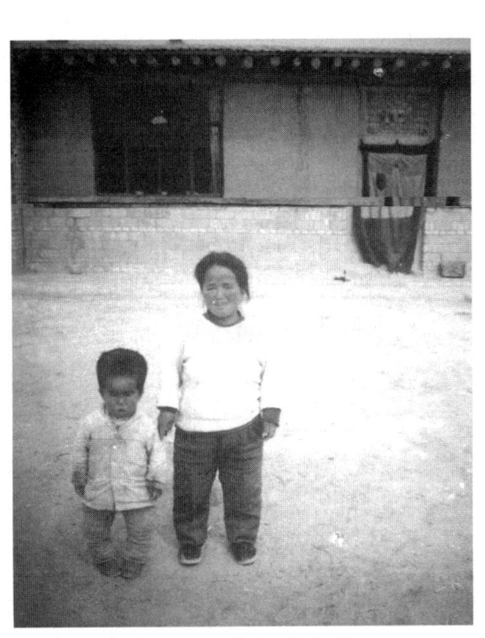

图5-7　克汀病患者

表5-23　1975年榆林地区地方性甲状腺肿临床调查统计表

县名	总人口（人）	病区人口（人）	病人数（人）	患病率（%）	分型			分度		
					弥漫	结节	混合	Ⅰ°	Ⅱ°	Ⅲ°
榆林	264 973	180 662	22 298	12.34	18 590	2 313	1 395	19 076	2 751	471
神木	242 492	128 673	13 621	10.58	9 900	2 205	1 516	10 788	2 235	598
府谷	150 524	79 010	6 546	8.28	4 755	1 157	634	4 952	1 336	268
横山	218 185	14 602	1 441	9.87	1 221	71	154	943	430	68
靖边	165 574	82 349	7 950	9.66	4 802	2 253	905	5 274	2 432	244
合计	1 041 748	485 296	51 856	10.08	39 268	7 999	4 604	41 038	9 184	1 649

表5-24　榆林地区碘缺乏病区和非病区碘含量

区　别	样本编号	lug/e			
		X-	SX	SX	t
病　区	1～50	24.6	15.5	2.19	
非病区	51～100	49.8	21.2	3.00	6.79

二、防治

榆林市缺碘地区分布广、危害人群多、病情重。据县志记载：榆林民国三十四年（1945）就有瘿瓜瓜患者1 652 例，其中榆林县638 例、神木807例、府谷207例，外地（县）迁入28例。国民政府无人过问，处于无控制状态。

中华人民共和国成立后，各级党政府十分重视地甲病防治工作，列为重点防治疾病。1950年榆林县医院门诊陆续出现甲状腺肿大就诊患者。1951年府谷县组织人力普查，查出地甲病患者86例，给予免费治疗。1956年榆林县中医联合诊所所长高镇南在芹河乡天鹅海则村，初步调查65户，其中28户51人患地甲病。府谷、榆林县首次揭示了榆林地区流行地甲病。1956年组织专业人员调查榆林县13个行政区，查出地甲病患者440人。1957—1958年，《全国农业发展纲要》和省人民委员会批准的“陕西省1956 年地方病防治计划”，把防治地甲病列为重点，榆林县第一次调查949个村，其中145个村发病。发病村占15.28%，调查190 394 人，查出患者1 347人，其中男性291人，女性1 056人，患病率0.71%。患者主要分布在榆林县西北部沙漠草滩地区。1957年6月，榆林专署在病区大面积推广消瘦盐（碘盐）防治措施，采用碘化钾片进行预防治疗。1958年陕西省地病所和榆林专署地病所在榆林、府谷、神木、靖边县普查221 633 人，查出地甲病患者3 786例，患病率1.71%。

1970年，榆林地区全面普查地甲病，查出患者11950例。榆林、神木、府谷、横山、靖边、定边6县首次大面积采取碘盐防治，其他县用“含碘食盐片”治疗散在患者。

1975年陕西省委提出“用5年时间基本控制和消灭地甲病”的奋斗目标，榆林地委出台“2年内控制，4年内消灭地甲病规划”。榆林地委召开地甲病防治工作会议进行部署。全区举办了12个县60多名专业人员参加的普查试点学习班，组成普查地甲病推广碘盐工作队开展流行病学调查。榆林地区地甲病主要分布榆林、府谷、神木、横山、靖边5个县北部风沙区的53个公社1 165个生产大队，患者47 180例，平均患病率13.04%。男性14 695例，女性32 485 例。弥漫型36 064 例，结节型7 730 例， 混合型3 386 例。调查规模和力度是最大的一次，全面掌握了地甲病的危害、发病规律、流行病学本底数据。

1975—1979 年，累计查出地甲病患者51 496 例，采取了以注射消瘿注射液为主的综合防治措施，发放消瘿注射液针剂43万支；采用多种途径补碘。经过4年治疗，累计治愈患者44 647 例，治愈率86.70%，其中手术治愈224人。病区公社由53个减少到4个，92%以上病区公社达到基本控制和消灭地甲病标准，通过省级验收。

20世纪80年代，放松了原盐市场管理，碘盐供应大幅下降，病情回升。1985年9—10月，省地病所和榆林地区地病所在府谷、神木、榆林、横山、靖边5县病区随机调查17 694人，占病区人口4.96%，查出患者1 086例，平均患病率6.14%，7～14岁学龄儿童平均患病率6.29%，肿大率25.20%。大多数是近年新发患者，超过国家基本控制标准。1986年1月25日，榆林行署出台“加强原盐市场管理的通知”，决定成立食盐管理机构，由工商、税务、商业、轻工、供销、卫生部门和地病办等组成“原盐管理办公室”，地甲病病区县成立相应机构，副食公司恢复碘盐加工厂。1987年3月19—20日，榆林地委地方病防治领导小组召开会议，落实原盐市场管理任务，明确部门职责。4月，根据省政府要求，行署决定在靖边县梁镇、横山县塔湾乡、榆林县马合乡、绥德县田庄乡分别设立食盐联合检查站。5月成立了榆林地区卫生系统原盐稽查队。榆林地区地病所在病区投放碘油丸补碘199 402人份。根据地甲病病区县碘盐加工供应不平衡现状，行署专员刘壮民召集定边县县长及地直有关部门负责人会议，决定由定边盐化厂集中食盐加碘。恢复了中断7年的碘盐市场供应，当年向病区供应碘盐13 450吨，5个病区县基本实现碘盐化，并投放碘油丸预防13 153人次，病情逐年下降。

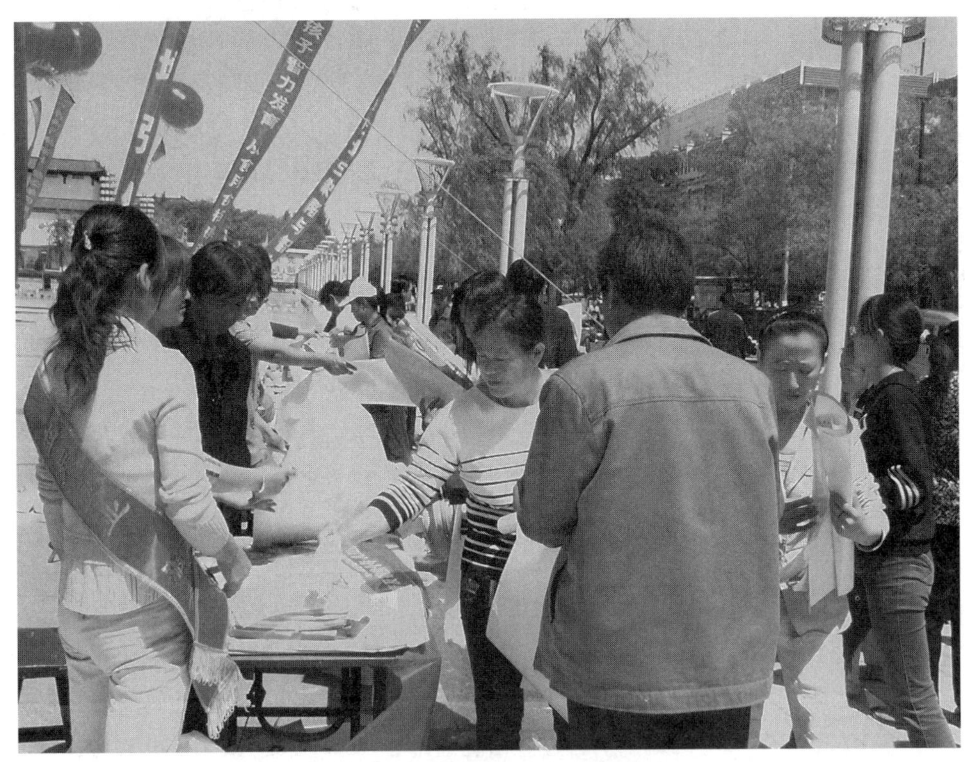

图5-8　碘缺乏防治日宣传活动

20世纪90年代，再次放松了原盐市场管理工作，非碘盐严重冲击碘盐市场，地甲病病情再次大幅回升。1992年5月，省、地防治部门调查，榆林市和神木县人群地甲病平均患病率4.02%。榆林市孟家湾人群患病率高达14.04%；神木县瑶镇乡河湾村7～14岁学生甲状腺肿肿大率高达65.69%，形势十分严峻。在这一阶段，卫生部门在重点人群投放碘油丸预防治疗106.32万人（次）。因碘盐供应不能满足防病需求，1997年10月，地区地病办组织12个县（市）卫生、盐业部门赴延安地区延长县考察碘盐配给制，写了考察报告，起草了《榆林地区碘盐配给制实施办法》。1998年3月2日，行署副专员李涛、曹军念召开办公会议，讨论修改《榆林地区碘盐配给制办法（草稿）》，成立了实施碘盐配给制领导小组，各县成立相应机构。3月6日行署下发“榆林地区碘盐配合制实施办法的通知”3月9日，地委、行署召开榆林地区碘缺乏病防治工作会议，向省委、省政府承诺：全区4月1日实行碘盐配给制。省上检查组随机抽查7个县14个乡（镇）28个行政村，入户走访560户，碘盐入户470户，入户率83.93%。半定量检测农户碘盐529份，合格率98.11%。通过实施碘盐配给制和特需人群补碘措施，地甲病患病率大幅下降，防治效果明显。2000年，榆林市（地区改市）地病办、地病所经过评估，靖边、横山、神木、府谷4县达到基本消除碘缺乏病阶段目标。2001—2009年，口服碘油丸治疗现患90 303 例，治愈率达到50%以上。2004年定边、佳县、米脂、绥德、吴堡、清涧6县，经市级初评实现消除碘缺乏病阶段目标。靖边县政府投入60万元，率先补贴农民食用碘盐，减轻农民负担，为碘盐配给制消除碘缺乏病开了好头。2007年靖边、定边、神木、府谷、子洲5县政府补贴碘盐配给制595万元。2008年定边、府谷、神木、靖边、子洲、榆阳、米脂7县（区）政府补贴碘盐配给制970.71万元。2006—2010年，市、县（区）政府补贴群众食用碘盐资金5888.08万元，实行了“居民食用碘盐政府买单

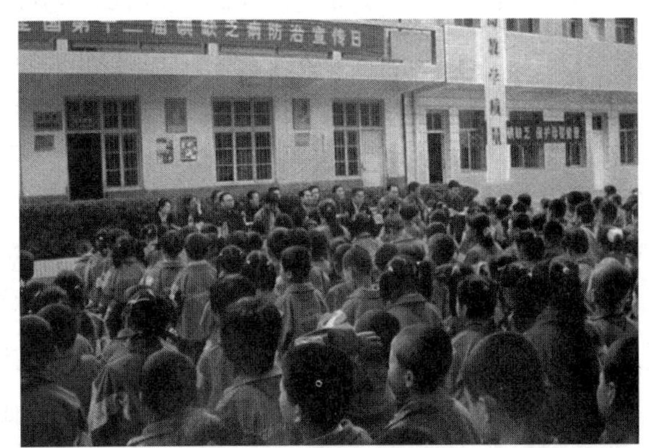

图5-9　增智补碘进校园

免费配给”。2004—2009年，市地病所监测，生产企业碘盐批质量合格率、居民合格碘盐食用率达到97%以上。2009—2010年，市级初评和省级抽查评估，全市12个县（区）全部实现国家消除碘缺乏病目标。2011—2014年全市12个县（区）碘盐覆盖率、合格碘盐食用率、碘盐合格率均在98%以上，2015年，全市儿童尿碘中位数288.49ug/L，孕妇尿碘中位数179.85ug/L；8～10岁儿童甲状腺肿大率降至1.55%，再次考评结果全部实现国家消除碘缺乏病目标。

三、榆阳区碘缺乏病防治

碘缺乏病在榆阳区病区最广，受危害人口最多，病情较严重的地方病，居全市之首。

解放前，由于国民党政府无人问津，因而此病呈无控制状态，亦无资料记载。

1950年，县人民医院门诊陆续有部分甲状腺肿大患者前来就诊，引起了卫生部门的关注。

1955年，为了掌握病情状况，县卫生局首次组织卫生专业人员对全县13个行政区进行了调查，检出地甲病患者440人，开始采用消瘿盐（即碘盐）、甲状腺素片进行防治。

1956年，县中医联合诊所所长高镇南在天鹅海则村出诊时发现了该村有不少甲状腺肿患者，并做了初步调查，在65户村民中有28户51人患甲状腺肿病，采用了中药昆布、海藻和海带等药物及消瘿盐（即碘盐）进行治疗，首次揭示了该村地甲病流行概况，拉开了榆林区地方病防治序幕。

1958年，根据《全国农业发展纲要》和《陕西省卫生厅三年规划》，把防治地甲病列为工作重点，榆林县第一次对全县949个村进行了详尽的地甲病普查。据统计：有145个村发病，在190 394人中查出患者1 347人，其中男291人，女1 056人，患病率0.7%。发病时间分布是：1949年前638人、1949年23人、1950年55人、1951年58人、1952年70人、1953年69人、1954年77人、1955年106人、1956年120人、1957年115人、1958年16人，患者主要分布在西北部沙漠草滩区。6月，在重病区大面积推行消瘿盐防治措施，对散发病区患者采用碘化钾片进行预防与治疗。

1959年10月24—26日，县中医院副院长高镇南、卫防股股长崔琳滋、实习生张爱英对天鹅海则村地甲病防治情况进行了专题调研，他们撰写的《天鹅海则甲状腺肿调查报告》，是榆林县地甲病防治首篇学术论文，精辟地阐述了调查方法、调查结果、流行特征、防治方法与效果。

1970年11月，榆林县人民防治院遵照中共陕西省委地方病防治领导小组在黄陵县召开的省地方病防治工作会议精神，按照陕西省地方病防治研究所拟订的《地甲病诊断标准》，进行了地甲病普查。全县26个公社，有20个公社发病，病区人口141 368人，查出患者4 637人，其中男1 304人，女3 333人；弥漫型2 550人，结节型993人，混合型1 094人；Ⅰ° 2 688人，Ⅱ° 1 317人，Ⅲ° 623人，患病率3.3%。

1973年，全县对地甲病病情进行了复查，查出患者5180人，患者人数较1970年有所增加。其中，芹河、补浪河、红石桥、大河塔、孟家湾等5个公社患病人数较多。在这几个病区公社首次采取1/3万碘盐进行防治，对散在患者采用含碘食盐片进行治疗，共免费发放30多箱。在检查地甲病病情时，金鸡滩公社井界大队共调查34户，145人，查出患者115人，患病率达79%以上，并发现该大队自解放以来，没有1名青年达到参军标准，20多年没有向部队输送1名合格兵员。后来，在大河塔公社后畔大队在96人中，发现患甲状腺肿病有33人，患病率34.4%。全村有聋哑1人，聋哑傻1人，智力迟滞8人，吐字不清8人，口吃6人，部分儿童和青壮年的身高发育均较正常人低矮。从1965年到1973年，全大队的人口除迁入1户4人外，出现了负增长，成为榆林县因严重碘缺乏而引起的典型的地方性克汀病和亚克汀病村。

1975年，中共陕西省委（1975）19号文件提出了“用5年时间基本控制和消除地方性甲状腺肿”的奋斗目标。榆林地区出台了《关于2年内控制4年内消灭地方性甲状腺肿病规划》。7月10日，榆林县召开了各公社书记、社长会议，专题部署了地甲病防治工作。在会上，中共榆林县委副书记李永升作了题为《加强党的领导，积极开展地方性甲状腺肿防治工作》的书面讲话，并决定成立防治地甲病办公室，地址设在县商业局，主任由卫生局副局长吴建生担任。会后抽调了183名医务工作者，组成9个普查地甲病推广碘盐工作队，在700多名“赤脚医生”的参与下，历时30多天，对全县218 293人进行了调查，共查出患者22 298人，男5 956人，女16 342人，患病率10.21%，其中：弥漫型18 585人、结节型2 315人、混合型1 398人；Ⅰ° 19 076人、Ⅱ° 2 751人、Ⅲ° 471人；克汀病15人。本次调查是榆林县地方病防治历史上规模和力度最大的一次，全面掌握了地甲病在榆林境内的危害、发病规律、流行病学分布等本底数据，为今后的防治工作提供了对照与借鉴依据。病区涉及19个公社，304个大队，按患病率高低排序，城关公社为轻病区；青云、刘千河、刘官寨、鱼河、麻黄梁5个公社为中等病区；大河塔、安崖、马合、小壕兔、岔河则、牛家梁、小纪汗7个公社为重病区；金鸡滩、巴拉素、补浪河、芹河、红石桥、孟家湾6个公社为特重病区，其患病率均在20%以上，孟家湾乡高达27%；镇川、清泉、桐条沟、董家湾、上盐湾、古塔、余兴庄7个公社共查出患者31人，为非病区。在普查的同时，90%以上的病区村采用高浓度碘盐母盐扩大法自行加工食盐，实现了碘盐化。

1976年，中共榆林地委在府谷县召开了全区北方地方病防治领导小组扩大会议，榆林县病区19个公社主要领导和有关部门的负责人参加。会后，中共榆林县委召开常委会议，专题讨论了地甲病防治工作，下发了《关于防治地方性甲状腺肿的几点指示》；县“革委会”印发了《关于禁止私自拉运食盐的通告》，卫生局、商业局、税务局、工商局、供销社4局1社联合下发了《关于防治地方性甲状腺肿的通知》，为病区落实以碘盐化为重点的综合防治措施提供了保证，加强了原盐管理；县副食公司投资1.3万元，办起了机械化碘盐加工厂；卫生部门在金鸡滩公社建立了碘化钾注射液防治地甲病效果观察试点，对50名患者每5天注射1次，10次为一疗程，共注射二个疗程，结果治愈15人，治愈率为33.3%，好转28人，总有效率达86%，效果明显。同时还采用碘酊注射液治疗地甲病患者40例，每6天注射一次，10次为一疗程，效果观察治愈18人，治愈率45%，好转13人，总有效率78%。

1977年1—2月，在巴拉素公社马家兔等4个大队开展了消瘿注射液防治地甲病试点工作，其观察效果是：治愈率为40%，总有效率为82.3%；9—10月，地病办组织实施了有900多人参加的首次为期50天的治疗甲状腺肿患者大会战，免费下发消瘿注射液20万支，对16 631例患者进行了一个疗程的治疗，结果治愈6 786人，好转5 914人，治愈率39%，总有效率达77%。

1978年7—9月，开展了第二次为期50天的大会战，对5 928例患者采用消瘿注射液和口服碘盐片进行治疗，共治愈2 571人。1979年，为了巩固和发展防治成果，5月，地病办抽调韦天荣、樊耀斗、陶文华、白素英4同志组成手术队，深入病区，对5例Ⅲ° 甲状腺肿患者成功地施行了甲状腺摘除手术。从7月5日开始，又开展了以消瘿注射液为主的消灭地甲病为期80天的第三次大会战，向消灭地甲病的奋斗目标展开了最后的攻坚和冲刺。本次会战共使用消瘿注射液90 986支，碘盐片9 686瓶，治愈患者7 084人，治愈率为67.9%。3年来，累计治愈率为84.9%，现有患者3357人，患病率为1.8%，初步达到基本消灭标准要求。9月中旬，省地方病防治研究所地甲病科的工作人员和地、县专业人员一行7人组成监测组，在专家董芳藻的带领下，在岔河则公社排则湾大队及城关镇的500多人，首次采用I131闪烁探头测试法进行了甲状腺I131吸碘率测定。其结果是吸碘率峰值左移，排空时间提前，呈碘饥饿曲线，表明环境碘缺乏，导致人群严重缺碘。11月，地区地方病防治所在牛家梁公社转龙湾大队，对100例患者采用碘化油注射治疗地甲病患者为期2年的疗效观察试点工作。

1979年，是实现中共陕西省委提出的“5年内基本控制和消灭地方性甲状腺肿”奋斗目标的最后一年，为了迎接省、地的验收检查，7月21日至8月3日，中共榆林县委北方地方病防治领导小组办公室，组织了有关部门工作人员31名、病区各公社主要领导、基层卫生院、供销社负责人及村“赤脚医生”共计500多人，组成检查验收团，在地区检查验收组的督导下，分为19个小组，分赴19个病区公社对防治地甲病工作进行了自查验收。结果是：查出地甲病患者3 884人，比1975年减少18 414人，治愈率达82.58%，现患率1.9%。

患病率除芹河、孟家湾、小纪汗、马合、刘千河、麻黄梁等6个公社仍高于标准要求外，其余13个乡镇都达到基本控制和消灭标准。11月20日，省验收检查团来榆，对榆林县地甲病防治效果进行了考核评估。结果是芹河、孟家湾、马合、小纪汗4个公社的患病率高于3%而未达标，其余13个病区公社全部达到基本控制和消灭地甲病标准，对上述4个病区公社提出了于年底限期达标要求。为此，地病办又抽调27名业务骨干，分为4组，对未达标的4个公社的患者又进行了50天注射消瘿液的突击治疗，于1980年2月，其患病率、肿大率均控制在3%以下。经地区验收，榆林县终于实现了“基本控制和消灭地方性甲状腺肿”的阶段性奋斗目标。1980年5月，中共陕西省委北方地方病防治小组召开陕西省控制和消灭地方性甲状腺肿颁奖大会，中共陕西省委地方病防治领导小组授予巴拉素公社、孟家湾公社大海则大队、县制药厂先进集体称号；授予王子义、李志春、李彦华、高兰英、杨永生、刘正东、高双喜等7名同志先进个人称号，给予了表彰奖励。

榆林县与内蒙古接壤毗邻，因没有天然屏障而交通四通八达；因距离盐池较近，周边村民每到夏天有放牧到盐池低价私运劣质原盐食用的习俗，对病区碘盐化的落实冲击严重，多年来一直成为榆林县防治地甲病的老大难问题；加之宣传力度不到位，在群众中有许多“碘盐熬茶不香”“碘盐腌菜易腐烂”“碘盐不咸，用量大，价格贵”等误传，为此也给巩固和发展地甲病防治成果增加了难度和工作量；更因为榆林县环境碘缺乏导致了人体严重缺碘。为了解决这一突出的矛盾问题，1980年10月5日，省地病办冯主任、孙来顺，省地研所地甲病专家董芳藻，地区卫生局万元孝局长，地区地防所刘飞奇，县卫生局张毛珍局长，县防疫站地病科杨永生科长共7人，在户县招待所共同协商，达成了在榆林县地甲病病区采用碘化油注射防治措施和疗效观察研究的共识，省地病办提供碘化油注射液35 000支，经费2万元，要求对病区7～40岁的高危人群约6.8万人，力争全部注射碘化油补碘，并对岔河则公社排则湾大队进行防治效果观察3年研究；由省地研所承担培训、指导和科研任务，地区地防所协助工作，由县地病办组织实施，并同意在碘化油注射防治期间，在病区暂停碘盐化措施。11月5日，省、地在榆林举办了为期7天，有70多人参加的碘化油注射防治地甲病培训班，在岔河则乡排则湾村进行了现场示范操作。12月1日，榆林县组织卫生专业人员54人，“赤脚医生”287人，对病区7～40岁高危人群进行注射碘化油防治地甲病及效果观察研究工作全面展开。据统计：应注射80 387人，实际注射63 381人，注射率为78.8%。有2个公社、36个大队的注射率达95%以上，在总结会上给予了表彰和奖励。采用碘化油注射防治地甲病，一次注射6万多人，并未发生1例不良反应，这在全省乃至全国尚属首例。同时，由省、地、县三级专业人员组成的疗效观察研究组，对岔河则公社注射碘化油的2 790人和354例患者进行了为期2年的不同年龄组、不同浓度、不同剂型、不同途径补碘的效果观察与研究。通过补碘前、补碘1年、补碘2年的I131吸碘率、注射部位碘阴影X拍片、尿碘、水碘、治愈率、有效率等指标的比较，其结果为：治愈率：1年后39.4%，2年后52.7%，总治愈率61.83%，总有效率77.5%，治疗组未出现新发病例，空白对照组有新发病例4人；防治效果以弥漫型最佳，结节型无1例治愈；年龄组以5～10岁组的效果最为显著，治愈率达85%以上，30岁以上仅有1例治愈，效果较差；但剂型和浓度间的差异无显著性；从防治时效上看，碘化油注射可维持2年以上，口服碘油丸只维持1年；碘化油注射部位X拍片碘阴影2年后，62例被观察者完全排空的有29人，其余33人仍有小部分碘阴影存在；I131吸碘率测定注射组2年后仍高于注射前水平，口服组已恢复至注射前水平。

1982年5月，地区地防所受省地研所委托，在府谷县举办了为期5天的地方性克汀病普查培训班，榆林县19个地甲病病区公社的防疫专干和防疫站地病科工作人员共21人参加了培训。会后，遵照《陕西省1982—1985年地方病防治规划》要求和地区地病办的安排，于8—9月，对地甲病病区进行了地方性克汀病普查。结果检出智力障碍患者84人，最后筛选出地方性克汀病患者20例，其中男7例，女13例，患病率为0.32%，最大年龄47岁，最小年龄6岁，均为神经型患者。病例呈散在性分布在鱼河、小纪汗、青云、大河塔、刘官寨、巴拉素、岔河则、芹河等8个公社。1983年，为了进一步巩固和发展地甲病防治成果，于9—10月间，对病区7～45岁高危人群开展了又一轮碘化油注射防治措施，省地病办拨专款4000元，共注射52323人。

1985年4月，为了掌握全县地甲病防治动态，县防疫站地病科采取随机抽样的办法，对9个病区乡的14所学校和3个村的2321人进行了地甲病临床调查，共检出甲状腺肿大患者166人，患病率7.15%，生理肿大在24%以上。其中，7~14岁儿童的患病率达10.1%，肿大率达44.4%，充分证明榆林县地甲病出现了严重的回升现象。省地病办接到报告后非常关注，9月，省地研所派业务人员到榆林进行了地甲病回升状况的抽样调查，在3837人中，检出患者212人，患病率5.5%，肿大率24.1%；7~14岁学生患病率6.9%，肿大率31.7%，与榆林县调查结果相吻合，为此，引起了各级领导的高度重视。

1986年3月19日，中共榆林地委地方病防治领导小组召开了“加强原盐市场管理，防治地甲病工作会议”，为了控制地甲病回升态势，会后，中共榆林县委地方病防治领导小组组长张巨奎，亲自主持召开了领导小组扩大会议，讨论研究了地甲病防治现状、存在的问题、地甲病回升的原因及对策。会议决定：首先组建了由卫生、工商、商业、供销、税务、公安、交通等部门联合组成的原盐市场管理办公室，在鱼河、牛家梁、麻黄梁、巴拉素、镇川、榆林等地设立了6个缉查点，对私盐、原盐进行缉查。其次对1976年以来的食盐销售情况和目前存在的问题进行探讨与研究，并拿出对策。从调查中了解到，榆林县销售食盐的最多年份是1977年的1126吨、1978年的1251吨，其中碘盐分别是476吨和362吨，最差的是1985年，全年只销售食盐86吨，按病区人口计算全年需食盐量应在2000吨左右。县食品公司因碘盐销售量不大，上万元的碘盐加工机械因停滞而损坏。对此，领导小组作出决策，由县财政拿出2万元，病区各乡镇和服用碘油丸的个人集资的方式筹资1万元，购买碘油丸26万粒，对病区7~45岁易感人群采取口服碘油丸防治措施，以解燃眉之急，这在全省又创先例。8月10日至13日，县政府召开“全县地甲病防治工作会议”，中共榆林地委副书记、地方病防治领导小组组长黄文选、县长赵秉政莅临会场并作了专题讲话。会议期间举办了地方病防治图片展览，会后，又增添了地甲病防治知识图片，利用榆林县创办的“农村科技宣传大蓬车”，深入到病区乡（镇）进行巡回展出。12月，在榆林地区地方病防治工作会议上，因榆林县工作成效显著，被评为先进集体，杨永生被评为先进个人受到表彰奖励。省地病办主任强茂录在会上表态，奖励榆林县地病办5000元以资鼓励。1989年，因财力极度困难，所以将口服碘油丸的人群调整为7~30岁，当年服用口服碘油丸的人数只有3.3万人，致使1991年的病情又出现了大幅度回升。从1986年起，榆林县被列为全省地甲病防治固定监测点，监测点设立在芹河乡谷地峁村，按照《陕西省地甲病监测方案》，坚持到1990年结束，共计5年时间。应用监测资料信息，了解全市病情动态，采取相应的防治对策，起到了事半功倍的效果。

20世纪90年代初，地病办因人事变动，防治经费匮乏，防治设施改作他用，配备专用车辆被卖，防治业务人员锐减，致使全市地方病防治工作瘫痪。1996年，为了贯彻“中国2000年实现消除碘缺乏危害目标”全国动员大会和范肖梅副省长在“陕西省实现消除碘缺乏危害目标”动员电话会议上的讲话精神，榆林市政府按照陕西省地方病防治领导小组扩大会议和全省卫生工作会议部署，确定了“以初级卫生保健为龙头，以地方病防治工作为重点，把地方病防治工作当成党和政府关心群众疾苦，密切与人民群众联系的一件实事来抓，努力实现2000年消除碘缺乏危害”的奋斗目标，并提出“地方官不但要管好地方病，而且应当管好碘缺乏病”的总要求。从而又一次掀起了以消除碘缺乏病危害为重点的地方病防治新高潮。年初，分管地方病防治工作的刘启文副市长两次主持召开了地方病防治领导小组扩大会议，专题讨论研究了地方病防治经费、原盐缉查、碘盐监测和消除碘缺乏病危害的宣传等事项，精心安排了3月份“科技宣传月”和5月5日的第三个“消除碘缺乏病危害”宣传日活动等有关事宜。紧紧围绕“全民食用合格碘盐”主题，开展了声势浩大、形式繁多的宣传活动，在牛家梁中学举办了“碘缺乏知识有奖竞赛”。4月中旬，受范肖梅副省长的委派，省政府政策研究室及省地病办的一行3人，专程来榆林对碘缺乏病防治情况、食盐销售等进行了实地调查研究，在地、市地病办黄熙功、杨永生两同志的陪同下，深入到牛家梁镇牛家梁、转龙湾、刀子湾和鱼河乡米家园子、鱼河等村的学校、农户、食盐销售点查看了碘缺乏病、大骨节病患病情况、村民食用碘盐及碘盐销售状况等。在地委办公室举行的研讨会上，地委秘书长主持会议，地区盐业局、地、市地病办和有关部门领导、专家及工作人员共10多人参加了研讨会，讨论期间，原市地病办副主任杨永生，分析了榆林市多年来防治碘缺乏的经历后，总结经验，首次提出了在病区强制推行销售碘盐的建议。8月，省政协副主席孙天义带领政协委员和有关专家教授一行9人，对榆林市的地方病防治工作进行了专题视察后，对榆林市的汇报和工作给予了充分肯定和赞扬。10月，市财政落实碘缺乏病防治经费4.2万元，购买口服碘油丸35万人份，集中解决了7~14岁儿童、孕妇、哺乳期妇女、新婚妇女和婴幼儿特需人群的补碘问题，于年底全部发放到位。

1997年3月5日，榆林市政府调整和充实了地方病防治领导小组成员，任命市卫生局赵德勇副局长兼任地病办主任。6月17日，省地研所一行9人对牛家梁小学学生进行了碘缺乏有关指标检测，其项目有：尿碘、食盐、临床、甲状腺B超、瑞文智商智能测试等。并从市妇幼保健院采集新生儿脐带血28份，进行甲状腺素和碘筛查。其中：甲状腺B超检测、瑞文智商智能测试和新生儿脐带血甲状腺素和碘筛查在榆林市尚属首次。其检测结果是：学生甲状腺B超肿大率64.3%；40位学生家庭食用盐都是原盐；在14份尿液中，尿碘＞100ug/L有4份，其余10份均＜50ug/L，最低值为9.2ug/L，证明榆林市碘缺乏状况十分严重。8月，为了尽快把高危人群的甲状腺肿大率降下来，地病办又购买6万人份碘油丸，于年底全部发放到人。9月25日，在全省地方病重病县会议后，市政府成立了榆林市3年消除地方病危害领导小组，市长贾亮晓担任组长，分管副市长刘启文、叶兴山担任副组长。制定出台了《榆林市1996—2000年地方病防治规划》和《实施方案》，落实了责任，明确了任务。10月23日，陕西省副省长赵德全来榆林地区检查地方病防治工作，深入到牛家梁镇转龙湾小学查看了学生碘缺乏病、大骨节病发病情况。在座谈会上，听取了地区覃雄吾副专员和榆林市副市长刘启文的工作汇报，赵德全副省长就加强地方病防治工作作了重要讲话。

1998年3月25—26日，中共榆林市委、市政府召开了全市卫生工作暨地方病防治工作会议，市级5套班子、各乡镇党、政主要领导，卫生院院长，市属各单位负责人都参加了会议，会议由市委书记刘汉兴主持，副市长李华安排部署了全市推行碘盐配给制工作，贾亮晓市长与各乡镇主要领导及各有关部门负责人签订了《1998年碘盐配给制工作专项任务书》，实行年终考评一票否决制。会议印发了陕西省人民政府第40号命《陕西省实施食盐加碘消除碘缺乏危害管理条例》和榆政办发（1998）9号《关于在全市推行碘盐配给制的实施意见》，其具体要求是：碘盐全部由定边盐化厂加工，市盐务局负责组织到各乡镇，由乡镇政府负责分发到各行政村，由包村干部监督、协助分发到户，收缴盐款，建立专户资金，力争6月底全市各乡镇实现碘盐配给制到户，保证全民食用合格碘盐。会后，全市推行碘盐配给制工作全面展开。4月1日，李华副市长主持召开了成立碘盐配给制督察小组会议，抽调卫生局、盐务局、地病办等部门的20多名业务骨干组成4个督察小组，并对督察工作做了明确分工和安排。4月5日，每个督察小组由一位正科级干部带队，分片包干，对全市28个乡镇的碘盐配给制落实情况进行督察，发现问题立即上报政府办公室，及时妥善解决。同时对碘盐质量进行了抽样半定量检测。6月5日至6日，市政协主席薛士刚带领3位副主席和文卫体委员15人，对孟家湾、金鸡滩、董家湾、鱼河4个乡镇的碘盐配给制落实情况进行了专题视察，结束后，向市委、市政府呈递了视察报告和建议案。于6月底，在全市范围内碘盐配给制全部落实到位，运行良好。经过2年多的艰辛努力，于2000年5月，经省地病办组织的专家考核评估，全市95%以上人口食用了合格的碘盐，甲状腺肿患病率、肿大率出现了下降趋势，基本达到2000年消除碘缺乏危害标准要求。

进入21世纪，地方病防治工作步入法治管理轨道。2001年，区政府先后出台了《榆阳区2001—2005年地方病防治实施计划》《榆阳区各乡镇碘盐普及达标考校办法》，并批转了区盐务局《关于打击非法生产、加工、经营食盐专项行动安排意见》。2月22日，依据《陕西省实施食盐加碘消除碘缺乏危害管理条例》，开展了为期1个月的“加强食盐市场管理，加大私盐打击力度”专项治理行动。检查200多个食盐销售点，处罚无证经营私盐61户，没收私盐、非碘盐、劣质盐13.5吨，取缔上盐湾乡、镇川镇的两个生产土盐加工厂，新建立碘盐销售点53个。为全市碘盐配给制的运行，确保碘盐覆盖率、合格碘盐食用率达95%以上提供了有力保障。5月15日，地病办、盐务局等共同举办了大型“消除碘缺乏危害”宣传日活动，其声势浩大、内容丰富、形式多样，使碘缺乏危害知识家喻户晓、人人皆知。7—10月，对碘缺乏重病区乡的1000例甲状腺肿患者采取间隔3个月口服两次碘油丸的方法给予治疗，取得显著效果。按照《陕西省碘缺乏危害监测实施方案》，建立了监测点，对水碘、尿碘、甲状腺肿大率等项目进行检测，掌握碘缺乏危害的各项动态指标，为防治决策提供科学依据。截至2005年底，各项工作取得了可喜成绩。据统计：5年来，碘盐配给制共配发碘盐1.05万吨，每年平均2000吨，占应配发总量的95.86%，村民碘盐食用率由37.6%上升到98%；甲状腺肿患者共治疗6518人，治愈率44.5%，总有效率83.4%；病情监测7~14岁在校学生1989人，甲状腺肿大率由18.03%下降到8.12%；碘盐监测1537份，合格率保持在85%以上；专项治理活动共没收私盐、非碘盐、劣质盐59吨；碘缺乏危害宣传日活动共发放各种地方病防治手册4000册，散发传单20万份，宣传画4000张，出动宣传车20余车次，设宣传点17个，电视新闻报道26次，在12所学校进行了讲座和问卷调查等。2007年，《榆阳区“十一五”地方病防治实施计划》出台，调整了地方病防治领导小组成员，成立了榆阳区地方病防治示范建设领导小组，区长刘俊民担任组长。在榆阳区地方病防治示范建设过程中，对全区碘缺乏病进行了普查，共调查335707人，共检出甲状腺肿患者25768人，患病率7.68%，其中，Ⅰ° 24522人，Ⅱ° 1246人；弥漫型21765人，结节型2232人，混合型1771人。

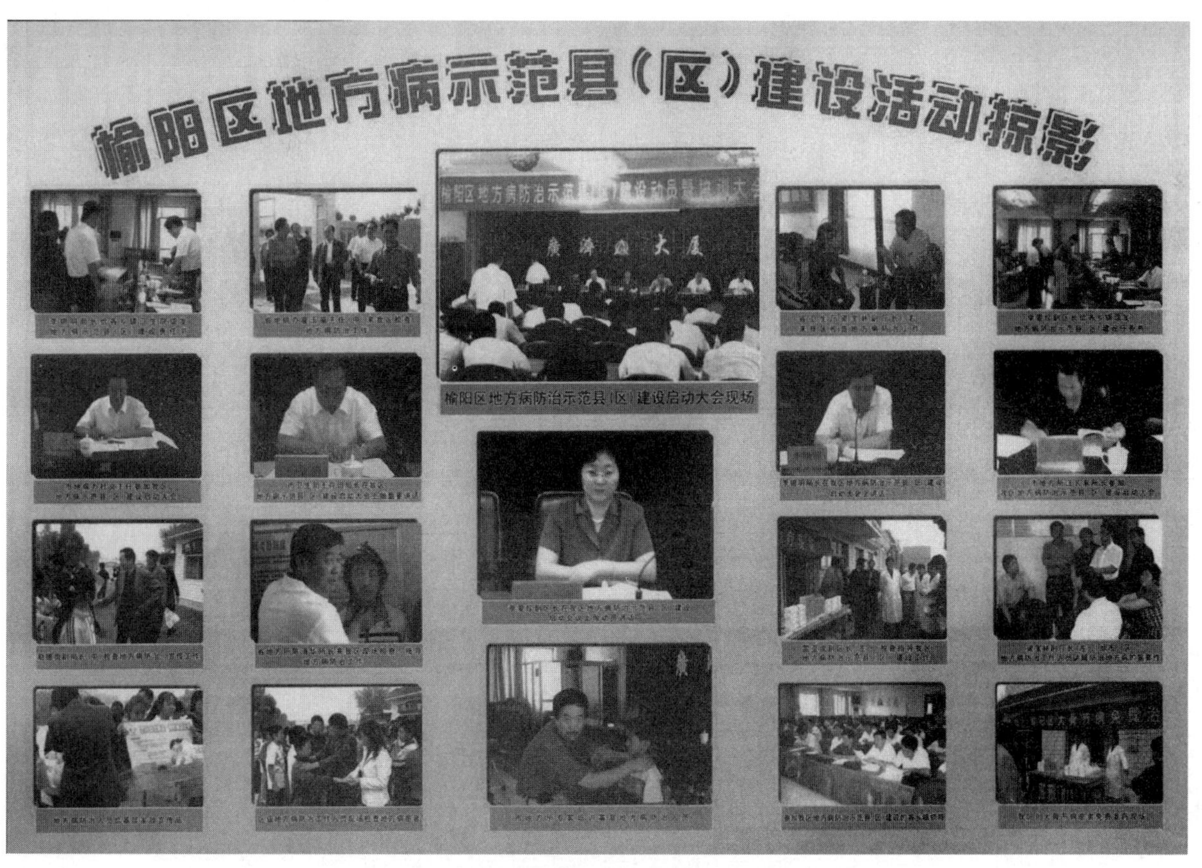

图5–10　榆阳区地方病示范县建设

表5-25　1975年榆林县地方性甲状腺肿普查统计

公社名称	总人口	大队数	实查人数			普查率（%）	发病队数	发病人数			发病率（%）	分型			分度			克汀病		病区
			合计	男	女			合计	男	女		弥漫	结节	混合	Ⅰ°	Ⅱ°	Ⅲ°	男	女	
合计	247699	472	227681	113722	113959	91.9	301	22298	5953	16345	10.21	18390	2313	1395	19076	2751	471	7	8	
小壕兔	8593	17	7917	3967	3950	92.1	17	1322	295	1027	16.7	1098	147	77	1165	128	29		3	重
马合	10584	16	9643	4857	4786	91.1	16	1545	360	1185	16.0	1138	274	133	1362	159	24	2	1	重
芹河	10081	25	9463	4660	4803	94.0	25	2241	751	1490	23.7	1936	183	122	1831	366	44			特
红石桥	7460	14	7002	3421	3581	93.0	14	1601	469	1132	22.0	1369	122	110	1327	234	4	1		特
巴拉素	7271	19	6999	3341	3658	96.2	19	1449	395	1054	20.7	1141	212	96	1225	184	40		1	特
大河塔	6709	15	6189	2968	3221	92.2	15	1049	318	731	16.9	867	56	126	874	149	26	1		重
刘官寨	4984	7	4650	2352	2298	93.3	7	322	72	250	6.9	307	8	7	307	15				中
岔河则	5849	7	5407	2632	2775	92.4	7	552	69	483	10.2	363	100	89	424	107	21			重
孟家湾	9531	12	8889	4425	4464	93.2	12	2421	668	1753	27.2	1928	323	170	2095	283	43			特
刘千河	5469	23	4833	2392	2441	88.0	18	326	101	225	6.7	299	26	1	285	39	2	1	2	中
小纪汗	6440	8	6019	2881	3138	93.3	8	1073	299	744	17.8	829	181	63	844	195	34	1		重
金鸡滩	7316	7	6807	3367	3440	93.0	7	1431	363	1068	21.0	1281	111	39	1275	129	27			特
鱼河	6876	12	6586	3252	3334	95.8	10	284	45	239	4.5	261	11	12	269	20	5			中
青云	7145	14	6075	2945	3130	85.0	4	584	130	454	9.7	536	41	7	532	48	4			中
补浪河	8440	16	7331	3401	3930	86.9	16	1821	498	1323	24.8	1620	162	57	1529	245	47		1	特
牛家梁	10767	12	10195	5297	4898	94.0	14	1727	430	1297	16.9	1565	102	60	1536	167	24			重
双山	10208	29	8401	4174	4227	82.0	24	587	183	404	7.0	246	142	199	399	151	37	1		中
安崖	9107	30	8043	4061	3982	88.3	30	945	284	661	11.7	932	13		892	49	4			重
古塔	8777	21	8528	4362	4166	97.0	2	6		6	0.07	5		1	5		1			非
镇川	13901	32	12839	6581	6258	92.4	7	11	1	10	0.086	10	1		4	5	2			非
上盐湾	9481	33	9388	4608	4780	99.0		6	3	3		5	1		6					非
董家湾	9517	19	9361	4780	4581	98.0	1	1		1	0.011		1			1				非
余兴庄	6731	28	6090	3028	3062	90.0	2	4	1	3	0.066	4			3	1				非
桐条沟	7495	23	6018	3049	2969	80.3														非
清泉	11245	20	11045	6122	4923	98.0	2	2		2	0.018	2			2					非
城关	37722	13	33963	16799	17164	87.4	13	988	218	770	2.9	866	96	26	895	76	17			轻

第二节　大骨节病防治

一、分布

大骨节病是一种伴有机体改变的地方性畸形骨关节病，年幼患者更可影响身体的生长发育，严重者完全丧失劳动力，有的妇女患者骨盆畸形，造成难产，危及生命。至今病因不明。

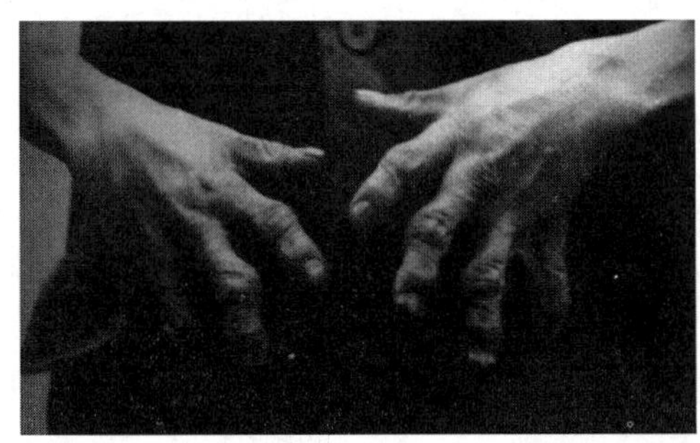
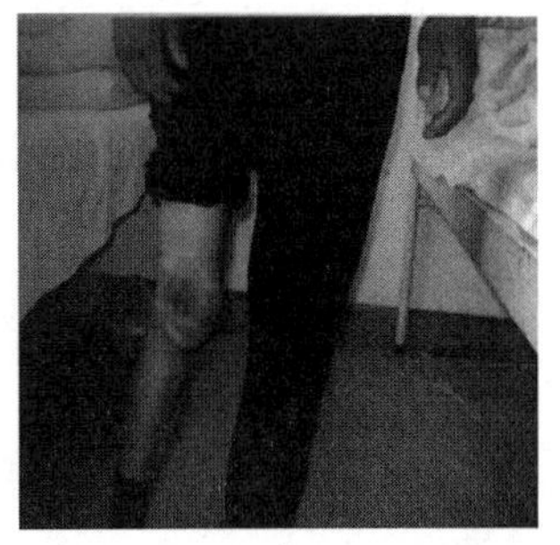

图5-11　大骨节病

1949年前，大骨节病区仅限于神木的石板太等地，解放后病区扩大，集中分布在长城沿线以北的神木、榆林和横山等县北部，其中有神木尔林兔乡的石板太，窑镇乡的渡口，大保当乡的东北滩；榆林小纪汉乡的奔滩、小纪汉、大纪汉、井克梁、波罗滩、长草滩，牛家梁镇的转龙湾，补浪河乡的补浪河，巴拉素的讨忽兔，小壕兔乡的贾拉滩，马合乡的马合，以及横山的塔湾乡部分地方，共包括10个乡，15个大队。1979年，有患者1270余人。

表5-26　1959—1985年榆林地区大骨节病病区历年发病统计　　（单位：人）

年份	神木	榆林	横山
1959	73		
1960	106		
1961	160		
1970	301	62	95
1971	394	58	95
1972	480	54	25
1973	480	62	27
1974	454	62	27
1975	408	245	20
1976	379	264	19
1977	420	339	19
1978	420	339	29
1979	329	848	27
1985	897	1468	24

二、防治

1949年前，榆林大骨节病没有史料记载。1959年春，榆林地方病防治所马骥、张栋中等人在神木县尔林兔乡石板太首次发现患者并确认为大骨节病。同年5月，省地方病防治总所延安分所4人协助榆林指导大骨节病普查。在12个县查出患者1 112人。神木县尔林兔、瑶镇、大堡当3个公社查出患者405人，患病率1.51%；横山县塔湾公社检出患者30人，患病率1.19%；外地迁入患者677人，分布其余10个县。本次普查证实榆林地区有大骨节病流行，确认神木、横山县有大骨节病致病因子存在，是陕西省新发病区。1970年，开展第二次大骨节病普查，在榆林、神木、横山等8个县查出患者911例，其中确定为病区县的神木394例、横山95例（迁入65例）、榆林58 例。1972年根据苏联学者提出“生物地球化学病因假设”，结合榆林地区病区水土流失，环境低硫、低镁的实际，在神木、榆林、横山县病区用硫酸钠片治疗患者120人，草木浸液试治160人，草木浸液加硫酸钠片剂试治疗患者27人，效果不佳。1975年第三次在榆林、神木、横山县调查36 063人，查出患者695 例，其中榆林339例、神木329例、横山27例。在普查基础上，开展了一些试验性治疗观察。神木县瑶镇公社56名患者采用中药“黄芩五味汤密丸”试验观察。1976年，在榆林县小纪汗公社奔滩大队小学建立了豆类实验观察试点；在榆林县马合公社马合大队，小纪汗公社奔滩大队试行改良水质防治措施，改良水井38眼。1978年，榆林县用硫酸钠药物治疗339例患者；榆林、神木、横山在病区发放石膏片80万片，水中投放石膏3 000 千克。1979年榆林县小纪汗公社奔滩大队采用石膏片、维生素C片、维生素B片治疗120名患者，并经X线拍片，治疗效果欠佳。

1982年，确定榆林县牛家梁公社转龙湾大队为省上大骨节病监测点，1982—1988年，每年5月对7～15岁儿童作X线拍片检查，并对头发、土壤、粮食、饮用水样品进行检验分析。1985年第四次流行病学调查，查出患者2 798例，患病率12.4%，临床诊断早期463例，Ⅰ°患者1 688例，Ⅱ°患者519例，Ⅲ°患者128例，分布榆林、神木、横山县12个乡（镇）29个行政村。1989年在榆林市（原榆林县）巴拉素乡马家兔村、小纪汗乡奔滩村、牛家梁乡转龙湾村，神木县大堡当乡东北湾村建立全国大骨节病监测点，榆林市马家兔X线阳性率67.5%，头发硒62 微克/千克，腐植酸0.016；奔滩X线阳性率31.7%，头发硒67 微克/千克，腐植酸0. 009；转龙湾X线阳性率30%，头发硒70 微克/千克，腐植酸0.0043；神木县东北湾X线阳性率20%，头发硒215 微克/千克，腐植酸0.061。监测结果显示，病区病情致病因子活跃，呈上升趋势，列全省第一、全国第二。榆林市3个点发硒低于国家规定标准（100微克/千克），神木点发硒较高，腐植酸含量与病情没有规律性联系。

1995年6月，省、地、县在榆林市北部草滩地区9个乡（镇）45个行政村，调查42所学校4 961 名7～14岁学生，临床检出患者240人。其中，早期156人，Ⅰ°72人，Ⅱ°12人，总患病率4. 84%。对马家兔、蟒坑2个村136 名学生X 线拍片，其中马家兔检出阳性35人，阳性率46.05%，干骺型24人，占31.58%，骨骺型24人，占31. 58%，三联4人。蟒坑阳性30人，阳性率50%，干骺型12人，占20%，骨端型27人，占45%，三联4人。蟒坑、高家伙场、红墩3个村为新发病区，监测显示，临床病情、X线病情最重，居全国首位。

1998—1999年普查，榆林、神木、横山县（市）17个乡（镇）176所学校7～16岁学生28 944人，检出病例1 375人，患病率4.75%。其中：早期1 141人，Ⅰ°219人，Ⅱ°15人，Ⅰ°以上患病率0.81%。病人分布神木县大堡当、尔林兔、瑶镇3 乡（镇）；榆林市牛家梁、岔河则、耳林、芹河、小壕兔、小纪汗、巴拉素、金鸡滩、补浪河、孟家湾、红石桥、马合、可可盖13个乡（镇）；横山县塔湾乡。本次普查纪录了榆林地区大骨节病病情现状，有实用价值。

1998—2009年，神木县、榆阳区14个病区乡（镇）全部实施硒碘盐配给制。横山县有的1个乡2个病区村2002年底前实施了搬迁，2003年停供硒碘盐，并取消病区县。神木县病区群众免费食用硒碘盐，政府出资配给；榆阳区实行食用硒碘盐补贴政策，群众食用硒碘盐覆盖率100%。监测生产企业硒碘盐质量，批质量合格率100%，硒碘盐生产、批发、居民用户合格率稳定。儿童大骨节病监测：榆阳区国家监测点监测，X线阳性率2001年3.3%， 2003年6.27%，2004年7. 8%，2005年4. 0%，2006年省级设5个监测点（神木2个、榆阳区3个），临床与X线检查阳性3人；2007年榆阳、神木设7个监测点，临床诊断早期2人，X线拍片检查381人，未检出阳性；2008年榆阳区监测点X 线拍片80人，检出率为零。成人大骨节病调查，神木设2个点，榆阳设3个点，查出患者657人，患病率14.03%，X线拍片160人，检出率32.07%。榆阳、神木两县（区）患者采用抗骨增生丸、21金维他治疗450人，总有效率90.45%。“十五”期间，榆阳区和神木县8个病区乡（镇）

14个行政村16个自然村，启动了“人饮解困”项目，打70 米以上水井14 眼，改良饮用水受益人口7 159人。1999—2003年，林业部门在大骨节病区实施退耕还林（草）面积8.71万亩，2001—2004年，供粮29 530 吨，换粮覆盖人口4.13万人。

榆林市大骨节病防治逐步纳入制度化、科学化、信息网络化管理。通过病区食用硒碘盐及质量监测、病情监测、现患治疗、打井改良水质、搬迁、换粮、改善环境等措施，病情逐年下降。横山县原病区未发现新发病例；神木县和榆阳区达到国家大骨节病控制区标准。

第三节　地方性氟中毒防治

一、分布

古老的地方性氟中毒在本市早有流行，由于以往对它不理解，多误诊为类风湿、风湿性关节炎或老年性增生性关节炎。直至1974年，才开始认识到它与当地的高氟水环境有关。市内所属1区11县，均有地方性氟中毒。1980年普查统计：氟斑牙人数达89万余人，约占全市人口总数的38.7%；氟骨症患者近5万人，病区包括230个乡镇，3518个大队，约占病区人口的5.85%，占全区总人口的2.1%，以中度和轻度病区为主。

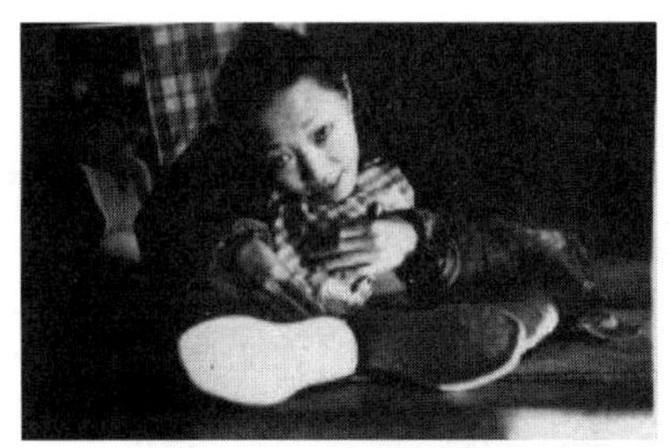

图5–12　氟骨病患者

本市氟中毒病区属饮高氟水型。调查证明，饮水含氟量达2.0PPM以上时，就出现明显的自觉症状和体征。水氟含量总的分布规律是南部高于北部、西部高于东部。以南北两部论，北部的孤山川流域窟野河流域以及秃尾河和榆溪河中上游广大地区水氟含量在3.1PPM以下；南部的无定河流域及黄河沿岸多数地方均在3.1～5.0PPM，吴堡、绥德的个别地方如辛家沟、枣林坪一带达到6.1～7.0PPM，最高达14.0PPM，表明毛乌素沙漠以南是榆林市高氟水的主要区域之一。以东西两部而论，大体以芦河为界，该河以西大部分地区水氟含量介于7.1～8.0PPM；靖边梁镇乡沿榆定公路以西的水氟含量大都达3.0～10.0PPM，最高达32.5PPM；芦河以东则很少有达到7.0PPM的，表明西部是本市高氟水的主要分布地区之一。

榆林市的西部和南部是地方性氟中毒的主要分布区。根据调查，饮水含氟量较低的神木、府谷、榆林等北部诸县，氟斑牙患病率69.53～79.20%；氟骨症患者3100余人，仅占病区氟骨症总人数的6.13%。而饮水含氟量较高的南部诸县，氟斑牙患病率除绥德外，一般在80%以上，米脂高达90.39%；氟骨症者约占病区氟骨症总数的40.6%。饮水含氟量较高的横山、靖边、定边等县，氟斑牙患病率平均达80.42～91.20%，氟骨症患者约占病区氟骨症总数的53.27%。

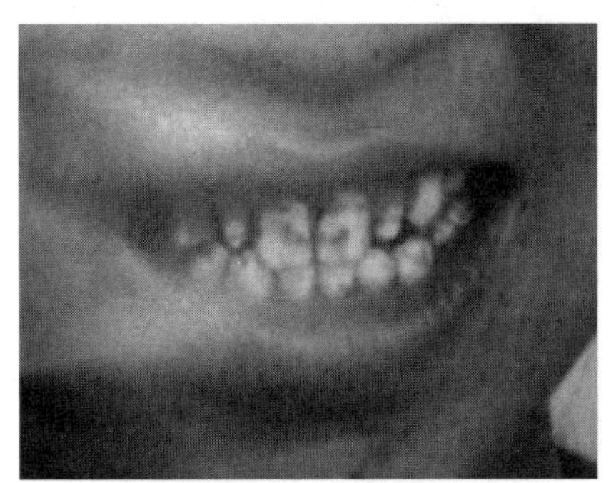

图5–13　氟斑牙

病区散在性分布。定边境内以砖井乡发病最重，红柳沟及贺圈联线以南的滩地次之，白泥井乡的南部和西部、安边、盐场堡的东滩和波罗池一带、海子梁乡北部、西北部以及杨井一带也有。靖边境内以梁镇乡最重，席麻湾、靖边镇、东坑后、中山涧次之。横山以响水、波罗、殿市、赵石畔等乡较重。榆林县病区主要集中在南半部。神木、府谷境内以贺家川、墙头、古城、海则庙和府谷县城周围发病率较高。佳县以通镇、木头浴、螅镇等较严重。米脂以沙家店、杜家石沟、桥河岔，绥德的枣林坪、河底，吴堡的郭家沟，清涧的高杰村以及沿公路各乡，也都是本市比较严重的病区。

表5-27　1980年榆林地区氟斑牙患病率及氟骨症患病率　（单位：%）

县　名	氟斑牙患病率	氟骨症患病率	Ⅰ°患病率	Ⅱ°患病率	Ⅲ°患病率
府谷	75.04	4.85	4.81	0.04	0.004
神木	69.35	0.10	2.93	1.54	0.09
榆林	79.20	0.15	0.09	0.04	0.02
横山	91.20	2.32	1.69	0.60	0.03
靖边	90.95	15.20	12.75	2.43	0.06
定边	80.42	17.00	12.05	4.51	0.48
绥德	69.89	3.18	2.38	0.78	0.02
米脂	90.39	5.30	4.18	1.16	0.006
佳县	88.76	1.80	1.34	0.75	0.006
吴堡	80.82	4.57	3.83	0.72	0.02
清涧	79.45	9.90	8.35	1.50	0.02
合计	81.94	5.85	4.74	1.34	0.085

表5-28　1980年地方性氟中毒病区分布

县　名	乡镇数	村　数	总人口数	病区范围				病区分类			
				乡镇数	村数	病区人口	病人数	轻	中	重	特重
定边	30	309	212183	25	222	145992	19193	69	67	26	60
靖边	26	181	177708	26	136	31978	4613	64	48	8	15
清涧	18	628	159646	17	528	109011	9868	190	233	54	51
绥德	23	658	253254	23	462	121031	3561	319	94	16	34
吴堡	10	221	61217	10	179	44447	1924	135	26	10	8
横山	21	338	213920	20	292	140207	2958	117	139	36	
佳县	23	954	187308	23	436	75377	1410	421	15		
米脂	14	396	157526	14	265	69758	3378	212	43	10	
子洲	22	547	205967	22	275	51314	1436	250	25		
神木	21	856	245862	16	432	48643	1795	333	96	3	
府谷	23	342	152720	23	164	29091	1268	162	2		
榆林	26	409	271947	11	235	73381	94	178	25	22	
合计	257	5541	2299259	230	3627	934912	51498	2451	823	195	168

表5-29　1980年榆林地区居民生活水源调查统计

县　名	水源总数	调查数	超标数	超标率（%）	最高含氟量（PPM）
定边	6173	2681	2479	92.5	32.5
靖边	4668	4257	1317	30.9	26.0
清涧	1405	1379	1015	73.6	4.8
绥德	1868	1824	1119	61.3	14.0
横山	2254	2220	1670	75.2	9.0
米脂	1314	1206	782	64.8	3.0
神木	2193	2121	434	20.5	1.8
吴堡	589	508	387	76.2	4.8
佳县	1494	1446	955	66.0	3.6
子洲	1855	1776	628	35.4	3.9
榆林	1789	1543	986	63.9	9.0
府谷	1828	1678	569	33.9	2.4
合计	27430	22639	12594	55.6	

二、防治

榆林市12个县（区）农民祖祖辈辈牙齿发黄，特别是不少氟骨症患者骨骸变形，丧失劳动力，家贫如洗，这种状态一直持续到20世纪70年代中期。

（一）病情调查

1973年，定边县滩地区发现地方性氟中毒病流行。1974年，地方病专业人员发现定边、靖边、横山、绥德等县流行氟中毒。1976年5月，卫生部专家组考察证实，榆林地区定边、靖边、绥德等县氟中毒危害相当严重。榆林地委决定将氟中毒防治工作列入地方病防治范畴。6—10月，榆林地区防疫站在定边县砖井公社进行流行病学调查，测定水井761 眼，其中642 眼超过国家饮水含氟量（大于1. 5毫克/升），超标率84.36%。测定窖水336 眼，含氟量超标111眼，超标率33.04%，最高含氟量22.50毫克/升。调查9 448人，氟骨症患病率21.95%，氟斑牙患病率67. 58%以上。

1977年3月，榆林地委防治地方病领导小组在定边县召开氟中毒防治工作会议，部署饮用水含氟量普查，1977—1978年，检测居民生活饮用水22 979份，水氟含量大于1. 0毫克/升的12 661份，超标率55.10%。其中：氟含量1.1～2.0毫克/升8 349份，2.1 ～4. 0毫克/升2 995份，4.1 ～7.0毫克/升949份，7.1毫克/升以上368份，最高32.5毫克/升。调查显示，榆林地区12个县均有不同程度氟中毒流行。居民生活饮用水源超标数占全省超标水源数58.22%。

1980年3月，榆林地委防治地方病领导小组在定边县召开了氟中毒防治工作会议，按照省上要求部署氟中毒普查工作，培训人员，组成普查专业工作队。调查显示：榆林地区12个县223个公社受氟中毒危害，占全区公社总数的85. 12%；病区大队3 460个，占全区大队总数的64.01%；病区人口93.50万人，占全区总人口的40.60%。轻病区2 248个，占64. 97%；中等病区842个，占24.34%；重病区202个，占5.84%；特重病区158个，占4.8%。查出各类型氟骨症患者51 597人，其中男性26 160人，女性25 437人，平均患病率6.16%。定边、靖边县氟骨症患病率分别为17.04%、15.23%。氟骨症患者占全省患者的47.37%。其中Ⅰ° 患者39 634人，占76. 81%，占全省Ⅰ° 患者的46. 20%；Ⅱ° 患者11 250人，占21.80%，占全省Ⅱ° 患者的53.04%；Ⅲ° 患者713人，占1.38%，占全省Ⅲ° 患者的37.17%。查出氟斑牙患者685 727人，平均患病率81.90%，占全省氟斑牙患者的35.44%。定边、靖边、吴堡、横山、佳县、米脂县氟斑牙平均患病率在80%以上。

1992年，陕西省人大常委会副主任牟玲生视察定边县氟中毒防治工作，向省委、省人大常委会、省政府主要领导写了专题报告，要求省、地防治部门进行普查，提出治理方案。1993年，定边、靖边2县共普查16.55万人，查出氟骨症患者27 371人。其中定边县查出氟骨症患者24 010人，Ⅰ° 20 491人，Ⅱ° 患者2 023人，Ⅲ° 患者1 436人，特重残废患者60人，患病率18. 36%。

2005—2007年，全市12县（区）筛查 899个村饮用水氟含量，检测水氟样品18 130份，查出水氟含量超过国家规定饮用水标准1.0毫克/升以上的2 624个村，占筛查村的67.30%，受高氟水危害的人口857 125人。其中：水氟含量＞1. 5毫克/升的村1 637个，人口474 507人；水氟含量在2.0毫克/升以上的中、重病区村918个，受危害人口247 006人，查清了全市高氟水危害病区范围，为氟中毒病区改水提供了第一手资料。

经过历年调查，榆林市12个县（区）2008年确认饮水型氟中毒病区村5 111个，病区人口164.05万人。累计完成4 386个村，129.31万人防氟改水任务。水氟含量在1.5毫克/升以上受危害人口的改水任务大部分完成。其中，2001年前，通过解决人畜饮水困难、地方病防治、世行贷款改水项目、定靖氟病治理、“甘露工程”、农村饮水解困等项目，完成防氟改水受益46.76万人；2002—2005年，利用国债防氟改水资金修建改水工程803处，受益31.58万人。该项目总投资10 454.66万元，其中中央补助6 797万元，市、县配套3 657. 66万元。2006—2012年实施的农村饮水安全工程规划，完成50.97万人防氟改水任务。该规划总投资2.55亿元，其中中央、省投资2.04亿元，市、县自筹0.51亿元。2011—2015年，水利部门组织实施的农村饮水安全工程建设项目，共投资7.93亿元资金，截至2015年底共要建成各类饮水工程2951处，解决123.02万人的饮水困难和饮水不安全问题，其中饮水不安全中就包括氟病区降氟改水。

8～12岁儿童氟斑牙病情调查。2015年全市对8～12岁儿童氟斑牙患病情况进行调查，共调查儿童总数

77321人，查出氟斑牙病例总数5140人，其中：极轻1742例、轻度2326例、中度849例、重度223例。全市氟斑牙检出率6.65%。健康教育调查。12县区4～6年级学生问卷共计4455人，知晓率为90.2%。家庭主妇问卷共计1322人，知晓率81.1%。

（二）防氟改水

榆林地区（市）饮水型氟中毒病区降氟改水30年，经历了解决人畜饮水困难、地方病防治、世行贷款改水项目、盐环定引黄工程、定靖氟病治理、“甘露工程”、农村饮水解困、农村饮水安全相结合及实施国债防氟改水项目，累计完成4 386个村，129.31万人防氟改水任务。水氟含量在1.5毫克/升以上受危害人口的改水任务将全部完成。其中，2001年前，通过解决人畜饮水困难、地方病防治、世行贷款改水项目、定靖氟病治理、“甘露工程”、农村饮水解困等项目，完成防氟改水受益46.76万人；2002—2005年，利用国债防氟改水资金修建改水工程803处，受益31.58万人。该项目总投资10 454.66万元，其中中央补助6 797万元，市、县配套3 657. 66万元。2006—2012年，实施的农村饮水安全工程规划，完成50.97万人防氟改水任务。该规划总投资2.55亿元，其中中央、省投资2.04亿元，市、县自筹0.51亿元。

（三）改水工程水氟检测

2005—2007年，榆林市检测已建防氟改水工程含氟量，三年检测改水工程1 356处，采水样5 594份。饮水氟含量在1.0毫克/升以上工程605处，占抽检工程的44.62%，其中2. 0毫克/升以上78处，占抽检工程的5.75%。停用和报废工程11处，占抽检工程的0.81%。为群众安全用水提供了可靠阀值指标。2015年全市在187个乡镇，9 186个自然村采集水样共16 601份。其中：集中供水工程采集水样5 746份，地下井水采集水样6 679份，窖水采集水样4 176份，全部进行单项氟测定。实验室检测结果显示：集中供水工程检测：合格4 436份，涉及3 582个自然村；不合格1 310份，涉及1 341个自然村。地下井水检测：合格4 614份，涉及2 542个自然村；不合格2 065份，涉及1 120个自然村。定边窖水检测4 176份，涉及601个自然村。

（四）氟骨症治疗

从1977—2010年，采用中西药物治疗，从初期的探索性治疗到逐步推广，以重病区定边县为主，以Ⅱ°以上病人为重点，实施家庭病床免费累计治疗氟骨症病人26 782人次，近期有效率80%以上，一批重获生产、生活能力的患者由衷感谢党和政府的关怀。2011—2014年，用天津达仁堂生产“抗骨质增生丸”免费治疗 氟骨症60940例，总有效率93.62%，深受病区群众欢迎。2015年完成了7000例氟骨症患者的治疗工作，免费发放180多万元的地方病防治药物。

从1977年开始，榆林地区氟中毒科研工作主要研究流行病学、地学，探索流行病学调查方法、病区流行特点、病区分布及环境地球化学特征与致病途径，探讨氟骨症基本X线征象、早期改变、骨关节改变及软化型氟骨症X线特征；研究人群尿氟值，开展酚红排泄试验。编辑《地方性氟中毒防治》专辑三册，出版专著两本。

三、定边县饮水型氟中毒防治选介

定边县地处陕西西北角榆林市最西端，是黄土高原与内蒙古鄂尔多斯荒漠草原过渡地带，地域辽阔，地理环境特殊，地下水氟含量普遍较高。高氟区主要分布境内低洼盆地的平原地区，地下水径流不畅，地质结构复杂，低氟水资源贫乏，水质矿化度较高且不稳定。不少人认为牙齿黑、弯腰驼背是风水不好、祖坟不对，普遍流传“白牙穷、黄牙富、黑牙家中有金库”的说法。

定边县地方性氟中毒流行比较久远。1967年，盐场堡、红柳沟等地医务人员反映，腰腿疼的人特别多，妇女生了孩子，病情急剧加重，很快出现弯腰驼背，丧失劳动能力。县防疫站派人查访了波罗池、黄尔庄和黄沙窝，并送检水样，氟含量达3.6～7.0毫克/升，怀疑可能与氟含量高有关。

1974年9月，定边县卫生防疫人员查阅参考文献，以陕西省水文地质队掌握的水氟资料为线索，对5个公社10个村作了摸底调查，发现腰腿疼痛，肢体变形患病率多在30%以上。

1975年，定边县防疫站医务人员调查了病情重的石洞沟公社郑寨子大队白圈梁村，访问患者，检验水质，证实黄斑牙病及腰腿疼痛、弯腰驼背，甚至瘫痪在床，都是饮用水氟含量过高所致。同年3—4月，县防疫站扩大摸底范围至榆定公路两侧平原地区（滩地区）12个公社，发现重症病人127人。

1976年4月，定边县防疫站对滩地区12个公社开展了为期3个月的氟中毒流行病学调查，调查10万多人。定边县委和西安医学院第二附属医院联名向国务院、中共陕西省委写信，反映病情的严重性。随后卫生部派专家组会同西安医学院、陕西省防疫站专家调查认定，定边是全国饮水型氟中毒流行最严重的县之一。

1976年9月，榆林地区防疫站调查砖井公社9 448人，普查率88.32%，查出氟斑牙6 385例，患病率67.58%；查出氟骨症患者2 074例，患病率21.95%；检测居民饮水1 127份，66%的水样氟含量在3毫克/升以上。最高达22.5毫克/升。

（一）病情调查

1. 线索调查和重点普查

1980年，榆林地区和定边县开展了滩地区氟中毒普查和山区线索调查显示：全县25个公社，222个大队，1 020个生产队受高氟危害人口13.9万人，实查112 626人，查出氟骨症患者19 193人，其中，Ⅰ° 13 565人，Ⅱ° 5 079代人，Ⅲ° 549人，平均患病率17.04%；氟斑牙患者90 284人，平均患病率80.16%，女性患者高于男性；检验水源井2 681眼，水氟含量超标2 4798眼，超标率92. 47%，有些水井氟含量高达20毫克/升以上，符合国家饮水标准的只有202眼。病区大队222个，其中，轻病区69个，中病区67个，重病区26个，特重病区60个。主要分布榆定公路沿线带状地区和盐湖周围片状地区。

这次调查，基本掌握了地方性氟中毒分布概况、流行特征、严重程度及致病因素，查清了高氟水分布范围和分布规律。

表5-30 定边县1980年地方性氟中毒病情普查结果统计

公社	病区生产队数	病区人口数	氟骨症患病情况及分度					氟斑牙	
			人数	患病率（%）	Ⅰ°	Ⅱ°	Ⅲ°	人数	患病率（%）
城关	28	5376	656	1.34	550	96	10	3857	78.88
贺圈	86	13796	2236	18.35	1387	733	116	10100	82.89
红柳沟	78	11725	1457	16.36	976	439	42	7131	80.08
砖井	87	11792	1712	19.50	i007	598	107	7747	88.25
盐场堡	43	5147	1044	25.51	717	292	35	3191	77.98
周台子	54	6104	873	16.61	725	135	13	3810	72.48
白泥井	70	8337	1454	19.09	1043	392	19	6571	86.27
海子梁	61	765	1264	22.88	913	295	56	4687	84.83
安边	94	17948	2387	20.89	1394	915	78	10060	88.03
石洞沟	82	14493	1955	15.79	1403	526	26	10562	85.33
郝滩	69	12021	1780	19.59	1345	396	39	5977	65.78
堆子梁	66	9052	1045	13.69	902	138	5	5805	76.07
王盘山	12	590	35	6.71	25	10	0	396	75.86
武峁子	42	4174	313	8.16	298	14	1	3048	79.48
罗庞原	2	99	7	7.14	4	2	1	51	52.04
堡子湾	3	109	13	6.84	13	0	0	125	65.79
油房庄	2	198	18	9.42	18	0	0	140	73.30
杨井	4	408	0	0.00	0	0	0	296	75.13
学庄	30	3265	533	16.96	459	74	0	2684	85.40
新安边	55	3423	0	0.00	0	0	0	1324	47.46

续表

公社	病区生产队数	病区人口数	氟骨症患病情况及分度					氟斑牙	
			人数	患病率（%）	Ⅰ°	Ⅱ°	Ⅲ°	人数	患病率（%）
张要先	12	635	75	12.46	71	4	0	535	88.87
胡尖山	10	1080	154	15.42	142	11	1	801	80.18
白马要先	6	241	12	5.29	12	0	0	150	66.08
白湾子	5	498	17	3.62	15	2	0	333	70.85
樊学	19	1628	153	10.85	146	7	0	903	64.04
合计	1020	138985	19193	17.04	13565	5079	549	90284	80.16

注：氟骨症、氟斑牙患病率为病人数与实查人数之比。

表5–31　定边县1980年饮用水氟含量检测结果统计

公社	检测总份数	超标份数	其中				
			1.0毫克/升以下	1.1～2.0毫克/升	2.1～4.0毫克/升	4.1～7.0毫克/升	7.1毫克/升以上
城关	81	71	10	21	29	20	1
贺圈	158	149	9	4	25	48	62
红柳沟	140	139	1	2	34	64	39
砖井	303	291	12	39	132	83	37
盐场堡	112	112	0	3	44	38	27
周台子	166	158	8	19	65	50	24
白泥井	340	332	8	73	151	82	26
海子梁	170	120	50	42	50	17	11
安边	262	259	3	12	45	133	69
石洞沟	274	259	15	48	103	78	30
郝滩	254	247	7	32	130	58	27
堆子梁	214	150	64	76	58	11	5
王盘山	5	5	0	0	5	0	0
武峁子	67	63	4	16	28	16	3
黄湾	2	1	1	1	0	0	0
堡子湾	1	1	0	0	1	0	0
油房庄	18	18	0	1	15	2	0
纪畔	3	3	0	1	2	0	0
杨井	24	21	3	8	13	0	0
学庄	41	40	1	2	29	9	0
张要先	10	9	1	2	7	0	0
胡尖山	17	16	1	4	11	1	0
白马要先	3	3	0	2	1	0	0
樊学	16	12	4	8	4	0	0
合计	2681	2479	202	426	982	710	361

2. 平原地区防氟改水调查

1981年6月至1983年6月，省、地、县水利、卫生部门组成“防氟改水调查规划工作组”，深入病区开展调查研究。查清了病区和不同程度患者的分布情况，阐明了病区自然条件、地理环境、地质地貌和水文地质及浅层高氟水成因和基本条件，基本查清了区内浅层地下水氟含量水平分布和垂直变化，提出了防氟改水可行途径。规划工作组认为：实施改水规划必须坚持“突出重点、先易后难、先重后轻，因地制宜、综合治理”原则，从实际出发，通过试点逐步推广，解决高氟水危害问题。

在此基础上，定边县成立了病区改水规划组，在省地下水工作队指导下，调查分析平原地区12个公社上部潜水、中层和浅层水氟含量及对人体健康有关的化学离子，采样化验水质1 577份，调查2 692平方公里，基本搞清了定边县平原地区水质分布规律。

调查成果在很大程度上克服了治理氟中毒的盲目性，提示防治工作必须因地制宜，稳妥推进。县委、县政府组织协调有关部门，确定治理氟中毒主要通过两个途径：一是改水降氟，从源头防治；二是药物治疗氟骨症病人，减轻疼痛，恢复劳动能力。

3. **病情普查**

1992年8月，时任省人大常委会副主任牟玲生，在定边县砖井镇、郝滩乡氟中毒病区了解情况，回访在1984年曾经看望过的李月逢、王治山两户氟骨症病人。看到两家人氟骨症日益加重，有的已丧失劳动能力或生活自理能力，心情沉重，感慨万千，遂向省上主要领导张勃兴、李溪博、白清才写了《定边县氟中毒问题情况报告》，几位领导作了批示。1992年10月，省政府副秘书长宋海源带队到定边考察形成报告。1993年1月，省政府批转《定边氟中毒考察情况及治理意见报告》，提出治理定边、靖边氟病区，必须贯彻防病治病与脱贫致富相结合的方针，坚持“以防为主、防治结合、因地制宜、综合治理”和“先重后轻、先易后难、总体规划、分步实施”的原则，继续采取改水、打水窖、搬迁住户和治疗氟病等行之有效的措施，力争3年完成治理任务，5年解决氟害。

1993年4—5月，省、地、县卫生专业人员，大面积普查了定边县30个乡（镇），普查范围扩大到南部山区。调查显示：全县地方性氟中毒涉及30个乡（镇）的24个乡（镇），159个行政村，532个自然村，受危害人口14.54万人，占总人口的63. 4%，氟骨症患者24 010人，氟斑牙患病率和氟骨症临床症状体征检出率高达80.94%和18.36%。划定532个病区村，其中轻病区村198个，中等病区村190个，重病区村144个。检测饮水氟含量673份，超过1.0毫克/升水样563份，超标率83.66%。

4. **高氟水筛查**

2005—2007年，定边县执行中央补助地方公共卫生专项资金高氟水筛查项目，依据历年调查资料，全县在疑似高氟区和未改水病区以村为单位安排调查范围。每村按东、西、南、北、中方位采集水源水5份，检测水氟含量。筛查出饮水氟含量均值超过1.0毫克/升的525个村，受危害人口13.43万人。

（二）病区改水

省、地（市、县）党和政府十分重视氟中毒防治工作。20世纪80年代初，在特大抗旱救灾经费中结合安排防氟改水项目；20世纪80年代后期至90年代，结合人畜饮水困难、世行贷款项目、“甘露工程”安排改水项目，立项建设盐、环、定（宁夏盐池、甘肃环县、陕西定边）引黄工程，解决低氟水源和防氟改水工程建设问题；1993—1995年，省政府组织实施定边、靖边氟病治理项目，加快定边氟病治理步伐；2002年，国家国债资金向定边防氟改水项目倾斜；2006—2012年陕西省农村饮水安全工程规划，加大投资力度，限期消除高氟水的危害。

根据历年调查和2005—2007年高氟水筛查资料统计核准，定边县受高氟水危害人口19.74万人，占全县总人口31.5万的62.67%；病区村1 114个，其中，轻病区村140个、中病区村704个、重病区村270个。截至2007年，累计完成防氟改水587个村，实际受益人口6.27万人。《陕西省农村饮水安全“十一五”规划》和2008年调整编制的《陕西省2008—2012年农村饮水工程规划》将定边县尚未实施改水的527个村13.47万人口纳入规划解决，大部分人口将在2010年底前改水受益。

（三）治疗氟骨症病人

1. **探索治疗**

1974年后，地方病防治部门积极探索治疗氟骨症药物和方法。1976年，定边县防疫站收治20例氟骨症病人，主要用钙剂药物综合治疗。患者多为妇女，弯腰驼背或长期卧床，经过半年治疗，多数丢掉双拐，生活自理。红柳沟医院采用“九味治氟汤”治疗氟骨症病人，疗效比较好，1981年9月曾在全县防治氟病经验交流会上推广。白泥井医院调查走访病人，搜集一种“死人蔓”草，捣烂外敷治疗关节肿痛，以后改膏剂外敷治疗氟骨症也有一定疗效。安边医院院长仲纪云根据《中医杂志》的方剂通过加减制成“灵仙伸筋散”，收治160名典型病人，疗效满意。重病人白桂莲、李俊珍、赵月英等，已失去生活能力，经过两个月治疗，均行走如常，能参加劳动，一人还到十里外的安边赶集。

2. 地、县协作治疗

1984年4—8月，榆林地区地病所、定边地病所在郝滩公社蒋峁村用蛇纹石治疗患病3～25年Ⅱ°、Ⅲ°氟骨症病人59例，临床基本治愈17例，好转35例，无效7例。1985年，榆林地区地病所、定边县地病所合作用麻芥丸、糖钙片加苁蓉丸、滑石片加苁蓉片、蛇纹石片治疗氟骨症140例，蛇纹石片有效率最高为85.7%，麻芥丸最低为65.7%。

3. 筛选药物推广治疗

1981—1990年，用钙剂、氢氧化铝、氯化钾制剂、维生素AD丸、维生素C片、复合维生素B片、复骨片、滑石胶囊、苁蓉丸、骨宁注射液、九味治氟汤等药物治疗氟骨症病人。用苁蓉丸加钙剂疗法在盐场堡、红柳沟、贺圈、砖井4个公社11个大队治疗608 例氟骨症病人，有效537例，有效率88.32%。砖井公社三楼二队王毕汉当年62岁，手柱双拐，疼痛难忍，卧病在床，治疗后疼痛等自觉症状基本消失，四肢灵活，丢掉拐子，生活可以自理。重型患者陈迎芳，服用苁蓉丸加钙片，病情很快好转，关节灵活，疼痛减轻，能做家务。在10年中，全县10多个乡（镇）逐步推广氢氧化铝、苁蓉丸加钙剂疗法，共治疗患者9 586例。

1993—1995年，由省上统一提供治疗药品，省地病所专业人员参与指导，重点选择治疗中度以上氟骨症病人。采用中西结合选择中药A、B、C冲剂分别加氢氧化铝凝胶或西药，疗程3个月，治疗氟骨症病人4 101例，总有效率95%以上。

“九五”期间（1996—2000年），全县治疗氟骨症2 300例。其中，1997—1999年实施“惠民工程”，省下达650 例治疗任务，用氟骨康和骨苓通痹丸治疗1 150例，有效1 097例，总有效率95.39%。

2001—2015年，按照全省“十五”“十一五”“十二五”地方病防治规划和省、市要求，先后用骨苓通痹丸、抗氟胶囊、抗骨质增生丸等中成药物，开展家庭病床免费治疗Ⅱ°以上60岁以下氟骨症患者32 804例，总有效率94.06%，深受群众欢迎。

第四节　鼠疫防治

一、流行情况

榆林市的历史上鼠疫流行年次无从考证。明朝万历十六年（1588）、万历三十八年（1610）、万历三十九年（1611）、崇祯九年（1636）、崇祯十年（1637）、崇祯十六年（1643）、清朝康熙六十年（1721）、康熙六十一年（1722）、乾隆五十年（1785）、嘉庆二十年（1815）、道光二年（1822）、道光十年（1830）、咸丰八年（1856）、咸丰十年（1858）、同治八年（1869）、同治十年（1871）、光绪三年（1877）、光绪四年（1878）、光绪二十八年（1902），发生大疫19次。

调查证实，1905—1942年榆林地区发生过动物及人间鼠疫流行，定边、靖边、横山、榆林、神木、府谷、佳县、米脂、子洲、绥德、清涧11个县128个乡（镇）504个村发生人间鼠疫流行，发病7 966人，死亡7 194人，病死率90. 31%。其中腺型5 882人、肺型674人、败血症型729人、其他及病型不明681人。

1949年10月12日，神木县一带发生鼠疫（疑似）流行，政府派尤仙航前往灭疫。

1951年1月20日，府谷县哈镇西沟村发现鼠疫（疑似），榆林分区、内蒙古伊旗及府谷县医院40人组成联合防疫队，紧急赶赴疫区防治，2月初扑灭。此后，榆林地区再未发生人间鼠疫流行。

（一）定边县鼠疫流行概况

1905年农历10月，红柳沟乡黄沙窝村赵姓2人去白湾子乡雷兴庄参加婚礼（当地无鼠疫流行），回家出现发烧、咳嗽、昏迷、吐血等，数天后死亡。村中相继发病14人，死亡13人，症状疑似肺鼠疫流行，认为是陕西最早的疑似鼠疫疫情。1927年8月12日，贺圈乡张大坑张二寡妇发病3日即亡，引起村中18人发病，全部死亡，为肺鼠疫。1930年农历6月中旬，郝滩乡郝滩村郝文华发病，9月6日，学庄乡付坬村高树礼发病，疫情波及3个乡8个疫村，发病78人，死亡78人，以腺型为主。1931年7—9月，贺圈、砖井、堆子梁乡的梁圈、元墩子、海之坑、曹圈、仓房梁等村发生鼠疫流行，以仓房梁、梁圈最为严重。疫情先发生于堆子梁乡仓房梁村，首例患者12岁女孩柴某为一车马店家属。仓房梁、梁圈地处交通要道，往来住店商旅多，引发疫情流行，波及8个乡13个村，发病206人，死亡200人，病型除仓房梁为腺型外其余为肺型。此后再未发生人间鼠疫。

定边县历年人间鼠疫流行累计波及13个乡23个村，发病316人，死亡309人，病死率97.78%。

（二）靖边县鼠疫流行概况

人间鼠疫最早发生于1925年，当年农历8月杨渠子乡马家口子村发生鼠疫流行，首例病人为8岁女孩，没有传染线索， 疫情波及周围小涧堂、徐家湾、徐台3个村子，发病50人，死亡48人，均为腺型。1930年9个乡（镇）59个村发生鼠疫流行，发病706人，死亡631人，多为腺型。疫情始于龙洲乡坪庄村，首例病人黄国兴，男性，57岁，发病后自愈。1931年，8个乡（镇）43个疫村继续发生鼠疫流行，5月始，10月终，发病483人，死亡440人，多为腺型。此后再未发生鼠疫流行。

靖边县历年鼠疫流行累计波及18个乡（镇）106个村，发病1 239人，死亡 1 119人，病死率90.31%。

（三）横山县鼠疫流行概况

县志记载三次发生“瘟疫”，没有记述为鼠疫，仅1928年有文献记载。1930—1931年，鼠疫严重流行与调查材料符合。调查证实，1928年，石湾、高镇两乡（镇）发生人间鼠疫流行，6月中旬开始至11月中旬止，波及6个村子，发病128人，死亡117人，有腺型、肺型两种。发病原因按伍连德著《鼠疫概论》记述：“1928年，内蒙古、山西、陕西三省（区）接连地带鼠疫流行，似与内蒙古鄂尔多斯草原（伊克昭盟） 有关。”1930年人间鼠疫流行，共发生4乡89个村，发病1 332人，死亡1 217人，以城关、赵石畔及殿市最重。传染原因多认为由靖边黄大梁传人，起初是由靖边黄蒿界牛皮窑子传到横山赵石畔的喇嘛畔，村民马明春病死，派人给其母送讯，不几日送讯人及其母患病死亡，鼠疫扩散至诚关的李家洼、岗梁、王窑畔等村。1931年疫情继续扩散，7月开始10月止，波及4个乡（镇）30个村，发病452人，死亡426人。

横山县历年鼠疫流行累计波及10乡（镇） 125个村，发病1 912人，死亡1 760人，病死率92.05%。

（四）子洲县鼠疫流行概况

1930—1932年，有人间鼠疫流行。1930年10个乡（镇）32个村发生鼠疫流行，3月底至12月中旬，发病309人，死亡286人，以腺型为主。最早发现于周砭乡北方园村，首例病人王文禄，男34岁，3月24日去周砭赶集返回剥食死獾，27日发病，3日后死亡，同行者发病4人，全部死亡。1931年，20个乡（镇） 95个村发生鼠疫流行，农历2月上旬至12月底，发病1 913人，死亡1 689人，多为腺型。周家圪崂乡党家沟村首例患者党玲，男，29岁，曾去过疫村南沟岔，数日发病，全村发病38人，死亡33人，均为腺型。1932年，4个乡（镇）12个村发生鼠疫流行，1月至10月下旬，发病156人，死亡149人，多为腺型。首发驼儿巷乡郭家沟村为1例腺型患者，2月殿寺乡王庄村发生1例腺型患者，后波及其他各村。此后再未流行。

子洲县历年鼠疫流行累计波及34个乡（镇）139个村，发病2 378人，死亡2124人，病死率89.32 %。

（五）佳县鼠疫流行概况

1926年8月10—14日，暴家坬乡王家畔村（黄河岸边）及通镇王川村发生腺鼠疫流行，首例病人在当地发病，自王家畔波及到吴家山，2个乡（镇）3个村发病98人，死亡91人，病死率92.86%。1929年5月上旬，暴家坬乡云石峁村（黄河岸边）发生腺鼠疫流行；8月13日上高寨乡上高寨村发生腺鼠疫流行，2 乡2 村发病17人，死亡13人。1930年7—8月，官庄、西山、通镇3个乡（镇）王木匠沟村、白塔城、白家沟3村发病92人，死亡83人，均为腺型，首例病人高登富是王木匠沟村人，传染来自米脂县海会寺。1931年5—10月，木头峪、暴家坬、峪口、官庄、店镇等9个乡（镇）34个村发生鼠疫流行，发病943人，死亡824人，病情自王木匠沟及木头峪开始，以木头峪最为严重，首例患者于当地发病，波及周围34个村子。尤仙航文献〔山、陕发生鼠疫（1932）《中华医学杂志》18 卷1期〕记载，晋西兴县、临县地区，每年啮齿动物先得病，然后传染给人，由晋西烟贩经木头峪发病所染。1932年7—8月，西山、下高家寨、坑镇、刘家山、通镇5 乡（镇）5个村子发生腺鼠疫流行，发病96人，死亡85人，最早发生在西山乡马家新庄、坑镇白家甲村，首例病人当地发病，人间鼠疫流行时王家畔及木头峪有家鼠死亡现象，无野鼠。此后再未发生鼠疫流行。

佳县历年人间鼠疫流行累计波及21个乡（镇）47个村，发病 1 246人，死亡 1 096人，病死率87.96%。

（六）榆林县鼠疫流行概况

1930年6月9日，清泉乡张家坬村相珍，女，31岁，当地发病，为肺鼠疫，后波及苏石畔、史家沟、王界、石窑坪、大王庙、崔家坪及桐条沟乡付家畔村，2乡（镇）8个村发病106人，死亡96人，多为肺型。1931年5月28日，余兴庄乡曹家坬村李旺，男性，14岁，当地发病，病前见有死鼠。7月15日，巴拉素乡武坝滩张丙因去靖边红墩界染疫，引起本村鼠疫流行，发病10人均死亡。当年鼠疫波及3乡（镇）5个村，发病130人，死亡114人，多为腺型。1932年10月上旬，镇川乡樊河畔村一煤矿工人，在米脂县胡塌染疫回家后死亡，引起村中鼠疫流行，发病12人，死亡11人。此后再未发生鼠疫流行。

榆林县历年鼠疫流行累计波及6个乡（镇）14个村，发病248人，死亡221人，病死率89.11%。

（七）神木县鼠疫流行概况

1928年发生鼠疫，9—10月发生在中鸡、活鸡兔、刘石畔3个乡的崔三渠 （木头石则村）、杜子沟、宁条塔3个村子，发病10人均为肺鼠疫，全部死亡。染疫原因是内蒙古再生庙郝庆去杭锦旗买粮食，染病回家传染给家属等40余人，郝的二儿子从神木县中鸡崔三渠村去内蒙古探父染疫，传至家中死亡5人，波及2个村，发病10人均死亡。

（八）府谷县鼠疫流行概况

1941年腊月二十三至1942年正月底，麻镇、墙头、黄甫3个乡11个村发生肺鼠疫流行，发病76人，死亡75人。原因为麻镇乡刘家河村刘平、墙头乡墙头村刘五汗、沙沟沿村李三飞、尧渠村刘猴子4人，1941年农历7月去内蒙古赶脚（运输），腊月回家途经内蒙古芪家屹崂住车马店染疫，刘平腊月二十一回家第二天发病，3日后死亡；刘五汗途中发病，回家2日死亡，余2人不久死亡，病情遂因亲友探望而扩散。

（九）米脂县鼠疫流行概况

1930年4月初，沙家店乡李家沟村发生20例肺鼠疫，全部死亡。当年疫情持续到9月底止，波及5个乡7个村子，发病75人，死亡67人。1931年疫情自6月中旬开始，11月底止，有5个乡10个村发病206人，死亡177人。1932年疫情自7月始9月底终息，3个乡6个村发病123人，死亡105人。

米脂县历年鼠疫流行累计波及13个乡23个疫村，发病404人，死亡349人，病死率86.39%。

（十）绥德县鼠疫流行概况

1931年，苗家坪乡疫情传入绥德。7月初，石家湾乡白家园则村8岁女孩刘金棠发烧昏迷2日死亡，引起村中32人发病，30人死亡，至10月下旬止，全县3个乡8个村发病115人，死亡111人。1932年石家湾、张家砭2 乡3个村继续流行，7人发病6人死亡。此后再未发生鼠疫流行。

绥德县历年鼠疫流行累计波及5 乡11个村，发病122人，死亡117人，病死率95.90%。

（十一）清涧县鼠疫流行概况

1931年疫情由子长、子洲县传入，石嘴驿、城关2 乡（镇）2个村发病15人，死亡14人，病死率93.33%。

表5-32 榆林地区11县1905—1942年鼠疫流行情况

疫史县	发病年份	鼠疫流行乡镇	发病村数	发病人数	死亡人数
定边	1905	红柳沟	1	14	13
	1927	贺圈	1	18	18
	1930	郝滩 学庄 胡尖山	8	78	78
	1931	堆子梁 砖井 石洞沟 定边 郝滩 贺圈 姬原 樊学	13	206	200
	计	13	23	316	309
横山	1928	石湾 高镇	6	128	117
	1930	石湾 赵石畔 殿市 直属乡	89	1332	1217
	1931	石湾 武镇 响水 直属乡	30	452	426
	计	10	125	1912	1760
靖边	1925	杨渠	4	50	426
	1930	青阳岔 沈家圪坨 杨桥畔 龙洲 高家沟 畔沟 梁镇 海子滩 黄蒿界	59	706	631
	1931	杨桥畔 张家畔 畔沟 龙洲 沈家圪坨 黄蒿界 红墩界黄海子滩	43	483	440
	计	18	106	1239	1119
子洲	1930	驼儿巷 殿寺 苗家坪 老君殿 裴家湾 何家硷 槐树岔 高家坪 周家硷 周家圪崂	32	309	286
	1931	马家沟岔 槐树岔 高家坪 周家硷 何家硷 砖庙 三眼泉 西庄 马蹄沟 三川口 周家圪崂 杜家湾 驼儿巷 双湖浴 苗家坪 李孝河 水地湾 裴家湾 殿寺 老君殿	95	1913	1689
	1932	周家圪崂 裴家湾 老君殿 淮宁湾	12	156	149
	计	34	139	2378	2124
佳县	1926	暴家坬 通镇	3	98	91
	1929	上高寨 暴家坬	2	17	13
	1930	官庄 西山 通镇	3	92	13
	1931	暴家坬 木头峪 店镇 峪口 官庄 刘家山 金明寺 西山 通镇	34	943	824
	1932	西山 坑镇 下高家寨 刘家山 通镇	5	96	85
	计	21	47	1246	1096
榆林	1930	清泉 桐条沟	8	106	96
	1931	巴拉素 余兴庄 清泉	5	130	114
	1932	镇川	1	12	11
	计	6	14	248	221
米脂	1930	海会寺 沙家店 郭家砭 龙镇 寺滩	7	75	67
	1931	寺滩 郭家砭 杜家石沟 龙镇 城关	10	206	117
	1932	桃镇 乔河岔 龙镇	6	123	105
	计	13	23	404	349
绥德	1931	张家砭 石家湾 义合	8	115	111
	1932	石家湾 张家砭	3	7	6
	计	5	11	122	117
清涧	1931	城关 石嘴驿	2	15	14
	计	2	2	15	14
神木	1928	活鸡兔 刘石畔 中鸡	3	10	10
	计	3	3	10	10
府谷	1942	墙头 皇甫 麻镇	11	76	75
	计	3	11	76	75
合计		128	504	7966	7194

注：乡（镇）数以年为单位进行累计统计。

1987年5月、1988年5月上旬、2000年12月初、2001年3月、2006年4月，定边县动物鼠疫流行，检出鼠疫菌80株，国家（青海）菌库鉴定为鼠疫鄂尔多斯高原型。疫区范围波及定边县周台子、盐场堡、定边、红柳沟4个乡（镇），疫区面积1196平方公里。

二、防治

民国十九年（1930），榆林籍尤仙航在北平上学，获悉家乡鼠疫猖獗，与旅居北平同乡友组织了“陕北鼠疫救济会”，被推举为会长。四处奔走呼号政府及社会各界密切关注陕北鼠疫动态，早日扑灭疫情，解除民众危难。

民国二十年（1931）尤仙航翻印了《鼠疫发生原因、症状、经过、预防与治疗》，发表在《天津大公报》，并印刷1万份小册子，带回榆林宣传。同时上书“南京国民政府卫生署”，请求速即派员赴陕北防疫，刊载于《天津大公报》，但渺无音讯。尤仙航又请示天津大公报主编榆林籍张季鸾，张对家乡人民遭此瘟疫深表关心和同情，遂与南京国民政府监察院于佑任院长通电话，告知陕北鼠疫，请求国民政府尽快协助解决榆林鼠疫调查与防治问题。

民国二十年（1931）11月至民国二十一年（1932）春，陕西卫生处派防疫员李忠贤、医师赵简修等人查询榆林疫情。2月开始，尤仙航参加陕北防疫调查队，只身骑毛驴深入疫区调查研究半年，宣传防疫知识，发动群众与鼠疫斗争。

民国二十一年（1932），尤仙航应陕北驻防司令井岳秀之要求，草拟《组织陕北鼠疫防疫意见》，载于陕北《上郡日报》。同年南京国民政府卫生署组成“陕北鼠疫调查队”，由东北防疫处医师叔名、山西汾阳基督教医院医生戴绍堂、山西汾阳医院方德生（美国人）、鼠疫专家叶墨（德国人）到榆林疫区询查鼠疫。

民国三十二年（1933）12月24日，南京国民政府卫生署批准成立榆林卫生院（当时批准陕西成立三处卫生院）院长叶瑞禾（榆林籍）毕业于齐鲁大学。行使卫生、地方病、公共卫生、药政等管理。同时南京国民政府卫生实验处允许设立“榆林鼠疫研究所”，由叶瑞禾院长聘请济南鼠疫专家陈文贵任“榆林鼠疫研究所”所长，地址榆林定慧寺。开展鼠疫防治宣传，鼠疫菌苗接种，卫生队下乡、村宣传防治知识。

民国二十八年（1939），榆林首次接种鼠疫菌苗。

民国三十一年（1942），府谷县鼠疫暴发流行，陕西卫生处运送榆林4000瓶鼠疫菌苗，4月在府谷县接种鼠疫菌苗。当时，防治措施不力，缺乏防疫和特效药品，全靠屏障、居住分散、交通不便等自然隔离。

1949年10月12日，神木县一带发生鼠疫（疑似）流行，政府派尤仙航前往灭疫。

1950年，西北军政委员会卫生部指示，成立“榆林防疫卫生委员会”，由榆林行专署专员李子川任主任，负责组织协调鼠疫等地方病防治工作。同年春，省政府派省防治大队指导榆林鼠防工作。接种鼠疫菌苗6 077人。

1951年1月20日，府谷县哈镇西沟村发现鼠疫（疑似），榆林分区、内蒙古伊旗及府谷县医院40人组成联合防疫队，紧急赶赴疫区防治，2月初扑灭。2月1日，榆林专区防疫大队成立。

1952年“榆林防疫大队”更名“陕西榆林鼠疫防治大队”。从此榆林有了专业鼠疫防治机构。专业队伍与群众运动相结合，组织全民灭“四害”，每年灭鼠数百万计。1958年定边白泥井公社消灭老鼠300多万只。1958年陕西省防疫站组织延安、榆林地区及各县专业人员40多人，组成鼠防专业工作队，深入农村、走访群众，确定榆林地区11个县为历史鼠疫疫源县。

1958—1971年，调查人类鼠疫主要传染源啮齿动物，榆林地区11个疫史县共发现啮齿动物6种，6亚科、16属、20种。调查鼠疫传播主要媒介跳蚤，发现上2科、3科，11属29种。

1958—1973年，在历史疫区县开展大面积鼠疫细菌检验和被动血凝试验，收集各种鼠类99 987只，蚤、蜱75 294个，自毙动物34件，检验结果均为阴性。仅定边县作鼠血清17 694份，均为阴性。

1971—1975年，消灭各种鼠类4 428 700多只，投药堵洞1588万多个，反复灭鼠面积5 042 347亩，接种鼠疫菌苗铺463 000人次。定时定点开展鼠密度监测和灭鼠工作。

1975年，北京流行病学研究所张洪翊帮助指导代检鼠血清678份，均为阴性，与榆林地区被动血凝实验结果相符。

1980年，根据中央北方地方病防治领导小组办公室提出的“搞好鼠间疫情监测、加强防范”的指示精神，榆林地区选定靠内蒙古、宁夏的定边县设立1个固定监测点3个流动监测点，监测面积2 287平方公里。历史疫区11个县为流动监测点。在靠内蒙古、宁夏边界地区的府谷、神木、榆林、横山、靖边、定边6县23个乡，长691公里、宽1公里建立灭鼠安全防护带，定时定点开展鼠情密度监测和灭鼠工作。

1985年，陕西省防疫站用放射免疫新技术在定边县作鼠血清107份，复判发现4份阳性，鼠间有感染迹象，但作鼠血清被动血凝1190份，细菌学培养1 400份，蚤类细菌培养，全部阴性。

1986年，12个县作10公顷鼠密度调查，鼠密度与上年相比明显上升。是年，榆林地区送省防疫站放射免疫检鼠血清1 024份，作被动血凝1 024份，细菌培养1000份，检鼠体、巢蚤152个，均为阴性。除严密观察鼠情动态外，各有关部门紧密配合，开展大面积灭鼠工作，降低鼠密度。

1987年后，在定边、靖边北部滩地区鼠疫监测发现啮齿动物4科、5亚科、9属10种，主要传播媒介为秃病蚤（蒙冀亚种）。发现染疫昆虫3种。

1987年5月，榆林地区定边县周台子乡伊涝湾村收检自毙鼠14 只，从2只自毙长爪沙鼠体内分离出2株鼠疫菌，判定定边县为鼠疫疫源区域。经过及时彻底处理净化动物鼠疫疫区，开展保护性灭鼠、灭蚤，疫区2 563人预防接种了鼠疫活菌苗，接种率97%，有效控制了动物鼠疫的流行。

榆林地区鼠疫疫源地局限于定边县。1987年、1988年，动物间鼠疫流行涉及定边县周台子乡，疫区面积72. 5平方公里。2000—2001年，扩大到周台子、盐场堡和定边镇3个乡（镇），疫区面积扩大到800平方公里。2006年，动物间鼠疫发生在盐场堡乡和红柳沟镇。新的染疫动物子午沙鼠，染疫动物种类不断增加。主要宿主长爪鼠的密度、鼠体蚤染蚤率及蚤指数均处在较高水平。定边县疫区涉及定边4个乡（镇），面积1 196平方公里。

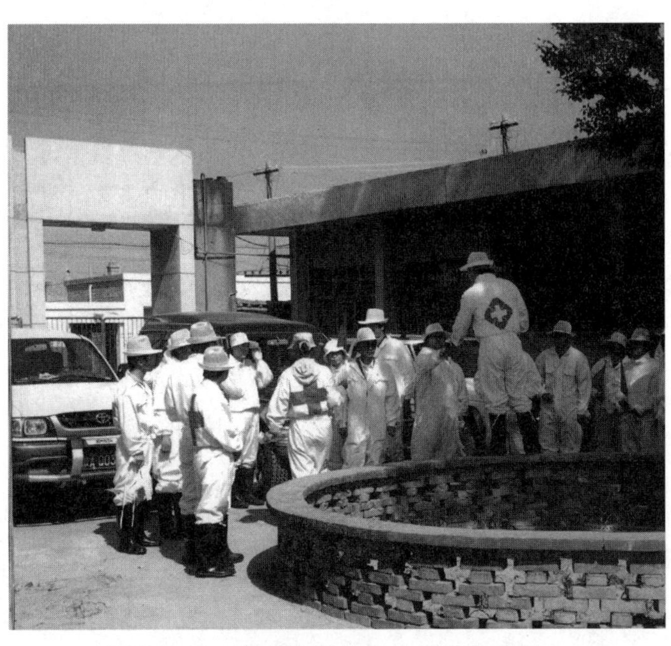

图5–14　鼠疫专业技术人员准备灭鼠

动物鼠疫发生后，省、市、县立即成立应急指挥部，结合查源和接种鼠疫菌苗、口服“磺胺”“土霉素”等预防药物，开展保护性重点灭鼠、灭蚤，严密监测疫情动态。定边、靖边、横山、榆阳、神木、府谷6县（区）开展动物鼠疫监测和防控工作，防止榆林市疫源地内动物鼠疫向人间传播，以及毗邻省、区鼠疫的传入；神木、府谷、榆阳、靖边开展了能源基地、经济开发区鼠疫监测和宣传教育工作，严防流动人口发生鼠疫流行；南部佳县、米脂、绥德、子洲、清涧5个县鼠疫历史疫区开展了人间鼠疫监视工作；11个历史疫源县（区）开展专业人员技术培训， 提高人间鼠疫远距离传播的应对能力；加强以定边县“国家监测点”为重点的各县鼠疫流动监测，开展鼠疫自然疫源性和疫源地调查工作。杜绝人间鼠疫的发生和流行。

1958—2010年，榆林地区以定边县为重点，在11个历史疫源县开展鼠情、蚤情监测，调查鼠类种群密度、数量、分布、繁殖规律；调查鼠体外寄生蚤、蚤指数、染蚤率、自然感染率；广泛收集自毙鼠及高抗动物血清，检测细菌和抗体；建立健全监测网；宣传鼠防知识；坚持“预测预报”制度；坚持大面积每年不断开展灭鼠、灭蚤，降低密度，疫区净化处理；培训提高专业人员；结合退耕还林（草）植树造林、兴修农田水利、改变主要宿主动物生存环境，收到良好效果，最终控制动物鼠疫流行，杜绝人间鼠疫的发生。

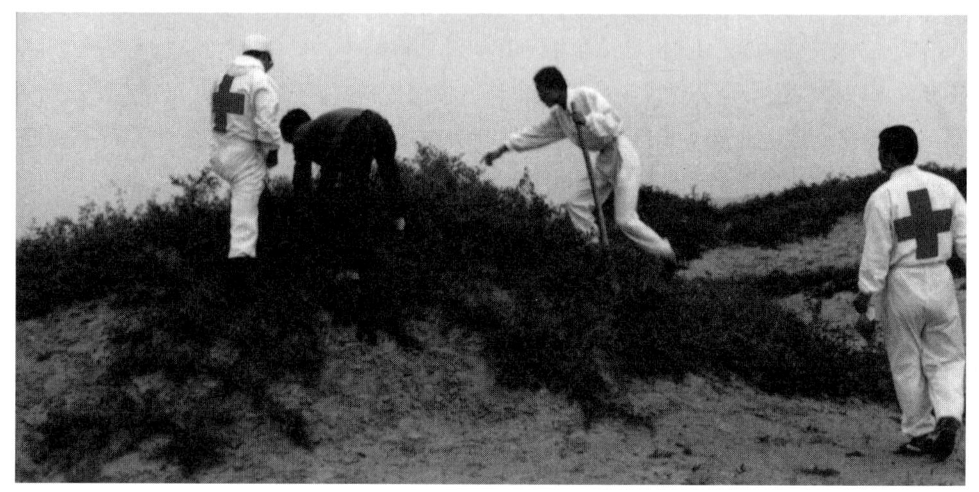

图5-15　鼠疫专业人员在疫区灭鼠

第五节　布病防治

榆林地区布病现知最早发生在1952年冬。当时定边县种羊场兽医刘德英患病，第四军医大学确诊为布病性脑膜炎。从兽医血清中分离出羊种布鲁氏菌，这是陕西首次分离出的布鲁氏菌，也是中国解放后分离的第一株布鲁氏菌。其他县相继发生布病流行。

1952—1980年，榆林地区12个县129个乡（镇）581个村发病2444 例（含追溯调查1951年发病4例），分离出羊种布鲁氏菌143株。府谷、绥德、米脂、佳县、神木、榆林、清涧、定边、子洲、吴堡等县发生35起人间布病暴发流行。1981—1995年，疫情平稳，仅在定边、绥德报告3 例病人。1996—2015年，疫情出现流行高峰，发病7123例。

一、疫情流行

（一）局部散在流行期（1951—1956年）

这一时期，全区布病发病208例。1952年，定边县种羊场首次发现布病性脑膜炎。府谷县回顾性调查，清水乡张淡沟门、石山则等村以及木瓜、墙头、高石崖乡， 1951—1956年共发病63例。

1955年4月，榆林县余兴庄区余兴庄、郭家沟村发生布病流行，第四军医大学李纯俭等19人组成布防大队调查结果显示：1956年2月为人间布病暴发高峰，123户中有65户发病，患病户超过1/2。病因主要是接触流产羔羊。1957年5—8月血清检查1 035人，阳性150人，阳性率14.49%；检查家畜1 579头（只），阳性475 头（只），阳性率30.08%；从患者血液、骨髓分离出4 株羊型布鲁氏菌。从病羊血清、乳汁、关节腔积液中分离出5 株羊型布鲁氏菌。查家禽、野鸟、冷血动物125份，阳性59份，阳性率47.20%。其中鸡88份，阳性率44. 30%；麻雀13份、燕子2份、龟血清1份，全部为阳性；青蛙10份，阳性率10%；蛇4份，阳性率75%；老鹰1份、野兔2份、老鼠4份，均为阴性。传染源追溯到1953年从甘肃、内蒙古输入大批羊只，当年出现羊只流产。1954年4月，人间疑似布病发生。1955—1957年5月，余兴庄、郭家湾两个村确诊97 例布病患者，发病分别为1955年5例，1956年67例，1957年1—5月25例；古塔乡杭庄村发病30例。

1955年绥德县土地岔乡马家川村发病8 例。1956年佳县高家坬村90户发病30多例。米脂县杜家石沟农业社1956年发病26 例（男24 例，女2例），其中15～35岁18例；桃镇乡仁义山村61户发病20例。

（二）大面积暴发流行期（1957—1973年）

这一时期，全区布病发病1 830 例。自1957年起，布病疫区不断扩大，榆林、绥德、米脂、府谷、神木、清涧、佳县等地发生布病流行，局部村庄暴发流行。

府谷县1958年发病41例，查羊797 只，阳性48只，阳性率6.02%；1959年黄甫公社山神堂、高家塔等村发病51例；1963年黄甫、墙头、麻镇发病29例，查羊1 932 只，阳性638 只，阳性率33. 02%。1965年血清检查36 510人，感染875人，感染率2.40%，查羊56 753只，阳性1 383只，阳性率2.44%，大家畜检查4 272 头，阳性106头，阳性率2.48%。木瓜公社大屹塔、高屹塔、黄草梁等村暴发流行。

1958年，神木县调查花石崖乡胡家塔、碾峁、杨崖沟3 村，血清学检查210人，阳性18人，阳性率8.57%；查羊80只，阳性15只，阳性率18.75%。

1962年，调查府谷赵五家湾公社火莲峁塔、桥沟、新刘家畔大队，血清学调查118人，阳性55人，确诊40例病人；血检羊404只，阳性150只，阳性率37.13%，羊只怀孕103只，流产55只，流产率53.40%。传染源追溯到1960—1961年从山西临县、内蒙古购回一批羊只和大家畜后，当年羊只流产特别严重，接着人间布病暴发流行。

1958—1963年，清涧县李家塔、师家园子、解家沟、高杰村、二郎山、石盘、店则沟、东拉河、玉家河、寨沟、老舍巢等公社130个大队发病221人。1964—1972年，全县监测47 777人，感染2 650人，感染率5.55%，发病305人。查羊50 481只，阳性2 766只，阳性率5.48%。

1958年，榆林县董家湾公社董家湾大队发病9例。1957—1962年榆林县查964人，感染14人，感染率1.45%。鱼河农场、马合农场查986人，阳性123人，阳性率12. 47%。城关镇、古塔、余兴庄公社查2 357人，阳性232人，阳性率9.84%；畜间查羊18 487只，阳性1113只，阳性率6.02%；查大家畜844头，阳性105头，阳性率12.44%。

1958年，横山县白界、波罗、赵石畔乡首次发病10例，靖边县东坑农场查出首例病例。1962年吴堡县寇家塬、辛家沟首次查出4 例病人。

（三）稳定下降期（1974—1980年）

这一时期，全区布病发病78例。从1967年开始，人畜间开展布病预防，特别是羊只间高密度免疫，病情逐年下降，疫情得到有效控制。1974—1980年，全区发生3 次小流行。1976—1977年，吴堡县宋家川，张家山、岔上、于家沟、郭家沟查出10例。1979年，榆林县安崖乡前沟村查出2 例新发病例。1980年，定边县堆子梁查出1例病例。1981年后，全区未发现新发病例。1976—1978年，榆林地区防疫站、清涧县防疫站、清涧县畜牧站作羊子流产胎儿、阴道分泌物、血液布鲁氏菌培养411份，未检出布鲁菌。

1978年5月，省、市联合考评，清涧县成为全省第一个布病控制达标县。1980年，考核验收府谷县，其他10个县陆续考核验收，1986年，全部达到国家控制区标准。

（四）疫情静息期（1981—1995年）

这一时期，全区布病发病3例，其中1982年定边县1例，1985年绥德县2例。

（五）再次流行期（1996—2015年）

这一时期，全区布病发病5 134例。1981—1995年，全区疫情处于静息状态，防治工作疏于管理，山西、内蒙古暴发大面积布病流行，大量病畜涌入，导致1996年以绥德为中心的南部6县布病再次大流行，范围广、病情重、症状典型。1996—1997年，从病人血液中分离出4株羊Ⅲ型布鲁氏菌，疫区扩大到全市12个县（区）。绥德、子洲、米脂、榆阳、佳县、吴堡、神木、府谷、横山、靖边等县（区），多次发生流行。

2005年，采集急性病人血液、关节液4份，检出可疑3 株菌，国家传染病所鉴定1 株羊Ⅰ型布鲁氏菌。2008年，采集急性病人血液32份，可疑8份，国家传染病所鉴定3 株羊Ⅰ型布鲁氏菌。

2014年，采集急性病人血液32份，可疑8份，国家传染病所鉴定3 株羊Ⅰ型布鲁氏菌。

1996—2015年，榆林市血检羊1496822只，阳性16959只，阳性率1. 13%；血检牛139 034头，阳性2 100头，阳性1.51%；血检猪5 510头，阳性12头，阳性率0. 22%；用羊、猪、牛流产胎儿血液、阴道分泌物、内脏检菌1106份，未分离出布鲁氏菌。免疫羊7 566.07万只。

表5-33　1996—2015年榆林市人间布病分布与发病率

年份	人口总数（万人）	府谷	神木	定边	靖边	横山	清涧	绥德	子洲	佳县	吴堡	米脂	榆阳	合计	发病率（/10万）
1996	320.73	—	1	—	—	—	159	481	29	46	31	85	1	833	25.97
1997	323.91	—	6	1	1	10	44	103	2	23	6	13	8	217	6.58
1998	325.86	—	—	—	—	—	1	33	1	—	1	—	—	36	1.1
1999	329.82	—	2	2	—	—	1	21	1	1	1	—	1	30	0.91
2000	342.57	—	—	—	—	—	1	18	1	3	2	2	—	27	0.79
2001	344.67	—	—	—	—	—	11	36	1	7	1	4	1	61	1.77
2002	346.49	—	—	—	—	1	7	65	5	71	2	43	2	196	5.66
2003	348.21	—	—	—	—	—	3	78	4	46	—	29	3	163	4.68
2004	349.96	—	—	—	—	1	5	108	10	43	3	27	23	220	6.29
2005	351.63	—	—	—	3	38	10	51	23	35	3	59	163	385	10.95
2006	353.41	—	9	5	39	47	2	99	194	34	3	38	42	512	14.49
2007	355.25	11	11	2	37	103	4	142	162	53	24	101	29	679	19.11
2008	357.06	13	75	7	15	49	26	145	259	137	75	85	59	945	26.47
2009	358.76	4	68	—	14	54	38	182	157	153	46	76	20	812	23.88
2010	360.55	5	32	—	3	22	16	80	49	73	12	49	18	359	9.85
2011	370.69	3	32	3	21	8	37	111	57	63	12	22	13	382	10.23
2012	374.55	4	18	8	13	5	36	65	44	66	16	28	24	327	9.76
2013	376.99	4	23	18	23	13	42	71	48	50	14	20	30	356	10.6
2014		2	31	42	33	35	67	126	50	100	27	36	34	583	17.1
2015		16	39	83	51	29	74	89	54	53	21	18	30	557	15.28

二、疫情控制

在疫情预防和控制方面，主要是保护易感人群和健康畜群，开展以畜间免疫为主的“免、管、制”综合防治措施。1952—1972年，主要进行了人畜间布病疫情调查。1958年，人间接种19-BA菌苗55人。1960年，皮上划痕接种104M菌苗500人。1965年，全区人间免疫59 251人，剂量100亿菌体/人。至1979年，人间免疫257.24万人。1990年后，停止人间免疫。1996年以绥德县为中心的南部6县发生布病流行，1996—1999年，少部分重点接触人群作了104M活菌滴鼻免疫。

1963年，畜间免疫开始试点，1965年，全区采用饮水免疫法。1973年，饮水免疫改为人工灌服免疫，并向全省推广。榆林地区首次开展间隙免疫控制布病项目，获陕西省1984年科技成果三等奖，向全国推广了布氏猪型二号苗间隙免疫预防羊只布病技术。

畜间防治主要采取控制、消灭传染源，羊圈上山下沟，人畜分居。健康羊与病羊分群饲养管理，优先淘汰、宰杀病羊，人工灌服猪型二号苗高密度连续免疫，禁止买卖病畜，加强省、市、县间市场检疫、出入境交通检疫。1996年，开始全部处杀病羊、病奶牛，进行无害化处理。彻底消毒圈舍、院落、房屋。1996—2014年，处杀病羊16 959只，病牛2 100头。省、市、县财政给以经济补助。

人间防治主要是切断传染途径，讲究卫生，加强防护，工作、劳动时不吃东西、不吸烟，勤消毒、勤洗手，不喝生奶、生水，不吃半生不熟的肉，家畜流产深埋，羊圈经常消毒、打扫，家畜粪便堆积发酵，减少布病发生。

病人治疗　1970年前，应用金霉素、链霉素等抗菌类药物，中草药、电针、针灸。1971—2009年，采用抗菌类药物、中药煎剂等。

2001—2015年，全市实行免费治疗，先后在榆林市地病所，绥德、子洲、横山县疾控中心设立诊断治疗点，为每例患者免费提供2～3疗程治疗药物，使绝大部分新发病人得到及时、全程、足量治疗，年治愈率在83%～92%，年有效率在98.5%～100%，受到病人欢迎。

防治效果考核　按照中央北办《布病疫区（以县为单位）鉴定和验收试行标准》，1978年，陕西省地病办在清涧县经过考核验收试点，该县成为全省第一个达标县。1980年，省防疫站组织考核府谷县，该县成为陕西省第二个达标县。1984年，榆林、靖边、横山、绥德县考核达标；1985年，定边、佳县、吴堡、神木县考核达标；1986年，米脂、子洲县考核达标。1993—1995年，实施布病稳定控制区考核。

1993年榆林县，1994年神木、府谷县，1995年定边、靖边、横山县经过考核，达到国家布病稳定控制区标准。

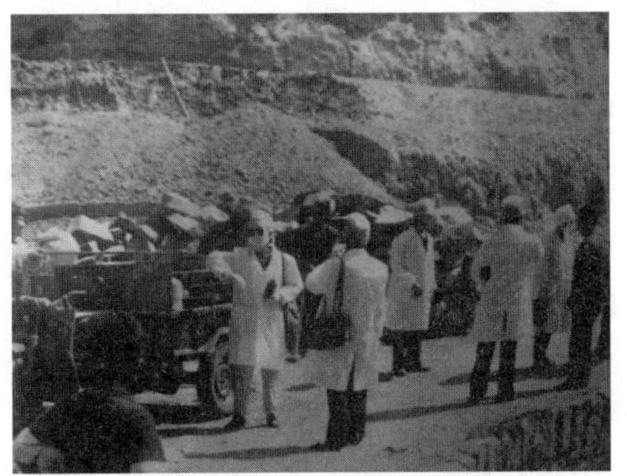

图5–16　省布病防治专业人员在疫区调查

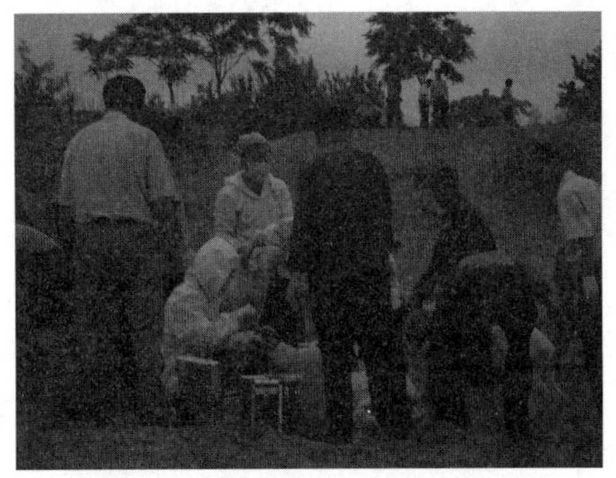

图5–17　布病疫区给羊尺灌服疫苗

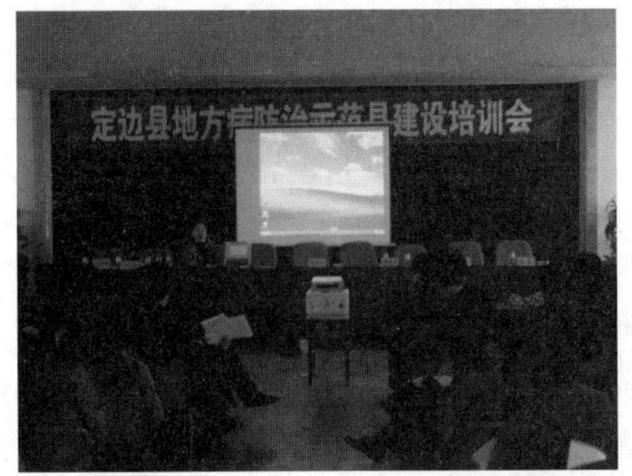

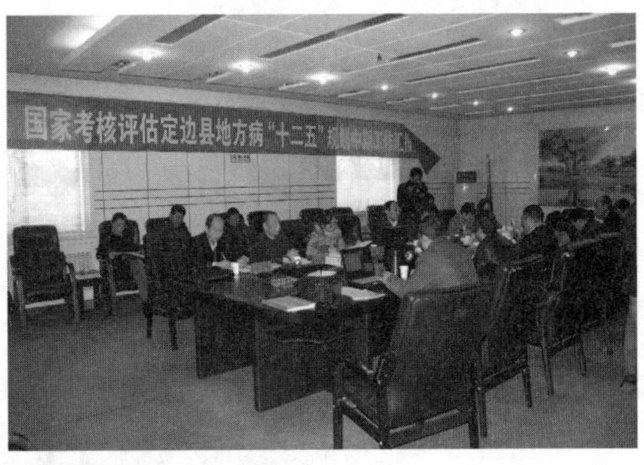

图5–18　定边县地方病防治示范县建设培训会

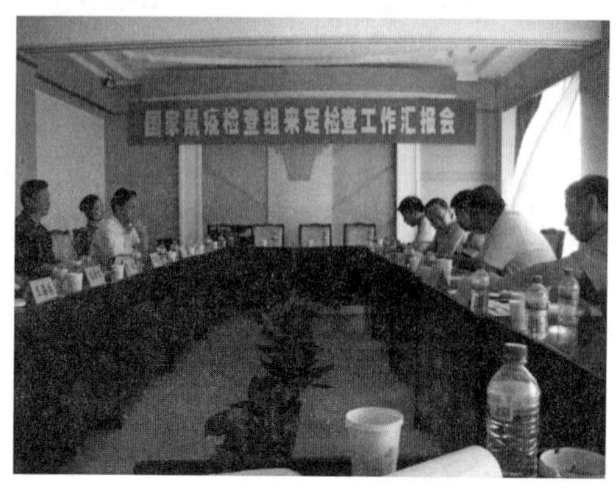

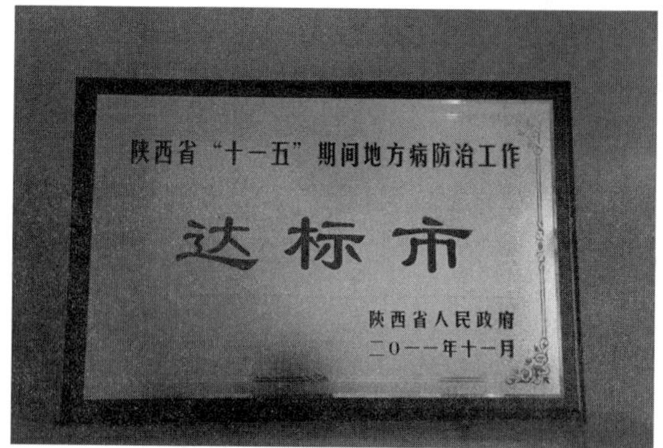

图5-19　省政府授予榆林达标市称号

第四章　卫生监督

第一节　公共卫生监督

一、环境卫生

民国时期及以前各时期，环卫工作只限于打扫清洁卫生。国民政府曾委托榆林县卫生院督查所在地的卫生清洁工作。1950年以后，结合全国性的爱国卫生运动；开展了以除害灭病为目的的环境卫生工作，20世纪60年代后期环境卫生由各级卫生防疫站卫生科专门管理监督。

1965—1966年，榆林地区“两管、五改”（管水管粪，改水井、改灶、改厕所、改畜圈、改环境），在佳县打火店、绥德白家硷进行试点，以后在全区推广，至1977年10月，有33个公社964个大队实现了“两管、五改”化，共计改水井9906口，改厕所96799个，改猪圈75230个，于1979年结束。

1972—1976年，在黄河八省、区协作组指导下地区防疫站对黄河流经本区的污染情况进行了调查（工业“三废”污染调查），其结果如下。

（一）一般卫生学指标

黄河吴堡断面水质具有附和总碱度适中，分别为8.0和3毫克当量/升，硬度9～12度，盐：主要为氯化钠在40mg/L以下，溶解性固体含量低，为300mg/L。黄河流经黄土高原，大量泥沙进入水体致使水中悬浮性固体含量达13737mg/L，且半水期较枯水期高，主要为泥沙。沉淀过滤后，水质无色透明。细菌总数和大肠菌指数：枯水期分别为2100/ml和2380个/L，半水期分别为7200个/ml、2380个/L，说明有机物污染较重。支流一般水质卫生状况和黄河相同。

（二）五项毒污染情况及来源

1. **砷**

检查148份水样中，检出砷140份，检出率94.59%，检出范围0.012～1.680mg/L，其中超标样品73份，超标率52.14%，个别水样含砷量超过国家标准23倍多。证明黄河中砷含量随着含沙量的增多而增多，两者是直线递增关系，属地测定（y=0.83）两者呈非常紧密的正相关。

污染来源：源于沿岸灌区和黄土高原的含砷水土流失，全区土壤中含砷量为12mg/kg。

2. **酚**

主干、支流148份水样中，检出酚22份，检出率14.86%，检出范围0.0013～0.047mg/L，超过国家规定标准有10份水样超标率45.45%，干、支流比较，支流较干流严重。

污染来源：河曲造纸厂、米脂焦化厂含酚废水直接或间接排入黄河造成污染。

3. **六价铬**

六价铬共检148份水样，检出58份，检出率为39.19%，范围（浓度）0.001～0.006mg/L，均未超过国家标准，干、支流比较，支流较干流检出率高。

污染来源：地下水流域被含铬矿藏溶蚀所致。

4. **汞**

汞共检验148份水样，检出3份，检出率为2.03%，浓度范围0.005～0.05mg/L，未超过国家标准。

5. **氰化物**

共检148份水样，检出64份，检出率43.24%，浓度范围0.001～0.03mg/L，未超过国家规定标准，干、支流比较，支流较干流检出高，由排放含氰化物废水污染而来，以后历年调查，氰化物呈下降趋势。

（三）污染源调查

对全区县以上中、小型企业28个，其中排放含毒废水严重的小型企业11个建立了调查档案，并分类总结，米脂焦化厂酚最高，检出浓度为445.590mg/L（超标890.2倍），榆林县造纸厂酚最高检出浓度31.340mg/L（超标61.68倍），榆林地毯厂六价铬最高检出浓度为400.000mg/L（超标799倍）。

1979年，榆林地区防疫站在清涧、子洲、横山、靖边四县进行了39孔窑封泉水和30个沙窝井卫生学调查，做了半水期、枯水期水质分析，子洲县防疫站设制的吊锺阀门控制水器，简易耐用、清洁方便、防冻，经国家爱委会向全国推广，受到陕西省防疫站表彰。

1979年下半年，榆林参加了全省水源水质普查工作，地县协作在全区选择采用点1002个，进行了丰、枯水期检验，摸清了全区水源水质情况，在1984年12月全省总结评比会上，榆林地区的水源水质调查工作获全省总分第一名，受到陕西省卫生厅表彰奖励。

1983年，地区防疫站协同神木县防疫站对神木县窟野河水质进行了监测，结果表明，窟野河水质基本良好。

1984年，榆林地区参加了全国生活饮用水的调查，在原有的1002个采水点中，选出142个动态监测点，连续三年动态监测，1981年，全区13个防疫站化验室参加了全省四次水质分析质量控制，均取得合格证书。

1985年，地区参加的陕西省水源水质调查获中央爱卫会、卫生部科研三等奖，并颁发了科研三等奖荣誉证书。

榆林地区环境卫生基本状况（1985年6月30日）如下。

1. **水质**

全区饮用泉水人口1139908人，占总人数的49.7%，饮用井水730168人，占总人口的31.9%，饮用自来水11609人，占总人数的5.1%，饮用河水172020人，占总人数的7.5%。

水质状况，以中等硬水为主，占83.7%，很硬水占5.6%，水中离子主要是重碳酸盐碳，一、二、三型水占90%以上，硫酸氯化物类很少，矿化度在800mg/L左右，河水较低。

有害毒物：砷主要分布在佳县一带，六价铬主要分布在绥德、吴堡、米脂、子洲、清涧五县。

氯化物：全区饮用水氟浓度在1.0PPM以上的有230个公社，3622个大队，高氟区人口934912人，氟中毒在12县均有不同程度发病，定边、靖边、横山、绥德、清涧、吴堡6县病区大队数占该6县大队数的70%以上，横山最高占86%，神木较低，占29.3%。

2. **大气**

榆林地区大气污染主要来源是煤炭燃烧放出的有害气体；其次是交通运输中，车辆排放出的废气；其他造成的污染目前甚微。

1984年，全区用煤量，城镇474804吨，农村1030630吨，每平方公里平均用煤34.55吨（按陕西省防疫站方案规定一吨煤燃烧排出有毒物质指数计算）。

1984年，全区耗油量为16268.96吨，柴油14253.860吨，规定指数计算，有毒物质为一氧化碳839.188吨，碳氢化合物669.839吨，一氧化氮1013.469吨，二氧化硫506.431吨，烟尘70.261吨，铅尘376吨。

3. **废弃物**

全区日平均排放各种垃圾208.3吨，处理55.2吨，粪便47.1吨，处理38.5吨，废渣5721.3吨，处理约2/3，粪便垃圾处理以用高温堆肥法为主。平均排放各种污水4840.70吨，处理3200吨，处理方法是深坑沉淀和加氯消毒，排放垃圾17.28吨，处理12.10吨。

二、饮水卫生

（一）城镇供水

明成化年间，榆林开发优质泉水为军民生活引用水，并建水井对水源进行保护，民间俗称“官井”。清康熙年，普惠泉水采取明渠供生活饮用水。

民国十八年（1929）在普惠泉修蓄水洞，将蓄水洞口封闭安装琉璃龙头，泉水从琉璃龙口流出，如龙口吐水。民国二十年（1931），从泉口至豆腐巷用砖砌暗渠，引流出西城。民国二十四年（1935）在鼓楼以南至镇署巷口的大街及镇署巷砌砖暗渠1道，沿暗渠开井口6个，民国三十年（1941）又筑大街南至四方台巷的砖砌暗渠。

1950年，退水瓷管堵塞，供水渠、井破烂，县政府发动群众募捐资金，复修供水渠井。同年6月10日开工，11月5日完工，支费小米190. 2 石，修建供水井口27眼，增建污水井18个，新修供水渠1095 米，维修旧水道1600 米。

1955年，原有供水渠道不能适应城市需求，榆林水利工程处设计供水管网，省政府拔款7.5万元，同年11月30日动工，翌年6月底完工。建成蓄水池1座，水位提高0. 7 米，安装铸铁输水干管2210 米，支管566米，设自流供水点20个。

1975年，建成东山抽水站，并在东山红文昌楼下建成600 吨蓄水池、抽普惠泉水入池，实现了东山部分地区和城内高层楼房自来用水。

1981年8月，在城东4. 3 公里处的钟家沟榆阳泉（水掌泉）动工建榆阳水厂，基本缓解了老城区和东沙、红山新城区的供水困难。

1984—1986年，烈士陵园东侧建成1000 吨高位蓄水池，实现水厂给南郊用户供水。

1986年，建成西沙新城区独立供水系统工程，给70%的住户供水。

1992年，市供水公司盲目利用旧矿井投资300 多万元建成秦庄梁水厂，抽矿井水供秦庄梁一带居民饮用。人们饮用此煤矿井水后，普遍发生拉肚子、不适等情况，制作的豆腐也都坏掉。经化验，大肠菌群、矿化度等项目严重不符合饮用水标准，属污染水。为此秦庄梁一带居民多次上访，要求政府给予解决，到 1995年问题还未得到解决。几年来，秦庄梁居民饮用水有的到二三里外的城内或山梁下去挑，有的用车到四处去拉运，苦不堪言，怨声载道。

1994年城区设水厂5处，榆阳水厂、普惠泉、南郊水厂、西沙水厂、南沙水厂。另有自备水井110眼，1994年人口饮用水进户率70%。1999年11月，红石峡城市供水水源工程竣工，日供水量达1.5万吨，水质符合国家生活饮用水标准。2003年新增水厂2座。同时制定了全市生活饮用水、涉水产品及二次供水、自备供水等卫生监督工作计划；负责供水单位、涉水产品、二次供水、自备供水的违法行为立案、调查取证，并提出处理意见；负责涉水产品引起不良反应的案件立案、调查取证，并提出处理意见；组织全市供水单位、涉水产品、二次供水、自备供水管理人员、从业人员、质检人员法律法规和卫生知识培训；负责饮用水污染事件的调查处置。对市直管的2家水厂、1家自来水公司、5家桶装水公司、10家二次供水单位、11所学校自备井进行水质卫生监督检测，合格率达99%。

（二）水质监测

1979年，首次进行水体检测检验，水源类型有井水、泉水、自来水、河水、深井水、水库水、渠水等。饮用地下水（井水、泉水、自来水）人口占总人口的85.9%。饮用地面水为10.5%。检查结果表明，各类水源程度不同地受到三氮、氯化物、硫化物的污染。细菌总数和大肠菌数的合格率分别为7.8%、9.5%。南部山区水氟含量超标检出率为55%，一份井水最高4.4mg/L，一份泉水最高5.6mg/L。

1981年，开辟东郊钟家沟“榆阳泉”，修建榆阳水厂入网供城区饮用。水厂建立水质检验室，依据《国家生活饮用水卫生标准》要求，每天对水源水质的浑浊度、大肠菌群、细菌总数三项指标检测一次，1000毫升水中不超过3个大肠菌，细菌指标达标95%。由防疫站定期监督检查。1988年，榆林县建立城镇供水厂2座，供水人口6.3万人。水质经检测列入全国优质天然矿泉水名录，未采取水质消毒措施，末梢水质混浊度、细菌总数、总大肠菌群三项指标合格率均达90.0%以上。1990年，开始监测高层楼房居民二次供水24处，要求每处落实储水池、水箱定期洗刷，水质检验报告书，卫生管理制度及管理者体检证的制度。普惠泉、榆阳泉水源水经水质检测确认为优质矿泉水。1997年，首次开展生活饮用水卫生监督监测工作，对二次供水、自备水源和集中式供水水源和管理人员每年监督检查一次。建立二次供水档案管理制度，以单位部门为单位建档登记制度。至2002年，对55户二次供水单位年监督覆盖率100%，累计健康体检302人次。1995—2009年，累计监测水样905份。2005年，对32家用人单位的生活饮用水进行了监督检查，覆盖率达98%。

2008年以前，国家政策主要解决农村村民们的饮用水困难问题。2008年以后，解决的是农村村民的安全饮用水问题。2008年，市疾控中心承担了“陕西省农村饮水安全工程水质卫生监测”榆阳区和神木县的农村饮用水水质监测任务，以后逐年增加项目县，至2011年增加到7个县，即：榆阳区、府谷、定边、靖边、横山、绥德和清涧。2012年开始承担国家指令性农村饮水安全工程的水质卫生监测任务，即榆阳区、府谷、定边、靖边、横山、绥德和清涧7个县。至2015年农村饮用水和城区饮用水全市12个县区全覆盖。检验份数由200份增加到928份。

2015年，生活饮用水实际监督102家，监督覆盖率100%，进行经常性卫生监督204家次。监测水样 570件。

三、公共场所卫生

（一）一般性管理

民国二十五年（1936）夏季，在霍乱流行之际，榆林卫生院即制定饮水、街巷、饮食店、理发店、澡塘等卫生清洁及管理规则，并成立县卫生委员会进行管理监督。当时榆林城每周二、周六为环境卫生规定检查日，由卫生稽查员及警察局警士等会同各保、甲长进行检查，并经常将检查情况在《陕北日报》上公布。

1956年，防疫站成立后在卫生股内设环境卫生员、消毒员各一名。行业卫生检查，对理发、旅店、浴池、影剧院等服务行业培训卫生员，推行公共用具消毒等。“文化大革命”期间，公共场所卫生管理工作中断。1972年开始恢复。1984年，设公共卫生组，登记公共场所91家，其中理发业42家、旅店39家、浴池10家，并给予建档、建卡。1986年，服务行业发展到138家，其中理发40家、旅店39家、浴池10家，影院22家，其他27家；文娱场所41家。1995年增加到543家。2000年709家。

（二）法制管理

1987年，国务院颁布《公共卫生场所卫生管理条例》，县卫生局对公共场所卫生加强监督工作。公共行业300处，其中理发128处，旅店123处，浴池6处，文娱场所41处，监督率138.6%。1989年增加到384户，增加从业人员体检的规定。2000年增到709家，比1984年的91家上升6.75倍。全区公共卫生行业由于内部装修及设施改进，室内微小气候的指标以及从业人员体检合格率逐步上升。

（三）行业监测

1992年，防疫站全面落实公共场所各行业的监测，至2000年各场所的环境逐步提高，改善了公共场所的环境质量。1994—2010年，监督核发卫生许可证8670个， 1994—2010年，从业人员健康体检11289人次，检出病员98人，调离率100%，理发用具监测2833份，主要指标合格率95%以上。2010年，被监管单位1056户，持证率达100%，健康证持证率达95%，量化分级管理率达100%，监督覆盖率达100%。

2004年以来，监督所承担了规划全市公共场所卫生监督监测工作和对各县（区）的卫生指导与督促；依法开展对各类公共场所的卫生行政许可、日常监督和违法行为查处的工作；对公共场所进行卫生监测和卫生技术指导；监督从业人员健康检查，指导有关部门对从业人员进行卫生知识的教育和培训；根据《陕西省公共场所卫生监督量化分级管理制度实施方案》要求，开展对辖区公共场所量化评比工作；对新建、扩建、改建的公共场所工程选址、设计进行卫生审查和竣工验收等职能。

2004—2013年，利用现场检测设备检测公共用品用具33120余份，合格率达93%以上，监测空气质量、微小气候、噪声、照度八项指标共122064项次，布点15256个，公共场所住宿业、游泳场馆量化分级管理率达到了100%，美容美发、沐浴业量化分级管理率达到了56%以上，对22户违反相关法律法规的被监管单位进行了行政处罚。

2015年，公共场所实际监督3204户（不包括神、府），监督覆盖率92.5%，进行经常性卫生监督6104户次。依法查处公共场所卫生案件47件。

四、食品卫生

民国二十二年（1933），榆林卫生院代行食品卫生管理之职，配备稽查员每天上街检查指导。

民国三十二年（1943），屠宰场宰前宰后检疫猪羊15.4万只。

中华人民共和国成立初期，榆林县医院卫生稽查员开展饮食卫生及冷食店、摊的管理工作。

1954年，榆林县防疫站成立后，设卫生股，配备食品卫生检查员，加强食品卫生的检查管理，在城镇巡回督查。

1960年，贯彻卫生部、商业部的《关于加强食品卫生工作联合通知》，在榆林城区推行食品加工、销售、饮食“食品卫生五四制”。

20世纪70年代以前，主要结合爱国卫生运动，落实食品卫生“五四”制。

1973年—1976年，完成了制定中国GB2708-81冻羊肉卫生标准，2722-81鲜猪肉卫生标准，2723-81鲜牛肉、鲜兔肉、鲜羊肉标准，获国家标准局颁发的标准书。

1977—1979年，对全区小麦、高粱、植物油、猪肉、鲜鱼、鸡肉、鸡蛋、莲花白、土豆、大白菜、西红柿、苹果、西瓜等14种农副产品共460份样品进行了有机氯残毒量调查。结果：猪肉、白菜、鸡蛋、小米、黄瓜、土豆、西红柿等“六六六”严重，而植物油、苹果、莲花白等受“六六六”污染较轻，且示受“DDT”污染（苹果除外），西瓜受“六六六”“DDT”污染，并提请有关部门重视。

1978年榆林县卫生局、商业局率先联合作出对饮食服务人员定期进行健康体验的规定，首次对316名饮食从业人员进行预防性健康体检，无传染病者发给健康证书和卫生营业许可证，此后每年进行体检。

1982年，对佳县城关农民、榆林地区毛纺厂、榆林县第一幼儿园、榆林师范学校、榆林地区党校的1567人进行了营养学调查，本区每日每人各种营养素摄入量为：蛋白质68.22g、脂肪67.2g、糖419.6g、精纤维11.1g、钙872mg、磷1453mg。铁35.1mg。各种营养素每日每人摄入量比较，热能、钙、铁、硫胺素、尼克酸、VC均达到或超过国家标准，蛋黄素、VA未到达应供给量。

1983年7月1日，《中华人民共和国食品卫生法（试行）》开始实施，食品卫生的监督管理工作由过去的行政手段转变为法制手段，设立了食品卫生监督员，统一着装，依法进行。至1985年底，全区有食品卫生监督员36人。

1998年对全县饮食设施进行审查和改进工作，对违犯《中华人民共和国食品卫生法》的1240产次从业人员进行了批评教育和罚教处理。

1999年查出假酒50种，4300瓶，啤酒50件，小食品2000千克，销毁腐败过期、不合格卫生食品6000千克。

2004年成立了食品卫生监管量化分级管理工作领导小组和技术评审小组。前半年仅市卫生监督所出动监管车辆130台次，出动监管人员820人次，发放许可证53户，体检从业人员566名，没收或就地封存不合格食品1万千克，立案查处违法质量单位6家，罚款42340元，各县也加强了食品卫生监管监察力度。

监管时期，直管的中央、省、市驻榆和外企食品生产加工、食品流通销售和食品消费环节共349户。从2006年开始全面实施并指导各县区进行量化分级管理工作，共授予全市A级单位24户，B级单位179户，其余为C级单位。

按照《消毒管理办法》，市卫生监督所承担着消毒产品生产和服务机构监管任务。目前，榆林市还没有消毒产品生产企业，共有45家餐具集中清洗消毒服务机构，全部纳入卫生监督范围。从近年监督抽检情况看，基本符合卫生要求。酒店布草和医院布草清洗消毒服务机构是新兴的服务行业，也按照《消毒管理办法》纳入监管范围。目前，全市还没有卫生用品生产企业，仅有3家卫生用品分装单位，即把半成品采购回来以后，按照客户需求进行分装。提供的主要产品为一次性筷子、卫生纸、筷子、湿巾和牙签等，其服务对象主要是餐饮业。

至2008年，遵循“监打并举”的方针，全市累计出动监督员29810人次，检查食品生产经营单位7630户，立案查处1453件，捣毁制售伪劣食品窝点56家，销毁伪劣食品39150千克，累计调离职业禁忌从业人员621人。

2004年至2010年期间，办理卫生许可证8359户次，办理培训健康证14430人次，检查从业户496户次。迅速查明并成功处置了榆林师范学校水污染事件、定边砖井镇食物中毒事故、红石桥乡食物中毒事故、紫荆花大酒店天然气中毒等事故，为维护食品安全和社会稳定做出了重要的贡献。

2009年神木县政府投资580万元，设置了食品卫生检测设备，成立了全国唯一的县级食品质量安全监测中心。

2011年后，此项工作移交至榆林市食品安全委员会办公室。

五、劳动卫生

1957年国家卫生部公布了“职业病范围和职业病患者处理办法的规定”，并列出中国法定的十四种职业病。

1958年“大跃进”，榆林县工矿企业增加到40余家，职工5000余人。仅开展一般性卫生检查和防暑降温工作。

1959年，对34个厂矿进行了调查，共有工人4033人，主要职业危害因素有：生产性粉尘、高温、CO_2、CH_3、CO、布氏杆菌、炭疽杆菌等。

1964年，对榆林毛纺厂进行卫生学调查，体检255人，视、听力减退率达13.17%；胸部X线透视检查238人，查出浸润性肺结核19人，患病率超过7.98%；查出女工滴虫患病率14.86%。

1965年对榆林人民煤矿进行了第一次煤矿矽肺患病情况调查。

为了贯彻国务院《关于防止厂矿企业矽尘危害的决定》，1965年、1973—1975年、1978年、1981年、1984年，榆林县对国营煤矿开展了5次煤粉尘接触工人的煤矽肺调查。共计调查2521人，X线拍片1229人，检出矽肺患者553人，其患病率分别为7.78%、10.79%、51.93%、25.17%、66.38%。

1966年，对榆林报社印刷厂进行铅中毒调查，结果熔铅房、铸字房、排字车间空气铅含量超国标分别为5.24、2.58和4.3倍；对53名触铅工人进行体检，带铅状态18人，带铅率33.96%，轻度中毒3人，以熔铅铸字工人危害较多。

1973年榆林地区防疫站抽样调查了榆林县红旗煤矿矽肺发病情况。报告指出，全矿接触粉尘作业工作的有5200多人，超10年以上者1700多人。采样12份，粉尘浓度为45～333.8毫克/立方米，平均粉尘浓度169.2毫克/立方米。超过国家标准22.5～169.9倍（国家标准最高允许浓度为2毫克/立方米。粉尘游离二氧化矽含量10～20%。参加体检人数230人，有粉尘接触史者187人，对109人拍矽片检出矽肺患者58人，其中Ⅰ期7人，

Ⅱ期44人，Ⅲ期7人。患病率31.01%。此次尘肺诊断工作由地区矽肺防治诊断组初诊，再送省矽肺防治诊断小组确诊。

1977年对全区16个国营煤矿、6个水泥厂进行了矽肺、硅酸盐肺发病情况调查，检查出各期尘肺患者466人，检出率为15.92%。1981年对全区124个县属以上国营厂矿企业进行了铅、苯、锰、汞4 种毒物危害调查，并对680 名从业人员进行了职业中毒体验，检出铅中毒吸收患者3 例、苯中毒观察对象1 例，1982年全区94个厂矿企业，对3135 名接触粉尘等4 种毒物的从业人员建立了健康卡片。1985年对全区871个乡镇企业进行劳动卫生学调查，共有职工24290人，其中接触各类生产性有害因素的从业人员7762人，占生产人员总数的33. 59%，并按企业编号、行业归类造册登记。

1978年地区防疫站设劳动卫生科，内设粉尘、毒物、放射卫生3个组，至1985年已有专职人员7人，（放射医士1人、公卫医士3人、卫生医师2名、检验医士1人、初级人员1人）各县防疫站也先后配备了专职人员。

1979—1980年，对榆林县24个厂矿进行了铅、苯、汞、锰四种毒物危害调查。共有四种毒物接触工人230人，有3个单位空气中铅、苯超国标。

1981—1982年，对榆林县境内30个厂、矿企业1016名工人进行了建档建卡，同时进行健康体检。受到省卫生厅、劳动人事厅、总工会的表彰。

1983年，榆林县制革厂发现数例贫血病人，疑苯中毒，于是开展了卫生学调查。共采集空气苯浓度测定样本64份、有40份超国标。污染最重的是机扎工房，空气中苯浓度超国际2.27倍。对90名接触苯的工人进行了体检，检出慢性苯中毒患者3人。造成苯中毒的主要原因是：车间抽风机故障月余未修，操作过程中苯漏、洒现象严重，个人防护条件差所致。

1985年，对榆林县109个乡镇企业的劳动卫生状况进行了调查。据统计：接触有害因素工人有1775人，分布在21个乡镇。主要职业有害因素是粉尘、化学毒物、高温、噪声等。接触粉尘的工人占总人数的89.74%。

1986年，县境内有劳动卫生监督工矿企业34个，工人4201人。

研究出煤矽肺Ⅰ、Ⅱ号试治方剂，经过对横山樊家河煤矿22 例矽肺患者的疗效观察，抗矽1号起到预防稳定和治疗煤矽肺病之功，抗矽Ⅱ号较Ⅰ号疗效为佳。

1977年，对全区16个国营煤矿、6个水泥厂进行了煤矽肺、硅酸盐肺发病情况调查，检出各期尘肺患者466人，检出率为15.92%。在此期间，对榆林人民煤厂进行了一次试点性煤粉尘危害的专题调查，内有井上、井下、劳动环境卫生学调查及粉尘浓度、分散废、二氧化硅含量的测定工作。

1979—1981年，对全区124个县属以上国营厂矿企业进行了铅、苯、锰、汞四种毒物危害调查，并对680名从业人员进行了职业中毒体检，检出铅中毒吸收患者3例，其中毒观察对象1例。

1980年12月12日成立了矽肺诊断小组，组长秦英俊，副组长吴义安，组员陈梅、杨锦文、赵廷智、马亚洲、秦怀成。

1982—1983年，对全区94个厂矿企业建立劳动卫生与职业病档案，对3135名接触粉尘等四种毒物的从业人员建立了健康卡片。

1984年，对全区17个县属国营煤矿、水泥厂、机械厂进行尘肺发病情况大普查，检出煤矽肺、硅酸盐矽肺等患者729人，尘肺检出率44.5%。

1985年，对全区871个乡镇企业进行一般性劳动卫生学调查。全区所属乡镇企业有职工24290人，其中接触各类生产性有害因素的从业人员7762人，占生产工人总数的33.59%。

1984—1985年，对榆林制鞋厂，保修厂四个生产用苯单位进行了连续性动态观察。

对全区871个乡镇企业厂矿进行了编号，行业归类及造册登记，同时对榆林等四县15个重点乡镇企业进行了全面系统的劳动卫生学及职业危害性调查工作（督促各县卫生局、防疫站进行医用X线机防护改装工作，对已改装过的29台X线机进行了测试工作，合格26台，合格率为17%），根据“三同时”精神要求，对全区新建、改建、拆建等放射诊断工程项目的初审、验收，基本上作到了劳动卫生、劳动安全防护工作与工程同时设计、施工、投产。

2004年以来，负责全市中央、省、外地驻榆及市本级职业病危害企业的监管，监管内容主要分为：

1.对企业劳动者的职业健康体检及建档情况进行日常监督检查（如：煤矿、电厂、甲醇厂等），共督促累计完成了134700人的职业健康体检，建立了131260人的职业健康监护档案，有效地保护了劳动者的职业健康权益。

2.对新建、改建、扩建和技术改造的职业危害建设项目进行监督检查，并组织开展建设项目职业病危害预评价和建设项目职业病危害效果评价。共累计督促企业完成了129个建设项目的职业病危害评价工作，切实从源头上控制职业病危害的发生。

3.开展职业卫生宣传、培训，几年来，共组织了20余次宣传（其中省、市领导出席的大型宣传活动4次），发放宣传材料80000余份；深入41家企业进行了宣传，召开了培训会32次，为全市的职业病防治工作营造了良好的社会氛围。累计完成134700人次的职业健康体检，建立了13126人的职业健康监护档案，累计发放职业卫生宣传材料8000余份。

2004年，市疾控中心取得了职业病诊断资质，累计诊断职业病4000余人。

2005年底，启动了职业卫生技术服务机种资质认证准许，经省卫生厅组织卫生准许。2006年被省卫生厅确认为榆林市唯一的职业卫生技术服务机构资质。

参加129个建设项目的职业危害评价。

2009年，对煤矿、加油站、建筑工地等24户用人单位进行现场监督检查；并首次对全区汽车4S店进行摸底调查。

2010年，积极开展全国基本职业卫生服务试点工作。顺利完成全国职业健康状况基本情况重点调查，全区现有各类企业1085家，符合本次调查对象103家，从业人员达7258人，其中接触危害因素5003人（女73人），接触6种重点职业危害因素3915人。

2003—2010年，职业病体检8777人次，查出职业病257名，职业病禁忌症203名。

2010年市疾控中心经省卫生厅考核验证，确认为榆林市唯一的职业卫生技术服务机构。允许开展职业病危害因素的检测评价和建设项目职业病危害评价（乙级资质）。

2015年，落实职业病危害源头控制措施，加强对劳动者上岗前、在岗期间和离岗时的职业健康监护，对疑似职业病病人及时进行诊断、治疗和康复。职业病诊断126例。

职业病诊断情况，2011—2015年，共接诊疑似职业病病人1995人次，进行职业病诊断的疑似职业病病人来源分两种情况：（1）用人单位进行职业健康体检时发现疑似病例，送到诊断机构进行诊断；（2）工人自觉胸闷、气短、咳嗽，来诊断机构进行诊断。通过整理、汇总所有资料，请3人以上的诊断医师共同诊断出职业病病人914人。所有诊断出的929职业病病人中只有2012年诊断7例噪声聋、2014年诊断15例职业性噪声聋、2015年诊断3例噪声聋，其余全部为煤工尘肺患者。具体期别详见表5-34。

表5-34　2011—2015年新检出煤工尘肺期别构成

年份	病例数	Ⅰ		Ⅱ		Ⅲ	
		人数	构成比（%）	人数	构成比（%）	人数	构成比（%）
2011	67	57	85.07	9	13.43	1	1.49
2012	135	126	93.33	8	5.92	1	0.74
2013	152	127	83.55	21	13.81	4	2.63
2014	439	410	93.39	28	6.38	1	0.23
2015	119	105	88.24	9	7.56	5	4.20
合计	472	414	87.71	52	11.01	6	1.27

2011—2014年对20个厂矿企业进行职业危害因素监测，共检测粉尘102点次，噪声292点次。2015年由于职业卫生技术服务资质到期，未进行此项工作。

六、学校卫生

学校卫生始于民国二十二年（1933）榆林卫生院成立之后，主要开展学校的环境卫生检查和学生健康体检。

民国三十二年（1943）1—4月，榆林卫生院对县城中、小学校372名新入学少年儿童进行健康检查，矫治沙眼451人次。检查学校环境卫生16次。

民国三十三年（1944）4月，儿童节期间，在榆林城开展儿童健康普查，检查儿童少年共2000多人，散发儿童保健卫生宣传传单2000余份。

1950年以后，人民政府开始在学校设立卫生室，配备校医，并在各级防疫站设立专职人员从事学校卫生管理工作。

1951年，依据中央政务院第39次政务会议通过的《关于改善各级学校学生健康状况的通知》，榆林县对2所中学、3所小学建立了学校卫生组织，学校卫生工作逐步展开。从1955年起，先后开展了中小学生健康体检、视力监测和沙眼、龋齿、蛔虫病调查及防治。

1960年，贯彻国家卫生部和教育部的指示，开展了沙眼病普查普治及防治知识宣传工作，发放宣传资料25000余份，受教育人数过10万人次、受检人数达5万人次。县防疫站对1所幼儿园、2所小学、4所中学进行沙眼病调查和试点防治。受检2023人，检出患者1773人，沙眼患病率为87.1%，经治疗后，治疗有效率达96%。

为了了解中小学生生长发育状况及规律，1959、1973、1981年先后对部分中小学生的体重、身高、坐高、胸围、肺活量等形态、机能指标进行了检测。

分别于1960、1976、1980、1982、1983、1985年和1986年累计进行视力调查33254人次。在1973、1980年和1986年进行的3次调查中，累计11所学校，118个教室的采光照明、桌椅等设施卫生学调查。结果表明：采光照明不符合要求的占59%，桌椅不符合要求的占70%，是造成学生视力减退现象的重要原因。

1963年地区防疫站对榆林师范、榆师附小、一完小2108 名学生进行了视力状况调查，榆师学生视力减退者达40.5%，附小达14.9%。佳县乌镇中学435名学生视力减退者达20.80%。

1968年在榆林城关5所中、小学校3945名学生中，视力不良者665 名，发病率为16. 83%。

1975年对榆林一完小1524 名学生作了蛔虫感染率调查，感染率86. 88%；配驱蛔灵进行了治疗，1985年一完小虫感染率70%。

1980年对4个县，17所学校，85个教室的卫生进行了检查，其中43个教室采光不足，不符合国家标准。同时对17所小学6470名学生做了沙眼患病检查，患沙眼1534人，患病率23.7%。不合标准的教室进行了改建。

同年，对17所学校6470名中、小学生做了沙眼患病调查，患沙眼1534人，患病率23.7%。至1980年，全区地县防疫站有学校卫生管理专业人员18人，全区有中学193所，小学5926所，大学1所，其他学校18所，总计6138所。其中有校医89人，设保健教师92人，学生371017人。

1983年4月，榆林县教育局、卫生局联合下发了《关于在部分中小学校建立统一健康档案和定期对学生进行体检通知》，至此，每年一次的学生预防性健康体检工作逐渐展开和完善。体检的项目有：视力、龋齿、沙眼、心脏疾病、脊柱弯曲、结核病等影响学生健康与学习的疾病，给每名学生建立了健康档案，将体检结果及时反馈给学校和家长，对有缺限的学生提出适宜的注意事项和建议。每2年对各学校的校长、校医或学校卫生负责人进行一次为期一天的学校卫生知识培训。体检发现，危害学校少年儿童身体健康的主要疾病有结核病、沙眼和龋齿，其1985年健康体检的患病率分别为1.14%、26.56%、6.94%。

1985年对全区6000名女性进行调查，女生月经初潮平均年龄为13.7岁。

全区各中、小学校建立保健机构，由校医、保健教师、教务主任、事务主任、体育教师共同组成保健委员会，负责制订保健卫生工作计划，重点中、小学有26635人建立健康卡片或档案。并举办了学校卫生工作人员学习班，培训110名。对不符合卫生标准的教室、桌凳进行了改建。

1991年，为贯彻国家教委和国家卫生部的《学校卫生条例》，学校卫生科人员被聘为监督员。

2004年以来，负责制订本地区学校卫生监督计划并组织实施，对辖区内中、小学的新建、改建、扩建校舍的选址、设计进行卫生监督，对生产、经营学生用品进行卫生监督。经过几年的监督监测，市直管学校的教室、宿舍合格率为95%；督促各学校成立以校长负责的应急工作领导小组，制定应急预案和卫生安全保障制度，学校公共卫生事件防制措施基本到位。始终坚持对中、小学校及托幼机构饮食、饮用水卫生和传染病防治工作有重点、有步骤地开展，学校公共卫生事件防制工作扎实有效。

2006年，落实饮食安全责任制，各学校成立了专门机构，负责学校用餐的食品卫生管理工作。

2009年，对78家农村学校卫生工作进行了专项督查。

2010年，加大学校卫生监管力度，共建“平安校园”，全面落实229所学校校长是食品安全第一责任人制度；没收过期食用油175千克、无标签食用油20千克，依法公开进行了销毁。

1994—2010年，对区内1230所学校进行了卫生监测，学生预防性健康体检458227人次，平均体检率98.6%，体检信息向学校及家长及时反馈率100%，学生健康建档率100%。

2013年与各学校签定了安全责任书。

2015年，公共场所实际监督3204户（不包括神、府），监督覆盖率92.5%，进行经常性卫生监督6104户次。依法查处公共场所卫生案件47件。

七、放射卫生

1980年，全区开始放射卫生防护监测管理工作，在地区防疫站卫生科内设两名兼职人业。负责全市医用放射建设项目的审核，放射防护竣工验收，放射诊疗所，放射工作人员职业健康监护等工作，新建、改建、扩建X射线机申请审查率达85%（要求达到70%以上）。全市职业健康检查率、建档率、个人剂量检测率全部达到了100%，放射人员培训合格率达100%。至1985年基本摸清了全区范围内所使用X线机数及X线机从业人员数，对县级以上大部分X线机和县级以下部分X线机作了防护改装及测试。进行了放射性同位素卫生防疫管理工作，对同位素使用单位进行定期监测，并为防护合格的使用单位定期颁发“同位素使用许可登记证书”。对已改装后的29台X线机进行了测试工作，合格26 台，换发了同位素使用许可证书。全市放射从业人员共34名。

2004年以来，负责全市医用放射建设项目的审核、放射防护竣工验收、放射诊疗许可、放射工作人员职业健康监护等工作，保障职业人员与公众的身体健康与生命安全，促进核能和射线技术的应用及可持续发展。经过放射工作人员多年努力，从业人员放射防护法规意识和防护意识明显增强，新建、改建、扩建X射线机申请审查率达85%（省上要求70%以上），旧机房和工作场所经检查发现问题的全部进行整改，各种防护用品、尤其是受检者的防护用品已得到普遍应用。职业健康监护工作成效显著，全市职业健康检查率和建档率、个人剂量监测率和建档率提高到了100%，临床放射工作人员年剂量当量水平低于国家标准限值（5年内平均每年不高于20msv），大部分放射工作人员（99%）年平均受照剂量当量水平低于国家限值1/4，即剂量约束值。放射工作人员培训合格率达100%。

2015年，放射卫生实际监督85户，监督覆盖率100%，进行经常卫生监督310户次。依法查处放射卫生案件2件。

第二节　医疗卫生

1999年取缔非法经营药店84家，打击游医药贩67家，整改取缔不合格医疗点388个。

2003年开始开展打击“非法医疗广告”“非法行医和非法采供血”“非法胎儿性别鉴定和非法终止妊娠”及医疗市场秩序整顿等专项工作。

2004年后，监督所负责市直各类医疗机构、疾病预防控制机构和采供血机构的执业资格、执业范围、执业活动、执业行为、传染病的预防和控制的经常性卫生监督，开展了为期一个月的医疗市场监督检查，共查医疗机构63家，出动车辆58车次，出动监督员360人次，依法取缔了榆林市二院、榆阳区中医医院、榆阳区医科所外包肝病门诊等非法行医单位10家，规范和指挥医疗废弃物和消毒管理工作医疗机构62家，规范临床用血单位23家，查处超范围经营机构4家，查处未变更执业地点从事医疗执业活动单位1家，对23个单位进行了行政处罚，收取罚没款59965元，检测费32500元，2013年全市医疗废弃处置率达到100%。

2008年在打击非法行医专项整治工作中，取缔市直医疗机构1个、“黑诊所”12个，警告、整改9个，清理医疗机构聘用非卫生技术人员177人，向工商部门移交非法医疗广告5家。使全市卫生监督工作稳步推进，有力地保护了人民群众的身体健康。

率先在全省制定了《榆林市医疗机构不良执业行为积分管理暂行办法》，并开展了医疗机构不良执业行为积分，为市局办理医疗机构许可证校验时提供了有力的校验依据；通过举报案件的查处和日常性卫生监督，严厉打击了非法行医违法犯罪活动，医疗服务市场秩序得到明显好转，并连续两年获得省市“打击非法行医先进集体”荣誉称号；通过突击式检查和暗访的形式检查妇科门诊日志、终止妊娠病历、B超记录，严查非法胎儿性别鉴定和非法终止妊娠活动，有效地遏制了医护人员利用B超、染色体检查进行男女性别鉴定，全市男女性别比差距显著减少；通过摸底式排查，建立了全市医疗机构B超及B超从业人员登记备案的长效监管机制；加强了对传染病疫情报告监测信息的监管，全市传染病网络直报系统保持通畅、传染病漏报率历年小于2%；通过对医疗机构医疗废物的监督检查，医疗废物各处置环节均符合《医疗机构医疗废物管理办法》具体要求，医疗废物集中处置率达到100%。

2015年，传染病防治实际监督748户，监督覆盖率100%，进行经常性卫生监督1496户次。依法查处传染病防治案件64件，罚款金额1.4万元。医疗卫生实际监督3063户，监督覆盖率100%，进行经常性卫生监督6148户次。依法查处医疗卫生案件106件，罚款24.103万元，没收非法所得1.953万元，无证行医案件20件，取缔“黑诊所”20家，罚款17.45596万元，责令停业整顿7户，吊销“医疗机构许可证”1户。采供血机构实际监督1户，监督覆盖率100%，进行经常性卫生监督2户次。

2015年，全面部署了全市学校卫生、饮用水卫生、医疗卫生和传染病防治、公共场所卫生工作，各项工作有序进行；开展了2015年《职业病防治法》宣传活动和全市卫生行政处罚案卷评查活动；对《献血法》《执业医师法》《护士条例》《精神卫生法》《公共场所卫生管理条例》等法律法规落实情况进行了全面督查。11月份利用国家卫计委对榆林市民营医疗机构依法执业情况检查的契机。市卫生局组织有关人员对全市医疗机构开展了为期一个月的专项整治活动；举办了医疗机构法人、负责人依法执业培训班，印发全市卫生从业人员《榆林市医疗卫生人员法律必读》进一步规范了全市的医疗卫生环境，提高了从业人员法制意识。加强对公共场所的卫生监管，截至目前，累计监测9大类公共用品用具10275份，合格率大于98.1%，监测空气质量、微小气候、噪声、照度八项指标117户次，布点1053个，其中CO合格率96%，CO_2合格91%，温度合格率97%，湿度合格率88%，照度合格率98%，风速合格率97%，噪声合格率97%，甲醛合格率95%。设立“3537273”投诉专线电话，全年接到投诉举报10起，其中查不符实5起，移送1起，立案查处4起，结案4起

表5-35　2007—2015年公共卫生监督监测统计一览表

年度	公共场所卫生（8项）				生活饮用水卫生（6项）				消毒产品			
	监督单位数	监督覆盖率（%）	监测情况		监督单位数	监督覆盖率（%）	监测情况		监督单位数	监督覆盖率（%）	监测情况	
			监测件数	合格率（%）			监测件数	合格率（%）			监测件数	合格率（%）
2007	132	100			20	100	80	100	21	100		
2008	186	100	1727	96.0	20	100	80	100	21	100		
2009	235	100	3000	96.0	20	100	80	100	24	100		
2010	205	100	1025	98.0	20	100	80	100	24	100		
2011	164	100	2031	95.0	17	100	68	100	28	100		
2012	156	100	2725	96.0	17	100	68	100	18	100		
2013	150	100	14104	93.0	17	100	68	100	31	100		
2014	156	100	11785	96.5	17	100	68	100	15	100		
2015	127	100	10275	98.0	17	100	68	100	3	100		

年度	学校卫生（6项）				职业卫生（6项）				放射卫生			
	监督单位数	监督覆盖率（%）	监测情况		监督单位数	监督覆盖率（%）	监测情况		监督单位数	监督覆盖率（%）	监测情况	
			监测件数	合格率（%）			监测件数	合格率（%）			监测件数	合格率（%）
2007	22	100	264	89.0	501	77.0	105	81.0	85	100		
2008	22	100	264	91.0	522	83.0	127	76.0	86	100		
2009	22	100	264	93.0	464	88.0	215	87.0	92	100		
2010	22	100	264	98.0	173	89.0	62	74.0	92	100		
2011	22	100	264	98.0					86	100		
2012	22	100	264	98.0					85	100		
2013	22	100	264	98.0					85	100		
2014	22	100	264	98.0					83	100		
2015	22	100	264	98.0					51	100		

年度	医疗卫生				采供血卫生				化妆品卫生			
	监督单位数	监督覆盖率（%）	监测情况		监督单位数	监督覆盖率（%）	监测情况		监督单位数	监督覆盖率（%）	监测情况	
			监测件数	合格率（%）			监测件数	合格率（%）			监测件数	合格率（%）
2007	20	100			1	100			41	100		
2008	20	100			1	100			40	100		
2009	23	100			1	100			81	100		
2010	23	100			1	100			42	100		
2011	27	100			1	100						
2012	17	100			1	100						
2013	18	100			1	100						
2014	18	100			1	100						
2015	18	100			1	100						

第六编　妇幼卫生

在封建社会里，广大劳动妇女社会地位低下，定边县安边堡西郊竖有“白骨塔”一座，是专门火化死亡孕产妇的场所。清末，榆林城出现了采取传统方法接生的接生婆。时至民国二十三年（1934），榆林卫生院成立后，开始推行新法接生，宣传妇幼保健知识。1949年中华人民共和国成立后，取缔旧法接生。1952年，榆林专区成立了专区妇幼工作队， 榆林县率先成立了妇幼保健站，几经并转，1975年10月底，全地区12个县妇幼保健站陆续恢复建制，四级妇幼保健网络基本形成。1979年各公社配有1名专职或兼职的妇幼干部，全区共有公社级专干160人，女“赤脚医生”4545人，接生员6848人，基本做到了妇幼工作层层有人管。1985年6月20日始设妇幼保健门诊。从1990年起，认真贯彻落实两个系统管理项目，即：6岁以下儿童系统管理和孕产妇系统管理。2003年起实施降低孕产妇死亡率和消除新生儿破伤风项目，同时加大出生缺陷干预力度，2008年起，重大和基本公共卫生妇幼项目逐步启动。妇幼保健机构质量评估等措施。2015年，孕产妇系统管理率达92.45%，3岁以下儿童系统管理率91.92%。农村孕产妇住院分娩率99.85%，高危住院分娩率为100％，孕产妇死亡率6.61/10万，5岁以下儿童死亡率3.44‰，婴儿死亡率2.38‰。产前筛查率、新生儿遗传代谢性疾病筛查率为96.6%、100%，孕产妇艾滋病和梅毒检测率均达到100%以上。累计宫颈癌筛查333398例，查出CN3病例249例，宫颈癌109例；乳腺癌筛查15924例，查出乳腺癌10例。叶酸服用依存率达到80.19%。对贫困地区儿童累计发放营养包70万人次。2015年经省级复核验收取得陕西省爱婴医院称号的有26家。

第一章　妇女保健

第一节　普及新法接生

1949年前，榆林地区一直沿用传统的旧法接生，生孩子时不能睡，要坐在沙堆上或灰堆中，断脐带用高粱秆一破两半或用破碗片，不洁的剪子、刀子等物。遇见流血或血迷产妇就揪头发、浇冷水、打醋坛、柳木打等愚昧做法。生后要坐两三天，不能吃稠饭，光喝米汤，月房门窗全部封严，在屋中大小便，坐月子要40天不出门等习惯，有的还请巫神、法师，念经喝符水，送神抓鬼等封建迷信活动，严重摧残着广大妇女的身心健康。如：定边县白湾子乡薛家村人薛某之妻，横位难产，既不做产前检查，又不请医生接生，她男人便把绳子套在小孩脖子上，脚蹬在产妇会阴部硬往外拉，结果造成子宫破裂，大出血，母子双亡。佳县通镇乡常家村，康芳英母亲1951年生第三胎时产后大出血，请来老娘婆，说是中了邪，把产妇的头发揪起挂在钉子上，将清油浇在扫帚上，在产妇周围烧，没等第三把扫帚烧完，产妇早已断气，而刚生下来的婴儿也被熏死。一首民谣"人生人怕死人，但求老天保住命，求老天爷不顶用，大人小孩要送命"。

1949年后，政府将新法接生列为卫生工作的重点，大力宣传新法接生的好处和旧法接生的危害，并免费为孕产妇检查和接生。如：绥德专区卫生院画了16幅新旧接生法的比较图讲解宣传。榆林专区卫生院为了搞好保产保婴工作，在省政府派来的两名助产士主持下，增设了产前检查室、生产房、病房等，定期为孕妇进行免费检查。

1950年新法接生29人，产前检查38人次。

1951年，榆林、绥德两专区卫生院增设了助产人员，组织各县卫生院对旧产婆进行了短期训练，全区共训练接生员1401人，训练助产士86人。1951年新法接生137人；产前检查266人，271次；产后访视320人，351次。

1952—1953年专署妇幼保健工作队、妇幼保健站成立，开展新法接生512人；产前检查713人，840次；产后访视762人，2050次；个别谈话3105人次。

1954年为农村培训了第一批新法接生员532人。

1958—1960年，全区城乡普遍建立了接生站或产院和保健室，新法接生有很大发展，新法接生率达80%～100%，基本消灭了"四六风"、产褥热，减少了难产的发生，婴儿死亡率明显下降。

1974年，卫生部发出了《关于认真搞好新法接生工作的通知》，地、县各级政府对新法接生进一步重视起来，开始配备产包920套，到1977年达7015套，达到村村产包化。

1975年4月与10月，全区进行了两次普及新法接生大检查，并举办371期学习班，培训女"赤脚医生"4224人，接生员5193人。有43个乡普及了新法接生，占全区总乡村数的20%。

1977年为每个村配备了产包。1966—1976年 "文化大革命"期间，地区、县级妇幼保健机构撤销，农村新法接生率普遍下降，全地区新法接生率下降到城镇50%，农村30%。

1977年以后，全区开展了大规模的普及新法接生的群众运动，新法接生基本被群众所接受。对首先普及新法接生的绥德、米脂两县进行了现场参观和表彰，新法接生率提高到80%以上。此后新法接生率一直徘徊在80%左右，到1985年才明显提高。1984年，各县对接生人员的报酬采取了国家、集体补助和个人承包相结合的办法。全区5523个村中，有5045个接生员的报酬基本解决，其中享受国家补助（贴）的925人，村级补助（贴）464人，向产妇家收费的3241人。

1985年，全市新法接生率95.1%，孕产妇死亡率3.59/10万，新生儿破伤风发病率0.2%。随着经济发展，社会进步，新法接生的普及，进入21世纪，大部分孕妇到市、县医院、妇保院和乡镇卫生院接生已成常态，母婴保健、科学接生、无痛分娩在各医疗单位普遍推广。2007年全市实施住院分娩补偿制度。2008年，为了降低孕产妇死亡率，凡孕产妇一律到市县区医院、妇保院免费分娩，全市乡镇卫生院不再开展接生业务。

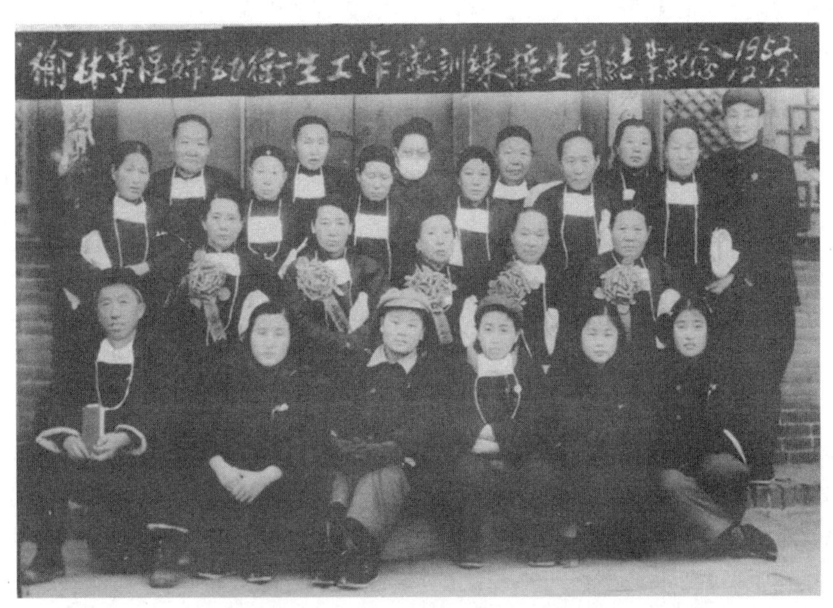

图6-1　1952年榆林专区妇幼卫生工作队接生员培训班结业

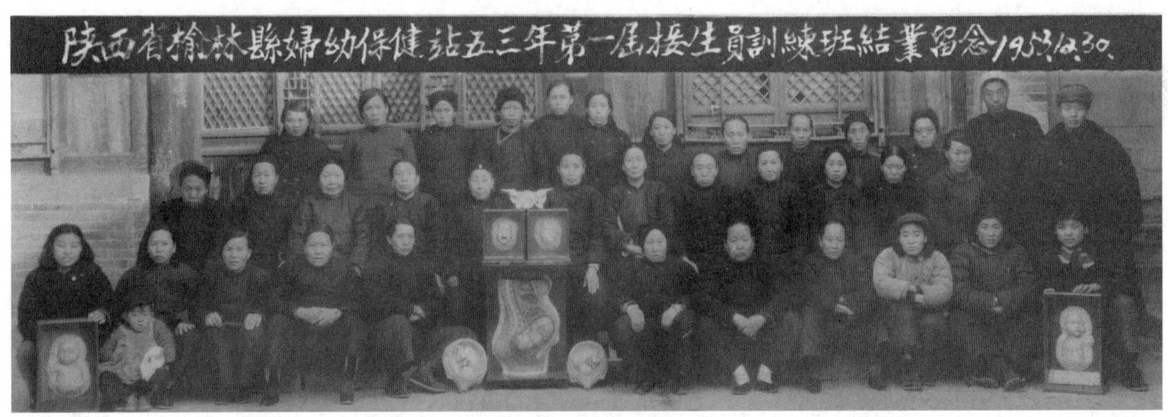

图6-2　1953年榆林县妇幼保健站第一届接生员训练班结业

第二节　“四期”卫生

1953年，贯彻工厂劳动保护条例，榆林专区城乡劳动妇女实行经期、孕期、产期、哺乳期劳动保护措施。女工一般不从事有毒作业，对在“四期”者给予适当照顾。城镇各工厂主要抓孕妇的劳动保护，预防，降低流产、早产、难产的发生。农村重点推行妇女月经期调干不调湿；孕期调轻不调重；哺乳期调近不调远的“三调三不调”劳动保护制度。农村由妇女队长掌握，城镇由单位妇女干部负责。20世纪80年代，增加更年期保护，使女工“四期”保护增加为“五期”保护，扩大了女工保护范围，完善了女工保健。全县70%的妇女使用上了新式“手帕式”月经带。根据国家有关妇女保护规定：产妇产期实行56天产假，难产为70天，产假期间工资照发；哺乳期在婴儿未满12月龄时，规定每天在工作时间内，哺乳1～2次，每次哺乳时间为30分钟。实行计划生育以来，规定的假期有：上环7天，刮宫21天，扎管30天，引产35天，为了鼓励晚婚、晚育，产假延长为3个月，工资照发。1986年，地毯厂首先办起了妇女卫生保健室，对全厂女工及孕产妇开展了系统的定期检查，检出妇女病患者42人，经治疗，治愈率达91.3%。孕产妇的检查率为100%。1990年，贯彻《女职工劳动保护规定》，以新形式开展女工保健，为女工建立健康手册。

第三节　妇女病防治

1949年前后由于榆林地区交通闭塞，经济文化落后，生活较贫困，一些旧的传统习惯在广大农村流行甚广，妇女视正常的经产为卑下之事。妇女经期不垫卫生纸或用不清洁的废纸、棉花代用，有的还喝冷水、吃冷饭、喝湿冷汤等。农村大部分采用旧法接生，产时产后躺在沙堆或灰堆中，而且生育较多。全区有2/3的村委会不能落实“三调三不调”的妇女劳动保护制度，特别是北六县，有些妇女劳动要背七八十千克的石头或庄稼。以上种种原因，造成很多妇女患有月经不调、子宫脱垂、子宫颈糜烂、尿粪瘘等疾病。1975年对全区114个乡，268个村，165085名18～60岁妇女进行普查，查出有妇女病27611人，发病率为17.7%；其中子宫脱垂8726人，占发病人数的31.64%，子宫颈糜烂7740人，占发病数的28%；闭经667人，阴道炎2029人，盆腔炎2792人，其他疾病5336人。神木县解家堡乡高家岩村有一妇女患Ⅲ度子宫脱垂，她忍受不住疾病的折磨，自己用剪刀将子宫往下剪。造成大出血，丈夫发现后急忙用做活的针线缝合，及时送往医院，才脱了险。榆林县小壕兔乡一个子宫脱垂者，将皮球长期填入阴道，造成严重感染。

1952年，绥德、榆林两个专区卫生院，免费治疗妇女病767人次。榆林县试行婚前检查。

1961年部分县进行了妇女病普查，已查子宫脱垂6263人，治愈188人；月经病994人，治愈33人。

1965年，对榆林城内46名子宫脱垂妇女试行上子宫托的治疗。

1972年后，对妇女病进行了逐年普查与治疗。

1973—1975年，神木、横山、府谷、绥德、定边等县，采用中西医结合等措施进行综合治疗5214人，治愈率为20%。

1976年，全区妇女病普查率达到70%，发病率30%。部分县对Ⅰ°或Ⅱ°子宫脱垂病人，采用中草药补中益气汤为主，辅以针灸、上子宫托等措施，同时加强劳动保护，效果明显，对重Ⅱ°和Ⅲ°子宫脱垂采用手术治疗。

1977年—1978年，开展了以子宫脱垂、尿瘘为重点的妇女病普查，并采用中西药加子宫托治疗Ⅰ°、Ⅱ°子宫脱垂，手术治疗Ⅲ°子宫脱垂，致疾病患病率呈逐年下降之势。

1979年，一个比较完整的四级妇幼保健网基本形成。陕西省政府给榆林地区拨款9万余元，免费治疗妇女病，并派来医疗队培训妇科手术骨干，使全区能做子宫脱垂和痔瘘手术的医务人员增加到35名，能独立开展手术的医院由3个增加到11个。地区先后组织了两个手术队，巡回医疗，对神木、米脂等县2 548例子宫脱垂和14例尿瘘患者施行手术治疗，治愈率达65%以上。

1980年全区开展两病普查治疗突击活动，各县共抽业务人员1542人，举办学习班111次，组织了298个工作队，采取以上托为主和综合治疗为辅的办法，开展普查普治。在这期间，治疗子宫脱垂患者3276人，治疗率为78.2%，查出尿瘘患者31例，手术治疗26人，治疗率为83.87%，甲乙级愈合25例，其甲乙级治愈率为82.6%。

截至1985年年底，全区还有Ⅱ°、Ⅲ°子宫脱垂1581例，仍接受治疗者1383例，无新发病例，有尿瘘21

例，治疗17例，新病1例（为手术损伤）。

为了落实国家重大公共卫生服务项目，提高全市农村妇女宫颈癌的早期诊断、早期治疗率，降低死亡率，提高广大农村妇女健康水平。定边县、绥德县从2009年试点开始农村妇女宫颈癌检查项目，2012年增加榆阳区、靖边县、横山；同时榆阳区、靖边县开展乳腺癌项目。项目县区按照项目实施方案全力以赴完成项目任务，积极与政府部门、计生部门协作，开展两癌筛查项目工作。自项目开展以来，全市共筛查273152人，CIN3病例155人，宫颈癌206例。乳腺癌筛查15924人，乳腺癌10例。

第四节　孕产期保健

2009年11月，根据《国家基本公共卫生服务规范（2009年版）》和《陕西省基本公共卫生服务逐步均等化的实施意见》，做好孕产妇健康管理服务，为孕产妇提供安全、有效、规范、便捷的保健服务，提高孕产妇保健管理率，降低孕产妇死亡率。开始实施孕产妇健康管理服务项目，向广大农村妇女免费提供保健服务，使每位孕产妇享有基本公共卫生保健服务。孕产妇健康管理包括孕情摸底、早孕建册、产前五次检查、高危孕妇筛查、产后访视等。2015年全市孕产妇系统管理率达92.45%，农村孕产妇住院分娩率99.85%，高危住院分娩率为100%。

第五节　爱婴医院创建

为了贯彻执行世界卫生组织（WHO）和联合国儿童基金会（UNICEF）制定的《促进母乳喂养成功的十点措施》和《国际母乳代用品销售守则》及《中国母乳代用品销售管理办法》，保护促进、支持母乳喂养，调高母乳喂养率，降低婴儿发病率和死亡率。1998年通过评审，全市创建了69所爱婴医院，其中市级有3所，县（区）级有22所，乡镇级有44所。

创建爱婴医院的目的是保护、促进和支持母乳喂养，提高母乳喂养率，降低婴儿发病和死亡率。医疗机构应以“儿童优先、母亲安全”为服务宗旨，母乳喂养作为重点工作内容，在各级卫生行政部门的领导下，认真贯彻执行世界卫生组织和联合国儿童基金会制定的《促进母乳喂养成功的十点措施》和《国际母乳代用品销售守则》及《中国母乳代用品销售管理办法》，不断改善产儿科工作条件，做好母乳喂养工作。

2014年为了深入开展“妇幼健康年活动”，贯彻落实《中华人民共和国母婴保健法》《中国儿童发展纲要（2011—2020年）》等法律法规及有关规定。于10月28日举办全市爱婴医院复核培训班，对各县区卫生局项目主管妇幼保健院（站）长、产科临床医师、新生儿科临床医师、护理人员、市直医疗保健单位、儿科和护理人员进行了爱婴医院复核方案和评估标准、产科质量与母乳喂养相关知识、爱婴医院复核流程等培训。根据《国家爱婴医院复核标准（2014年版）》，榆林市2015年经省级复核验收取得陕西省爱婴医院称号的有26家。

第二章　儿童保健

第一节　儿童保健

1951年儿童健康体检1020人，健康数84人，占8.24%。1952—1953年办托儿所18家，118人；接生站80个，378人。儿童健康体检1161人，健康数485人，占41.7%。并开展了婴儿出生死亡典型调查：调查样本村有榆林县鱼河堡第三村、神木花石崖、神木贺家川，共调查人口829人，出生151人，死亡65人，死亡百分率为43%。接生方式：难产7人，平产59人，旧法接生65人。死亡原因："四六风"死亡19人，其他46人。

1950—1954年，政府对儿童的身体健康十分重视，全区各县普遍举办母亲会和儿童会，会上讲解幼儿各种传染病的危害，和如何预防及治疗等，两个专区还组织医疗队分赴各县进行妇幼卫生宣传和疾病的防治，每年"六一"儿童节对儿童进行健康检查，健康者发给小奖旗、水果、玩具等奖品，对患病儿童给予免费治疗。

1970年，陕北大旱，粮食减产，生活下降，全区小儿营养不良，患病者4119名，免费治疗2584人，治疗率为62.73%。

1977年开展对1～7岁学龄前儿童计划免疫工作，截至1978年底，全区已有89.4%的公社和87.2%的大队普及了计划免疫工作，使传染病的发病率大为降低。

1979年，榆林地区首次举办了儿童保健学习班，学员来自地县级妇幼保健站妇幼专干、医院儿科医生、部分厂矿幼儿园保健医生，历时6天，学习儿童保健的基本内容和常识。

1979年开始，对全区1～12岁儿童开展了大面积驱蛔工作，首先在榆林县城关6个单位，4个自然村，对1～7岁的742名健康儿童进行了驱蛔效果观察试点，结果：蛔虫感染率农村为84.65%，城市78.57%，城市中年龄越大，感染率越高，而农村则相反。为此，国家投资21727元。对儿童进行驱蛔免费，全区有1～12岁儿童583338人，服药者555015人，服药率达95.32%，未发生一例事故，服药后排虫者505719人，总排虫率91.12%。

第二节　幼托儿童管理

搞好幼托工作，是解放妇女劳力，保健儿童健康的重要措施，但在早期对幼婴儿管理的传统习惯是常将幼儿用布带栓在炕窗框上，而南六县则多栓在栓娃娃的石锁子上，锁在家中，以致造成幼儿发育不良的现象。甚至常有死亡事件的发生。掉在锅里煮死的、灶火中烧死的、水渠里淹死的、房顶滑下跌死的等，给家庭带来不幸，使儿童的健康和生命受到了很大影响。

1952—1953年办托儿所18家，118人；托娃组12个；至 1954年，全区发展幼儿机构683处，保姆822名，入托儿童达3737名。1958年幼托工作得到进一步发展，仅绥德、榆林、靖边三县，新建城乡托儿所5157处，幼儿园3849处。同时育儿水平不断提高。如神木县高家堡镇黄甫乡幼儿园。开展自造玩具活动，麻镇乡托儿所基本上达到了六好（吃好、玩好、卫生好、身体好、团结好、礼貌好）和四满意（群众、父母、孩子、村干部满意）。

1970年，幼托工作得到进一步发展，全区有一级幼儿院5所，托儿所61家，农村幼儿班1860个，托儿所1182个，托娃姐4642人，随后逐年稳定发展，到1985年，一级幼儿园17所，幼儿班2229个，在园儿童36209人。

1981年，加强了儿童的保健，在各小学和托儿所专职保健医师31名增加到42名，兼职保健医师22名增加到28名。专职保健员13名增加到51名，兼职保健员3名增加到14名。并建立了全区独生子女建档、建卡工作。利用广播、图片、专栏、幻灯片等形式，宣传优生、优育、优教。

1984年，对本地区8875名0～7岁儿童进行了五项体格发育指标的调查，通过检查，0～7岁男女儿童身长、体重、胸围、头围平均呈增长趋势，符合一般生长发育规律，五项指标表明男童高于女童，与全国九市调查文献对照，五项指标均低于城区、高于城郊区儿童。

2014年，卫生局、教育局联合印发《关于印发榆林市托幼机构卫生保健管理的工作方案（试行）》的通知，将托幼机构卫生保健工作纳入公共卫生服务管理，各县区妇幼保健院负责辖区内托幼机构卫生保健综合性事务工作，对辖区托幼机构卫生保健人员进行培训和业务指导，开展托幼机构卫生前置评价，每学期对入园儿童进行健康检查并进行建档管理，幼托机构保健管理纳入正规化。

第三章　重大和基本公共卫生妇幼项目

第一节　基本公共卫生服务项目

根据《国家基本公共卫生服务规范（2009年版）》和《陕西省基本公共卫生服务逐步均等化的实施意见》，榆林市从2009年11月开始实施孕产妇和0～36个月儿童健康管理服务项目。2011年第三季度开始，儿童健康管理服务范围由0～36个月扩大到0～6岁儿童。通过市、县、乡三级项目相关人员的努力工作，使项目管理工作得到规范落实。至2015年孕产妇健康管理率92.45%，儿童健康管理率91.92%。

一、孕产妇系统管理项目

服务对象：辖区内常住孕产妇。

服务内容：孕12～13周前由孕妇居住乡镇卫生院、村卫生室、社区卫生服务中心（站）为其建立孕产妇系统管理卡及《孕产妇保健手册》，进行1次体检。孕16～20周、21～24周、25～36周、37～40周各进行1次产前随访；于产妇出院后3～7天内、42天到产妇家中进行产后访视、新生儿访视，进行产褥期健康管理，加强母乳喂养和新生儿护理指导。

二、0～6岁儿童健康管理服务项目

服务对象：辖区内0～6岁居住儿童。

服务内容：0岁新生儿家庭访视：新生儿出院后1周内，医务人员在新生儿家中进行产后访视。新生儿满月健康管理：新生儿满28天后，结合接种乙肝疫苗第二针，乡镇卫生院、村卫生室、社区卫生服务中心（站）进行一次随访，同时建立0～6岁儿童健康管理卡、《儿童保健手册》。婴幼儿健康管理：满月后的随访服务均在乡镇卫生院、村卫生室、社区卫生服务中心（站） 进行，随访服务时间分别在3、6、8、12、18、24、30、36月龄，4、5、6岁各一次，共11 次。

三、0～36个月儿童中医药健康管理服务项目

2014年开始实施。

服务对象：辖区内居住的0～36个月儿童。

服务内容：在儿童6、12、18、24、30、36月龄时对儿童家长进行儿童中医药健康指导，具体内容包括：向家长提供儿童中医饮食调养、起居活动指导；在儿童6、12月龄给家长传授摩腹和捏脊方法；在18、24月龄传授按揉迎香穴、足三里穴的方法；在30、36月龄传授按揉四神聪穴的方法。截至2015年底，共计服务51707人次。

第二节　重大妇幼卫生项目

一、卫Ⅵ项目

20世纪90年代以来，榆林市妇幼保健工作得到国家、省市政府的关怀支持，争取到了《世行贷款综合性妇幼保健项目》国际合作项目。

项目总目标：榆林市在绥德、横山、神木、靖边四县实施卫Ⅵ项目，旨在改善四个贫困县妇幼保健机构的妇幼卫生服务条件，提高服务能力，降低项目县孕产妇、儿童的死亡率，减少疾病，增进健康，并体现妇幼卫生服务对贫困人群的公平性，在项目执行期末力争达到总目标，即在1992年基础上，婴儿死亡率和5岁以下儿童死亡率分别降低1/3，孕产妇死亡率降低1/2（1992年基调四个项目县婴儿死亡率79.42‰；5岁以下儿童死亡率93.57‰；孕产妇死亡率208.27/10万）。

项目执行时间：1995—2001年。

项目活动领域：项目活动有 12个领域，即妇幼健康教育、初级孕产妇保健、高危妊娠的筛查和转诊、可选择的计划生育方法、危重症孕产妇和儿童的急诊转送与急救、医院产科建设、加强对危重症孕产妇的急救能力、高危孕产妇住院分娩、新生儿保健、提高新生儿护理质量、儿童急性呼吸道感染管理、儿童腹泻病例管理领域。项目总投入64123.00万元，市级配备工作车一辆，项目县各配备救护车一辆，同时对人员培训等方面进行了投入。

二、降消项目

为贯彻落实《中共中央国务院关于进一步加强农村卫生工作的决定》精神，实现《中国妇女发展纲要（2001—2010）》提出的目标，国家安排专项资金在中西部地区实施，降低孕产妇死亡率和消除新生儿破伤风项目。从2003年开始，2010年后于农免项目并轨管理。

2003年，国家贫困县妇幼“降消项目”启动，陕西省首批确定榆林市的榆阳区、横山、子洲三个县为执行单位。2005年扩增了靖边、定边、清涧、府谷、绥德五个县。2008年扩增了吴堡、佳县，米脂三个县。2009年国家扩增神木县。几年来，通过强化各级政府责任，巩固和完善妇幼卫生网络体系，加强基层产科基础和急救设施建设，完善孕产妇急救绿色通道，强化基层妇幼卫生人员技术培训，下派驻县专家驻县技术指导。加快健康教育宣传力度，实施对贫困孕产妇住院分娩救助等措施，重点推行住院分娩。

2010年将 “降消项目” 和“农村孕产妇免费住院分娩补助项目”并轨，项目实施以来，省上下拨资金为920.34万元，县区配套资金869.07万元，救助孕产妇24234人，救助资金为580. 286万元。通过项目实施，2010年全市孕产妇死亡率由2001年的59.53/10万，降至13.29 / 10万，新生儿破伤风发生率降为零。孕产妇住院分娩率为98.86%，高危住院分娩率为99.92%。2015年，孕产妇死亡率6.61/10万，5岁以下儿童死亡率3.44‰，婴儿死亡率2.38‰，新生儿死亡率1.96‰。

三、艾滋病、梅毒、乙肝（以下简称“三病”）母婴传播阻断项目

项目目的：减少艾滋病、梅毒和乙肝母婴传播，降低艾滋病、梅毒和乙肝对妇女儿童的影响，提高妇女儿童的生活质量及健康水平。

项目内容：由国家出资为孕产妇提供免费的孕产期艾滋病、梅毒和乙肝病毒检测，同时保证艾滋病病毒感染孕产妇所娩新生儿在出生6小时内使用新生儿抗病毒药物，保证乙肝感染母亲所生新生儿及时注射乙肝免疫球蛋白。从2012年起，借助了农免项目实行“三病”免费筛查。2015年全市“三病”住院筛查率为100%，“三病”早期筛查已达51%以上。该项目在省内处于领先。

四、农村孕产妇住院分娩补助项目

项目目的：降低孕产妇死亡率，提高出生人口素质。

项目对象：辖区内农村住院分娩的孕产妇都可以实行全部免费。

项目经费：人均800元。剖宫产、危重孕产妇不超过30%。2008年省政府安排3783万元专项经费，在25个贫困县开展了农村孕产妇免费住院分娩补助项目试点工作，其中榆林市有绥德、定边、靖边、横山4个县，项目于2008年5月10日母亲节正式启动。2009年5月全市12个县全面推开，2010年农村免费住院分娩补助

被列为国家重大公共卫生项目，并将农村孕产妇免费住院分娩补助项目和“降消”项目并轨执行。2008年至2013年底，全市农村孕产妇180462人，补助人数148212人，补助经费12173.6396万元。2015年，项目补助32482人，救助经费2604.4277万元。

五、新生儿遗传代谢性疾病筛查项目

新生儿疾病筛查，是提高出生人口素质，预防出生缺陷的重要措施。主要是筛查先天性代谢性疾病，即苯丙酮尿症和先天性甲状腺功能减低症。根据《榆林市疾病筛查工作实施方案》（榆政卫发〔2007〕556号）文件，项目工作2008年启动。2011年12月，由省卫生厅正式批准市妇幼保健院成立了“陕西省新生儿遗传代谢病筛查分中心”。项目开展以来，每年筛查数逐年提升，2011年经过市、县区两级妇幼保健机构努力，出现飞跃式发展，当年筛查人数达25618人。至2015年，累计筛查人数达223731人，阳性51人。榆林市“新筛”工作在全省名列前茅。

六、农村妇女“两癌”筛查项目

为了落实国家重大公共卫生服务项目，提高全市农村妇女宫颈癌的早期诊断、早期治疗率，降低死亡率，提高广大农村妇女健康水平。2009年10月始实施，检查对象为年龄在35～64岁的农村妇女。执行单位有：定边、绥德两县开展农村妇女宫颈癌检查项目。2012年扩至定边、绥德、靖边、榆阳、横山等五县为农村妇女宫颈癌检查项目县，榆阳区、靖边县为农村妇女乳腺癌检查项目县。项目成果：截至2010年底，宫颈癌筛查80359人，查出宫颈癌患者50例，各类妇科生殖道感染23259例。2011—2015年宫颈癌共筛查333398例，其中筛查出宫颈癌206例，患病率0.75‰；妇科病102647例，患病率37.58%；妇科肿瘤5663例，患病率2.07%；乳腺癌筛查15924例，乳腺癌10例，患病率0.63‰。宫颈癌每年市级质控3000例，合格率95%，乳腺癌市级质控200例，合格100%。

七、增补叶酸预防神经管缺陷项目

项目目的：降低神经管缺陷儿发生。神经管缺陷是一组严重影响胎儿大脑和脊髓发育的先天性畸形，主要有脊柱裂、无脑畸形和脑膨出等。项目内容：免费发放叶酸片。由市、县区妇幼保健机构具体组织实施，各级医院妇产科门诊、各乡镇卫生院、各社区卫生服务中心（站）、村卫生室发放。榆林市从2008年开始实施，2009—2010年底，叶酸服用人数25725人。2015年，叶酸项目服用人数达42714人，叶酸服用率达94.13%，依存率达80.19%。

八、儿童营养改善试点项目

为贯彻落实《中国儿童发展纲要（2011—2020）》和《中国农村扶贫开发纲要（2011—2020）》，改善贫困地区婴幼儿营养和健康状况，提高儿童家长喂养知识普及程度，卫生部和全国妇联合作实施贫困地区儿童营养改善试点项目，利用中央财政专项补助经费，为6～24月龄婴幼儿免费提供营养包，预防婴幼儿营养不良和贫血，提高贫困地区儿童健康水平。本市横山县、绥德县、米脂县、佳县、吴堡县、清涧县和子洲县为项目试点县。根据中央省、市卫生行政部门安排部署，项目于2012年在全市实施启动。各项目县于2013年3月份进行了基线调查，4月在子洲县召开了全市营养包发放启动仪式，5月七县规范运作，7月在绥德召开项目培训会，当年共计发放营养包91909人。2015年榆林市每月任务18000人，实际平均每月完成了19136人，是全省唯一超额完成任务地市。

九、孕产妇系统保健免费基本服务项目

孕产妇系统保健免费基本服务项目是陕西省实施的一项民生工程，项目于2015年逐步开始实施，至2017

年覆盖全省。2015年，榆阳区、府谷县被列为第一批项目执行单位，项目对象是户籍孕产妇及新生儿。其目的是：这个项目体现了党和政府对广大妇女儿童的关心和爱护，项目实施目的是：降低孕产妇死亡率和婴儿死亡率，加强出生缺陷的控制，降低出生缺陷及死亡率，减轻家庭和社会负担，有效提高妇女儿童健康质量，加强和巩固妇幼卫生服务体系。

服务项目：

孕前2项：有孕前免费优生健康检查项目、增补叶酸预防神经管缺陷项目。

产前（孕期）包括4项：有孕产妇健病管理项目、产前筛查项目（筛查的疾病有神经管畸形、唐氏综合征），产前超声检查项目（重点筛查无脑儿、脑膨出、开放性脊柱裂、胸腹壁缺陷内脏外翻、单脏心、致命性软骨发育不良等胎儿六大畸形），产前艾滋病、梅毒筛查项目。

产时有孕产妇免费住院分娩补助项目。

产后：继续实施国家孕产妇健康管理项目（这个项目是和产前孕产妇健康管理项目是连续的一个项目）、新生儿疾病筛查项目（苯丙酮尿症有甲状腺功能低下、新生儿听力障碍初筛）。附：榆阳区孕产妇系统保健免费基本服务项目。

表6–1　2015年榆阳区孕产妇系统保健免费基本服务项目

项目内容		服务内容	服务时间	服务机构
孕前服务	孕前免费优生健康检查项目	优生健康教育，病史询问，体格检查；临床实验室检查：血、尿常规、阴道分泌物检查、血型、血糖、肝功能、乙型肝炎血清学五项检测、肾功能、甲状腺功能检查。实验室筛查：风疹病毒、巨细胞病毒、弓形体、梅毒螺旋体。 影像学检查产科超声常规检查，风险评估和咨询指导，早孕及妊娠结局追踪随访	孕前	计划生育技讨服务机构
	增补叶酸预防神经管缺陷项目	健康教育、免费发放叶酸片	孕前3个月至孕早期3个月	各级医疗机构
产前服务	孕产妇健康管理服务项目	孕早期健康管理（健康状况评估），孕中、晚期健康管理（4次产前随访）	孕期	乡镇卫生院、村卫生室、社区卫生服务中心（站）
	预防艾滋病、梅毒和乙肝母婴传播项目	健康教育，产前艾滋病、梅毒、乙肝检测服务，艾滋病、梅毒阳性孕妇免费药物治疗	孕期	榆阳区妇幼保健院、榆阳区人民医院、榆阳区中医院
	产前筛查项目（≤35周）	健康教育与知情同意，唐氏综合征和神经管畸形筛查	孕15～20周	
	产前超声检查项目	产前常规B超检查，重点筛查胎儿六大畸形	孕20～26周、30～34周各一次	
分娩服务	住院分娩补助项目	住院分娩	分娩后	
产后服务	孕产妇健康管理服务项目	产后健康管理（2次产后随访）	产后3～42天	乡镇卫生院、村卫生室、社区卫生服务中心（站）
	新生儿疾病筛查项目	新生儿苯丙酮尿症和先天性甲状腺功能减低症筛查	新生儿出生后3～20天	榆阳区妇幼保健院、榆阳区人民医院、榆阳区中医院
		新生儿听力筛查	新生儿出生30天内	

第三节　项目保障

一、人员培训

2009年4月10日，在定边召开了农村孕产妇免费住院分娩补助项目启动暨培训会议。市卫生局主管局长、科长、项目负责人，市妇保院院长、科长，各县卫生局主管局长，妇幼保健院院长、科长、项目负责人共60余人参加了会议。

2009年9月3—8日，在卫职校举办了妇幼卫生知识和妇幼卫生信息统计培训班。市县乡产儿科主任、妇幼保健院产儿科主任及负责统计的相关人员共164人参加了培训。

2009年12月24—25日，在绥德县心康商务大酒店举办了全市2008—2009年孕产妇死亡评审会。参会的有市孕产妇死亡评审委员会成员、各县区妇幼保健院院长共53人。

2010年10月，市卫生局委托市妇幼保健院承办了三期“榆林市母婴保健专项技术服务培训班”和“榆林市婚前保健专项技术培训班”。市直各医疗保健单位产儿科主任和妇产科医师及助产士，各县区妇幼保健院、县医院、中医院、计划生育服务站产儿科主任和妇幼保健院（站）长近300人参加。

2011年起，每年召开县区院（站）长例会2～3次，专项讨论会1～2次。市级孕产妇、新生儿死亡评审会1次，业务培训会1次和年度项目专项培训会、大型检查督导1～2次，随时进行专项指导。至2015年，评审死亡孕产妇19例，新生儿38例。培训市、县产、儿科大夫以及县、乡妇幼保健人员相对应的业务培训会15次。

二、督导工作

每年接受中央、省督导检查5～10次。外出开会学习约30次。下县、乡督导项目工作30～50次，对县、乡、村近200个单位进行项目服务内容指导和核实，分别对15000多名孕产妇和0～6儿童进行项目服务情况回访。

三、宣传工作

宣传是做好妇幼保健工作的有效方法。2011年起，建立了常年宣传制度，一是通过专栏、板报、展板、电子屏常年宣传；二是通过来院就诊和咨询人员进行一对一宣传和提供一些免费服务（如测血压、量身高、儿童营养咨询）；三是通过各种节日，通过与妇联、社区、科技下乡、扶贫救助以及项目组自行组织下社区到小区等形式积极进行保健宣传和服务，内容有：微量元素与孩子的身高，什么是新生儿疾病筛查？什么是唐氏综合征和神经管缺陷？婴儿水疗抚触好处多，孕前必须做的七件事有哪些？母乳喂养的妈妈应该怎样吃？母婴营养健康1000天等近百种宣传内容。每年宣传20～30次。同时于2014年向各县区妇幼保健机构下发了关于加强榆林市妇幼保健工作宣传的通知和实施细则。大大促进并提高了全市妇幼项目服务率和群众对项目的知晓率。

四、母婴保健

服务市场监管，市妇保院根据《母婴保健法》、陕西省《产科建设标准》，受市卫生局委托严格“母婴保健三证”监管，认真履行《母婴保健技术合格证》三年换证培训、考核，不断下乡督导检查，使机构持证执业，人员持证上岗，为母婴安全提供有效保障。同时提议市局出台了全市《出生医学证明》使用新规范，规定市妇幼保健院与县区级妇幼保健机构、市级助产机构签订《出生医学证明管理协议》。同时要求县区级妇幼保健机构与辖区内开展助产服务的医疗机构签订《出生医学证明管理协议》。

第七编　中医中药

榆林地区的人类活动至少要从河套人说起。早在10多万年前，陕北榆林一带已经有人工取火，按压止痛，制止出血、救护损伤、刺痈排脓等本能的最原始的医疗行为。出土的实物表明：史前先民已经广泛使用砭石、骨针“刺病”。战国时期，榆林军事医学的发展常优先于地方医药，军队即设有“方士二人，主百药，以治金疮，以痊万病”，至秦公子扶苏和大将军蒙恬率重兵于榆林上郡抵御匈奴、筑长城，军医救护自不可少。在汉代的戍边军队中，已有“折伤薄”“病书”“显明药函”，对伤病人员、病伤情况、治疗用药、疗效预后等都有详细记载。唐代榆林已有名医任医学博士。宋时，西夏医学形成，沈括驻节榆延时著有《苏沈良方》《灵苑方》《别次伤寒》等。明清医疗卫生建制较之历朝又有加强和发展。各卫府、州县多设有负责医学教育、医疗的机构和医官。太医派为榆林中医的传承与发展做出了积极的贡献。明代，榆林设立官办 “医学”，专门培养医药人才；设立多处 “养济院”，负责伤残将士的康复医疗；自清朝以来，榆林的中医药事业更趋发达，人才辈出，学术进步，医药经营日益繁荣，其医疗影响也辐射到陕、晋、蒙、宁各地。民国初，排斥中医思潮泛起，中医趋向衰落，而榆林中医则延续明清之势，中药行有增无减，达200余家。在抗日战争时期，陕甘宁边区的保健药社是中医药并举机构，推动了中医药的发展。中华人民共和国建立之后，在“团结中西医”与“中西医结合”方针指引下，至2015年榆林市拥有中医机构16所，其中市级中医院1所、中医研究所1所、专科中医脑肾病医院1所、县区中医院12所、专科痔瘘医院1所；综合医院共设有75个中医科、78个中药房。仅公立医院从业中医师就有301人。全市现有中药店堂415家，仅市政府所在地榆阳区就有158家。西医的进入丰富了中国的医疗资源，也逐渐改变了医疗格局，西医成为医疗主力，中医发展相对缓慢，退居次要地位。

第一章　中　医

第一节　传统中医

一、中医渊源

榆林市中医中药有着悠久的历史，可溯源于10万年前的河套人时代，始有医事活动。

战国时期，周显王十七年（公元前352）、魏惠王十八年（公元前362）筑长城、塞固阳，北有上郡（今榆阳区鱼河堡附近），中医中药便应运而生，军队时设方士主百药，治金疮。

秦始皇三十三年（公元前214），使蒙恬再击匈奴，沿黄河筑长城，蒙恬将兵30万驻守上郡，军事医疗优于地方。

1975年绥德出土的五块东汉时期画像石中刻有鸟首人身，肩生羽翅，手执仙草，侍候西王母，旁边有持锤磨药的玉免和仰首而立的九尾狐及形似树状的长寿仙草。根据出土地点，历史资料分析，认为鸟首人就是扁鹊，画像石的内容是神化了的扁鹊针灸行医图。

唐懿宗（861—873）时，何子邕以医博士摄夏州（今榆林靖边、横山地域）。这是榆林设置官方医疗机构和医学教育的最早证据。何氏一族的医疗活动从唐朝末季历跨五代十国，一直延续到北宋。

唐代殁于榆林各地的达官显贵之墓志铭中，常有叙述病情及千方百计救治不果的记载：如武令珪病患“悬疣附赘，决疚溃痈”；白敬立“伏枕绵年，汤灸不瘳”；毛汶“针医寡验，忽措沉疴”，“奇方莫验，良药何痊”；贾武“秦和极妙，莫救其疴，扁鹊施工，无瘳厥瘵”；李公政“秦医扁术，无不寻求，良方殊方，莫能见效”。可以看出，当他们患病及重危之时，并不寄望于神巫，而是积极治疗，遍请名医，针、灸、汤、丸，悉数使用，良方、奇方、殊方也广为搜求。这说明，当时榆林的医药条件已经良好，治疗手段丰富，针灸方药齐备，所辖各州概无例外。

西夏政权从宋孝宗淳熙五年（1178）至宋宁宗五年（1212），沈括曾先后驻节榆延，经略陕北，抗击西夏。沈括著有《苏沈良方》《灵苑方》《别次伤寒》等医书，是他医学思想和临证经验的总结。他思维敏锐，治学谨严，学养深厚，于解剖、病理、五运六气、中药采集加工、临床偏方用药皆有精到论述。其《梦溪笔谈》中对青蒿、枸杞、甘草等均有详尽的记载。所记录的皆为榆林地产有名中药材。鄜州、府州每年要向朝廷上贡大量柴胡、甘草、冬花等药材。

宋太宗雍熙三年（986）李继迁叛降契丹立西夏国，在榆林一带盘踞200多年，曾是西夏的政治、军事、经济、文化中心。西夏随着社会经济发展广泛采用、吸纳中医药学知识和技术，结合本民族经验以及外来宗教影响，逐步形成了“西夏医学”。

明清时期，榆林地区的中医以中国传统医理、药典进行医治的正统中医为主，出自太医派和世医派。

成化年间，榆林设养济院二，一在榆林卫局西；一在管粮厅北。专收治战事受伤官兵。

明代名医柴旻，葭县乌龙铺柴家老庄人，祖籍山西省临县兔坂柴家沟村。明成化年间（1465—1487）任皇室太医。他医术高明，求医者甚多。一次，御妹患病无人能治，柴旻入宫，走线切脉，药到病除。宪宗朱见深龙颜大悦，赐葭州乌龙铺丁地1200亩以为酬谢（此地一直延续至土地改革时）。柴旻殁后，葬于葭芦镇高家畔山顶榆皮塌，建有十二层的“栖云塔”（亦称“名医塔”）以示纪念。该塔现已无存。

在明万历年间，有一道人李玉凤，游至葭洲（今佳县）白云山搭庵居住，采药治病，救济活人，设教化民，由于他医德高尚，名扬四方，百姓称他“玉凤真人”。

乾隆年间，名医张汉辅（张红郎之后）知识渊博，医技超群，赐封五品医官，用满、汉、蒙、藏文编修《唐恭药典》。

道光年间供职太医院的朱御医，人称“朱豁咀”，后来遇难逃到榆林，数年未尝言医。一日，偶遇一妇人难产暴厥，朱治之回生，遂名声大噪，人仰若神。自朱氏定居榆林，由于他医学造诣高深，技术精湛，对当地医界有深远的影响，从学求教之人较多。实得其传者，有其子朱祥，袁文澜、郭秉钧、郝联魁和郭锈川等五人。他们深明医理，精通医术而各有专长，在群众中颇享盛誉。这是朱氏后当地的第一代名医。

1952年榆林地区有中药铺86家，常用药物有200余种。府谷县成立了医药管理委员会。榆林县对44名中西医药人员进行审查中，取得合格的中医7人，西医1人。对麻醉药品建立了登记表册。在爱国主义教育运动中，医务工作者捐献防疫药品10余种，现金35464200元，约有62人参加了各地防疫准备队。

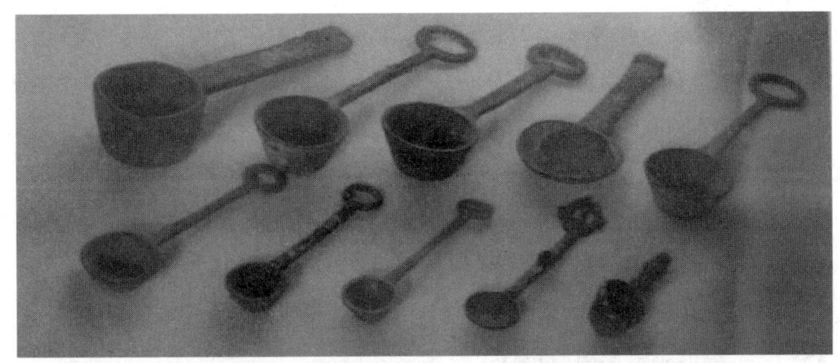

图7–1　药量（秦汉）发现于榆林，为量取器（榆阳区收藏）

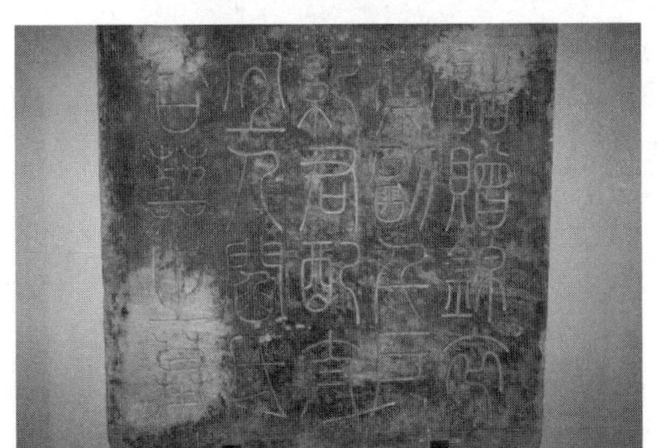

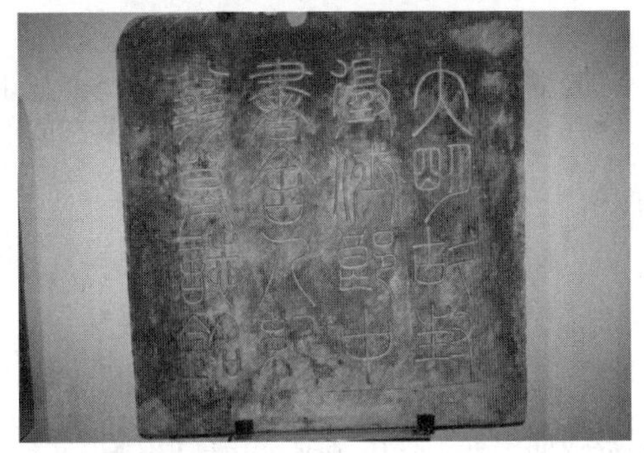

图7–2　明洪武至成化年间名

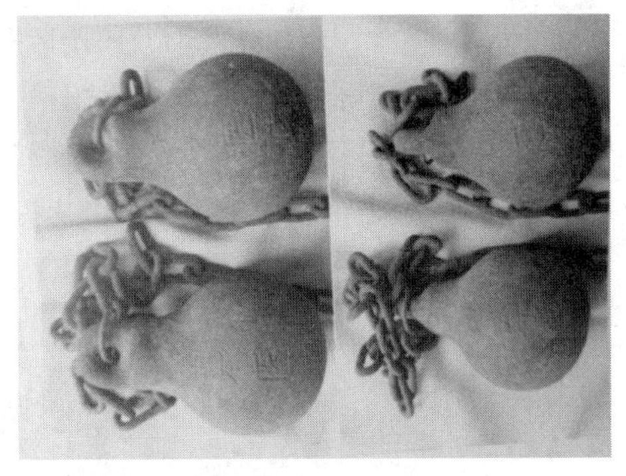

图7–3　张太医府安庄拓（明）大门内防卫暗器，医纪二翁、纪渫墓志铭碑
分别刻有“张太医府”“安庄拓”“洪武丁已”
字样（榆阳区张瑞龙家藏）

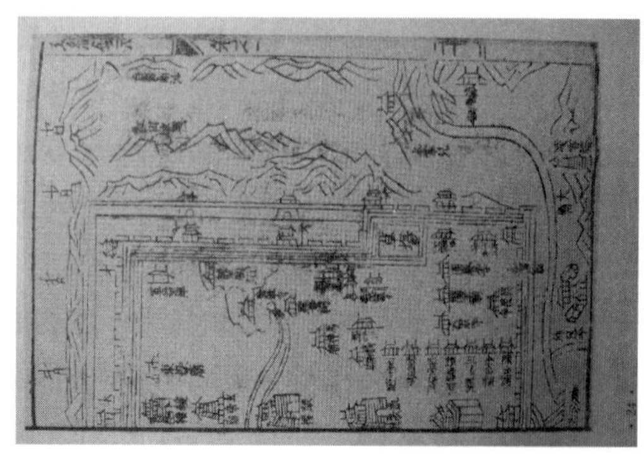

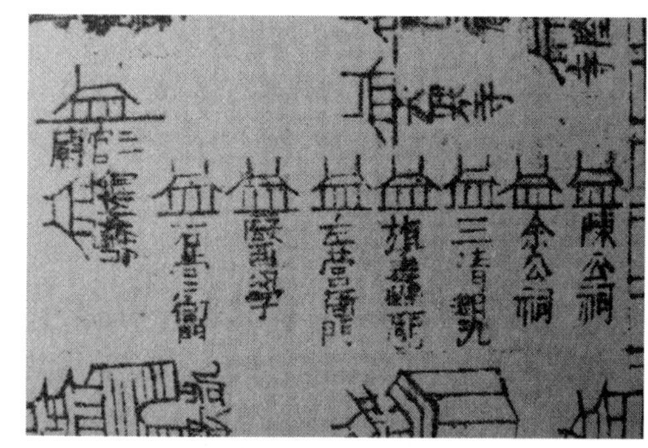

图7–4 《延绥镇志》城图绘有医学

二、机构设置

榆林中医，军事医学的发展常优先于地方医药。早在战国时期，在长期的民族争战中，军队的人员配制中即设有“方士二人，主百药，以治金疮，以痊万病”，至秦公子扶苏和大将军蒙恬率重兵于榆林上郡抵御匈奴、筑长城，军医救护自不可少。在汉代的戍边军队中，已有“折伤薄”“病书”“显明药函”，对伤病人员、病伤情况、治疗用药、疗效预后等都有详细记载。明清医疗卫生建制较之历朝又有加强和发展。各卫府、州县多设有负责医学教育、医疗的机构和医官。太医派为榆林中医的传承与发展做出了积极的贡献。明正统年间（1436—1449），浙江钱塘人太医院御医张红郎因被人诬陷获罪，一族百余口被贬榆林寨，世代行医。

明正统十年（1445），从清水营至定边营16卫营堡设医1人。

明成化七年（1471），祖籍安徽风阳蒙城淳化乡世医纪温、纪渫兄弟“应例输边”，从绥德迁居榆林行医。

榆林设卫之后，余子俊即上《开设学校疏》奏道：“近已开设榆林一卫，生齿浩繁，子弟率多美质，尽堪教养。”“及照军中凡遇卜日、用药，亦各缺人。臣等议得，榆林卫实当万万年镇御重地，合照正统年间凉州、洮州二卫添设学校事例，开设儒学及阴阳、医学各一所。设教授一员，吏一名，生员于本城并东、西二路俊秀子弟内选充”，“阴阳、医学各设官一员，于民间访保术业精通者送部考用”。这是榆林设置医学教育最早记载。明朝，榆林设医学正科、阴阳正科，绥德、清涧、米脂、神木、府谷等州县则设医学典科，吴堡设医学训术、阴阳训术各一员，定边设医学一员、阴阳学一员，葭州之医学典科有刘克昌、刘崑、张鼎三名医官。崇祯十六年（1643），李自成军刘方亮、李过攻陷榆林，城内公署司院尽遭破坏，榆林卫医学、阴阳学也因被毁而停办，该医学前后持续170多年。

成化十六年（1480），榆林城内有养济院两处，一在榆林卫局西，一在管粮厅北；清涧的养济院在校场旁；葭州之养济院在南城东门内；米脂的“阴阳医学养济院”基址已不可考；定边的养济院在县城北街，并一直延续至清代。仅从养济院的设置，也可以想象明清榆林的军事医疗发展情况。

清代，榆林府置医学正科，绥德州置医学典科，其余各县设医学或医学训科，并有医官负责。人事代有更迭，建制延续不废。雍正九年（1731）定边设置医学（后改为医学训科），医官有吴之奇、王中正、王卿；雍正十四年（1736）常经为米脂医学训导。乾隆三十六年（1771）医官刘国柱，庙儿塘人；五十一年（1786）医官王景圣，韩城人；五十三年（1788）医官易为张元成，庙儿塘人。道光二十年（1840）常澍为米脂五品医学训科。嘉庆二十三年（1818）医官为刘倬，定边人。王兴，嘉庆年间榆林医官；王太和，光绪初榆林医官；安汝祥，光绪末年医官。

三、明清医籍

成化年间，建文庙设儒学，尊经阁内藏医学书籍有《医学》一本，《心学图》一本，《千金要方》二十本，《急救仙方》二本，《外科秘方》二本，《肘后备急方》四本，《痘疹一班》一本，《经验痘书》一本。榆林地处边关，屡遭兵燹，明清医书医著大多毁损或散失，能保存至今的已如凤毛麟角。明崇祯庚辰年（1640），榆林人张天禄，在安徽任提督、总兵官时，关心民间疾苦。积极支持程敬通重刊《外台秘要》，并为作序。序中说：“值此沧桑变故之际，民遭兵火若患热烈之症。予滥任抚绥，尤当视民如伤，恨不能人人而投以清凉之剂。”王焘在《外台秘要》中，对许多传染病如伤寒、天行、温病、疟疾的认识、鉴别、防治都有精湛论述，集唐以前医方之大成，载方6900余篇，堪称经典。清代葭州生员李在淑，曾刻《经验良方》行世。这些都是对医学发展的贡献。

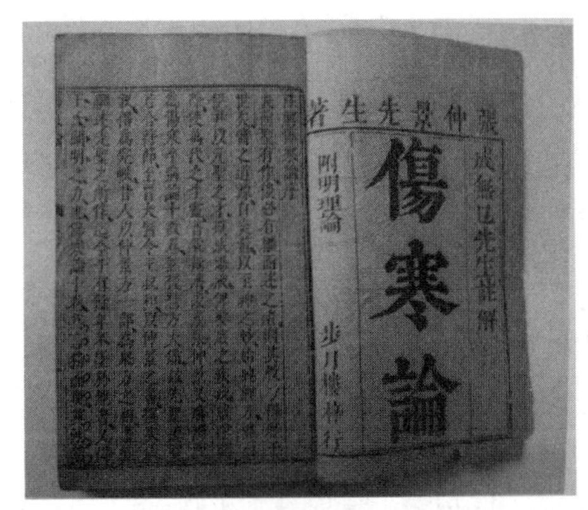

图7–5 《伤寒论》（明）

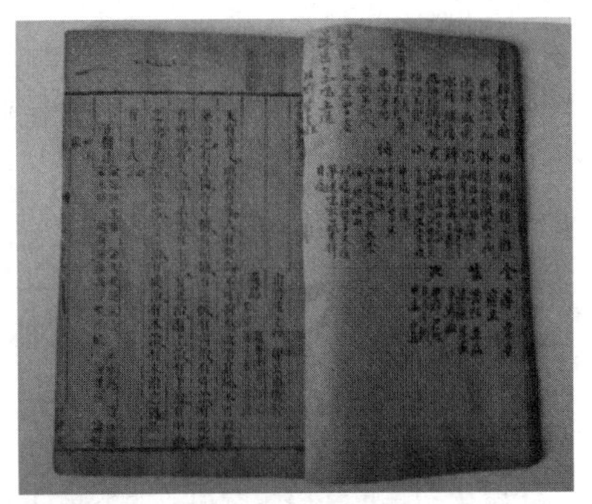

图7–6 《石室秘录》（清）榆林现存古医籍之一，傅山遗著，康熙二十六年（1687）刊本

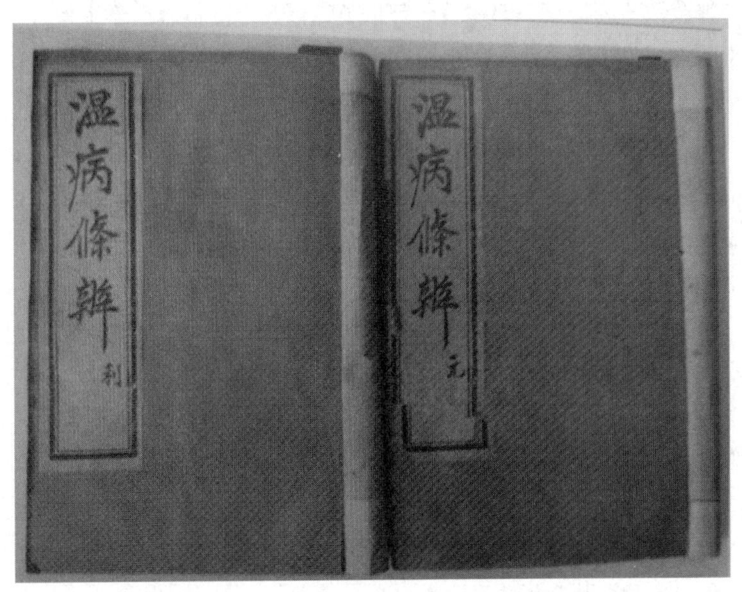

图7–7 《温病条辨》（清）榆林现存古医籍之一（榆阳区收藏）

明、清榆林医家的著述或经验记录，都为手写，极少刊印。清朝白羽宸所著《医理》已失传。手抄孤本保存更为困难，存世已很少。《临证汇方》是榆林医家编著的一部方书，约成书于明清之际，作者已不可考。全书分内科、妇科、儿科三册。内科载咳嗽、痰饮、喘急、痹病、消渴、肿胀、失血、内伤、虚劳等19类病证，主方117篇，附方64篇，另附经典方22篇，共汇集203方；妇科载经行腹痛、经断复来、崩漏、带下、瘕、堕胎、胞衣不下、恶露不绝、产后发热、产后痉病等62种病证，主方205首，附方25首，共汇集

230方；儿科按23门收载伤风、伤寒、瘟疫、时痢、咳嗽、喘急、飧泻、疟疾、热淋、虫痛、乳滞、风水、衄血、气虚脱肛、五迟五软等87种病证，主方152首，附方49首，共汇集201方。全书总计收录病证168种，汇方600余首。于每一病证列方之前，先扼要论述该病病因、症候、病机、辨证、治则，然后依次列方。立论有据，文字精练，条理清楚。书中近半数为自拟或化裁之方。

榆林还保存不少手抄医书。较完整的两种：一部是抄录清康熙时期杨起岩所著《痘科精义录》；另一部则是分别抄录《医宗金鉴》第52、53卷“幼科杂病心法要诀”及第57、58卷“痘疹心法要诀”，后者被名为《编辑痘形并证治要诀》。

四、中医世家

自唐代以来，榆林中医人才培养，除了官办学府教育外，还有师承、家传、自学、私塾几种学习模式。其中家传就是一种重要的医学教育方式。榆林医家多传学术技艺于子孙，代代相承不辍，成就许多中医世家，成为促进榆林中医药发展的一支重要力量。兹仅列部分中医世家于下。

何子嵒→何德璘→何继昭、何绍文→何令珣、何令堙，唐宋间夏州（靖边、横山）中医世家。代为军医或官医，长于外、内等科。何子嵒时任医博士，兼有医学教育之责。

纪二翁→纪信→纪瓛→纪滐，明代延绥（绥德、榆林）中医世家。属官宦家族，亦为军医、官医，医声显赫，精于内、外等科。

张昶→张贤生→张再和→张翰甫，明清之间榆林中医世家。太医后裔，断续绵延400多年，医药兼营，曾开设积善堂、万和堂等药店，自制成药有六龙固本丸、三消饮面等。

袁服周→袁绣藻→袁硕甫→袁明一、袁明远，清民之间榆林医学世家。善治时症，传为家学，已延续六代。医药兼营，曾开设恒泰堂、恒济堂药店。自制有小儿金粟丹、冰片上清丸、神仙双丢拐（散）等成药。

郭绣川→郭瑞西→郭金铸→郭谦亨→郭冠英、郭世英，清民之间榆林医学世家。擅长内、妇科及温病，至今已延续六代。医药兼营，曾开设福积生药房、广生西药栈。自制成药有保赤散、伏虎神效散、桃花散、永健丸、益土育金丹等。

霍承珍→霍冀州、霍豫州→霍静堂→霍天锡，清民之间清涧医学世家。善内、妇、儿科，已延续五代。先后开有益生堂、益缫堂药店。自制加味百消丸、健脾肥儿丸、加味妇科独圣散、白玉饼等成药。

杭鹏龄→杭澍堂→杭逢源→杭继承→杭共存、杭再存，清民之间神木中医世家。擅长内、妇、儿科，至今已传承五代。曾开设仁寿堂药房。

吕淳→吕殿阳→吕廷荣、吕廷弼→吕鼎彝→吕韶律、吕韶光，清民之间米脂医学世家。擅长儿、妇、内科，已传五代。曾开设万瑞源、荣盛源药店。自制女金丹、百效膏等成药。

景了凡→景百川→景贤→景恕堂、景鸿儒，清民之间榆林中医世家。长于儿科、痘症，擅种痘之术。先后开设长春堂、宏济堂药房。自制加味和中丸、金衣至宝锭、三仙丹等成药。

艾肇曙→艾崇德→艾攸兰→艾毓英，清民之间米脂中医世家。擅长妇科、外科，曾设广生堂药店，自制多种成药。

李仁和→李杰→李来通→李生荣，清民之间府谷中医世家。长于内、妇科。曾开设仁德堂药房。

高盛瑞→高时臣→高寅修→高承让，清民之间绥德中医世家。擅长内、妇两科，曾设回寅堂药房。

传承三代以上的还有：神木张拱晨世家、刘子绍世家，府谷田副奎世家，榆林高瑞堂世家、张鸿儒世家、张炳南世家，吴堡张依世家，绥德霍生秀世家等。

中医世家绝不仅仅是职业上的承袭，其内涵包括这一家族若干代人在长期从业过程中形成的道德伦理，坚持的专业取向，积累的诊治经验，练就的独特技术，各具特色的教授方式，不断完善的经营规则，创制的成药，撰写的论著，以及逐步建立的职业信誉。总而言之，中医世家是一种具有医药特质的家族文化，它对培育优秀中医人才、推动中医学术进步、保护医药学术成果等多方面都具有重要意义。

五、边医

榆林西北各县与内蒙、宁夏接壤，历来有经济文化交流，明清两朝榆蒙边界开放互市十余处。当时蒙宁两地医药力量比较薄弱，榆林有些医家即移居蒙宁长期业医，如府谷李生华、榆林路游僧迁于内蒙，榆林纪文藻迁往宁夏。还有每年都往内蒙流动行医兼做中药材生意的职业人，被称为“边医”。仅榆林有名的边医就有七八人，其中贾説、贾成、贾文华、贾正章一家几代，从业时间最长，医疗水平较高，中药材年经营量达五六千斤。高宽、贺庆等边医也颇有影响。榆林边医在内蒙的活动范围涉及乌审旗、扎萨克旗、鄂托克旗、阿拉善旗、杭锦旗、达拉特旗、准格尔旗以及临河、五原、固阳等河套内外大部分地区，对推广中医药、促进蒙汉医药交流做出了重要贡献。

第二节　现代中医

一、传承与发展

1949年12月，神、府两县召开了第一次中医药座谈会，交流经验，拓宽思路，搜集偏方，为民服务，收集48个有效验方偏方。绥德专区有私营中药人员354人，多数是祖传而来，部分为自修或半农半医，比较有医理知识和治疗经验者不多，全区仅有一名中医师——清涧霍静堂。

1950年第一次全国卫生会议，制定了团结中西医的方针后，人民政府关心中医学术的发展，提高了中医药工作者的地位，部分中医人员被选为政府委员和人民代表。全区有96名中医人员参加防疫队，扑灭本区麻疹、痢疾等疾病的流行。

1954年绥德专区召开首届中医座谈会，有236名中医药人员参加，宣传了国家对中医的政策，消除了中医药人员认为“医钱不医人，教会徒弟，困定师傅”和“留一手”的思想顾虑。交流了经验，献出偏方、验方222个。确定了中医工作的方针、任务和开展中医预防的措施和具体制度。

1955年榆林县城关镇联合诊所成立。

1956年，米脂县卫生院吸收中医吕绍律入院工作，增加中医门诊。1958年，米脂政府组织原药铺坐堂中医和民间中医惠九如、杜世杰等开办城关联合医院，设门诊部、住院部、中药门市部。职工最多时有40多人。1959年，杜世杰、李增长、吕绍律等7名中医组成县中医研究所，对传统医学做系统探索整理。2月召开中西医代表会，号召老中医献方，当会献医方、药方385个；还收集单方、验方、秘方1800个，经中医研究所筛选出546个，编印了《米脂中医采风集》一书。县卫生院与联合医院合办业余卫校（中医班12人，西医班27人，中医带徒班15人），培训了一批医士、护士。

各县将经过进修培训的中医药人员优先安排在县卫生院开设中医科；与边远的区、乡农村合作社组织联合诊所，建立按劳计酬的工资制度，从组织机构、制度上加强了中医工作。

“文化大革命”中，由于对联合诊所统得过多，管得过死，限制了集体所有制医疗优势与特长的发挥，使其纷纷倒闭。个体行医被当作”资本主义尾巴”，一刀割掉；既增加了国营医疗单位的负担，又给群众就医带来种种困难。中医机构和人员，受到了严重摧残，全区仅有的两所中医院（清涧、榆林）被撤销，中医药人员由444名减少到214名，有35名有专长的中医药人员被打成“牛鬼蛇神”“历史反革命”“走资派”，有的被带上帽子轰到农村去监督劳动改造。杭逢源、高镇南、张鹏举、李世平以及全区各县知名中医大多遭到无理批斗，被贬回乡或发配农村。杭逢源1970年病殁，终年仅58岁。张明智遭诬陷，于1971年3月1日含冤而死，终年54岁，1979年始平反昭雪。米脂县20世纪60年代后期，老中医有的年迈停诊，有的病故，新一代尚未成熟，县内中医事业一时后继乏人。1970年撤销城关联合医院。

1970年7月，地区卫生局组织了一次卫生科普宣传活动，展出图片500余张，中草药标本160种，实物120余件，收集单方、验方70余篇，各县组团参观，为期月余。

1977年，按国家卫生部在全国闲散中医药人员中招收1万名的统一部署，榆林地区经严格考试在全区各县选录35名中医师。委托地区中医班招收了127名中医士，选择条件较好的县卫校举办中医针灸、中医调剂班，利用三年的时间，培训了70名中医药人员，充实到地、县和基层医院，有的已成为基层医院的骨干力量。有18名中医药技术骨干晋升为主治医师，有两名晋升为中医副主任医师，有14名担任了地、县以上医院的领导职务。名老中医张鹏举、李世平举选为全国中医学会理事和省地学会副会长。任命为地区中医医院副院长、名誉院长。

1983年，李守飞担任地区卫生局局长后，为振兴榆林中医，于1984年8月，榆林地区第二届中医药学术交流会上，由姜良铎聘请全国名老中医董建华、巫君玉、王永炎、黄星垣、赵绍琴、张学文等云集榆林开展中医学术讲座，推广中医新技术。

1984年11月3日，地区卫生局提出“振兴中医”六项举措。

一、成立“榆林地区振兴中医工作领导小组”，使中医工作真正列入党政部门的议事日程。二、领导小组下设“急症攻关小组办公室”，由8人组成。负责全区急症工作规划落实、部署检查，药品供应的对外联系、剂型改革、药物筛选和剂型制定等日常工作。三、地县中医院普遍设立急症科或急症组，解决具体问题，真正把中医急症工作开展起来。四、剂型改革是开展中医急症工作的前提和关键。要求地区中医院积极创造条件，提出改革项目，小量生产，逐渐用于临床。五、在召开中医学会的年会时，举行一次中医内科急症治疗学术经验交流会。六、为了搞好中医医疗事故的鉴定，促进提高医疗护理质量，成立“榆林地区中医医疗事故鉴定小组”，由17人组成。

1985年组建榆林中医编辑委员会，委托榆林县医科所主持编著，历时四年之久，全书包括四个分册：第一分册医史医传，第二分册医方选粹，第三分册医案选集，第四分册地方中药。其中医方选粹已出版。

同时成立了榆林地区中医急症攻关领导小组，制定了攻关目标与计划，培训了中医治疗急症人员，把中医急症治疗工作认真地开展起来。

科研成果：由中医副主任医师张鹏举领导的氟骨症科研组经四年研究，取得总有效率85%的成绩。中医副主任医师李世平对血症研究取得显著成绩。其血小板减少症治疗经验和中医主治医师郭维一对肾病、神经精神治疗经验在全国性中医学术经验交流会上介绍。中医主治医师高智，研制的肥儿散已扩大应用于临床治疗。先后出版发行的中医著作有：中医助理研究员张世濬与中医主治医师谢立业编著的《伤寒论六经病论治摄要》，刘茂林编著的《女科诊治门径》，高有明编著的《杏园撷菁集》，鱼道隆编著的《内径释疑》，杨宏华编著的《新中药集萃》，郭维一、郭补林编的《郭维一老中医临证实践录》，张征编的《张鹏举医文医案集》《张鹏举张征医案选》，韩增编著的《韩增医文临证病案选编》和《脾胃肝胆医案百例》，高培雄、刘继萍编著的《高氏医集》，张德斌编著的《临床针灸推拿治疗学》，周彩霞编著的《中医针灸临床治疗新进展》，杨耀峰的《实用脑病诊治门径》，杭共存的《内经证治》等。

1985年以来，地区中研所杨宏华、高有明先后开展了“麻杏石甘汤加味治疗支气管哮喘病症”疗效观察，“碟脉灵注射液”的研制和治疗冠心病、心绞痛的临床实验等。

1986年，榆林县成立了中医痔瘘专科医院，先后自主研制中药“止血散”，引进掌握了先进的“消痔灵”和激光治痔瘘技术，各类肛肠疾病的治愈率达97%以上，被患者尊称为“痔瘘克星”。1994年以来，医院成立了科研制剂室，先后研制成功了痔瘘病和鼻病等七大系列15个品种普通非标准制剂。1995年，先后引进了不禁食疗法治疗糖尿病纯中药制剂、肝胆肾结石溶石疗法、哮喘病治疗新技术。1998年，由原来单一的痔瘘专科增加到11个专科。2005年，全市首家引进德国百康生物共振过敏原检测仪，可检测491种过敏源，进行脱敏治疗。2010年，增至15个临床职能科室。

1987年6月，榆林县开展了地道药材和中药专业人才情况调查。本县野生的地道药材有：款冬花、兔丝子、远志、银柴胡、龙骨、甘草等30余种。有着悠久的历史，在国内外市场享有很高声誉。家种家养的黄芪、枸杞、党参、冬花、鹿茸、紫苏等20余种，经鉴定和临床使用，完全符合药典规范。

1956年前，中药业全是私营，公私合营时有中药从业人员50余人。1956年以后县医院等单位开始设立中药房，县药材公司相继经营中药业务。1970年以来招收青工100余人。1981年职称晋升工作批准主管中药师2人，中药师8人，中药士8人。1983年以来由省分配到本县中药士6人，至1987年，县乡级医疗单位共设中药房10个，中西药混合药房29个，共有中药从业人员180余人。

1987年，榆林地区脑肾病中医专科医院创立。设有中医脑病科和中医肾病科。

1990年6月26日，榆林市中医院城内分院（二门诊）正式成立。

2001年3月13日，榆林市中医院内设北方医院正式成立。创建国医馆，为全国重点医院建设项目，建筑装修风格古色古香，恢弘大气，充分融入中医药文化元素，将建成全国中医药文化建设示范基地。建立了国家、省、市级重点特色专科11个，形成了一定的品牌和优势。医院开展90余项中医诊疗技术。积极开展师承教育，为省、市级名老中医配选徒弟，确立师承关系，跟师学习传承经验。目前有12名有发展潜力的中医大学生跟师学习。创办了医院院报和网站，开办《中医大讲堂》，深入学校、社区、基层医院，宣传普及中医药知识。

至2006年，市中医院中医设2个病区7个专科。一病区是以女科、脑病科为主的综合病区。该科对先兆流产、习惯性流产及慢性盆腔炎、输卵管阻塞性不孕等症，采用中药离子导入治疗法有良好疗效。脑病科擅长治疗各种脑病，对顽固性头痛、眩晕、脑中风的治疗疗效显著。率先开展中医心理治疗。应用中医辨证施治的理念结合现代医学的诊疗方法，得到广大患者的好评。

中医二病区是以肝胆专科、高血脂科、中医儿科、中医胃肠科为主的综合病区，内设病床28张。科室技术力量雄厚，人才梯队合理。其中肝胆专科为省级重点专科，以慢性乙肝、肝硬化及其并发症的诊疗作为研究方向，率先开展内镜下介入治疗。高血脂科以高脂血症、代谢综合征为重点。中医儿科发扬专科特色，中西并举，应用捏脊、敷贴等多种方法治疗小儿呼吸道感染、厌食、过敏性紫癜等取得良好的疗效。

2008年起，省、市共投入2110万元，用3年时间对县级中医院的基础设施和设备进行配置。完成对乡镇卫生院中医科、中药房的建设。同时，全市投入120万元，实施对乡镇卫生院中医药人员和乡村医生中医技术培训，共培训中医药技术骨干222名。到2010年，全市建成以县级中医院为龙头，以乡镇卫生院为枢纽，以村卫生室为基础的农村中医药服务体系，不断满足广大群众对中医药服务的需求。府谷县被卫生部命名为“全国中医药工作先进县”，县中医院评为陕西省示范中医院。被药品管理局确定为全国18家中药饮片小袋分装试点医院。西北地区仅此一家。

市中医院成功兼并原榆林市招待所，安置了原招待所职工149名，开创了榆林市卫生系统跨行业兼并的先河。投资3000多万元对原市招待所进行了整体改、扩建。并于2010年投入使用，增加医疗用房面积15300平方米，增加床位300张。4月28日，省中医管理局发文批准该院为“三级甲等中医医院”。全国不孕症及妇科疑难病研修班在市中医院举办。医院将原行政办公区按明、清建筑风格进行了改建和装修，创建了针灸医院和治未病中心。开展针灸、理疗、按摩、药浴、熏蒸、足底反射治疗和中医治未病等项目，恢复了传统的诊疗手段，发挥简、验、廉的特色优势，打造出了全市针灸品牌医院。医院开展了治未病项目，充分发挥中医在预防保健中的作用。每年在招聘的大学生中选拔一批基础条件好、功底扎实的人员，通过拜师的形式成为知名专家的徒弟。医院积极建设省级名老中医工作室，高智工作室、韩增工作室。为继承发扬名老中医的学术经验和诊疗特色，医院将10多位名老中医专家编制到各个临床病区。规定每周进行一次专家查房，解决临床疑难问题。有18名年轻有为的中医或中西结合专业的本科大学生拜师学习，已有10多人出师毕业并获得了硕士研究生学历。

2012年市政府制定出台了《榆林市人民政府关于扶持和促进中医药事业发展的意见》，确立了榆林市发展中医药的方针和政策。

2013年3月7日，市政府市长办公会，专题研究了市中医院建设的有关事项。确定从2013年开始，市财政每年安排1500万元专项经费扶持市中医医院的发展。

2015年，成立了中医药事业发展与促进工作课题组，组建了专业团队，研究制定促进中医人才队伍建设、提高中医药服务价格调整、中医药人员专项补贴等优惠政策，扶持中医药事业持续健康发展。进一步加强中医重点专科和农村特色中医专科建设，全市共申报省级中医农村特色专科4个，在建市级中医重点专科3个，其中1个（脑肾病医院中医肾病科）已验收，2个待验收。继续开展传统医学师承工作，申报了1名出师考核和10名确有专长人员的考核，其中4人通过了省中医药管理局的考核。全市所有综合医院共设有75个中医科，78个中药房。全市现有中药店（堂）415家，仅市府所在地的榆阳区就有158家。全市有国家级名老中医5人，评选出市级“十佳”名老中医10名、“十佳”中青年名中医10名。

2015年，全市有公立中医医院12所，其中市本级1所，县区级11所；编制床位2540张，实际开放床位合计2299张；各级中医医院有在岗职工2880人，其卫生技术人员2413人，占总人数的83.78%。其中：执业（助理）医师739人（从业中医师301人），注册护士1003人；全年诊疗108.64万人次。

表7–1　2015年全市中医院基本状况统计

县区名称	床位		在岗职工			诊疗人次	医疗收入（万元）
	编制数	实有数	总人数	卫技人员数	注册医师数		
合计	2540	2299	2880	2413	739	1086468	54397
榆林市	1100	792	1034	853	298	338040	27299
榆阳区	150	125	198	166	59	68623	3473
府谷县	100	164	372	337	65	115824	3706
横山县	50	26	41	36	14	27570	512
靖边县	200	172	313	242	79	125515	4247
定边县	260	260	289	232	64	179518	5456
绥德县	150	220	181	142	48	50401	2345
米脂县	120	120	64	57	19	44361	1621
佳　县	120	80	127	111	36	38760	711
吴堡县	0	0	13	10	7	0	0
清涧县	140	140	125	117	7	32131	1817
子洲县	150	200	123	110	43	65625	3211

二、中西医结合

1941年12月6日，陕北米脂县民主人士李鼎铭先生来到延安杨家岭找毛主席谈话。毛主席问：“你认为边区的医药应如何发展？”李鼎铭说：“中西医各有好处，团结才能求得进步。”毛主席说：“这个想法很好，以后中西医一定要团结起来。”后来毛主席又进一步提出：“把中医中药的知识和西医西药的知识结合起来，创建中国统一的新医学、新药学。”的号召。自此以后，开展了中医学习西医，西医学习中医的中西结合活动，遇有疑难杂症会诊治疗，扭转了人们对中医的认识。

中西医结合是祖国医学发展的唯一正确的途径，中西医结合的关键是西医学习中医。1955年，榆林人民医院增设中医科，吸收张鹏举、杭逢源等著名中医开展中西医结合治疗工作。1961年，为了创立“新医药学派”，本着“系统学习，整理提高”的方针，在全区范围内开展西医学习中医的活动。地区卫校举办了第一期西医学习中医学习班，吸收全区青年医师学习中医，同时委托榆林县主办一个高级西医人员学习中医短期训练班，将全区150名高级西医人员，分四期进行培训，每期25～30名学员，学习内容有《中医学概论》及中医四大经典。除此，各医疗单位每周六小时的业务学习时间，采取集中讲课、分散自学的方法，由理论水平较高的中医人员讲授，个别辅导，解决自学中发现的疑难问题。但这一活动，在“文化大革命”中夭折。

1971年5月，地区卫生局又重新发出举办西学中学习班的通知。米脂县中医院中医师李世平首当重任，本着“古为今用，洋为中用，以中西结合，辨证施治”为原则。以多发病和常见病为重点，采用边学边用、实践第一的方法，连续举办三年培训班，共培训学员105名，全县西学中基本达到普及。榆林地区于1973年开始举办了学制为1～2年的西学中提高班，先后共办7期，培养高级西学中人员300名。其他11县的卫校和346个医疗单位，分别采取举办学习班夜校、定期讲授、专题辅导等形式，分期分批举办西学中学习班64期。有1432名西医人员参加了为期半年的学习，占西医人员总数的75.3%。靖边、横山、府谷、子洲、佳县、米脂等县已达到普及。同时各县卫校举办短期培训班，将全区5000余名“赤脚医生”普遍进行了中医教育，使这批西医人员都能初步掌握和使用中医和西医两种方法诊断疾病。各级医疗卫生单位和合作医疗站，都能开展中西医两法诊治工作。

榆林地区中心医院、靖边王渠则地段医院率先施行“针麻手术”获得成功，并在全区13个地、县医院83个地段医院开始推广应用。靖边县医院和三个地段医院，实施“针麻”手术107例。

榆林地区中心医院，利用中西结合，治疗白血病，延长病人寿命，最长者达5年之久；治疗血栓闭塞性脉管炎；用口服药物配合回流灌肠治小儿中毒性痢疾；地区中医院用柴胡四物汤加味，治疗急性视神经乳头炎；地防病所用苁蓉丸、甘草滑石粉治疗地方性氟病，疼痛缓解。榆林县医院采取中西医治疗癫狂症76例，总有效率达73%。老中医高镇南深入病区天鹅海子，用中医治疗地方甲状腺肿，效果良好。某病人患甲状腺肿20余年，不能行走，经治疗“甲肿”基本消失。榆林县中医院把多年的中西医结合治疗13种疾病的经验编纂成册。1985年，全区晋升中西医结合主治医师13人。1989年晋升中西医结合副主任医师5人。

第二章　中　药

第一节　药材资源

一、榆林本草

榆林药材最早的记载见于西夏政权从宋孝宗淳熙五年（1178）至宋宁宗五年（1212），沈括曾先后驻节榆延，经略陕北，抗击西夏。其《梦溪笔谈》中记载："陕西绥银之间有青蒿，在蒿丛之间时有一两株迥然青色，土人谓之香蒿，茎叶与常蒿悉同，但常蒿色绿，而此蒿色青翠。""枸杞，陕西极边生者，高丈余，大可作柱，叶长数寸，无刺，根皮如厚朴，甘美异于他处者。""甘草，枝叶悉如槐，高五六尺，但叶端微尖而糙涩，似有白毛。"为榆林地产有名中药材。

明万历年间，榆林物产地道中药有百合、大黄、黄精、大戟、紫苏、薄荷、车前子、茵陈、防风、三棱、益母草、葶苈、白蒺藜、苍耳、瞿麦、扁竹、知母、生地黄、浮萍、夏枯草、泽兰、破故子、芜荑、柏子、秦先、杏桃仁、松香、夜明砂、石膏、漏芦、柏油、苍术、半夏、墓头灰、瓜蒌、鹿角、葳蕤（芜荑以下诸药，柏林以上诸堡出）。细辛、木瓜、柴胡（鱼河川及境外驼山尤佳）。盐根、蕤仁（三山尤佳）。苦参、枸杞子、寒水石、黄芩、款冬花（双山尤佳）。地骨皮、草乌（高家堡佳）。菊花、罂粟、牵牛、黑白、菟丝子、郁李仁、红娘子、白芨、小茴香、荆芥、榆钱、海金砂、紫花地丁、臭灌子（即马兜铃）。共62科。

明成化九年（1473）后，榆林设药局，在镇城抚院门西。万历元年（1573），巡抚张公改置右将署之南，建医学坊。贮布政司解到年例川、广诸药料，以医军中之有疾者。万历三十七年（1609），巡抚涂公委官即旧局施药。

据清道光二十一年《榆林府志》20～24卷中记，榆林地区当时就有：马勃、马兜铃、千金子、大黄、白蒺藜、石菖蒲、苍耳子、苍术、杏桃仁、知母、泽泻、泽兰叶、侧柏叶、苦参、夜明砂、枣仁、荆芥、柏子、枸杞、茵陈蒿、益母、夏枯草、郁李仁、桑寄生、海金沙、菟丝子、黄地丁、黄菊花、麻黄、黄芩、蛇蜕、银柴胡、紫苏、款冬花、鼠黏子、茴香、槐花、谷精草、薄荷等50多种草药。

1959年，榆林地区医务人员从外地引种了红花、生地、白扁豆等多种药材，成活率95%以上，给以后培植药材打下了基础。

1970年7月，榆林地区卫生局遵照毛主席"独立自主，自力更生"和"中国医药学是一个伟大的宝库，应当努力发掘，加以提高"的指示，坚持群众运动，大搞"三土"上马，"四自"创业。在一次科普宣传活动中，共展出图片500余幅，标本160种，实物120余件，收集单方、验方70余册。展示了榆林地区群众性挖掘祖国医药遗产，打开天然宝库的广阔前景，同时开展了"一把草，一根针""自采、自种、自用"的群防群治运动。各地合作医疗站大多有由生产大队划拨的药材种植基地，各地依据土地资源的多寡，多则几十亩，少的几亩，种植药材供自用，多余的向药材部门缴售，收入补贴合作医疗费用。普遍种植品种有黄芪、生地、扁豆、冬花、板蓝根、大黄、甘草等常用药材。地、县所属医院和70%以上的基层医院、农村合作医疗站建起了中草药房，全区1600多个。采取领导、群众和卫生人员相结合的方法，调查、搜集、整理编绘《榆林中草药介绍》13集，《土单验方》17集。

1977年，地区卫生局组织了中草药普查小组，以米脂县为重点，对全区12个县的中草药进行了普查，最后汇编了《中草药手册》《土单验方》。全区种植中草药33000多亩，推广和扩大了中草药的新用途。子洲县的550个大队种植中草药660亩。榆林军分区守备营卫生所只有3人，一边为部队指战员防病治病，一边利用空闲时间，在地头、场边、房前屋后种植十多种中草药，共收400多斤，除留部队医用外，给国家交售价值500元的中草药。基本形成了用中草药防病治病的群众性运动，推动了中药知识的普及和深入。地区中研究所引种天麻、人参、 细辛、射干、白术、丹参、猴头菌等160种中草药，并编辑出版了《陕西中草药拾遗》《陕北中草药汇编》《西北中草药补录》和《现代中医最佳方药荟萃》等具有一定实用价值的中医药书籍。榆林全市12个县，共有草药812种，产量大的品种有甘草、山豆根、龙骨、牡蛎、覆花、败酱草、柴胡、茵陈、大黄、艾叶、阿胶、麻黄、冬花、枸杞、杏仁、桃仁、火麻仁、紫花地丁、蒲公英、龙葵、莱菔子、韭子、远志、知母等。

1968—1978年，地区卫生局举办了各种类型中草药学习班28期，由杨宏华等授课，参加的学员有“赤脚医生”、民兵、学生等共1890多人。

1982年，地区中研所创办了中药材种植场，先后引进天麻、射干、甘草、柴胡、白头翁、人参、牡丹、芍药等中草药127种，种植成功104种，大部分在全区推广种植。

1983年，杨宏华在对延安、榆林地区的中草药资源多年的实地调查后，撰写的《陕北中草药考查报告》，在陕西省第三届药学会年会上进行了交流。在此基础上，1988年编著了《新中药集萃》一书。

1989年，《榆林中医》地方中药分册收载榆林地区所产中药共1310味。其中列为正式药目898味，副目412味。正式药目中含植物类694味，动物类163味，矿物类16味，加工类19味，人体类6味。

综合榆林十二个县，榆林本草按笔画排列如下。

一画：一叶萩、一枝蒿、一串红、一点红。

二画：二色补血草、人中白、人中黄、人浮汁、人指甲、刀豆、刀豆壳（附：刀豆根）。

三画：三角灯笼、三青草、三颗针、干姜（附：炮姜）、干漆（附：漆子、漆叶、漆树皮、漆树根、漆树木心）、土大黄、土马骏、土贝母、土香薷、大麦（附：大麦苗、大麦秸）、大枣、大黄（附：波叶大黄、药用大黄）、大蒜、大蓟、大丁草、大叶藜、大头狗、大李仁、大青叶、大丽花、大籽蒿、大花三色堇、万寿菊、久苓菊、山药、山楂（附：山楂叶、山楂根）、山豆根、山苦荬（附：抱茎苦荬莱）、山桃仁、山野豌豆、千日红、千金子、千屈菜、女萎菜、小麦、小草、小蓟、小白鱼、小白蒿、小叶朴、小茴香、小旋花、小花鬼针、小碎米莎草、飞廉、飞燕草、叉枝鸦葱、马肉、马宝、马勃、马骨、马齿苋、马兜铃、马蔺子、马蔺叶、马蔺花、马蔺根、马蹄针、马蹄莲、马鞭草。

四画：王不留行、天麻、天门冬、天仙子、天仙藤、天花粉、天南星、天竺葵、天浆壳、天兰苜蓿、无花果、云雀、木耳、木槿皮、太阳麻、五谷虫、五星蒿、五脉山黧豆、瓦松、车前子、车前草、午时花、牛肉（附：牛皮、牛筋、牛鼻、牛靥、牛喉咙）、牛血（附：牯牛卵囊、牛胞衣）、牛肝（附：牛肺、牛脾、牛肾、牛肠）、牛肚（牛羊草结）、牛乳（附：牛脂、牛口涎）、牛骨（附：牛齿、牛脑、牛髓、牛蹄、牛蹄甲）、牛胆、牛黄、牛膝（附：牛膝茎叶）、牛心朴、牛毛毡、牛角腮、牛筋草、牛蒡子、牛蒡根（附：牛蒡茎叶）、毛莨、毛堇、长埂扁桃、乌蛇、乌柳根、乌鸦肉、乌骨鸡、乌蛇胆、乌鸦翅羽、月季花、丹皮、丹参、凤仙、凤仙花、凤仙根、风毛菊、凤眼草、凤凰衣、凤尾蕉叶、凤尾蕉花、文竹、文冠果、火麻仁、巴旦杏仁、水芹、水蛇、水蛭、水葱、水蓼、水飞蓟、水仙花、水仙根、水白蜡、水虱草、水苦荬、水柏枝、水莎草、水菖蒲、水蜈蚣、毛蓼根、水木草、水接骨丹、水葫芦苗。

五画：玉米芯、玉米须、玉蜀黍、玉簪花、玉簪叶、玉簪花根、玉米黑粉、艾叶、节节草、古铜钱、甘草、甘遂、左盘龙、石灰、石花、石蒜、石龙芮、石龙胆、石榴皮、石榴根、龙齿、龙骨、龙葵子、龙葵、龙须草、打碗花、东北鹤虱、北豆根、田紫草、生地、生姜、代赭石、仙人掌、仙茅参、仙鹤草、仙鹤草根芽、白术、白芍、白芷、白刺、白莱、白藜、白丁香、白山蓟、白头翁、白芥子、白沙车、白沙蒿、白附子、白茅根、白草根、白射干、白脂麻、白鸭肉、白蒺藜、白藓皮、白僵蚕、白马阴茎、白龙穿彩、白杨树皮、白花菜籽、白蒺藜苗、冬瓜、冬瓜皮、冬瓜仁、冬瓜瓤、冬葵子、冬葵叶、冬葵根、冬珊瑚、半枝莲、头巾草、辽东栎、丝瓜、丝瓜籽、丝瓜叶、丝瓜络、丝瓜藤。

六画：地龙、地耳、地笋、地椒、地榆、地鹊、地肤子、地肤苗、地骨皮、地稍瓜、地锦草、地骷髅、芒硝、老鼠瓜、老鹳草、西瓜、西瓜皮、西瓜子仁、亚麻籽、列当、灰栒子、灰绿铁线莲、百合、百日草、百草霜、百脉根、百蕊草、夹竹桃、当药、光华柳叶菜、茴茴蒜、虫石、伏龙肝、血余炭、向日葵花（附：根、茎、髓）、向日葵籽（附：壳）、向日葵根（附：茎、髓）、全蝎、合欢皮、合欢花、衣鱼、问荆、冰草根、羊肉（附：羊皮、羊须、羊靥、羊蹄肉）、羊肝（附：羊心、羊肺、羊肚、羊脬）、羊肾（附：羊外肾）、羊乳（附：羊血）、羊胆（附：羊黄）、羊脂（附：羊脑、羊髓）、米皮糠、阴行草、防风、羽叶千里光、红花、红葵、红莎、红狼毒、红背三七。

七画：麦芽、麦门冬、远志、杜仲、杜梨、杜鹃、杜松实、杉叶藻、豆腐浆、芜荑、芜菁（附：芜菁花）、芜菁子、芸苔、芸苔子、苣荬菜（附：紫花山莴苣）、花椒、花椒目、芹菜、芥子、芥菜、芯芭、芨芨草、苍术、苍耳、苍耳子（附：苍耳花、苍耳根）、芦荟、芦根、芦巴子、苏子、苏头、赤小豆、赤小豆花（附：赤小豆叶、赤小豆芽）、赤石脂、杏子、杏仁、杏花（附：杏叶）、杏树皮（附：杏枝、杏树根）、李子、连翘、圆柏、旱麦瓶、旱莲草、旱柳叶、含羞草、含羞草根、谷芽、角蒿、角茴香、迎春花（附：迎春花叶）、沙芥（附：沙芥叶、宽翅沙芥）、沙枣（附：沙枣花、沙枣胶、沙枣树皮）、沙柳、沙棘、沙冬青、沙地柏、沙红柳、沙苑子、沙拐枣、沙茴香、沙蓬籽、沙漏芦、泡泡草、羌活、补骨脂、灵芝、灵香蒿、尿泡草、阿月浑子、阿尔泰狗娃花、附子、附地菜、忍冬藤、鸡子（附：鸡子白、鸡子黄、鸡子壳）、鸡肉（附：鸡头、鸡翮羽）、鸡血（附：雄鸡口涎、鸡脑）、鸡肝（附：鸡嗉、鸡肠）、鸡内金、鸡苦胆、鸡冠花、鸡冠子（附：鸡冠苗）、鸡冠草、鸡眼草、驴内（附：驴毛、驴头、驴蹄、驴脂、驴骨、驴血、驴乳）、驴阴茎。

八画：环颈雉、玫瑰花、青葙、青蛙、青蒿、青木香、青娘子、青葙子（附：青葙花）、青娃胆、青蒿籽（附：青蒿根）、林檎（附：林檎根）、枝儿条、板蓝根、松节（附：松球、松子仁）、松叶（附：松根、松笔头）、松木皮（附：松油）、松花粉、刺藜、刺槐花、刺针草、刺猬皮（附：猬胆、猬脂、猬脑）、直立地蔷薇、茉莉花（附：茉莉叶、茉莉根）、苦瓜（附：苦瓜籽、苦瓜叶、苦瓜花、苦瓜藤、苦瓜根）、苦参、苦篙、苦丁香、苦地丁、苦豆子、苦荞麦、苦楝子、苦楝皮、苤蓝（附：苤蓝叶）、苹果（附：苹果叶、苹果皮）、苜蓿、苜蓿根、茼实（附：茼麻根）、茼麻、茄子（附：茄蒂）、茄根（附：茄叶、茄花、茄稞虫）、茅香、枣叶、枣核、枣核皮、枣树根、雨久花、软疾藜、鸢脚爪（附：鸢油、鸢胆、鸢嘴、鸢翅胃、鸢脑髓）、罗布麻（附：大花罗布麻）、钓兰、知母、委陵莱、垂盆草、侧柏叶（附：柏枝节、柏根白皮）、乳浆大戟、郁李仁、金凤蝶、金丝草、金针莱、金金棒、金沸草、金盏草（附：金盏草根）、金鱼草、金鱼藻、金银花、金银忍冬、金边龙舌兰、金色狗尾草、狐心（附：狐肝、狐胆、狐肠）、狐肉（附：狐头、狐四足）、狗肉（附：狗毛、狗血、狗心、狗肝、狗胆、狗脑、狗乳汁）、狗宝、狗骨（附：狗齿、狗蹄）、狗头骨、狗阴茎、狗尾草、饴糖、兔肉（附：兔血、兔肝、兔骨、兔脑）、夜明砂（附：蝙蝠肉）、闹羊花、泥鳅（附：泥鳅滑液）、泥胡菜、泽兰、泽泻、泽漆、卷柏、细辛、细叶马蔺。

九画：珍珠梅、毒芹、柏子仁、枸杞、柳叶、柳花、柳枝、柳根、柳絮、柳穿鱼、柠条根（附：柠条花、柠条籽、柠条）、柽柳、胡荽、胡枝子、胡桐泪（附：胡桐泪叶、胡桐泪根、胡桐泪花序）、胡桃仁、胡桃根（附：胡桃叶、胡桃枝）、胡萝卜、胡麻叶（附：胡麻花、胡麻壳、胡麻秸）、胡颓子、胡枝子根、荆芥、荆三棱、南瓜（附：南瓜叶、南瓜花、南瓜须、南瓜瓤）、南瓜子、南瓜蒂（附：南瓜藤、南瓜根）、南沙参、南蛇藤、南鹤虱、南蛇藤子、南蛇藤叶、南蛇藤根、茜草、草乌、草白蔹、草原沙蜥、茵陈、荞麦、荞麦秸、茶叶树、芥菜（附：芥菜籽、芥菜花）、茺蔚子、荩草、荭草、荭草籽、荭草花、蚤休、牵牛籽、威灵仙、蒙古鸦葱、点地梅、韭籽、韭根、韭菜、省头草、虻虫、虾、星星草、星星草花、香附、香蒲（附：线叶香蒲、小香蒲、东方香蒲）、香薷、香加皮、香青兰、食盐、独活、胆硝、急性子、洋芋、洋葱、洋金花、前胡、美人蕉、神曲、扁豆（附：扁豆衣）、扁豆花（附：扁豆叶、扁豆根、扁豆藤）、骆驼脂（附：骆驼肉、骆驼毛、骆驼乳、骆驼黄）、骆驼蓬（附：骆驼篙）、骆驼蓬子。

十画：蚕豆、蚕砂（附：原蚕子）、蚕茧、蚕蜕、蚕蛹、蚕退纸、秦皮、秦艽、埃蕾、桂花、桔梗、栝蒌、栝蒌子（附：栝蒌茎叶）、栝蒌皮、桦菌芝、桃仁、桃叶、桃奴、桃南瓜、桃树胶、桃叶卫茅、豇豆、荅菜、莱菔（附：莱菔叶）、莱菔子、莲子（附：莲衣、石莲子）、莲房（附：莲花）、莲须、莲花白、莳萝（附：莳萝苗）、莴苣、莴苣子、荷叶（附：荷梗、荷蒂）、莨菪叶、莨菪根、莺、盐蒿、盐肤木、夏至草、原蚕娥、鸬鹚肉（附：鸬鹚骨、鸬鹚涎、鸬鹚翅羽）、柴胡、党参、鸭血（附：鸭涎）、鸭肫衣、鸭跖草、圆叶锦葵、圆梗泽兰、钻天杨、铁落、铁锈、铁精、铁杆蒿、铁鞭草、铁树果、透骨草、倒退牛、臭梧桐、爬山虎、射干、狼肉（附：狼喉靥）、狼膏、狼把草（附：狼把草根）、狼尾巴花、鸱鸺、鸳鸯、高粱、高粱根、烟草（附：烟油）、烟锅草、酒、海红、海韭菜（附：水麦冬）、浮小麦、浮萍、羖羊角（附：羊骨、羊胎、羊胰）、粉藜、益母草、益母草花、展枝堂松草、桑叶（附：桑叶汁）、桑枝（附：桑根、桑瘿）、桑堪、桑白皮（附：桑皮汁）、桑螵蛸、通经草、绿豆、绿豆升麻、宽叶独行菜、窄叶大戟。

十一画：琉璃草根（附：琉璃草果实）、栀子、梓实、梓白皮、菱（附：菱叶、菱茎）、菱角（附：菱壳、菱粉）、菥蓂、菥蓂子、萝藦（附：萝藦根）、菜豆、菟丝子、菊芋、菊花（附：菊花叶、菊花苗、白菊花根）、菠菜、萤火、萤蔺、黄瓜（附：黄瓜叶、根、藤）、黄芩、黄芪、黄柏、黄蜡、黄精、黄大豆、黄羊肉（附：黄羊角、黄羊油）、黄芫羌、黄明胶、黄荆子（附：黄荆枝）、黄荆叶、黄荆根、黄鸭肉（附：黄鸭油）、黄蓬花、黄花铁线莲、黄花补血草、接骨木、雀（附：雀头血、雀脑）、雀卵、啄木鸟、眼子菜、蚱蝉、蚱蜢、蛇莓、蛇蜕、蛇床子、野菊、野大豆、野芝麻、野麦子、野菊花、野决明、野芥菜、野慈姑、野罂粟、野燕麦、野豌豆、野芝麻根、野西瓜苗、曼陀罗子、曼陀罗叶、鹄绒毛、铜锈、银鸥（附：燕鸥）、银花子、银柴胡、甜瓜、甜莱（附：甜莱籽）、甜瓜籽（附：甜瓜中、甜瓜皮、甜瓜花、甜瓜根、甜瓜茎）、甜地丁、梨（附：梨叶、梨枝、梨木皮、梨木灰、梨树根）、梨皮、假酸浆、盘龙参、鸽（附：鸽卵）猫头、猫肉（附：猫皮毛、猫肝、猫油、猫胞衣）、猪肝（附：猪肾、猪肺、猪脾、猪肚、猪肠、猪脬）、猪胆、猪肉（附：猪毛、猪肤、猪靥、猪血、猪心）、猪蹄（附：猪蹄甲）、猪毛菜、猪髓（附：猪骨）、猪脂膏、猫眼草、旋复花、商陆、望月砂、麻黄、麻黄根、麻叶荨麻、麻叶绣球、鹿血（附：鹿胎、鹿靥、鹿皮、鹿肉、鹿蹄肉、鹿筋、鹿肾、鹿胆）、鹿角（附：鹿尾、鹿齿、鹿骨）、鹿茸、鹿髓（附：鹿脂）、淡豆鼓、宿根亚麻。

十二画：斑鸠、棉籽、棉花根、酢浆草、酥油、款冬花、葫芦、葎草、葡萄（附：葡萄根、葡萄藤）、葱叶、葱白、葱汁（附：葱花）、葱兰、葱实、葱须、葶苈子、落花生（附：落花生枝叶、落花生油）、萱草根、萱草嫩苗、蒙莸、萹蓄、喜鹊肉、粟米（附：粟米泔汁）、越瓜、硫黄、雁肉、雁来红、紫苏、紫菀、紫丁香（附：白丁香）、紫云英（附：紫云英子）、紫苏叶、紫苏梗（附：紫苏苞）、紫河东、紫花地丁、紫茉莉根（附：紫茉莉叶）、紫简草根、紫花合掌消、蛴螬、景天三七（附：景天三七根）、黑豆（附：黑大豆叶、黑大豆皮、黑大豆花）、黑沙蒿子、黑沙蒿（附：黑沙蒿根）、黑蚂蚁、黑脂麻、鹅肉（附：鹅毛、鹅血、鹅喉管、鹅涎、鹅胆、鹅脟、鹅腿骨）、鹅内金（附：鹅蛋壳）、鹅绒藤、鹅不食草、筋骨草、番茄、番薯、番薯藤、猬肉（附：猬心、肝）、蜡梅、滑石、鹈鹕、童便、寒水石、隔山消。

十三画：楸树（附：楸树叶、楸树果实）、槐花（附：槐叶、槐枝、槐胶、槐白皮、槐根、槐耳）、槐角、榆白皮、榆荚仁、墓头回、蓖麻籽、蓖麻叶（附：蓖麻根）、蒿雀、蒲黄、蒲葵、蒲蒻、蒲公英、鹌鹑、蜗牛（附：蜗牛壳）、蜂乳、蜂毒（附蜜蜂子）、蜂蜜（附：蜂胶）、蜣螂、蜀葵籽、蜀葵花、蜀葵苗、蜀葵根、锦葵、鼠（附：鼠皮、鼠脂、鼠肝、鼠胆）、鼠李、鼠妇、鼠肾、粳米、粳米泔、慈鸟（附：慈鸟胆）、酱、虞美人。

十四画：榛子、酸枣仁、酸浆菜、蔊菜、蓼实、碱、豨莶草（附：果、根）、蜻蜓、蜥蜴、蜘蛛（附：蜘蛛网、蜘蛛蝉壳）、蝉蜕、罂粟、罂粟壳、辣椒、腐巴（附：腐沫）、漆姑草、翠云草、翠雀花、骡宝（附：骡蹄、骡尿）、骡蹄甲。

十五画：樗叶、樗白皮、槲寄生、豌豆、耧斗菜、醋、醋栗、醉马草、蕤核、蝌蚪、蝼蛄、景马丁香、稻子、稻草、箭头唐松草、鲤鱼、鲤鱼胆、鲤鱼鳞、鲫鱼、鲫鱼头、熟地。

十六画：橘、橘皮、薤白、薏苡仁、薏米根、薄荷、薄雪草、燕、篦齲蒿、獭肝（附：骨、肉）、雕（附：骨）、糙苏、壁虎。

十七画：戴胜、螳螂、蟋蟀、蟅虫、糠油、糠谷老。

十八画：藕节、瞿麦、鹭鸶（附头）、镰形棘豆、鼬鼠肉、鹰骨、鹳鹏。

十九画：藿香、蘑菇、蟾皮、蟾酥、蟾蜍、瓣蕊唐松草、鳖甲。

二十画：獾肉（附油）、糯稻根。

二十画以上：霸天王、露蜂房、鼹鼠。

二、榆林地产中成药

据现有的资料统计，明清以来，本市各县区曾经生产的丸散膏丹共253种，其中地方创制的“榆林中成药”为130种，均在当地享有一定信誉，部分著名成药曾流通全区，甚而远销省外。都是精选地道药材，依照确有疗效的古方配制而成。配制技术、管理制度多由山西保元堂、万全堂所传。他们不论切、摘、炒、蒸、炙、煅、升，都认真精详，如法炮制，绝不马虎。有些药铺生产销售祖传密方配制的中成药，如榆林恒济堂的神仙双丢拐、冰片上清丸、小儿金粟丹，福积生的桃花散、贴喉异功散、保赤散、伏虎神效散、心气痛散、一捻金、益土育金丹、保元化滞丸，长春堂的朱砂养神丹、红膏药，万全堂的千金调经散，育德药房的健脾化积丸、冰霜梅苏丸，同仁堂的南木耳散、加味和中丸，清涧益生堂的加味妇科独圣散、加味百消丸、健脾肥儿丸，吴堡广济堂的回生丹，米脂万瑞源的肥丸化痞丸、百效膏、烧伤无忧膏，太和堂的女金丹，绥德三义堂的朱砂万亿丸、八宝生肌散，佳县天和堂的追虫散、春和药房的五毒膏、曹天明家制神秘万金膏、千捶膏，定边大德通的壮元打虎丹，府谷中正永的山楂健脾丸。

表7–2　榆林市自制中成药名录

药　名	剂　型	产　地	
一服光	蜜丸	榆林县	创制
※二陈越鞠丸	蜜丸	榆林县	创制
二母宁嗽丸	蜜丸	榆林县	仿制
二妙丸	蜜丸	榆林县	仿制
十全大补丸	蜜丸	地区中药厂、榆林县	仿制
人参养荣丸	蜜丸	榆林县	仿制
人参鹿茸丸	蜜丸	榆林县	仿制
人参健脾丸	蜜丸	地区中药厂、全区各县	仿制
八珍丸	蜜丸	地区中药厂、榆林县	仿制
八珍益母丸	蜜丸	地区中药厂、榆林县	仿制
九龙丹	蜜丸	神木县	仿制
三贤丸	蜜丸	府谷县	仿制
※山楂健脾丸	蜜丸	榆林县	创制
※小儿金粟丹	蜜丸	榆林县	创制
小儿健脾丸	蜜丸	榆林县	仿制

续表

药 名	剂 型	产 地	
小儿健脾肥儿丸	蜜丸	清涧县	创制
小儿回春丹	蜜丸	佳县	仿制
卫生丸	蜜丸	榆林县	仿制
女金丹	蜜丸	米脂县	创制
五香丸	蜜丸	榆林县	仿制
※五粒回春丹	蜜丸	榆林县	创制
五福化毒丹	蜜丸	佳县、榆林县	仿制
勾丁九	蜜丸	榆林县	创制
※勾丁至宝锭	蜜丸	榆林县	创制
分心气饮丸	蜜丸	榆林县	仿制
化风丹	蜜丸	榆林县	创制
化毒丹	蜜丸	地区中药厂、榆林县	仿制
※化滞丸	蜜丸	榆林县	创制
牛黄丸	蜜丸	榆林县	仿制
乌梅丸	蜜丸	地区中药厂、榆林县	仿制
止嗽金丹	蜜丸	榆林县	仿制
止泻烧针丸	蜜丸	榆林县	仿制
止咳化痰沉香九	蜜丸	米脂县	创制
※止泻助胃丸	蜜丸	榆林县	创制
六合定中丸	蜜丸	地区中药厂、榆林县	仿制
※六龙固本丸	蜜丸	榆林县	创制
六味地黄丸	蜜丸	地区中药厂、全区各县	仿制
四合丸	蜜丸	佳县	创制
四神丸	蜜丸	榆林县	仿制
归脾丸	蜜丸	地区中药厂、榆林县	仿制
生化汤丸	蜜丸	榆林地区中药厂	仿制
加味黄连上清丸	蜜丸	榆林县	创制
※加味百消九	蜜丸	清涧县	创制
加味连翘败毒丸	蜜丸	榆林县	创制
※永健丸	蜜丸	榆林县	仿制
西园桂附丸	蜜丸	榆林县	创制
芎菊上清丸	蜜丸	榆林县	仿制
※至圣保命丹	蜜丸	榆林县	创制
百花定喘丸	蜜丸	地区中药厂、榆林县	创制
冰片丸	蜜丸	榆林县	仿制
※壮元打虎丹	蜜丸	定边县	创制
华善丸	蜜丸	榆林县	仿制
导赤丸	蜜丸	地区中药厂、榆林县	仿制
导赤丹	蜜丸	榆林县	仿制
麦味地黄丸	蜜丸	榆林县	仿制
杞菊地黄丸	蜜丸	地区中药厂、榆林县	仿制
※芦巴丸	蜜丸	榆林县	创制
良附丸	蜜丸	榆林县	仿制
补心丹	蜜丸	地区中药厂、榆林县	仿制
※补中八仙丸	蜜丸	榆林县	创制
补中益气丸	蜜丸	地区中药厂、榆林县	仿制
附子理中丸	蜜丸	地区中药厂、榆林县	仿制
明目地黄丸	蜜丸	地区中药厂、榆林县	仿制
明目蝉衣丸	蜜丸	榆林县	仿制
※肥儿丸	蜜丸	榆林县	仿制
金粟丹	蜜丸	榆林县	创制
金匮肾气丸	蜜丸	地区中药厂、全区各县	仿制
※金衣至宝锭	蜜丸	榆林县	创制
参苏理肺丸	蜜丸	地区中药厂、全区各县	仿制
参茸大补丸	蜜丸	定边县	仿制
参茸卫生丸	蜜丸	榆林县	仿制

续表

药　名	剂　型	产　地	
知柏地黄丸	蜜丸	地区中药厂、榆林县	仿制
备急丸	蜜丸	榆林县	仿制
济阴还魂丹	蜜丸	定边县	创制
柏子养心丸	蜜丸	地区中药厂、榆林县	仿制
胃苓丸	蜜丸	榆林县	仿制
贯仲丸	蜜丸	榆林县	创制
香砂养胃丸	蜜丸	榆林县	仿制
香橘丸	蜜丸	榆林县	仿制
※神仙双丢拐	蜜丸	定边县	创制
※保元化滞丸	蜜丸	榆林县	创制
养胃丸	蜜丸	榆林县	仿制
养阴清肺丸	蜜丸	榆林县	仿制
※益土育金丸	蜜丸	榆林县	创制
※调经滋补丸	蜜丸	榆林县	创制
通宣理肺丸	蜜丸	地区中药厂、榆林县	仿制
朱砂安神丸	蜜丸	地区中药厂、榆林县	仿制
黄连清肺丸	蜜丸	地区中药厂、榆林县	创制
银翘败毒丸	蜜丸	榆林县	仿制
银翘解毒丸	蜜丸	地区中药厂、榆林县	仿制
麻杏石甘丸	蜜丸	榆林县	仿制
鹿茸三肾丸	蜜丸	榆林县	仿制
※清宁丸	蜜丸	榆林县	创制
清胃败毒丸	蜜丸	榆林县	仿制
清暑益气丸	蜜丸	榆林县	仿制
清热解毒丸	蜜丸	榆林县	仿制
羚翘丸	蜜丸	榆林县	仿制
搜风顺气丸	蜜丸	榆林县	创制
藿香正气丸	蜜丸	地区中药厂、榆林县	仿制
万亿丸	糊丸	榆林县	创制
万应白玉饼	糊丸	米脂县	创制
※太和丹	糊丸	榆林县	创制
※白玉饼	糊丸	绥德县、佳县、清涧县	创制
※回生丹	糊丸	吴堡县	仿制
※肥儿化痞丸	糊丸	榆林县	创制
※朱砂万亿丸	糊丸	绥德县	创制
小儿开积丸	水丸	子洲县	创制
开郁越鞠丸	水丸	榆林县	仿制
※丙丁丹	水丸	榆林县	创制
龙胆泻肝丸	水丸	榆林县	仿制
加味香连丸	水丸	榆林县	创制
※加味和中丸	水丸	榆林县	创制
防风通圣丸	水丸	地区中药厂、榆林县	仿制
妇女泻血积丸	水丸	米脂县	创制
※连翘败毒丸	水丸	榆林县	创制
沉香化气丸	水丸	榆林县	仿制
※冰片上清丸	水丸	榆林县	创制
※冰霜梅苏丸	水丸	榆林县	创制
苦参丸	水丸	榆林县	创制
和中山楂丸	水丸	榆林县	创制
※复方青黛丸	水丸	榆林地区中药厂	创制
※香寇和中丸	水丸	榆林县	创制
逍遥丸	水丸	地区中药厂、榆林县	仿制
清暑丸	水丸	榆林县	仿制
※消积保丸	水丸	榆林县	创制
槟榔四消丸	水丸	地区中药厂、榆林县	仿制
※梅苏丸	水丸	榆林县	仿制

续表

药　名	剂　型	产　地	
梅花点舌母	水丸	榆林县	仿制
清气化痰丸	水丸	榆林县	仿制
清血搜毒丸	水丸	榆林县	仿制
橘半枳术丸	水丸	榆林县	仿制
礞石滚痰丸	水丸	榆林县	仿制
※一捻金	散剂	榆林县	创制
一捻金散	散剂	佳县	创制
二妙散	散剂	榆林县	仿制
二味拔毒散	散剂	榆林县	创制
※十二全保散	散剂	吴堡县	创制
十味导赤散	散剂	榆林县	创制
人中白散	散剂	榆林县	创制
人参健脾散	散剂	榆林县	仿制
八宝散	散剂	吴堡县	仿制
※八宝生肌散	散剂	绥德县	创制
※八宝退云散	散剂	米脂县、佳县	仿制
七味白术散	散剂	榆林县	仿制
※七味豆蔻散	散剂	榆林县	创制
七厘散	散剂	榆林县	仿制
刀伤散	散剂	榆林县	仿制
※三合健脾散	散剂	榆林县	创制
※三消饮散	散剂	榆林县	创制
※千金肥儿散	散剂	榆林县	创制
千金调经散	散剂	榆林县	创制
川芎茶调散	散剂	榆林县	仿制
五苓散	散剂	榆林县	仿制
※止泻参术散	散剂	榆林县	仿制
止痛立安散	散剂	榆林县	仿制
止痛手拈散	散剂	榆林县	创制
止痢散	散剂	榆林县	创制
止崩散	散剂	榆林县	创制
月白珍珠散	散剂	榆林县	创制
化积散	散剂	榆林县	创制
※牛黄夺命散	散剂	佳县	创制
六一散	散剂	榆林县	仿制
※心气痛散	散剂	榆林县	创制
平胃散	散剂	榆林县	仿制
※枣槟榔散	散剂	榆林县	创制
玉真散	散剂	榆林县	仿制
※牙疳散	散剂	榆林、绥德、佳县、米脂县	创制
四芥散	散剂	榆林县	仿制
失笑散	散剂	榆林县	仿制
立止牙疳散	散剂	榆林县	创制
※加味妇科独圣散	散剂	清涧县	创制
※伏虎神效散	散剂	榆林县	创制
红棉散	散剂	榆林县	创制
如意金黄散	散剂	榆林县	仿制
导赤散	散剂	榆林县	仿制
鸡肝散	散剂	米脂县、吴堡县	创制
杏仁散	散剂	佳县	创制
走马牙疳散	散剂	榆林县	创制
冰硼散	散剂	榆林县	创制
参苓白术散	散剂	榆林县	仿制
枕中丹	散剂	榆林县	仿制
拔毒散	散剂	绥德县	创制
金疮散	散剂	米脂县	创制

续表

药 名	剂 型	产 地	
泻黄散	散剂	榆林县	仿制
治瘰疬散	散剂	清涧县	仿制
参术散	散剂	榆林县	仿制
孩得宁	散剂	米脂县	仿制
※南木耳散	散剂	榆林县	创制
轻乳生肌散	散剂	榆林县	创制
轻蛤散	散剂	榆林县	创制
※贴喉异功散	散剂	榆林县	创制
贴烫火伤散	散剂	榆林县	创制
胃黄散	散剂	榆林县	仿制
※保赤散	散剂	榆林县	创制
保赤万应散	散剂	佳县	仿制
※便血散	散剂	榆林县	创制
※追虫散	散剂	佳县	创制
神效敬	散剂	榆林县	仿制
※神仙双丢拐散	散剂	榆林县	创制
神术散	散剂	榆林县	创制
桃花散	散剂	佳县	仿制
※健脾化虫散	散剂	榆林县	创制
秘制脐风散	散剂	榆林县	创制
秘方极妙散	散剂	清涧县	创制
益元散	散剂	榆林县	仿制
益肾健脾散	散剂	榆林县	创制
※朱砂养神丹	散剂	榆林县	仿制
朱砂初幼散	散剂	榆林县	仿制
黄水散	散剂	榆林县	创制
※紫朴分消散	散剂	榆林县	创制
麻木散	散剂	米脂县	创制
消热散	散剂	榆林县	创制
痧药	散剂	榆林县	创制
琥珀定惊散	散剂	榆林县	仿制
提喉散	散剂	榆林县	创制
黑矾散	散剂	神木县	创制
焦山楂面	散剂	榆林县	创制
集成三仙散	散剂	佳县	仿制
痞药	散剂	佳县、吴堡县	创制
禄袍散	散剂	榆林县	创制
※蝎蚕散	散剂	榆林县	创制
擦疥散	散剂	榆林县	仿制
二冬膏	膏剂	榆林县	仿制
千槌膏	丹剂	米脂县、榆林县	创制
※千槌红膏药	丹剂	榆林县	创制
万应膏	丹剂	佳县	仿制
万效膏	丹剂	佳县、米脂县	仿制
※五毒膏	丹剂	佳县	仿制
※百效膏	丹剂	佳县	仿制
※当归红玉膏	丹剂	米脂县	创制
※红膏药	丹剂	榆林县	创制
※神效万金膏	丹剂	米脂县	创制
神效千槌膏	丹剂	佳县、米脂县	创制
※黑膏药	丹剂	榆林县	创制
烧伤无忧膏	丹剂	米脂县	创制
※三仙丹	丹剂	榆林县	创制
干眼药粉	丹剂	佳县	创制
口疮升药	丹剂	吴堡县	创制
瓦罗接骨丹	丹剂	神木县	创制

续表

药　名	剂　型	产　地	
红升丹	丹剂	神木县	仿制
圪节眼药	丹剂	吴堡县	创制
※桃花散	丹剂	榆林县	创制
※复方三仙丹	丹剂	榆林县	创制
八宝玉枢丹	丹剂	榆林县	仿制
万应锭	锭剂	榆林县	仿制
梅片锭	锭剂	榆林县	仿制
蟾酥锭	锭剂	榆林县	仿制
张代熏药	熏剂	榆林县	创制
驱疫丹	熏剂	榆林县	创制
铁门栓	栓剂	定边县	创制
嗽口灵	含嗽剂	榆林县	创制
擦疥药	擦剂	榆林县	创制

※代表重点方剂。

三、药品生产企业选介

陕西天宁制药有限责任公司　前身为陕西省榆林地区中药厂，创建于1969年10月，厂址在绥德。曾隶属于榆林地区药材公司，由地区药材公司下达任务、包销产品。以生产密丸为主导产品，产品有数十种。1985年，省地县药材系统由省药材公司垂直领导下，放由地方政府领导，地区中药厂成为独立法人的榆林地区中药制药厂，产品自产自销。1986年，由榆林地区中心医院皮肤科医生徐汉卿研发、药厂生产的复方青黛丸（水丸），治疗牛皮癣效果良好，获国产铜牌奖。1988年，从地区药材公司分离后成为具有独立法人资格的经济组织，隶属于榆林市经贸委。1993年，作为全区首户国家改制试点单位，改制为国家控股、职工参股的有限责任公司——陕西天宁药业（集团）有限责任公司。1998年企业再次作为试点单位，国有股退出，改制为完全由职工持股的陕西天宁制药有限责任公司。改制后的天宁公司于2004年7月通过国家GMP认证，是榆林市唯一的中成药生产、研制企业。也是榆林市目前除能源行业外效益最好、单品种（复方青黛丸、胶囊）在国内覆盖面积最广（国内除西藏、台湾外均有销售）知名度最高、行业影响力（被誉为牛皮癣治疗的首选药物）最大的一户市属国有改制企业。企业现为省级先进企业，省重合同、守信用企业，省级卫生先进单位。主导产品复方青黛丸（胶囊）三次评为陕西省名牌产品，“天宁寺”商标连续三次被认定为陕西省著名商标。1996—2004年连续被评为榆林市百强企业。2008年1—6月完成工业产值1000万元，销售收入1100万元，实现税利300万元。公司占地面积12000平方米，建筑面积11300平方米，固定资产净值1206万元。现有职工246人，拥有各类技术人员74人，其中副高以上职称2人，中级职称14人，执业盈业10人，技术工人21人，熟练工人120人。副高、执业药师职称拥有人数在省内同行业中位居前列。公司具备丸剂（水丸、蜜丸）、硬胶囊、散剂、颗粒剂的生产条件，拥有四十二个产品的生产批件，其中四个有自主知识产权、国内独家生产的国家级新药复方青黛丸、复方青黛胶囊、参藻升阳补血胶囊和皂白散。产品优势十分明显。2009年7月，经重组更名为陕西医药控股集团天宁制药有限责任公司。2015年生产的主要产品有复方青黛丸（胶囊、水丸），是陕西省名牌产品，为治疗牛皮癣病首选药物。生产的参芪升阳补血胶囊是国内唯一取得准字号批件并上市销售的产品。还有皂白散治疗手足癣、梗克胶囊治疗脑梗塞疗效显著。公司注册商标“天宁寺”为陕西省名牌商标。年销售额近亿元。

1949年榆林解放后，曾于1958年，榆林专区牧业局投资8万元建成兽药厂，主要生产兽用地霉素、黄连素、敌百虫等10余种兽药，1962年停办。

1973年5月，榆林县冷库建成生化制药车间，当年产肝浸膏750.5千克，胆浸膏33千克，添补了榆林生化制药的空白。1974年试制成功肝精补血剂、肝平片。至1977年共产肝浸膏1.36万千克，胆浸膏543.5千克，其中给西安、汉中等地制药厂供销肝浸膏共8716.5千克，胆浸膏400.5千克。5年总产值共46.5万元，实现利润25.3万元。1978年，政府认为生化制药是与民夺食、应办滋补品，故停产。时只产阿胶。

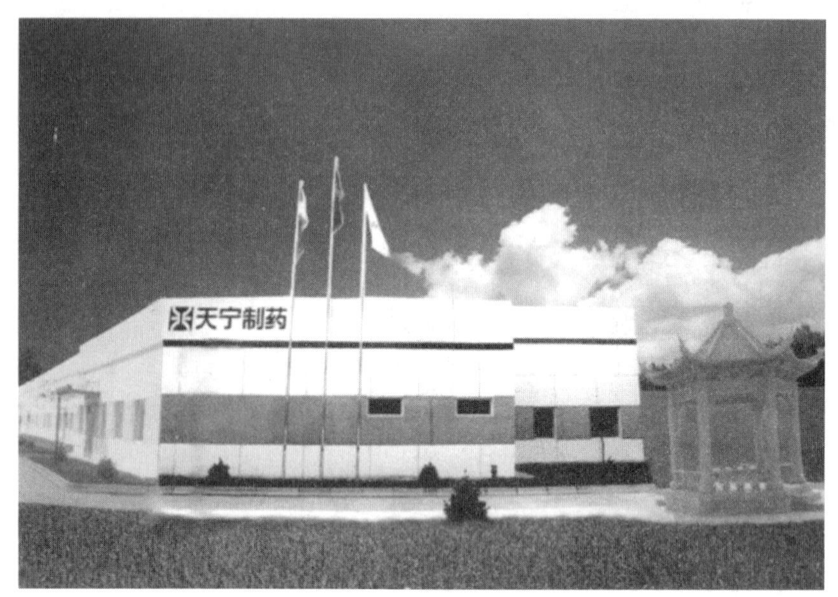

图7-8　榆林市天宁制药厂

1969年，为了响应毛主席“626”指示精神，米脂县药材公司成立了中药制药厂，生产女金丹治疗妇女月经不调，效果良好。

1970年榆林县药材公司办起药厂，后更名榆林市制药厂，主要生产液体制剂。1972年开始生产小针剂和片剂，1975年生产眼药水。1978年生产规模扩大，品种增多，厂址由城内搬迁南郊新厂。1985年氯化纳注射液在全省同行业评比中获第一名。1990年可生产40多种药品，其中复方辛诺明片剂、复方庆大霉素针剂等畅销晋、蒙等省区。1993年职工165人，工业总产值1641万元，产品销售收入1369.4万元，实现利润37.7万元，固定资产原值402.2万元，缴税金47.7万元。在改制中更名为陕西德福来药业有限公司，在2000年一次性通过了大容量注射剂、小容量注射剂、片剂、胶囊剂、颗粒剂五个剂型的GMP认证的制药企业。2007年、2008年分别又通过了GMP再认证。公司现有职工325名，各类技术人员占职工总数的35%。公司占地3000平方米，其中制剂大楼5850平方米。质检中心350平方米、库房面积7050平方米、绿化面积8000平方米。固定资产6000万元，选用国内最先进的制药生产设备，主要生产过程全部实现程序化控制，各剂型年生产能力分别是大容量注射剂8000万瓶、小容量注射剂20000万支、片剂20000万片、胶囊剂10000万粒、颗粒剂4000万袋。年上缴税收200万元。

第二节　药品经营

一、中药行

榆林各级地方志书在“物产”项下均有“药属”一类，记载当地出产的药材，汇总数以百计，其中如银柴胡、柴胡、甘草、款冬花等因品质良好而被《本草纲目》收录或选为贡品。这些药材可由官家调拨，亦可由民间向外销售。这是药局或药店经销中药材的基本形式。成药供应丸散膏丹俱全，大多转销外地成品，也有部分自制成药。榆林现存一册康熙丙戌年（1706）北京刊刻的《同仁堂药目》，说明早在300多年前榆林与北京同仁堂就有药品经营往来。

《延绥览胜》载："榆城边商皮毛而外，次推药材居第二位。盖榆俗男妇饮食衣住间素重药饵，视若神品，非特有病用药，即平居偶感不适，仍要照方配剂。故家庭主妇老妪，均能例举熟方，毫厘不爽。"神木"俗尚服药，药饵行销较多"。

中药市场以民营为主。药材主要从河北安国、安徽亳州、陕西省西安及东北等地采购。榆林地产药材有1300多种，其中质量优良的药材如甘草、柴胡、枸杞、款冬花、青蒿、龙骨等也收购使用。"广生药栈""福寿昌药店"则购进"个药"，在栈内切片、炮制后，批发给各家药店销售，既可降低成本，保证质量和卫生，又为规模较小的药店提供了便利。有实力的大药店，也自行采购炮制。

为满足市场需求，丸、散、膏、丹等中成药，经营品种繁多。大部分从京、津、沪、广百年老店采购，品质优良产品。大型药店建有涉及十余省几十个商家的经营网络。许多药店也自制部分成药应市，如补中益气丸、六味地黄丸、益元散、五苓散、拔毒膏、化痞膏、五粒回春丹、七珍丹等。榆林名医或药店自行研制的成药主要在自家店堂销售，少数销往外地。

药品经营机构既有官办，也有民营。明代榆林各城镇设有药局，驿站备有药材。明至清道光前，有据可考的药店及其开办时间如后：早在明正统年间（1436—1449）由浙江钱塘人太医院御医张红郎创办"积善药堂"诊病售药。正德五年（1510）张御医尚得由太医院正吏目汪口口题，制军杨一清书的"硕德高年"大木赠匾。至清代，张红郎的后代们为榆林著名世医，亦得到不少匾额，如明弘治年间张贤生得"学富青囊"赠匾，清道光二十七年（1847）张玉堂得"棣萼联辉"赠匾等。明代张氏亦有官位显赫者，如嘉靖二十六年（1547）张嘉堂得到升迁，太子太保（辅导太子的官）解家兰所赠匾联云："嘉堂王兄大人荣膺黼黻之禧：骥足惯舒名定他时高玉笋，鹏程初步政看此日赞琴堂；太子太保愚弟解家兰顿首拜，嘉靖丁未、孟夏"。兽医张昶因军功被封太仆少卿（掌舆马及牧畜的官）。这些赠匾至今仍由张氏后人保存。横山积善堂药庄〔明正统丁卯年（1447）〕、榆林保元堂〔弘治辛酉（1501）〕、府谷同义恒〔清康熙丙辰（1676）〕、榆林万和堂药店老局〔乾隆甲申（1704）〕、米脂合家和〔乾隆乙酉（1705）〕、榆林万全堂〔乾隆己丑（1709）、绥德万顺仁〔乾隆丁酉〔1717〕）、清涧大生堂〔乾隆庚子〔1720〕）、神木延龄堂〔嘉庆丁卯（1807）〕、定边林茂昌〔道光癸未（1823）〕、榆林同仁堂〔道光乙酉（1825）〕等。药行在榆林地区各行业中是较为发达的一个行业。在明代还有山西平遥武元甲（字万录）创设的"保源堂"，也是榆林最早开设的中药店堂之一；到清代，中药店堂剧增，尤以中、晚期更盛。榆林有董成晋开办"万生堂"、景元家开设的"同仁堂"、张再和开设的"万和堂"、梁瑞生开设的"广庆堂"、胡泰邦开设的"双合堂"、郭瑞西开设的"福积生"、陈雨田开设的"同春堂"等十几家；府谷开设的"同火恒""集义源""重生店""仁德堂""运春堂"等5个中药店堂；神木有刘世英、张扶展等开设的"延寿堂""万春堂""中和堂""同春堂""太和堂""同盛堂""三义堂"等9个中药店堂；定边杨应生、陈宏梅开设的"林茂局""保全堂"；米脂吕鼎彝、乔公胜、艾崇德开设的"万瑞源""大型堂""广生堂"；清涧霍冀洲、王于高开设的"益生堂""大生堂"。民国十八年（1929），民国政府卫生部在第一届卫生委员会议上，通过《废止中医案》，遭到全国反对。榆林药行有增无减，成倍增加。榆林有张瑞龙、袁硕甫、景鸿儒、郭润生、高镇南、袁幼甫等人开办的"长盛堂""恒济堂""同寿堂""国德药房""兴华药房""光浴堂""天和堂"等，到民国三十七年（1948）有36个中药店堂。府谷有孙三、柴淑平、陈三庆、张小予、胡栓兴等人开办的"正中永""益令堂""广庆垣""中和堂""义生长"等17家，神木有郭正卿、白凤岐、张有杰、杭逢源等人办的"太和堂""同和堂""太和永""长生堂""仁寿堂"等11家中药房。定边有高望、解绍康、张如海、王维等人在定边、安边开办的"万光魁""聚源通""瑞福祥""协顺祥"等21个中药店堂。横山有鲁宏生、王完元、边震江、刘福荫开办的"益顺源""丰太恒""永寿堂""万生堂"。吴堡有高士如、辛炳乐等人在宋川和辛家沟开办的"德顺城""同兴公""同和恒"等6个中药房。米脂有刘安艮、吕鼎新等人开办的"忠恕堂""湧生堂"等11个中药店堂。清涧有刘汉三、霍静堂等人开办的"太和堂""益寿堂"等

4个中药房，共106个。每个中药房医术设置也趋于完整，中草药类别齐全，门类亦多，坐堂医者为知名朗中乡宝，初步形成一系列由采购中药、加工炮制、配药的规范化程序，这种雏形延续至今。

边区中医主要模式是保健药社。1940年在延安南关建立保健药社总社。各地、县、区设分社，颁布了《陕甘宁边区政府保健药社暂行章程》。

绥德、米脂、清涧、子洲、吴堡、佳县、定边和靖边在陕甘宁边区时期，由政府投资或公私集资，组织中医药人员，创办县级保健药社8处，农村医药合作社10余处及40个区级保健药社。由于保健药社的成立，不仅解决了人民群众缺医少药的问题，而且对以后新建的中医医疗机构打下了基础。

榆林因毗邻内蒙古伊克昭盟各族，早在清咸丰年间，边商贾瑢即在内蒙古卖药，以后发展至10多人，各走一路。如贾成、贾正章经营的地区在杭锦前后旗及达拉特旗、五原、临河一带；高宽在郡王旗、扎萨克旗、准格尔旗一带；贾文华、贺庆在鄂托克前后旗一带；杜黄栓在巴盟的阿拉善左旗、乌拉特中宫旗及宁夏磴口、绥远陕坝一带。这些在内蒙古、宁夏各地卖药的边商，不但会说蒙古语，而且还识藏文，因喇嘛开的药方写藏文，不识藏文是卖不了药的。每年可售中药5000余斤，兽药20000斤以上。

1949年解放后，在“发展生产，繁荣经济，公私兼顾，劳资两利”的政策指引下，极大地调动了药商的积极性，各药商将经商的资金转向药材经营，进货渠道由西安转向京津，积极开展购销业务活动。

1950年下半年，成立国营榆林医药贸易公司，后称人民药房。

1952年，榆林专区成立药材供应社2个。1953年在“三反”“五反”运动中，中药行进行了整顿，制定了全行业统一销售价格，实行了明码标价，一扫千百年“黄金有价药无价”的经营状况。

1955年2月，榆林专署决定将人民药房改组为中国医药公司陕西省榆林分公司。随后，各县陆续成立了医药药材公司，当时，医药药材系统实行垂直领导管理。全省药材系统人、财、物统一由省公司调配，医药药材采供实行归口采购管理，按行政隶属供应，即省公司供地（市）公司，地（市）公司供县公司，县公司按隶属供辖区医院。称省为一级站，地市为二级站，县为三级站，主要面对医疗机构。药材经营完全实现公有化。各县级药材公司在供应药品的基础上都办起了中药饮片加工厂，对部分原药材进行加工炮制，以保证药品安全有效。药品实行统管、统购、行政辖区供应，在保证药品质量、控制药品价格、保障药品储存及应急方面发挥了积极作用。

1956年春，对资本主义工商业进行社会主义改造，仅榆林县就有40个中药行，共68人参与公私合营，经清产核资，定股资金106508元，定息5厘，10年不变。

1956年8月，榆林专署决定，撤销榆林医药分公司，组建各县药材公司。如榆林县从9月1日起下放为中国医药公司陕西省榆林县公司，改变行政领导关系，隶属县商业局。1958年2月，实行政企合一，撤销榆林县医药公司，设榆林县商业局医药经理部，下设批零门市部2个，经营新药品和医疗器械业务。同年4月，商业局改称第一商业局后，榆林县商业局医药经理部撤销，改设为医药批零门市部，属县商业局直接领导；5月供销社中药材经理部改称中国医药公司榆林县中药材公司，7月商供合并为商业局，中药材公司改名为榆林县药材公司，隶属县商业局，实行“一条鞭”经营。1960年11月，县商业局将所经营新药业务交县卫生局管理。1962年7月，设立中国医药公司陕西省榆林县药品器械公司，隶属县卫生局。1963年1月，县人委决定城关镇领导的公私合营中药商店改归县文卫局领导；同年12月，撤销药品器械公司，县文教卫生局将中西药品、医疗器械经营业务和公私合营中药商店移交县商业局由国营药材公司经营管理，公司设在万佛楼院内。1967年底，设西药批发部、中药批发部以及西药零售门市部、药材加工厂和所属三个合营门市部，实行药品国家专营，按各地人口和业务量比例分配。1968年6月，县革委批准，成立榆林县人民卫生防治院，药材公司“革委会”随之撤销。1970年2月，药材公司从县人民卫生防治院分出单设，成立革命领导小组，隶属县商业局。1978年9月，撤销革命领导小组，称陕西省榆林县医药药材公司。1980年10月，改属县工交办。1981年6月，工交办撤销，隶属县经济委员会。公司主要从事中西药、化学玻璃器械、加工收购等批零业务。1985年，药品由省、地（市）、县逐级采购、管理及人、财、物的统一体制被打破，省地县药材系统由省药材公司垂直领导下放由地方政府领导管理，医疗机构可跨公司采购，但药品生产、经营的公有制依然存在。20世纪90年代中期开始，名公实私的药品经营现象出现，一些个人打着厂家、公司的资质经营药品，其经营手段灵活，药品价格上涨，地县药材公司多为名存实亡。1998年，在体制改革中，药材公司整体转型为有限责任公司，实行股份制经营，改称大药房。此后，个体药店、经销商、厂家推销员星罗棋布，至2008年，国有医药经营机构退出历史舞台。据不完全统计：2015年，全市现有中药店堂415家，仅市府所在地榆阳区就有158家。这些药店兼营草药、中成药、西药，与各级各类医院配合，形成了覆盖全市城乡的医药保障网络。

二、榆林广济堂药店选介

1999年1月，陈国良先生响应党和政府“鼓励党政机关干部下海经商办企业”的号召，在榆林广济大厦成立了榆林第一家医药民营企业——榆林广济堂医药科技有限责任公司，是一家集医药连锁销售、医药批发、医疗服务和医药研发与生产为一体的集团化医药企业。创办初期有医药护共20余人，面积400平方米。总投资100万元。地址：榆林市榆阳区长城路广济大厦一楼。

2003—2006年，公司先后获得国家药品连锁企业GSP认证、国家药品零售企业GSP认证和国家药品批发企业GSP认证。

2002年创办了“榆林市广济堂中西医结合医院”（非营利性），建筑面积1000多平方米，科室设置：中医科、内科、儿科、妇产科、急诊室、预防保健室、针灸理疗室、放射室、化验室、心电B超室等。大型医疗设备：麦迪逊彩超、心电工作站、200MAX光机、半自动生化分析仪、血球分析仪、微波治疗仪等。床位30张，总投资200万元。地址：榆阳区上郡路138号。医院一直开展“家庭式”“疗养式”医疗服务，深受群众的欢迎和好评，多次被评为“社会办医先进集体”。此外，2002年还开办了开光路诊所。

2004年3月，以广济堂为中心店组建了“榆林市广济堂医药连锁有限公司”，连锁店发展到6家。

2007年，新成立了4个榆阳区社区卫生服站务，有5个连锁店整体转型为榆阳区社区卫生服务站。这9个卫生服务站指定为新型农村合作医疗、城镇职工、城镇居民医疗保险定点单位。

2008年，榆林市广济堂中药开发有限责任公司（简称榆林药厂）和河北省安国市广济堂药业有限责任公司（安国药厂），顺利通过国家药品生产企业GMP认证。

2009年公司被榆林市政府批准成为“高校毕业生就业见习基地”，“塞上广济堂”商标被陕西省工商行政管理局认定为陕西省著名商标。

2010年，陕西省榆林市广济堂集团公司申报成功。

2014年集团公司拥有医药连锁公司直营门店61家，（其中包括社区卫生服务站9家、各类门诊、诊所22家），中西医结合医院、医药批发公司、两家中药饮片厂（其中一家在河北安国）。同时加盟的企业有咨询管理公司、母婴连锁公司、绿色食品连锁公司等。广济堂集团公司总建筑面积40552万平方米，总固定资产达8569.4万元，设备总投资1.5394亿元，现有员工及各级医技人员1000多名，其中具有中高级技术职称200多人，经营十大类总计4000多个品种。年产中药饮片400多吨。年门诊量达65255万人次。业务收入2.2962亿元。

作为榆林市医药行业的重点骨干企业，公司先后被授予“全国市场质量信用AAA级企业”“医药行业明星企业”、陕西省“诚信先进单位”、陕西省“价格计量信得过单位”、陕西省“民营科技优秀企业”、陕西省“企业科协工作先进单位”、陕西省“劳动保障守法诚信A级用人先进单位”、陕西省“先进私营企业光彩之星”，榆林市“非国有制成长型优秀企业”、榆林市“优秀民营企业”、榆林市“诚信建设先进单位”、榆林市“非国有制企业用人先进单位”、榆林市“非公有制经济组织创先争优先进党组织”、榆林市“高校毕业生就业见习先进单位”、榆林市“发展非公有制经济优秀企业”等荣誉称号；2012年，公司被榆林市政府确定为全市县级公立医疗机构药品“三统一”配送企业；广济堂注册商标连续两次被陕西省工商行政管理局认定为陕西省著名商标；在全国药店年度百强活动中，陕西广济堂医药集团连续四年跻身于中国药店百强行列中，列59位。

表7-3　2015年榆林市药品生产经营企业统计

县区	生产企业（个）	批发企业（个）	零售企业（个）	合计（个）
榆阳区	4	10	271	285
神木县		1	166	167
府谷县		2	75	77
横山县			39	39
靖边县		1	65	66
定边县	1		87	88
米脂县		1	22	23
绥德县	1	2	44	47
清涧县			19	19
吴堡县			3	3
佳　县		1	8	9
子洲县			10	10
合计	6	18	803	827

第三节　榆林习惯用药

榆林中医历史悠久，本地人民对中医十分信赖。中医药知识得到较为广泛的普及。《延绥揽胜》记载：“榆俗男女饮食衣住间，素重药饵，视若神品，匪特有病用药，即平居偶感不适，仍要照方配剂，故家庭主妇老妪均能历举熟方，毫厘不爽。”不论为了强健身体、养生延年，或是预防、治疗常见疾病，群众往往不经医生，自己用药，而且每每应用恰当，效果满意，逐步形成具有地方特色的民间习惯用药。这种用药俗尚，代代相传，至今仍然盛行不衰，尤其在文化较发达的城市中蔚然成风。

一、生序年秩习惯用药

榆林民间惯于生序不同时期，运用一些药物，以利保健摄生。

初生、婴儿期。新生儿呱呱坠地第3日，家中人自去药店购买“洗药”（苦参、薄荷、生艾叶各6～9g，花椒2g），煎汤为婴儿沐浴，俗称“洗三”。主要为了涤除胎垢、强健肌肤，预防皮肤病，此法延用至今，殊无例外。

婴儿生后第3、4天，必予服药以涤除胎粪，预防脐风（或称四、六风），本市惯用之药有：脐风散或钩藤、防风、僵蚕各等分水煎服，薄荷为引；蝎蚕散（榆林成药：西大黄、僵蚕、全蝎）；兑金五花丸（榆林成药：奎砂、半夏、巴豆霜、青黛、南星、寒水石、白附于、大黄、郁金、五灵脂、全虫、甘草、朱砂、滑石、墨）。

1～2岁婴儿，或为健脾开胃；或为消食除积；或为添加辅食以助发育，常自购服用的有：白玉饼（榆林成药）、一捻金（榆林成药）、雀舌面（又名枣槟榔面）。

幼儿、少年期。3～6岁幼儿，为助长发育，增强体质，消除虫积，常预购服：肥儿饼（榆林成药：山楂肉、使君仁、炒麦芽、胡黄连、神曲、槟榔、广木香、炒白术、煨肉蔻、炒枳实）；健脾化虫散（榆林成药：党参、白术、苦楝皮、建曲、使君仁、鹤虱、炒山药、榧子、雷丸、砂仁、茯苓、焦山楂、当归、莲子肉、炙甘草）、小儿健脾肥儿丸（榆林成药：红参、白术、云苓、陈皮、半夏、山药、山楂、莲子、麦芽、扁豆、苡仁、桔梗、谷芽、炙甘草、芝麻）。

7～12岁少年，为强壮筋骨，以便将来能有强健体格，配服壮骨丹：紫河车烙干1具（乡间多以牛胎盘代之）、党参、牛膝、杜仲、麦冬、龟板（炙）各等分、山药加倍共研细面。

青年、成年期。此期正值发育成熟，体格健壮，年富力强时间，倘无病异，本地区群众俗尚勤劳，注重锻炼，极少用药。唯女性青年于初潮时仍有习惯用药（详见妇女用药项下）。

壮年、老年期。榆林群众亦有“四十进补”之说，40岁之后的男女，习用补药。常选服者有：补中益气丸、人参健脾丸、养血归脾丸、定坤丹、八珍丸、十全大补丸、六味地黄丸、麦味地黄丸、参茸卫生丸、天王补心丹、朱砂安神丸。习惯用滋补药方有：党参30 g、山萸12 g、菊花9 g，水煎服；党参30 g、元肉15 g、炙黄芪12 g（或加菊花），水煎服；党参30～60 g、（或红参6～9克）麦冬为引，炖服。

年过花甲，已届老年，身体明显衰弱，所谓“六十心气衰”“七十脾气虚”“八十肺气虚”，此时药物摄生已成必需。榆俗习惯用者有：永健丸（榆林成药：黄精、狗脊、怀牛膝、粉丹皮、车前子、枸杞、菟丝饼、泽泻、当归、巴戟肉、熟地、山萸、炒山药、油桂、补骨脂、炒枣仁、小茴香、杭菊花、怀生地、宣木瓜、辽五味、煨杜仲、肉苁蓉、人参、麦冬、北五加皮、茯苓块、远志、龟板）、麦味地黄丸、人参资生丸、金匮肾气丸、龟龄集。

二、时令季节习惯用药

本区群众根据四时季节对人体的影响，结合当地气候、地理、生活特点，素有“春健脾、夏补气、秋润肺、冬养血”之谚，也形成了适应时令季节的习惯用药。

春季本境毗邻内蒙古，群众嗜食羊肉，羊为火畜，其性温燥；更兼地处高寒，冬月人人夜卧火炕，取暖防寒，久成习惯。一冬郁火往往随春阳上升而外发，易于病热。因此当地习惯于“立春”日，男妇老幼皆服“防风通圣汤（丸）”，以清解伏热，预防发病，并有“有病没病，防风通圣”的俗谚。应此习惯，大小药店也于每年“立春”前几天，制备“防风通圣丸”，或以饮片，按方配好分包，供群众购服。

暮春时节，人常感到神疲纳呆，身体困倦，群众谓之“春乏”，盖因春令肝旺，木伐脾土，而脾又主肌肉，故然。榆俗惯用下列药品以益中气，振脾阳，助运化：四君子汤、三合健脾散（榆林成药：苍术、山楂、党参、白术、茯苓、山药、厚朴、陈皮、炙甘草、麦芽、神曲、薏苡仁、扁豆、莲肉、砂仁）、人参健脾丸。

夏季三月属火，本地群众自配清凉之剂，以代茶饮，习用方有：生山楂6 g、菊花12 g、胖大海10 g、银花10 g、茶叶6 g、冰糖15 g，泡茶饮；乌梅12 g、山楂6 g、竹叶6 g、菊花10 g、冰糖15 g，泡茶饮；银花10 g、连翘6 g、桔梗6 g、山楂6 g、甘草3 g，泡茶饮。

盛夏伏天，暑湿之邪淫乱，本地群众惯用“益元散”解暑化湿、镇心除烦；或服“冰霜梅苏丸”，清解暑热、生津止渴。各药店亦事先大量制备“益元散”和“冰霜梅苏丸”，分剂包装，于伏天应市销售。

秋季为养收之季，“万物之荣，至以平定”，人体脏腑也较安和。本地蛔虫感染极为普遍，群众习惯择入秋之时驱虫，用药安全，也颇合理。立秋之后，气候由热转凉，阳气渐收，阴气新长，秋又为肺令，本地之秋，天高气燥，民间习惯秋月润肺，常用方有：党参15 g、麦冬12 g，水煎服；党参15 g、沙参10 g、天冬10 g、麦冬12 g，水煎服。

冬季榆林民间有“冬季进补”的习惯。冬季为一年最冷的季节，阳气潜藏，阴气最旺，但于闭藏中育含生机。此时进补，药力易于蕴存而发挥效能，并可蓄精养锐，以滋济来年的生命活动之需。冬季习用的补养方药有：炙黄芪5 g、当归10 g、党参18 g，水煎服；归脾丸；参茸卫生丸；六味地黄丸；金匮贤气丸；麦味地黄丸（八仙长寿丸）；十全大补丸。

三、男女不同习惯用药

中医学认为：男生于阳，女生于阴。男女的禀赋、体质、生理皆各不同，用药亦有差异。榆林民间摄生习惯，男多重气，女多重血，有“十男九固气，十女九当归”的保健谚语。

男子习惯用药：男子年轻时期为元阳之体，除非病残，概不用药。及至年事增长，或因劳于心身，或因耗于房室，或因损于岁月，宜均酌情调摄。榆林男子习惯服用药物：桑椹15g、枸杞12 g，炖服；人参6 g（或用党参适量）、麦冬10 g、熟地15 g、炙黄芪2 g，水煎服；益肾健脾散（榆林成药：熟地、山药、山萸肉、石斛、谷芽、丹皮、茯苓、泽泻、党参、焦白术、山楂、六麯、莲子、芡实、薏苡仁、炙甘草）；三肾丸；渗茸卫生丸。

妇女习惯用药：妇女由于冲、任、督、带的特殊功能，所以表现有经、带、胎、产等生理特点。在调摄保健方面也就有相应的特殊要求。榆林民间关于妇女的习惯用药比较细致，又很受家长或家属的重视。

调经习惯用药　初潮：榆俗女子初次月经来潮，其母便去药店购买红花6～9 g，另加自备的炒黑豆30～50 g，水煎服，以活血养血。调经：月经不调，女子十有八九。本地分别习惯用下列方药调摄：益母草30～90 g、红糖引，水煎服；红花10 g（过去多用西红花1.5～3 g），炖服，连服多次；墓头回50 g、蜂蜜500 g、熬制成膏，30天服完；定坤丹（体虚月经不调或崩漏气血亏虚者用之）。经期肝气郁结：许多妇女经期伴有胸胁胀痛，头晕心烦，口苦咽干及潮热等症，同时兼有月经不调。榆林妇女习惯选服方药：逍遥散；紫朴分消散（榆林成药：香附、蔻仁、苍术、厚朴、陈皮、半夏、茯苓、枳实、青皮、神曲、麦芽、山楂、白术、莱菔子、槟榔、甘草）；千金调经散（榆林成药：黄芪、当归、柴胡、香附、白术、茯苓、白芍、丹皮、栀子、煨姜、薄荷、炙草）。

养胎习惯用药　安胎：首次怀孕，多习用保胎药。如：保产无忧散；胶艾八珍汤；生黄芪30 g、软大米60 g、贯众炭10 g，水煎服。凉胎：凡妇女怀孕，于妊娠中期必自购服凉胎药，以清胎火并预防孕妇胎前产后热病。如：条芩6～10 g、砂糖引，水煎服；条芩6 g、焦术10 g、砂糖引，水煎服；条芩6 g、生地10g、砂糖引，水煎服。子悬：多用紫苏和气饮：紫苏9 g、大腹皮6 g、党参9 g、陈皮9 g、白芍9 g、当归9 g、川芎3 g、炙草3 g、葱白3寸，水煎服。

产前产后习惯用药　催生：为求临产时顺利分娩，产前1～2周内，本地分别习惯选用方药催生：当归30 g、川芎12 g、枳壳5 g、炙龟板15 g，血余炭引，水煎服；党参15 g、川芎9 g、当归9 g、枳壳3 g、紫苏3 g、炙龟板12 g，水煎服；八珍汤加香附、黄芩，水煎服；佛手散加炮姜、水煎服；人参6～9 g、炖服；定坤丹。产后：产后血晕（榆林称“血迷”）：铁心甘草（本区特产），研末冲服；血迷散（榆林成药：当归24 g、川芎12 g、党参30 g、炙黄芪30 g、黑芥穗6 g、生甘草6 g），水煎服。产后复旧：产后3—5日，家属必至药房购取“生化汤”，为产妇煎服。生化汤：当归24 g、川芎12 g、桃仁2.4 g、红花2.4 g、炙甘草2.4 g、煨姜10 g、黄酒为引，水煎服。体弱者，当归用量酌减；腹痛剧者，加失笑散或元胡。调乳：下乳方之一：王不留行6 g、当归15 g、川芎9 g、炮山甲4.5 g、生黄芪24 g、白芷4.5 g、青皮4.5 g、通草3 g、桔梗4.5 g、炙甘草3 g、黄酒引，水煎服。下乳方之二：王不留行6 g、路路通6 g、炮山甲4.5g、通草3 g、当归6 g，水煎服。凉乳：为清婴儿胎火并预防乳痈发生，常习惯购服“生地四物汤”加味。

四、防病除害习惯用药

中医注重预防，提倡“不治已病治未病”。榆林人民也在长期同病害作斗争的过程中形成了一些防病除害的习惯用药。

预防疾病习惯用药　打醋炭：即把烧红的无烟炭火取出，置铜质或搪瓷容器内，迅速以食醋泼洒，使急剧产生醋蒸气（亦可将醋置锅内煮沸、蒸发），关闭门窗，借以室内消毒，预防如感冒、流行性感冒、流行性脑脊髓膜炎等呼吸道传染病。用银花15 g、连翘15 g、贯众30 g、大青叶30 g，水煎，先含后服。预防流行性感冒、流行性腮腺炎、流行性脑脊髓膜炎等。用鲜藿香叶适量，水煎服，本地群众多有在庭院栽种藿香的习惯，每年伏天，摘藿香叶煎服以防中暑。用大蒜嚼服，夏秋季节无论家居、旅行，群众习惯常备大蒜，就餐嚼服，用以预防肠炎、痢疾。用鲜马齿苋适量，水煎服，本区农村群众，惯于夏秋季煎服鲜马齿苋，预防肠炎、痢疾。用贯众、苍术、大蒜各适量，浸泡于饮水缸内，用以预防流行性感冒、细菌性痢疾等传染病（亦有用贯众、苍术在室内燃熏消毒的）。榆俗逢年过节喜食腥荤，饮食厚腻，群众惯于年节期间购服“山楂化滞丸”“消积保中丸”“保元化滞丸”等，以助消化，预防食积。

消灭害虫习惯用药　灭蝇：将雄黄面撒于烧红的炭火上，用瓷碗扣罩，然后取升华于碗壁的雄黄面加入米汤中，搅匀，分置苍绳密集处。灭蛆：本区农村群众惯用鲜牛心朴子（阔叶徐长卿）切碎，撒于厕中粪坑内，杀灭蝇蛆。驱蚊：仲夏采收鲜艾叶，编成辫条阴干。晚间点燃，煨烟熏蚊，城乡群众皆惯用之。灭蚤：群众常将室内打扫后，取石灰粉撒布墙根、墙角四周，用以灭蚤。雄黄酒和香药包：每年端阳节，榆俗家家制备雄黄酒（白酒中掺入雄黄面适量），成人酌饮少量；儿童少年则用菖蒲根蘸雄黄酒涂点前额、耳孔、鼻孔、脐眼等处以驱虫辟秽。儿童（亦有成人）喜挂香药包（香药由山奈、官桂、公丁香、白芷、藁本、细辛、陈皮、麝香、冰片等药组成，既为衣饰之美，增添节日气氛，而且香气宜人，又能驱虫辟秽。

五、养生寿老习惯用药

本地群众历来讲究养生寿老。年逾古稀及八旬九秩的高寿老人屡见不鲜。中华人民共和国成立以来，由于社会条件、生活水平的日益改善，人民群众的保健要求越来越高，全社会对老人的延年益寿也越来越重视，养生寿老习惯用药也在不断丰富，民间常用的药物：健脾益胃类：脾胃为后天之本，饮食为老人之要。衰老与脾气虚弱密切相关。榆俗寿老首重健脾益胃，常选用方药：四君子汤、人参健脾丸、三合健脾散（见前）、保元化滞丸。

滋阴补肾类：肾为先天之本，肾衰则老至，故历来摄生多重补肾，且应兼顾肾阴肾阳。本区群众习惯选用下列药品：六味地黄丸、八仙长寿丸、金匮肾气丸、杞菊地黄丸、永健丸、龟龄集。

补气养血：人至老年必然气血虚衰。榆林民间寿老注重补气养血兼以活血。常用方药有生脉散、补中益气丸（汤）（重用当归）、当归补血汤（重用黄芪）、八珍汤（丸）、补阳还五汤、十全大补丸、人参养荣丸。

六、惯用药膳

炒米汤：炒小米30～50g、薄荷3～6g（或用葱白2根），煎汤后加白糖适量，饮服，盖被取汗。用治感冒。

胡辣汤：油炸葱花炝锅烧汤，拌入面疙瘩，加辣子适量（或加生姜丝少许），趁热吃，取微汗。用治感冒。

辛夷煮豆腐：辛夷5～10 g、豆腐100 g（切成小片）食盐少许，加水同煮20～30分钟。吃豆腐，喝汤（小儿可将豆腐温贴囟门，凉即换之，一日3～4次，每次饮汤1～3匙）。用治鼻渊、鼻塞流涕。

蜂蜜炖梨：梨1～2个（切片）　杏仁6～9 g、薄荷3～5 g、蜂蜜25～50 g，加水同煮至梨熟，喝汤食梨。用治肺燥咳嗽。

鲜水萝卜：红水萝卜1～3个（或白水萝卜3～5个）洗净去皮（或不去皮）生食。可消食化滞，下气宽中，除满化痰，解酒治痢。

苦菜拌豆腐：苦菜（败酱草）适量，豆腐适量，香油、食盐少许，将苦菜置开水中氽后捞出，切碎，与豆腐同拌，加香油、食盐拌匀。酌量而食，每日1～2次。用治肺痨等。

绿豆汤：绿豆100 g，加水煮熟后酌加白糖，食之。可清热解暑。

南瓜绿豆汤：南瓜适量（切片）、绿豆适量加水同煮，熟后食用，可清热解暑。

消水鱼：鲤鱼1条（去鳞、鳃、鳍及腹内杂物，洗净）、赤小豆60 g、蝼蛄7个（去翅足，微火焙黄）、鲜姜9 g，将后三者纳入鱼腹内，加水煮熟，连汤分2～3次服。治水臌、水肿。

蜂蜜香油：蜂蜜60～90 g、香油12～18 g，调匀开水冲服。用以治便秘。

枸杞菊花茶：枸杞3～5 g、菊花2 g、茶叶1撮，加水炖10分钟，连汤饮服，每晨一杯。可滋补肝肾、清热明目。

红枣粥：大米、豇豆、大枣各适量熬粥食之。可健脾和胃，补中益气。

银耳莲子羹：银耳5 g，莲子10 g（去皮心），藕粉、冰糖适量，先将莲子煮熟，银耳发开后放入，最后酌调藕粉、冰糖，每服一小碗，一日1～2次。可补心润肺，养阴益肾。为待客或节日佳肴。

八宝饭：江米为基料，加扁豆、苡米、核桃仁、大枣肉、樱桃丝、青梅丝、陈皮面、桂枝面及油、糖各适量，蒸熟拌食。亦为待客或节日佳肴。

七、习惯用药方法与宜忌

榆林不仅形成了一整套较为系统的习惯用药，而且在具体用药方法上，也十分认真、讲究。

药引　本区群众服用丸、散成药时，习惯使用药引，常用者如：感冒：外感风寒常以生姜或葱白煎汤为引；外感风热则用薄荷或菊花为引。热病伤阴或咳嗽咽痛：常以元参、桔梗为引。心经热盛或湿热下淋：惯用灯芯为引。吐泻：灶心土煎水为引。白痢：赤糖为引；赤痢：白糖为引。血症：多以童便为引。调经：乡间常用米酒为引；城市群众则惯用黄酒或红花为引。

煎服方法及宜忌

解表药及芳香类药物：煎药时多加盖，煎熬时间较短，服后应严衣、盖被取汗，或进稀热饮料，以助药力，谓护胃气。服药后须忌油腻及难消化食物。

清热泻火类药物：煎药取汁较多，常于饭后服，忌食油腻厚味。

滋补类药物：惯用文火煎药，煎熬时间稍长，取药汁较少，多于早晨空腹服。

镇静安神药：惯用睡前服，忌饮茶及食有刺激性的食物。

健胃药和攻下药：惯于饭前服药，忌食凉食冷饮及刺激性食物。

补气助阳药：惯于早晨服；补血滋阴药惯于睡前服，多用淡盐水送下。

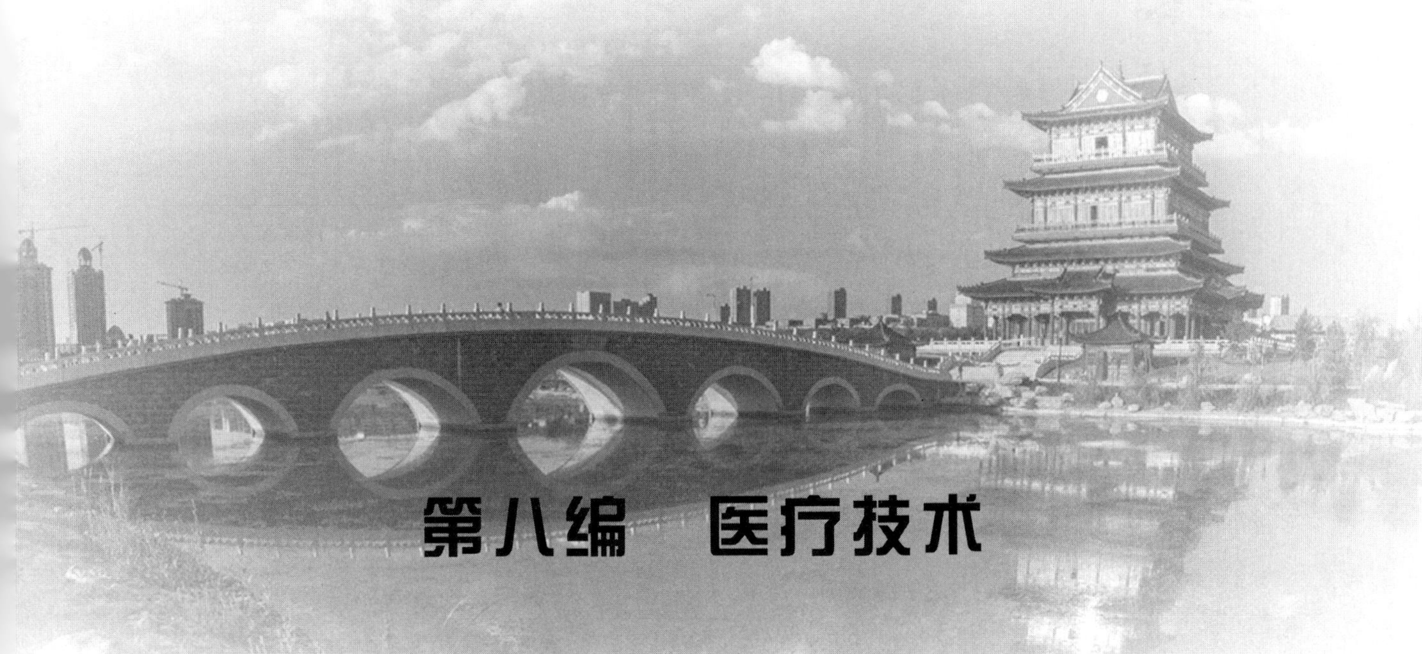

第八编　医疗技术

明清时期榆林医学分科已十分明显。清末至民国，凡有成就的医家大多学有专长，术有专攻。出于临床需要，精于一科或两科，兼习其他者也较普遍。民国年间，长于内、妇科的郭瑞西，善治温病的袁硕甫，擅长妇科的姬连卿，专于儿科的高兴业，被誉为榆林的四大名医。

民国九年（1920），驻榆林城井岳秀部队军医已用西医西药给部队官兵治病。民国十四年（1925，西班牙传教士伯金福、殷嘉伯在县城天神庙巷天主教堂内开设教会西医诊疗所。民国二十年（1931）王瑞图等在中楼巷开设民办公助民众医院，当时这些诊疗所用德国、英国产的霍乱药水、阿斯匹林、肺痨药水、磺胺类药（大健黄）及“九一四”“六〇六”等药品治病。

民国二十三年（1934）民众医院改建为公办榆林卫生院，由毕业于齐鲁大学本籍外科医生、博士叶瑞禾任院长，首设内儿科、外科、妇产科。尤仙航在20世纪40年代就是榆林市第一位儿科主任、教授。舒万杰是榆林眼科第一人。1949年，医院外科仅能进行切开缝合、难产、截肢等应急处理。50年代初，乔荫平先后成功开展了肠梗阻手术、巨大卵巢囊肿摘除术、阑尾切除术、截肢术等外科手术，是榆林市外科的拓荒人。1957年毕业于兰州医学院的张克妙开拓了妇产科。1956年，吕人玉在榆林县医院开创了口腔科。内科拓荒和奠基人孙兴华，1962年引进心电图、H超声波技术应用于临床。1957年毕业于西北医学院医师专修班皮肤科专业的张培基创办了皮肤科，他所研发的“生发丸”疗效显著。1959年毕业于南京铁道医学院的李一生，是榆林县外（骨）科的开拓者和奠基人。徐华霖为胸外科的开拓者和奠基人。

1970年，由宝鸡搬迁至绥德的陕西省第二康复医院， 成为榆林地区中心医院。

随院迁来的高层次学科带头人有妇产科专家朱梦华、张定中；眼科专家李希圣；外科专家杨志学、杨兴善；泌尿专家马树兴。李继生、孙廷杰、安式如、杨亮刚、贺玉芳、常玉田、张宝洲、王森林、贾雪琴、焦天玺、薛印彦、张积海、孙志华、高兴汉以及充实的优秀拔尖学生陈梅、陈方海、张代容、周国昌、田汨等。20世纪90年代，焦富勇、师随平、贺焕章、商子周、贺加民、折树均、卢占斌、高世堂、叶生民、刘怀勤、高建忠、等一批年青专家脱颖而出，积极探索，成为新的技术骨干。

陕西省第二康复医院早在20世纪50年代后期即可开展肝、胆、胸、脑等高难度的大型手术。20世纪60年代后期，开展了断肢（指）再植等高难度手术。1978年地区中心医院购进了“心外循环机”，为开展心脏手术创造了条件；1980年购进了“人工肾”，由贺焕章医师主持开展腹膜透析，并成功地施行了自体肾移植手术；骨科引进了“显微手术镜”，陈方海医师成功地做了数例断肢（指）再植术。2001年，医院的神经内科、小儿科、口腔科、心血管内科、泌尿外科、骨科、核医学科被省卫生厅评为特色专科。

第一章　中医医疗技术

第一节　内科

内科包罗诸多常见、多发及疑难病证。从事内科的医生较多。榆林内科医家总体上以《内经》《伤寒》为典据，崇尚“法不外仲景，药不出本草”的理念。临证立法以“汗吐下和利温清滋补涩”十法为圭臬，处方用药则将“宣通补泻轻重涩滑燥湿”十剂做宗规。也有医家师古不泥，据证灵活变通，或有创新。受金元四大家影响，亦出现学术流派；因地理气候及生活习惯、体质不同，用药殊多酌量。有些医家也很注重采集民间医疗经验、运用地方草药和单方治病。著名内科医家有：

一、艾崇德

米脂名医。长于内科、妇科和疮痍外科。尤以自制“珍珠八宝散”治疮痍，“英神善救丸”治吐泻，“英神止痢丹”治痢疾，用者良效。行医50余年，被誉为“药王”。其子孙、徒弟受其熏陶从医者甚多。著有《艾氏医门初阶》《升阶》等医稿，未传。

二、霍光熙

绥德名医。从父习医，十六岁悬壶，组方精当，疗效显著。行医58年，兼及妇科、时病，医声远播。曾创办“同心昌”药店，后改办为绥德“保健药社”。临证长于内、妇科。注重辨证。至晚年医术尤精，颇受时人称道。

三、白秀山

神木名医。生于医门，自幼受其翁定臣熏陶。肄业于北京大学，回乡办学执教。但始终属意于医学，刻苦钻研，不废诊治。学养颇厚，尤其对《伤寒论》理会深刻。

四、霍静堂

清涧名医。出身世医之家，学宗经典，注重实践。从医53年，专攻内科、亦善妇科，屡起沉疴，名重一时。晚年重视培养新人，倾其所学，执教授徒，颇有成就。他擅长妇科病诊治，因辨析精当而累起沉病。对“滑胎”（习惯性流产）患者应用其多年摸索的“圣愈汤加味方”治疗，疗效显著。

五、高维岱

子洲名医。先后修业于山西太原医学传习所及太原中医学校，理论扎实，临证常中西合参，每多效验。从医50余年，名著乡里。曾任陕西中医研究所特邀研究员。为医遵守常法，精通医理，一生对中医内科杂症、妇科病的治疗，为其所长。

六、曹天明

葭县名医。初执教喜中医，倾心钻研五载，遂弃教从医。为医30多年，临证辨治稳健。他擅长内科、妇科和儿科，在葭县、神木、绥德沿黄河一带颇有医名。

七、孟志刚

绥德名医。祖籍山西文水，出身医门，肄业于山西大学。迁居绥德后，弃教矢志学医，并开设“志安药房”。尊崇丹溪“滋阴派”之学。医风稳健，翩然有学者风。

八、李来通

府谷名医。出身世医之家，承袭家学。外感每法仲景，内伤常宗东垣。临证立法颁方中规中矩，疗效可嘉，深得民望。撰有《临床经验集腋》一书。擅于妇科、儿疾病，对急危重症尤有独到见解。

九、李明亭

子洲名医。师从名医马星耀，业医50年，经验丰富，兼通妇科，善用针灸。对治疗男性不育症颇有学验，名孚乡里。子洲县卫生局曾编辑刊印《李明亭医案》。

十、党淑和

定边名医。毕业于武昌师范大学，曾栖职军旅。中年潜心学医，力读躬行，学术俱增。精于《伤寒论》，旁及诸家，治疗善用经方。在三边一带颇富名望。

十一、樊秉善

吴堡名医。聪慧笃学，喜读中医经典，后又入陕西中医进修学校深造，学养丰厚。重视民间经验，方药廉简便验，深得群众信赖。曾任陕西省中医研究所特邀研究员。

著名内科医家还有：神木杭澍堂、张玉堂、王岐，府谷李杰、张百川，榆林刘济清、安汝祥、邱凤鸣、陈雨田、刘子实、纪文藻、杨蓁，定边苗成元，横山张培田、边威震，葭县苗天培，吴堡吴瑞亭、薛维旌，米脂高增绂，绥德高时臣、田子厚，子洲李锦铭，清涧霍豫州、白云熙、徐能让、郭元熙、张源、师乐天、霍味三、惠仁闻等。

十二、市中医院中医内科

在主任医师杭共存、张征的带领下，发挥中医特色运用中医辨证施治，结合现代医学的检测方法，采用中西医结合手段，对心肺、脑肾及胃肠疾病的治疗有明显的疗效。在本市及周边地区享有较高的声誉。针灸理疗推拿科是中医院的重点专科，主任周彩霞。科室有5位具有20多年丰富临床经验的主治医师，以传统针刺为主要治疗手段，辅以艾灸、拔罐、推拿、埋线、穴位注射等方法。对顽固性失眠、面神经麻痹、肥胖症等疾病具有良好的疗效。该科先后发表国家级、省级论文数篇，并获得榆林市科技成果奖一项。

十三、高血脂症专科

是市中医院重点专科，由陕西省名老中医主任医师高智老先生与其子高培雄主诊该科，经过对数万例患者的临床研究，研制出“降脂冲剂”获国家新药发明专利和国家药品批准文件。对治疗高脂血症、高黏血症、脂肪肝有着疗程短、疗效高、易服用、无副作用等特点。受到广大患者的好评。

十四、肝胆专科

属省级重点中医专科。由全国名老中医、肝胆病专家、主任医师韩增及其研究生张敏主诊。采用现代医学先进的治疗技术，结合中医辨证施治的方法，对乙肝重度黄疸肝炎、肝硬化、脂肪肝、慢性胃炎、十二指肠溃疡等病疗效显著。

十五、脑肾病专科

郭维一创立的榆林地区脑肾病中医专科医院，早期主要开展中医、中西药结合治疗中风偏瘫，顽固性头痛、眩晕、耳鸣、耳聋，慢性肾小球肾炎、过敏性紫癜性肾炎、肾病综合征等疾病。2000年以后，开展对慢性肾功能不全的诊治，并且取得了一定的成果。对脑病（中风先兆）、肝病（乙型肝炎）、肾病（慢性肾炎肾病型），从病因、病机、立法、遣药，求教古今，撷取所长，参和己见，拟出：中风先兆基本方、肝病1～5号方，以及肾病1～10号方，灵活化裁，用之临床，疗效昭彰。其子郭补林继承父业。

十六、高镇南

榆林名老中医，榆林人。行医40余年，在榆林一带享有很高的声誉。长于内科、儿科、妇科，辨证准确，疗效显著，著有《简便中医疗法》。1956年春，在天鹅海则村出诊时首先发现该村有较多的甲状腺肿患者，并进行初步调查，采用中药昆布、海藻等进行防治。是榆林地方性甲状腺肿防治第一人。著有《简便中医疗法》一书。

十七、杭逢源

陕西省名老中医，神木人。擅治内科杂症，经验丰富，享誉榆阳、神木等地。留有《杭氏医话医案集》手稿。

十八、张鹏举

陕西名老中医，榆林人。精于内科、妇科，遵经典，重实践，治多良效。晚年致力于疑难杂症研究，曾以活血化瘀理论医治癌症。年近古稀时，他还不辞辛劳，跋涉于榆林、横山、三边等地僻远高氟区，深入调查研究，以补肾的原理自制除氟壮骨丸，投放发病区，获得良效。他曾为王震副主席治愈疾病，并多次应邀到北京、兰州、内蒙古等地会诊。留有医著手稿。

十九、张政泰

榆林名老中医，神木人。善内科、妇科，精荀《脾胃论》，主张“内伤脾胃，百病由生”，治多效验。

二十、郭维一

擅长内科，对脑肾疾病尤有研究，治多效验。曾任全国中医药学会内科脑病专业委员会委员。著有《郭维一老中医临证实践录》。1993年录入《陕西省才中医经验荟萃》第四辑。

二十一、李振三

为中华人民共和国成立初北京名医，米脂人，中国中医研究院副院长。曾与岳美中共同起草发展中医事业万言报告送呈国务院。积极从事中医医疗工作，对肝胆病尤有研究，临床经验丰富，疗效显著。

二十二、马援

绥德人。中西医结合专家，第四军医大学教授。擅长内科，对心血管病、消化性溃疡、中毒颇有研究，成果显著。

二十三、赵健雄

甘肃省著名中医，榆林人。中西医结合专家，兰州大学医学院教授。师从岳美中、方药中、时振声。理论功底扎实，临床经验丰富。后致力于敦煌医学研究，受到国内外关注。

二十四、乔宝璋

佳县人。中医专家，陕西省中医药研究院教授、研究员。擅长内科，尤专于消化、内分泌、肾病治疗。

尊崇东垣学术，重养精气、脾胃。治学严谨，临床精心。

二十五、李世平

全国500名名老中医之一，擅长中医内科，尤对脾胃病的诊治颇有创见。研制出“经和青丸五号”，对各种胃病有特殊疗效，主攻《中药验方感冒效果》的研究。

二十六、高智

陕西省名老中医，精于脉学，尤善望诊，临床擅长妇科、儿科和内科杂症的诊治。特别对不孕不育、乳腺增生、月经不调、糖尿病、高血脂症、脱发病的治疗，并对小儿厌食症、青年座疮等疾病治疗有独到见解。研制的“三和糖胶囊”对治疗Ⅱ型糖尿病效果明显。通过对数万例患者的临床研究，研制出“降脂冲剂”，获国家新药发明专利和国家药品临床批准文件。本人提出的“乳房应属奇恒之腑”理论，填补了几千年来中医对乳房只有经络归属，没有脏腑所属的理论。

二十七、韩增

陕西省第二届名中医，在临床实践中他提出在医治肝胆疾病中，肝病重在血分，以毒邪痰浊为主因，治疗当以活血化瘀、化浊解毒为总则，并注重扶正，顾护胃气。用药主张中病及止，效必更方，不可余药之说，并在临床中加以发挥。自拟“七味甲已化土汤”“黄精补肾汤”“参麦八味饮”“八味佛手散”“夏白汤”“消扁汤”等20余类系列处方，承担了全国“复肝康冲剂”的临床疗效观察项目。研制的“复元口服液”获得了国家发明专利。1999年录入《陕西省名老中医经验荟萃》第五辑。

二十八、郭冠英

临床精于诊断，重视身心调理，善于融汇中西医治疗疑难病证，对冠心病、心脑血管病中医治疗颇有见解。研制的新型中药，取得国药批号1种、省级批号4种。

二十九、柴有华

陕西省国家级名老中医之一。擅长治疗急、慢性肾炎、肾病综合症、急慢性肝炎、肝硬化腹水等疑难病症。创研“两剂一汤”应用于临床。对中医验方颇有研究。他的“经方应用”“内伤难症”“妇科杂症”“用药特色”治疗经验，1999年录入《陕西省名老中医经验荟萃》第五辑。

三十、马明德

榆林市“十佳”名老中医之一，横山名医。擅长中医内科、妇科、儿科疑难杂症及病毒性感冒治疗。发表“浅谈临床处方用药”和“射干麻黄汤临床治验3则”论文2篇。

三十一、师宗元

榆林市“十佳”名老中医之一，清涧人，专治脑血管、过敏性紫癜、肾炎、颈腰椎增生、妇科等方面疾病。对风湿、血小板减少症、脉管炎各种疑难症治疗效果明显。

第二节　温病

“伤寒”“温热”的讨论，至吴又可《温疫论》开始将温热分离于伤寒之外，到了清代，叶香岩、陈平伯、薛生白、余师愚、吴鞠通几位医家基本完善了温病的理论构架和辨治法则。榆林频繁流行的严重疫病，促使医生们积极钻研、应用温病学术，涌现出一些治疗时症的名家。

一、袁硕甫

榆林名医。出身善治时症世医之家，继承家学，又博览医书，治疗各种时症学验丰富，疗效显著。史称“民国以来，对时症有经验者，只此一人”。擅治伤寒、温病、斑疹、痘痧、天花等，为民国年间榆林“四大名医”之一。著作有《伤寒抄本》《时症经验总结》《袁氏秘方》等，均已散失。有治疗斑疹验方20则、治男妇腰腿疼痛、寸步难行之验方“神仙双丢拐”传世。

二、雷法义

绥德名医。感于时势，矢志学医，颇有心得。善治白喉等时疫之症，曾行医于韩城等地，深得群众敬仰。

三、田副奎

府谷名医。出身世医之家，至副奎已传十代。善治内科诸症，尤其精于外感热病，曾将祖传治疗经验整理成册。1933年于治疫时染病而殁，年仅39岁。

四、郭金铸

榆林名医。生于医门，天资聪慧，青年成名。长于时病、内科，精于方药。在疫病流行时，整日出入病家，积劳成疾，不幸感染而逝，行医仅10年。

五、袁明一

榆林名医。师从叔父袁硕甫，耳提面命，尽得其传。疫病流行时，沿门袭染，接诊不暇，救人无数。终因染疫病故，年仅43岁。

六、袁明远

袁硕甫之子，袁氏医门传人。幼承家学，根基扎实，于温病治疗尤有专攻，而立之后方独立行医。未几，染疫殉身，年仅38岁。

以上四位医生，都是在为群众治疗疫病中不幸感染，英年早逝。限于当时的防护条件和医疗水平，面对惨烈的疫情，榆林医家奋不顾身，一心赴救，献出了宝贵的生命！出殡时，有民众夹道挥泪送别的感人场面。

七、郭谦亨

陕西榆林人，全国著名温病学家，临证长于内科、妇科、对“痨瘵”“肝郁”“胃脘痛”“胸痹”“心痛、悸”等病富者经验、在温病诊治研究上造诣尤深，自成一家，积累甚富。因他倾其毕生精力，为我国中医事业的继承和发展做出了弥足珍贵的贡献，被卫生部认定为首批国家级中医药科学家之一。

八、王直卿

榆林名老中医，神木人。对伤寒、温病深有研究，曾就读于陕西省中医进修学校。先后在神木、府谷、榆林工作。善治外感病，多获良效。著有《热性病医案》。

九、姜良铎

米脂人，北京中医药大学教授、博士研究生导师，专于内科，对热性病、呼吸病、肝病等治疗经验丰富。创立状态医学，发明排毒养颜胶囊。

十、谢立业

榆林市“十佳”名老中医之一，府谷名医。精通四大经典著作，擅长中医内科、胃炎及肺癌的治疗。对温热病、老年病有独特医治技术。

十一、路游僧

榆林人，内蒙古包头名医。善内科杂病，尤以温病及肝、肾、心、脑病见长。

十二、孙德龄

榆林市“十佳”名老中医之一，榆阳区人，从事中医内科临床工作40余年，尤其擅长糖尿病、脾胃病、乙型肝炎、肠炎、乳腺增生及小儿厌食症治疗。

十三、柴振国

榆林名老中医，榆林人，擅长中医内科、儿科、妇科疑难杂症，对热性病的诊治颇有研究。针对多种疑难杂证，潜心钻研出百余种功效显著的中医处方，辨证施治巧妙，屡治屡验。多数处方被《榆林中医》《榆林验方汇编》等书籍收录。

第三节　妇科

妇科疾病向来深受医家重视，除了专攻妇科的医生，内儿等科医生也大多精通妇科，对妇科学术进步产生了积极影响。清末民初，榆林妇科医家多奉傅山《女科》为经典；也有榆林明清积累的经验，《妇科汇方》中分5门列62病，仅“产后门”下，就列有38种产后病证，分述证候治疗。可见当时榆林妇科学术已相当完备。妇科代表医家有：

一、霍冀州

清涧名医。举秀才，师从其父霍承珍。精于妇科，兼通内科。开设益生堂药铺，以“半积阴功半养家”为开店宗旨，处方力求廉验。

二、姬连卿

榆林名医。由设馆教书而改学医、行医。对《傅青主女科》深有研究，受聘在“万全堂”坐堂应诊。自制“千金调经散”疗效显著，曾配制为成药销售。

三、刘荣胜

神木名医。随父刘子绍学医，博学多才。行医31年，善治妇科、外科，对妇科杂症治疗尤有经验。曾献秘方支持抗日。其弟子亦颇有医名。

四、张昆明

榆林名医。少年时立志从医，隐身古刹苦读经典数年。行医40余载，长于妇科。曾在榆林设馆教授医学。19岁开始行医，专长内科、妇科、时疫杂病。他在理论上本《内经》“阴阳偏盛，乃生疾病”之旨，认为“阴可不足，阳曷能少？”并据此指出：“倘若补阴伐阳”，则“无阳可长”，因而诊治上他重在温补阳气，尤以爱用桂附知名。因熟识温热药理，应用自如，有“温热派”之称。曾设帐授徒于榆林普济寺。从其学者有张培田、高镇南及子龙翔、龙田等因医而名于世。

五、吕廷荣

米脂城内东街人。光绪二十六年（1900）在吉征店开设“生春堂”分号行医。长于内科、妇科，素重医德，医风独特。民国八年（1919）自办“荣盛源”药房，创制“六神止晕散”“玉红膏”等多种临床应用成药。著《医经要领》《验方百种》书稿（未刊行）。

六、吕鼎彝米脂名医

出身世医之家，擅长妇科、内科，从医50余年，饮誉东南各县。精于炮制修合，曾制作多种成药应用。1956年出席陕西省第一届卫生工作者代表大会，荣获甲等奖，著有《吕氏家诊汇编》《妇产宝鉴全编》《吕鼎彝医案选集》《米脂中草药》《民间验方选》。

七、李生华

府谷人，内蒙古伊盟名医。出身世医家庭，善内、妇科，能熟练用活血化瘀法治妇科病。

八、张世雄

榆林著名老中医，神木县人，40余年的临床实践中，善妇科、内科，尤重肿瘤治疗研究，自创治癌三方。遵祖国医学的宗旨，结合自己的经验，灵活变通，勇于创新，潜心研讨中医对肿瘤的诊治，自拟灭癌汤、散、丸加减化裁，取得了一定疗效。自创“清醒散”“十子汤”治疗肝昏迷、无精子症，应用马钱子治疗小儿麻痹后遗症、乙脑后遗症、脑血管意外、类风湿等，均取得效果。

九、刘茂林

全国第四批名老中医专家学术经验继承工作指导老师。省政府授于“陕西省名中医”。擅长诊治男女不育不孕症、输卵管阻塞、急性盆腔炎、习惯性流产、功能性子宫出血，月经不调、闭经、赤白带下等妇科疑难病的治疗。特别是采用中药离子导入治疗输卵管阻塞疗效显著。

十、市中医院中医女科是榆林市重点专科

由著名中医妇科专家刘茂林主任医师主诊，科主任刘筱茂。该科对男女不孕不育病、输卵管阻塞、排卵功能障碍、习惯性流产等生育方面疾病的治疗，方法独特，疗效显著，患者遍及晋、陕、宁、蒙等周边省市。对功能性子宫出血、闭经、乳腺增生、子宫肌瘤，胎儿溢血症、胎位“异常、急慢性盆腔炎等妇科疑难病症，治疗上有其独特之处。研制胎宝，生精丹，获国家专利。胎宝获“99中国专利技术大奖赛金奖”和“国际尤里卡专利技术发明金奖。

著名妇科医家还有：榆林郭润生、郭鸿先、姬发武，神木韩体元，米脂杜世杰，绥德高寅修，吴堡辛培儒，清涧霍大鹏等。

第四节　儿科

儿童缺乏免疫力，易受疫病侵袭，故凡儿科医生也都熟悉麻痘等时症的治疗。榆林手抄医书有不少儿科或痘疹专著，也成就了一批儿科名家。

一、景百川

榆林名医。以善治儿科疾病、精通种痘技术名闻于世。临诊细心谨慎，反复验视，精心辨证而用药廉便。对疫病预防多有贡献。学术传于其子景贤。善治内科，儿科，处方用药讲究廉、便、简，反对药物庞杂，临床蓄有经验，治愈率较高。开设“同春堂”自制有加味和中丸，急救拨疗膏。

二、麻勃

榆林名医。弱冠之年开始学医，攻读十年方悬壶应诊。熟读《痧症全书》，颇有创新，治疗痧痘等儿科疾病效果显著。严谨谦和，极富耐心，除治疗内科杂病外，以治疗“痧症”最为特长，疗效极高，乡人誉为“麻佛爷”。

三、梁庭辉

榆林名医。初为儒生，后弃文学医，师从郭衡甫。长于儿科，善治麻疹、痧症、惊风、搐搦等病。开设广庆春药店，兼授徒传医。著有《古稀从医笔示》。

四、高瑞堂

民国年间群众赞誉的榆林“四大名医”之一。长于儿科、妇科，能灵活运用经方、时方。行医50余年，治疗儿科疾病尤有经验。撰有《临证验方》一书。临床诊病准确，尤长脉诊，谙熟药性，精于炮制，遣方用药合度，善用经、时方，往往用平淡之药而起沉疴。

五、吕廷弼

米脂名医。出身医门，跟随其父吕殿阳学医，尽得所传。长于儿科，亦善治妇科、皮肤病。于小儿咽喉疾病独有心悟，治疗每每效验，人称“喉症圣手”。

六、雷泽霖

榆林市名老中医，长于中医内科、妇科、儿科等杂症，自拟“羚角镇痉汤”，善治小儿惊风。雷氏数十年临床探索所得“惊风穴”，灸治抽搐，多有效验。

七、高万佑

榆林市“十佳”名老中医之一，擅长中医儿科、内科疑难杂症治疗。自拟治疗小儿疾病6方。其中“清肺养胃汤在儿科临床的应用”，在陕西省第四届儿科学术大会宣讲，获三等奖。自创应用中药灌肠治疗痢疾、漏肩风等疾病，疗效显著。根据经络学说的理论，独创“冻结穴”探讨病因机理、治疗方法。

八、中医儿科

是市中医院重点专科。由著名儿科主任医师高万佑及其子高扬、主任医师师建国主诊。该科应用现代医学的检测手段、中医辨证论治在儿科临床独树一帜。发表论文数十篇。自拟方剂治疗小儿厌食、高热不退、急慢惊风、紫癜、婴幼儿哮喘等疑难杂症疗效独特，享誉省内外。

著名儿科医生还有榆林景星垣、牛文川、景贤、麻厚庵等。

第五节　外科

榆林由于其军事地位、战争环境，外科历来受到重视。金疮、痈疡、折伤医药齐备。至陈实功《外科正宗》刊行后，中医外科理论、证治、方法、药物都已具备纲领，可供外科医生学习参考。虽然自清以后，榆林外科有所衰退，但外科领域依然不乏名家。

一、刘子绍

神木名医。精于外科，善治痈疔疮疡。开设寿春堂药铺，自制“九龙丹”“灵药”“黑矾散”等，疗效极好，加之医德高尚，备受广大患者称赞。

二、刘永光

靖边名医。长于外科、内科。善用家传“五毒膏”治疗外科疮疡，效果良好。

三、张鸿业

吴堡名医。善治痈疽疔疮，常用升药外敷。治疗炭疽、疔疮颇有章法喜用外药，家传三仙丹，八宝散，十二全宝散都能如法炼制，恰当使用。

四、刘汉西

绥德名医。熟谙内科、妇科，后与孟志刚合作，致力于研究中医药治疗急腹症，颇有成效。

五、冯应魁

榆林名医。少贫，中道辍学，入屠帮工渐悟“庖丁解牛”之旨，又随宋姓医家学习正骨，自制“骨骼人”反复揣摩解剖关系，终成正骨名医，手法技艺高超。三十岁那年，冯偶患眼疾，去天津诊治，凡遇骨折、脱臼之患者亦予治疗，因此在津颇有医声。病好返里，医名大震，毗邻府、县求医者络绎不绝，门庭若市。

六、张焕彩

榆林名医。早年为赴蒙“边医”，得治疗梅毒花柳、疔毒疮疡等皮肤、外科病真传，综内服、外治、熏药诸法，取效捷然。曾任陕西省中医研究院特约研究员。

外科著名医家还有：吴堡张常有、李亮光、张鸿儒，榆林张焕成、冯建茹（女）、刘改如（女）等。

第六节　针灸

针灸是中医最古老也最经典的一种治疗方法，因其廉便有效，又能救急，受到历代医家重视。至明万历间杨继洲、赵文炳编印《针灸大成》《铜人明堂图》，针灸学术理论、经络穴位明晰，堪为规范。榆林针灸医生不仅钻研方家经典，自己也极力创造利于针灸治疗的条件。榆林张翰甫世家曾自铸高二尺左右针灸铜人，米脂吕鼎彝世家用苎麻裱纸法摹制人体头胸模型，标绘经络穴位，供针灸医疗和学习参考。著名针灸医家有：

一、朱祥

榆林名医。御医朱胤之重孙，继承家学，尤其擅长针灸。治多效验。

二、李文正

榆林名医。尤擅针灸治疗，屡起沉疴，深孚众望。乡里赠有“万病一针”匾额以颂其德。1956年，为了解决中医后继乏人的问题，在他的倡导下，城内办起中医学习班。他亲自授课，先后培养出60多名中医人才。其遗著有《放血疗法》《针灸临床经验谈》等。

三、李居时

吴堡名医。师从其伯父李兰相学习针灸，勤学苦练。治疗以针灸为主，亦善用草药、偏方，殊多有效。为医廉洁，颇受尊重。

四、刘登洲

清涧名医。刻苦自学成才，独擅针灸，法遵《针灸大成》，手法灵巧，名噪一时。曾受聘为陕西省中医研究所特邀通讯研究员。他除了对一般常见病用针灸治疗，而且对一些疑难杂病，如不孕症、小儿抽风、中风（脑血管病）都有很高的疗效。有的甚至能够起死回生。

五、梁世珍

榆林名医。自行研制弹簧针管快速进针，减轻疼痛，很受患者欢迎。

著名针灸医家还有：吴堡李兰相，榆林高库、林懋森，米脂惠树春，定边杨凯胜等。

第二章　西医医疗技术

第一节　内科

榆林市二院早在1934年榆林卫生院时设内科，由于条件所限，只能依靠临床经验，对一些常见病、多发病进行诊治。1951年即设化验室开展三大常规化验。1952年配备X光机，1955年设放射科后，胸肺等内科疾病的诊断准确率大为提高。1962年，孙兴华等医师将心电图、H型超声波应用于临床，1963年在心电图机监护下，始用普鲁卡因酰胺等抗心律紊乱剂静脉推注。1964年首次进行心包穿刺术。1973年将扩血管药物应用于抢救休克，改变过去只用肾素的传统治疗，提高了疗效。

1970年，陕西省第二康复医院整体搬迁到绥德，更名为榆林地区中心医院，这所在当时设备、技术、管理均处在省内领先水平的医院给一直以来缺医少药的榆林人民带来了光明。当年，郭程浩在吴堡下乡医疗，在农民家中行首例“心包穿刺术抢救病人；陈梅成功抢救一重症脊髓炎患者；徐佩祥用机械呼吸机与陈梅合作，抢救治疗“格林利症”40天，获得成功。1971年，陈梅成功抢救一例“肺结核大咯血伴气胸”患者。并先后新开展了同位素扫描、激光治疗、心电监护抢救急重病人等数十项，在全区很快被推广应用。

20世纪80年代，地区中心医院开展了心电监护和非同步式电击除颤技术，设立骨、淋巴检查室，开展组织化学染色法、儿科开展了心包穿刺、肺脓肿、脑脓肿穿刺及激素疗法，小针头肝穿刺涂片检查，心脏体外起博，胃镜检查、十二指肠镜检查、用大剂量普鲁卡因治疗急性支气管肺炎，加用口服补盐（ORS）补液法和超声雾化吸入治疗。1984年成功地进行了首例电击转律术。开展了甲状腺肿块、乳腺肿块、腹部包块等细针穿刺细胞学检查。1986年开展了逆行胰胆管造影并在胃镜下治疗技术，对各种肿瘤进行药物联合化疗，巯甲丙脯酸、硝普纳、酸妥拉明、心痛定、环磷酰胺、阿托品、丝裂霉素、5—氟脲密啶等一批新药用于临床治疗心力衰竭，有机磷中毒抢救、肿瘤病人化疗。

20世纪90年代，开展了腹壁下动脉插管化疗晚期宫颈癌，高压氧治疗。成人、儿童癫痫，帕金森病治疗取得重大进展，颅内穿刺行颅内血肿引流，心脏血管造影，治疗各种脑出血、脑栓塞、脑室出血等脑血管疾病。呼吸困难、胸腔积液、血栓性血小板减少性紫癜、急慢性肾功能衰竭合并多脏器衰竭的血液透析滤过治疗、糖尿肾病、高血压肾病、急慢性肾小球炎。消化道出血的内镜下止血，消化道异物内镜下取出，肾上腺疾病，甲状腺疾病的诊治。

进入21世纪是榆林市医疗技术快速发展时期。截至2015年，内儿科医疗技术代表性技术项项开展很多，心肺复苏术、电击除颤术、气管插管术、床头血液灌流术、持续皮下胰岛素输注、糖化血红蛋白检测、垂体疾病、继发性高血压、肺动脉造影及下腔静脉滤器植入术，应用新技术诊治各型结核及耐药性肺结核，重症肺结核合并大咯血、慢性阻塞性肺疾病、急性加重期及肺栓塞的抗凝、溶栓治疗、骨髓纤维化、急性重症再生障碍性贫血，无痛胃镜、肠镜检查，胃、结肠息肉的内镜下切除，经内镜十二指肠乳头蛔虫取出，同位素治疗甲状腺疾病，脑血管造影及支架植入术、肝动脉化疗栓塞术、动脉灌注化疗术、支架放置术、部分性脾栓塞术、腹腔动脉造影术、经皮经肝胆道内支架植入术、心脏介入术、消化道支架植入术。2009年12月20日，榆林市首个专家工作站成立，西京医院血液专家到站工作，建立了血液实验室和血液库。

从1980年以来，集体抢救了“急性广泛前壁心肌埂塞”“格林巴利综合征（极重性）”等危重病例，并对心、脑肾、神经等系统的疑难病证进行了研究探讨，取得了一定进展。如脾肾静脉分流术治疗门脉高压症；“云南白药”保留灌肠治疗乙状结肠溃疡出血等，均获得了榆林地区科研成果奖。

一、呼吸内科

中华人民共和国成立初期至20世纪80年代，地区医院呼吸内科只能诊治常见病，如肺炎、急、慢性支气管炎等。80年代初期，诊断主要依靠胸部x线，诊断有所进步，但专科疾病诊治仍停留在一般水平。1988年引进支气管镜、呼吸机（有创和无创）、肺功能、动脉血气分析等相关设备，使诊疗水平有了质的提升。先后开展经皮穿刺肺活检、胸膜活检等检查，极大地提高了肺癌、肺结核、胸膜疾病等疾病的确诊率。无创（有创）呼吸机辅助呼吸在救治慢性阻塞性肺疾病、肺性脑病、睡眠呼吸暂停低通气综合征等呼吸疾病发挥良好作用。中心静脉导管引流下治疗胸腔积液取得了肯定疗效。2013年开展电子支气管镜检查、镜下诊查及治疗，进一步提高了肺部疾病的确诊及治疗。随着256排CT、3.0核磁共振、彩色多普勒B超、大型C臂机等高端设备的购入，进一步开展了许多新的技术项目，如肺栓塞的诊治、支气管动脉栓塞治疗大咯血、支气管动脉灌注化疗治疗肺癌等。

榆林市一院呼吸内科单独成立于2009年4月，有先进的肺功能室、血气分析室、电子支气管镜室。在诊断和治疗呼吸系统的常见病、多发病如慢性支气管炎、肺气肿、肺心病、哮喘、肺炎、肺结核、肺癌、胸腔积液、间质性肺病等处于区内领先水平；在区内率先开展了支气管哮喘、慢性阻塞性肺病的系统教育和管理工作。

二、消化内科

1999年，榆林市二院开展肝动脉化疗栓塞术，用于治疗原发性肝癌或转移性肝癌，原发性肝癌的肝动脉介入治疗临床研究，获榆林市科技进步二等奖；同年开展胃癌、大肠癌、胰腺癌的动脉灌注化疗术；2005年开展部分性脾栓塞术治疗肝硬化门脉高压所致脾功能亢进荣获榆林市科技进步三等奖；2006年肝癌破裂大出血的肝动脉介入治疗，该项目获榆林市第二医院新技术一项；2007年先后开展《肝硬化门脉高压症并发上消化道大出血的经颈静脉肝内门腔静脉分流术（TIPS）》《布–加综合症经皮下腔静脉血管腔内成形术和内支架植入术》《经皮经肝肠道内支架植入术》2009年开展《幽门梗阻肠道支架植入术》，该项目获榆林市第二医院新技术三项；2010年开展《经皮左锁骨下动脉导管药盒系统植入术治疗晚期胰腺癌》，该项目获榆林市第二医院新技术一项；2010年开展C14 尿素呼气试验检测幽门螺旋杆菌。

榆林市一院消化内科单独成立于2009年4月，设有消化专业门诊、肝病诊疗中心，消化内镜室和消化实验室。科室擅长于诊治食道、胃肠、肝胆、胰脾、腹腔血管及腹膜等消化系统疾病，现科室开展多项内镜下治疗技术及介入手术。1999年在榆林市率先开展内镜下微波治疗胃息肉及胃黏膜脱垂，2000年内镜下药物喷洒止血，2004年开展内镜下射频切除胃息肉及结肠息肉，2006年开展原发性肝癌动脉栓塞+化疗术，2007年开展内镜下食管狭窄球囊扩张+支架置入术，2008年透视下贲门失弛缓球囊扩张术，2009年开展透视下食管狭窄支架置入术，2010年率先开展CT引导下肝癌射频消融术，2011年首次在外院教授指导下开展食管静脉曲张硬化剂注射治疗，2013年开展食管静脉曲张套扎术，2014年开展ERCP+EST。2002年成立肝病诊疗中心，中心收治各型病毒性肝炎（甲、乙、丙、丁、戊型）肝硬化腹水、原发性肝癌、急慢性淤胆型肝炎、重型肝炎、自身免疫性肝病；酒精性肝炎、药物性肝炎、脂肪肝等。进行病毒型肝炎抗病毒治疗，乙型肝炎母婴阻断，肝硬化并发症处理等。

星元医院消化内科2008年开展无痛胃镜技术。用激光治疗溃疡、息肉等。

三、内分泌科

20世纪50年代中期。地区医院内分泌疾病属大内科，当时对疾病的诊断治疗方法比较简单，对甲状腺功能减退症（地方性甲状腺肿即克汀病）采用甲状腺素替代治疗，甲状腺功能亢进症用口服药物及手术治疗的办法，肾上腺皮质功能减退症采用肾上腺皮质激素替代治疗，垂体前叶功能减退症（席汉氏综合症）采用垂体激素替代治疗，糖尿病用口服药物治疗，尿崩症采用皮下注射抗利尿激素来治疗，针对垂体肿瘤，采用口服药物加手术治疗的办法。到60年代中期，对糖尿病的治疗有了注射胰导素的新方法。2007年榆林二院在市内首家成立内分泌科。其前身为2002年成立的心血管内分泌科的内分泌学组，当时有牛建生、张秀梅、祁福艳三位医师。2004年在北京协和医院帮助下、市卫生局支持下，成立榆林市二院糖尿病诊疗中心。内分泌免疫科成立以后，一直积极开展新项目、新技术。2003年省内市级医院首家开展糖化血红蛋白测定；2010年更换为日本爱科来高压液相糖化血红蛋白仪；2003年全省市级医院率先开展胰岛素泵降糖技术；2008年开展糖尿病血管病变、神经病变早期诊断技术。2003—2005年指导核医学科在市内首家开展足量一次性放射性131I治疗甲亢；同时与本院检验科协助开展甲功全项、胰岛素C肽及糖尿病相关项目测定。科室将开展项目与临床紧密相结合。积极开展学科业务，除糖尿病、甲亢等常见病外，针对下丘脑垂体疾病、肾上腺疾病、骨代谢病、骨质疏松、内分泌高血压、产后大出血垂体功能低下症、矮小病、克汀病、亚急性甲状腺炎、桥本病、甲状腺结节、尿崩症及诸多内分泌少见病、疑难症得到及早发现和诊治，大大降低了临床误诊率和漏诊率。2011年5月内分泌科被省卫生厅批准获得卫生部国家临床重点专科申报资格。2012年7月23及12月31号被市卫生局批准为“榆林市糖尿病诊疗中心”及“榆林市市级重点学科”。10年来完成院内以及市内新项目、新技术10余项，其中《双相门冬胰岛素30与预混胰岛素30在治疗2型糖尿病疗效及安全性分析》《艾塞那肽对多种药物控制血糖不佳的2型糖尿病有效性安全性研究》《那格列奈联合甘精胰岛素治疗2型糖尿病的临床应用》等项目获得榆林市级科学技术奖。

榆林市一院内分泌科成立于2010年6月，目前已开展的糖脂代谢、甲状腺、肾上腺疾病的诊治。并正在筹建内分泌实验中心，提高对内分泌疾病的诊断水平。

四、肾病风湿科

20世纪50年代，地区医院内科不分专业，医疗水平非常有限，只能解决一些简单的内科常见病。1956年一些名牌医科大学的毕业生分配到医院，医疗水平，治愈好转率较前提高。20世纪80年代初期，设心肾专业组，能对一些急慢性肾炎，肾病综合症等疾病凭经验给予对症及激素治疗，急慢性肾衰也只能靠内科的保守治疗，对一些继发性肾脏病，如糖尿病肾病、狼疮性肾炎、乙肝相关性肾炎、紫癜性肾炎还没有足够的认识，治疗效果不理想。榆林市一院肾病风湿科拥有血液透析机9台和床旁连续血液滤过机2台，可开展各种原发性、继发性肾小球肾炎、IgA肾病、急慢性肾功能衰竭和系统性红斑狼疮、、强直性脊柱炎、混合性结缔组织病等疾病的诊治，对不同病因的尿毒症患者，坚持透析处方个体化的原则，有效地减少了患者急慢性并发症的发生，明显改善了透析患者的预后。2006—2010年，开展了高龄老年人肾功能衰竭的替代治疗、急慢性肾功能衰竭合并多脏器衰竭的血液透析滤过治疗，糖尿病肾病，高血压肾病，肾病综合症，急慢性肾小球肾炎，狼疮性肾炎及急慢性肾衰的治疗。

2007年，星元医院风湿科开展中西医结合治疗风湿病。

五、心血管内科

1950—1960年，心脏瓣膜疾病诊断主要依据病史、临床检查、心电图和胸透。治疗上主要是休息，用阿斯匹林治疗风湿热，用磺胺类药物预防风湿热。对心力衰竭患者给予低盐饮食和洋地黄类药物；房颤者给予奎尼丁。急性心脏炎愈后很差。20世纪50年代心肌梗塞患者尚不能测定心肌酶学变化，故对心肌梗塞不能做出确定性诊断。检查心梗，心率失常者只有12导联心电图，室速治疗只能用奎尼丁治疗。当时住院患者心肌梗塞死亡率是30%。心血管扩张剂治疗心力衰竭开始于60年代末和70年代初。70年代末和80年代初，血管紧张素转换酶抑制剂的问世，开创了治疗心力衰竭新的篇章。90年代，开始对重症冠心病进行监护，临床应用持续动态检测心率失常的技术、安全有效的抗心率失常药物、静脉溶栓治疗心肌缺血，心肌梗塞及 自受体阻滞剂预防冠心病患者心源性猝死。同时对快速型心率失常治疗有了新进展，这就是程序电刺激法应用于临床。2000年，引进起搏器在临床应用，为心率失常患者之治疗开辟了新途径。对药物反应性差的快速心率失常、阵发性室上速、房扑、房颤、室速等疾病，通过射频消融法进行根除治疗。

榆林市一院心血管内科1989年从建院初期成立的大内科分离而设，负责心血管、内分泌、老年疾病的诊断、治疗科研教学工作。可开展永久性心脏起搏器植入、右心导管检查、食道调搏、急性心肌梗塞的溶栓治疗等新技术。1990年抢救一位因电击伤后循环骤停20分钟，心脏自主节律停止95分钟的患者。1979年完成了全市首例临时起搏器植入术；1993年完成了全市首例永久性起搏器植入术；1998年开展了全市首例冠脉造影检查，2000年后，开展的新技术有：永久性起搏器植入术（单腔、双腔、三腔）、冠心病介入治疗、先心病封堵术、周围血管疾病的介入治疗、下腔静脉滤器植入术、心律失常射频消融术等。疑难病急危重病的抢救成功率达94%以上。科室配备有大型数字减影机、心脏三维标测系统及心电生理仪、主动脉球囊反搏仪等先进设备。

榆林市二院心血管内科2007年筹建以来，经过大量介入数据的整理、对照、研究，2008年8月“经皮冠状动脉介入治疗与单纯溶栓治疗急性心肌梗死的临床对照研究”发表在《中外健康文摘、临床医师》第5卷第8期，被中华医学会举办的全国心血管病学新进展与临床应用研讨会确定为大会宣读论文，并特邀为正式代表出席会议。2008年10月“国产替罗非斑对急性冠脉综合征患者介入治疗中疗效分析”发表在《中国现代医生》第46卷第29期。2009年，在我市率先开展了肺动脉造影及下腔静脉滤器植入术。 2011年来进行冠心病左主干无保护支架植入3例，达到国内先进水平。

星元医院心血管内科引进新技术9项，2007年，经导管室动脉导管未闭封堵术、心脏起搏器植入后程控随诊、疑难房室旁路的射频消融术、心肌标志物在心血管疾病中的应用、冠状动脉分区病变不同术式的PCI应用、慢性阻塞病变的介入治疗、盐酸替罗非班（欣维宁）在急性心肌梗死、PCI术中的应用。2009年，开展了心脏永久型双腔起搏器植入术。

六、神经内科

1949年，地区医院建院时，只能诊断神经内科一般的疾病，对脑出血、脑梗死都不能明确诊断。到20世纪50年代初期，对内科普通疾病诊断有所进步，但专科疾病诊治仍停留在较低水平。60年代，对神经内科部分疾病才有所认识。70年代初，对脑出血、脑梗死、蛛网膜下腔出血逐渐有了明确认识，并可通过腰椎穿刺确诊。到90年代，由于螺旋CT、彩超，磁共振、数字血管造影机的设备引进，对脑干、小脑、脊髓的病变能明确辩位及定性。2002年，在影像学的帮助和推动下，逐步进行了选择性动脉介入溶栓疗法治疗急性脑梗死。这一时期，诊断和治疗上有了质的飞跃，各种疾病的诊治进一步规范化。

榆林市二院神经内科2007年成立。同年开展脑脊液细胞学检查、蛛网膜下腔出血脑脊液置换术、鞘内药物治疗、锥颅软通道颅内血肿穿刺引流术、脑室穿刺引流术、硬膜外及硬膜下血肿穿刺引流术、大剂量激素冲击治疗多发性硬化、重症肌无力、急性脊髓炎等疾病、静注人血免疫球蛋白注射液治疗多发性硬化、吉兰-巴雷综合征等疾病。2008年开展双侧硬膜下血肿穿刺引流术，避免了患者不能耐受开颅手术，减轻了患者经济负担。2010年使用YL-1型颅内血肿穿刺粉碎针行颅内血肿穿刺引流术得到卫生部认可，准予参加卫生部推广项目-使用YL-1型颅内血肿穿刺粉碎针行颅内血肿穿刺引流。2011年开展全脑血管造影术，并完成锁骨下动脉支架植入术，参加财政部、卫生部医改重大专项“脑卒中高危人群筛查和干预项目”被评为榆林地区唯一的一家基地医院，承担榆林地区脑卒中高危人群的筛查与防治，同时选派相关人员参加脑卒中高危人群筛查与防治新技术推广项目培训。2012年开展颈动脉支架植入术，并使用介入技术成功救治椎动脉离断伤一例；2013年开展椎动脉支架植入术；应用营养管给予昏迷患者肠内营养支持；应用气压泵预防下肢深静脉血栓形成。2014年开放床位55张，参与国家十二五重大专项–H型高血压的CER研究项目，进一步规范化治疗脑卒中危险因素，减少脑卒中发生；参加CAAE–UCB蒲公英项目，更加规范化治疗癫痫；同时参加telestroke项目，通过应用远程卒中救治，进一步保障了动静脉溶栓的安全性，从而减少了致死率及致残率；开展颅内动脉瘤栓塞术；开展脑脊液细胞学、改良抗酸染色、阿里新兰染色等，进一步挺高了对于中枢神经系统感染、中枢神经系统肿瘤等疾病的诊断及治疗。

榆林市一院神经内科1989年从大内科分设而立，负责神经、精神病的临床诊治、教学、科研工作。2011年榆林院区神经内科又分为神经内一科、神经内二科两个病区。神经内科曾在市内率先开展脑脊液细胞学检查、颅内血中引流术、脑室引流术、脑电图检查、肌电图检查、视频脑电图监测术、心里测验和心理治疗、准介入治疗、脑血管病造影术、颈内动脉支架植入术等技术项目。2010年以来，开展了脑梗死超早期溶栓治疗、脑梗死准介入治疗、颅内血肿微创穿刺粉碎清创术、全脑血管造影及支架植入技术、肌肉活检、抗癫痫药物浓度监测、叶酸、维生素B12浓度监测、 S100–β蛋白测定、血同型半胱氨酸浓度监测、心动超声发泡试验、帕金森病的规范治疗、瘫痪肢体功能康复等技术项目。

星元医院神经内科引进新技术19项，2008年，电子生物反馈治疗脑血管疾病、脑血管疾病的介入治疗，2009年/脑脊液净化术治疗蛛网膜下腔出血、鞘内给药治疗神经系统脱髓鞘疾病、鞘内化疗治疗结核性脑膜炎，2010年，应用新的速效肌松剂–罗库溴铵、神经兴奋剂刺激注射治疗慢性顽固性面神经麻痹、缺血性脑血管病分层诊断及治疗、侧脑室引流术抢救高颅压危象、肉毒素治疗顽固性偏头痛、超早期尿激酶溶栓治疗缺血性脑卒中、开展肌电图神经诱发电位检查、应用A型肉毒素成功治顽固性面肌痉挛症、心理测验项目、引进上海诺诚肌电图，诱发电位仪可为肌萎缩等多种病症提供诊断依据。开设心理咨询门诊，2011年建立心理测验室，开展心理测验、心理咨询及心理疏导治疗心理障碍患者。

七、血液肿瘤科

榆林市二院2011年11月份成立，科室成立后开展的技术项目有：血液疾病方面：能够独立完成骨髓穿刺、染色、阅片技术；与外院合作完成骨髓活检、基因学等方面检查；能够诊治：急慢性白血病、恶性淋巴瘤、多发性骨髓瘤、骨髓增生异常综合症及再生障碍性贫血、营养性贫血、溶血性贫血等各种贫血，血小板减少性紫癜、血友病、凝血功能障碍等各种出血性疾病及各种原因引起的白细胞减少症等。

肿瘤疾病方面：1、开展各类型化疗：包括根治性化疗、术后辅助化疗、术前辅助化疗、姑息性化疗、腔内（腹腔、胸腔、心包腔）灌注化疗、动脉插管介入化疗、栓塞化疗、深静脉置管和化疗药物连续静脉滴注肿瘤的化疗；2、内分泌治疗：开展乳腺癌，前列腺癌的内分泌治疗；3、微创介入治疗方面：目前开展ＣＴ或Ｂ超引导下肿瘤穿刺活检术；心包腔、胸腔、腹腔积液抽液术，置管引流、注药；浆膜腔灌注结合化疗，治疗胸、腹、心包腔积液；4、2012年成立“癌痛规范化治疗示范病房”，遵守WHO提出的“三阶梯止痛治疗原则”治疗癌痛病人。

星元医院综合内科引进新技术9项，2005年，环磷酰胺冲击疗法治疗顽固性肾病综合症、腹膜透析2007年个性化透析液方案、单针双腔导管置管术、排粪造影、支气管镜的临床应用、肿瘤血管内介入治疗、动静脉人工内瘘成形术2008年，开展应用高频注射呼吸机辅助单肺通气。

第二节　外科

榆林市第二医院1950年乔荫萍等医师在局部麻醉下开展肠梗阻手术。1951年开展阑尾切除及截肢手术、剖腹探查术等。1956年由马世昌首次做胃大部切除手术，并开展外眼手术、兔唇修补、气管切开及气管异物取出等手术。至1963年相继开展巨脾切除、回盲部切除吻合，乳腺癌乳房切除、胃幽门癌胃切除、巨大肾盂积水肾切除及上臂软骨瘤摘除、骨折内固定等手术。1964—1979年，张鹏、徐华霖、包钟奇、李金祥等医师先后开展纵膈肿瘤切除、肾结核切除、食道静脉曲张结扎、甲状腺瘤切除、直肠癌根治、肺叶切除、前列腺切除、中段食道癌切除、子宫颈肌瘤切除，以及膝关节、髋关节融合等手术。20世纪80年代，随着医疗技术水平的提高，检验、放射、超声波、心电图、脑图、病理、窥镜、人工肾、血疗监察治疗仪器等先进设备用于临床。普胸、全食道手术，门脉高压分流术，胆道镜检查及取石术、各种消化道肿瘤根治术和上腹部其他手术，直肠癌、前列腺、膀胱全切手术等；小儿麻痹的各种矫正手术，脊柱骨折特殊内固定术，脊柱结核、肿瘤、骨核摘除术等；颅脑外伤、颅内血肿清除、颅内肿瘤的诊治等。

榆林地区中心医院在大外科时期，开创了榆林多项首例手术。如1970年，杨兴善、杨志学率先成功行“胰腺癌三脏器切除术”；1975年，周国昌首次成功开展颅内手术；1977年，贺焕章成功行“自体肾移植”手术；1978年，杨志学、杨兴善对“肝巨大海锦状血管瘤”成功行超半肝切除术，陈方海成功行“断指再植”术，熊传高成功行“风心二尖辨狭窄闭式扩张”手术；1979年，张定中成功行“宫颈癌广泛切除术”；1980年，张定中开展“腹壁下动脉插管术”对晚期官颈癌施行区域性化疗，试用大剂量丝裂雷素进行冲击疗法，获得了根治机会；1983年，郝建章、高进东等在无体外循环条件下，成功行“先心动脉导管未闭缝扎”手术；1989年，郝建章等成功抢救“电击伤后循环骤停20分钟，心脏自主节律停止95分钟”的患者白志胜；1990年，王万富等成功行“颈椎骨折合并高位截瘫颈前入路一次手术”。2001年，榆林市一院率先开展了体外循环下心脏直视手术。在东万医疗集团的支持下，开展了腹腔镜、宫腔镜手术，共完成手术1000余例；同时，完成了内窥镜鼻窦手术200余例，各种心脏介入术200多例，消化介入术200余例，眼科眼底病变光学相干断层扫描300多例，心脏瓣膜置换术等手术达到全国先进水平，形成了榆林微创手术群，大大减轻了患者的痛苦。

2004年，榆林市成立了腔镜中心，附设于榆林市第一医院，使该院微创技术获得快速发展，成为各类手术患者的最佳选择。医院泌尿外科、妇产科、消化内科、眼科、耳鼻喉科、心内科等一批微创重点学科，开创了榆林医学领域中的绝大多数“第一次”。一大批创伤手术可以通过微创手术解决，替代了开放式手术，进入了全新“微创手术时代”。

尤其是新生儿换血、阴式子宫切除术、体外循环下心脏直视手术、漏斗胸矫正术、重症胸部损伤、肝门部胆管癌根治手术、全麻下气管插管呼吸机辅助呼吸术、骨盆骨折的切开复位内固定、心脏永久性起搏器安装、冠心病介入治疗、先天性心脏病封堵术、镜下单鼻孔入路垂体瘤切除、全脑血管造影、颅内血管疾病介入治疗、腹腔镜下胆囊切除、腹腔镜下附件切除、卵巢良性肿瘤切除、子宫肌瘤切除，宫腔镜黏膜下肿瘤切除、超声乳化白内障摘除、同位素治疗甲状腺疾病等手术与技术项目的成功，填补了市内技术领域空白，部分已达省级先进水平。

同时，医院还开展了经尿道膀胱内疾病电切治疗、膀胱镜泌尿系统疾病治疗肾输尿管结石饮激光治疗、口腔颌面部肿瘤的根治、牙颌面畸形钧正颂矫正术、人工种植牙、宫腔镜技术的临床应用研究、消炎痛水剂在人工流产术中镇痛的研究、硬膜外麻醉下剖宫术宫缩变化的临床观察、重型特重型颅脑损伤救治、高血压脑出血的外科系统规范治疗、胶质瘤的外科综合治疗、体外循环心脏直视手术、全麻病人术后并发症的预防等省内先进技术和前沿学术研究。

一、普通外科

榆林市二院从1931年建院以来，几代外科人艰辛努力，率先开展了阑尾切除术、胆囊切除术及普外常见病、多发病的诊治等工作。1952年王光清率陕北卫生工作队赴榆林诊治许多疑难患者，在榆林人民医院做了首例肠吻合手术，协助组建了一大批基层卫生机构。于1958年起设立独立病房，诊治范围有：胃肠道疾病、肝胆胰脾疾病、乳腺、甲状腺、周围血管、淋巴管疾病；腹外疝、营养支持及烧伤等。先后开展了甲状腺癌根治术、乳腺癌改良根治术、胃癌左上腹脏器联合切除术、全胃切除后空肠及结肠代胃术、胰十二指肠切除术、直肠癌TME及结肠癌CME根治术、全结肠切除术、腹股沟疝无张力修补术、肝硬化门体断流术等术式，并开展了大面积烧伤治疗、中心静脉置管，全胃肠外营养TPN等诊疗方案。并开展规范化的胃癌D2手术，并根据患者病情，采用不同的消化道重建方式，在早中期胃癌患者根治术后采用毕一式吻合术。2002年起开展直肠癌TME及结肠癌CME根治术，随访结果显示，显著提高了胃肠道肿瘤的生存率和生活质量。

榆林市一院前身在20世纪50年代后期，“二康”医院就能开展肝、胆、胸、脑等高难度的大型手术；60年代后期，即可开展当时尚属尖端技术的断肢（指）再植；1978年购进了“心外循环机”，为开展心脏手术创造了条件。80年代，成功完成了人工金属全肘关节置换、二尖瓣分离、自体肾移植和颅脑手术等具有前沿性的手术；先后开展了同位素扫描，激光治疗，心脏监护等10多项先进技术。90年代以后，又创下了腹壁下动脉插管化疗晚期宫颈癌、颈椎结核合并高位截瘫颈前入路一次完成、心跳呼吸骤停86分钟抢救成功等一系列奇迹，引起医学界的关注。

2000年起，开展胃癌、结肠癌和乳腺癌的新辅助化疗及转化治疗，提高了肿瘤患者的生存率和肿瘤远端转移患者的切除率。2010年起开展胃肠道间质瘤和淋巴瘤的靶向治疗，2011年开展乳腺癌的全程管理治疗，2012年起开展消化道肿瘤的基因检测，根据检测结果进行个体化治疗。

2008年起开展胆道镜在肝胆手术中的应用，2009年行经T管窦道胆道取石术；2012年起开展腹腔镜直肠癌根治术，2013年起开展腹腔镜胃癌根治术，并积极探索普外其他手术的微创治疗。

2006年肝胆外科从普外科中分出，设独立科室，2013年烧伤科从普外中分出，设独立科室。现普外科主要从事胃肠道外科、乳腺外科、甲状腺外科、血管外科疾病及各类普外科急症的诊治。

开展特色服务情况：

1. 普外科常规手术：开展无张力修补术，在各类腹股沟疝、切口疝、造口旁疝、脐疝、白线疝等，取得了良好的效果，与常规疝修补相比，具有手术创伤小、术后疼痛轻、全身影响小、可早期进食、早期活动及后恢复快等诸多优点。

2. 消化道肿瘤的规范化治疗和围手术期综合治疗，科室可开展所有消化道肿瘤的规范化诊治和综合治疗，可开展消化道Ⅳ期肿瘤的新辅助化疗及转化治疗。在消化道间质瘤、淋巴瘤切除术方面积累了一定的经验，并可开展围手术期靶向治疗。

3. 开展胃肠外科微创治疗。

4. 开展各类外周血管手术并成立专业组。

5. 开展乳腺、甲状腺良恶性肿瘤诊治，在诊断和综合治疗方面积累了丰富的临床经验，开展乳腺癌的分子分型治疗。

2006—2010年肝叶切除，胰腺肿瘤及急慢性胰腺炎的手术，无痛胃、结肠镜的检查，胃、结肠息肉的内镜下切除，消化道出血的内镜下止血，消化道异物的内镜下取出，经内镜-1-二指肠乳头部蛔虫取出术，内痔、外痔、混合痔、血栓痔、肛裂、脱肛、肛周脓肿、高低位肛瘘，直肠息肉，肛乳头肥大，肛门痛痒，肛门疼痛，大便带血、滴血或喷血等肛肠疾病的治疗等较为成熟的手术。开展颈部、腹部、下肢血管等各类大型手术，2010年以来，开展无张力疝修补术，胃肠及胃肠外营养，电视腹腔镜胆囊切除术，胆道探查术和腔镜下胃十二指肠修补术、腹腔镜胆囊阑尾一次切除术。2011年特聘西安交大一附院普外科许延发教授担任榆林医院普通外科学科带头人已成功完成了胰十二指肠切除术，胆总管癌切除术、根治性胃癌切除及全胃切除小肠代胃术、低位直肠癌保肛术，结肠癌根治术，直肠癌根治术，甲状腺癌根治术及乳腺癌根治等大中型手术。

星元医院普外科引进新技术7项，2005年，深静脉穿刺留置管术、2007年X线定位下肺穿刺活检技术、皮肤软组织扩张器的应用、CT导引下穿刺活体检查、2009年高位食管癌颈段食管兼喉部分切除残喉代食管术。

2000年后，县级医院都先后开展了消化道癌根治术、腹部微创手术等技术。

二、骨科

1951年，由乔荫萍施行的首例截肢手术，开创了榆林骨科先河。限于医疗环境差，不专门设有骨科，与外科设在一起，只能诊治常见疾病。1962—1972年，骨科的诊疗水平仅限于一般性的四肢骨折保守治疗和小夹板固定，简单的切开复位内固定和截肢手术，设备仅有一付牵引治疗架。20世纪80年代，由李一生等开展了小儿麻痹的各种矫正术，脊柱骨折特殊内固术及脊柱结核、肿瘤、骨核摘除术等。2008年骨科分为骨一科、骨二科两个病区，配备有进口C型臂电脑机、椎间盘镜手术系统等高、精、尖设备。2011年自制弹性钢板用于髋臼后壁粉碎性骨折；2012年后方张力带钢板用于骨盆不稳定性骨折、腓肠肌转移皮瓣治疗皮肤缺损、股骨粗隆间骨折PFNA内固定；2013年截骨矫形治疗重度跟骨骨折畸形愈合。

榆林一院骨科成立于1971年，建院初期，负责骨伤等疾病的临床、科研、教学工作。骨科成功完成人工钛金属全肘关节置换，并于1977年陈方海成功实施了断肢（指）再植。科室主要开展各种复杂创伤的治疗，断肢指再植、骨盆骨折手术治疗等，先天性髋关节脱位的手术治疗达省级先进水平。各种骨折手术，由切开复位逐步转变为微创，闭合复位内固定术，并完成许多复杂性颈椎腰椎骨折内固定术，脊柱内肿瘤切除术。并在科室学科带头人的带领下，完成全髋膝关节置换、人工股骨头置换术、椎管内肿瘤切除术，显微镜下韧带修补等技术。2006—2010年带血管皮瓣或骨瓣，肌皮瓣复合转移，脊柱骨折的切开复位，减压植骨融合内固定，人工关节置换，退行性脊柱不稳或滑脱，脊柱及四肢骨与关节结核病灶清除，畸形矫正，植骨融合内固定，脊柱恶性肿瘤的脊椎切除、稳定重建，四肢恶性肿瘤的化疗保肢手术，畸形矫正术，骨折不愈合，感染性骨不连，骨缺损等。2013年在显微镜下操作完成膝关节内韧带修补，关节内游离体，镜下完成髌骨骨折复位固定术，脊柱、关节置换及各类关节镜手术。并从2013年逐步开展皮瓣转移术。

星元医院骨科引进新技术11项，2005年胫骨骨折闭合髓内针内固定术、尺骨鹰嘴截骨治疗肱骨髁间髁上骨折2007年经椎间孔的腰椎体间融合术、足内侧皮瓣治疗足跟部皮肤缺损、顶棒系统治疗胸、腰椎骨折、胸椎结核侧路经胸膜外病灶清除植骨内固定术，2009年人工全膝关节表面置换术，2010年颈前路单一椎体次全切除钛网植骨内固定术，2011年椎板减压肿瘤切除后路钉棒系统内固定术、颈前路双节段椎体次全切除支撑钛板内固定术（ACCF）。

2000年后，县级医院已能对中等以下骨科手术进行救治。

三、泌尿外科

1949年，专署医院没有泌尿外科专业人员，20世纪70年代之前，仅能完成一些膀胱镜检查及简单的泌尿外科手术。80年代能完成难度较大印泌尿科疾病的诊治。90年代，医院泌尿科设体外震波碎石中心并拥有多台现代化的先进设备，使泌尿科专业的发展后劲十足。

榆林市二院泌尿外科于1998年始开展经尿道前列腺气化电切术，每年约行TURP术50余例。2002年分科后又与脑外科共同组成外三科，拥有床位15张，可开展开放肾上腺、肾切除术，肾盂成形术，膀胱全切术、回肠膀胱术，前列腺根治性切除术等泌尿外科常见手术。2005年泌尿外科独立成科，每年行TURP 术约200余例。2010年开展了腹腔镜手术，2011年开展了输尿管镜碎石取石术，目前每年行输尿管镜检查，输尿管镜碎石取石术约50余例。2014年，榆林市二院泌尿外科能全面开展泌尿系统疾病的治疗和手术，开展的新业务有内动脉栓塞治疗膀恍大出血。后尿道狭窄尿道黏膜套入吻合术、尿道下裂一期手术矫正术、肾盂成形术、肾上腺嗜铬细胞切除术、经尿道气化电切除术治疗前列腺增生症。

榆林市一院泌尿外科原系综合外科一个专业组，于2001年3月独立设科，负责泌尿外科专科疾病的诊断、治疗、科研教学工作。贺焕章早在1978年首例自体肾移植获得成功，1986年开展回盲肠扩大膀胱成形术，1988年首例膀胱全切廻肠袋膀胱重建获得成功。开展了陕北地区最早尿动力学检查技术，在市内开展首例腹腔镜下肾囊肿去顶术，巨大阴茎癌根治并大面积皮肤缺损一期修复术等技术。并成功开展肾上腺巨大嗜铬细胞瘤摘除，肾部分切除术，膀胱癌根治原位新膀胱术，阴茎延长术，及目前世界最先进的“圣环”包皮环切技术。2006—2010年开展了腹腔镜肾囊肿手术，腹腔镜肾切除术，腹腔镜下肾上腺肿瘤切除术，输尿管镜激光碎石取石术，经尿道前列腺气化电切术，膀胱全切回肠膀胱重建术，巨大嗜铬细胞瘤，异位嗜铬细胞瘤切除术，根治性肾切除，输尿管镜手术等。

星元医院泌尿外科引进新技术2项，2009年，腹腔镜肾脏切除手术、电切镜及腹腔镜微创手术。

四、神经外科

榆林一院神经外科原系综合外科专业组，2001年独立设科，承担神经系统外科的临床、科研、教学工作。2000年率先在陕西省开展了正规的亚低温治疗重型颅脑损伤，提高了抢救成功率和治愈率、2002年率先开展了微创小骨窗超早期手术治疗高血压脑出血、2003年率先开展了脑血管疾病全脑血管造影诊断和治疗、2004年率先开展了立体定向治疗、2005年率先开展了顽固性癫痫外科手术治疗、2009年全面开展了显微镜下各种肿瘤微创切除术和神经内窥镜下垂体瘤切除术、2010年率先开展动脉瘤介入栓塞术和颅内动脉瘤夹闭术、2013年率先开展了自体间充质干细胞移植治疗神经细胞损伤；近年来，科室不断开展新技术项目包括脑血管疾病的介入治疗、自体间充质干细胞移植治疗神经细胞损伤、神经电生理检测技术、神经内窥镜技术等。

榆林市二院神经外科于20世纪70年代开始发展，当时仅能做脑创伤急救手术，而且死亡率很高。80年代初，相继开展了脑血管造影，脑室造影，脊髓造影术等治疗比较复杂的疾病，如垂体瘤切除术、大脑半球肿瘤切除术、脑血管搭桥术及后颅窝肿瘤、脊髓肿瘤手术、高血压脑内血肿清除术。90年代初，除常规开展大脑半球肿瘤、小脑肿瘤和第四脑室肿瘤、脊髓高中位肿瘤切除、脑积水分流术，高血压脑出血及脑损伤等各种手术外，还开展显微镜下垂体瘤切除术，动脉瘤夹闭术及听神经瘤切除术、丘脑肿瘤切除术、三叉神经射频术、各部位及多发性脑膜瘤、巨大海绵状血管瘤切除术等。除常规手术外，神经外科全面开展各种颅脑损伤的急救及多发性颅内血肿、垂体瘤、脑膜瘤、侧脑室肿瘤、“颅咽管瘤等诊断和治疗，开展全脑血管造影、栓塞、四脑室肿瘤、桥小脑角肿瘤、听神经瘤切除术。

星元医院脑外科引进新技术1项，2010年神经介入颅内脑动脉瘤栓塞术。2000年后，各县级医疗机构能开展脑部常见病手术治疗。如颅脑创伤、脑出血等。

五、胸心外科

榆林市一院胸心外科原系综合外科专业组，2001年独立设科，承担胸、心外科临床和科研教学工作。在市内最早独立开展食管上、中、下段肿瘤、肺癌（全肺、肺叶、袖状切除）、纵隔肿瘤、胸膜疾病及胸壁肿瘤、胸壁结核的手术治疗。从2009年开展漏斗胸矫正术，填补了我市胸廓畸形矫正的空白。于2001年开展了体外循环下心脏直视手术。现开展食管及肺部肿瘤、食管憩室、贲门失迟缓、脓胸、肺大泡、重症胸外伤、纵膈肿瘤、胸廓畸形、心脏直视手术等，已成功施行肺部肿瘤经皮肺穿及胸腔镜下肺大泡、肺叶切除等手术。曾多次抢救心脏破裂、食管破裂及气管断裂病患，预后良好。2006—2010年重症胸外伤，动脉导管结扎术，心脏瓣膜置换术。

榆林市二院胸心外科是外一科优势学科组，胸外科主要开展各种胸部疾病的抢救、手术和胸部恶性肿瘤的化疗、介入治疗和放疗。除常规手术外，开展肺叶切除或全肺切除、中上段食道癌切除术、颈部食管吻合术、乳腺专科新技术主要开展乳腺扩大根治术、乳腺癌改良根治术、乳房成形术、中西药结合治疗乳腺增生症的研究。1997年，开展了“漏斗胸翻转成形术”，1999年开展的“结肠移植代食管重建术”等高难新手术，达到省内先进水平。

星元医院综合外科可开展胸部外科常见疾病，多发病及部分疑难杂症的诊断及手术治疗，如肺叶及全肺切除、纵膈肿瘤、食管各段肿瘤及贲门癌根治、胸壁肿瘤、结核等疾病的诊断与手术及各种胸外伤的诊断处理。

六、肝胆微创外科

榆林市二院早在1993年起就以小切口胆囊切除为专业组技术发展起点，不断地探索肝内胆管结石的各种治疗方式，肝胆管各种情况下的引流技术，和肝癌的临床治疗技术引进。2006年初建立专业科室，成为本地区的优势医疗科室。在肝脏肿瘤，复杂胆道疾患，胰腺肿瘤及重症胰腺炎，门脉高压症等急，危重症、疑难病症的诊治方面积累了丰富的临床经验。拥有数字化腹腔镜技术平台、纤维胆道镜、术中造影电视监视系统，射频消融治疗仪、液电碎石治疗仪等先进设备，能够满足肝胆胰脾疾病各种诊疗工作的需求。手术技术方面可独立完成胰十二指肠切除 、胰腺体尾切除、门静脉部分切除修复、解剖性肝叶切除术，胆管损伤修复，损伤后胆管狭窄的整复，高位胆管成形手术，高位胆管癌、联合半肝切除等高难度手术，微创手术建立了以超小切口和腹腔镜技术为主导的优势平台，腔镜下能完成简单的部分肝脏手术胆囊、胆道手术，开展B超、C臂下的各种肝脏、胆道介入、穿刺治疗。探讨开展高危、高龄患者的手术控制选择方式，制定急性胰腺炎的治疗规范流程和对应处置方案。肝胆外科从建科初即开展了急性胰腺炎的相关基础研究，其中“急性胰腺炎与血脂代谢的临床观察分析”获市科技局专项基金资助。发表专业论文20余篇，其中有“超小切口胆囊切除的临床技术应用”，“胆道术后T型管早期夹闭的临床观察”，“胰十二指肠联合部分门静脉切除在晚期胰头癌手术中的应用体会”，“小切口胆道探查的临床应用体会”，“急性胰腺炎液体支持治疗的临床观察”等特色专科经验分析内容。

榆林一院肝胆外科成立于2011年4月，特聘原兰州军区总医院留美博士李发智教授任科主任。科室拥有开展微创手术的最先进的进口腹腔镜设备、超声刀，及进口单孔腹腔镜设备和器械，以及纤维胆道镜一套，能充分利用先进的影像诊断手段，如CT与MRI优势对肝胆胰脾疾病及消化道肿瘤在术前有一个准确的诊断。对肝胆胰脾、消化道肿瘤及甲状腺、乳腺肿瘤患者的诊治。开展了包括精准肝脏切除术、巨块型肝癌切除、高位胆管癌切除、胰十二指肠切除、门脉高压症的断流术、分流术；复杂性肝胆管结石联合整治、腹腔镜下联合手术等在内的许多高难度手术。特别在微创外科方面已经率先开展腹腔镜胆囊切除，腹腔镜下肝脏肿瘤切除，腹腔镜胆总管切开取石，腹腔镜脾脏切除，腹腔镜肝囊肿开窗术的技术项目。

七、皮肤科

1953年，张培基创办皮肤科，历经近五十年的艰苦奋斗，科室在不断壮大，人员结构素质在不断提高。主要设备：冷冻治疗机、激光机、电离子治疗仪、射频治疗仪、荧光免疫治疗仪。目前可开展皮肤病理诊断、皮肤病真菌检测、性病实验室检查。在借鉴国内外先进经验的基础上，对银屑病、白殿风、自身免疫疾病及血管瘤等多种疾病的诊断及治疗上已形成了自己的特色。近年来开展的新技术有电离子治疗传染性软疣、冷冻雀斑、冷冻色素摘等，取得了很好的社会效益，积累了丰富的经验。

榆林一院皮肤科成立于1970年，负责皮肤病、性病的临床诊疗、教学科研工作。1975年，谢作哲、徐汉卿研制“复方青黛丸”治疗牛皮癣，经鉴定后在全国推广使用。

第三节　儿科

榆林市第二医院早在20世纪50年代初即行静脉给药，但儿科尚不能进行小静脉穿刺，采用皮下补液法。1958年开展小静脉穿刺补液、给药，1962年儿科引进头皮静脉输液法。在心电机监护下，用普鲁卡因酰胺等静脉推注治疗心律紊乱，1980年儿科开展了心包穿刺、胸部脓肿、脑脓肿穿刺疗法等。1988年始建儿科病房，1998年在全省率先开展“经颅穿刺抽吸颅内血肿”技术，开辟了一条治疗新生儿及婴幼儿脑出血的新途径，并开展了“侧脑室置管引流连续放脑脊液”治疗脑室内出血技术；2001年开展经脐静脉新生儿换血技术；2003年开展机械通气技术；2008年开展新生儿全静脉营养技术，并成立新生儿病房。目前早产儿最低体重抢救成功记录为900克，2011年开展“新生儿脐静脉置管术”等。

榆林市一院，1970年儿科与内科合并为内儿科，1975年单独设科，负责儿科疾病的临床、科研、教学工作。与日本庆应大学及土耳其首都医院儿科开展国际间科研课题合作研究两项，曾获陕西省科技进步三等奖两项。1981年，抢救多发性神经根炎自主呼吸停止50天成功，并荣获陕西省科技成果三等奖。同时研究运用血管活性药酚安拉明治疗顽固性心衰和酚妥拉明等治疗重症肺炎合并中毒性肠麻痹，疗效显著。20世纪90年代，先后开展儿科骨髓检查、肝脾穿刺及儿科呼吸、循环、消化神经、血液等各系统常见病和凝难病的诊治。2006—2010年新生儿缺血缺氧性脑病、新生儿颅内出血、新生儿高胆红素血症、新生儿呼吸暂停、新生儿肺动脉高压及新生儿败血症等疾病治疗小儿肺炎并多脏器功能衰竭，难治性肾病，病毒性心肌炎，痫痫，脑积水，中枢神经系统感染，支气管哮喘，小儿肾脏穿刺，脑瘫康复治疗，小儿胃镜，早产儿和极低体重儿的抢救治疗，小儿科在早产儿和极低体重儿的抢救治疗上取得了重大突破，对体重小于1500克、胎龄＜32周的早产儿，抢救成活率提高到98％以上。在新生儿缺血缺氧性脑病、新生儿颅内出血、新生儿高胆红素血症、早产儿管理、新生儿呼吸窘迫综合症、新生儿坏死性小肠炎、新生儿肺动脉高压及新生儿败血症等疾病治疗方面具有丰富的临床经验，达到国内先进水平。尤其是新生儿换血术、填补了市内技术领域空白。

2004年，榆林市儿童医院成立，附属于星元医院。设病床100张，临床分科有：

一、儿童重症医学科

是全市最早建立的、唯一的儿童重症监护中心，分设急诊抢救、急诊综合病房、急诊重症监护室，形成完善的“三位一体”儿童急危重症抢救体系，开放15个生命抢救岛。特色医疗服务有：常频、高频机械通气治疗各型呼吸衰竭、经颅微创术治疗婴儿颅内出血、脑脊液置换术治疗蛛网膜下腔出血、侧脑室穿刺引流术、经口、经鼻气管插管术、血浆置换术、建立危重患儿转运系统、严重脓毒症的诊断及治疗、多脏器功能衰竭等诊治。

二、新生儿科

是陕北地区唯一的新生儿专科，是市内最早实行无陪护管理。

三、小儿外科

创建于2004年，主要承担18岁以下小儿普通外科、泌尿外科、小儿骨科、神经外科的诊断及治疗。特色服务有新生儿消化道畸形外科手术等。

四、小儿呼吸消化内科

创建于2004年，特色服务有：哮揣门诊：通过肺功能检测、呼气一氧化氮检测及过敏原检测以动态评估小儿肺功能，并对儿童哮喘、慢性咳嗽行规范化治疗。消化专科：通过食道pH值测定、小儿胃镜检查鉴别小儿消化道各种疾病诊断，为规范性治疗程供可靠依据。微生物检测实验室：对支原体、torch、RSV、轮状病毒、EV71病毒、EB病毒等进行检测，有助于各种感染性疾病早期诊断。

五、小儿神经心肾科

儿童医院历年开展的新技术、新项目有：

2005年：锥颅微创术治疗晚发性维生素k缺乏性颅内出血、抢救超轻体重儿960克获得成功、同步换血术治疗新生儿溶血病、脑脊液置换术治疗新生儿蛛网膜下腔出血、高频喷射呼吸机治疗各种呼吸衰竭、微创漏斗胸根治成形术、微量元素测定在儿童营养评估中的应用、新生儿休克的早期诊断及治疗、定压呼吸机治疗各种原因导致的呼吸衰竭、骨密度测定在小儿骨发育评估中的应用、24小时动态脑电图检查在神经系统疾病诊断中的应用、新生儿支气管肺泡-灌洗术治疗新生儿肺不张、全静脉高营养治疗在早产儿和术后新生儿中应用、经皮肺穿术在肺占位性病变诊断中的应用、支气管哮喘的阶梯治疗与国际接轨、新生儿行为神经测定在新生儿轻微脑损伤诊断中应用、肺表面活性物质替代治疗NRDS、先天性巨结肠一期经肛门根治术、膈肌修补术治疗新生儿先天性膈症、小婴儿纵隔肿瘤切除术深静脉置管在小儿护理治疗中的应用、静脉留置针在小儿护理中应用。

2006年：婴儿肺发育不良行肺叶切除松解术获得成功、生后一天（体重1.4公斤）先天性十二指肠闭锁行空肠十二指肠吻合术获得成功、新生儿支气管肺泡-灌洗术治疗新生儿肺不张、抢救重度MAS、改良新生儿、小婴儿腰穿诊疗术、胸骨后钢板支撑法治疗小儿漏斗胸、动脉插管治疗小儿颜面部血管瘤、下腹部皮纹横切口鞘突高位结扎术治疗小儿鞘膜积液、下腹部皮纹横切口疝囊高位结扎术治疗小儿腹股沟症、一期尿道下裂修补术治疗小儿尿道下裂、新生儿游泳扶触技术。

2007年：定压呼吸机在早产儿、低出生体重儿的应用、支气管肺泡灌法术在胎粪吸入综合征急救中的应用、肝素帽在小儿静脉输液中的应用、重组人生长激素在扩张性心肌病中的临床应用、新生儿肠闭锁围手术期治疗及护理、开展儿童生长发育、联合瑞文智力、注意力缺陷多动症，PPVT儿童图片词汇、儿童抽动症测试分析、微量注射泵在新生儿治疗中的临床应用、咽拭子法肺炎支原体培养在儿科临床诊断中的应用。

2008年：成立新生儿无陪护重症监护病房（NICU）、新生儿24小时动态脑电图在HsE脑损伤中的诊断、CPAP呼吸机治疗NRDS、ARDS、新生儿挠动脉置管术、三位一体治疗小儿脑性瘫痪、24小时动态脑电图在Ep中的诊断、MIT儿童多元智力测评、GIT儿童团体智力测评，WIS韦氏儿童智力测评、ATC学龄前幼儿注意力测评、TQS儿童气质测评、快速皮测仪在小儿药物皮试中的应用。

2009年：新生儿金静脉高营养的全面推广、“鸟巢”在早产儿护理中的应用。

2010年：经气管插管治疗急性阳度喉梗阻、猪肺磷脂注射液经气管给药治疗NRDS、先天性马足蹄内翻Carray矫形术、28天新生儿颅内出血微创术获得成功、成功救治严重脓毒症合并毛细血管渗漏综合症、开展小儿腹腔镜、重组人生长激素治疗矮小症、救治80O克早产儿获得成功（30周）。

2012年：成功开展（36小时）新生儿胃镜检查术（全国最小年龄）、应用三维技术诊断先天性支气管肺发育不良、染色体检测确诊唐氏综合征、应用三维技术确诊肺动脉吊带、确诊先天性甲状旁腺功能减低症、确诊皮罗氏综合征、首创全市电子叫号系统。

2013年：成功救治650克早产儿（26周）、不足2天新生儿颅内出血经颅微创手术救治成功（37小时）、生长激素激发试验诊断矮小症、经脐静脉中心静脉置管技术、新生儿经鼻气管插管技术。确诊/成功救治：儿童疱疹性脑干脑炎、电击伤并多脏器功能衰竭——肌溶解症、闭塞性脑血管病（静脉横窦血栓形成）、神经胶质瘤（先天性）、先天性气管畸形、环状假膜、先天性左支气管肺发育不良、过度弯曲综合征、歪嘴哭综合征、先天性空肠闭锁、食道闭锁、消化道畸形、新生儿腮源性囊肿并感染、新生儿曲霉菌性肺炎（深部真菌性炎症）、先天性多发性肺囊肿。

2014年：一氧化氮呼气试验在儿童哮喘诊疗中的应用、过敏原测定在临床诊断中的应用、床旁血气分析、维生素D测定在儿童佝偻病诊断中的应用、米力农在新生儿心功能不全中的临床应用、肺功能检测在儿童呼吸系统疾病诊疗中的应用、咪挞挫仑在新生儿惊撅中的临床应用、经外周动静脉全自动同步换血术、脑脊液置换术在小婴儿（新生儿）化脓性脑膜炎诊疗中的应用、高频振荡诊疗术诊疗新生儿持续肺动脉高压、亚低温诊疗术在新生儿重症H1E诊疗中的应用、耳声发射测试在新生儿听力筛查中的应用、经皮黄疸测定在新生儿高胆红素血症诊疗中的应用。

第四节　妇产科

1934年，榆林卫生院建院后，设有妇产科门诊，诊治一些妇产科常见疾病以及产期检查，新法接生等。1951年乔荫萍为一名患者摘除了重16斤的巨大卵巢囊肿，一时轰动全城。1952年开展产钳助产术、碎胎术等。1955年将乙醚麻醉应用于手术临床，并由王松年执刀做首例剖腹产手术。1963年，妇科医师张克妙等开展了膀恍阴道屡修补、宫外孕、横位内倒转、子宫全切等手术。1978年前实施古典式剖宫产、子宫次全切术。至1985年陆续开展了子宫全切术、子宫下段剖宫产，阴道再造成形，宫颈癌、卵巢癌根治术等。1985年12月开展绝育术后输卵管吻合术，1991年5月成功实施复杂子宫切除术—巨大宫颈肌瘤全子宫切除术，1991年6月开展会阴侧切外“8”字缝合术。1992年先后成功实施了阴式全子宫切除术以及阴道前壁囊肿切除修补术，羊膜代阴道成形术，外阴癌根治术及双侧腹股沟淋巴结清除术。1993年对绒癌患者病灶切除术再妊娠成功一例，以及开展了回肠代阴道成形术。1994年开展了宫颈癌根治术+双侧髂动脉结扎术和卵巢癌根治术，1996年成功的在B超指引下5-Fu治疗输卵管妊娠一例，1997年开展了腹部外阴联合阴道成形术，2002年成功的实施真两性畸形矫正术一例。2003年成功治愈宫颈妊娠用甲氨蝶呤保留子宫一例及幼女直肠阴道瘘修补一例，2004年开展腹膜外剖宫产，外院专家协助开展非脱垂阴式子宫切除术，2005年开展新生儿抚触技术、产妇导乐分娩、宫腔镜检查技术、阴道镜检查技术，实施米非司酮治疗异位妊娠的临床应用，开展宫颈癌根治术+腹膜内淋巴结切除术。2006年开展宫腔镜下宫颈锥切术和宫腔镜下宫内绝育器放置及取出术，宫颈癌术新辅助化疗的临床应用，成功救治四胞胎一例。2007年开展了尿瘘修补术，改良式外阴癌切除术，唐氏筛查和产前病毒四项诊断。2008年开展宫腔镜下子宫黏膜下肌瘤切除术，腹腔镜诊断治疗，新生儿游泳，新生儿疾病筛查，压力性尿失禁经腹膜外耻骨后膀胱尿道悬吊术，成功救治一例羊水栓赛并DIC、肾衰的产妇。2009年开展宫腔镜下子宫纵膈切开术。2010年开展腹腔镜下全子宫切除术、腹腔镜下子宫肌瘤剔除术、腹腔镜下卵巢囊肿剥除术、腹腔镜下输卵管造口术、腹腔镜下输卵管切除术。2011年至今规范妇科肿瘤治疗，独立完成非脱垂阴式子宫切除术，大力开展腹腔镜诊治，树立微创理念。引进产科早产的预测（胎儿纤维连接蛋白的的测定和B超协助宫颈管长度检查）。现可完成的项目有：

1. 妇科恶性肿瘤的诊治，开展超出传统妇科范围的卵巢癌细胞减灭术，进行了卵巢癌先期化疗，术后化疗，晚期妇科肿瘤介入化疗，开展泰素周化疗等新方案缓解病情，开展子宫颈癌根治术，子宫内膜癌激素治疗，手术治疗等。

2. 开展拓展手术指征的经阴道妇科良性病变的手术治疗，如经阴道非脱垂子宫切除，经阴道大于2月孕子宫切除，子宫内膜异位症的经阴道子宫切除。

3. 普通妇科手术治疗：开展先天性无阴道患者行腹膜代阴道成形术，与超声科合作，盆腔良性囊肿穿刺治疗。腹腔镜和宫腔镜的应用：开展了宫腔镜取出断、残、异位宫内节育器或异物。宫腔镜下子宫黏膜下肌瘤及子宫内膜息肉的诊断及切除。腹腔镜下子宫内膜异位症的诊断治疗，子宫肌瘤剔除，子宫良性病变切除。

4. 宫颈瘤变的leep治疗。

5. 开展早产预测及进一步治疗。

6. 产科能处理各种难产、能开展无痛分娩及无痛人流术、高危妊娠的监测与胎心监护、妊娠合并内外科并发症的诊断及处理、高危儿的处理、产科出血的处理，产道损伤、产科感染的处理、新生儿窒息的抢救、羊水栓塞诊断及处理、子痫的处理，计划生育复杂合并症的处理。

榆林市第一医院妇产科成立于1951年，负责妇科、产科、计划生育、不孕不育等疾病的临床、科研、教学工作。特别是宫腔镜应用于临床已成功地取出了在一般常规操作下难以取出的断环、宫内异物等，对不孕症有独特的治疗方法。20世纪50年代中期在乙迷麻醉下施行了剖腹产手术，60—70年代开展膀胱阴道瘘修补术以及宫外孕，横位内例转、子宫全切等手术、子宫颈肌瘤切除。80—90年代能施行子宫全切、阴递再造成形，宫颈癌、卵巢癌根治术、经阴道子宫全切术和广范性子宫切除术。1980年，由妇科主治张定中改进的“腹壁下动脉栖化疗晚期宫颈癌”，荣获省政府三等科研成果奖。其中妇科最大手术“腹膜外盆腔淋巴清扫加广泛子宫切除术”于1983年经张定中进行了手术步骤的改进，其优点甚多，延用至今，并获地区成果二等奖。2000年来，在全市率先开展了宫腔镜手术、腹腔镜手术、小切口子宫切除术，阴式子宫切除术等多种微创手术；治疗卵巢各种良性肿瘤、宫外孕、部分子宫肌瘤、盆腔炎性包块、子宫内膜异位症、药物治疗无效的功血、子宫内膜息肉、子宫纵隔、异位环等不开腹、微创、开展各种妇科肿瘤的综合治疗的先进技术，各种危、急、重孕产妇的急救处理技术不断提高，为全市危、急、重、疑难病救治中心。到2014年，在保持优化传统技术的基础上，能开展阴式子宫切除术腹腔镜下附件切除术、卵巢良性肿瘤切除、子宫肌瘤切除、宫腔镜黏膜下肿瘤切除等先进手术方法。开展了宫腔镜技术的临床应用研究，消炎痛水剂在人工流产术中镇痛的研究，硬膜外麻醉下剖宫术宫缩变化的临床观察，腹腔颈下全子宫切除，腹腔镜下子宫肌瘤剔除术等。

星元医院妇产科引进3项新技术，2008年阴道镜、力普刀（Leep）、宫腔镜手术。

第五节　五官科

榆林市第二医院五官科设立于1956年，当时的五官科主任吕仁玉，四川医学院口腔系毕业，主要业务口腔。1980年口腔各种外伤、肿瘤、成形术，牙齿的移植等高难度手术，均可成功进行，并取得良好疗效。1993年，青海总院的王毓斌同志转业任五官科主任，主要业务口腔。当时科里有耳鼻咽喉科3人，口腔科医生3人，眼科3人。2002年后分设为口腔、眼、耳鼻咽喉三个科室。1970年，榆林市中心医院设五官科，1987年后独立设眼科，1988年口腔科、耳鼻喉科从五官科分设。

一、眼科

榆林市第二医院1931年成立时，眼科与耳鼻喉、口腔组成五官科，当时是一位英国女传教士开展眼科工作，只能诊断治疗一般常见病、多发病。1940年，时任院长的舒万杰毕业于眼科专业，医院眼科有了一定发展。20世纪50年代由乔熙宏医师独立开展麦粒肿、霰粒肿等外眼手术。1964年魏明礼医师毕业于西安医学院，能开展眼科白内障囊内摘除术；70年代能开展白内障针拔术；1980年各种外眼、内眼、泪器及美容，人工晶体植入。1984年开展了白内障囊外摘除联合人工晶体植入术，及斜视矫正术、鼻腔泪囊吻合术、上睑下垂矫正术等；1989年赵云鹤医师先后开展了白内障超声乳化联合人工晶体植入术、玻璃体视网膜联合术、准分子激光近视矫正术；1990年开展了小切口白内障联合人工晶体植入术；1992年开展了小切口小梁切除术、垂直斜视矫正术和眼袋重睑手术。2001年，开展了眼底荧光血管造影、眼底532激光光凝术、YAG激光手术。2001年眼科由五官科独立出来，变为医院一个独立的临床科室，由赵云鹤任科主任，当时病床12张，后增加至18张。2007年眼科搬迁至榆林二院西沙分院，病床增加至31张。2000年开展白内障超声乳化联合人工晶体植入术。2005年开展近视激光矫正术（LASIK、LESAK）；同时开展玻璃体切除联合硅油填充、气液交换、眼内光凝、电凝、剥膜、眼外冷冻、垫压等复杂视网膜脱离手术及眼内异物取出术（磁性、非磁性）、视神经管开放减压术、眶壁骨折修复术、角膜板层移植、眼睑成形切疤植皮等美容手术。拥有大型眼科设备，德国进口鹰视准分子激光治疗系统，德国海德堡荧光眼底血管造影和视网膜、脉络膜同步血管造影机，法国光太532眼底激光机，美国Alcon玻璃体切割机，美国慧眼超声乳化仪，日本角膜地形图仪、全自动电脑验光仪、非接触眼压计，法国A超仪和角膜测厚仪以及视觉电生理、自动视野机、CO2冷冻仪、裂隙灯、间接检眼镜、高压蒸汽灭菌系统等。科研方面：已完成7项市级科研成果。其中5项荣获榆林市科技进步奖，科室专门设置了眼科研究室和学术厅，定期举办全市眼科界学术活动。

榆林市一院1985年眼科医生蒲剑研制成功了“眼外肌测量仪”。1987年后独立设科，开展眼内外手术。拥有美国眼力健超声乳化仪，施行国际上先进的白内障手术。开展外路法人工晶体缝线固定术，泪道植入管治疗泪道阻塞，小梁切开术治疗先天性青光眼、新生血管性青光眼的综合治疗、麻痹性斜视的手术矫正、眼外伤的急诊处理、绝对期青光眼的非手术治疗。2000年来，开展了微创玻璃体手术、复杂性视网膜脱离手术、青光眼改良手术、黄斑囊样水肿弱激光治疗、准分子激光屈光性角膜手术、眼底荧光造影技术、数字化裂隙灯显微镜图像分析技术、白内障超乳+非球面人工晶体植入+玻璃体切除+视网膜脱离复位术、眼底激光术、复杂眼外伤手术、白内障超声乳化及人工晶状体植入手术、超声乳化白内障摘除，眼科眼底病变光学相干断层扫描，准分子原位角膜磨削术、玻璃体视网膜联合术、视网膜脉络膜同步荧光造影术、泪浮鼻腔吻合术、泪浮摘除、鼻泪管置管术、泪小管断裂吻合术、结膜肿物切除术、眼睑外伤缝合术、上睑下垂矫正术、眼睑肿瘤摘除加形成术、眼睑内外翻矫正术、角巩膜穿通伤缝合术、共同性斜视矫正术、虹膜根部切除术、白内障囊外摘除＋人工晶体植入、外伤性晶体脱位摘除＋、眼睑肿瘤摘除＋形成术、视网膜脱离手术、虹膜肿物切除等眼科代表性技术。

星元医院眼科开展新技术64项，1999年/眼睑内、外翻矫正术，麦粒肿切除术，霰粒肿刮除术，双重睑手术，上睑下垂矫正术，眼睑肿瘤摘除+成形术，眼睑外伤缝合术，泪囊鼻腔吻合术，泪囊摘除，鼻泪管置管术，泪小管断裂吻合术，泪道探通术，结膜肿物切除术，单纯胬肉切除术，角巩膜穿通伤缝合术，角膜皮样瘤切除术，角膜深层异物取出术，前房穿刺术，共同性斜视矫正术，青光眼小梁切除术，虹膜根部切除术白内障囊外摘除+人工晶体植入术，青光眼白内障联合术。2000年，结膜瓣遮盖术、复发性胬肉切除术、内眦赘皮成形术、眼球摘除术、眼内容物剜除术、眼眶肿瘤摘除术、眼球内磁性异物取出术。2001年，外伤性晶体脱位摘除+人工晶体缝线固定术、白内障超声乳化+人工晶体植入术。2002年，眼睑肿瘤切除+成形术。2003年/视网膜脱离手术、虹膜肿物切除术。2004年，眼内容剜除+羟基磷灰石义眼台植入术。2005年，自动视野计检查、视觉电生理检查、非接触眼压计检查、睫状体冷凝治疗新生血管性青光眼、巩膜穿孔伤缝合+巩膜外冷凝预防视网膜脱离术。2006年，麻痹性斜视矫正术、眼眶内非磁性异物取出术、虹膜非金属异物取出术。2007年，眼睑基底细胞癌切除+眼睑再造术、玻璃体腔内注药术。2008年，视网膜激光凝术、眼底血管荧光造影术、眼底血管造影术，包括荧光血管造影和吲哚青绿血管造影术、视网膜激光光凝术、双目间接检眼镜检查技术、睫状体脱离复位术。2009年玻璃体腔注气治疗黄斑裂孔性视网膜脱离，屈光及立体视觉检查与训练（同视机检查；综合验光仪检查）、垂直型斜视矫正术、小切口白内障摘除+折叠人工晶体植入术。2010年肉毒杆菌素眼外肌注射治疗麻痹性斜视、眼眶非磁性异物摘除术。

二、口腔科

2000年，榆林市第二医院口腔科由五官科分科，成为独立的口腔科。科室不断引进先进医疗设备，由最初的1台简易牙科椅，逐步发展拥有了8台现代化的口腔综合治疗椅，2台进口根管长度测量仪，1台根管马达，以及光固化机，洁牙机，牙片机等先进设备。先后派出人员到北京，西安等上级知名医院进修学习16人次。使医院成为微笑列车定点医院，可以开展磨牙根管治疗，高端活动、固定义齿修复，牙周手术，各类颌骨骨折手术、各类颌面部外伤及肿瘤的手术，近年还开展了下颌骨肿瘤术后下颌骨肋骨移植重建手术，口腔科整体技术实力不断提高。

榆林市第一医院口腔科1988年从五官科分设，开展无痛阻生牙拔除术、上下颌骨骨折坚固内固定术、涎腺肿瘤切除术、唇颚裂整复术、磨牙根管治疗术、纤维桩树脂核冠修复、铸造支架塑钢牙可摘局部义齿，全口义齿、烧瓷、全瓷冠、桥修复、方丝弓、直丝弓矫治、口腔颌面部恶性肿瘤根治术、牙颌面畸形矫正术、牙周病的序列治疗，20世纪90年代开展了颜面部左侧巨大黑毛痣切除加全厚游离片修复术、全颈淋巴清扫术在口腔颌面部恶性肿瘤联合根治术中的应用，完整保留面部神经——腮腺巨大混合血瘤及全口切除等高难复杂手术。2000—2014年，在开展常规口腔疾病的基础上，开展了不少复杂手术项目。2007年批准成为榆林市口腔诊疗中心，2014年批准成为榆林市口腔医院。在复杂颌面部骨折、整形美容、头颈肿瘤、颞颌关节紊乱综合症、牙周病、口腔黏膜病、义齿修复、牙列正畸、牙种植、小儿牙病等疑难复杂病的诊断、治疗和技术方面各具特色，居国内先进水平。特别在口腔颌面外科方面积累了丰富的经验，在口腔颌面部各种肿瘤的联合根治术、颞颌关节成形术、颌面部复杂骨折内固定术、胸大肌皮瓣转移全舌再造术、牙牙合畸形固定矫治、人工牙种植、纤维桩核修复残根残冠等口腔医学专业技术均达到国内先进或领先水平。外科手术治疗婴幼儿腺血管瘤16例，经冠切口结合口内切口治疗复杂面中部骨折。种值体与精密附着体在颌单侧游离端缺失修补中的应用，正颌外科手术矫治牙颌面畸形的临床应用，研究肌激动器在Ⅱ类错颌畸形治疗术中的应用，数学化技术与钛合金相结合在下颌骨缺损个体化修复，科主任刘怀勤《胸大肌肌皮瓣转移全舌再造术》获2003年陕西科学技术进步三等奖；《复杂面中部骨折临床治疗应用研究》获2014年陕西省科学技术三等奖。

星元医院口腔科2007年引进种植牙新技术。

三、耳鼻喉头颈外科

榆林市第二医院耳鼻咽喉科现有设备：丹麦纯音听阈测听仪，声阻抗仪，德国WOLLF鼻内镜显像系统，日本OLMPUS鼻咽喉镜，国产支撑遗喉镜等设备。科室自成立以来，主要开展的手术，中耳根治术、鼓室成形术、鼻内镜微创手术、腭咽成形术、气管、食管异物取出术、半喉及全喉切除术。

榆林市第一医院耳鼻喉科于1988年从五官科分设，能开展代表性技术有上颌骨全切术、喉全切术、鼓室成形术、甲状腺次全切术。颈清扫术及气管、支气管异物、食管异物取除术、翼管神经电凝治疗常年性变性鼻炎，腭咽形成术、食管、气管、支气管异物取出术、鼻咽部肿瘤根治术、后鼻孔闭锁形成术、三级气管异物取出术、鼻内镜微创系列手术等。2000年来，在市内率先开展鼻窦炎、鼻息肉、鼻窦囊肿、顽固性鼻出血、鼻腔鼻窦肿瘤等鼻部疾病的鼻内窥镜下微创手术治疗；保留悬雍垂的鼾症手术、喉肿瘤切除术、鼻内窥镜下视神经减压、显微镜下面神经减压术及咽喉、鼻窦、头颈部肿瘤切除术等重大手术。

第六节　特色专科

一、核医学科

榆林市一院核医学科创建于20世纪70年代，是我省最早从事临床核医学工作的科室之一。1977年建科称为同位素室，70年代科室设备有黑白扫描仪、甲功仪等，80年代科室设备肾图仪、放射免疫分析仪等，90年代科室设备彩色扫描仪、骨密度仪、多功能仪等，2000年以后科室设备飞利浦SPECT、罗氏Cobas e401型全自动化学发光法仪、罗氏Cobas e6000型全自动化学发光法仪、活度仪等，2014年新增设备PET/CT、住友HM-10Hc回旋加速器，1990年同位素室更名为核医学科， 2001年被评为“陕西省特色医疗专科”，2008年被中华医学会核医学分会入选为 “131I治疗甲亢多中心”临床研究单位，2009年获得全国甲亢治疗中心第8名，2014年被榆林市卫生局评为“特色医疗专科”。目前设有核医学治疗组、分子影像组、体外分析组共3个亚专业组，并开设专科门诊。核医学科主任刘秉文从事核医学工作近40年，是全省核医学科著名专家。

科室开展项目：

（一）PET/CT显像

肿瘤早期诊断、肿瘤临床TNM分期、肿瘤治疗方案的制定、肿瘤疗效的评估与全身显像、肿瘤放疗及介入的精确定位、冠心病早期诊断和心肌血供评价、鉴别心肌梗塞区活性与无活性心肌、冠状动脉血管重建后心肌灌注、代谢和功能恢复评价、不稳定型心绞痛的诊断及心肌病的心肌损伤评价、癫痫病灶的定位、早老性痴呆诊断和精神病症的评估、脑外伤后脑代谢状况的评估等在健康体检的应用。

（二）SPECT显像

全身骨显像、甲状腺显像、肾动态显像、心肌显像等。

（三）核素治疗

碘131治疗甲亢，功能自主性甲状腺瘤，非毒性甲状腺肿，孤立性非毒性甲状腺肿，非毒性多发结节性甲状腺肿，分化型甲状腺癌，有功能性甲状腺癌转移灶，骨癌转移的核素治疗， 99Tc-MDP（云克）治疗活动性类风湿关节炎， 90锶、32P敷帖神经性皮炎、牛皮癣、瘢痕疙瘩等核素内照射治疗各种肿瘤。

（四）化学发光

甲状腺功能全套、肿瘤系列、性激素系列、胰岛素释放试验、乙肝抗体定量、骨标志物、胰岛素释放试验、贫血三项等。

（五）甲状腺功能检查

甲状腺摄碘131率测定。

核医学科在陕北地区是开展核医学功能显像及甲状腺疾病诊断和治疗最早的学科，随着PET/CT的投入使用，核医学科影像诊断将迈入更高层次。30多年来，共诊断治疗病人30余万人次，80%的患者由全国各地慕名而来。业务范围逐年不断扩大，各项体外检测精准可靠，在历年的全国、全省室间质控评比中均获得优异的成绩。

该学科是临床医学中一门涉及面广、整体性强的前沿学科，目前已在医学临床工作中形成临床核医学专科，担负着诊断和治疗的双重任务。

二、肿瘤科

20世纪70年代随着陕西省第二康复医院迁至绥德更名为榆林地区中心医院，当时医院的放疗科也随医院搬迁。1979年改名为肿瘤科，同时开展当时国内先进的钴60放射治疗，服务半径履盖陕、晋、蒙、宁。许多癌症病人专程来此治疗。2008年，市第一医院榆林院区投入运行，肿瘤科再次得以突破性发展，成为榆林市肿瘤诊疗中心。投资3000多万元购置了当时世界先进的进口直线加速器以及相关配套设备，聘请专家，引进人才形成强大的技术团队，开展普通放疗、精确适形放疗、适型调强放射治疗以及后装治疗等，于2011年在榆林成功举办陕西省放疗年会，2013年在榆林举办癌痛规范化治疗培训班，成为陕西省肿瘤放射治疗学会常委委员单位，陕西省抗癌协会专业委员会委员单位，陕西省抗癌学会委员单位，陕西省癌痛规范化治疗示范病房。随着业务发展、收治患者逐年增多，一台直线加速器已无法满足治疗需求，医院再次加大对科室投入，于2014年再次拆巨资购置目前世界最先进的直线加速器1台，病区床位扩展到80张，科室专注于肿瘤放化疗规范化治疗，陆续引进硕士研究生等高素质人员，科室业务能力稳步提高，目前是陕北地区最大、最具权威的放疗基地。榆林市肿瘤诊疗中心历经40余年的发展，现已具备了尖端的技术、高素质人才梯队和一流的设备的整体规模。是榆林市唯一可开展三维适形调强放疗与容积旋转调强放疗的肿瘤诊疗中心。

三、重症医学科

榆林市一院2011年建成并投入使用，是危重疾病集中加强监护治疗的科室，可治疗各科多脏器功能衰竭的患者、重症复合创伤的患者、各科较大手术后或术后伴有心、肺、脑、肾功能障碍的术后监护、较大面积烧伤的监护、床边气管插管、气管切开及术后监护、锁骨下中心静脉留置及中心静脉压检测、挠动脉穿刺置管有创动脉压的监测、床边动脉血气、电解质、血糖等的快速检查、各种形式的生命支持、各种危重病人的床旁血液净化治疗。可开展爆炸伤诊断和治疗、急性特重度一氧化碳中毒采用无创高氧正压辅助呼吸治疗、矿井下长时间埋压伤患者急性肾衰的持续性血液滤过治疗、严重胃液误吸后在呼吸支持下的肺灌洗治疗、持续亚低温治疗大面积脑梗塞病人、格林巴利综合症的综合治疗、大面积肺动脉梗死的诊断和治疗、慢支肺气肿合并感染、呼吸衰竭的通气策略、脑干卒中的综合治疗、严重肺创伤的呼吸及综合治疗、急性心肌梗死并心源性休克、心律失常的的救治、各种中毒并多脏器功能损害衰竭的救治。

第七节　医疗急救

1956年，榆林县医院首设急诊室。1961年，榆林专区人民医院配备了救护车。1964年，为定边县医院配备救护车始，到1971年，为12所县医院配齐救护车，设置了急救室。1970年，陕西省第二康复医院迁入绥德县后称榆林地区中心医院，始设急诊科。后各医疗单位陆续设立急诊科。

1997年，经政府批准，榆林市医科所自行筹资创办了榆林市红十字急救中心，开通“120急救”业务，首开榆林地区院前急救先河。

急救中心下设指挥调度中心、急救科、急救车队3个机构。共有急救工作人员43人，其中，医生12人，护士13人，司机9人，调度9人。中心拥有当时先进的计算机指挥系统，包括语音文字录音受理，GPS卫星跟踪定位，大屏电子指挥地图，急救录像监测等功能。急救车队有急救车9辆，包括国家要求急救中心必备的重症监护车4辆及全套的进口车载急救设备。

中心从成立初每年出车200余次，接诊患者100多人，到2004年全年出车2731次，接诊患者1896人次。

1998年6月1日，市二院经卫生局批准，成立急救中心，并开通专线急救电话：3269999，承担着榆林市北六县（区）的急救任务。前身为医院急诊科，成立于20世纪80年代末期，为我省成立较早的急诊科。现开展院前急救（途中抢救、现场急救）、院内急救、日间观察病房、住院观察病房、门急诊工作等项业务。设有ccu监护病房、ICU病房。主要抢救呼吸心跳骤停，急性心肌梗塞、各种心律失常、休克、昏迷、消化道大出血、多器官功能衰竭、急腹症、发热、各类急性中毒及各类创伤等危急重病人。尤其是在农药中毒方面，中心积累了大量救治经验。多年来，积极开展新技术、新疗法，独具特色。曾使用低功率电除颤七次，成功地抢救一名呼吸心跳骤停大面积心梗患者。先后多次参与市内外重大灾害事故的抢救工作。

1999年5月，市一院在急诊科基础上成立了榆林市（南六县）急救中心、交通事故伤员救治中心。主要负责各类突发事件、突发疾病的院外、院内急救任务和临床诊疗、科研、教学工作。

近年来，开展心肺复苏、多脏器功能衰竭的监护、抢救、急性呼吸功能衰竭的呼吸功能监测和血气动态监测，急性肾功能衰竭的抢救，开胸心脏按压、安置临时起搏器、心包穿刺术、经皮气管切开术、有创血流动力学监测。在抢救病人的过程中能使用血液净化治疗，如血液滤过、连续性动静脉血液滤过、血液灌流、血液透析等治疗。可开展急性冠脉综合症、各种呼吸衰竭、消化道出血、肾功能衰竭、各种创伤、脑卒中的综合救治工作。

2007年10月13日，榆林市急救指挥调度中心成立，隶属市卫生局，为正科级全额事业单位，核定编制10名，实有工作人员15名，其中在编人员3名，向市一院、二院、中医院、四院借调人员12名。2010年4月19日凌晨1时，“120”特服电话由榆林市医学科学研究所顺利切换，市急救指挥调度中心开始正式运转。率先对榆林城区及榆阳区的院前急救进行统一受理、统一指挥、统一调度、统一协调和组织。

市急救指挥调度中心的主要职责是承担重大突发事件，恐怖袭击、灾害事故的紧急医疗救援指挥调度工作；负责本市发生人员群体伤亡的紧急医疗救援工作的组织、协调部署和指挥调度工作；接受群众突发性疾病、孕产妇分娩等紧急呼叫，并及时实施院前急救和下达急救指令；负责“120”特服医疗急救服务电话的指挥、调度、协调工作；负责“120”特服医疗急救服务电话的受理，并对急救站下达急救任务；负责全市急救站的业务指导工作，并对急救站工作人员进行考核监督、管理工作；牵头承担本市急救人员培训，院前急救及教育工作。

中心配备有语音通信系统、呼救受理系统、数字录音系统、电子地图、卫星定位（车载GPS）系统、DLP大屏和LED显示系统、不间断电源系统（UPS）、急救站子系统、移动指挥调度系统及计算机网络系统等先进设备。租用了两条“120”专用光纤，配备4部专用模拟电话、4部手机，配置了应急发电机。具备实时自动接警，主被叫号码识别，计算机语音播报来电号码，恶意骚扰电话锁定，病历按日期自动生成病历编号，接警日期自动生成，同步数字录音，任意检索，三方通话，重大事故，突发事件快速转移和传递，内线、外线电话调度（一键调度），车辆定位，实时跟踪，历史轨迹回放，警情上报，区域查车，速度及里程，远程设置等40多项功能。中心内设办公室、调度科、业务科等三个科室，2010年下设榆林市第一医院榆林医院“120”急救站、榆林市第二医院“120”急救站、榆林市中医院“120”急救站、榆林市第四人民医院（星元医院）“120”急救站、榆阳区人民医院（原区医科所）“120”急救站等5个急救站，2012年11月，经市卫生局批准成立了神木、府谷、横山、定边、靖边、米脂、佳县、清涧、吴堡、子洲等10个县“120”急救站。制定了大型活动医疗急救保障方案，交通道路重特大事故应急预案，灾害事故急救预案，大型灾害的医疗救援预案。

2014年，拥有急救车23辆，急诊急救人员131名，专业技术人员中主任医师3名，副主任医师6名，主治医师12名，住院医师21名，主管护师5名，护士64名，急救车专职司机23名。急救站设有美国NEWPORT呼吸机，德国CardioServ除颤仪，多台心电监护仪，JF800A血液灌流器，DXW-2A型全自动洗胃机等国内外先进设备；可开展心肺复苏，多脏器功能衰竭监护、抢救，急性呼吸衰竭的呼吸监测和血气动态监测，急性肾功能衰竭的抢救、开胸心脏按摩、安置临时心脏起搏器、心包穿刺术、经皮穿刺气管切开术、有创血流动力学等多项技术，能适应我市急救医疗的需求。实现了以“120”急救指挥中心为中心，以各急救站和医院、卫生院为点的实时急救网络，可以快速、有序、高效、准确地应对和处理各种自然灾害伤亡事故和突发事件，确保了院前医疗急救工作的顺利进行。

中心自启动运转以来，中心和各急救站实行24小时值班制（其中急救指挥调度中心每天3个班次，每班3人，不间断工作8小时），确保急救电话24小时畅通。中心运用先进“120”指挥调度系统及车辆定位系统，保证接派警能在3分钟内完成，并对出车情况进行全程追踪，及时调度，有效缩短了救治时间。仅2014年共接警40036次，平均日接警110次。其中有效接警4227次，派出急救车4265次，共接回患者3025人；抢救突发重大事故（伤亡3人及以上）98次，均进行了现场指挥，组织多个急救站共派救护车303辆，接回患者258人。抢救有序及时，病人得到合理救治，彻底改变了过去各医院出警不及时、相互争抢病人等不规范行为；结合院前急救原则，根据报警人情况和急救站救治能力，选择性地调派车辆，提高了抢救效率，减少了死亡率和致残率。

第八节　医技科室

一、病理科

榆林市病理诊断起步于20世纪60年代中期，1965年绥德卫校（现榆林市卫生学校）董长安老师从第四军医大学进修回来后利用卫校实验室丰富的设备和绥德县医院切除的手术标本开展了病理活检，主要设备有公私合营上海医疗器械厂1956年生产的201切片机一台、国产电冰箱一台和电恒温箱以及捷克、苏联生产的双筒显微镜等。制片过程全部手工抄作，由于当时医院水平的限制仅做了200多例。虽然做的不多，但开了榆林病理诊断的先河，当时在陕西省内各个专区也是不多的。

1970年陕西省第二康复医院搬迁绥德（改名为榆林地区中心医院）为我市医疗事业发展包括对病理工作的发展起到关键性的作用。 病理科主任苏仁，当时在省内病理界已有名气。在四军大病理教研室经过严格训练的黄志靖，制作的病理切片质量非常高，苏仁调走后担任病理科主任。因绥德卫校为榆林地区中心医院附设卫校，教师董长安、杨培忠也常年在病理科工作。杨培忠后晋升为病理科主任医师，成为我市病理学科带头人。1981年以后张治武、刘亚萍先后先后担任病理科主任。

病理科成立初，分为接诊制片室、诊断室、取材室和脱水包埋值班室，总面积不足50平方米。设备有德国徕兹1010A病理切片机、旧的蔡司双筒显微镜，国产电冰箱，电烤箱等。主要开展活体组织、手术标本病理检查；痰、胸腹水、子宫颈脱落细胞检查。20世纪80年代中期，借用子洲县医院德国徕兹平推式石蜡切片机长制作大切片，用注射器抽吸真空脱水快速制片在40分钟内发出报告。相继开展了食管拉网检查食管癌，胃冲洗检查胃癌等。常用特殊染色也开展十余项。1973—1980年参与了地区宫颈癌普查，全国胃癌协作组胃癌普查，协助公安机关开展法医病理解剖检查。

为了普及病理诊断，1972年在地区中心医院病理科举办了一期有近20人参加的细胞诊断学习班，学员主要是各县级医院检验科检验员。从1973年开始接收各县医院病理医师进修学习，先后有绥德县医院赵光武，横山县医院高海旺，佳县医院高军耀，靖边县医院段桂芳，横山县医院曹元国、折桂芳，定边县医院薛广前，绥德县医院马小燕，榆林地区中医院戴庆莉、米脂县医院穆秉廉，佳县医院刘亚萍，吴堡县医院张建明，子洲县医院苗子金、封向东，佳县医院朱秀兰，绥德县医院丁毅等，他们通过一年学习掌握了病理基本制片技术和常见病病理诊断，回去后各医院都开展了病理检查工作。

1975年佳县医院在各县医院中首先成立了病理室，开展病理检查。20世纪80年代初期县级各医院及部分中医院相继开展了病理检查。

1978年榆林县医院（现榆林市二院）成立病理科开展病理检查。创始人王维翰，设备只有一台国产显微镜和一台国产切片机，开展了一般的胸腹水、宫颈涂片等细胞学检查和常规活组织检查。1985年以来陆续增加了德国徕卡切片机2台、磨刀机1台、冰冻切片机一台、图文报告一台、自动脱水机1台、进口显微镜4台等设备。开展了特殊染色十余项、细胞学检查、全身各部位各脏器的活组织检查、液基薄层细胞学检查等新技术新项目。2006年率先在我市开展了冰冻切片检查，填补了我市的空白，为临床诊断治疗提供了确实可靠的依据。

2014年，市一院病理科配备有德国徕卡2235，2135型轮转式切片机、德国徕卡1900，1850冰冻切片机、日本奥林巴斯双目显微镜、ZT-12P型自动组织脱水机、自动包埋机、液基制片机、MD-48型自动磨刀机、病理显微图文分析系统等先进设备。

二、影像中心

榆林市第二医院放射科成立于1952年，拥有第一台也是榆林当时唯一一台X光机。1953年，选派杨锦文，康儒去西安西北五省（区）X线技术人员训练班学习。1954年，省卫生厅出资购买20KW柴油发电机一台，安装发电。1961年新购进一台200MAX光机，仅能做胸、腹、四肢等的简单摄影和胃肠造影的诊断。1980年，在卫生1/3县重点建设中，省卫生厅装备了500MAX线机1台。1997年引进的日本东芝800MAX线诊断仪，可开展胃肠造影、支气管造影、骨与关节造影、气脑造影、胆囊造影、子宫输卵管造影、泌尿系统等部位造影检查。2005年购置美国柯达CR计算机X线成像系统，率先开展我区计算机X线摄影检查。2008年引进了德国西门子遥控数字胃肠机和乳腺钼靶X线机，2011年引进飞利浦单板、双板DR摄影机陆续投入了使用，使放射科工作进入了全新的数字化时代、2012年美国GE骨密度检测仪对骨质疏松症的诊断又提供了可靠的依据。各种新机器的投入和使用，对临床疾病的诊断有了更准确的依据。1995年12月，引进日本TOSHIBA公司第三代全身CT扫描机，是榆林市第一台全新全身CT，开展了颅脑、五官、颈、胸、腹、盆腔、脊柱以及四肢各部位各种病变的检查，同时开展了各部位的CT增强检查。1998年引进TOSHIBA单排螺旋CT，CT增强检查患者明显增加，开展了CT引导下经皮肺穿刺活检术及腹部病变穿刺活检和介入治疗。 2008年引进西门子64层螺旋CT，开展了各种肿瘤CT动态增强扫描技术，头颈部CTA、肺动脉CTA、肾动脉CTA、主动脉CTA、双下肢CTA、头颅CTV、双下肢CTV、结肠仿真内窥镜、头颅及肝脏灌注等新技术、新项目。2013年引进PHILIPS 256层螺旋CT后，扫描速度大大加快，图像质量有了极大的提高，2013年医院安装了PACS系统，实现了CT图像诊断数字化，全院科室网络化。2006年新购置1.5T飞利浦超导磁共振，是陕北第一台超导智能化磁共振，至此，全身各部位、各种常规及特殊序列检查全面开展，2013年1月，再购置一台3.0T磁共振，2014年5月与CT、X线室一同被评为榆林市重点专科。

榆林市一院影像科，1995年从原放射科更名成立，配合临床对病人进行拍片，协助诊断、报告。科室集普通X线、CT和MRI、磁共振室为一体的综合影像科，配有核磁共振、GE64排、16排、飞利浦16排及东芝螺旋CT机各1台，GE 0.35T、飞利浦1.5T MRI仪各1台，飞利浦DR机2台，CR机1台，数字胃肠机2台，激光相机4台，图像处理工作站及医师报告工作站与医院PACS系统相连，可满足人体各部位的影像及诊断工作。

2000年后，县级医院全部装备有CT 等先进设备。有5所县医院配制了核磁共振。民营医院及个别乡卫生院装备有CT。

三、超声诊断医学

超声诊断科，榆林市二院始建于1985年，1985年建科时从临床抽调2名优秀医生石培秀、常芳珍去西安交大二附院长期进修学习，同时购买了当时较好的两台阿洛卡黑白超声诊断仪，开展了腹部、妇产、心脏及小器官等超声检查，1995年引进的第一台彩色超声诊断仪东芝140-A，使超声诊断水平上了一个新的台阶，同时开展了血管超声、介入超声诊断及治疗，如超声引导囊肿穿刺、脓肿穿刺、心包穿刺治疗等。 2000—2013年逐年购买了多台高档超声诊断仪，期间逐年引进多名医生，并派送到北大三院、北京阜外医院、北大医院、西京医院等国内最著名医院长期进修学习，而且每年选送骨干医生参加国内著名专家组织的学习班培训学习，开展了大量新技术。2004—2009年开展了床旁超声、经阴道超声、超声测定肺动脉压、超声心动图在心脏同步化治疗前后心功能评价、超声引导组织活检、超声造影、多种新技术（如DTI、QTVI、BS）在心肌疾病诊断中的应用；2009—2013年开展了心脏四维、产科四维、妊娠中晚期宫颈机能评价、超声对胎儿脐血流检测判断胎儿宫内状态、胎儿心脏等，2013—2014开展新生儿颅脑超声。本科室于2011年开始承担卫生部指定的脑卒中超声筛查任务，有多人派送到宣武医院进行系统培训，近三年来每年完成心脏、血管筛查7000多人次。

榆林市一院超声医学科1979—1982年为A型超声；1988年成立B超室，配合临床搞腹部等超声检查、分析、报告。1999年开展彩超检查包括心脏、四肢、颈部血管、眼等小器官的检查。可开展超声心动图检查和诊断、治疗后随访、心脏三维、四维超声，先天性心脏病筛选，房、室间隔缺损封堵术中检查及动态观察、腹部、盆腔脏器常规超声检查、外周浅表器官的常规超声检查、外周血管疾病的常规超声检查、腹部及盆腔脏器的术中检查、腔内超声、经阴道超声检查子宫、附件及盆腔病变、超声引导的各种介入诊断及治疗。肝脏介入穿刺，小器官肿瘤穿刺活检，心脏三维，胎儿三维、四维检查。

四、检验科

榆林市二院检验科于20世纪40年代仅有单目显微镜一架、血红蛋白吸管一只、一个手摇离心机和一块细胞计算盘。开展工作范围，只能做简单的红、白细胞计数、血红蛋白测定、尿常规、便常规检查。50年代，由周毓枢、段开时陆续开展了肥达氏反应、痰、胸腹水、脑脊液等项目。1962年成立了生化室；1965年成立了免疫室。1970年成立了细菌室等；1999年购进日本7020全自动生化分析仪，美国ACL200全自动血凝仪，日本Sysmex F800全自动血球仪、康立电解质仪等先进设备；2007年购进：奥林帕斯AU2700全自动生化仪；2010年购进：全自动血球仪SysmexXT-1800i、 全自动尿沉渣仪SysmwUF-500i、达安PCR仪；2011年购进全自动血球仪Sysmex XE-5000、全自动血球仪SysmexXT-1800i、全自动尿沉渣仪SysmexUF-1000i、梅里埃细菌培养仪、梅里埃细菌鉴定仪、康巴斯电化学发光仪、CA 7000血凝仪等先进设备。

榆林市一院检验科成立于1951年，协助临床进行检验、分析、报告工作。设有基础血液、基础体液、生物化学、细胞体液免疫学、微生物学、分子生物学、不孕不育、内分泌、血液病实验室等9个专业实验室。科室拥有OLYMPUS/AU640生化分析仪，Sysmex/UF500i尿沉渣分析仪，Sysmex/XT1800i和XS800i血细胞分析仪，Sysmex/CA1500血凝仪，Versa TREK全自动血培养系统，VITEK2-compact微生物自动鉴定系统，DA7600基因扩增仪。Devid PBT-X4型生物芯片识别仪，Omlipo特定蛋白分析仪等先进检验仪器，目前可开展上百种检验项目。

星元医院检验科引进新技术2项，2007年可作性激素测定、脑脊液细胞检查。

五、麻醉手术科

榆林市二院麻醉手术科组建于20世纪40年代初。是医院所有手术、麻醉、危重病人抢救、疼痛治疗的重要场所。20世纪50年代初，在局麻下行肠梗阻、阑尾切除、截肢手术、剖腹探查等手术，张宏道为榆林麻醉第一人。1955年乙醚麻醉技术应用于手术临床。后引进硬膜外麻醉技术等，手术麻醉快速发展。2014年，有7间设备、功能齐全的手术室，能配合开展多种手术。主要设备有全能麻醉机7台、多功能监护仪4台、心电监护除颤仪、双人双目多倍显微镜各2台体外循环机、全屏幕膀胱气化电切镜、微电脑高频电刀10台等先进仪器数十台、颅脑双极电凝、腹腔镜、胆道镜、食道镜、气管镜、各种带冷光源的喉镜及内腔镜等先进现代化设备100余台件。头颅固定、颅脑手术，髋关节置换、椎间盘等大型手术器械。可开展的麻醉手术项目有：静吸复合麻醉、平衡麻醉、各部位硬膜外麻醉、各种神经阻滞麻醉、双腔气管插管、硬外联合气管麻醉、腰硬联合麻醉等。

一院麻醉科与原手术室合并。1981年单独设科。麻醉科负责临床各种手术的麻醉、各类危重病人的抢救复苏、开展各种痛疼的诊治、教学、科研工作。至2014年，可开展的特色技术主要有全凭静脉麻醉—TCI技术、全凭吸入麻醉、麻醉深度监测、血流动力学监测、人体内环境监测、喉罩技术、可视化技术、周围神经阻滞、信息化技术、分娩镇痛技术、术后镇痛技术及各种舒适化医疗技术。麻醉技术包括临床各科常规手术麻醉、心血管手术麻醉、小儿手术麻醉、老年患者手术麻醉、各种腔镜手术麻醉、各种介入手术麻醉、内镜检查、治疗的麻醉和各种危重疑难病例的麻醉。婴幼儿及成人的多种心脏病矫治，颅内动脉瘤介入治疗、关节置换术、大血管疾病手术、气道重建等手术的麻醉等。

六、输血科

榆林市一院、二院于2008年先后成立了输血科。市二院有卫技人员9人， 其中主任、副主任医师2名。占地面积有436平方米。仪器设备主要有：长春博研科学仪器有限责任公司的FYQ免疫微柱孵育器，专用离心机、达亚美免疫柱孵育器、江阴力博孵育器、BaOS离心机、苏州市医用器诚厂KJX-11冰冻血浆解冻箱、XY-300型自动报警，自动记录温度专用储血冰箱、海尔自动报警、自动记录温度低温保存箱5台等，共27台。开展技术由原来的手工薄片法，试管法，发展到现在的卡式法，新生儿溶血实验、产前免疫学诊断检验、疑难血型鉴定、疑难交叉配血等项目。

2014年，市一院开展的项目有骨髓形态学、染色体、免疫分型、细胞遗传学、白血病微小残留病灶及出凝血、溶血等检查。设置独立层流床2张，可满足化疗、免疫治疗后感染预防需要。科室根据患者的临床及生物学特征采用规范化、标准化、个体化的治疗策略。可治疗白血病、淋巴瘤、多发性骨髓瘤、再生障碍性贫血、过敏性紫癜、原发性血小板减少性紫癜等疾病。

第九节　县区代表性医疗技术

表10–1　县（区）代表性医疗技术开创时间　（单位：年）

	上腹部手术	开胸手术	开颅手术	心脏手术	癌症根治术	骨折内固定	腰椎手术	子宫全切术	腹腔镜手术	微创手术	重症监护	内科急救	小儿急救
榆阳区	1956	1975	1980	2000	1963	1980	1980	1963	2005	1999	2010	1964	1962
府谷县	1982	1989	1990		1992	1980	1990	1987	2002	1997	2011	1987	1987
神木县	1978	1981	1980	2010	1995	1961	2000	1961	2007	2003	2010	1948	1997
横山县	1979	1992	2005		1988	1979	2007	1982	2013	2013		1956	1956
靖边县	1973	1986	2001		1998	1996	2001	1984	2013	2013	2006	1953	1989
定边县	1975	2008	2002		2005	1978	2002	1985	2013	2013	2008	1941	2000
米脂县	1963	2003	2002		1973	1973	1981	1977	2014	1989	2005	1960	1960
绥德县	1956	1987	1990	1987	1970	1954	1986	1989	1999		1999	1954	1954
清涧县	1977		1968	1965	1964	1982	1984			1969			
佳县县	1960	1962	1980		1982	1976	1983	1965	1960			1970	1970
吴堡县	1973	2002	1988		1998	1970	1998	1982		2008		1960	1974
子州县	1974	1974	1992		1990	1984	1998	1974	2002	2002	1984	1954	1954

第十节　现代诊疗器械

一、直线加速器

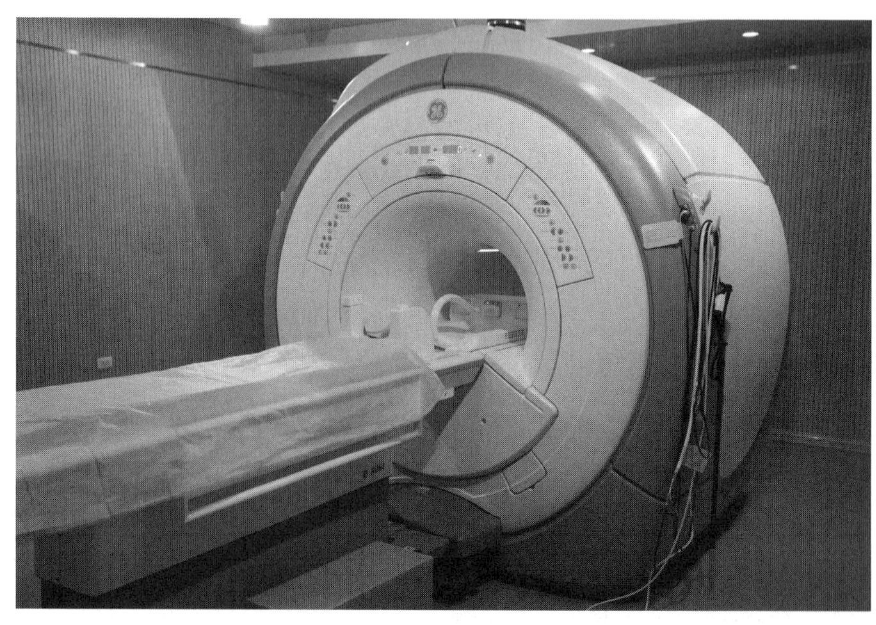

图8–1　直线加速器

二、电子显微镜

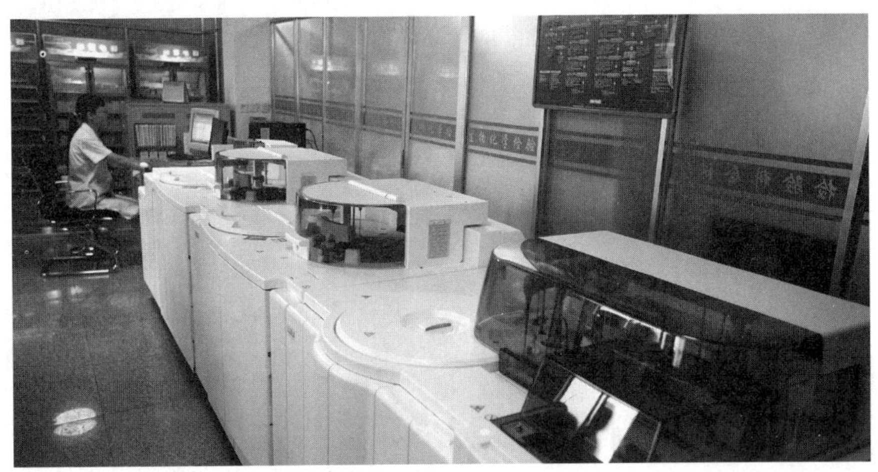

图8-2　电子显微镜（德国蔡司电子显微镜）

三、核磁共振仪

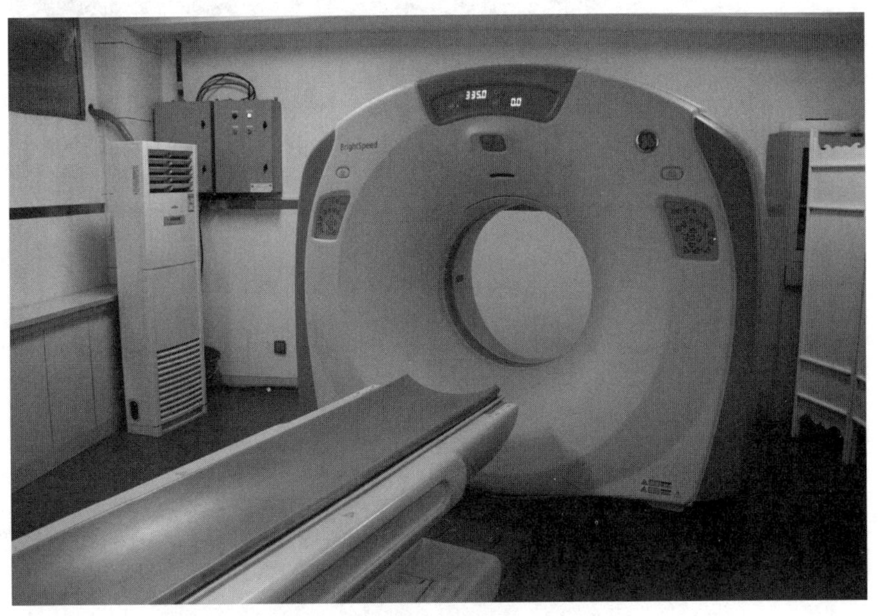

图8-3　核磁共振仪（美固GE1.5磁共振成像系统）

四、数字减影放射仪

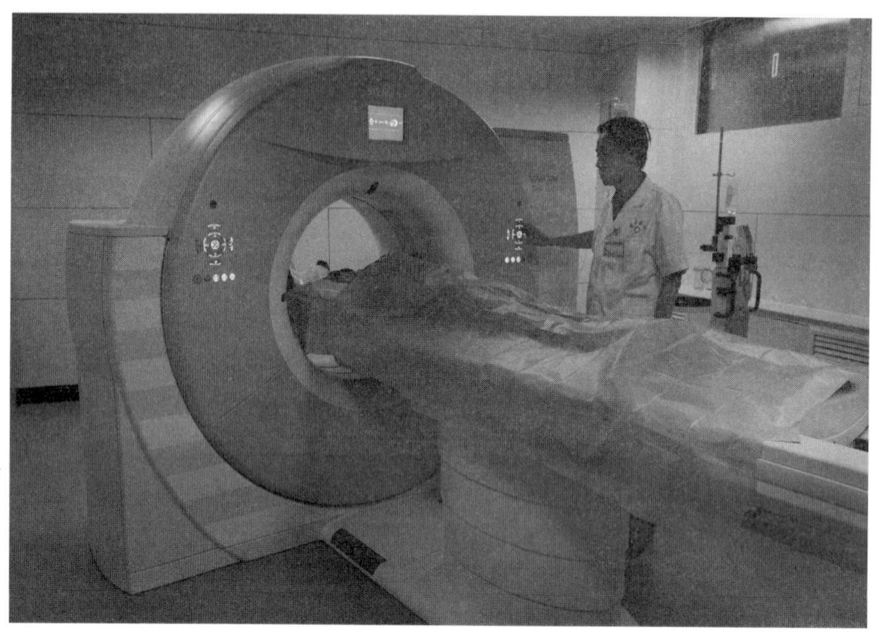

图8-4　数字减影放射仪（飞利浦双板DR拍片装置）

五、彩色多普勒诊断仪

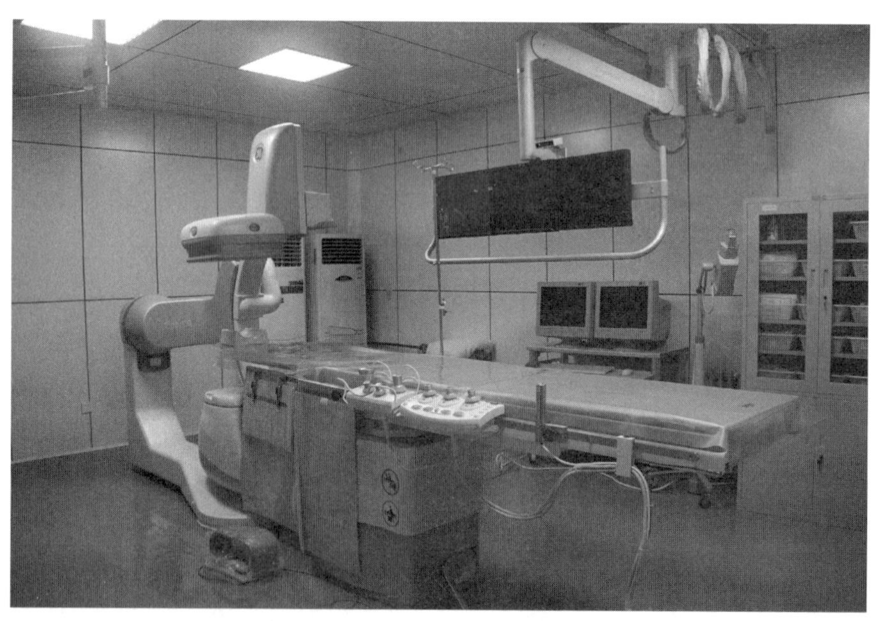

图8-5　彩色多普勒诊断仪（四维彩色多普勒超声诊断仪）

六、数字减影血管造影机

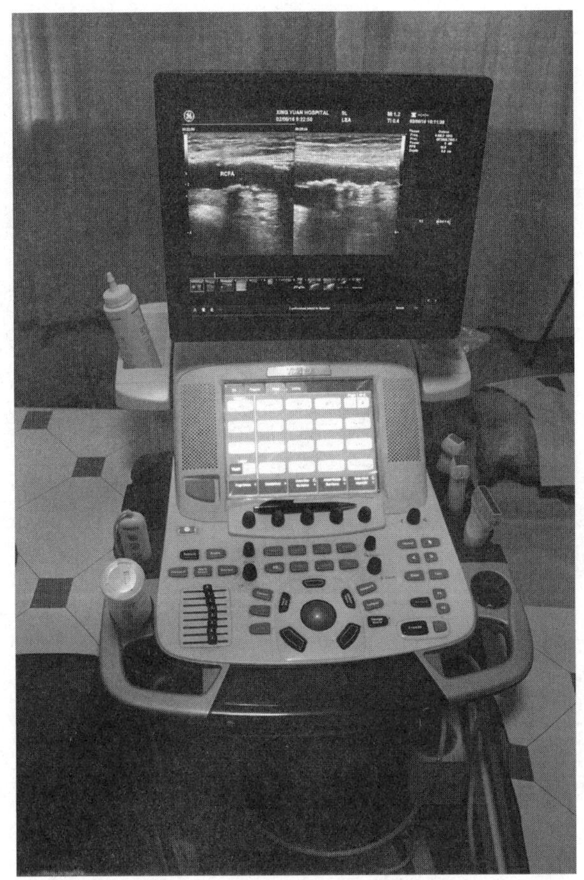

图8-6　数字减影血管造影机

七、螺旋CT机

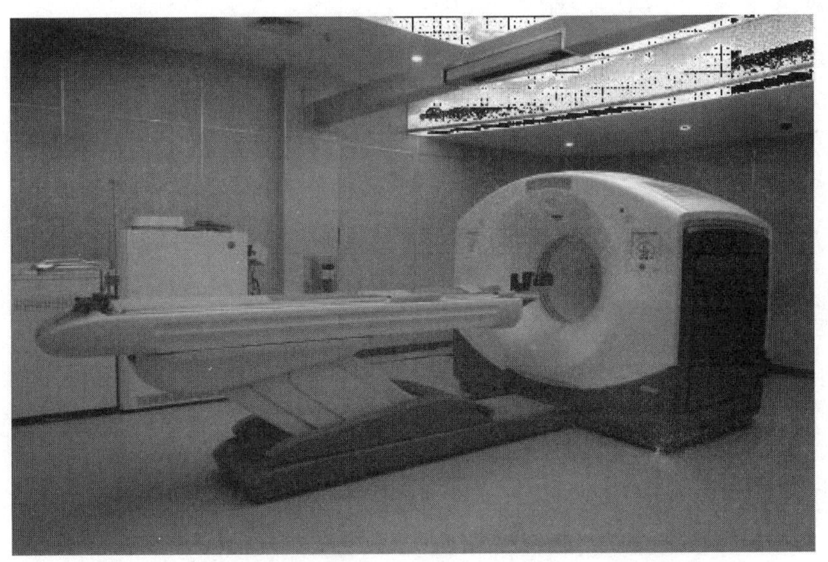

图8-7　美国16排螺旋CT德国西门子64排128层螺旋CT

八、激光共聚焦显微镜

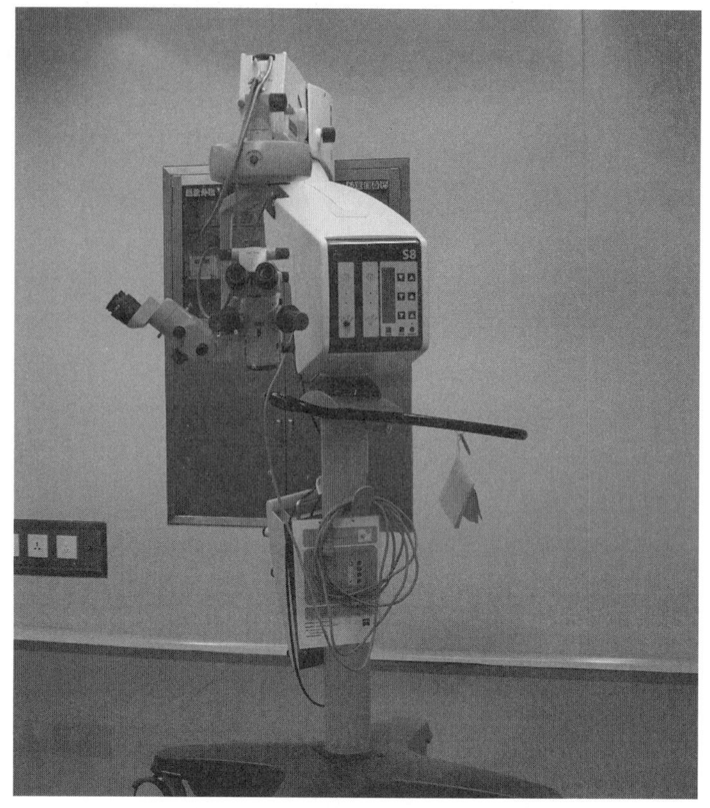

图8–8　激光共聚焦显微镜

九、内窥镜

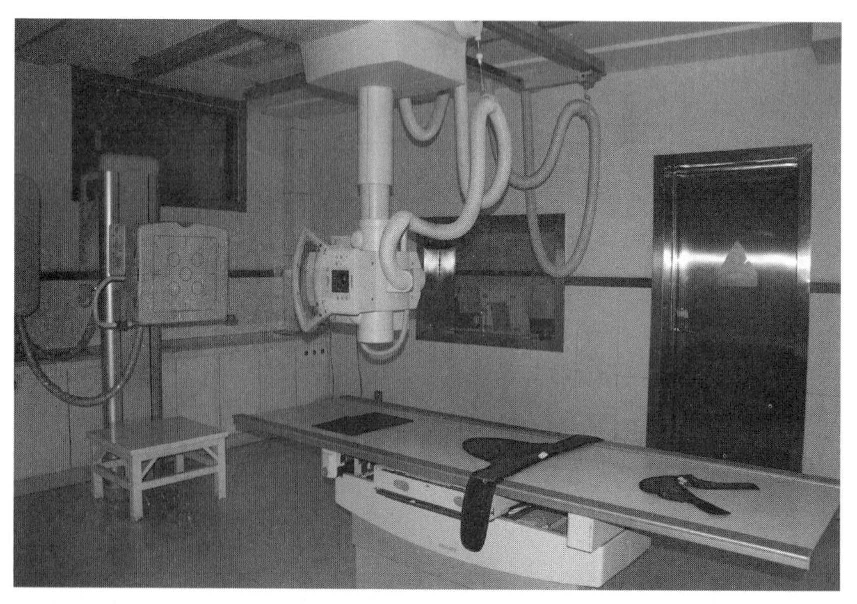

图8–9　内窥镜（奥林巴斯电子数字胃肠镜）

十、病房计算机管理

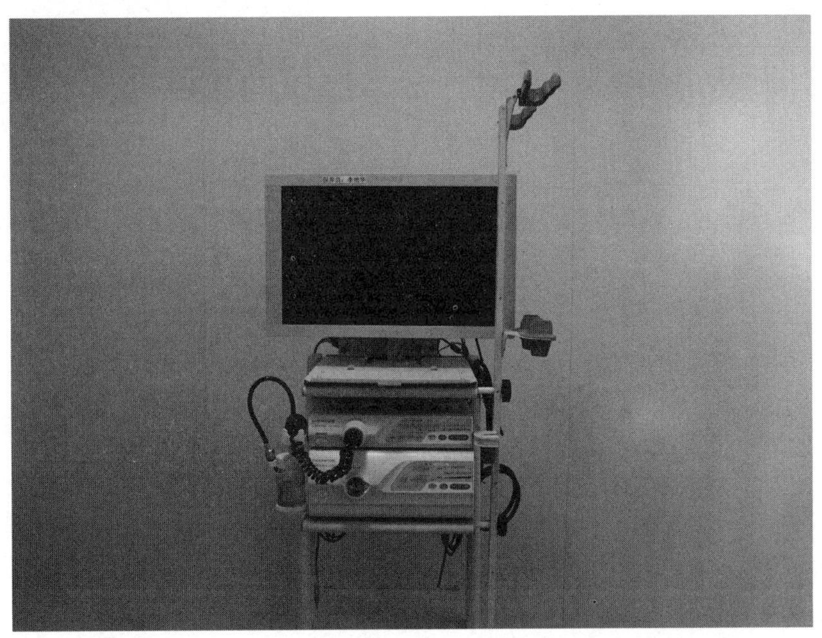

图8–10　病房计算机管理（护士工作站计算机管理病房）

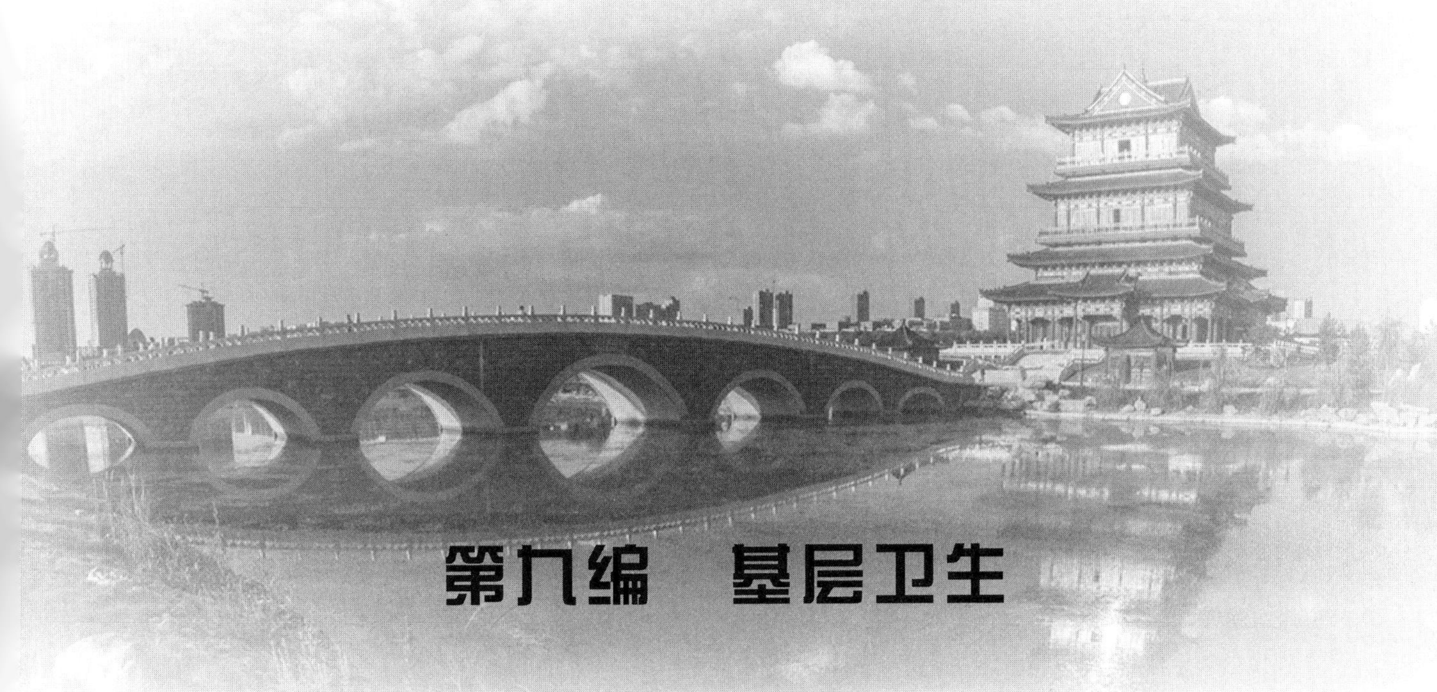

第九编　基层卫生

民国三十四年（1945），榆林县率先建立牛家梁乡、镇川区卫生所，为基层卫生之始端。1952年，榆林专区卫生行政组织设有区防疫委员会39个，乡防疫委员会637个。有区卫生所5个。参与人员达24581人，组织农民参与反细菌战，开展爱国卫生运动。1958年，全区164个公社都组建了公社卫生院，社社有“两员一站”（卫生员、接生员、保健站），农村医疗预防网基本形成。承担着常见病、多发病的治疗和预防接种、妇幼保健任务。至2015年全市有各类乡镇卫生院245个，有床位3462张，人员3281人，年诊疗260.70万人次。有村卫生室3855个，乡村医生和卫生员数4109人，年诊疗256.03万人次。

1958年部分生产大队保健站实行本队社员看病免收出诊费、诊断费和注射费等，仅收药品成本费。1969年，为了落实毛泽东主席“把医疗卫生工作的重点放到农村去”的指示，靖边县龙洲公社新窑梁大队办起榆林地区第一个合作医疗站。1970年全区5639个大队，有4680个大队兴办合作医疗站，占大队总数的83%，草药房1000多个，赤脚医生5140人。部分大队实行了农民看病全免费。20世纪80年代合作医疗解体，农民看病又回到了“谁患病，谁出钱”的状态。

2005年，神木县被确定为全省第二批新型农村合作医疗试点县。2007年，新农合制度实现了全市覆盖，新农合人均筹资标准由2005年的30元增加到2015年的500元（农民个人缴纳80元）。至2015年，全市累计筹集新农合基金74亿元，补助住院患者230万人次、门诊患者1200多万人次，大病补助封项线高达30万元。

城市居民医疗预防保健在2007年前主要依托个体诊所、工厂、机关、学校医务室和办事处防保组等。2007年，榆阳区始建社区卫生服务体系，2010年实现全覆盖。2010年，榆阳区启动公共卫生均等化服务项目。从5月1日起城市社区公共卫生服实施12项服务。农村在搞好原有公共卫生服务的基础上，基本完成摸底建档工作。截至2015年，累计建立居民电子健康档案491527人，服务证发放12288户；老年人建档25502人，体检11671人，体检率为43.55%。

第一章　农村卫生

第一节　乡镇卫生

民国三十四年（1945），榆林县牛家梁、镇川卫生所成立。

1951年7月，镇川区卫生院建立。

1952年，榆林专区卫生行政组织设有区防疫委员会39个，乡防疫委员会637个。有区卫生所5个。参与人员达24581人。

1953年榆林的清泉、鱼河、安崖、马合区，神木县一、二、三、四区，清涧解家沟，佳县通镇、乌镇、坑镇、府谷麻镇、绥德义合等区建立卫生所，每所3人。榆林专区有区卫生所26个。

1958年，随着“大跃进”运动的兴起，撤区并乡，实现人民公社化。全区164个公社都组建了卫生所，更名为公社卫生院。其工作人员由当地中医和陕西省卫校分配毕业生组成。

1970年全区依照行政建制，每3个公社建立1个地段医院，为全民所有制。乡卫生院统一更名为“人民公社卫生院”，为集体所有制。至此，全区基层医疗机构达到343个，病床增至2287张。

20世纪70年代，为了落实毛主席“把医疗卫生工作重点放到农村去”的“六·二六”指示，加强了公社医院的建设，仅西安医学院分配到榆林地区的毕业生达300余人，加之全国医学院分配毕业生，近500人均下派到公社卫生院。榆林地区卫生局对83个地段医院进行重点建设，将6个省级医院下放人员全部充实到地段医院。如西安红会医院支援神木贺家川医院、省结核病院支援靖边王渠则医院、陕西省第一康复医院支援米脂桃镇医院、西安市中医院支援子州马蹄沟医院、陕西省儿童医院支援佳县坑镇医院、西安市中心医院支援清涧解家沟医院。榆林县有56名卫生技术人员，全部下放到地段医院，使地段医院的技术水平有了显著提高。

截至1985年全区共有地段医院83个，乡镇卫生院172个。地段医院有职工1141人，其中医师120人，药师3名，医士444人，护士124人，助产士47人，调剂士31人，检验士23人，其他技士21人，初级卫生人员215人，管理人员82人，工勤人员31人。

各地段医院建院时的医疗设备只有听诊器、简单手术剪、刀、注射器、消毒锅等。到1985年各地段医院普遍有X光机、万能手术床、显微镜等中、小型器械，医疗技术在建院（所）初期，只能对常见病的诊治和外伤包扎治疗。1985年，83个地段医院能做下腹部和一般骨科手术的有72个，其中能开展上腹部手术的19个。靖边县王渠则地段医院可开展肺叶切除手术。乡镇医院能做下腹部、计划生育四种手术的16个。乡镇卫生院基础设施得到明显改善。1996年4月，地段医院更名为中心卫生院。

1986年之后的10余年间，乡镇卫生院归属乡镇政府管理，由于人、财、物与业务工作管理分离，致使乡镇卫生院工作陷入混乱瘫痪状态，农村合作医疗同时解体。

1997年开始实施的乡镇卫生院“健康工程”，利用两年多时间建设中心卫生院和乡镇卫生院63所，扩建面积6840平方米，维修面积12857平方米，总投资1119万元，购置医疗设备377万元，基本达到“一无三配套”（无危房、房屋、设备、人才三配套）。农村卫生工作的加强，有效保护了群众的健康。

2003年，完成了全市十二县区乡镇卫生院“三权（人员、业务、经费）”上划县区卫生局管理，实现了组织机构、人员调配、行政管理等一体化管理，理顺了乡镇卫生院管理体制，对促进全市农村卫生事业发展起到了重要作用。市、县（区）共争取和落实“健康工程”专项资金300万元。完成了24所乡镇卫生院基本建设任务，添置了12台B超、12台X光机、24台心电图机、12台显微镜。

2004年，市卫生局组成调研组，分别到各县区对农村卫生工作情况进行专题调研，并在靖边县召开了全市农村卫生工作会议，出台了《榆林市农村卫生工作现状与对策》《2004—2008年榆林市农村卫生事业发展规划》，明确了全市农村卫生事业发展目标、任务和具体措施。印发了《榆林市乡镇卫生院建设标准》（试行）、《榆林市村级卫生组织建设标准》（试行）。市上安排1000万元专项经费，用于建设乡镇卫生院，安排500万元专项经费用于对贫困患者实施大病医疗救助之后，市卫生局会同市政府办、财政局等部门共同拟订了《榆林市2004年乡镇卫生院建设实施方案》《榆林市落实贫困患者大病医疗救助经费的实施意见》。各县区按照要求统筹安排，共计划建设乡镇卫生院85所，年内已经完成65所建设任务，使原来瘫痪、半瘫痪的85所乡镇卫生院中的71%恢复了正常运行。市本级和各县（区）都全面启动了对贫困患者的大病医疗救助工作。各县（区）根据《中共榆林市委、榆林市人民政府关于进一步加强农村卫生工作的意见》精神，落实政策，加大了政府对农村卫生工作投入力度。神木县预算100万元、定边县预算200万元、府谷县预算100万元、子洲县预算60万元，用于乡镇卫生院基本建设。全市12个县（区）乡镇卫生院人头经费实行了全部财政全额预算，其中仅绥德一个县一年就增加乡镇卫生院人头经费180万元。各县（区）卫生局按照区域卫生规划要求，继续遵循“两保、两放、一加强”的工作思路，对上划后乡镇卫生院的布局和人员结构，依据区位特点、服务功能进行了适当调整。各乡镇卫生院全部配齐了防保、妇幼专干（其中靖边、府谷、绥德、神木、定边、榆阳6个县（区）乡镇卫生院的预防保健工作站已正式挂牌，防保、妇幼工作分别由疾病控制中心和妇幼保健所归口管理，实行量化考核。并采取承包、领办、托管和股份制合作等形式，改革运行机制，使一批乡镇卫生院恢复了经营活力，全市实行管理体制和运行机制改革的乡镇卫生院达到了69所；采取乡村联办、村医自办等方式，恢复和整建村卫生室，村卫生室覆盖率达到了80%。各医疗卫生单位按照《医疗单位专家巡回医疗实施办法》规定，进一步调整和充实了专家巡回医疗队，深入到各乡镇、村组开展巡回医疗，送医送药。全市共完成专家巡回医疗队下乡巡回医疗244次，义诊群众27万多人次，给群众赠送药品价值23万元，散发卫生科普宣传知识材料18万余份，较好地发挥了城市卫生资源对农村卫生工作的辐射带动作用。在全省率先由市财政每年预算1000万元，用于乡镇卫生院基础设施建设。至2008年，市、县财政累计投入4000多万元，对近200所乡镇卫生院进行了改造建设。并且，在中、省项目支持下，给乡镇卫生院配备了大量医疗设备，全市乡镇卫生院有X光机162台、B超185台，心电图机196台、生化分析仪93台、尿分析仪79台、手术床94台、洗胃机149台、心电监护仪79台、救护车32辆等。通过建设装备，全市乡镇卫生院基础设施得到明显改善，综合服务能力得到提高，在农村三级网中的枢纽作用得到增强。按照月人均120元和60元的标准兑现落实了乡村医生公共卫生服务补助经费，调动了村卫生人员的工作积极性。并且，在省财政的支持下，市、县财政配套，按每个村卫生室3000元的标准，给定边、靖边、神木、府谷四县的村卫生室配置了检查床、资料柜、药品柜等医疗卫生设备4800多台件，总价值达493.5万元。从2005年1月份起，全市12县（区）全部兑现落实了乡镇卫生院在职人员及离退休人员工资财政全额预算，为稳定农村卫生技术队伍奠定了基础。各县（区）按照市上制定的《2005年榆林市乡镇卫生院建设项目实施方案》及《榆林市乡镇卫生院管理办法》要求，严格实行项目责任管理，共完成84所乡镇卫生院基本建设任务，有效规范了乡村卫生机构管理。根据中共榆林市委、榆林市人民政府关于进一步加强农村医疗型和防保型两大类卫生院，重新明确了功能定位，核定了人员编制。神木、子洲、榆阳等县（区）实行定额与定项补助相结合，落实乡村医生报酬，进一步巩固和整建一批村卫生室，全市村卫生室覆盖率达到了75%。2005年，培训乡镇卫生院院长222人，传染病主检医师222人。2006年，培训乡镇卫生院急诊急救医师222人。

2006年，各县（区）按照《榆林市2005年乡镇卫生院建设实施方案》要求，完成了55所乡镇卫生院的房屋改造建设工程。神木、子洲、榆阳等县（区），坚持采取定项或定额补助相结合的措施，落实乡村医生报酬，恢复和整建村级卫生组织。全市三分之二以上的乡镇卫生院告别危房，实现独立开展业务的目标，村卫生室覆盖率达到80%，卫生服务条件进一步改善。培训乡镇卫生院急诊急救医师222人。

2007年，先后举办了乡镇卫生院内科医师、B超（含心电）、放射和检验专业人员，以及乡镇卫生院院长培训班，共培训7期441人。

2008年，举办了B超、检验和中医医师培训班，以及内科和儿科医师提高班，共计6期766人。

2009年，各级卫生行政部门深入贯彻落实《陕西省人民政府关于进一步加快农村卫生改革发展的若干实施意见》，广泛调研，全面指导，加大投入，整合资源，农村卫生整体服务功能得到进一步加强。制定出台了《榆林市人民政府关于加快农村卫生改革发展的意见》《榆林市人民政府关于全市村卫生室规范化建设工作的意见》《榆林市考试补充乡村医生实施方案》《榆林市2008年（民生工程）农村三级卫生网络建设实施方案》《榆林市2009年县级医疗卫生机构对口支援乡镇卫生院项目实施方案》一系列农村卫生政策。市卫生局按照省、市安排部署要求，举办了1期乡镇卫生院内科医师培训班，培训学员120名，举办心电B超、放射医师培训班2期，培训学员100名，举办农村妇幼卫生信息统计培训班一期，培训学员45名，举办农村妇幼卫生知识培训班一期，培训学员115名。同时，还通过县（区）卫校、好医生网站，累计培训乡村医生31期，共培训乡村医生4007名。在全市10个国贫和2个省贫县区的72所乡镇卫生院，下派72个医疗卫生队216名卫生技术人员，开展对口支援，落实帮扶工作。顺利完成乡村医生补充考试和再注册工作任务。全市共有1292名乡村医生通过市上统一组织的考试，取得了乡村医生执业资格。

2010年，积极推进卫生重大建设项目，加紧实施2008年、2009年中央投资扩大内需建设项目。截至6月15月，已有49个中心卫生院、2个社区卫生服务中心，50个村卫生室项目完工，共完成投资4825万元，占国家扩大内需项目总投资的24.6%。继续坚持“政府主导、社会参与，因地制定、合理布局”的原则，稳步推进村卫生室规范化建设工程。12个县区已有1747个村卫生室通过市上组织的达标验收，占全年总任务的97.5%。稳步实施县级医院对口支援乡镇卫生院项目。上半年，全市12县（区）共下派乡镇卫生院对口支援医疗队72个，培育技术项目119个。认真实施《榆林市农村卫生人员培训项目实施方案》，共举办乡镇卫生院内、儿科、B超、心电医师培训班一期，培训卫生技术人员111人。

2012年，落实了第四期万名医生按时参加培训学习工作。3月中旬，对75名基层医疗卫生机构在岗人员进行全科医生转岗培训。7月份对83名基层医疗卫生机构在岗人员进行全科医生转岗培训。启动乡镇卫生院卫生技术人员培训工作。4月中旬，以县为单位集中培训，共安排十期培训，从4月10日—4月20日对府谷等10个县基层医疗机构的全科医师、内科医师、骨科医师、中医医师等相关人员举办了“规范诊疗”轮训专题培训班，共培训763人。启动2012年二级以上医疗机构对口支援乡镇卫生院工作。全市共42所乡镇卫生院得到了支援。协调编制部门审定了乡镇卫生院核定工作，全市已由原来222所乡镇卫生院重新核定为176所，人员编制由原来的2702个增加到4157个。启动实施了乡镇卫生院“安心工程”，全市12个县（区）成了市域医疗卫生信息平台建设。

2015年，全市有各类乡镇卫生院245个。其中，中心卫生院83个，卫生院148个，卫生分院14个。共有床位3462张，人员3281人，其中，卫生技术人员2783人，内有执业（助理）医师796人。每千农业人口乡镇卫生院床位1.17张，每千农业人口乡镇卫生院人员1.11人，全诊疗260.70万人次。医师日均担负诊疗13.2人次，医师日均担负住院2床，病床使用率45.42%。

表9-1　2015年榆林市乡镇卫生院基本情况一览表

县区	名称	成立时间	院址	建筑面积（m^2）	固定资产（万元）	事业编制（人）	床位（张）	等级管理
榆阳区	榆阳镇中心卫生院	1958	榆阳镇	5600	1699	53	16	一甲
	镇川镇中心卫生院	1945	镇川镇	3185	474	52	30	一甲
	鱼河镇中心卫生院	1952	鱼河镇	1584	160	19	20	一甲
	清泉镇中心卫生院	1952	清泉镇	825	120	8	16	一乙
	巴拉素中心卫生院	1958	巴拉素镇	1350	100	17	9	一甲
	安崖镇中心卫生院	1952	安崖镇	1400	18	6	7	一乙
	金鸡滩中心卫生院	1958	金鸡滩镇	1800	300	9	20	一甲
	孟家湾中心卫生院	1958	孟家湾	990	93	7	10	一乙
	余兴庄卫生院	1958	余兴庄乡	849	129	10	10	一丙
	古塔乡卫生院	1958	古塔乡	734	68	6	6	一乙
	小壕兔乡卫生院	1958	小壕兔乡	840	96	8	8	一甲
	红石桥卫生院	1958	红石桥	5600	182	8	8	一乙
	小纪汗卫生院	1958	小纪汗	960	80	6	6	一乙
	芹河乡卫生院	1958	芹河乡	1260	236	8	6	一甲
	大河塔乡卫生院	1958	大河塔乡	1000	140	6	6	一丙
	鱼河峁镇卫生院	1958	鱼河峁镇	2069	270	6	10	一乙
	上盐湾镇卫生院	1958	上盐湾镇	1200	160	8	10	一乙
	青云乡卫生院	1958	青云乡	2145	145	6	3	一丙
	马合镇卫生院	1952	马合镇	2000	243	12	9	一甲
	刘千河乡卫生院	1958	刘千河乡	810	53	6	6	一丙
	岔河则卫生院	1958	岔河则乡	720	90	8	8	一乙
	牛家梁镇卫生院	1945	牛家梁镇	840	77	11	12	一乙
	补浪河乡卫生院	1958	补浪河乡	765	90	8	6	一甲
	麻黄梁镇卫生院	1958	麻黄梁镇	1100	146	7	5	一乙
	乡耳林卫生分院	1958	耳林	700	90	10	12	
	可可盖卫生分院	1958	可可盖			5		
	桐条沟卫生分院	1958	桐条沟			5		
神木县	大柳塔中心卫生院	1960	大柳塔镇	2500	288.5	29		一甲
	店塔镇中心卫生院	1986	店塔镇	1334	161.9	32	18	一乙
	尔林兔中心卫生院	1958	尔林兔镇	480	47	9	10	一乙
	高家堡中心卫生院	1952	高家堡镇	400	133.7	12	8	一甲
	花石崖中心卫生院	1952	花石崖镇		81	14	10	一乙
	解家堡乡卫生院	1952	解家堡乡	900	133.7	6	4	一乙
	锦界镇中心卫生院	1952	锦界镇	1385	215.6	15	8	一甲
	乔岔滩乡卫生院	1950	乔岔滩乡	2300	41	9	10	一乙
	神木镇中心卫生院	1957	神木镇	2100	334	60	50	一甲
	孙家岔中心卫生院	1960	孙家岔镇	1100	77	13	58	一乙
神木县	万镇镇卫生院	1958	万镇镇	420	31	9	10	一乙
	西沟卫生所	1962	西沟	800	27	13	3	一乙
	永兴卫生院	1956	永兴	800	162	3	4	一乙
	大保当中心卫生院	1952	大保当镇	2000	47	18	10	一甲
	贺家川镇卫生院	1937	贺家川镇	1800	30	14	10	一乙
	栏杆堡中心卫生院	1952	栏杆堡镇	1200	77	9	10	一乙
	麻家塔卫生院：	1952	麻家塔	1000	20	9	4	一乙
	马镇镇中心卫生院	1952	马镇镇	1800	89	9	9	一乙
	沙峁镇卫生院	1952	沙峁镇	1230	33	11	10	一乙
	太和寨乡卫生院	1956	太和寨乡	1100	30	8	10	一乙
	中鸡镇卫生院	1958	中鸡镇	500	50	12	8	一乙
府谷县	哈镇中心卫生院	1950	哈镇	1200	106	8	20	一乙
	武家庄中心卫生院	1964	武家庄	1200	79	13	9	一乙
	清水中心卫生院	1953	清水	700	201	21	14	一甲
	孤山中心卫生院	1956	孤山	2750	697	28	50	一乙
	庙沟门中心卫生院	1953	庙沟门	1200	402	21	21	一甲
	麻镇中心卫生院	1953	麻镇	980	93	9	20	一乙

续表

县区	名称	成立时间	院址	建筑面积（m^2）	固定资产（万元）	事业编制（人）	床位（张）	等级管理
府谷县	老高川中心卫生院	1953	老高川		1050	13	30	一甲
	新民中心卫生院	1951	新民	5900	987	16	85	一甲
	大岔卫生院	1953	大岔	1700	160	6	10	一乙
	大昌汗卫生院	1958	大昌汉	1500	200	10	12	一甲
	府谷镇卫生院	1958	城关	550	281.2	37		一乙
	府谷镇张家畔分院	1958	城关张家畔	320	27.6	8	2	一丙
	海则庙乡卫生院	1958	海则庙	863	85.8	8	8	一乙
	三道沟卫生院	1958	三道沟	2430	289	10	20	一甲
	黄甫镇卫生院	1958	黄甫	900	85	7	6	一乙
	赵五家湾卫生院	1958	赵五家湾	960	86	4	6	一乙
	墙头卫生院	1958	墙头	638	73.11	2	9	一乙
	田家寨镇卫生院	1958	田家寨	600	59	9	6	一乙
	王家墩乡卫生院	1958	王家墩	950	41.1	10	8	一丙
	古城镇卫生院	1958	古城	980	78.45	4	12	一甲
	高石崖精神病院	1958	高石崖	922	203	14	30	一乙
	碛塄卫生院	1958	碛塄	700		10	9	一丙
	石马川卫生院	1958	石马川	300	6	5	3	一乙
横山县	石湾中心卫生院	1953	石湾	3955		25	20	
	艾好峁中心卫生院	1952	艾好峁	1050	87.2	13	20	
	武镇中心卫生院	1965	武镇	1320	129	25	30	
	赵石畔中心卫生院	1955	赵石畔	1600	69	25	28	
	波罗中心卫生院	1956	波罗	1587	98.6	25	20	
	响水中心卫生院	1957	响水镇	1000	90.45	30	20	
	高镇中心卫生院	1951	高镇	2600	65	25	16	
	石窑沟卫生院	1976	石窑沟	960	39.1	13	13	
	党岔卫生院	1954	党岔	680	40.7	12	18	
	韩岔卫生院	1956	韩岔	620	103	22		
	南塔卫生院	1957	南塔	560	19.5	15	10	
	殿市卫生院	1955	殿市	860	52	25	22	
	魏家楼卫生院	1961	魏家楼	810	107	21		
	双城卫生院	1961	双城	500	29.7	10	10	
	塔湾卫生院	1961	塔湾	600	65.8	20	15	
	城关卫生院	1953	城关南二街	1200	261	60	50	
	雷龙湾卫生院	1958	雷龙湾	1200	148	15	10	
	白界卫生院	1958	白界	300	106.6	25	20	
	五龙山卫生分院	1961	五龙山	331	19.5	5	6	
	付家坪卫生分院	1961	付家坪	160	9	5		
	石马坬卫生院	2010	石马坬	336	12.4	6	10	
靖边县	青杨岔中心卫生院	1952	青杨岔	2505	153	29	26	
	宁条梁中心卫生院	1952	宁条梁镇	1500	155	28	24	
	海子滩中心卫生院	1953	海子滩	770	86	13	10	
	杨桥畔中心卫生院	1953	杨桥畔	1170	136	14	17	
	席麻湾中心卫生院	1957	席麻湾	582	132	20	10	
	王渠子中心卫生院	1957	王渠子	1200	166	30	13	
	周河中心卫生院	1957	周河红柳沟	1200	98	16	18	
	镇靖镇卫生院	1958	镇靖镇	400	34	10	7	
	三岔渠卫生院	1958	三岔渠	400	27	5	5	
	水路畔卫生院	1951	水路畔	440	32	3	3	
	天赐湾卫生院	1958	天赐湾	862	60	14	9	
	大路沟卫生院	1958	大路沟	946	37	10	5	
	新城卫生院	1958	新城	500	48	10	6	
	龙州卫生院	1958	龙州	1228	107	5	6	
	五里湾卫生院	1958	五里湾	650	70	12	6	

续表

县区	名称	成立时间	院址	建筑面积（m^2）	固定资产（万元）	事业编制（人）	床位（张）	等级管理
	黄篙界卫生院	1958	黄篙界	650	70	13	6	
靖边县	杨米涧卫生院	1958	杨米涧	500	126	15	10	
	红墩界卫生院	1958	红墩界	1320	135	15	10	
	小河卫生院	1958	小河	1010	104	15	15	
	东坑卫生院	1958	东坑	2966	979	47	30	
	中山涧卫生院	1958	中山涧	1440	145	18	12	
	高家沟卫生院	1958	高家沟	704	34	10	7	
	畔沟卫生院	1958	畔沟	450	2	4	3	
	张家畔卫生院	1958	张家畔	1200	2000	27	65	
定边县	定边镇中心卫生院	1958	东正街	1480	544	12		一乙
	安边镇中心卫生阮	1951	安边镇	2810	228.3	18	40	一甲
	白湾子镇中心卫生院	1953	白湾子镇	1200	77	15	10	一乙
	姬塬镇中心卫生院	1955	姬源镇	2890	420	12	22	一甲
	白泥井镇中心卫生院	1956	白泥井镇	768	80	21	18	一甲
	杨井镇中心卫生院	1958	杨井镇村	500	52	13	11	一甲
	新安边中心卫生院	1971	新安边镇	1000	81	15	10	一甲
	红柳沟镇中心卫生院	1953	红柳沟镇	510	50.2	15	11	一甲
	张崾先中心卫生院	1953	张崾先	340	73	6	12	一乙
	胡尖山中心卫生院	1958	黄家伙场村	157	10.6	6	2	一丙
	贺圈卫生院	1958	贺圈一路	720	105.3	40	24	一甲
	砖井卫生院	1958	砖井镇	980	53	20	10	一甲
	石洞沟卫生院	1974	石洞沟乡	330	70.8	12	8	一乙
	郝滩卫生院	1958	郝滩镇	470	56	22	8	一乙
	堆子梁卫生院	1956	堆子梁镇	360	45	12	11	一乙
	学庄卫生院	1958	学庄乡	360	73.8	6	8	一乙
	黄湾卫生院	1961	砖井黄湾村	220	37.7	4	4	一乙
	武峁子卫生院	1960	杨井武峁子	297	35	6	4	一乙
	油房庄卫生院	1954	油房庄乡	300	32	3	4	一乙
	纪畔卫生院	1954	纪畔乡	780	42.9	6	6	一乙
	樊学卫生院	1961	樊学镇	420	52.3	12	15	一甲
	白马崾先卫生院	1961	白马崾先村	180	47.4	1	5	一丙
	罗庞塬卫生分院	1965	伙场塬村	139	27	3	2	一丙
	冯地坑卫生院	1957	冯地坑	480	167.9	10	6	一乙
	堡子湾卫生分院	1965	姬塬西掌源	180	8.5	1	4	一丙
	刘峁塬卫生分院	1957	姬塬刘峁塬	162	26	2	2	一丙
	盐场堡卫生院	1957	西梁湾村	228	54	20	3	一乙
	王盘山卫生院	1960	王盘山乡	520	32.1	6	5	一乙
	周台子卫生院	1962	周台子	560	38.6	6	6	一乙
	海子梁卫生分院	1973	海子梁	954	8.1	6	5	一乙
米脂县	龙镇中心卫生院	1952	龙镇	1025	677	16	22	一甲
	桃镇中心卫生院	1952	桃镇	1502	1268	19	30	一甲
	沙家店中心卫生院	1952	沙家店	1700	714	13	16	一乙
	印斗中心卫生院	1956	印斗	450	283	20	8	一甲
	杜家石沟乡卫生院	1956	杜家石沟	400	909	15	12	一乙
	杨家沟卫生院	1958	杨家沟	558	215	20	12	一甲
	高渠卫生院	1958	高渠	550	409	12	6	一丙
	郭兴庄卫生院	1960	郭兴庄	390	577	21	8	一乙
	李家站卫生院	1960	李家站	810	258	13	10	一乙
	姬家岔卫生院	1962	姬家岔	300	907	11	4	一丙
	桥河岔卫生院	1962	桥河岔	440	100	16	10	一乙
	城关镇卫生院	1981	城关镇	144	146	32	8	一乙
	城郊卫生院	1981	城郊	220	89	14		一乙
绥德县	崔家湾中心医院	1951	崔家湾	2000	115	24	20	一甲
	枣林坪中心医院	1951	枣林坪	1040	29.5	17	10	一乙

续表

县区	名称	成立时间	院址	建筑面积（m^2）	固定资产（万元）	事业编制（人）	床位（张）	等级管理
绥德县	义合中心医院	1951	义合	1980	280	30	30	一甲
	吉镇中心医院	1951	吉镇	1500	103	17	15	一甲
绥德县	四十里铺中心医院	1951	四十里铺	1900	180	33	20	一甲
	定仙墕中心卫生院		定仙墕	650	98	17	10	一甲
	田庄中心医院	1958	田庄	1150	78	19	12	一甲
	名州镇卫生院		城关	700	42.76	33	12	一甲
	辛店卫生院	1957	辛店	431	38.47	28	8	一乙
	白家硷卫生院	1957	白家硷	809	80	15	10	一乙
	薛家峁卫生院	1957	薛家峁	600	80	21	10	一乙
	石家湾卫生院	1957	石家湾	1000	74.5	26	10	一乙
	满堂川卫生院	1957	满堂川	1200	35.3	30	15	一乙
	中角镇卫生院	1957	中角	700	36.5	5	11	一乙
	马家川卫生院	1957	马家川	500	26	5	10	一乙
	薛家河镇卫生院	1957	薛家河	900	35	19	10	一乙
	赵家砭卫生院	1957	赵家砭	800	39	7	10	一丙
	韭园乡卫生院	1957	韭园	450	70	15	10	一乙
	张家砭卫生院	1957	张家砭	800	60	20	10	一乙
清涧县	店则沟中心卫生院	1952	店则沟	1480	200	8	20	一甲
	李家塔中心卫生院	1958	李家塔镇	950	120	6	30	一甲
	玉家河中心卫生院	1956	玉家河镇	1100	140	12	30	一甲
	石嘴驿镇中心医院	1956	石嘴驿镇	918	110	11	16	一甲
	折家坪镇卫生院	1958	折家坪镇	1608	200	21	20	一甲
	解家沟老区医院	1952	解家沟	1000	560	30	20	一甲
	宽州镇卫生院	1952	城西河区	999	120	20	10	一乙
	高杰村镇卫生院	1952	高杰村镇	500	70	10	20	一乙
	石盘乡卫生院	1964	石盘乡	680	70	8	12	一乙
	双庙河乡卫生院	1958	双庙河乡	602	72	8	10	一乙
	老舍窠乡卫生院	1961	老舍窠乡	510	60	8	20	一乙
	下二十里铺卫生院	1958	下二十里铺	830	90	8	5	一乙
	乐堂堡乡卫生院	1958	乐堂堡乡	400	48	10	10	一乙
	郝家墕乡卫生院	1958	郝家墕乡	360	42	7	15	一丙
吴堡县	辛家沟中心卫生院	1951	辛家沟	855	33	14	20	一甲
	岔上中心卫生院	1953	岔上	720	61	15	20	一乙
	郭家沟中心卫生院	1960	郭家沟	1104	300	18	20	一甲
	寇家塬中心卫生院	1959	寇家塬村	560	28	22	20	一甲
	宋家川卫生院	1951	宋家川	150	10	22	10	一丙
	张家山卫生院	19	张家山	620	30	15	15	一乙
	丁家湾卫生院	1965	丁家湾	840	33.7	2	9	一乙
佳县	王家砭中心卫生院	1957	王家砭中街	1800	120	23	35	一甲
	通镇中心卫生院	1952	通镇高家塄	3000	600	27	50	一甲
	刘国具中心卫生院	1957	刘国具新区	1115	230	10	5	一乙
	坑镇中心卫生院	1962	坑镇文化铭	2400	200	27	20	一甲
	店镇中心卫生院	1958	店镇73号	1200	30	17	21	一甲
	兴隆寺中心卫生院	1965	兴隆寺中硷	1200	100	11	10	一乙
	金明寺中心卫生院	1957	金明寺王畔	1400	162	10	12	一甲
	乌镇中心卫生院	1952	乌镇	1200	120	27	30	一甲
	上高寨乡卫生院	1965	上高寨乡	360	63.5	8	10	一乙
	佳芦镇卫生院	1958	佳芦镇		23	22	20	一乙
	峪口乡卫生院	1965	峪口乡	500	90	10	10	一丙
	螅镇乡卫生院	1956	螅镇李家坪	500	11	13	20	一乙
	康家港乡卫生院	1956	康家港乡	1030	24	10	8	一乙
	方塌乡卫生院	1965	方塌乡	980	95	12	10	一乙
	官庄乡卫生院	1965	官庄乡	360	45	8	4	一丙
	木头峪乡卫生院	1965	木头峪乡	680	20	13	10	一乙

续表

县区	名称	成立时间	院址	建筑面积（m^2）	固定资产（万元）	事业编制（人）	床位（张）	等级管理
佳县	朱家坬乡卫生院	1965	朱家坬乡	780		13	8	一乙
	朱官寨乡卫生院	1965	朱官寨乡	875	150	11	12	一乙
	大佛寺卫生院	1956	大佛寺	1120	34	12	10	一乙
	刘家山卫生院	1956	刘家山	600	50	7	8	一丙
子洲县	周家硷中心卫生院	1952	周家硷	1260	120	21	30	一甲
	老君殿中心卫生院	1952	老君殿	4300	485	55	60	一甲
	马蹄沟中心卫生院	1953	马蹄沟	1400	100	21	24	一甲
	电寺中心卫生院	1957	殿寺	700	50	11	20	一甲
	三川口中心卫生院	1957	三川口	660	16	14	14	一甲
	苗家坪卫生院	1953	苗家坪	960	43	19	25	一甲
	驼耳巷中心卫生院	1953	驼耳巷	560	52	8	10	一甲
	砖庙卫生院	1957	砖庙	300	50	9	8	一丙
	何集卫生院	1957	何集	1200	150	6	20	一乙
	淮宁湾卫生院	1957	淮宁湾	500	70	10	24	一乙
	高坪卫生院	1957	高坪	600	72	10	11	一丙
	槐树岔卫生院	1957	槐树岔	320	50	9	8	一乙
	马岔卫生院	1957	马岔	680	75	10	12	一乙
	李孝河卫生院	1957	李孝河	300	40	9	22	一乙
	裴家湾卫生院	1957	裴家湾	1600	60	9	15	一甲
	水地湾卫生院	1957	水地湾	700	120	8	10	一乙
	瓜园则湾卫生院	1957	瓜园则湾	200	33	8	6	一乙
	双湖峪卫生院	1953	双湖峪		6	14	12	一丙

第二节　村级卫生

一、村级卫生组织

1952年，榆林专区6县设有村防疫组637个。

1954年，绥德专区人民医院的医务人员深入农村，帮助乡镇和农村建立了510个农业社保健站，训练保健员二千多人，其中佳县、米脂、绥德、子洲、清涧五县各建立保健站90个，吴堡建立10个，训练基层卫生员200人。

1955年，榆林县开展农村不脱产卫生保健员、接生员培训工作，在孟家湾、金鸡滩、马合、巴拉素、双山、牛家梁等地的边远乡村相继开办村级保健站。

1958年榆林专区基本做到了社社有“两员一站”（卫生员、接生员、保健站），农村医疗预防网基本形成。

1970年全区5639个大队，有4680个大队兴办合作医疗站，占大队总数的83%，草药房1000多个，赤脚医生5140人。地、县、乡、村四级医疗卫生保健网基本形成。

1975年合作医疗站5079个占大队总数的89%，赤脚医生11258人，其中女5579人，平均每个大队1.16名。

1976年合作医疗站发展到5164个，占大队总数的91.67%，赤脚医生11744人，卫生员14500名（包括接生员）。

1979年各县卫校培训496人，同时对赤脚医生普通进行了业务考核，有7637人参加了考试，其中发合格证者有5548人，卫生行政部门对每个赤脚医生建立了档案卡。

1980年以后，由于农村实行了生产责任制，为了适应形势的需要，合作医疗站改为乡村医疗站，赤脚医生改为乡村医生，合格者经考核发给“乡村医生证”，准予行医。

2003年各县区卫生局抓住农村防治非典的有利时机，对420个村卫生室进行挂牌登记，明确职责，规范业务，加强基层卫生服务网底建设工作。各医疗单位也按照《医疗单位专家巡回医疗实施办法》规定，建立了专家巡回医疗队，定期或不定期地深入到各乡镇、村组，开展巡回医疗，送医送药。全市全年共组织专家巡回医疗队下乡巡回医疗36次。

2004年以来，村卫生室的网点作用增强。按照月人均120元和60元的标准兑现落实了乡村医生公共卫生服务补助经费，调动了村卫生人员的工作积极性。并且，在省财政的支持下，市、县财政配套，按每个村卫生室3000元的标准，给定边、靖边、神木、府谷四县的村卫生室配置了检查床、资料柜、药品柜等医疗卫生设备4800多台件，总价值达493.5万元。其他八县村卫生室设备也先后配置到位。同时通过多种渠道筹集资金，对部分村卫生室房屋进行了建设改造。

2008年，全市甲级卫生室达到60%。有276所村卫生室，基本达到三室分离。各县（区）高度重视乡村医生培训工作，年培训乡村医生达3000多名。

2010年有村级卫生组织4425个，村卫生人员4856人。其中，乡村医生4442人，卫生员414人。共有执业（助理）医师218人，注册护士15人。按主办单位分：村办2170个，乡卫生院设点67个，私人办2065人，联合办173个；按行医方式分：中医92个，西医3331个，中西医结合1002个。

2015年，全市有村卫生室3855个，乡村医生和卫生员数4109人，其中，乡村医生3751人，卫生员358人，每千农业人口村卫生室人员数1.39人，诊疗256.03万人次。

二、合作医疗

1958年榆林地区基本做到了社社有“两员一站”（卫生员、接生员、保健站），农村医疗预防网基本形成。部分保健站实行本队社员看病免收出诊费、诊断费和注射费等，仅收药品成本费。

1965年为了落实毛泽东主席“把医疗卫生工作的重点放到农村去”的指示，在全区开展了群防群治，积极建立和发展基层卫生机构，将保健站改名为合作医疗站，公社卫生院担负指导大队合作医疗站的工作任务，合作医疗站负责全大队的防病治病，临时作为救护站，生产队成立救护队，户要有家庭卫生员开设病床，做到人自为治，村自为防。这一工作的开展，揭开了农村合作医疗制度的序幕，把合作医疗站的建立和发展推向新阶段。

1969年12月，靖边县龙洲公社新窑梁大队办起榆林地区第一个合作医疗站，社员白金玉为第一个赤脚医生。

1970年全区5639个大队，有4680个大队兴办合作医疗站，占大队总数的83%，草药房1000多个，赤脚医生5140人。

1975年合作医疗站5079个，占大队总数的89%，赤脚医生11258人，其中女性5579人。

同年9月20—25日召开榆林地区卫生工作会，重点总结了合作医疗的四条经验：①只有加强党的领导，才能办好合作医疗；②只有坚持党的基本路线，合作医疗才能巩固发展；③只有坚持勤俭办站的方针，大搞中草药群众运动，合作医疗道路才能越走越宽；④只有建立一支好的赤脚医生队伍，才能办好合作医疗。表彰了七个先进单位和八个优秀赤脚医生，树立了三个标兵，有白求恩式的医生——吴堡张家墕公社医生田润芳，山村里的好医生——赤脚医生马逢珍，凤华正茂——子洲高渠大队张秀兰。

1976年合作医疗和赤脚医生的出现，改变了贫困山区缺医少药的状况。米脂杨家沟公社9个大队，队队办起合作医疗站，都设有中药房，群众看病，全部实行免费治疗。神木县城关公社高家塔大队医疗站的赤脚医生，认真贯彻了预防为主的方针，用“一根针、一把草”防病治病，经过反复实践，不仅掌握了防治常见病多发病的知识，而且还熟练地掌握了计划生育四种手术和疝修补、阑尾切除、骨折固定手术。两年做了各种手术200多例。坚持勤俭办站的方针，种植中草药53种，自制膏、丸、散四十种，合作医疗站实行了全免费治疗。做到：没病早防，有病早治，保障了人民群众的身体健康。榆林县岔河则公社共有7个大队，队队办起了合作医疗站，拥有资金15688元，资金最少的站都有1500元，最多的4500元，站站都有中药房。七个站中有两个免费50%，三个免费30%，两个免费20%。全公社种植中草药174亩，以枸杞、冬花为主，供自用外，每年收入两万元左右，平均每年采集蒲公英、败酱草、麻黄等十几种中草药5万斤，收入1万5千元。全公社赤脚医生17名，都经过半年或一年以上的培训，大都可以防治一般农村常见病，多发病。三分之二的赤脚医生达到了中技水平。

1982年赤脚医生6731人，其中女1606人，卫生员发展到10515人。地区在神木县召开了卫生工作会议，着重讨论合作医疗的整顿、巩固和发展的措施，组织了一批先进社队代表到12县介绍交流经验，汇编成《合作医疗道路越走越宽》一书，推动了合作医疗站的飞速发展。

20世纪80年代中期至21世纪初，由于农村改革及城镇化建设等，人口流动性大，农村人口减少，乡村医生从数量到质量均有所下降，农村缺医少药状况严重。

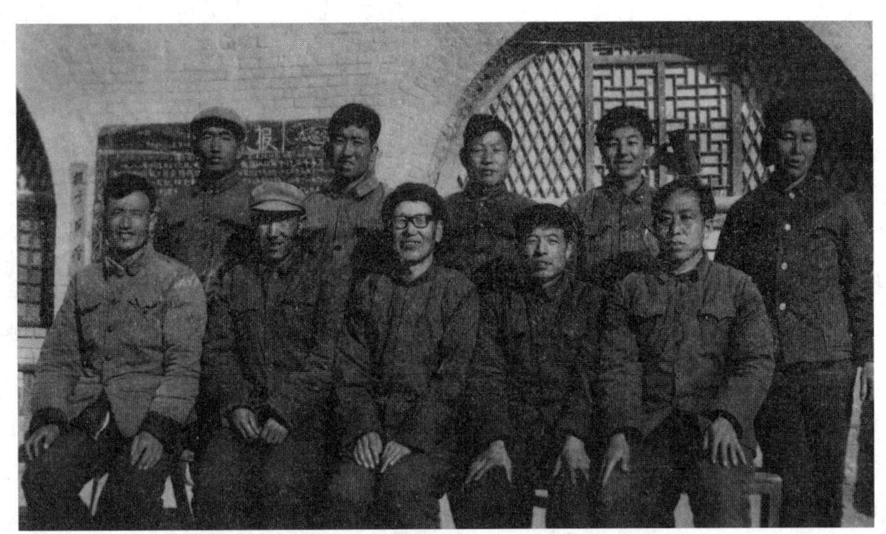

图9-1　1969年榆林地区第一个合作医疗站成立

三、新型农村合作医疗

2002年10月19日，中共中央、国务院制定出台了《关于进一步加强农村卫生工作的决定》［中发（2002）13号］，明确提出："到2010年，在全国农村基本建立起适应社会主义市场经济体制要求和农村经济社会发展水平的农村卫生服务体系和农村合作医疗制度。"

2003年1月16日，国务院办公厅以国办发（2003）3号文件转发了国家卫生部、财政部、农业部《关于建立新型农村合作医疗制度的意见》。这是改革开放新时期，提高农民健康水平，促进农村经济发展，维护社会稳定的一项意义重大的惠民举措。

2005年，神木县被确定为全省第二批新型农村合作医疗（简称"新农合"）扩大试点县。试点工作启动后，率先完成了市、县财政筹资任务，全县参合人数达到22.4万人，占农业总人口的81. 6%，共筹集资金672万元，三项指标均创全国第一。截至12月底，共有4690人享受报销制度，报销金额591万元，人均补助1261元。12月份，省政府新农合工作会议之后，靖边、定边、府谷3个县及时召开会议，成立组织领导机构和办事机构，在开展农村卫生基线调查的基础上，结合实际制定了具体实施方案，并将政府筹资部分拨付到专用账户，为做好新农合试点工作做了充分准备。与此同时，市卫生局、财政局也将市上预算的750万元大病救助专项资金下拨到各县区，正式启动了2005年度对贫困患者的大病救助工作。

2006年，定边、靖边、府谷县被省政府确定为第三批新农合制度扩大试点县，按照省、市工作部署要求，及时成立组织领导机构，落实筹集新农合资金4120. 4万元，参合人数达到82.4083万人。6月份，市级定点医院启动报销"直通车"制度。全年共有49946人享受报销制度，报销金额3708万元，人均住院补助经费1005元。市财政年内又安排1000万元专项经费，对3000名贫困患者实施了大病医疗救助，初步形成具有本市特色的医疗保障制度。神木县还开始试行了城镇居民合作医疗制度，在全省率先走出了城镇居民合作医疗制度试点工作的新路子。

2007年，省政府将榆阳、横山、绥德、子洲、佳县、米脂，清涧和吴堡8个区县列入新农合试点县。到6月1日止，新农合制度实现了全市全覆盖，12县区共筹集新农合基金12556.7万元，有245.9万人参加新农合制度，参合率达到88.17%。全年召开两次新农合专题会议，举办了一期培训班。11月中旬，又举办第二期新农合培训班和乡镇卫生院院长培训班。制定了《新型农村合作医疗定点医疗制度管理办法》《新型农村合作医疗定点医疗机构管理细则》《新型农村合作医疗财务管理办法》和《单病种定额报付暂行办法》等10多个规范性文件和规章制度。建立了组织、行业、社会三重监督体系，由市人大和市卫生局组织进行督导，向市人大常委会作专题汇报，并建立了三级公示制度。

2010年8月30日，时任卫生部部长陈坐来榆林市调研时指出：榆林市新农合，一是可探索率先建立区域卫生及新农合信息化平台，提升新农合管理水平；二是提高新农合筹资标准，实行市级统筹，有效提高农民群众医疗保障水平。

2011年1月23日，市委常委会议研究决定：由市财政拿大头，建立覆盖市、县、乡、村四级新农合服务机构的信息化平台。7月，本市在全省率先实施新农合市级统筹。新农合市级统筹的管理运行模式可概括为："两级监管、三个机制和六个统一"。即在基金管理使用实行"市统县管，两级监管，风险共担"的前提下，实施了"筹资标准、组织管理、资金管理、补偿方案、考核标准和信息化管理"六个统一。同时在医疗机构监管方面建立了准入与退出、市县两级监督和奖优惩差"三个机制"。并先后制定下发了《榆林市新农合市级统筹实施方案（试行）》《榆林市新农合补偿暂行办法》《榆林市新农合定点医疗机构管理暂行办法》《榆林市新农合大病救助暂行办法》《榆林市新农合基金管理暂行办法》《外出务工人员补偿办法》《八十岁以上老年人、十四岁以下儿童等特殊人群补偿办法》《榆林市儿童先心病和白血病医疗保障实施办法》《榆林市新农合违规违纪处罚办法（试行）》《榆林市新农合违约金管理办法（试行）》等近20个配套文件。

2012年，对新农合补偿方案进行调整：1.将普通疾病住院封顶线由原来每人每年5万元提高到13万元，连同大病医疗救助，每人每年最高可获补助20万元。2.用药目录与干部职工接轨。补助不设病种限制，门诊和住院疾病（含第三方责任未获得赔偿者）均可享受新农合补助。转外治疗不设转诊审批，由患者自由选择就诊医院。3.将胃癌、肺癌等20种重大疾病市内三级医疗机构补助比例提高为75%，会同民政部门将儿童两病补助比例提高到90%。实行新农合大病救助制度。4.建立商业保险第三方介入机制。允许中国人民保险健康股份有限公司参加商业保险经办大病救助，利用合疗基金购买大病救助保险。5.2012年起，全市12个县区门诊统筹全部实行诊次总额预付制。6.在卫生部提出的提高二十种特殊疾病的补助比例，本市已提高了十四种。

2013年，将单病种数量增加至112种，其中包括门诊单病种20种。将癌症住院化疗、门诊放疗、门诊肾透析和慢性粒细胞性白血病按照免起付线政策执行。提高重大疾病三级医疗机构住院治疗特殊耗材及大型医疗仪器设备检查补助按75%进行补偿，并实行特殊慢性病患者在市内定点医疗机构直通车补助。同时，将定边县确认为全市首个住院总额预付制试点县。开展了新农合百日大检查活动。

2014年，对新农合补助方案及时进行了调整完善，提高了住院和门诊统筹报付比例以及起付线、封项线，开通了门诊慢性病直通车报付。修订了《榆林市新型农村合作医疗基金管理办法》，并制定印发了《榆林市新农合技术转诊管理暂行规定》《榆林市新农合信息系统故障应急预案》《榆林市新农合现场稽查工作规范》等20多个规范性文件。为全面推进支付方式改革，有效控制医疗费用不合理增长。全面建立新农合技术转诊制度，并在定边、靖边、横山、绥德和府谷五县全面实施了住院总额预付制，在榆阳区启动了按人头付费改革，吴堡、清涧和米脂等县也开展了住院总额预付制试点工作。在全市范围内开通了门诊慢性病直通车补助（这项工作走在全省前列），实行及时结报，方便了门诊慢性病患者就医报销，逐步规范了慢性病报销管理。并扩增门诊特殊慢性病9个。

2015年，制定下发了《榆林市新型农村合作医疗工作网格化管理实施方案》，在全市范围内推行新农合网络化管理，创新监管方式，实行划片包干，建立了市、县（区）、各级定点医疗机构分级负责的新农合工作长效机制。制定下发《榆林市新农合定点医疗机构监督管理年活动方案》，在全市开展了新农合监督管理年活动。制定《2015年榆林市新农合基金专项检查活动方案》，开展了新农合基金专项检查，进一步规范基金管理使用。并制定下发了《榆林市新农合门诊诊次总额预付制实施方案》，进一步规范了门诊统筹管理。由市合疗办向各县区合疗办、市直市管定点医院颁发了2015年度工作目标任务书。建立了市直定点医院每周现场巡查制度。与西安二恒公司协作开发了新农合控费软件。

2015年，建立网络化管理模式。开展市直审核申报试点医院2所（榆林市一院、榆林市颈肩腰腿痛医院）；在全市范围内开通了门诊慢性病直通车补助，实行及时结报；同时以“四合理”检查为抓手，扎实开展定点医疗机构督管工作，重点对信用等级差的30多所定点医疗机构进行了突击检查，并就检查出的问题要求限期整改。同时建立了新农合基金风险管理预警制度、新农合基金内部核查（审计）制度、病人回访制度和新农合“黑名单”制度等一系列配套措施，加强对资金监管。开展大病保险工作。利用人均27元新农合基金（总计7300万元）为全市参合患者购买大病保险，进一步提高了大病患者保障水平。已向罹患大病的参合患者1333人补助大病保险金2399万元。大病患者人均住院医疗费用为10.68万元，新农合人均补助74229.4元，其中大病保险人均补助18744元，实际补助率达69.5%。全市参加新农合人数达到297.22万人，参合率为99.20%，较2014年增加了3.62万人。新农合筹资标准提高到500元/人，其中各级政府补助配套400元/人，参合农民个人缴费100元/人（市县财政代缴20元/人），新农合政府补助资金及时到位率达到100%；截至10月底，全市共补助新农合资金12.45亿元，其中住院补助10.33亿元（含单病种补助6579.70万元），门诊补助（含门诊特慢病）8435.64万元，门诊特殊慢病6759.31万元，1—6月份大病补助3328.17万元。

特殊政策：

1. 对五保户、特困户、残疾人等特殊（弱势）群体参加新农合的，其个人应缴纳的资金，由民政部门解决。

2. 对独生子女户、双女结扎户等计划生育优待户参加新农合的，其个人应缴纳的资金，由计划生育部门解决。

3. 凡是参加新农合的孕产妇住院分娩，减免基本分娩费用，其新生儿随母享受当年新农合医疗补偿待遇。

4. 特殊疾病、慢性病常年门诊治疗的，如肿瘤、再生障碍性贫血、肝硬化、老年慢性支气管炎、尿毒症等疾病，可在新农合基本用药目录以内，每年享受一定的补偿。

5. 2011年制定了《榆林市全口义齿修复敬老工作实施方案》，给65岁以上参合老人免费配置价值600元的全口义齿。

2012年，将新农合补助与民政救助无缝对接，新农合补助后对需要救助的对象直接给予救助，推行了“一站式”服务。新农合制度实施以来，市内定点医疗机构一直采取“直通车”补偿的办法（病人在出院当天即可拿到补偿金）。针对转市外治疗病人，推行了“报销当日兑现制”（即各县区合疗办审核病人报销材料的当天即兑现补偿资金）。在提高办事效率的同时也方便了患者。并扩增省内“直通车”报销医疗机构，方便了农民群众新农合报销。

基金来源：一是各级财政补贴，二是参合农民个人缴纳。2005年，新农合人均筹资标准为30元，其中中央财政补助10元，省、市、县财政共计配套10元，参合农民个人缴纳10元。2007年，新农合人均筹资标准为50元，其中中央财政补助20元，省、市、县财政共计配套20元，参合农民个人缴纳10元。2008年新农合人均筹资标准增加到90元。2009年为100元。2010年为150元。2011年市级统筹后将新农合人均筹资标准提高到每人每年300元（中央124元、省30.4元、县125.6元、农民个人缴纳20元）。2012年新农合筹资标准提高到人均350元（农民个人缴纳50元）。2013年，提高到415元（农民缴纳65元）。2014年为480元（农民个人缴纳80元），2015年为500元（农民个人缴纳80元）。

惠民效益：榆林市新农合制度施行10多年来，坚持“实践、总结、推广、规范、完善、提高”的推进原则，使新农合工作取得了良好成效。全市新农合制度从单一的住院统筹模式发展为住院统筹、慢性病统筹、门诊统筹和大病保险多种模式协调发展的保障机制。实现了“一卡通”管理，走上了“制度化、规范化、信息化”管理的运行轨道。筹资标准逐步提高，报销比例逐年提升，新农合受益面逐年扩大，实现了全市“参合农民平等受益、新农合保障制度均等化”的目标。形成了“以新农合制度为基础，以大病保险为补充，以民政救助兜底”的具有特色的多层次、广覆盖的农民医疗保障体系。取得了“参合农民得实惠、卫生事业得发展、政府工作得民心”的“三赢”效果。全市共筹集新农合基金74亿元，补助住院患者230万人次、门诊患者1200多万人次，实际补助率达58%，大病患者实际补助率达69.5%，补助封项线高达30万元。

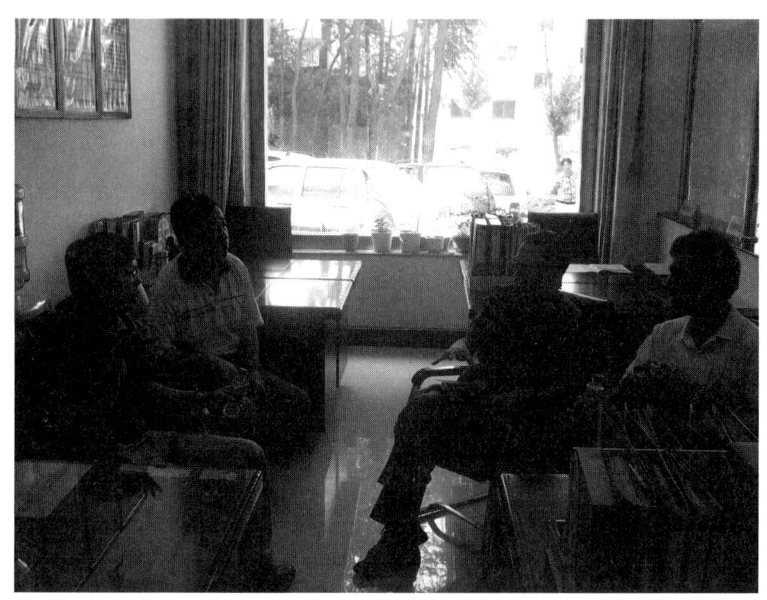

图9-2　意大利学者到靖边县考察新合疗

表9-2　2005—2015年榆林市新农合运行情况一览表

年份	参合情况		筹资情况		补偿情况					封顶线（万元）	备注
	参合人数	参合率%	人均筹资标准	筹资总额	享受补助人次	补助总额	其中住院补助	基金使用率%	受益面（%）		
2005	224252	81.69	30	672	4750	600.70	600.70	89	2.12	2.00	神木
2006	824083	85.51	50	4119.3	77985	3495.64	3220.01	85	9.46	2.00	府定靖
2007	2459505	88.18	50	12564.12	321473	11191.88	10239.77	89	13.07	2.00	
2008	2568774	91.29	90	21593.976	210183	19986.41	18144.08	93	8.18	2.00	
2009	2648146	92.84	100	33015.9	464318	33483.08	32196.11	101	17.53	5.00	
2010	2697817	94.95	150	50938.44	904567	47789.25	44500.08	94	33.53	10.00	
2011	2737439	95.63	300	89182.17	1266000	71220.62	60041.07	80	46.25	15.00	
2012	2783949	97.06	350	104330.37	2104325	99994.41	90885.31	96	75.59	20.00	
2013	2909855	98.53	415	128112.413	3388016	133167.76	116648.66	104	116.43	25.00	
2014	2935951	98.90	480	148196.792	4035433	144913.25	123960.55	98	137.45	30.00	
2015	2972242	99.20	500	1486121000	4695468	158486.38	127721.23	101	157.98	30.00	
合计	22789771			592725.481	12777050	565843.00	500436.33				

第二章　城市社区卫生

第一节　体系建设

20世纪90年代前，榆林地区城镇卫生主要依托县医院、妇保站和街道办事处防保组、个体诊所等进行疾病防治、健康检查、预防保健和卫生宣传教育。

2001年3月5日，榆林市卫生局向各县（区）卫生局转发了卫生部、省卫生厅《关于印发城市社区服务机构设置原则等三个文件的通知》以下简称《通知》。标志着榆林市启动了以一级医院为主要力量，建立适合社区人群医疗、预防、保健、康复、健康教育需求的社区卫生服务工作网络。

2002年，市卫生局按照《通知》要求，制发了《榆林市社区卫生服务机构管理暂行办法》《榆林市城市社区卫生服务机构设置原则》，在榆阳区榆阳医院和榆林医专附属医院开展了社区卫生服务试点工作。

2003年1月16日，市卫生局成立了榆林市社区卫生服务机构评审小组，制定了《榆林市"卫生进社区"活动工作方案》，并出台了《榆林市社区卫生服务机构管理办法》。9月8—12日，组织榆阳区卫生局有关人员及试点医院院长考察学习了西安市、铜川市与宝鸡市的社区卫生服务建设工作。榆阳区于10月份制定了《社区卫生服务发展规划》。试点单位全年共完成入户调查13122户，调查32198人，建立家庭档案11299册，签订入网合同1724份。

2004年9月21日，市卫生局行文批复榆林医专附属医院，榆阳区榆阳医院设立社区卫生服务中心。

2007年，榆林市列为全省社区卫生服务重点建设城市之一。根据市政府《榆林市城市社区卫生服务机构设置规划》精神，榆阳区人民政府成立了社区卫生服务建设领导小组，由20多个成员部门组成，副区长任组长，办公室设在卫生局，卫生局局长任主任。3月29日，榆阳区人民政府出台了《关于发展城市社区卫生服务的实施意见》和《榆阳区城市社区卫生服务机构设置规划的通知》，区编委上报了《榆阳区社区卫生服务中心的机构设置和人员编制意见》，8月23日，榆林市机构编制委员会印发了《关于榆阳区社区卫生服务机构的批复》。9月20日，区编委印发了《关于成立榆阳区上郡路等七个街道办事处社区卫生服务中心的通知》。至此，榆阳区城市社区卫生服务机构建设进入快车道，11月9日，榆阳区政府召开了有280多人参加的"榆阳区城市社区卫生服务工作启动大会"，同时批准成立社区卫生服务站28所，社区卫生服务覆盖率达65%。

2008年先后为7个社区卫生服务中心和25个社区卫生服务站核定事业编制140名（其中划转53名，新增加87名）。共落实了519万元基本建设经费和128万元公共卫生服务工作经费，有16名临床执业医师、21名护士完成社区全科医师转岗培训。

2009年，为了加强管理，投入300多万元，首创研发了全国比较先进的榆阳社区卫生服务信息管理系统，即"榆阳区社区卫生服务档案管理"和"榆阳区公共卫生服务证"等软件，社区卫生服务实现了规范化、程序化和信息网络化。机构管理一体化，监督考核日常化。

2010年，榆阳区的7个社区卫生服务中心和28个社区卫生服务站，全面完成社区卫生服务机构规范化建设。社区卫生服务体系达到全覆盖。2007—2010年省、市、区三级财政安排社区卫生服务体系建设经费3427.64万元。2009—2010年中央扩大内需中、省、市、区财政安排社区建设经费1723万元，总计5150.64万元。累计用于基础设施建设3590.71万元，完成4个中心改扩建和3个中心的新建工程。投入1431万元，为7个中心和30个站配备了必要的标配医疗设备。2011年7月，榆阳区社区卫生服务中心管理办公室成立。

2015年，榆阳区有社区卫生服务中心7个，床位123张，人员204人，其中，卫生技术人员164人，内有执业（助理）医师52人，诊疗10.29万人次，住院334人。医师日均担负诊疗7.9人次，医师日均担负住院0.10床日，病床使用率5.15%。有社区卫生服务站30个，人员337人，其中，卫生技术人员297人，内有执业（助理）医师63人，诊疗51.76万人次，医师日均担负诊疗33.4人次。

第二节　保障措施

一、落实补偿经费

根据《榆阳区基本公共卫生服务均等化项目指导方案》，从2007年起，中、省、市、县区财政按照常住人口每人每年14元标准预算安排社区公共卫生服务经费。其中，央财政4元，省财政2元，市财政4元、县区财政4元。2009年陕西省公共卫生服务补助提高到人均21.5元， 2011年公共卫生服务补助提高到人均25元。2008—2009年按项目和服务人口考核兑现补助经费，各占50%。2010年之后全部实行按项目考核兑现补助经费。2008—2011年累计完成公共卫生服务达48.5万次，考核兑现补助2011.46万元。为使各项工作顺利开展，2011年起实行了年初补助经费预拨制，待考核后长退短补。财政每年对社区卫生服务机构聘用人员补助工资90余万元，保障了人员相对稳定。

2007年城市社区（不含农村）兑现基本公共卫生服务补助经费35万元；中省市区人均配套14元；

2008年城市社区（不含农村）兑现基本公共卫生服务补助经费300万元；中省市区人均配套14元；

2009年城市社区（不含农村）兑现基本公共卫生服务补助经费438万元；中省市区人均配套21.5元；

2010年城市社区（不含农村）兑现基本公共卫生服务补助经费555万元；中省市区人均配套21.5元；

2011年城市社区（不含农村）兑现基本公共卫生服务补助经费648万元；中省市区人均配套25元；

2012年城市社区（不含农村）兑现基本公共卫生服务补助经费755万元；中省市区人均配套25元；

2013年城市社区（不含农村）兑现基本公共卫生服务补助经费717万元；中省市区人均配套30元；

2014年城市社区（不含农村）兑现基本公共卫生服务补助经费666万元；中省市区人均配套35元；

二、落实医保政策

榆林市社保局于2008年年底之前，将社区卫生服务机构纳入市、区城镇职工和居民基本医疗保险定点医疗机构，将家庭病床等符合规定的社区卫生服务项目纳入基本医疗保险范围，降低居民社区就医个人超付标准，提高社区卫生服务机构就诊费用报销比例，引导参保人员在社区就医。财政局对社区卫生服务机构配置医保设备给予适当经费补助。

第三节　公共卫生服务

社区卫生服务机构是公益性、非营利性医疗卫生服务机构，提供公共卫生和基本医疗服务。以社区、家庭和居民为服务对象，以妇女、儿童、老年人、慢性病人、残疾人、贫困居民为服务重点。以主动服务、上门服务为主，开展健康教育、预防、保健、康复、计划生育技术服务和一般常见病、多发病的诊疗服务。全市社区卫生服务机构对就诊人员实施“五免六减”政策，即对普通门诊挂号、诊疗、注射服务和住院诊疗、护理服务等费用予以免收。对血常规、尿常规、大便常规、肝功能、胸透、心电图等单项检查费用减免20%。切实让居民真正享受到免费的社区公共卫生服务。

2003，榆林医专附属医院首先对青山路办事处开展了建立家庭健康档案试点工作，共调查13122户，32198人，建档11299份，签订入网合同1724份。

2008年，获得省城市社区卫生工作领导小组奖励，并在全省社区卫生服务工作会上介绍了经验。

2009年，榆阳区建立居民健康档案212405人，建档率达到70%。榆阳区卫生局和上郡路社区卫生服务中心分别被省卫生厅评为社区卫生服务工作先进集体。

2010年，榆阳区卫生局在全国社区卫生工作会议上做了经验交流。参加省卫生厅举办的陕西省社区卫生岗位技术比武大赛，荣获团体二等奖，个人优胜奖。青山路社区卫生服务中心被省卫生厅评为社区卫生服务工作先进集体。8月28日，卫生部部长陈竺在调研榆阳区公立医院改革时，参观了驼峰路社会卫生服务中心，对社区卫生服务工作和建设给予了较高评价。

2011年，榆阳区共建立居民电子健康档案11.4万户，32.51万人，占总数的72.1%。开展20人以上健康教育讲座336次，受教育人群有39286人次，发放各种健康知识宣传资料12万份；传染病管理和疫情报告实现了网络直报，报告率达100%；儿童7种疫苗接种率97.2%，儿童系列保健管理10941人，管理率93.5%；孕产妇系列保健管理1341人，管理率95.4%，239名孕产妇全部实现免费住院分娩，其中有32名是剖宫产，共补助金额16.4万元，其住院分娩率达99.24%，孕产妇死亡率为0，婴儿死亡率为2.88‰；高血压、糖尿病患者建档4443份，管理人数3952人；老年人健康指导146087人，有10000多名60岁以上的老年人享受了免费健康体检，体检率为50%；还分别开展了心理指导16274人次、残疾人康复指导630人次、计划生育指导5315人次，管理重性精神病288人。各项工作成绩显著，名列全省前茅。榆阳区被国家中医药管理局授予全国社区中医药特色服务示范区。成功创建全国社区中医药工作先进单位。新明楼社区卫生服务中心被省卫生厅评为社区卫生服务先进集体。

2012年，《榆阳区基本公共卫生服务均等化项目指导方案》将服务项目中儿童保健服务对象新增加4～6岁儿童健康管理，服务增加3次，每位儿童总费用为96元；孕12周体检增加肝、肾功、乙肝（表面）检查，重性精神病体检费由80元提高至100元；孕产妇随访补助由8元提高至10元；慢病、65岁以上老年人、残疾人体检补助由120元提高至140元。取消站级健康教育讲座，中心每年最少举办12期、其中至少6期要与站合办（每期所辖站都参与），4期必须请健康教育讲师团进行，每期讲座必须30人以上，主讲人必须为中级以上职称。推选青山路、上郡路社区卫生服务中心参加全省示范社区卫生服务创建活动。最终上郡路社区卫生服务中心，成功创建全国示范社区卫生服务中心。社区办组织人员在青山路、驼峰路和上郡路三个社区开展家庭医生式服务试点。建立居民电子健康档案42.9万人，全年共计公卫服务41.4万次，其中新建挡68186人，新发服务证19396，计划免疫接种103340针次；0～6岁儿童保健60909次；孕产妇保健3445次；重性精神病随访1034次，重性精神病体检90人；高血压随访46104次，高血压体检6406人次，糖尿病随访14080次，糖尿病体检1559人次，残疾人体检477人次，65岁老年人体检8258人次，80岁以上老年人随访6167次，共完成重点人群体检17255人次。开展30人以上健康教育讲座125期，更新健康教育专栏416期，播放影像资料68期，公众宣传143期；印制发放健康教育处方444种，5000份。基本医疗随诊服务158385人次。全年合计公卫补助751.9万元，其中上半年补助253万元，下半年补助498.9万元。7个社区卫生服务中心都与两所区级二级以上医院签订了双向转诊对口支援协议，建立了转诊绿色通道，合理分流病人。社区卫生服务中心全面推行了国家基本药物制度和“三统一”工作。实行零差率销售，财政按25%比例补偿。社区卫生服务中心全部纳入医保、农合定点单位，方便了社区居民就医，有效降低了社区居民的就医负担。公共卫生补助人口基数由17万人变成43万人，为社区机构增加51人。2012年积极配合上级部门搞好中省市级人员培训工作，其中组织23人参加了全省社区卫生人员能力建设项目培训；7人参加了省卫生厅举办的创建示范社区卫生服务中心工作培训班；10人参加了中国社区卫生服务管理高级研讨会；7人参加了省级儿科医师培训班和中医类别全科医师转岗培训等。积极组织搞好区级人员培训工作，举办了重性精神病管理工作和全科医生高血压学术培训等培训会，累计参训人员达300余人。

2013年，根据工作需求，调整了部分公共卫生服务管理项目内容。一是将65岁以上老年人体检工作由原来的两年体检一次，修订为每年体检一次，补助经费调整为每人140元；将80岁以上老年人随访工作取消。二是将慢性病（高血压、糖尿病）患者的体检由原来的每年一次修订为两年一次。三是将残疾人每两年体检一次，修订为根据需要适时开展。四是将预防接种项目中由原来的每接种1针次，流动儿童补助4元，常住儿童建档并录入社区卫生服务管理系统的补助5元，修订为流动、常住儿童每接种1针次补助8元。五是将孕产妇项目中孕12周前体检修订为孕13周前体检，并在体检项目中增加血糖监测，体检补助经费由原来的100元/次提高至120元/次；孕产妇随访补助经费由原来的10元/次提高至12元/次。六是将0～6岁儿童保健补助经费由原来的8元/次提高至10元/次。全年建立居民电子健康档案46.2万人，新建挡94778人，计划免疫常住儿童接种217858针次；0～6岁儿童保健61978次；孕产妇保健6914次；重性精神病随访2483次，高血压随访45475次，糖尿病随访16154次;老年人体检10706人次，老年人随访1737次，开展30人以上健康教育讲座95期，更新健康教育专栏670期，播放影像资料106期，公众宣传154期；印制发放健康教育处方241种，5600余份。基本医疗随诊服务322246人次。全年共计公共卫生服务完成87.5万次，各中心医疗收入均比去年同期普遍增长，任务指标为5%，增长率达8.6%。社管办于10月15—16日分别在榆林市八小、崇文路社区卫生服务中心举办了基本公共卫生服务知识暨免疫规划实践技能比武大赛，并对大赛取得优秀成绩的单位和个人进行了表彰奖励。全区37个社区卫生服务机构组成36支代表队参赛，其中129人参加了基本公共卫生服务知识竞赛，72人参加了实践技能比武大赛。上郡路中心已创建成国家级示范中心，新明楼和驼峰路中心参加了省级示范中心创建工作，并已通过评审授牌。2013年，基本公共卫生服务经费标准提高到人均30元。城市社区机构目前建立居民电子健康档案已达46.2万人。

2014年出台《榆阳区基本公共卫生服务项目考核方案》和《榆阳区基本公共卫生服务项目补助资金管理办法》文件，实行谁包干谁考核，卫生局统一兑现。截至2014年11月20日，各中心、站已建立居民电子健康档案491527人，新建档33014人，服务证发放12288户；老年人建档25502人，体检11671人，体检率为43.55% 。对所有参检人员进行了老年人生活能力和中医体质辨识评价，及时告知健康体检结果并进行相应的健康指导。新明楼9月下旬启动了家庭医生签约式服务试点工作，并组织责任医生团队进行岗前培训， 2014年基本医疗随诊服务138783人次。中心门诊人次合计181876，各站门诊人次合计500063。为全面落实好全区基本公共卫生服务工作，成立了榆阳区基本公共卫生服务项目考核小组和专家库，全面负责全区基本公共卫生服务项目的领导和考核工作。

2015年，公共卫生服务经费由2011年人均25元提高到了40元。实施了以县区实际服务人口为基础的市级统筹制度，实行“先服务，再考核，后拨款”的管理模式，12类45项基本公共卫生项目和6类19项重大公共卫生项目落实到位。全市城乡居民健康档案352.5156份，建档率91.03%，电子建档率81.20%；65岁以上老年人健康体检率76.79%；疫苗接种率保持在99%以上；高血压，Ⅱ型糖尿病规范管理率92%和91%；重性精神疾病患者管理率56.58%，规范管理率为24.23%。

表9–3　2015年榆阳区社区卫生服务中心基本情况一览表

名称	类别	占地面积 m^2	设置规模（m^2）		总投资（万元）	床位	设备配制（台件）	卫生技术人员		备注
			标准	现状				标准	现状	
航宇路	新建	3200	1000	3860	280.1	60	除按标准全部配备外增设：综合功能健康检查床、视力筛查仪、听力筛查仪、儿童综合发展评价系统、妊娠高血压综合症监测系统、多参数母胎监护仪、心电监护仪、除颤监护仪、酶标仪、胎儿监护仪、新生儿访视包、多普勒胎心听诊仪、微量元素检测仪、医用臭氧治疗仪、红外线治疗仪、全自动中药煎药机、社区卫生服务车等共20多台件	147	编制18人 聘用18人	
崇文路	新建	3000	1000	3755	212.3	64		129	编制20人 聘用15人	
鼓楼	扩建	1141	1000	1650	208.6	20		81	编制18人 聘用18人	
新明楼	新建	860	1000	1400	123.9	15		46	编制18人 聘用28人	
驼峰路	改建	2000	1000	2946	164.2	40		72	编制18人 聘用28人	
青山路	改建	600	1000	600	119.3			80	编制18人 聘用7人	
上郡路	改建	4594	1000	3994	334.0	50		138	编制20人 聘用88人	

表9-4 2009—2014年社区基本公共卫生服务比较

机构	年份	计划免疫	儿童保健	孕产妇		重症精神病		老年人		高血压		糖尿病		残疾人体检	合计
				体检	随访	体检	随访	体检	随访	体检	随访	体检	随访		
上郡路	2009	1730	137		790			71		16	285	5	74		3144
	2010	3608	1166	1	163	1	1		57	98	574	25	166	7	5867
	2011	2241	1323	13	76		6	70	71	88	447	23	152		4510
	2012	30796	14754	78	421	19	185	2402	828	642	5655	163	1947	134	58024
	2013	12963	19636			7	193	1695	308	2	7918		3000		45722
	2014	73	23710			14	214	1967		257	8589	106	3551		38481
青山路	2009	1559	387		221			294		9	582	2	194		3248
	2010	2698	1056	12	333	5	23		192	293	1524	121	572	31	7121
	2011	2467	1320	25	176	11	59	255	243	322	1844	104	711	1	8228
	2012	10988	6638	53	311	33	193	947	1053	1147	7732	315	2298	99	31807
	2013	1776				13	191	1267	256	44	7444	8	2445		13444
	2014	19	7942			13	209	1662	1	1348	7465	365	2665	2	21691
新明楼	2009	491	199	1	55			544		20	359	5	143		1817
	2010	1601	515	13	142				293	219	1005	79	369	53	4365
	2011	1692	843	14	136	2	5	224	581	165	1140	54	464		5415
	2012	3623	2142	8	81	2	82	1190	1170	347	319	112	1219	59	10354
	2013	863	2339			4	112	1524	97	10	3948	1498	1	31	10427
	2014	4	2214			5	108	1691		170	4287	78	1705	22	10284
航宇路	2009	794	264		364			56		9	211	2	64		1765
	2010	2646	1253	27	499		2	2	81	315	770	84	230	15	7893
	2011	1671	1405	48	358		10	87	121	312	850	39	218		5843
	2012	18886	11887	123	663	3	66	723	675	1876	10929	66921	2984		115736
	2013	9096	17416			10	92	1759	240	6	14149	1	4145		46914
	2014	25	18013			8	101	1899		1177	8440	482	3692		33837
驼峰路	2009	2527	2533	4	406			386		3	408		138		6405
	2010	3493	922	17	275		12		76	160	650	55	198	50	6075
	2011	3612	973	13	175	3	27	86	118	158	901	59	277		6536
	2012	23034	9561	75	394	15	157	1350	695	591	6055	197	1994	110	44228
	2013	7472	10888			13	227	147	63	3	6940		2351		28104
	2014	276	13876			9		1497		836	8035	316	2986	3	27834
崇文路	2009	595	336	4	114			125		2	257	1	71		1505
	2010	1240	870	70	277		3	1	65	142	631	33	152	23	3555
	2011	1223	1414	42	316	5	19	112	129	147	1066	44	286		4850
	2012	19145	11979	91	251	8	131	776	425	697	5013	163	1422	19	40120
	2013	9011	13901	1		12	138	1123	424	4	6245	2	2218		33079
	2014	26	14180				127	1095	43	805	6563	315	2723	1	25878
鼓楼	2009	316	128		62			287	2	2	450	1	168		1416
	2010	958	373	5	38	1	8	5	237	128	975	32	290	11	3069
	2011	1097	798	6	17	3	14	253	255	8	1333	2	406		4310
	2012	8366	5031	37	154	11	220	943	1350	1135	7551	272	2221	34	27325
	2013	2769	5719			16	237	1640	282	9	7947	4	2503	26	21152
	2014	11	5757			15	227	1178		1729	6668	277	2359	29	18250
合计		197481	235834	781	7268	261	3399	31333	10431	15451	164154	128137	55772	772	799664

表9-5　2015年榆阳区社区基本公共卫生服务工作统计

县区	社区机构名称	传染病管理		儿童计划免疫		儿童健康管理		孕产妇管理	老年人管理		高血压管理			糖尿病管理		
		报告卡数	传染病例数	儿童总数	建卡建证	0~6岁儿童	儿童保健管理		65岁以上	管理人数	人数	管理数	%	人数	管理数	%
榆阳区	青山社区中心	49	49	5915	5915	1380	1312	98	1380	659	836	670	80.10	335	276	82.40
	文化路站	0	0	1671	1467	1671	143	36	965	653	354	327	92	187	180	96
	柳营路站	0	0	1533	1164	1060	1019	210	963	689	575	575	100	169	169	100
	保宁路站	3	3	1230	1057	1230	700	93	1132	556	774	580	74	324	270	83
	福安路站	1	1	1093	920	1093	920	65	598	415	710	605	85	265	216	82
	上郡路社区中心	44	44	326	326	1840	1642	127	802	479	506	442	87	132	116	88
	夏洲路站	1	0	1492	1452	1322	1289	118	940	356	310	310	100	186	186	100
	秦怀路站	0	0	1864	1864	2858	1195	150	464	249	405	405	100	118	118	100
	永康路站	0	0	2360	2360	1645	1645	26	841	841	450	450	100	219	219	100
	德静路站	1	1	416	416	1346	416	13	541	541	245	245	100	160	160	100
	开光路站	0	0	2100	1760	2300	1700	169	497	394	475	395	83	256	223	87
	新明楼社区中心	11	11	1560	1404	1370	1233	89	1821	1821	706	706	100	321	321	100
	新楼站	6	6	137	24	137	89	16	245	186	138	138	100	58	58	100
	定慧寺站	8	8	372	372	372	372	70	549	438	217	217	100	92	92	100
	崇文路社区中心	6	6	2897	403	3900	3510	228	270	113	190	173	91	66	61	92
	春苑站	2	2	3316	3316	3378	3316	35	628	409	448	445	99	187	185	98
	芹涧路站	0	0	2114	2114	1925	1925	2533	7730	730	618	587	94	330	299	91
	崇文路站	0	3	2149	1981	2149	1889	332	576	549	295	280	95	276	265	96
	文化北路	0	0	2315	2285	963	950	81	416	416	305	299	98	114	112	98
	驼峰路社区中心	0	0	4040	3382	3129	2965	164	556	483	385	377	98	132	128	97
	金华站	0	0	5467	3348	4008	3572	158	1115	897	433	427	98	201	199	99
	金阳站	0	0	4471	4390	3533	3242	90	655	627	536	534	99.60	265	263	99.2
	东岳站	0	0	4622	4008	2069	1956	88	876	761	396	387	97	227	222	97
	长虹站	0	0	4468	3465	3372	3224	133	668	516	404	398	98	180	174	96
	驼峰路社区中心	0	0	4040	3382	3129	2965	164	556	483	385	377	98	132	128	97
	金华站	0	0	5467	3348	4008	3572	158	1115	897	433	427	98	201	199	99
	金阳站	0	0	4471	4390	3533	3242	90	655	627	536	534	99.60	265	263	99.
	东岳站	0	0	4622	4008	2069	1956	88	876	761	396	387	97	227	222	97
	长虹站	0	0	4468	3465	3372	3224	133	668	516	404	398	98	180	174	96
	鼓楼社区中心	0	0	9597	9403	6308	5019	251	4615	1964	1906	1722	90.30	851	689	81
	二里半站	0	0	1684	1684	1365	1098	86	301	280	187	187	100	88	88	100
	普惠泉站	0	0	1500	1430	879	879	6	607	607	220	200	90	100	90	90
	凯歌楼站	0	0	2278	368	684	368	52	1106	986	720	615	85	262	223	85
	鸳鸯湖站	0	0	2236	2230	957	902	65	1119	1085	474	450	95	181	172	95
	航宇路社区中心	0	0	905	905	920	2068	109	360	336	198	186	94	79	76	96
	建设路站	0	0	2215	1989	2125	1974	190	525	495	315	281	89	143	123	86
	桃源站	0	0	2268	2140	1451	602	148	439	389	150	141	94	110	101	92
	松林路站	0	0	1260	1460	1260	960	6	375	320	260	248	95	182	173	95
	幸福站	0	0	1949	1589	1949	1452	115	626	350	403	389	96	189	180	95
	明珠站	0	0	458	458	2453	1306	260	186	181	86	86	100	37	37	100
	榆康站	0	0	2680	2480	2680	2200	7	392	364	304	291	95	182	173	95
	合计	132	134	110026	93922	87192	74011	7050	39749	24419	18088	16891		8209	7623	

第三章　初级卫生保健

第一节　目标与任务

一、概念

1978年世界卫生组织和联合国儿童基金会，提出2000年人人享有卫生保健。国际初级卫生保健大会，称为1978“阿拉木图”宣言：“初级卫生保健是一种基本的卫生保健。它依靠的是切实可行、学术上可靠又受社会欢迎的方法和技术，是社区的个人和家庭通过积极参与普遍能够享受的，其费用也是社区或国家在各人发展时期依靠自力更生和自觉精神能够担负得起的，它是社区和整个社会经济发展的组成部分，是国家卫生系统的中心职能和主要环节。它是个人家庭和社区同国家卫生系统保持接触，使卫生保健深入人民生活与劳动的第一步，因而也是完整的卫生保健过程的重要因素。

二、内容

①对当前的主要卫生问题以预防和控制的方法进行健康教育;②改善食品供应和营养;③提供安全饮用水和改善环境卫生;④开展妇幼卫生保健（包括计划生育）;⑤主要传染病免疫接种;⑥预防和控制地方病;⑦妥善处理常见病和伤残;⑧促进精神卫生;⑨提供基本药物。

三、保障实施

①宣传和执行国家卫生工作方针、政策、搞好健康教育;②组织发动群众开展以除害灭病为中心的爱国卫生运动。搞好饮食卫生、环境卫生、粪便垃圾处理、食品卫生、服务行业卫生、乡镇“五小”工业劳动卫生、小学幼托机构卫生指导和监督管理;③定期制订所辖区域的初级卫生保健计划，明确防病治病主攻目标，降低主要疾病的发病率、婴儿死亡率;④指导初级卫生保健人员的工作，帮助他们解决工作中的难题，不断提高自身和下级人员的技术水平及工作能力;⑤做好常见病的诊治和急救的初步抢救工作并负责把危重病人转到上级医院，深人居民住户开展家庭病床和保健指导;⑥按免疫程序搞好计划免疫，建立健全预防接种记录，及时妥善地处理接种异常反应，加强传染病管理;⑦做好地方病、结核病的防治;⑧指导妇女“五期”保健;⑨掌握人口出生，降低死亡率;⑩认真填写疾病发生统计表;⑪积极总结初级卫生保健工作中的经验和教训，定时进行评价。初级卫生保健是由政府管理、拨款地使人人健康的卫生事业。

四、最低限标准

1989年元月，为加快全区卫生事业的发展，全面推进初级卫生保健工作，在行署部署下，召开“榆林地区初级卫生保健工作会议”，参会的有各县县长、卫生局长、防疫站长、妇幼站长、地病办主任、爱卫办主任及地区各有关单位负责人。会后，地区卫生局制定了《榆林地区农村实现“2000年人人享有卫生保健”规划》及《榆林地区“2000年人人享有卫生保健”最低限标准》。

表9–6　榆林地区“2000年人人享有卫生保健”最低限标准

初级卫生保健指标	不同经济地区最低限标准		
	贫困	温饱	宽裕
1. 把初级卫生保健纳入县、乡（镇）政府的目标和当地的社会经济发展计划（%）	100	100	100
2. 县政府卫生事业拨款占年度财政支出的比例（%）	8	8	8

续表

初级卫生保健指标	不同经济地区最低限标准		
	贫困	温饱	宽裕
3．健康教育普及率（%）	50	65	80
4．（1）行政村卫生室覆盖率（%） （2）甲级卫生室占村卫生室比例（%）	3090	5095	70100
5．集资医疗覆盖率（%）	70	70	70
6．"安全水"普及率（%）	60	70	80
7．卫生厕所普及率（%）	50	60	70
8．县、乡（镇）、村办工业企业有害作业点合格率（%）	80	80	80
9．食品卫生标准合格率（%）	80	80	85
10．婴儿死亡率（%）	50	35	30
11．孕产妇死亡率（/10万）	10	5	4
12．儿童"四苗"单苗接种率（%）	85	85	90
13．出生缺陷人口出生率	在现有的17.51%的基础上逐年减少；基本控制严重遗传性疾病引发的先天畸形		
14．法定报先传染病发病率每5年递降	5	5	5
15．地方病防治情况： （1）鼠疫 （2）地甲病 （3）大骨节病 （4）布病 （5）地方性氟中毒	85%以上疫源地达基本控制 控制新发 基本控制 基本控制 完成中等以上病区改水任务		

《规划》要求：1995年力争60%以上的县达标；1998年全面达标，迎接全省检查评估。

第二节　榆林市试点工作

1989年，榆林市（县级市—榆阳区）为全省初级卫生保健试点县。在实施中，突出重点，一是建立健全农村三级医疗卫生网，重点放在乡和村两级的整顿建设上。村级卫生组织坚持以集体办医为主，努力消灭空白点，积极开展甲级村卫生所（室）建设。二是加强预防保健，试点县，强化了计划免疫，普及新法接生，加强妇幼保健系统管理，较好地解决了乡医开展预防保健工作的劳务报酬。四苗（百白破三联、麻疹、卡介苗、小儿麻痹疫苗）覆盖率分别达85.7%、89.3%，新法接生率分别达86. 7%、87.3%。三是加强县卫校和卫生职业学校建设，创造条件举办专业培训班，为农村培养中、初级卫生人员。四是加强健康教育，采取多种形式大力宣传初级卫生保健的重要意义、目的和基本知识。宣传本县、本乡的规划目标，动员群众积极参与。五是抓好各有关职能部门的协调工作，狠抓规划中的重点项目建设。县计委、财政、水利、卫生、农业等有关部门通力合作，加快改水工程建设，全市70%以上的人口已能饮用经过处理的卫生水。

1990年加快了建设乡镇卫生院的步伐。据统计，榆林市已基本上达到"一无、一有、一保证"（即无危房，有基本设备，保证基本经费和工资）的标准。

1996年，启动了创建爱婴医院活动，1997年经省、市级验收，市妇幼保健院（现榆阳区妇幼保健院）、市中医院、榆阳镇卫生院、余兴庄卫生院、孟家湾卫生院、巴拉素卫生院、金鸡滩卫生院被授予"爱婴医院"。

2000年，孕产妇住院分娩率为60%，婴儿死亡率为21‰，孕产妇死亡率为80/10万，新法接生率93.6%，孕产妇系统管理率83.9%，0~6岁儿童系统管理率81.4%。针对孕产妇住院分娩率低，孕产妇及婴儿死亡率高的实际，"十一五"期间，重点加强了住院分娩工作，带动整体妇幼保健工作。

榆林市于1990年、1996年分别以县、乡为单位，实现了麻疹、脊髓灰质炎、百白破、卡介苗四苗接种率达到85%以上目标。在1990年的达标评估验收时，四苗接种率达93.83%，受到省政府的表彰。1993年实现了国家提出的："1995年消除脊髓灰质炎野毒株传播"的目标。

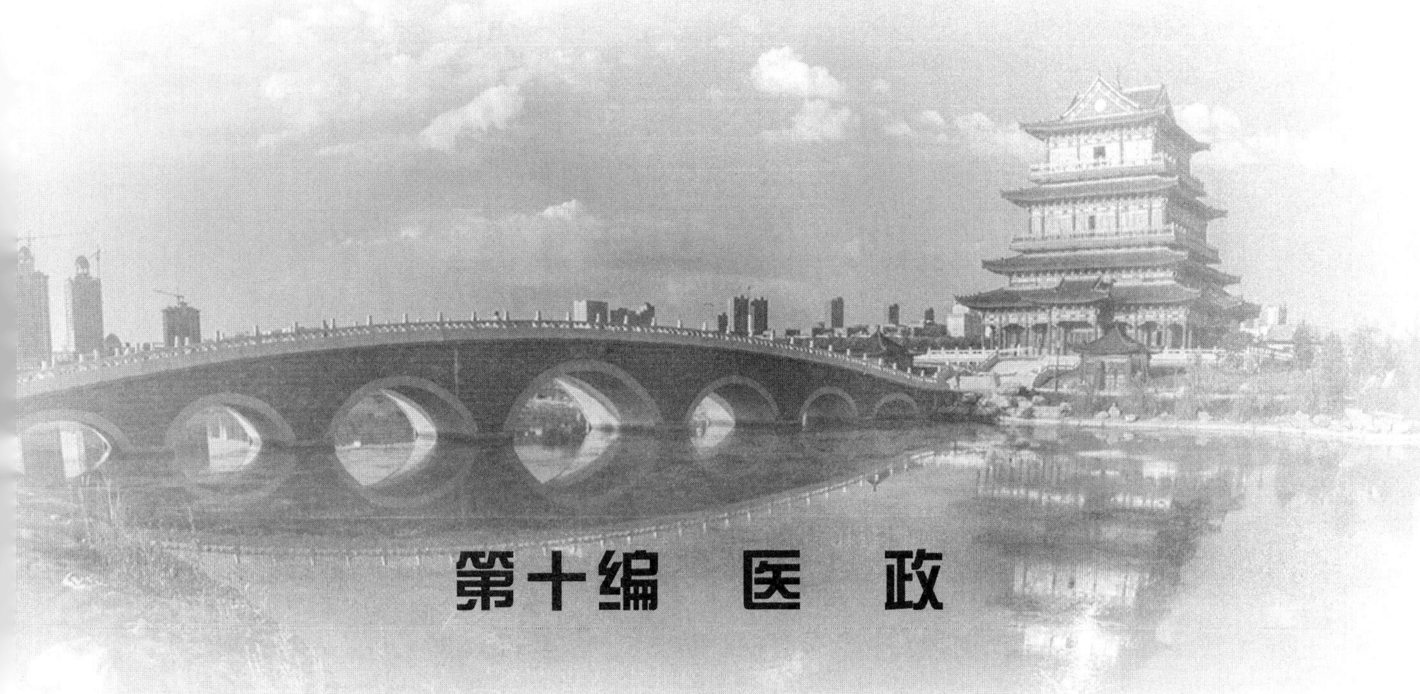

第十编 医 政

榆林西医医疗管理于民国二十三年（1934）榆林卫生院成立之后开始实施。中华民国颁发了《医师暂行条例》《护士管理办法》等法规文件，规定开业医生必经考试合格，才能注册发照行医。陕甘宁边区时期，有关卫生工作事宜，均由专署民政科分管。中华人民共和国成立后，于1951年政务院颁《医院诊所管理暂行条例》，1982年卫生部颁布《全国医院工作条例》，至1990年已趋规范化、法制化管理。

第一章　医院管理

第一节　卫生工作方针

1940年，边区卫生处筹建时，明确规定“预防为主、治疗为辅”的方针。

1942年，中央卫生处提出：“预防第一，减少疾病；掌握医疗技术，减少死亡，以增强生产中的劳动力。”卫生工作方针。

1949年9月，在全国卫生行政会议上提出了全国卫生建设的方针：预防为主、卫生工作的重点应放在保证生产建设和国防建设方面，面向农村、工矿，依靠群众，开展卫生保健工作。

1950年8月7日，全国第一届卫生工作会议上，一致认为把“面向工农兵，预防为主，团结中西医”作为全国卫生工作的三大方针。

1952年，全国第二届卫生工作会议提出增加“卫生工作与群众运动相结合”作为卫生工作的一个原则。这样，就确立了全国卫生工作的四大指导方针，对全国卫生工作指出明确方向。

1997年11月15日，中共中央、国务院下发《关于卫生改革与发展的决定》。确定新的卫生工作方针是：以农村为重点，预防为主，中西医并重，依靠科技与教育，动员全社会参与，为人民健康服务，为社会主义现代化建设服务。

第二节　医政职能主体

解放前，榆林专署由榆林卫生院负责医疗行政管理工作，陕甘宁边区时期，有关卫生工作事宜，均由专署民政科分管。1950年3月绥德、榆林专署分别成立卫生科，行使医政管理。1961年，设榆林专署卫生局。1970年12月，地区“革委会”卫生局成立，医政管理实行干事负责制。1984年4月始分设政秘、业务、财统3个科。医政管理由业务科负责。1991年撤销业务科，分设医政科教科。其职责有：调查研究全区医院发展、运行规律，强化服务质量；负责全区医疗急救和医疗安全工作，组织实施各级医疗机构的有关政策、规章及机构标准和技术标准；调控、管理、监督全区医疗网点设置、机构规模、业务运作；拟定医院分级管理与评审方法，并组织实施；负责全区医疗、预防、保健三级网建设；负责全区机关事业单位工作人员保健工作管理与指导；制订全区卫生系统“三项建设”规划、计划，并组织实施；负责协调医疗事故技术鉴定委员会做医疗纠纷的处理工作；负责有关学会、协会的管理协调工作。

各县（市、区）卫生局在1984年以前，一般只设业务科，业务科管理医政、药政、中医、防疫、科教等项工作，医政工作设有专职医政干事。20世纪90年代，全区12个县、（市）卫生局先后都设立了医政股，由一名股长，1～2名干事组成，负责管理医政工作。乡镇以下没有专门的医政管理机构，医政工作多由乡镇卫生院兼管。

第三节　医　政

一、医院宏观管理

医院管理是衡量一个医院服务思想，技术水平和管理水平的综合标志。医疗技术是反映一个医院实力的重要方面，但综合服务、管理跟不上，很难保证医疗质量。

1948年，边区各县卫生所成立后，实行在人事上直接受各县政府领导，在业务上受专区卫生所指导的管理制度。1950年3月在专区、县卫生科成立之后，主管各级医院的建立，扩建和管理，一直延伸至今。在卫生工作总方针的指导下，医疗卫生管理工作，一方面革除旧弊，一方面创建新的医疗秩序。

1952年，各县普遍进行医生资格审查，取缔游医、巫神，对私立诊所，在自愿的原则下，组织联营，建立统一的两联处方制度，对个人开业的中西医人员，实行医生责任制。城镇医务人员深入农村，划片包干，加强预防工作，及时治疗现症患者，积极预防治疗多发病、常见病和传染病。

1954年专区人民医院完善了三个科室，总务科、业务科和秘书室。经专署批准，统一制定了各级医院的收费标准，下放各院，付诸实施。并监督私人医生和联诊所严格执行诊费标准。

1955年，对医院、卫生院（所）的思想作风，工作制度、医疗技术等方面，进行了整顿，明确了卫生工作的“重点”是发展农村医疗这一指导思想。规定各医院医生每年平均有两个月的时间到农村搞医疗，区卫生所每年平均三个月在农村工作，以轮流的形式，经常保持有医生在农村防病治病。

榆林人民医院试行了三大医疗制度，建立了医护人员的责任制，对病人治疗和护理更加关心备至。对医院的门诊制订了具体计划，提出任务和要求，提高了工作效益，门诊逐步克服了“三长一短”的作法，住院病床周转由4.1次提高到6.7次，每日门诊由97人次提高到129.7人次。同时组织医疗巡回小组，携带药品及卫生宣传品深入农村，送医上门，整顿基层医疗卫生组织，与北岳庙三个农业社订立了医疗保健合同，对社员给予优先挂号，优先治疗，分期交费，贫苦患者实行免费治疗。

1958年，贯彻了“勤俭办院”的方针，随着“大跃进”的兴起，医疗卫生工作重点服务于工农业生产，除害灭病、支援生产，各县医院实行“三班门诊制”，做到一般病、常见病、多发病、随到随诊，就地诊治，方便群众促进生产。

1965年专区医院抽出三分之一的医务人员，深入农村巡回医疗，县、公社医疗单位的医务人员，按地区分工划片，固定责任区，包干负责，做到哪里有疾病发生，立即扑灭在哪里。

1970年为了落实毛泽东主席“备战、备荒、为人民”的指示，加强战备，开展群防群治，建立和发展战备医疗卫生。地区卫生局规定：以地区中心医院指导全区防病治病和战备医疗；各县医院为全县防病治病，战备医疗的中心，战时为后方医院；地段医院负责防病治病，战时作为救护站，以生产大队成立救护队，有担架，每户要有家庭卫生员，设病床。做到人自为治，村自为防，小病不出村，大病不出县。

在医院管理中，推行了院领导坚持每周一次行政大查房，主治医师每天一次，经治医师每天两次，重危病人随时查房和定期召开工作座谈会的制度，虚心听取病人的意见，同时加强门诊，坚持昼夜24小时门诊制度，做到接待病人热心、检查诊断细心、解释工作耐心，听取意见虚心。

1982年《全国医院工作条例》《医院工作制度、工作人员职责》颁发后，组织广大医务工作者进行了认真学习，通过学习，明确了医疗工作的中心是医疗。紧密围绕党的工作着重点的转移，加强了医院的科学管理。根据《条例》精神，提出了关于整顿地、县、乡级医院的安排意见，确定了医院工作的重点是：“两抓”（抓党委领导下的院长分工负责制，抓建立和健全医疗指挥系统），“两严”（严格管理制度，严格实行岗位责任制和技术责任制），一落实（落实具体措施）。采取重点整顿和普通整顿相结合的办法，以点带面，突出重点，加强领导从组织机构，领导班子、政治思想工作、经济管理、医护业务等方面进行整顿。以《条例》为准则，把提高医疗护理质量作为中心环节，不断提高管理水平，充分发挥业务指挥系统的作用，认真执行以岗位责任制为中心的各项规章制度，健全各项医护常规和操作规程，定期考核评比。经过1982年4月地、县医院护理质量评比，护理工作有显著进步，并评出神木、横山、绥德、米脂县医院为成绩优良的先进单位，神木、横山县医院内儿护办、外妇护办，佳县、神木医院急诊室、注射室，靖边、横山、榆林、米脂、绥德县医院供应室等11个先进科室。

1982年8月，举办的全区护理基本技术操作比赛，对提高护理素质，增强护理技术素质与操作规程起到推动作用。

在加强医院科学管理的同时，各级医院学习贯彻了《陕西省医务工作者道德规范》，并结合本区实际情况，在全区开展了向优秀共产党员、主管药师任世用模范事迹的学习活动，开展了“假如我是一个病人”的大讨论，广泛开展了医德医风教育，使广大医护人员不仅具有为人民服务态度有了明显的好转。县级以上医院增设了急诊抢救科室15个，开设家庭病床300张，促进了医院管理工作的改善，方便了群众。

在创建文明单位，开展“五讲四美”活动中，抽调12个县医院院长，进行对口交叉检查验收各级医院的管理水平，医护质量都有了显著的改进，评选出榆林、定边、横山、神木、子洲县医院和神木、靖边县中医院为地区文明单位，地区中心医院和中医院为全省的文明单位。

二、医院分级管理

榆林市卫生分级管理在1989年前，主要以县、乡、村三级医疗网络由上级指导，按区级负责医疗预防保健工作。1989年底，卫生部在总结三级医疗预防网络的基础上，吸取国际“区域卫生发展规划”的新思想，借鉴国际医院管理经验，制定具有中国特色的医院宏观管理体制，以便对不同等级、任务、规模、设施条件的医院，实施质量，标准、科学化与目标管理。

1990年11月29日卫生部颁布，《医院分级管理办法》（试行草案），市级部分医院开始提出创建级别、等级等目标任务。到1995年，全地区经过几年的等级管理创建、审报、评审，地区第一医院评为三级甲等医院，地区二院评为三级乙等医院，县二级甲等医院6所，至2000年，甲级卫生院54所，乙级卫生院134所，丙级卫生院34报，2010年市二院升为三级甲等医院，市第四医院（星元医院）升为三级乙等医院，2008年市中医院升为三级甲等中医院。

表10–1　医院分级管理基本标准

指标	一级医院	二级医院	三级医院
床位	20~99	100~499	≥500
临床科室	≥5	≥8	≥13
医技科室	≥4	≥8	≥11
床:卫技人员	1：0.7	1：0.88	1：1.06
床:护士	未要求	1：0.4	1：0.4
职称要求	≥3名医师（主治1名） ≥5名护士	≥3名副主任医师 ≥1名主治医师/专业科室	专科主任为副主任医师 ≥2名临床营养师
床建筑面积m^2	≥45	≥45	≥60
床净使用面积	未要求	≥5	≥6
建筑面积日均门诊人数	未要求	≥3	≥4
基本设备	10	44	70
每床单元设施	13	一级医院+床头信号灯	同二级医院
其他设备	未要求	与诊疗科目相适应	与诊疗科目相适应
管理制度操作规程	成册实用	成册实用	成册实用

医院分三级三等，一级、二级、三级医院各分甲、乙、丙三等。一级医院是直接向一定人口≤10万的社区提供综合性医疗服务机构，基本完成本社区的卫生防疫，计划生育、妇幼保健、健康教育、医疗服务在区内部分卫生行政管理工作，相当于农村乡（镇）卫生院和城市中床位小于100张的基层医院；二级医院是属多个社区（服务半径人口至少在10万以上）提供医疗、预防、保健、康复服务的医疗机构，相当于县（市）级医院和城市床位100~499张的医院；三级医院是向多个地区（多个社区机构成一个地区）一个卫生区域，市管县的行政区域或面向省、直辖市、全国提供高水平专科性医疗服务和执行高等医学教育、科研任务的医疗卫生机构，相当于地市级以上床位大于500张的医院。

三、质量管理

榆林地区于20世纪80年代开始试行三级质量管理。从2000年以后，医院质控工作更加得到重视，院内感染、交叉感染纳入医院质量管理的重要议程，市级医院都成立了三级质控组织，对医院特殊部位，特殊环节和病历，处方等整个医疗活动进行三级质量控制，一级质控，即科室控制。由兼职质控员负责；二级质控主要由门诊、医务、护理等职能部门负责督促质控工作的落实；三级质控整体医疗文书，医疗效果等由医院质量控制办公室按时检查、评估，特殊部门、特殊环节由医院控制感染办公室按规范要求进行检查，并定期向全院通报。大多数医院都成立了感染控制委员会。

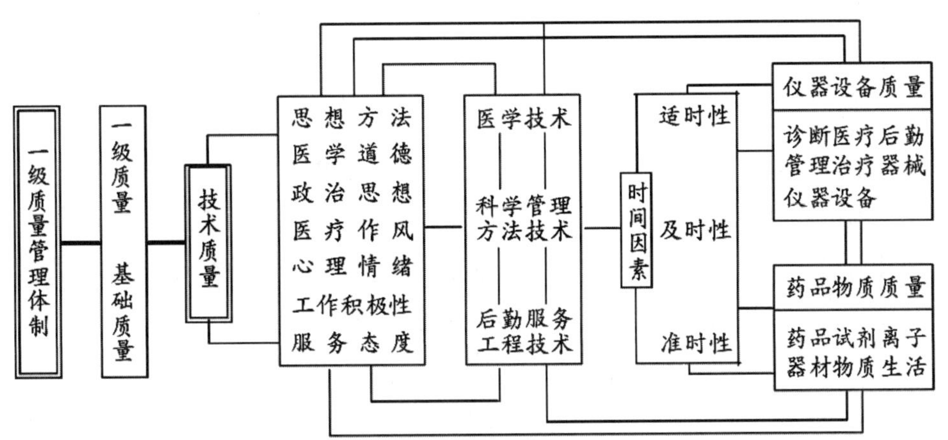

图10–1 一级质量管理体制示意

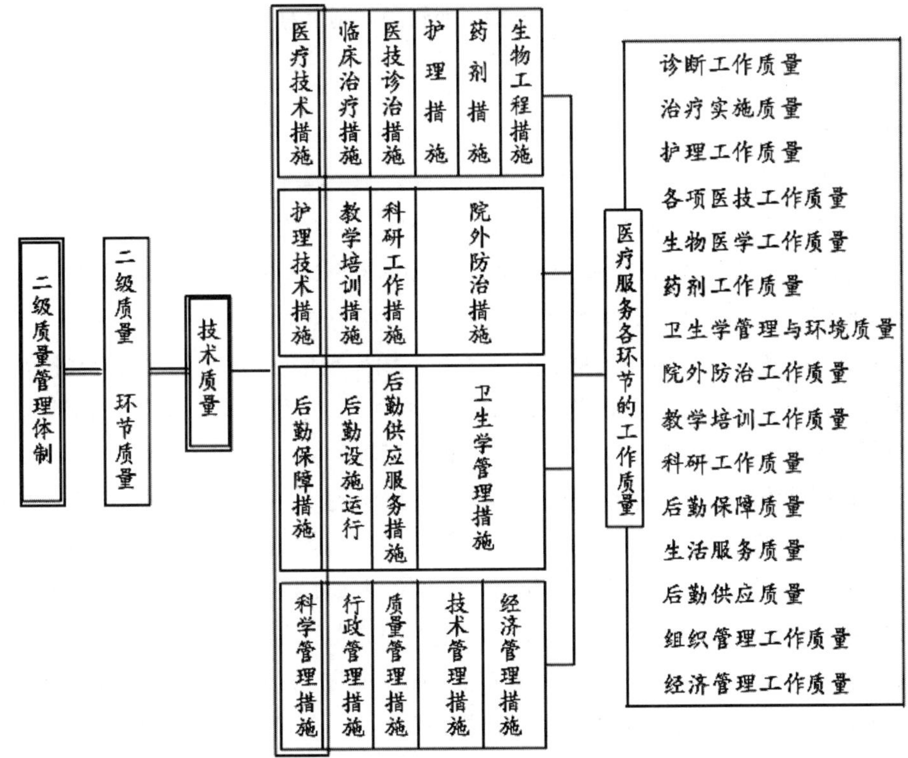

图10–2 二级质量管理体制示意

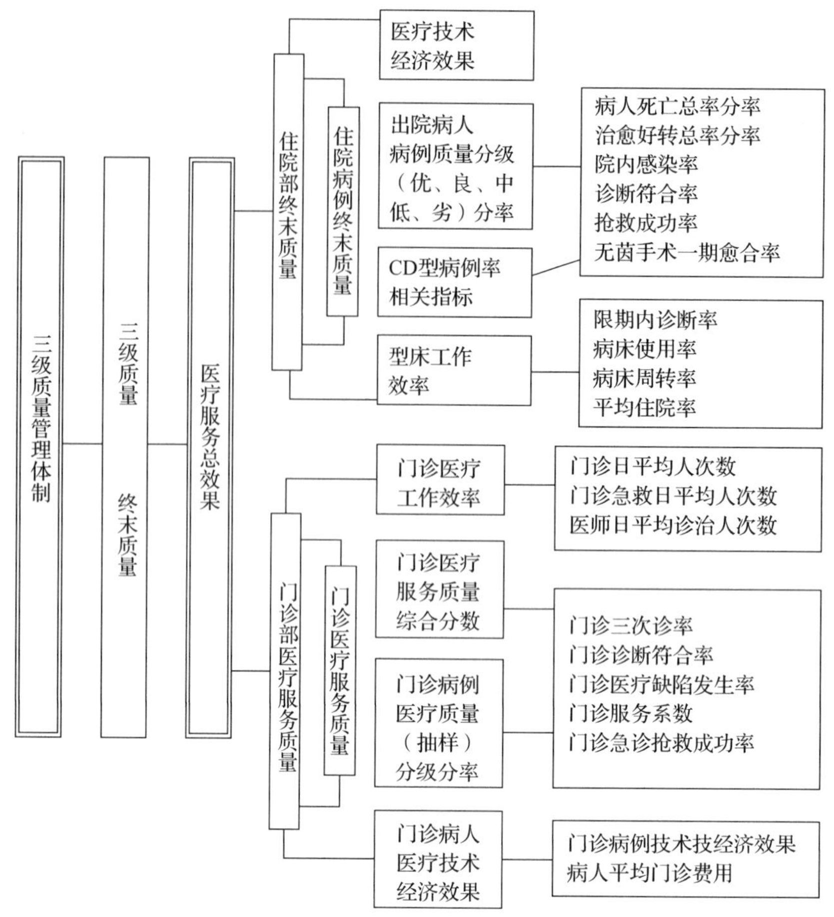

图10–3　三级质量管理体制示意

三、病历管理

医疗单位应建立健全病历管理制度，设立病历管理部门，配备专职人员负责病历和病案管理工作。

中华人民共和国成立后，病案室已成为医院的独立科室，病案管理作为一门学科而运转起来。1981年9月卫生部在南京召开的《全国医院管理学会病案统计专题学术会议》提出："病案管理人员每300床位为4人，超过100床位递增1人；门诊急诊日均为500人次为6人，每超过200人次递增1人的编制。"据1978年卫生部颁布的《综合医院编制草案》，将病案室兼统计室的分为两个独立的科室，由病案室转为病案管理委员会并向院长负责，主任委员由业务院长或副院长担任，委员由各临床科主任或多年主治医师及护理部主任担任，对病案管理提出具体意见，报院长批准实施。其病案管理方法，专科医院多用"一号集中管理制度"（简称一号制），即门诊病历与挂号病历统用一个号，以门诊挂号为"二号集中管理制"（简称二号制或两号制），即门诊病历、住院病历分别编号，当门诊病人入院后，原门诊病历即并入住院病历中，"三号分开管理制度"（简称三号制），即门诊病历、住院病历和放射线分别编三个号;大排号管理制度（简称大排号法），即从1开始，连续不间断地排列编号。1985年卫生部颁发的文明医院评审标准草案中明确规定，病案首页的"诊断名称应符合《国际疾病分类》（ICD–9）的要求"，以利于标准化、国际化、计算机化的管理，首先在地区级以上医院推广应用。医疗机构应严格病历管理，任何人不得随意涂改病历；严禁伪造、隐匿、销毁、抢夺、窃取病历；医疗机构应当建立门（急）诊病历和住院病历编号制度，病历应标注页码，对病历的借阅、复印应严格执行规定，手术、特殊检查等同意书齐全规范。处方应按规定颜色分开写，开方医生必须是本注册机构签名留样并在药剂科备案的医师，由药师以上人员审查，药剂士以上人员调配发药。

四、急救体系

医疗单位应设立急诊室或急诊科，配备与工作相适应医护人员，急救设备、急救车辆。急救车辆应配备急救设备和急救药品，以备院外急救使用，急诊科（室）应当备有常用急救药品以备急用，急诊科（室）接诊的危急重病人如需其他专科处置应及时组织专科会诊，必要时及时转入专科治疗。

五、医院感染

医院感染或医院内感染，系指病人入院时不存在，也不是潜伏期，而是在医院内获得的感染。从病人或医院工作人员获得的感染为外源性感染;从病人受诊过程中，人体腔道或体表正常菌群或条件致病菌引起的感染称为自身感染，常见的为下呼吸道感染（支气管炎、肺炎、肺脓肿和脓胸）；手术切口感染、泌尿道感染、败血症、胃肠道感染、柯萨奇病毒B组引起人类（主要新生儿）感染、输血后肝炎。1986年，各级医院相继成立了预防交叉感染委员会。1988年以来，卫生部相继发布了《医院消毒供应室验收标准》《关于建立健全医院感染管理暂行办法》《关于合理使用抗生素的意见》《关于加强一次性使用输液（血）器、一次性使用无菌注射器临床使用管理的通知》《关于进一步加强医院感染管理工作的紧急通知》等。榆林地区各级卫生行政管理部门，转发和制定实施细则，认真贯彻执行卫生部关于控制医院内交叉感染，并及时进行督促检查。

六、血液管理

血液管理及采供血机构，50年代我市仅有榆林、绥德两所专区医院（一度曾收归省管的省立医院）可以开展简单的下腹部手术，到60年代，各县医院随着医疗技术的提高，检验科室的逐步建立，也陆续开展了外科手术，抢救重症失血患者和手术需血，都是临时配验自采自用，到后来发展到，由医院化验室平时预约卖血的血友，验好血型，造册登记，留下住址及联系人，联系方式，到用血时通知前来医院。即采即用，都无事前储备的条件和技术。采供血机构设在各医疗单位检验科。70年代后，一些县医院陆续建立了血库，负责本院的采供血工作。

1970年，陕西省第二康复医院迁到绥德，归榆林地区领导，全区重症患者和大型手术相对集中到该院，临床用血大大增加。医院设立血液供应科，负责此项工作。

1983年以前，全区采供血没有专门的行政管理机构，此项工作由卫生局业务科管理。

1984年，行署卫生局成立医政科，医疗用血由医政科管理。各县由卫生局医政股负责血液行政管理工作。

1993年12月，经陕西省卫生厅同意筹建榆林地区中心血站，最初设在绥德县二康医院内，只有血源科、采血科、财务科、供血科四个科室，进行采供血工作，负责辖区医疗机构的供血工作。第二年榆林站成立，设在地区精神病院二楼（榆兴路）。

1998年《中华人民共和国献血法》颁布后，为保证血液质量和血液安全，经省卫生厅批准，本区县医院设立的血库全部撤销。血液由地区中心血站供应。为认真贯彻《献血法》地区卫生局成立血液管理办公室（属非常设机构），设工作人员4名，主要负责全区无偿献血的日常组织管理及宣传工作，保障全区医疗单位正常、安全用血。

1997年经政府批准中心血站正式成立，1999年获得采供血执业许可，是非盈利的，采集、供应临床用血的公益性卫生机构，为市卫生局下属科级全额事业单位。承担全市90多所医疗单位的临床供血任务。2000年6月13号，经市卫生局榆地卫发（2000）149号《关于同意榆林地区红十字中心血站在神木设分站的批复》，神木分站在神木县医院院内开设。到2003年，中心血站迁到榆林，原榆林站、神木站撤销合并回中心统一办公。采供血大楼于2003年底正式建成，总占地面积3000多平方米，于2004年3月正式投入使用。编制人员30名，2015年有职工92名，其中正式职工46名。专业技术人员比例达75％以上。

1. 血源管理 50年代，由于传统观念的影响，自愿献血者很少，多为亲朋好友为自己的病人献血。因此，极少有专门的献血人员。当时，由医院自己选择献血人员，化验室只做血型鉴定，交叉配血和梅毒检测项目。

60年代，医疗用血量加大，献血员亦逐渐增多，由各医院自行管理献血人员。检验项目，增加了乙肝表面抗原检测（HbsAg）。

70年代，血源仍未实行统一管理，均为全市各医疗机构自行组织献血员。医院对献血者进行体检合格后，注册登记，做为该院固定的献血员。

80年代，献血员仍由各医疗机构自行组织，这些人员经医院体检合格后，进行登记，做为该院的正式献血员，之后，由于临床用血的不断增多，一般县医院献血员达到数百人之多，这时除献血员实行登记注册外，医院还在献血队伍中指定一名负责人（俗称血头）。当医院需要时，通知该负责人组织人员献血。这一时期献血员属于自愿有偿献血，每名献血员供血后，按献血量给献血者发放适当营养补助金。之后，多数县级医院血库及采浆站为了确保血液质量，防止一人多处、多次献血，医院要求献血员凭居民身份证，经体检合格后，发放“献血员证”。一般每位献血员只供一个医疗机构献血，每次献血200～400毫升，间隔不得少于30天。但是由于缺乏行之有效的管理手段，本市献血员一人多处、一人多次，频繁献血的现象依然严重。

1993年7月1日卫生部发布的《采供血机构和血液管理办法》正式实施。地区中心血站成立后，到1997年，个体献血员发展到2000人，这时该中心购买了先进的血液检测设备，对每个献血员进行合格的体检。并增加了丙肝的检测。

1998年3月20日《中华人民共和国献血法》颁布实施，以下简称《献血法》，使榆林的血源管理发生根本的变化。数十年来特别是中华人民共和国成立后一直由个体献血员组成的献血队伍逐步由公民自愿无偿献血这一方式替代。

1999年规定：公民献血应按照体检标准进行健康检查，合格者方可供血;公民献血量每次一般为200毫升，最多不得超过400毫升，两次献血间隔期不少于六个月，禁止血站或者医疗机构对献血者超量频繁采集血液。

自《献血法》颁布实施后，地区卫生局认真贯彻，在全区范围内彻底改变中华人民共和国成立以后一直由医疗机构各自管理与选择献血员的历史。2000年后，市卫生局成立了献血管理办公室，实行公民无偿义务献血。起初由于群众对献血的认识不足，无偿义务献血人数较少，不能满足临床需求，因此采取由政府在国家机关、企事业单位、社会团体内组织人员无偿义务献血的方式，同时，还制定了一系列奖励、优惠的政策，鼓励群众参与无偿献血。

2001年后，全市血源管理走向规范化管理的轨道，血液质量得到进一步保障。

2. 血液采供 1949年中华人民共和国成立后，榆林人民医院开始使用输血技术，当时，由医院自己选择献血员。

20世纪60年代，全市各县级医院先后都开展了输血技术。

20世纪70年代，县级医院用血量逐年增大，市直主要医疗机构和县级医院都先后在检验科建立了血库，储备一定量的血液，以备急用。

1993年，榆林地区中心血站成立，设在绥德县榆林第一医院内，开始采供血，从此结束了榆林无专门采供血历史。

是年，地区中心血站开展了成分血、新鲜冰冻血浆、浓缩红细胞、洗涤红细胞、血小板莹冷沉淀的制作，成分用血占到全血用量的2%。

地区中心血站采血增添了抗HbcAg（核心抗体）、Hag（乙抗原）、两肝、梅毒、H@V（艾滋病）检测项目，这为临床使用血液的质量提供了可靠的保障。

1995年，地区中心血站为3000多名献血员发放了供血卡。同年8月，地区中心血站通过全国血站验收，并获得了《采供血许可证》。

1996年由榆林地区卫生局颁发“1996年度采供血工作成绩显著”奖状。

1997年全面推进无偿献血，进一步强化血液管理工作，上半年，全市完成采供血任务3.99吨，自愿无偿献血比例达到100%，成分输血比例达到90.15%。

1998年10月1日《献血法》正式实施，市区及其他12个县（市）先后举行了声势浩大的宣传活动，全区共印刷宣传品30万份，参加上街宣传两万余人，设咨询点32个，咨询群众达40万人次。全区无偿献血人数达到8408人次，献血总量达到168万毫升。年底，全区无偿献血人数达11 6643人，献血总量达32.8万毫升，保证了临床用血。

1999年底血站的采供血过程已完全实现了网络化管理，血液从献血者的招募、采集、检验、制备、储存、发放全程得到跟踪与监控。

2000年负责榆林市中心血站的筹建，实施和完善血液的三统一，完成了采供血大楼项目的建设，全面负责血站工作初步实现无偿献血。

2003年，市中心血站被陕西省卫生厅评为“最佳单位”。

2004年逐步取消了有偿献血，全面推动无偿献血工作，完成了绥德、靖边采供血点与榆林血站的整合。

2005年在发展无偿献血的基础上，建立血站质量管理体系。建立健全了各项规章制度，在县区设置两个储血点。全年采血总人次23294人次（5260500毫升），其中无偿献血20494人次（4162100毫升），占采血总人数的87.98%。全年提供临床用血量5398350毫升，全血占总用血量的54.6%，成分血占用血量的45.4%。其中机采血小板107个治疗量，供应RH阴性血液5各单位。全年共检测29652人次，血检合格数28483人次，合格率96.1%，不合格1169人次，全年报废血液总量853450毫升，占总采血量的16.2%。全年建立稀有血型档案44份，其中A型11人份，B型14人份，O型16人份，AB型3人份。

2006年开始启动建立质量管理体系文件。将《血站质量管理规范》体系全面贯彻到每一个工作岗位、每一项工作任务中，通过全站员工的共同努力，经过起草、修订、审核、培训、考核、评估等环节最终颁布运行，其中包括质量手册、程序文件、操作规程、外来文件、各项制度、记录表单等五百多个受控文件。并先后于2008年、2010年进行了两次改版。

2007年设置县区七个储血点，并实现了网络信息化管理。开展了机采血小板血液制品新项目。荣获“卫生一类单位”。

2008年艾滋病初筛实验室顺利通过相关部门的验收，同年建成了血型实验室。

2009年，血站与唐山启奥公司合作，运用唐山现代采供血软件系统。计算机信息管理系统的应用使采供血业务的全过程实现了网络一体化管理，血液质量得到了有效监控，从而确保临床用血的安全有效。过去血液检测、分离制备靠手工操作，现在已具备一流水平的全程自动化；质量管理由过去简单的规章制度发展到符合《血站质量管理规范》的一整套体系文件。临床用血实现了100%来自自愿无偿献血，成为集采血供应、临床输血新技术研究、教育培养青年志愿者基地于一体的现代化血站。

2010年在全省采供血机构技术比武总决赛（成分制备）中获得一等奖，团体赛中获得二等奖。

2011年大力开展无偿献血的宣传招募工作，拓展了农村无偿献血宣传模式。质量管理体系得到进一步的完善和有效运行。建立完善了站级各种管理制度，使血站管理更加规范科学。血液的采供检查各环节实现计算机管理全覆盖，老旧设备得到更新换代。设置了市、县固定献血点三处。全面启动核酸检测实验室项目建设工作。

2012年7月13日，血站根据《卫生部关于加强血站信息公开工作的通知》（卫医政发［2012］37号）文件精神举行了“开放日”启动仪式，定于每年3、6、9、12月的11日为“血站开放日”。并通过电视台、报刊、网络、墙体专栏等平台对血站依法执业登记情况、采供血流程、收费项目、标准及收费依据等民众关切的信息进行公开，制作了《榆林市中心血站信息公开宣传册》并向市民发放，主动接受大众监督。为血站、献血者和患者之间搭建起了良好的沟通平台，进一步优化服务，提升了社会满意度，让广大人民群众走进血站、了解采供血工作。

2013年6月14日，市红十字会和血站共同组建成立了“榆林市红十字会无偿献血志愿者服务队”，并举办了“献血者日”宣传活动，进行了授旗仪式。

2014年，为按时完成核酸检测等新项目的开展工作，血站预购置Liswell实验室质量管理与控制系统4.0及血液样本保存系统。设置改建了净化室、艾滋病检测筛查实验室、建成了ABO血型室。购置全自动酶免前加样、后处理系统、血细胞分析仪、全自动血液分离仪、全自动微生物检测仪、生化分析仪及低温离心机等先进仪器设备。根据国家卫计委《血站设置规划指导原则》和《陕西省采供血体系建设方案》指导意见，在2014年前完成核酸检测项目建设工作，2015年全面开展核酸检测。

2015年榆林市中心血站承担全市90多所医疗单位临床用血的供应，近年来供血量从建站时不足两百万毫升（2吨）到目前已突破一千万毫升（10吨），血液的采集100%来源于自愿无偿献血。现阶段能为临床提供血液及其制品十种（全血、悬浮红细胞、浓缩红细胞、洗涤红细胞、Rh（D）冰冻解冻去甘油红细胞、浓缩血小板、单采血小板、新鲜冰冻血浆、冰冻血浆、冷沉淀凝血因子），成分制备使用率达98.5%。为提高血液检测技术水平，杜绝经血液传播疾病的发生，根据国家卫计委“十二五”规划要求，2015年，血站正式实施核酸检测实验室建设，血液安全将得到进一步保障。血站先后成立了以二级医院、大专院校、军队为主的多个“应急血库”。在全市部分县区共设立储血点9个，在保证突发公共卫生事件应急用血的同时，较远县区临床用血不及时问题也得到了有效解决。血站申请重新调整制定《榆林市献血返还报销管理办法》。落实优惠用血政策是贯彻执行《献血法》的一项具体工作，也是提高公民自愿献血积极性的一项重要举措，真正体现义务和权利对等，使“无偿献血、免费用血、一人献血、全家受益”得以充分体现。血站职工中每年都有被中省市表彰的“无偿献血奉献奖”获得者。

2015年，在全市新增2个固定献血点，新增两辆流动采血车每天巡回在各县区、各乡镇采集血液。日采血量32000毫升。修订了《捐血服务管理办法》，对外采人员全面实施量化绩效管理。组建应急献血单位6个，保证了突发公共卫生事件的应急用血。建立完善“四个献血队伍”，即应急献血队伍6300人，机采成分血献血队伍2454人，稀有血型献血队伍1159人，固定自愿无偿献血队伍21537人，有效满足日常用血需求。

截至2015年12月底，共采全血35029人次，53489.75个单位，机采血小板555人次，成分制备率达98.8%，为临床提供血液及制品共10余种。保证了临床用血100%来自自愿无偿献血。投资305万元，启动了核酸实验室改造工作。

表10-2　1998—2014年榆林市中心血站采供血情况一览表

年份	献血人数	采血量（升）	临床用血（升）	成分血比例%
2000		25450		
2001		23904.75		
2002		23225.75		
2003		23275.5		
2004		28879.75		
2005		31259		
2006		29275		
2007		33142.9		
2008		37155.8		
2009		41405.65		
2010		4698.25		
2011		52921.5		
2012		49856		
2013		47944.5		
2014		48250.5		
合计		500644.85		

八、医疗事故防范

医院要积极预防和减少医疗差错事故。一旦发生事故，必须采取严肃认真，实事求是的态度查明原因，总结经验，吸取教训，因医疗、行政、后勤疏忽、贻误造成的差错事故要及时呈报上级，严肃处理，隐瞒不报或隐瞒真相者要严格追究责任。

20世纪50年代至60年代，医疗纠纷多由医疗机构与患方双方协调解决。

1973年12月15日，陕西省卫生厅制定的《关于积极预防和正确处理医疗事故的规定（试行草案）》下发后，医疗事故组织机构、鉴定程序、理赔、刑事处罚等开始逐步走上正规。大多数医疗纠纷在争议发生的医院由医患协商解决或在卫生行政主管单位参与下调解处理。

1981年，陕西省人民检察院、省高级法院、省公安厅、省劳动局、省民政厅、省卫生厅联合发布了《陕西省预防和处理医疗事故的规定》，于1982年地区卫生局首次组建了"榆林地区医疗事故鉴定委员会"，具体工作由地区卫生局业务科承办，不另立常设机构和人员。

1985年以来，申请鉴定的医疗纠纷由每年的数件上升到10～20件，呈增长趋势。

2000年，受理医疗纠纷27件，其中市属医疗单位9件（市一院3件、市2院4件、市肿瘤医院1件、市骨伤医院1件）。县、乡及个体医生18件（神木4件、绥德4件、横山3件、府谷2件、子洲、佳县、定边、清涧、榆阳区各1件。年底前结案18件，其中不构成医疗事故的14件。在构成医疗事故案件中，一级医疗技术事故3件（横山县石湾镇中心卫生院、横山县高镇乡个体医生、绥德县医院各1件），三级甲等医疗技术事故1件（神木县医院）。

2002年4月，国务院颁布了《医疗事故处理条例》。7月19日，国家卫生部同时颁发了《医疗事故技术鉴定办法》《医疗事故分级标准》，使医疗事故技术鉴定工作有了法律法规依据。

2002年10月29日，市卫生局榆政卫发〔2002〕342号文件批准成立"榆林市医疗事故争议尸检室"，设在市卫生学校，承担市医疗事故鉴定办因鉴定需做的医学尸检工作，结束了过去临时指派单位，抽调人员尸检的权宜办法。

2002年11月，榆林市成立了医疗事故鉴定办公室，承担市属各医疗单位的医疗事故技术鉴定和经各县医疗事故技术鉴定委员会鉴定，但医患双方或一方委托再次鉴定案件的鉴定工作。

各县卫生局也相继成立了医疗事故技术鉴定委员会，在卫生局指定专人负责日常工作。

2006年，榆林市医学会发〔2006〕1号《关于聘请康彦斌等43名医师为榆林市医学会医疗事故技术鉴定专家库成员的通知》继续聘任康彦斌等43名医师为榆林市医疗事故技术鉴定专家库成员。

2012年7月4日，榆林市委办、市政府办榆办字〔2012〕97号《关于成立榆林市预防和处理医疗纠纷工作领导小组通知》组建了由市委常委、政法委领导牵头，有宣传、综合治理、公安、民政、司法、财政、卫生、信访8个相关部门负责人参加的领导小组，加强此项工作。其成员如下：

组　长：钱劳动　市委常委、政法委书记
副组长：马秀岚　市政府副市长
　　　　张引胜　市司法局局长
　　　　王存田　市卫生局局长
成　员：孙利斌　市委宣传部副部长
　　　　胡榆宏　市综合治理办副主任
　　　　薛治安　市公安局副局长
　　　　刘世斌　市民政局副局长

王小健　市司法局副局长

孙保卫　市财政局副局长

张振国　市卫生局副局长

窦　斌　市信访局副局长

办公室设在市司法局，张引胜兼办公室主任。由办公室负责组建医患纠纷第三方调解委员会，制定相关工作规范和制度；指导协调医患纠纷第三方调解委员会具体开展医疗纠纷调处工作。

据统计：2002—2013年，共接受委托受理鉴定案件255件，实施调查、取证、鉴定的177件，鉴定结论为医疗事故的30件，其中一级9件，二级1件，三级11件，四级9件。其余78件均协商调解处理。

九、护理管理

榆林护理始于民国二十三年（1934年）榆林卫生院创建之后，当时因规模较小，床位少，没有专门的护理人员，护理工作由医生兼做。

1949年，榆林解放后，卫生行政部门未设专门的护理机构，护理工作属于医政管理的范畴。

1952年，榆林专区有护士60名，仅榆林专区医院设护士长1名，负责全院护理管理工作，当时护理工作管理由医务科兼管。

1957年，榆林县医院成立护士长办公室，这是全地区第一家在医院内设立的护理管理工作专门机构。县及以下医疗机构内都设有一名护士长，负责本单位的护理与管理工作。

1970年，陕西省第二康复医院整体转型为榆林地区中心医院后，没有独立的护理职能科室管理护理工作。医院在医务处（科）设一名护理专干，后配备了总护士长，分管医院的护理工作。

1977年以后，卫生部颁布《关于加强护理工作的意见》确定了高、中、初三级护理技术职称序列。按病情轻重缓急，分一、二、三级和特别护理，提出以下具体要求。

一级护理：按一级护理的病情为病重、病危、大手术后及需要严格卧床休息，生活不能自理及各种内出血或外伤、高热、昏迷、肝肾功能衰竭、休克、极度衰弱和瘫痪，惊厥、子痫、晚期癌症病人、早产婴儿：护理要求为严格卧床休息，解决生活上的各种需要，做好思想工作给予心理护理，每15～30分钟巡视病人1次，定时测量体温、脉搏、呼吸、血压等，观察用药反应及效果，做好各种护理记录，加强基础护理，防止发生合并症，保持室内清洁整齐，空气新鲜，防止交叉感染，加强营养，鼓励病人进食。

二级护理：按二级护理的病情为病重期急性症状消失，大手术后病情稳定及骨牵引、卧石膏床等生活不能自理者和年老体弱或慢性病不宜过多活动者、一般术后或轻型先兆子痫，护理要求为卧床休息或在床上坐起，注意观察病情和特殊治疗及用药后的反应和效果，每1小时巡视病人一次，做好基础护理，协助翻身，加强口腔、皮肤护理，防止发生合并症。

三级护理：按三级护理的病情为轻症、一般慢性病、手术前准备阶段的病人、正常孕妇及各种疾病术后恢复期或即将出院的病人和可以下床活动，生活可以自理者;护理要求为每日测量体温、脉搏、呼吸2次，掌握病人的病情、思想情况，督促遵守院规，保证休息，注意病人饮食，每日巡视2次，对产妇进行妇幼卫生保健咨询指导及卫生健康教育。

特别护理：特别护理的病情为危重，随时需要抢救及监护室的病人和复杂大手术、新开展的大手术（脏器移植），各种严重外伤、大面积烧伤;护理要求为设专人护理，严密观察病情，备齐急救药品、器材，随时准备抢救、制订护理计划，设特别护理记录单，根据病情随时严密观察生命体征的变化并记录，准确记录液体出入量，注意保持水电解质平衡，认真细致地做好基础护理，严防并发症，确保病人安全。

1979年卫生部先后下发了《关于加强护理工作的意见》和《关于加强护理教育工作的意见》两个文件。

要求“各有关部门要加强与重视对护理工作的领导。各省、市、自治区卫生局应有一位副局长分管护理工作。县以上各级卫生行政部门应有专人负责护理工作。各级医院要指定一名副院长分管护理，较大的医院应在护理部主任（总护士长）中选拔一名德才兼备的同志任副院长。护理部要负责领导全院的护理工作，正、副主任应参加院务会议、科主任会议；护理人员的院内调配由护理部决定；考核、晋升、奖惩、任免等，人事部门要征求并尊重护理部的意见。大的科室，可根据需要设科护士长，负责全科护理业务的指导与提高。各病区设护士长，负责本病区的行政管理和护理工作。医院在选拔护士长时要严格掌握条件，既要有一定的业务水平、临床经验和组织能力，又要有认真负责、坚持原则、大胆管理的作风。为使护士长履行其职责，要坚持上行政班，参加科主任（主治医师）查房。各科主任必须加强对护理工作的领导，病区负责医师要支持护士长的工作”。

1982年10月，根据卫生部要求，地区中心医院第一家在榆林地区正式成立护理部。同时成立了医院护理示教室。管理模式由护理部主任—护士长两级管理逐步向在护理副院长领导下的护理部主任—科护士长—护士长三级管理转型。

1983年榆林地区卫生局成立了榆林地区医学会和护理学会。由李明胜副局长兼任护理学会会长，李子俊任秘书长，榆林地区中心医院王策兼秘书。

1986年后，根据卫生部《关于加强护理工作领导理顺管理体制的意见》的要求，逐步建立与医院功能、任务、规模相适应的护理管理体系，即在护理副院长的领导下，实行护理部、科护士长、病区护士长三级组织网络管理。使护理工作逐步形成制度化、标准化，即严格执行医嘱制度、交接班制度、查对制度（医嘱查对制度、服药、注射、输液查对制度、输血查对制度、饮食查对制度、手术病人查对制度、供应室查对制度）及对护理质量进行管理。各县级医院积极创造条件全面实施。

1. 护理单元管理

临床科室的护理单元一般设有内科、外科、妇产科、小儿科、五官科等护理单元。根据医院等级以及医院业务发展需要，有的医院进一步将科室细化，分为不同专业的科室作为独立的护理单元，如内科分为呼吸内科、消化内科、心血管内科等；外科分为普通外科、心胸外科、肝胆外科等；五官科分为眼科、口腔科、耳鼻喉科等。

护士长对病房、门诊、急诊室、产房、婴儿室、手术室、消毒室进行单元管理，要求环境整洁、安静、舒适、安全、工作有序、布局合理，严格区分清洁区和污染区;对护理基础理论、基本知识、基本技能的基本功，即对病情观察、生命体征监测和患者生活、生理需要、危重病人抢救、执行消毒隔离控制院内感染的发生和准确及时执行医嘱等进行管理;对重危病人，实行一对一的专人、个案特级护理;对病人进行心理护理，实行责任护理制。护理管理程序为估计、诊断、计划、实施、评价5个阶段。各病区根据护理单元大小，分别设立1～2名护士长。市中医院及县级中医院根据中医特点，又分为中医特色的独立护理单元。

2. 护理工作模式

第一阶段功能制护理：2003年以前，是以疾病为中心的护理模式。护理方法只是简单地执行医嘱和护理常规，机械地完成分工任务，责任不清，忽视人的整体性，对病人的病情疗效、心理状态缺乏系统的了解。

第二阶段整体护理：整体护理概念：是以现代护理观为指导，以护理程序为核心，将临床护理和护理管理的各个环节系统化的工作模式。整体护理是一种护理行为的指导思想或称护理观念，是以人为中心，以现代护理观为指导，以护理程序为基础框架，并且把护理程序系统化地运用到临床护理和护理管理中去的指导思想，整体护理的目标是根据人的生理，心理、社会、文化、精神等多方面的需要，提供适合人的最佳护理。2003—2009年开始整体护理，将护理程序工作方法、整体护理理念贯穿于护理实践。护士除了应加强对病人自身的关注外，还需要把注意力放到病人所处的环境、心理状态、物理因素等对疾病康复的影响因素上。

第三阶段责任制整体护理：其特点是以患者为中心，由责任护士对患者的身心健康实施有计划、有目的的整体护理。具体来讲就是“实行责任包干，即每名责任护士均负责一定数量的患者，整合基础护理、病情观察、治疗、沟通和健康指导等护理工作，为患者提供全面、全程、连续的护理服务。2010年开展优质护理试点，2011年试点工作扩展至所有病房护理单元，转变为责任制整体护理。提出“以病人为中心”的护理服务理念。启动以“夯实基础护理，提供满意服务”的优质护理服务，采取增加护理人员配备、加强支持保障力度、简化护理文书书写、“APN排班”等举措“将时间还给护士，将护士还给病人”。2013年，优质护理服务覆盖100%病房，并延伸至手术室、门诊和急诊科。

3. **质量管理**

2009年起实行护理部主任—科护士长—护士长三级管理。并以一级质控（科室自控）为核心，二级质控为督查，三级质控为院控重点质控模式。2014年开始根据《三级综合医院评审标准（2011版）》要求：各级管理者开始运用质量管理方法：PDCA、品管圈；质量管理工具：查检表、柱形图、柏拉图、鱼骨图、流程图等进行持续质量改进。每月对照各项质量考核标准遵循PDCA循环模式认真进行考核、分析、评价，整改、追踪、再评价，体现持续改进。针对反复存在问题开展品管圈活动，解决临床护理质量难题。应用鱼骨图进行根本原因分析，应用柏拉图进行护理缺陷关键问题进行追踪，进一步提高临床护理管理水平。

4. **规章制度**

2013年起根据新的等级医院评审评价要求，紧紧围绕质量、安全、服务的宗旨，每年不断修订和完善临床《护理质量考核标准》二十余种；《护理常规》涉及6类278种；编写了《护理部工作汇编》其中60余项规章制度、应急预案36项、岗位职责25项；《工作流程》72项、《责任制护理工作手册》；《护理应急程序》39项；《危重病护理常规》60种；《危重患者常用护理技术操作规范》10种；《常见护理技术操作手册》18种，编写了口袋书《护士应知应会》《护士手册》《常见护理操作及并发症预防》便于护士学习，保证护理工作落到实处，确保护理安全。

5. **安全管理**

将护理安全贯穿于优质护理的始终，关注重点环节、重点部门、重点对象的流程管理。①对患者进行跌倒、坠床、压疮、管路滑脱、误吸等高危患者100%风险因素评估，制定了跌倒、坠床、压疮、管路滑脱、误吸等风险防范告知书向高危患者及接近高危的患者告知各种风险隐患，进行相对应的安全教育，并采取有效预防措施防止意外事件的发生，有效降低风险发生率。②为了确保病人输液安全，统一购置了液体放置框，杜绝用药差错。③2014年1月为各护理单元重新配置了抢救车，并进行封锁管理。保障了抢救车药械完好率，优化了护理管理工作，节省了护士交接班时间，提高了工作效率，确保抢救工作顺利开展。④对中午、夜间、节假日重点时段，督查护士长科学排班，合理安排人力；继续执行护士长夜间、节假日查房制度，及时给予指导，消除薄弱环节时段的护理隐患。⑤实行非惩罚性的不良事件报告机制，加强对护理不良事件的管理工作。定期举办护理不良事件相关知识的培训，提高护理人员对护理不良事件的认识，增强了护士的风险防范意识。针对频次较多的不良事件进行头脑风暴法讨论、鱼骨图分析，提出贴近临床的改进措施，以减少护理差错、事故及纠纷的发生。

6. **绩效管理**

2012年，建立护理人员绩效量化综合考评体系，逐步形成以激励为主的护理文化。为使护士正确理解开展优质护理服务的重要意义，将实施责任制整体护理模式、护士分层管理、分层培训内容及绩效考核等方面的工作方法编写成《护士岗位管理实施办法》，将护士的绩效考核和薪酬分配与工作量、护理质量、技术难度和患者满意度等紧密结合；完善绩效考核方法，与护士的能力层级水平、护理患者的质量、数量、技术风险和患者满意度挂钩，落实二次绩效工资分配，充分调动护士积极性，激励护士服务于临床一线，做到多劳多得、优绩优酬。

7. **医德医风**

护理部在每年5·12国际护士节为了丰富医院文化，增强员工集体归属感与荣誉感与同事之间的凝聚力和向心力，分别组织护士进行体育娱乐活动（拔河、绑腿跑、抢凳子、挤气球等）；文艺演出（舞蹈、歌唱、诗朗诵等）；演讲比赛；知识竞赛；技能竞赛等活动，活跃了职工文化生活，陶冶情操，增强体质，提高了护理人员综合素质。

8. **护理技术**

20世纪50年代，护理工作只是一般常规护理。如肌肉注射、静脉注射法、导尿、灌肠、吸氧等。

60年代，各医院重视对危重病人的专人护理，大搞护理基本功训练，护理人员能熟练掌握给氧、静脉穿刺、中毒抢救、休克抢救、急危重症病人的抢救等技术。

70年代，全区医院各种护理技能考试、技术比武和理论知识竞赛等活动，不断提高护士业务水平和基本理论知识。

80年代，护理技术有了较大提高，医院不断购置了一些新的护理设备，如自动呼吸机，大大提高了护理水平。

90年代，全区普遍开展了护理“三基”训练，并要求护理人员掌握25项基本护理操作技术，部分医院开始试行责任制护理工作。

1995年10月，榆林市第一医院首先在综合内科、心血管内科、眼科开展了“责任制护理”的试点工作。

2000年以后，全市县级以上医院都设立了“重症监护病房（ICU）”，同时配备了比较先进的监护设备，如心电监护仪等，使护理技术和水平又上了一个新的台阶。

2001年，榆林市第一医院是全市首家在全院开展了“整体护理工作”。

1999年开诊的星元医院，除常规开展内、外、妇、儿、围手术期护理外。积极开展护理新技术、新业务。

2004年心内科开展了冠状动脉介入治疗护理。

2005年，医院开始应用一次性注射、输液器具，降低了院内感染率。

2008年神经内科开展了经股动脉全脑造影术后护理。

2009年，浅静脉留置针开始在临床应用。肛肠科开展痔上黏膜环形切除吻合术护理。

2012年骨一科开展膝关节置换术护理。经皮椎体成形术护理。

2013年妇产科开展了妇科腹腔镜手术护理。普外科开展了经皮肝穿刺胆道引流术护理。

2014年开展了滤网置入护理。中心静脉导管胸腔置管引流术后护理。建立医院压疮监控网络，负责压疮管理。

9. **职业培训**

1949年，榆林解放后因医疗机构规模普遍较小，床位少，护理人员短缺，有的医院医生兼做护理工作，专门组织的护理培训比较少，主要靠传、帮、带和自学为主。

1952年，榆林市人民医院为解决护士短缺状况，举办了一期护士培训班，学员20余人。

1958年，绥德卫校成立，开设护士班，招生44人，从此开创了对护士进行系统的护理理论教育。

60年代，护理工作范围进一步扩大，操作进一步规范。这一时期，全区医院对危重病人实施专人护理，大练护理基本功。

70年代，各县为了补充护理人员不足，由各县医院举办短期护士培训班，在护理工作中开展技术比武、护理技能考试等活动。

1980年4月9日，地区卫生局下发《关于在全区医院开展医疗护理服务质量月活动》的通知，全区护理人员迅速掀起科室与科室、人与人比干劲、比质量的竞赛活动。通过这一活动，减少了差错事故的发生，进一步提高了护理质量。

1982年地区卫生局下属医学会、护理学会主办了地区医学刊物——《长城医迅》，月刊，发表地区各医院医疗、医技、护理方面的学术性文章。

1983年4月，地区卫生局在全区开展了第一次评选优秀护士活动，有13人获“优秀护士”称号。

1986年地区护理学会举办第一届榆林地区护理学术大会，对参与交流的全区护理论文进行了评选，最后评出了一、二、三等奖，并颁发了获奖证书。

1987年5月，地区卫生局组织全区“护理知识与技术操作”双赛活动。

1991年，榆林地区第一医院王策同志的护理论文《448张体温单调查分析》发表在国家级《实用护理杂志》第五期。这也是我区首篇护理文章在国家级杂志发表。

1992年3月，由榆林地区第一医院王策编著的榆林市第一部护理专著《病人手册——住院、就诊、康复》一书由陕西科技出版社出版发行。

1992年12月，地区卫生局举办了榆林地区“榆药杯”优秀论文评选活动。

1997年榆林地区第一医院王策同志的《压封口药瓶注吸针头的临床应用研究》获得榆林地区科技进步三等奖。这也是我区首项护理科研项目在地区获奖。

1999年，在全市开展护理标准化建设活动，地、县医院都建立了“重症监护室”，配备了先进的监护设备。

2000年5月，市卫生局组织全市县以上医院护士长、优秀护士到上海、南京等大医院参观学习。榆阳区卫生系统组织举办了“5·12护士节护理知识竞赛”活动，闫红梅、赵瑜、刘巧凤三位同志参加了比赛，荣获了二等奖。贺艳霞被评为榆林市精神文明建设“十佳白衣天使”。11月，市卫生局举办了“护士礼仪与素质培训班”。

2001年，在全市医院推行“整体护理”工作，同时在榆林市第一医院举办了“整体护理知识培训班”，邀请西安大医院的护理专家授课。榆阳区卫生系统组织举办了“十佳护理技术比武尖子”活动，葛慧玲、宏英、张照亮等同志代表医院参加了比赛，分别荣获了奖项。

2002年7月，以榆林市第一医院护理部主任王策同志为团长，带领陕西省护理界4名护理部主任赴香港、澳门地区护理学术考察3周。市卫生局开展了“百名优秀护士”评选活动。

2004年，市卫生局开展了“十佳护士”评选活动。

2009年，榆阳区卫生系统组织举办了“护理专业技术比武”活动，张巧凤、贺秋园两位同志参加了比赛，分别荣获了一等奖、三等奖。

2012年，陕西省护理学会组织举办了“贝朗杯”护士安全静脉输液理论竞赛活动，朱茵、李艳梅、冯江红三位同志参加了比赛，荣获三等奖。

2014年，星元医院神经内一科被陕西省卫计委授予“优质护理明星护理科室”。贺艳霞被省卫计委授予“优质护理先进个人”。

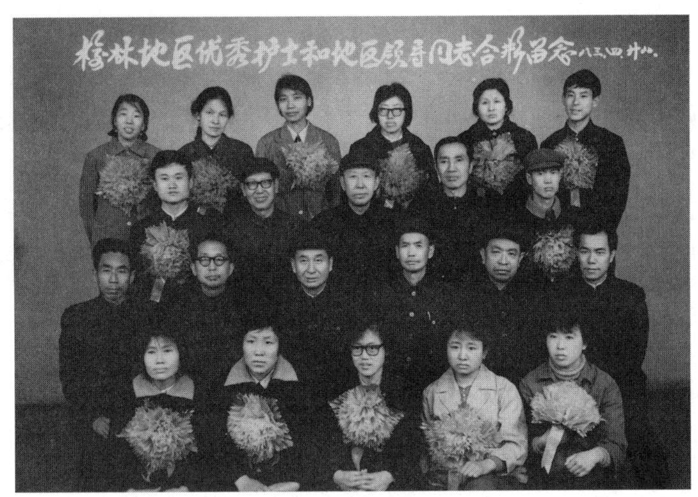

图10-4 1983年榆林地区领导与优秀护士合影

十、医疗市场管理

行政许可，卫生行政许可是卫生行政部门依据国家、地方政府和行业制定的法律法规，依法、依规行使行政管理职能的一个职责。卫生行政部门按国家和行业规划，制定本地区的规划布局，依照规划布局、安排、申批机构，规范机构行为，端正行业作风、监督行业机构依法依规运行。严厉打击违法违规行为。1994年2月26日国务院颁布《医疗机构管理条例》，于1994年9月1日正式实施，是一部规范医疗机构管理的法律性文件，条例明确了医疗机构的规划布局和设置审批，开办医疗机构的基本条件、规模、审批权限、申请、审批条件，开办医疗机构必须取得《医疗机构执业许可证》，99张床位以下医疗机构其《医疗机构执业许可证》每年校验一次，100张以上床位医疗机构《医疗机构执业许可证》每三年校验一次，突出了医疗机构的行政许可。

榆林地区卫生局从1986—1990年，5次重拳打击非法开办诊所、非法行医、无证行医、乱办联合诊所，挂靠办医以及游医药贩等行动，据不完全统计，共审查医疗机构415所，清理吊销个体开业行医执照20个，取缔个体行医点180个，停业整顿3个，处罚7个，撤销各类门诊36个，打击游医药贩283起，取缔无证经营药品204个，在清理整顿中，区市登记、注册、发证批准各类医疗机构287所，学校、工厂、机关医务室151个，个体开业行医诊所61个，各类门诊部和医疗联合体69个，给三个制药企业核发了“药品生产许可证”，给5个医院核发了“制剂许可证”，给205个药品经营单位换发了“药品经营许可证”。

1989年，市卫生局按照政企分开，依法行政、精简高效的原则，成立了地区卫生局综合执法领导小组，下设办公室，明确执法主体，执法职责，完善了各种配套制度，在理顺执法机制的基础上，加大执法力度，推动卫生法制建设。贯彻《药品管理法》和《医疗机构管理条例》，查处假药500余种，劣药600余种，取缔非法药店84家，打击游医药贩67起。

1994年，认真贯彻《医疗机构管理条例》和国务院《关于加强药品市场管理工作的通知》，清理整顿医疗市场，合理确定医疗服务网点，严格审批行医资格，对符合布局条件的医疗网点，重新进行审核、验收、发证。取缔无证行医100余家，基本理顺了社会办医的布局和管理体制。2000年，市卫生局组织市直单位执法工作人员进行法律法规知识培训，经考核85人取得了执法资格。在检查中取缔非法医疗机构场所438个，停业整顿225个，清理不规范广告27条。

2001年，制定出台了《榆林市区域卫生规划》《医疗机构设置规划》，成立了宣传小组，组织了声势浩大的宣传活动。两个规划对今后五年全市医疗卫生机构，技术人员、医疗设备等卫生资源的发展规模和配置结构作出了具体规划，初步确定了全市卫生事业发展的基本框架。完成了医疗机构分类管理工作，核定非营利性医疗机构167个，营利性医疗机构246个，重新核发了《医疗机构执业许可证》。在全市进行了医疗秩序大整顿。取缔非法行医412户，非法性病门诊52所，没收药品器械价值52万元，处罚18万元。打击游医93人次，清理“坐堂”医生121人次，取消非法医疗广告117条，查处院中院17个，取缔提成药47种，处理医务人员违纪案件8起。

2006—2011年，三次开展大规模的打击非法行医、整顿医疗秩序专项活动，取缔非法行医516户，处罚31.4万元，交公安机关处理5起，打击游医79人次，无证行医41户，对出租承包科室解决予以纠正，虚假违法医疗广告予以解决的打击和取缔。

2012年，榆政卫发（2012）614号《榆林市卫生局督查督办办法》印发全市，对督查督办原则、范围、形式、要求、奖励、责任追究做了明确规定。

2013年，对26家民营医院开展了执业安全大检查，对违反相关法律法规的6家医疗机构进行了行政处罚，严厉打击非法行医和非法采供血行为，取缔诊所54家，查处虚假广告案件一起，拆除非法广告牌匾2块，加强放射卫生检查，85家医疗卫生机构《放射诊疗许可证》持证率100%，《放射工作人员证》持证率99%，人员资质合格率98%，监督检查率100%。

准入管理，准入许可在卫生行政管理是一个逐步递进过程，在医疗卫生单位从事特种作业的准入管理一直进行，司炉工应持司炉证，电工应持电工证，管理电梯员持电梯管理证等，在卫生系统，准入管理从《中华人民共和国护士管理办法》1994年1月1日起实施，护士管理办法规定护士上岗必须取得《中华人民共和国护士执业证书》，并在工作所在地卫生行政部门注册，从此护士上岗实行准入管理。但当时又规定专科以上护理专业毕业和经省级卫生行政部门确定免考的普通中专护士专业毕业生可直接发给护士执业证书，经过考试取得证书的人很少。20世纪90年代后期市内几家医院引进高压氧舱治疗室，也要求持证上岗，故一般在高压氧舱安装前就要培训考证，这是高压氧舱操作的准入管理。1998年6月26日，九届全国人大常委会通过《中华人民共和国执业医师法》于1999年5月1日施行。一改过去毕业后转正定级后便自然取得相应职称资格。从此后必须经过全国执业、助理医师考试、取得《中华人民共和国执业医师证书》并经注册后才有合法行医资格。

2001年，医疗机构按分级执行基本标准准入。榆政卫发（2001）291号《关于市直医疗机构执行基本标准的通知》，根据《国务院医疗机构管理条例》规定，对市属医疗机构的执业活动，医疗服务质量等进行综合评审，评审按照卫生部下发《医疗机构基本标准》执行，市一院、市二院按三级医院基本标准，市中医院按二级中医院基本标准，要求一定级别的医疗机构必须达到相应级别的基本标准，给医疗机构增加了基本标准准入。

1995年7月7日卫生部发布并同时生效的《大型医用设备配置与应用管理暂行办法》，对大型医用设置实行准入管理，即符合大型医用设备配置条件的医疗卫生机构所在省、自治区、直辖市卫生行政部门提出申请，并填写《大型医用设备配置申请表》，只有具有《大型医用设备配置许可证》的医疗卫生机构方可购置大型医用设备。在使用前还需经评审取得《大型医用设备应用质量合格证》，并且每2～3年复审一次。大型医用设备上岗人员，均应有相应资质，无资质人员不得操作大型医用设备。

2004年12月31日，卫生部、国家发展和改革委员会、财政部联合发布《大型医用设备配置与使用管理办法》，从2005年3月1日起施行，1995年发布的《大型医用设置配置与应用管理暂行办法》同时废止。把大型医用设备分为甲类（共列出4种设备名称以及区域内首次配置的单价在500万元以上的医用设备）、乙类目录列出5种设备名称。办法颁布后，医疗机构重新办理《大型医用设备配置许可证》，本办法生效前购置的大型医用设备，因本地区配置总量限制不能取得《大型医用设备许可证》的医疗机构，发给《大型医用设备临时配置许可证》，该设备到期报废不得更新。办法规定国务院卫生行政部门会同国家发展和改革委员会负责编制甲类大型医用设备的配置规划并提出乙类大型医用设备配置规划的指导意见。甲类大型医用设备配置由医疗机构向所在地卫生行政部门提出申请、逐级上报，最终由国务院卫生行政部门审批；乙类大型医用设备配置由医疗机构向当地卫生行政部门提出申请，逐渐上报，由省级卫生行政部门审批，获得《大型医用设备配置许可证》后方可购置大型医用设备，其操作人员应有相应资质。

榆林市卫生局榆政卫发（2006）42号发文《大型医用设备配置与应用管理办法》做了地方的配置规定。

2013年，加大机构和人员准入管理的检查监管力度，对医疗机构不符合准入条件的上岗人员给予单位警告或处罚，对医疗机构实行不良积分管理，对不符合条件的多家医疗机构给予暂缓登记。

信息公开，医院信息公开经历一个较长的过程，最早公开的信息主要是急救电话，到20世纪90年代开始，公开门诊办公室、医务部业务电话和纪检部门投诉电话，20世纪90年代中后期不少医院实行了全周全日门诊，在挂号门前公开上门诊专家和医师姓名、职称职务、出诊时间，根据市物价局要求，向病员公开收费标准，门诊收费标准悬挂在门诊醒目位置，住院各科室将本科室收费标准张贴在醒目位置，各科室将本科人员、技术向病人公开、各单位工作人员佩戴胸牌上岗，便于患者交流沟通和监督。

2000年随着部分医院计算机收费系统的启用，对住院病人医药费用实行“一日清单”送达制，让病人明白自己医药消费。

为了使群众或病人更多了解医院信息，多数医院在制作门诊病历时特别印了医院科室名称、电话、科室特色、医院设备、医院服务宗旨等内容。

随着法制的建全，病人自我保护意识的增强，病人强烈要求医患双方能对等相处，病人对自己的知情权要求越来越多，所以各医院都制定满足病人知情方面的制度，如病人对诊断知情、治疗知情、用药知情、手术知情和同意等。2010年以后，随着各医院门户网站的建立，信息公开更加方便，人们了解医院一切信息都十分容易。

十八大以后，加快了政务公开的步伐，榆政卫发（2005）329号《关于成立政务公开领导小组的通知》，加强了榆林市卫生政务公开的领导。榆林市卫生局对职称晋升、职业医师、护士考试，卫生行政管理的文件，规定均在门户网站进行公开。至2014年，基本实现了政务公开，市卫生局、各医疗单位相继开办了网站。由于医院信息化的快速发展，市卫生系统信息平台的建立，病人就医已可网上挂号。

第四节　医疗保健制度

一、公费医疗

中华人民共和国成立初期，国家干部职工实行供给制，医药费实报实销。

1952年6月27日，中央人民政府政务院颁发《关于全国各级人民政府、党派、团体及所属事业单位的工作人员实行公费医疗预防的指示》和《国家工作人员公费医疗预防实施办法》这是中华人民共和国成立以来，首次对公费医疗作出的规定。

1952年8月21日，陕西省人民政府通知转发各地执行。1954年3月20日，陕西省人民政府颁发《陕西省各级国家工作人员公费医疗实施办法》，按规定，榆林、绥德专署及各县都先后成立了公费医疗管理委员会。公费医疗的办法是：每个国家工作人员发给一个公费医疗证，凭证到指定的医疗机构就医，如病情严重，指定医疗机构无法诊疗时，则转至上一级医疗机构。为了预防保健，还定期进行体格检查。凡国家工作人员因年老体弱而退休者，终身享有公费医疗待遇。1956年经国务院批准，职工退休后，仍享受公费医疗待遇。

1983年随着改革的逐步深入，各单位初步探索，将公费医疗经费由财政部门按每人每年30元的指标作为预算数，拨给各基层单位掌握使用，采取经费包干，超支不补节约留用的制度。而每个单位则根据自己的实际情况又相应地制定了一系列的管理措施和办法，具体有以下几种形式：①按规定的公费医疗逐月发给个人，包干使用，节约归己，超者不补，对离、退休人员，年老体弱、长年多病者，则实报实销。特殊情况，特殊对待，调动了青、壮、老年各方面的积极性，使公费医疗比过去有所下降；②单位提留5元，用于解决住院及危重病人的公费医疗报销，对医疗超支的部分，年终在福利费中予以弥补，不足部分在事业费结余内解决；③到单位指定的医院治疗，全年医疗费按30元标准报销，对超过标准报销的医疗费由个人负担20%～30%，公费报销70%～80%；④享受公费医疗待遇，全年医疗费按30元标准报销，节约部分百分之九十发给个人，超支部分按工龄分档次，按比例报销，其超支经费，首先在单位职工福利费中弥补，不足部分在事业费内解决。

表10-3　1984—1985年榆林地区公费医疗开支情况统计表

保健年龄组	1984年			1985年		
	人数	开支数（元）	人均数（元）	人数	开支数（元）	人均数（元）
合计	22166	1 274 817	57.51	22985	1 564 635	68.07
30岁以下	6818	299 60	46.94	7310	371.076	50.76
31～45岁	8864	391 562,	44.17	9006	463.534	51.47
46岁～退休	3938	260 856	66.24	4063	310.362	76.39
离退休人员	2546	322 793	126.78	2606	419.663	161.04

1990年，根据卫生部、财政部制定的《公费医疗管理办法》的规定，各级国家机关、党派、人民团体由国家预算内开支工资的、在编制的工作人员及各级文化、教育、科学、卫生、体育、经济建设等事业单位由国家预算内开支工资，在编制的工作人员享受公费医疗待遇。按规定应由国家负担的公费医疗经费，在国家预算中单列一款。本市实行财政体制包干管理后，公费医疗经费预算由区县财政安排，拨给区县公费医疗主管部门统一管理使用。各区县公费医疗主管部门可根据国家有关规定，结合本地区情况制定对医疗单位、享受单位和个人的经费管理办法，并报市公费医疗主管部门备案。

1996年，财政预算按人均200元标准核定医疗费用。其中，门诊、住院各50%。门诊费用由用人单位包干使用，节余留用，超支不补;住院费用由同级医疗管理办公室与定点医疗机构签定合同，实行目标合同管理包干使用，节余留用，超支不补。费用与个人负担适当挂钩。

1997年，地区行政公署根据国务院办公厅国办发（1996）16号文件《关于职工医疗保障制度改革扩大试点意见的通知》精神，以榆署发（1996 ）46号文件下发《榆林地区行政事业单位医疗保险制度改革实施方案》这次改革的目标是：适应建立社会主义市场经济体制相提高职工健康水平的要求，建立社会统筹医疗基金和个人医疗账户相结合的社会医疗保险制度。改革主要内容：立；①建立医疗保险基金制度，实行国家、单位和个人三方合理负担。基金来源由用人单位和职工个人共同缴纳。国家行政机关、事业单位按统一的提取比例缴纳医疗保险基金，以本单位在职职工年工资总额与退休人员费用总额之和为基数，按年提取职工个人缴费，按本人年工资总额1%缴纳，由用人单位在其工资中代扣，随着工资增长逐年提高。②按照个人积累与社会统筹互济原则，建立社会统筹医疗基金和个人账户，社会医疗保险机构为参保人员建立个人医疗账户。其基金来源于个人按年工资总额1%缴纳金，用人单位按年工资总额提取的8%保险基金。并以年龄划分的档次计入个人账户（45岁以下按3%计人，46岁以上按4%计）用人单位按退休人员个人年退休费用提取基金，将一半划人个人账户。个人医疗账户专门用于支付个人符合规定的医疗费用，基金与利息为个人所有，可以结转使用依法继承。个人账户以外的基金为社会统筹医疗基金;由医疗保险机构统管使用。

职工的医疗保险待遇指出，职工就医，个人账户不足支付时，由职工个人自付，自付超过本人年度工资总额5%以上时，方可由社会统筹基金中支付，退休人员个人账户不足支付时，可直接从社会统筹基金中文付。列人社会统筹基金支付时，个人仍要负担一定比例，采用“分段计算、累加支付”的办法进行计算。同年9月，地区行政公署以榆署发（1996）67号文，印发《榆林地区行政事业单位职工医疗保险暂行规定的通知》全区各县（市）行政事业单位从1997年开始按新的规定开展工作。

2000年，榆林行政公署（2000）47号文件通知，将地直机关事业单位公费医疗管理职能移交给行署劳动与社会保障局。从2001年起，本市政府机关国家工作人员，事业单位职工与企业厂矿职工的公费医疗工作，在市劳动与社会保障局的统一管理下，按城镇职工基本医疗保险制度执行。

2001年，榆林市人民政府根据《国务院关于建立城镇职工基本医疗保险制度的决定》和《陕西省人民政府贯彻（国务院关于建立城镇职工基本医疗保险制度的决定）的实施意见》，决定本市建立城镇职工医疗保险制度。建立城镇医疗保险制度原则，基本医疗保险的水平要与本市生产力发展水平相适应，只能保障职工的基本医疗需求，实行“以收定支、收支平衡”。凡属城镇所有用人单位及职工都要参加基本医疗保险，实行属地管理。对基本医疗保险费用由用人单位和职工个人共同合理负担。实行社会统筹和个人账户相结合。

2001年11月，经榆林市机构编制委员会批准，榆林市医疗保险服务中心成立，为市劳动和社会保障局下属副处级事业单位，经费实行财政全额预算，编制人数15名。医保中心主任：王华芳。

2005年市本级率先启动实施了城镇职工生育保险制度，生育保险缴费比例为0.5%，生育医疗费用实行定额报销，基本实现了零负担，此外非全额预算事业单位和企业女职工可享受生育津贴待遇，生育津贴按照本人月缴费基数和产假天数确定。

2008年按照市级统筹的方式启动实施了城镇居民基本医疗保险制度，目前除神木县实行城乡一体化合作医疗外其余11县区全部建立了城镇居民基本医疗保险制度。参保范围包括本市各县区非从业城镇居民，城镇大中小学生、少年儿童和长期随父母在城镇生活、上学的农民工子女，居民医保实行个人缴费与政府补助相结合的筹资机制，目前成年居民年筹资标准为660元（个人缴费40～200元），学生及未成年人为400元（个人缴费10元）。居民医保住院年度报销封顶线为30万元，参保居民在辖区内定点医疗机构住院政策范围内报销比例达到70%以上，报销水平处于全省前列。

2013年度，全市城镇职工基本医疗保险参保35.5万人，职工生育保险参保28.36万人，城镇居民基本医疗保险参保40.1万人。榆林市医疗保险服务中心主要负责：全市城镇职工基本医疗、生育保险和城镇居民基本医疗保险业务的统一组织实施和经办指导工作，协调行业统筹单位和异地就医结算工作，具体承担市本级职工医疗、生育保险业务的经办工作；负责拟定全市医疗、生育保险业务操作规程、管理办法并组织实施，参与医疗保险有关政策的修改与制定；负责与定点医疗机构、定点零售药店签订城镇医疗保险定点服务协议，对其医疗保险服务实施政策指导和监督检查。

2014年全面实行市级统筹，职工医保基金征缴总比例为10%，其中单位缴纳8%，个人缴纳2%。基本医疗保险年度最高支付限额为10万元，最高支付限额以上进入大额医疗保险，实行上不封顶，按90%的比例报销，待遇水平为全省最高。医保中心先后被原国家劳动和社会保障部评为“优质服务窗口”“集体一等功”，被人力资源和社会保障部评为“优质服务窗口”，被市委、市政府分别授予“文明单位”称号，被省政府纠风办评为创建人民群众满意基层单位活动“省级标兵单位”，连续4年被评为全市深化创建“五型机关”标兵单位，2014年被市委、市政府评为“模范机关”。

榆林市城区内个人负担比例为

表10–4　起付标准～5000、5001～10000、10001～及其以上

	在职个人负担	在职个人负担	在职个人负担	退休人员
一级医院	10%	8%	5%	在规定标准基础上降低2个百分点
二级医院	15%	10%	7%	
三级医院	20%	15%	10%	

各县（市）的个人负担比例自行确定。

2001年6月，全市城镇职工参加基本医疗保险覆盖达50%以上，年底达到70%以上，2002年基本实现覆盖城镇所有用人单位及职工，全市达27万余人，年征缴金额达1亿元左右。

2014年全市医疗参保人员达241884人（在职职工192325人，退休职工49559）。征收资金总额10321万元，统筹5333万元，个人账户4988万元），支付医疗费用总额8585万元（统筹支付4763万元，个人账户支付3322万元）。

劳动保险医疗是国家保障企业职工身体健康的福利性医疗保护制度。1951年2月26日，政务院发布《关于中华人民共和国劳动保险条例的公布令》。对工人与职工因工负伤、致残和疾病，非因工负伤、致残的医疗、抚恤和救济分别情况作了规定;对女职工的生育、工人与职员的直系亲属患病实行医疗优待。1952年2月，国家颁布了《中华人民共和国劳动保险条例》，规定职工的医疗费用全部由企业负责，在因病休养期间，6个月内，按工期长短付给本人标准工资40%~50%的病假工资;因病丧失劳动能力付给本人工资40%~50%救济费;职工供养的直系家属患病时，医疗费由企业负担一半;非因公负伤、致残者，其待遇与因病者相同;因公负伤、致残者的待遇更高一些。榆林市从1951年5月起，在100名职工以上的工矿企业中实行了《劳动保险条例》，1990年底已在交通、基建、工矿企业职工中实行。

1994年6月，榆林地区行政公署以榆署发（1994）17号文件下发了《关于印发榆林地区建立全方位一体化社会保障体系五个暂行办法的通知》其中《榆林地区城镇企业职业职工医疗保险制度暂行办法》列为之一，从1994年10月1日起，全区城镇企业职工医疗保险执行此办法，本项制度按照医疗费用由国家、企业、个人三方合理负担的原则，推行“大病统筹、小病分流”的医保模式，通过定点医疗，建立起与本区经济发展相适应的医疗经费筹措机制与医患双方有效的医疗费用约束机制，从而保障职工享有基本医疗权利。企业职工医疗保险费用按工资总额的7%在职工福利费中提取。医疗保险基金由大病医疗保险统筹金、单位医疗保险调剂金、个人医疗保险专户基金三部分组成。大病医疗保险统筹金，按单位职工工资总额提取。提取后全区统一管理使用;单位医疗保险调剂金，按单位职工工资总额提取后由企业管理使用，主要用于职工一般疾病的医疗补助和职工患大病时按规定应由企业支付的医疗费用;个人医疗专户基金，按单位职工工资总额的3%提取，记入职工医疗保险专户下，供职工患一般疾病后由个人支付的部分使用。

企业职工医疗保险对统筹人员的范围，大病统筹的9类病种，及统筹金标准都分别作出明确规定，同时对定点医院的管理也作出相应规定，医患双方在自己权利和义务范围内进行医疗活动。

对企业职工个人医疗专户金，依照工龄年限或贡献大小，分档次计入个人户下。即10年以下工龄为65%，10~20年为75%，满20年不满25年的为85%，满25年不满30年为95%，满30年以上为100%。记人个人账户的基金为职工个人所有，专款专用，年终节余划转下年使用。职工死亡后可以继承。职工患一般疾病，先用个人专户基金;不够支付时，由个人垫资，个人自付医疗费超过本人一个月工资收人时，实行封顶递减。个人自付以外的医疗费，由单位医疗保险金中支付。

从2001年起，本市政府机关国家工作人员、事业单位干部职工与企业厂矿职工的劳动保险医疗工作，在市劳动与社会保障局的统一管理下，按城镇职工基本医疗保险制度执行。

第二章 医疗服务

第一节 医院服务

一、门诊

医院根据各科室医疗服务需要配足医疗力量。各科室要按门诊工作需求配足门诊医疗力量。门诊不同专业科室之间要密切配合，简化手续，方便病人，尽可能缩短侯诊时间，建立门诊病历，门诊医生主治医师和住院医师要保持一定比例，科主任、主任医师要定期上门诊，其上门诊时间要向患者公布，对于病人经三次门诊不能确诊者，门诊医师应主动请上级医师复诊，必要时进行会诊。门诊开诊时间，过去国家统一规定的节假日可以停诊，急诊病人由急诊科（室）负责接诊和应诊。到2004年后，多数医院推行了全周全日门诊，包括国家法定节假日，门诊按时开诊，医技科室照常上班检查，解决了过去节假日就诊难的问题。

二、住院服务

对住院病人有固定医师负责，实行住院医师、主治医师、主任医师（科主任）三级医师负责制。对住院病人应及时做出正确诊断，确定最佳治疗方案。严格执行值班制度和交接班制度。按时完成病历书写并保持病历的及时性、准确性和完整性，提高病历书写质量。对危急重病人、急诊病人，疑难病例和死亡病例，确定诊断，制定抢救方案或确定死亡原因。加强手术管理，严格执行重大手术和新开展手术的术前讨论和审批制度，明确门诊手术范围，不宜实施门诊手术的必须住院手术。医院要设立重症监护室。急重病人抢救室，手术后复苏室，以保证术后病人及急重病人的抢救与安全。加强病人随访工作，搞好资料积累，总结工作经验。

三、急诊

医院昼夜留急诊接诊人员，县级以上医院均应设急诊科（室），并设有一定数量观察床和急救设备、药品，制定抢救常规和抢救程序，保证抢救工作及时、准确、有效。观察室要建立健全医疗、护理、查房等制度，留院观察病人应有病历、医嘱和观察记录。医院挂号、收费、检验、影像、超声、药房手术等科室，要密切配合急诊抢救工作，为急诊抢救提供一切方便，急诊科应配备技术熟练，经验丰富的医技人员，岗位相对稳定，接转来急诊病人如病情复杂，应及时请专科或多科专家会诊，必要时汇报分管领导组织全院性抢救。可能在转院途中死亡的病人不应转院并向家属作交待。医院急诊科坚持24小时接诊、应诊。

四、医院体检

医院开展体检在过去相当长的时间里，多限于征兵、升学、招工、招干等一般意义的体检。主要是检查被体检者是否有传染病等。20世纪世纪90年代国家提出到2000年实现人人享有初级卫生保健的目标。健康体检工作逐步开展，榆林市健康体检工作大约始于2001年后，不少医院成立了专门的健康体检机构并配备相应设备，健康体检已成为部分医院的常年服务项目。

五、住院护理服务

护理工作在住院病人的医疗康复中占据举足轻重的地位，优良的治疗方案全靠护理工作来实现。医院护理工作在分管护理院长领导下，实行护士责任制度和护士，主管护师和护士长三级负责制，护理工作要求认真执行医嘱和护理常规，按照分级护理原则做好基础护理和专科护理，严格执行交接班制度，查对制度等。正确进行各项技术操作，密切观察病情变化，准确做好各项护理记录，实行护理查房制度和护士长值班制度，搞好病房管理、保持卫生整洁，保持良好的病房秩序。

医院注重护士业务理论培训和护理技能培训，提高护理整体服务水平。

六、手术

医院手术室应符合手术室规范要求，严格执行手术分级管理制度。重大疑难手术应进行术手讨论，必要时进行全院性讨论。术手应做好家属和被手术者的思想工作。认真做好术前谈话，保证病人手术知情权。手术须经病人家属同意签字方可施行。

七、会诊

医院应建立会诊制度，门诊或住院病人在规定时间不能确诊或需他科或多科会诊时，应及时申请相关专科派医师会诊，各科收到会诊申请时及时派相关专业特长医师会诊，不得延误或拒绝。

八、医技服务

医院要保证医疗服务，必须设立相应的药剂、检验、血库、病理、影像超声、核医学、心电、脑电科室，配备相应技术人员、专业人员和检查、检验设备，根据临床需要，积极引进新设备、开展新技术、每个医技科室都应制定管理制度和质量标准。血液采集，储存使用应符合规定，严防输血事故发生。

九、后勤服务

医疗服务必须有坚强的后勤保障，后勤工作人员要确保医院水、暖、电、气的安全供应，饮食、卫生安全，医疗必要物品供应，纪常下临床科室、医技科室检查各项设施运行情况，发现问题及时维护、维修或更换，征求医务人员意见，及时改变服务态度，确保医疗工作安全有效运行。

第二节　医疗队

一、对口支援

1946年前，历代统治者对乡民疾病，置之度外，极不关心，1931—1932年陕北十九个县鼠役和虎役（指霍乱）大流行，恶疫传染死者众多，发病11755人，死亡11094人，全国人民呼吁当局应派防疫人员赴陕北，扑灭鼠疫，解除民众危难，但派遣的防疫人员赴陕北后，不深入疫情严重地区，不做调查了解，实施防治措施，只是走马观花，敷衍了事，任务尚未完成就断然而返。

1947年后，党和政府十分关心人民的疾苦，每遇疫情和灾情，不但在政治上、经济上大力支援，而且派大批医疗队，帮助人民群众战胜疾病，渡过灾荒。1947年陕北遭受了严重的旱灾，粮食减产，加之1948年春季气候变化的影响，全区出现了痢疾、伤寒、天花、麻疹等传染病，陕甘宁边区政府立即派出巡回医疗队，深入绥德县义合区一带进行防治。除对病人采取必要治疗外，采取积极的预防措施，经过两个月的防治，大部分病人恢复了健康。

1952年3—5月绥德专员公署布病防治医疗队，在解家沟地区免费治疗完毕后，帮助成立了解家沟区卫生所。

1953年，专区卫生院组织巡回医疗小组，深入基层，加强疾病防治，赴农村送医送药。群众感谢地说："政府怕咱受饿给咱减免农业税，又怕咱害病影响生产，派来医生治病，真是自古到今没有过的事。"

1955年全区遭受了严重的自然灾害，陕西省政府派来陕北灾区卫生医疗队和各县人民医院卫生人员统一组成医疗队，分赴各县深入灾区第一线，实行免费治疗。免费办法凡是灾区农民，家境贫寒，无力支付药费者，持当地介绍信，均可享受免费治疗。

1958年，第四军医大学、陕西省人民医院下放曹芳、张国喜、余静安等10余人支援佳是坑镇医院。

中央生物制品研究所下放了一批医疗卫生专业技术人员支援绥德县，在四十里铺、义合、崔家湾、吉镇区卫生院办起了卫生人员培训站。

1960年春旱现象严重，地区医院抽调80名医务人员，组成抗旱医疗队，深入抗旱第一线，加强疾病预防，由于措施得力，全区范围内无一例中暑患者发生。

1965年榆林地区又遭旱灾，陕西省卫生单位派来四百多名医务人员，组成12个医疗队派往各县深入农村，为农民送医药上门，治疗了大量的疾病。陕西省第一康复医院医疗队，于1965年9月下旬来到横山县武镇公社一行12人，该队传染科女护士王凤霞带病坚持工作，不肯告诉别人，3月8日深夜病情加重，由于严重内出血，以致休克，经多方抢救无效，于3月9日不幸逝世，共青团横山县委追认王凤霞为共青团员，榆林专区工会、团地委、专区妇联号召全区广大青年和妇女向王凤霞同志学习。

同年冬，陕西省医疗队一行38人，到横山帮助开展医疗工作。1966年将队员李勤、马桂祥、李桂晨等17人下放横山县医院加强医疗技术力量。

1965—1966年，陕西省第二康复医院赴神木医疗队50多人，诊疗患者数万人，做手术近万例，挽救了近千人的生命。

1966年，西安中心医院20多名医护人员支援革命老区解家沟医院，刘宝华亲自担任解家沟地段医院院长。

1969年，陕西省从省级医疗单位抽调一批医务人员，到清涧县支援山区医疗事业。

1970年榆林军分区卫生所组织医疗队巡逻至米脂、榆林、横山等县农村，为群众诊治疾病14300人次，培训赤脚医生146人。

解放军第二十六医院医疗队，于1970年4月来我区巡回医疗采取因陋就简，蹲点跑面，派出去，送医药上门的办法，用一根针一把刀在土窑炕边，田间地头为群众诊治疾病。

1970年，由陕西省第一康复医院下放10多人，支援米脂桃镇医院。西安市中医院下放王芳林等20人，支援子州马蹄沟医院。西安市中心医院下放刘保华等20余人，支援清涧县解家沟老区医院。

1972年，榆林地区中心医院医疗队，一行8人，到横山协助救灾，在武镇、殿市、五龙山等乡镇工作近一年。至1974年，地区中心医院共组织18个医疗队，186人，深入到8个县20个公社治疗病人3758人，普查31432人，施行各种手术500多人次，并使52名危重患者恢复了健康。同时采取各种措施，积极帮助基层医务人员提高业务技术水平。

1973年靖边县成立王渠则地段医院，占地面积1600平方米，当时医院进行扩建，以土木混结构为主，医务人员也大大增加。当时县卫生局将陕西省结核病医院和西安市红十字会医院的部分医技人员安排到该院工作，有外科大夫唐立武、内科大夫王锦多、许振国等著名专家坐诊，能够开展普外、胸外、骨科等常见病手术和内科常见病多发病的诊断与治疗。同时配备了透视机，无影灯，手术床等医疗设备。有职工30多人。该院当时是榆林市重点医院，设有内科、外科、妇产科、儿科、化验、放射、制剂等科室。“文化大革命”结束后，落实知识分子政策，下放人员陆续离开，医疗水平下降。

1975年，陕西省第三人民医院医疗队，由解士杰带队来横山，在武镇、五龙山乡为群众防病治病。

1975年3月西安医学院第二附属医院医疗队，来吴堡县辛家沟巡回医疗，一行17人，历时3个月。

1976年8月，榆林地区组派16人的医疗队，由卫生局副局长万元孝带队，赴唐山地震灾区治病救灾。

1977年榆林地区中心医院医疗队8人，赴横山县殿市镇防治疾病。

从20世纪80年代中期开始的较长时间内，由于乡镇医院政府财力支持不够，卫生政策出台搞承包经营管理，部分乡镇医院医疗工作出现了名存实亡的状况，医疗支援工作放松。

1986年陕西省建材职工医院医疗队，每期5人，轮流驻横山县医院帮助治病。

1989—1991年，第四军医大学唐都医院对口支援府谷县人民医院。

1990—1992年，陕西省结核病防治院对口支援绥德县医院，在门诊部设立结核科，诊治病人2000人次，培带技术人员、临床医生、专业化验人员多人。

2000年建立了市级医院帮县级医院，县级医院帮乡镇医院，乡镇医院帮村卫生室和防保单位帮扶下级基层单位的对口支援制度，支持基层开展医疗卫生工作，有效地帮助了基层医院技术水平的提高和服务项目的开展。在支持基层医院提高技术水平的同时，利用乡镇集市开展卫生科普知识宣传，帮助农村和居民了解健康知识。

2000年佳县红会医院与全军肛肠治疗中心协作创办了“肛肠治疗中心”，成立了“康复治疗中心”，“皮肤性病专科”。投资200万元购置日本东芝300EZ全新CT机一台，填补了佳县医疗设备的一项空白。省纺织医院派CT专家石孝忠来佳县红十字医院支援一年、市中医院派医疗队到红十字会医院下乡义诊。红十字会医院派医疗队在各乡镇进行巡回医疗义诊，并对上高寨、方塌、官庄、佳芦镇四乡75名农村保健员进行了免费培训。2001年省纺织医院继续坚持技术支援，开展了髋臼成形术、马蹄足内、外翻矫形术、颅脑手术。加大医院宣传力度，举办了3期疾病防治科普知道电视讲座。

2004年陕西省友谊医院派5人医疗队到横山县医院进行医疗技术帮扶；陕西省妇幼保健院派3名专家对横山县妇幼保健院进行技术帮扶。

2005年，根据陕西省卫生厅陕卫医发（2005）185号文件精神，榆政卫发（2005）250号文件成立了榆林市“万名医师支援农村卫生工程”，组织领导机构、由市卫生局长任组长、各县区卫生局长为成员，医疗卫生工作支援农村的力度进一步加强，并走向制度化。

2005年4月20日，榆林市一院（二康）支农医疗队，来清涧郝家墕乡开展扶贫义诊活动，受到群众称赞。

2005—2008年，西安交大一附院对口支援定边县医院。定期选派医疗专家坐诊，支援专家共68人次，涉及内科、外科、妇产科、儿科、骨科、放射科、眼科等专业。西安市中心医院对口支援绥德县医院，涉及专业有：内科、外科、传染科、妇产科、小儿科、五官科、急诊、手术护理、B超等。

2008年，稳步实施“万名医师支援农村卫生工程”全面落实“工程”项目管理机构和工作责任，细化考评方案和考评措施，要求各级卫生行政部门切实加强对“工程”实施情况进行监督管理和考评，及时协调支援和受援单位出现的具体问题，努力提高医疗服务和管理水平。

2005年9月—2009年9月，榆林市二院对口支援府谷县人民医院，涉及专业有：内科、外科、妇产科、儿科等。

2010—2011年，西安医学院附属医院对口支援吴堡县医院，派驻五名专家坐诊，涉及专业有：内科、外科、妇产科、护理。

2011—2012年，西安医学院附属医院对口支援吴堡县医院，派驻七名专家坐诊，涉及专业有：内科、外科、妇产科、儿科、B超、放射、检验。

2010年开始，榆林市二院对口支援绥德县医院。

2010年，12个县级医院共派出对口支援乡镇卫生院医疗队72个，培育技术项目196个，根据《榆林市农村卫生人员培训项目实施方案》，举办乡镇卫生院内儿科、B超、心电医师培训班一期，培训技术人员111名，市三级医院对口支援11所县级医院工作情况进行了督查，进一步落实对口支援的目标任务，工作措施和考核考评办法，努力使对口支援工作做得扎实、有效。

2011年，制定了《榆林市2011年二级以上医疗卫生机构对口支援乡镇卫生院技术项目培育制实施方案》，对全市10个县级医院和72个乡镇卫生院，实行了对口帮扶。7家三级医院与11家县级医院建立了培养培训基层医务人员的长期对口协作关系。举办了全市乡镇卫生院院长培训班，全市培训乡镇卫生公共卫生管理人员222人，培训卫生技术人员444人，培训乡村医生4138人，培训社区卫生服务中心医护人员40人。制定出台了《榆林市基层医疗卫生机构经费补偿的实施意见》，保证乡镇卫生院经费，促进事业发展。

2012年，榆政卫发46号《榆林市卫生局关于印发2012年二级以上医疗卫生机构对口支援乡镇卫生院实施方案的通知》，成立了对口支援乡镇卫生院项目领导小组，进行了项目资金分配，签订了二级以上医院对口支援乡镇卫生院项目协议书。印发了关于开展卫生下乡活动的通知。从3月22日—5月20日，组织市级医疗单位下基层开展免费巡回义诊活动15次，派出专家30人，陕西省卫生厅安排榆林市城市三级医院对口支援11个县医院，承担支援任务的三级医院共下派支援医疗队23支，受援医院11所，受援医护人员92人次，累计接诊门、急诊病人15000多人次，举办专题讲座75人次，组织开展专家义诊活动27次，指导查房764次，开展疑难病例会诊讨论302次，完成手术4132例，参与抢救危重病人381人次，开展新技术、新业务30多项。县级医院在接受三级城市医疗援助的同时，加强骨干医生的培训，选送61名县级骨干医师到城市三级医院学习培训，59名县级医疗机构卫生专业技术人员到城市三级医院培训，学习重点专科技术。

2012年，落实第四期万名医师按时参加培训学习工作。3月中旬，安排了75名基层医疗机构在岗人员进行全科医生转离培训。7月份安排83名基层医疗机构在岗人员进行全科医生转岗培训。启动乡镇卫生院技术人员培训工作，4月中旬，以县为单位集中培训，共安排十期培训。从4月10日—4月20日对府谷等10个县基层医疗机构的全科医生、内科医生、骨科医生、中医医师等人员举办了“规范诊疗”轮训专题培训班，共培训763人。2012年二级以上医疗机构对口支援乡镇卫生工作，全市共42所乡镇卫生院得到支援。乡镇卫生院由原来222所重新核定为176所，人员编制由原2702人增编至4157人。

2009—2012年，西安交大二附院对口支援定边县医院。定期选派医疗专家共37人次，涉及内科、肿瘤科、泌尿科、检验科、眼科等专业。

2013年，榆政卫发（2013）579《榆林市卫生局关于印发2013年二级以上医疗机构对口支援乡镇卫生院实施方案的通知》对2013年对口支援工作做了全面安排，中共榆林市委、组织部、市卫生局联合发文（2012）388号要求市级医疗机构要选派挂职干部对口支援乡镇卫生工作。深入开展卫生科技下乡活动，派出专家30多人，接诊2200人次，城市对口支援和苏榆对口支援工作扎实开展，所有县区卫生局、支援医院、受援医院三方签订协议书，共11支医疗队分别支援12个县区，完成了省厅下达我市6名支援苏丹和马拉维医务人员选送工作；扎实开展医疗机构万名医生培训项目，共完成74名学员培训任务。认真落实二级以上医疗机构。对口支援乡镇卫生院工作，全市共选送107名县级医疗技术人员和36名挂职干部到乡镇卫生院对口支援，开展了乡镇卫生院等级复核，强化乡镇卫生院管理。

2013年，西安医学院附属医院对口支援吴堡县医院，派驻2名专家坐诊，涉及专业有：内科、放射。2013年7月又聘请省市三级医院专家四名，涉及专业：普外、骨科、妇产科、皮肤科。

二、跨省支援

兰州军区于1978年8月1日抽调医务人员20余人组成医疗队，来我区为离退休干部检查身体，送医送药。

解放军三0九医院组织医疗队分批来榆林地区进行巡回医疗，每批半年，第一批在定边县，第二批在榆林县，第三批在榆林县医院，对儿科、五官科、内科给予指导。

1976年，总后三0九医院医疗队，由39人组成，从2月份起，在榆林县岔河则公社为群众防病治病，克服条件上的困难，巡诊五千多人次，门诊一万一千多人次，做各种手术一千多例，在经过消毒之后代替无菌暗室，在油灯下成功完成7例大手术，同时为二十多个聋哑人用针灸法治疗，效果显著，瘫痪11年的罗小明，经过3个月的治疗，可坐起饮食，自理起居。并对赤脚医生进行传帮带。

总后三0九医院于1976年9月，由副院长李牧为队长率领医疗队赴榆林县鱼河公社巡回医疗，改水井，改厕所，帮助赤脚医生提高水平，作计划生育手术六百多例。1977年3月下旬，又有26名同志组成的医疗队赴榆林巴拉素公社，开展防病治病工作，从3月下旬到6月下旬共计作计划生育手术369例。

1994年7月，山东省济宁市脉管炎医院对横山县医院进行对口帮扶，在横山县医院设立了脉管炎专科。

1994年10月山东省济宁市任城区中医院与横山县中医院结为友好医院，横山县中医院引进该院治疗脑血管病和鼻窦炎新技术；1997年横山县中医院与江苏省常熟市中医院建立友好关系；1998年1月常熟市卫生局无偿赠送横山县中医院B超机一台；1998年常熟市中医院为横山县中医院免费培训治疗腰椎间盘突出技术人员和B超检查诊断技术人员。

1997年5月8日，北京市委组织的“燕山情”东方红故乡行扶贫团来到佳县，总后骨科专家包金良教授、空军指挥学院韩定院长等在红十字会医院为群众义诊。6月18日，包金良教授、空军指挥学院医院向佳县红十字会医院捐赠医疗物资用品、器械价值50万元。空军指挥学院与佳县红会医院结成“军民共建医院”。8月10日，省卫生厅派第四期支农医疗队4名专家为老区人民义诊。

2000年，苏州卫生系统与榆林卫生系统建立友好协作关系，2002年9月，苏州卫生局领导来榆林考查，并到对口帮扶的佳县红会医院、米脂县医院考查和看望苏州在榆林帮扶专家，赠送我市救护车2辆，心电监控仪2台。至2009年，苏州市每年选派医疗队支援定边县医院共6期，支援专家共15人次，涉及外科、内科、妇产科、放射科、骨科等专业。

2002年苏洲市医疗队专家在佳县红十字会医院进行技术支援。苏洲市无偿援助了急救车1辆和血糖仪等价值20万元的医院设备。

2003年苏州市医疗队由苏州市专家刘晓强主任、张金坤主任、殷华芬主任组成，在佳县红会医院坚持技术支援。全年共组织卫生下乡100余人次，先后到上高寨、螅镇等七个乡镇进行义诊活动，对上高寨云家码头等行政村进行了为期五天的胃病普查，免费普查300余人次，受到了广大干部群众的一致好评。

2004—2008年，根据苏州—榆林对口扶贫协议，中医院与苏州市援榆医疗队建立协作关系，引进苏州援榆医疗队专家四期共13人次。苏州医疗队带来渊博的知识，精湛的技艺，使中医医院的医疗技术得到很大的提高。几年来，医疗队举办学术讲座40多次，共指导帮助医院开展手术1200余例。原来仅能做股骨内固定的骨科，在副主任医师蒋新卫的技术指导下，能开展髋关节置换术、脊柱骨拆复位内固定手术；眼科副主任医师黄爱萍手把手地教眼科医生，使他们熟练掌握了异状肉切除术、泪囊摘除术和眼外伤的处理，并能独立完成白内障和青光眼的手术治疗；中医医院妇产科在副主任医师周玉珍的指导下，成功完成了宫外孕大出血休克、子宫破裂致大出血休克、前置胎盘大出血休克、胎盘早剥、产后大出血休克、产后大出血休克等大中型手术100余例；神经内科医生袁磊指导中医医院开展了脑室系统和蛛网膜下腔出血的脑脊液置换术，支气管哮喘给药流量氧喷术，液气胸的胸腔闭式简易引流术，这些内科诊疗新技术，大大提高了综合技术水平，深受患者赞誉。

2008年，汶川大地震后，榆林市疾病控制中心两次选派20名专业防疫人员，赴四川投身灾区震后防疫工作，出色地完成了任务，受到榆林市有关部门表彰奖励。

2010年4月，青海玉树发生强烈震，由市二院组成医疗队赴青海玉树参加抗震救灾救护任务。

三、医疗援外

1970年12月，中国和苏丹民主共和国在喀士穆签定了《中华人民共和国政府和苏丹民主共和国政府关于中国派遣医疗队赴苏丹工作的协定书》，中央指示陕西省承担这项任务。本省从1971年4月开始向苏丹派遣医疗队，截至1989年陕西省连续选派了19批医疗队，本地区计有5人四批参加，都是各医院在政治上可靠、业务上过硬的骨干力量。每批医疗队在苏丹工作满两年后回国。医疗队先后在苏丹的布鲁克、阿不欧舍、朱巴、马拉卡尔、库来玛、瓦屋、阿威尔7个医院工作。本地区医疗队队员名单和在苏丹医疗点、出国及回国时间见下表：

表10–5 陕西省援苏丹医疗队榆林市队员名单

姓名	性别	单位	职务及职称	批次	时间	医疗点
马光弟	男	绥德县医院	眼科医师	第三批	1972.9—1975.5	马拉卡尔、库来玛、布鲁克、阿威尔、朱巴
韩庭祥	男	定边县医院	针灸医士	第三批	1972.9—1975.5	马拉卡尔、库来玛、、阿威尔、朱巴
褚锦文	男	榆林县医院	儿科医师	第四批		马拉卡尔、库来玛、、阿威尔、朱巴
张桂芳	女	地区中心医院	内科医师	第六批	1975.3—1976.12	马拉卡尔、库来玛、瓦屋、朱巴、阿不欧舍
杨志学	男	地区中心医院	外科主治	第九批	1977.9—1979.8	马拉卡尔、库来玛、瓦屋、朱巴、阿不欧舍
惠　勇	男	榆林市第二医院	麻醉科副主任医师	第三十批	2013.3	马拉维
杜向东	男	榆林市第二医院	骨科副主任医师	第三十一批	2013.8	苏丹

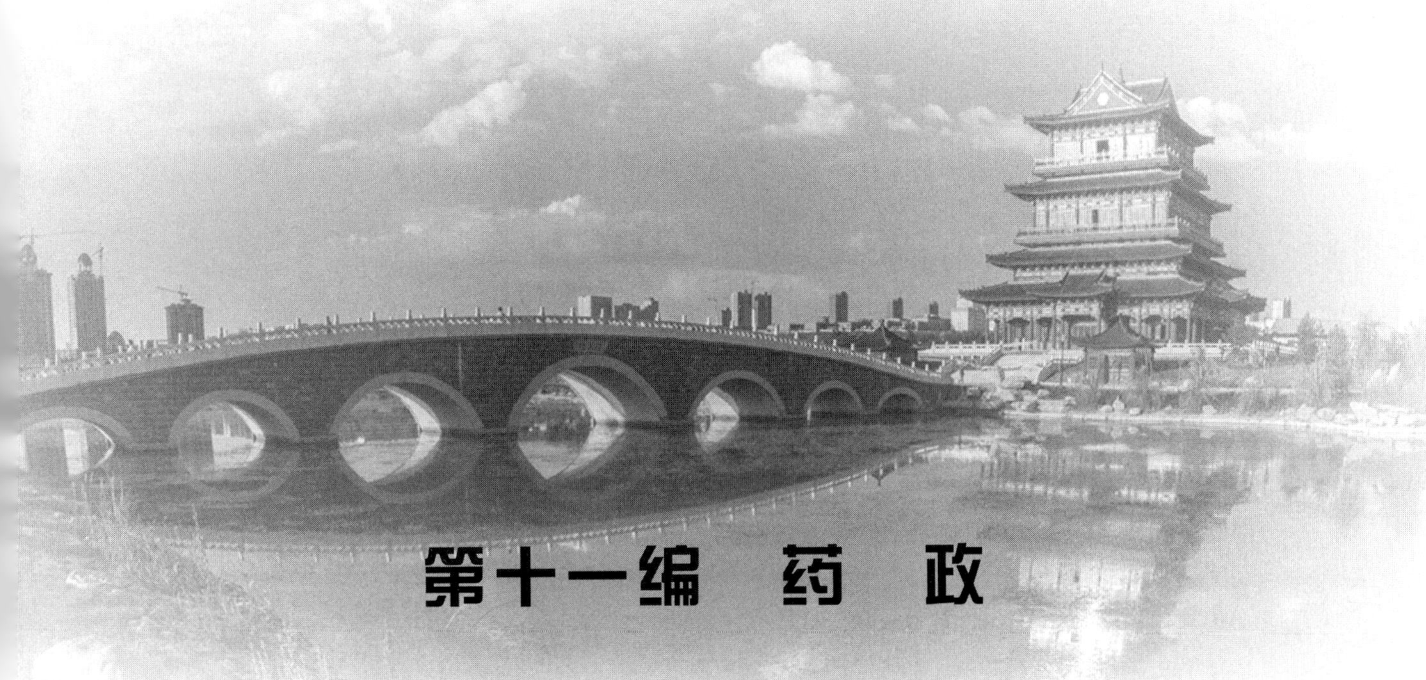

第十一编 药 政

明成化年间，延绥镇榆林设药局和药品贮所，施药品行政与贮存事宜。清废止官药药局，代之而起的是药行商会，协商制定管理制度。民国二十三年，榆林卫生院成立后代行药政管理。1950年3月和1951年3月，绥德专署和榆林专署分别成立卫生科，行施药政职能。1976年成立榆林地区药检所，加强了药品检验管理。1978年颁发的《药政管理条例（试行）》和1981年5月国务院颁发的《关于加强药政管理的决定》等一系列药政管理法规。1984年《中华人民共和国药品管理法》颁布后，药政职能明确划规卫生部门，并充实了各级药品检验所人员、场地、设备。药政工作，药品质量监管走上了历史快轨道、强监管的历程。1980年代药政工作由卫生局业务科管理。1989年国务院颁布《麻醉药品管理办法》。2000年榆林市药品监督管理局成立，市卫生局负责药政职能终结。

第一章　药品管理

第一节　职能主体

明成化年间，延绥镇榆林设药局和药品贮所，施药品行政与贮存事宜。

清废止官药药局，代之而起的是药行商会，协商制定管理制度。

民国二十三年，榆林卫生院成立后代行药政管理。

1950年3月和1951年3月，绥德专署和榆林专署分别成立卫生科，行施药政职能。

1976年成立榆林地区药检所，加强了药品检验管理。

1978年以后，全区坚决贯彻落实了国务院发（1978）154号文件批准颁发的《药政管理条例（试行）》和1981年5月国务院颁发的《关于加强药政管理的决定》等一系列药政管理法规，成立了药政管理领导小组，药政办事机构设在地区药检所，配备2名专职人员。

1979年成立了榆林地区医药管理局，与当时榆林地区医药药材公司两块牌子一套班子，主要是统筹管理下属12县医药药材公司行政、业务、人员、财产、物资等。地区卫生局对全区医药药材系统的药政管理系松散管理，全区各医疗卫生单位的麻醉药品也由地区医药管理局统一调配管理，由于是计划经济时期，药品采供都是按辖区分级供给。

1981年地区卫生局给地、县药检所配备药政干部18名。同时举办各类药政、药检学习班20多期，培训人员360名，给地县13个药检所任命监督人员209人，其中陕西省任命18名，给乡级药政干部，药检所、县医院及部分人口集中的乡镇医院共90多个单位100多人发了“药政管理证”，在全区范围内基本形成了药政管理网。

1982年榆林地区医药管理职能上划榆林地区经委，其中药政管理职能包括麻醉药品采购计划审批都划归地区卫生局管理。

1984年《药品管理法》颁布后，药政职能明确划规卫生部门，并充实了各级药品检验所人员、场地、设备。药政工作，药品质量监管走上了快轨道、强监管的历程。药政工作由业务科管理。

1985年药品法生效前，为做好《药品管理法》贯彻执行准备，按照陕卫药发（1984）14号文件精神，成立组织、加强领导，成立了由卫生局、经委、司法、工商、药检、药材、宣传等部门组成的贯彻执行《药品管理法》领导小组，地区分管卫生工作的副专员担任组长统一领导协调，地县卫生局成立了贯彻执行《药品管理法》办公室、处理日常业务，各县也成立了相应组织机构，使全地区执法工作做到了任务落实，责任明确，专人抓，层层管。全地区共调入和分配药学专业技术人员27名，充实到全区各药政药检机构，各县均积极准备房屋、购置设备、准备开展药品检验工作。10月份，地区举办了为时20天的“中药鉴定学习班”，培训中药鉴别骨干28名。

1987年，地区配备5名药品监督员编制，各县配备药品监督员54名。

1992年，地区卫生局成立了药政科，药政工作有了专门管理机构。

1998年国务院机构改革，由于对人民健康的高度负责，成立了国家药品监督管理局，榆林市于2000年市药品监督管理局成立。榆林市卫生局承担几十年的药政职能划规市药品监督管理局，卫生局内设的药政科随之撤销，市及各县区药品检验所整体划规市药品监督管理局，市卫生局负责药政职能终结。

2010年和2013年，榆林市食品药品局先后完成了两次机构改革。按照省、市、县食品药品监管体制改革有关部署要求，及时进行了职能调整和机构设置，全系统横向形成了构建行政管理、监督执法、技术支撑“三位一体”的监督体系，纵向形成市、县、乡、村“四个层级”的联动机制。机构改革工作完成后，全市食品药品监管系统工作人员共计1594人，其中市级183人、县级693人、乡镇级718人。

2010年，榆林市食品药品局系统由省以下垂直管理交由市县地方政府管理，并将卫生部门的餐饮消费环节食品安全监管划入该局。组建成立了榆林市食品药品稽查大队，编制40人，为市局下设副县级事业单位。

2013年，将质监部门食品生产加工环节和工商部门食品流通环节的食品安全监管职能划入该局，体制改革保留了市食品药品稽查大队，新设投诉举报科;新组建了正县级的市食品检验检测中心和副县级的高新分局；局机关新增食品安全综合协调应急科（承担食品安全委员会办公室工作职责，肉制品及工业加工食品监管科、乳饮品及食品添加剂监管科和食用农产品监管科，调整设立了政策法规科和保健品化妆品监管科;全局新增划转行政编制13名，全额事业编制58名。基层监管机构建设完成县级和乡镇、社区食品药品监管机构改革，榆阳、神木、靖边、定边等县区经县编办同意成立了县级食品检验中心。全市共设立乡镇监管所193个，任命了83名乡镇监管所所长，676名基层所工作人员和5452名村级协管员，人员已到位。各县区都设立了食品药品犯罪侦查大队，负责食品药品重大案件查处工作。

第二节 证照管理

民国后期，榆林县卫生院代行药品管理，对21家中药店，两所西药房的药品进行了登记注册，对中西医药人员加以考核，取缔了不合格的医药人员，经审核华康、延龄、大和堂、同德、大德、济生、保源7家中药房合格，发给执照，准予营业。

1951年各级医疗单位，对麻醉药品实行统一登记，使用时由医生证明，再经审批。对于药商管理以召开私药商座谈会的形式，统一规定药价，取缔伪劣、失效药品。府谷县取缔伪劣药品21种，对失效药品予以封存、禁止出售;榆林县由药店交出中药配制处方118种，经审查，合标准入者78种，取缔40种。

1985年7月1日《中华人民共和国药品管理法》生效。地区卫生局抽调7名业务熟练人员，组成核发《药品生产企业许可证》《药品经营许可证》《医疗单位制剂许可证》“三证”工作检查验收小组，对全地区药品生产企业、药品经营企业、医院自配制剂的生产经营场所、人员素质、产品质量进行检查检验，根据《药品管理法》依法提出整改、依法验收、依法发证。换发“三证”任务于六月底基本完成，共计对绥德、榆林、米脂三个药厂核发了药品《生产企业许可证》，对63个国营部门、5个集体单位核发了《药品经营许可证》。

1990年，国务院颁布了《麻醉药品管理办法》，开始对麻醉药品实施监管。主要任务是做好药品“三证”复核、鉴定、换发工作，按照换发“三证”要求和全区状况，继续开展全区药品质量大检查，将执法检查、质量检验合为一体，进行综合检查，完成了新一轮“三证”换发工作任务。

第三节 监督监测

1965年各级医药单位注意加强药政管理工作，抓中西药经营的批发、零售、调配、使用以及饮片炮制等环节，中药饮片做到依法炮制，执行验收、保管、加工、使用及清洁卫生等药品质量管理制度，提高了药品质量。对麻、毒、限、剧实行了分设专柜保管。

1970年，绥德药材站，榆林、定边、佳县药厂，为配合备战生产储备了战伤药品，每县都自办小型药厂，生产常用药品，县医院、地区医院自制大输液，普查血型，积极开展战备医药科研工作;组织了有中、西医、赤脚医生参加的三结合战备医药研究小组，整理研究防治农村常见病，多发病和止血、接骨、烧伤、止痛、抗感染等有关战伤的土、单验方，经过反复试验筛选，推广应用。

1976—1985年，榆林地区药检所，①共完成抽送检品5859种（次），其中，抽验3884种（次），站总检品数的66.3%，检出不合格率为27.4%；②举办“化学快速检验”“中草药真伪鉴别”“中草药剂型改革”“中药炮制”“中药标本制作”等学习班，培训人员130人（次）。

1980年，地区药检所同地区中心医院、绥德县医院完成了700多种中西药的疗效评价工作。重点对府谷县药材公司零售部门违反“条例”规定，推销7030瓶安钠咖片，进行处理。全区取缔游医药贩二十余次，查处三十余次、六十余人、没收“安钠咖粉”13斤。

1981年地区卫生局认真落实对毒、麻醉药、限制药、贵重药品管理的规定，对麻醉、毒、剧限药品，实行“五专”（专人负责、专柜加锁、专用账册、专用处方、专册登记）和使用管理制度。地区卫生局印发了《关于认真执行重新审批麻醉药品印鉴卡的通知》，要求各级医疗卫生单位，认真落实对毒、麻醉药、限剧药、贵重药品管理的规定。各县卫生局积极配合，用一个月时间，更换了全区261个基层医疗单位的使用卡。

1982年9月，地区卫生局组织富有管理和专业工作经验的药剂、药检工作者34人，对全区县级以上医院，部分乡、地区院共82个单位的64884种（次），进行专项检查、不合格药品284种（只），不合格率0.92%，检查中药33920种（次），不合格中药材2028种（只），不合格率5.98%。

1983年3月，地区卫生局对府谷、神木、靖边三县滥进滥用“复方樟脑酊”“安钠咖”进行调查，并予以处理，查出购进、售出和库存“安钠咖”21540瓶（100片/瓶）。

1985年，在检查、抽检、验收核发“三证”工作中，地区药检所做检品1031份，296份不合格，对药厂和制剂室进行考察，对省外产品大量抽检，同时又抽调12县专业人员对全区进行一次大检查，共查药品43874种（次），其中，西药26435种（次），成药8361种（次），中草药9078种（次），处理晋江假药23种（批），淘汰药品62种（次），过期药品326种（次），霉变、虫蛀、伪品中药材396种（次）。通过一年工作，大大净化了药品市场，保障了全区人民用药安全。

地区药检所建所12年来，全区共进行较大规模的药品质量检查33次，共检查800多个单位。检查药品40万种，查处伪劣药品2000种（次）。对全区5个制药厂的134种药品做了化验、监测、生药鉴定，对质量不合格的帮助改进生产工艺，保证用药安全有效。地区药检所采取自采、自制的办法，用中草药制出符合药典规定的阿胶、石膏和中草药注射剂13种，研制出治疗地方性甲状腺肿的消瘦注射液。同时协助地区中心医院、绥德县医院完成了70多种中西药的疗效评价工作。并对全区12县的大黄叶分别作工鉴定，查清了全区种植波叶大黄5779亩，各药司库存量253349斤，澄清了长期将波叶大黄充当药用大黄的混乱问题。

1987—1989年，共开展全区药品质量大检查112次，参加检查人员664人次，检查中草药、中成药、西药1098726种（次），抽检送检2000件样品，查出假冒、伪劣、失效过期药品3892批（次），经济处罚近3万元，药品质量检查做到了县级以上单位全履盖。在加强监督检查的同时，加大了《药品管理法》宣传力度，共办宣传专栏、板报20起。召开学习贯彻《药品管理法》专题讨论会10次，张贴宣传标语、横幅240幅，出动宣传车24辆（次），举办假冒伪劣药品展13次。

1990年全年组织质量大检查31次，检查药品7000277批次，查处假冒伪劣药品1376种（次），价值31195元，处罚责任单位或个人15947元，打击游医药贩126起，抽检药品1641件，合格率77.6%，对麻、毒、精神药品的销售管理，使用进行检查，强化各环节责任。对药品经营单位、生产单位、医院制剂室的人员，场所、环境、设施，进行检定、检查。

1991年，药政工作坚持以监督为主，围绕新换发“三证”强化质量监管的同时，进行全区药品质量大检查3次，麻醉药品专项检查1次，查处假、劣药品1575种次，价值3万余元，处罚相关单位或个人3742元，完成检品1178件，对生产、经营、医院制剂检验全履盖，查处千元以上案件2起，打击游医药贩130起。

1992年，重点查处假劣药品和打击游医药贩、查处假劣药品450种，经济处罚14万元，打击游医药贩40起，对麻醉药品进行了专项检查。

1993—1999年，全区药政工作基本遵循地区卫生局药政科牵头，地县卫生局药检所联手，每年对药品、麻醉药品等进行大检查、抽检、对假冒伪劣药品大处罚，严厉打击游医药贩，对药品生产、经营、使用单位进行全履盖的监督检查，监管全区药品数以十万计，查处打击游医药贩数百人，查处假劣药品数百种，抽样检验万余种（批），仅1999年全区抽检药品生产、经营、使用单位1046家，抽检率城市全履盖，农村50%，查出假药500种。劣药600余种，取缔非法经营药店84家，打击游医药贩67起。取缔不合格医疗点388个，查处未经审批医疗广告20起，吊销许可证10个，经过多年的学习、宣传、贯彻执行《药品管理法》，经过坚持药品质量大检查、大检验、大处罚，药品市场、药品质量、用药安全逐步得到保证。

1999年，对全区医院自制制剂品种进行全面检查，组织专家进行评审、经过评审，共审批注册医院制剂品种93个，凡未经过评审、审批注册的医院制剂今后不准配制，使各级医院制剂走向规范化。

2000年以后，除毒、麻醉等特殊药品市卫生局参与管理外，其他职能全部划归市药品监督管理局。

2001—2015年，逐步实现了对于食品药品安全的集中统一和全过程监管。对全市食品生产、流通、餐饮和小作坊摸底建档，对餐饮企业全面实施量化分级管理，全市8154家餐饮服务企业，已完成评定6575家，量化分级管理覆盖率达95%以上。2014—2015年查办食品违法案件1663件，案件总值491.71万元，处罚479.87万元。2014—2015年，共抽检食品种597批次，其中14批次食品不合格。修订和完善了《榆林市重大食品安全事故应急救援预案》。全市未发生重大食品安全事件。对全市已许可的486家保健食品经管企业建立了监督管理纸质档案，484家建立了电子档案。

2011—2015年，市食品药品监督管理局以“3·15消费者权益日”“科技之春”“食品安全宣传周”“药品安全宣传月”等活动为载体，采取中心广场、乡镇集市设置咨询点定点宣传、组装宣传车走乡串村流动宣传、组建食品药品安全宣传站宣传等形式，共举办各类大型宣传活动20多次，在榆林电视台、《榆林日报》等媒体采取阶段性报道和各单项工作专题报道的形式，通过微信公众号、短信平台、官方微博等载体，加大机构改革后食品药品监管的新职能、新举措、新成效的宣传力度。五年共参与电视台《点击榆林》节目录制3次、市政府网站在线访谈2次，制作播出专题宣传片10多次，微信公众号、微博发送信息150多期600多条，发送短信提示2万多条。

第二章　药剂器械管理

第一节　药剂管理

医院药剂科既是医院的药学技术部门，又是实施医院药品管理的职能部门。1989年以前，医院药剂管理主要是按照卫生部（81）卫药字第10号《药院药剂工作条例》和1984年全国人大常委会颁布的《中华人民共和国药品管理法》进行依法依规管理药剂工作。1989年卫生部颁布了《医院药剂管理办法》成为医院药剂管理的重要法规。根据《医院药剂管理办法》县级医院（含县级）以上医疗单位要成立药事委员会，药事委员会主任由院长或主管副院长担任，药事委员会由药剂和相关科室负责组成，药剂科负责药事委员会日常工作。药剂科根据医院规模设中西调室、制剂室、中、西药库、药品检验、药学研究、临床药学、情报资料等专业科室，并设科（室）主任。

药剂科的主要任务是在院长和分管院长领导下，贯彻执行药品管理的有关法令、条例、规章制度，并制定适合本院院情的药剂科各室及各级人员规章制度和岗位责任。检查、监督本院各医疗科室合理用药，确保安全有效；根据本院医疗和科研需要，按照基本用药目录采购药品，保障供应；及时准确地调配处方，配制制剂和中药加工炮制工作；做好用药咨询、指导合理用药及药品疗效评价工作，收集药品不良反应，及时向卫生行政部门报告并根据临床药物疗效和副作用提出改进和淘汰品种意见；药品储存条件应符合管理要求、药房药库坚持先进先出，近效期药品先出的原则，防止失效、变质造成质量隐患和浪费；对可疑质量药品或近效期药品应进行自检或送当地药检部门检验，不合格药品不准使用；严格按毒、麻、限剧药品管理制度采购、管理、登记、配方、使用。防止流失和社会不良事件发生。

根据医院药剂管理办法，医院药剂科都制定了本院药剂科工作制度，包括药剂科主任职责，各室负责人工作职责，各级各类人员工作职责，中西药库、中西药房，制剂等工作制度，处方调配制度，毒、麻、限剧药品采购，保管、领用、调配等制度。

第二节　器械管理

一、管理

西医医疗器械始于民国四年（1915），之后在定边等地设立的个体诊所和教会诊所出现听诊器、手术刀剪、钳、镊、脱脂棉、纱布、绷带等。20世纪50年代的卫生院配置了X光机、显微镜等，品种和数量逐年增加。1987年12月14日，卫生部发布《卫生事业单位仪器设备管理办法（暂行）》共7章49条。1996年9月20日国家卫生部发布《医疗卫生机构仪器设备管理办法》，1987年试行办法同时废止。

仪器设备管理应遵循统一领导，归口管理、分级负责、责任到人，管理与服务相结合的原则，各级卫生行政部门应设置仪器设备管理机构或有专人负责，有一名分管领导分管仪器设备工作。医疗卫生机构应设置管理部门或专职管理人员；仪器设备应科学管理，医疗卫生机构应成立仪器设备评价委员会或小组，对本单位仪器设备管理工作中的重大决策，技术问题进行评价咨询。

卫生行政部门管理仪器设备的主要职责是：贯彻执行国家的方针、政策、法规和本地区的有关规定；制定本地区仪器设备管理办法和管理制度并负责实施；组织制定仪器设备年度购置计划和中、长期装备规划；对本地区医疗卫生机构设备管理的使用实施监督管理。医疗机构根据本地区卫生行政部门规定制定本机构管理制度并负责组织实施。负责本机构购置计划及购置、验收、保管、维修，使用调剂、计量、考核、检查、报废等工作。负责本机构人员的培训、考核，使人员达到上岗水平。

设备仪器采购应按计划执行，采购设备要先行考查、论证、本着适用、先进、合理的原则。配置相应的设备应培养相适应的技术人员。

大型精密贵重仪器设备应指定专人管理，制定操作规程，操作人员应经过培训符合上岗条件，设备仪器的操作规程，维护保养记录，质量检测、计量资料应建档立卡，专人保管，人员变动时应办理移交手续，不得丢失。

列入《中华人民共和国强制检定工作计量器具目录》的医用器具和设备，必须根据《中华人民共和国计量法》及有关的卫生计量法规规定建档、建卡。进行定期检定，获得计量合格证后方可使用。

医疗卫生机构应设仪器设备维修组织或专人负责对设备的日常保养维修工作，设备仪器使用超期、或技术指数下降，或已规定被淘汰的应经过鉴定的程序预以报废。医疗卫生机构应当按“医院财务管理制度”的规定提取一定比例专款用于设备保养维修费用。

随着科技的发展，高端医用仪器设备蜂涌上市，对人们的诊断治疗发挥重大作用。但管理也更加严格。2002年榆政卫发（2002）转发省卫生厅转发卫生部《关于严格执行放射卫生和大型医用设备应用质量管理法规》的通知，对放射卫生做了严格规定，对大型医用设备的应用管理必须遵守有关规定。

2006年榆政卫发（2006）42号根据卫生部省卫生厅文件精神印发《大型医用设备配置与使用管理办法》，强调按区域规划设置，强调准入许可。

2011—2015年，严格药械生产经营市场准入。共审批新开办药械企业447家，其中，新开办药品经营企业266家，医疗器械经营企业181家。规范药械市场生产经营秩序，全面完成新版GSP认证、换证工作，全市药品经营企业持证率达100%，GSP认证率达100%。共查办药械案件853起，罚没款454.95万元。组织监督抽检药品3087批次，其中不合格药品101批次。全市未发生重大药械安全事件。在开展药械不良反应和违法广告监测中，累计上报药品不良反应8272例，医疗器械不良事件2351例。对监督检查确认的111件药械违法广告及时移送工商行政管理部门查处。

二、装备

1931年创立的“榆林民众医院”设备简陋，只有少量的听诊器、注射器等。

1933年榆林卫生院成立时增添了简易的手术医疗器械。

1949年6月1日，榆林全境解放，到1952年，榆林地区重要的医疗器械有X光机1台，显微镜4台、血压计8具、高压消毒器2个、电疗器1台。上述器械除横山、靖边、定边、神木、府谷5个县卫生院各有血压计1具和定边卫生院、医防队各有显微镜1台外，其余器械皆配置陕西省榆林人民医院。区卫生所连固定用房也没有，设备一无所有。

1956年，吕仁玉分配到榆林县医院后增添了口腔科医疗设备。

1962年，孙兴华将心电图、H型超声波应用于临床。榆林县医院装备了200MAX光机，

20世纪70年代，开展肝功能部分生化项目。陕西省第二康复医院于1970年由宝鸡整体搬迁绥德后，成为榆林地区中心医院，带来了200MAX光机一台，牙科综合治疗机一台、心电图机一台、超声波治疗机2台、超短波机1台、手术床3张，四孔无影灯3台，麻醉机3台，使榆林医疗设备状况有了很大改观。

1978年，地区中心医院购进了心外循环机。

20世纪80年代，在三分之一县卫生建设中，省卫生厅为中心医院、榆林县医院装备了成套的外科、五官

科、妇产科、骨科器械、高倍显微镜、500MAX光机、心电图机、脑电图机、进口B超、A型超声机、胃镜、手术显微镜、呼吸器、万能手术床、万能产床、无影灯、救护车、脱水机等，地区中心医院购进了全省最先进的“人工肾”成套设备，骨科手术显微镜、胃镜、B超、安装了“钴60”治疗机。

20世纪90年代医院实行分级管理，促进了医疗设备的快速引进。1995年，榆林地区第二医院率先引进日本东芒300EZ全身全新CT机。

1998—2000年，市一院通过上级拨款和自筹资金等办法，先后购进了东芝ASEEION/VF螺旋全身CT，东芝7000型彩色B超，美国威龙VG-200型电子内镜系统，德国费森尤斯4008B血透机，上海XT03-C型体外冲击波碎石机，北京釜sioi8v型定量数字视频脑电图仪，AMp、opsvs型美国眼力健超声乳化仪，日立7020型全自动生化分析仪，高压氧舱，宫腔镜等代表当前国际先进科技水平的大型医疗设备961台（件）和各种先进的新型医疗器械2000多台（件），总投资2000多万元。

2000年7月，市一院与上海卫网科技公司合作开通远程医疗会诊系统，在医疗工作中，开始试行远程会诊。2011年，医院拥有万元以上的医疗设备1211台/件。配备三光子直线加速器、1.5T核磁共振、ECT，16/64排螺旋CT、们R，ECT、C型管直线加速器、G2200医用空气加压舱等一流设备604台/件。

1999年，新建运营的星元医院，采取股份集资方式，一次投资1000多万元，引进美国通用公司生产的新一代全身螺旋CT机、一套现代化高科技BMIC－200型远程医疗会诊系统、美国BMS－9000型彩色经颅多普勒诊断系统、美国500MAX光机、日本SSD－1100型黑白B超、日本奥林帕氏膀胱镜叹电视系统、美国P511型插件式多参数彩色大屏幕心电监护仪、日本胃镜及计算机工作站等30台（套）。市级医院先后引进了CRX光机、DRX光机、全自动生化分析仪、电子胃镜、多数医院拥有1台或数台彩色B超，日本奥林帕氏膀胱镜及电视系统并配有数字式图像显示处理仪计算机工作站。

2001年，星元医院引进1.5T磁共振一台，榆林市二院由苏州市二院捐助0.35核磁共振一台，并率先引进癌症中组组间放射治疗（即体内伽马刀）全套装置，成功应用于临床。

2000年，市中医院北方医院成立后，为了提高中西医结合医疗水平，借用美国贷款69.11万美元，购买英国GE公司CT、惠普公司彩超和中心监护系统，并购置了菲利蒲NSM－P035T核磁共振、日本阿洛卡5000彩色B超、美国等离子脊柱手术系统等。

2008年5月，榆林市一院借用奥地利贷款498万欧元。购买莱希莱特公司的菲利蒲1.5T核磁共振、64排螺旋CT、彩色多普勒超声诊断仪、遥控数字X射线诊断设备、平板探测器全数字血管造影系统、悬吊式直接X线数字成像系统、全白动生化分析仪、全自动血球分析装置、腔镜系统、电子镜内窥系统、血液透析系统等医疗设备共82台（套）。

2013年10月，市一院借用美国进出口银行主权担保融资贷款总额度1500万美元（折合人民币约8400万元），购置设备为：GE公司3.0T核磁共振一台（榆林）、GE公司1·5T核磁共振一台（绥德）、菲利蒲后64排螺旋GT一台（榆林）、GE公司64排螺旋CT一台（绥德）、菲利蒲数字减影血管造影系统（DSA）一台（绥德）、菲利蒲DR数字成像系统二台（榆绥各一台）、GE全数字乳腺机一台（榆林）、菲利蒲腹部彩色超声诊断仪2台（榆绥各一台）、GE妇产科专用彩色超声诊断仪2台（榆绥各一台）。共12台（套）。

2014年3月榆林市一院第二期借用美国进出口银行主权担保融资贷款总额度2800万美元（折合人民币约17360万元），拟购医疗设备主要有直线加速器、定位CT、全自动生化流水线等检验设备、腔镜系统、内镜系统、手术麻醉设备、透析设备、呼吸机等共计170台件。

截至2015年，仅市属综合医疗单位和中医院拥有大型进口及先进医疗设备1847台（套），总价值达4亿多元。其中市一院961台（套），市二院636台（套），市中医镜150余台（套），星元医院100余台（套）。市直单位拥有0.35～3.5磁共振7台，其中榆林市一院2台、二院3台、中医院1台、星元医院1台；市级医院每家拥有CT机2台以上，64排CT全市3台：市级医院已换代为DRX光机。

府谷县医院、神木县医院、定边县医院、靖边县医院各有一台核磁共振；CT机县级医院已基本普及，府谷县新民镇中心卫生院也购置了进口CT机；多数医院引进CRX光机、县级医院均有全自动生化分析仪，腹腔镜、宫腔镜、B超、心电图、脑电图、胃镜、肠镜、膀胱镜均带有成像系统工作站，全市拥有派特CT一台，直线加速放疗机一台，ECT一台，用于抢救、治疗、检查的常规设备基本配置齐全，供应室设备、手术室设备基本与开展项目相匹配，大量高、精、尖设备的引进为满足医疗技术的发展和保证医疗安全奠定了基础。

三、集中招标采购

榆林市政府介入、管控医疗卫生单位药品采购工作，始于1996年，主要背景是医药经营由长期以来的国有经营单位专营，按渠道供货已不复存在，集体、个体、厂家直销、代销等多种经营身份进入市场经营药品，新药、特药快速上市，药品购销领域的不正之风蔓延，在药品购销中大打价格战、回扣战，且药品质量出现问题较多，故榆林市从1996年起，市卫生局纪检组要求各医疗单位实行定点采购，定点对象为国有经营企业或生产厂家，按照市局要求，市直医疗单位都组织成立了本单位纪委牵头的定点采购考查认定小组，确定定点采购5～8家，报市卫生局备案。定点采购确定后，凡在定点采购点能采购到的药品一般不在其他单位采购，医疗单位每次做出采购计划，送定点采购点比质比价，确定采购点。2000年榆政卫发（2000）149号转发《关于印发陕西省医疗机构药品集中招标采购管理试行办法的通知》要求各单位组织干部职工认真学习，严格按照《陕西省医疗机构药品集中招标采购管理试行办法》的要求，搞好药品集中招标采购工作。

2001年，全市药品集中招标采购全面铺开。在各县区医疗单位试行药品集中招标采购的基础上，市卫生局于2001年12月9—10日在市一院统一组织了全市药品集中招标采购，各县级以上医疗单位和全省16个药品经营单位参加了招投标活动。在卫生、药监和监察部门的共同监督下，药品供需双方在公开、公平、公正的原则下，完成了全市第一次县级医院以上医疗单位药品集中招标采购任务，本次共采购药品425种，1200万元，让利患者360万元。

2002年，加强药品集中招标采购工作，完善药品“收支两条线”管理制度。市卫生局制定了《榆林市2002年药品集中招标采购实施方案》。对纳入城镇职工基本医疗保险目录临床应用普遍、采购量较大的实行了强制性招标采购，并于6月19—23日组织进行了全市药品集中招标采购工作，共完成招标采购药品286种，采购金额2275万元、药品价格平均降幅为19%，让利患者412万元。全市县级以上非营利性医院招标采购药品比例达到20%；普遍推行了新的医疗机构收费标准；启动实施了药品“收支两条钱”管理制度。公立医院对药品收入的依赖性削弱。

2003年7月中旬，市卫生局组织全市第三次药品集中招标采购工作。27个医疗单位和126家医药公司参与了招标采购活动，共完成招标采购药品501种，中标金额6000万元，招标后药品价格平均降幅达21.6%，让利患者600万元。

2004年，市卫生局组织了市直医疗单位药品集中招标采购工作，本次根据各医疗单位审报，集中招标，招标结束后将各单位中标药品汇集成册，并以榆政卫发（2004）293号《关于2004年药品集中招标采购的落标品种》印发各单位，由各单位在中标产品目录中根据需要自行采购。

2004年，市直医疗单位卫生材料纳入统一招标采购范围，榆政卫发（2004）179号《关于成立卫材招标组织机构的通知》，成立了卫生材料招标领导小组，招标办公室和招标评标委员会，组织进行了市直医疗单位卫生材料招标采购活动，榆政卫发（2004）248号关于印发《榆林市市直医疗单位卫生材料集中招标采购中标品种及企业》的通知，通知市直医疗单位根据中标品种、价格和本单位实际需要与中标企业签订合同，各县区医院也可参照执行。

2006年再次组织全市药品集中招标采购工作，各医疗单位根据招标目录品名、规格、价格、生产单位结合本单位需要签订供销合同，药品实行集中招标采购以来，由于价格下浮，累计让利患者2000余万元。针对几年药品集中招标工作的经验和出现的问题，市卫生局、市纠风办联合发文榆政卫发（2006）1号《关于进一步加强对全市药品集中招标采购工作管理的规定》对购销双方都做了约束性的规定。各招标医院都要成立药事委员会，招标药品目录的上报、中标药品的选用都应经过药事委员会来决定；各医院在上报用药目录和选用中标药品时要严肃认真，不准备用的药品不上报不选择，不允许签订没有业务关系的空头合同；不允许对选择的中标药品使用设置障碍或进行二次招标、二次议价；中标药品在使用中出现违规操作问题时，必须报市药品集中招标采购监督管理委员会按规定处理，不允许医院自行停止使用中标药品；各药品投标公司不准在医院搞违规操作。一经查实有违规行为，将在全市范围内全部停止该公司的中标药品。规定还就双方责任、付款等做了明确规定。

2008年下半年开始，药品集中招标工作由陕西省卫生厅组织，中标药品实行挂网的办法，全省各医疗单位根据本单位需要在网上选择自己的品种与相关企业签订供销合同。

2010年，全面实施国家基本药物制度，按照市政府药品“三统一”（统一招标采购、统一配送、统一价格）启动大会部署。全市12县区242个乡镇卫生院、7个社区服务中心与4家配送企业签订合同，在基层医疗机构全部配备使用基本药物目录药品，实行了零差率销售。截至6月10日，已累计让利群众1221.1万元。全市从2008—2010年底，累计网上招标采购药品11.76亿元，让利患者6737.75万元。

2012年，榆政办函（2012）127号《榆林市人民政府办公室关于成立榆林市医疗机构药品集中采购“三统一”工作领导小组的通知》，由分管卫生工作的副市长任组长，撤销了原榆林市基层医疗机构药品“三统一”工作领导小组，药品“三统一”范围扩大。榆林市医疗机构药品集中采购“三统一”办公室设在市食品药品监督管理局，具体承担领导小组交办的工作任务和日常工作。

2011年，贯彻落实国家基本药物制度，一是继续在全市244个乡镇卫生院和社区卫生服务中心配备、使用，实行零差率销售。在12个县区761个村卫生室开始实行药品“三统一”。全市全年基本药物累计采购金额6864.04万元，配送品种385种，规格780种。累计让利群众2000多万元。二是规范配送渠道和配送方式，完善了配送和药款结算程序。三是落实了药品销售“零差率”后的财政经费补偿政策。

2012年，将基层医疗机构“三统一”药品配备率、使用率纳入了年度目标考核内容，印发《2012年全市推广国家基本药物制度实施药品“三统一”工作要点》《关于进一步加强医疗机构药品“三统一”工作的通知》，按照国家2012年版基本药物目录，配合省上做好基本药物目录调整和非目录药品增补工作，督促各县区成立了药品采购与结算管理机构；全面完成了全市“三统一”基础月报数据审核上报工作；全市各县医院从10月起全部实施药品“三统一”工作和零差率销售。我市已实施药品“三统一”的医疗机构社区服务中心7个，乡镇卫生院236个，村卫生室2932个，药品“三统一”基本实现了县、乡、村、社区全履盖。

2013年，坚持药品“三统一”和强化完善监督。扩大履盖范围、各县医院、中医院均实现药品“三统一”，截至2013年9月底，全市县、乡、村三级医疗机构基本药物采购金额累计达3.98亿元，累计让利7024万元。

第三章 特殊药品

1984年《中华人民共和国药品管理法》第39条规定：国家对麻醉药品、精神药品、毒性药品、放射性药品，实行特殊的管理办法。

中华人民共和国成立前，全市医疗单位使用特殊药品非常少。1949年中华人民共和国成立后，由于西药的大量使用，特别是外科技术迅速的发展，全市乡镇以上医疗机构均不同程度的使用麻醉药品、精神药品与毒性药品。放射性药品自80年代起，市中心医院设立了核医学科后，遂开始使用此类药品。全市麻醉药品供应，2000年之前，由榆林地区医药公司设专营销售点供应。之后，由药政监督部门负责审核供应。精神药品、毒性药品一直由地县两级及各县医药公司供应；放射性药品全市无供应单位，由医疗机构凭《放射性药品使用许可证》直接与厂家或外地经营单位购进。

第一节 麻醉药品

据有关资料证明，在唐朝时药用鸦片就传人我国。本市中医处方中“罂粟壳”为常用药之一。民国时期，对鸦片烟毒实行“寓禁于征的政策”。企图通过征税等手段禁毒，其结果却事与愿违。据统计：中华人民共和国成立前夕，本区有吸毒者人数达到4～10万人。

中华人民共和国成立后，1950年11月1日卫生部长李德全签发《管理麻醉药品暂行规定》，由卫生部制定《管理麻醉药品暂行条例施行细则》规定麻醉药品范围有11类34种。1987年11月28日国务院发布《麻醉药品管理办法》具体规定如下：为严格管理麻醉药品，保证医疗、教学、科研的安全使用，根据《中华人民共和国药品管理法》的规定，制定本办法。麻醉药品是指连续使用后易产生身体依赖性、能成瘾癖的药品。麻醉药品包括阿片类、可卡因类、大麻类、合成麻醉药类及卫生部指定的其他易瘾癖的药品、药用原植物及其制剂。国家严格管制麻醉药品原植物的种植和麻醉药品的生产、供应、进出口，非医疗、教学、科研需要一律不得使用麻醉药品。麻醉药品原植物的种植单位，必须经卫生部会同农牧渔业部、国家医药管理局审查批准，并抄报公安部。麻醉药品的生产单位，必须经卫生部会同国家医药管理局审查批准。未经批准的任何单位和个人，一律不得从事麻醉药品的生产活动。麻醉药品原植物的年度种植计划由卫生部会同国家医药管理局审查批准并联合下达执行，种植和生产单位不得擅自改变计划。对成品、半成品、罂粟壳及种子等，种植或生产单位必须有专人负责，严加保管，严禁自行销售和使用。麻醉药品的生产，要加强质量管理，产品质量必须符合国家药品标准。麻醉药品新品种的研究试制，必须由研制单位编制计划，报经卫生部审定批准后，方可进行。研究试制完毕后按有关新药审批的办法办理，并要严格试制品的保管和使用手续，防止流失。麻醉药品的供应必须根据医疗、教学和科研的需要，有计划地进行。全国麻醉药品的供应计划由国家医药管理局指定的部门提出，报卫生部、国家医药管理局审查批准后下达执行。麻醉药品经营单位的设置由各省、自治区、直辖卫生行政部门会同医药管理部门提出，报卫生部、国家医药管理局审核批准。经营单位只能按规定限量供应经卫生行政部门批准的使用单，不得向其他单位和个人供应。药用罂粟壳的供应业务由国家医药管理局及各省、自治区、直辖市的医药管理部门指定的经营单位办理，其他单位一律不准经营。罂粟壳的分配必须根据卫生部和国家医药管理局共同审查批准的计划调拨。罂粟壳可供医疗单位配方使用和县以上卫生行政部门指定的经营单位凭盖有医疗单位公章的医生处方配方使用，不准单味药零售。药品生产企业为配制中成药所需罂粟壳计划，由所在省、自治区、直辖市医药管理部门审核后，报卫生行政部门核定下达执行。各麻醉药品经营单位必须设置具有相应储藏条件的专柜，并指定专职人员承担麻醉药品的储运和供应工作。运输药用阿片时，必须凭卫生部签发的国内运输凭照办理运输手续，原植物的种植单位调给国家医药管理局仓库的药用阿片由发货单位派人押运，由仓库调往药品生产企业的由收货单位派人押运。押运员人数，按照运输部门的规定确定。运输凭照卫生部统一印制。运输麻醉药品和罂粟壳，除药用阿片外，生产和供应单位应在运单货物名称栏内运明确填写“麻醉药品”，并在发货人记事栏加盖.“麻醉药品专用章”，凭此办理运输手续。运输单位承运麻醉药品的罂粟壳，必须加强管理，及时运输，缩短在车站、码头、机场存放时间。铁路运输不得使用敞车，水路运输不得配装仓面，公路运输应当遮盖严密，捆扎牢固。运输途中如有丢失，承运单位必须认真查找，并立即报告当地公安机关和卫生行政部门查处。麻醉药品的进出口业务由对外经济贸易部指定的单位按照国家有关外贸的规定办理，其他部门一律不得办理麻醉药品的进出口业务。麻醉药品进出口的年度计划应当报卫生部审批。因医疗、教学和科研工作需要进口麻醉药品的，应报卫生部审查批准，发给《麻醉药品进口准许证》后，方可申请办理进口手续。出口麻醉药品，应向卫生部提出申请并交验进口国政府主管部门签发的进口准许证，经卫生部审查发给《麻醉药品出口准许证》后，方可办理出口手续。麻醉药品进出口准许证由卫生部统一印制。麻醉药品只限用于医疗、教学和科研需要。设有病床具备进行手术或一定医疗技术条件的医疗单位，可向当地卫生行政部门办理申请手续，经上一级卫生行政部门批准，核定供应级别后，发给“麻醉药品购用印鉴卡”，该单位应按照麻醉药品购用限量的规定，向指定的麻醉药品经营单位购用。教学、科研单位所用的麻醉药品，由需用单位向当地卫生行政部门的上一级卫生行政部门提出申请，经批准后，向麻醉药品经营单位购用。限量单位的级别标准后，向麻醉药品经营单位购用。限量单位的级别标准由卫生部制定。麻醉药品使用单位在采购麻醉药品时，须向麻醉药品经营单位填送“麻醉药品申购单”。麻醉药品经营单位在供应时，必须详细核对各项印章及数量。供应数量按照卫生部规定的麻醉药品品种范围及每季购用限量的规定办理。麻醉药品使用单位采购麻醉药品，除直接麻醉药品经营单位采购外，也可邮购。但往来单据、证件均须挂号寄发。邮寄麻醉药品时，麻醉药品经营单位应在包裹详情单上加盖“麻醉药品专用章”。并凭盖用“麻醉药品专用章”的发票作为向邮局办理邮寄的证明。麻醉药品的每张处方注射剂不得超过2日常用量，片剂、配剂、糖浆剂等不超过3日常用量，连续使用不得超过7天。麻醉药品处方应书写完整，字迹清晰，签写开方医生姓名，配方应严格核对，配方和核对人员均应签名，并建立麻醉药品处方登记册。医务人员不得为自已开处方使用麻醉药品。经县以上医疗单位诊断确需使用麻醉药品止痛的危重病人，可由县以上卫生行政部门指定的医疗单位凭医疗诊断书和户籍簿核发“麻醉药品专用卡”，患者凭专用卡到指定医疗单位按规定开方配药。由于持“麻醉药品专用卡”的病人用药增加，医疗单位每季度供应限量不足时，经所在地卫生行政部门的上一级卫生行政部门批准后，可增加供应量。医疗单位应加强对麻醉药品的管理。禁止非法使用、储存、转让或借用麻醉药品。医疗单位要有专人负责，专柜加锁，专用账册，专用处方，专册登记。处方保存3年备查。医疗单位对违反规定，滥用麻醉药品者有权拒绝发药，并及时向当地卫生行政部门报告。因抢救病人急需麻醉药品的，有关医疗单位和麻醉药品经营单位应立即迅速办理，但只限于该病例一次性使用剂量，手续不完备的，可事后补办。凡违反本办法的规定，有下列行为之一者，可由当地卫生行政部门没收全部麻醉药品和非法收人，并视其情节轻重给予非法所得的金额5～10倍的罚款，停业整顿，吊销《药品生产企业许可证》《药品经营企业许可征》《制剂许可证》的处罚；擅自生产麻醉药品或者改变生产计划，增加麻醉药品品种的；擅自经营麻醉药品和罂粟壳的；向未经批准的单位或者个人供应麻醉药品或者超限量供应的；擅自配制和出售麻醉药品制剂的；未经批准擅自进口、出口麻醉药品的；擅自安排麻醉药品新药临床，不经批准就投产的，均要受到处罚，情节严重的还要经公检法部门追究刑事责任。

榆林市药品生产企业均无生产麻醉药品（含罂粟等的种植）。1981年7月1日之前，本区麻醉药品由榆林地区医药公司负责供应。之后，地区医药公司设立麻醉药品供应点，由公司根据全区使用情况，每年第四季度向中国医药公司北京医药采购供应站审报采购计划。地区医药公司按各医疗单位经过地区卫生行政部门批准的限量供应。地区医药公司设立麻醉药品专用仓库，仓库条件较好，按照规定做到防潮、防盗、放火、防鼠、防污染，阴凉储存，专库、专人、专账、双人、双锁的管理。据2015年统计，市医药公司经营麻醉药品10余个品种，营业额达108万元/年。罂粟壳由市医药公司按计划由省药材公司调拨。医疗单位和中药门市部凭医师处方使用，不得零售。

医疗单位使用麻醉药品，均须办理《购用麻醉药品印签》，由医疗单位申报，市卫生局药政管理部门审批，核定级别后发给《麻醉药品印签卡》，《印签卡》一式三份，公司、医疗单位、市卫生局各留一份。

2002年以后，国家取消麻醉药品限量供应制度，改为按单位实际需要供应。即由医疗单位每年根据需要的品种及用量向市药品监督管理部门提出申请。癌症病人晚期使用麻醉药品，由患者或其家属凭医院《诊断证明书》《户口本》到县级以上药政管理部门办理《晚期癌症病人麻醉药品专用卡》，每张卡使用二个月，用完后可继续办卡。

医疗单位麻醉药品管理实行专人负责、专柜加锁、专用处方、专用账册、专用登记的“五专”措施。使用麻醉药品必须是医师以上技术职称或经考核能正确使用麻醉药品的医务人员，每人每处方不得超过三日剂量，连续使用不得超过7天（癌症病人除外）。

据2015年统计，全市乡、镇卫生院以上（含乡、镇）医疗机构共有198个单位使用麻醉药品。医疗单位使用的“麻醉药品购用限量表”按国家卫生部规定，共分五级，按照不同单位、供应量不同。

第二节 医用毒性药品

医用毒性药品指药理作用剧烈，极量与致死量接近，治疗剂量与中毒剂量相近，使用不当会致人中毒或死亡的药品。1964年4月，卫生部、商业部、化工部发布《管理毒药、限制性剧药暂行规定》。是年12月，卫生部、商业部发布《管理毒性中药的管理办法》。1979年6月，卫生部、国家医药管理局发布《医疗毒性药品、限制性剧药管理规定》。1988年12月27日，国务院发布《医用毒性药品管理办法》规定毒性药品管理范围为毒性中药品种：砒石（红砒、白砒）、砒霜、水银、生马前子、生川乌、生草乌、生自附子、生附子、生半夏、生南星、生巴豆、斑蛮、青娘虫、红娘虫、生甘遂、生狼毒、生藤黄、生千金子、生天仙子、闹阳花、雪上一枝蒿、红升丹、白降丹、蟾酥、洋金花、红粉、轻粉、雄黄;西药毒药品种：去乙酰毛花式丙、阿托品、洋地黄毒贰、氢浪酸后马托品、三氧化二砷、毛果县香碱、升汞、水杨酸毒扁豆碱、亚砷酸钾、氢嗅酸东若蓑碱、士的年。所有中西医药门市部不得零售。地区卫生局和市医药总公司据此于1989年5月，结合本市情况作了具体规定。榆林地区药材公司除青娘子、生天仙子、雪上一枝蒿三种未经营外，其余品种均有经营。

毒性中药1990年之前，由省一级站向二级站调拨，之后，毒性药品的收购、经营由各级医药管理部门指定的药品经营单位负责。全市县级以上医药药材公司均有供应的资格，医疗单位和有调配处方资格的医药门市部门按固定渠道取得毒性药品供应，其他任何单位或个人均不得从事毒性药品的收购、经营和配方业务。毒性中药的出售部门都必须配备药学技术人员，严格记录核对，固定货位、定期盘点、账物相符。医疗单位供应和调配毒性药品均凭医生签名的处方。药店供应和调配毒性中药时，须凭盖有医生所在医疗单位公章的正式处方，每次毒性中药剂量均不得超过二日极量。毒性药品的处方，应准确清楚地写明患者姓名、年龄、药品用量等项目。调配人员认真负责、计量准确，并按规定签名、复核。处方保留二年备查。由于全市医疗机构使用毒性西药的很少，故尚未经营。本市个别医疗单位使用时均自行与外地公司联系购买。医疗单位供应和调配毒性药品，凭医生签名的正式处方，药店供应和调配毒性药品时，须凭盖有医生所在医疗单位公章的正式处方。每次毒性药品处方剂量不超过二日极量。科研和教学单位需要毒性药品时、必须持县级以上医药主管部门批准的证明购买。

第三节 精神药品

精神药品系指作用于中枢神经系统兴奋或抑制，连续使用能产生精神依赖性的药品。在20世纪50年代将其列人“毒、剧药品”范围管理。1964年，卫生部颁发了《管理毒药、限制性剧药暂行规定》，将苯丙胺、巴比妥、去氧麻黄素列人管理范围。1979年，卫生部下达的《医疗用毒药、限制性剧药管理规定》中，又进一步将安眠酮、安钠咖等易产生依赖性的中枢神经抑制药、兴奋药列入管理范围。1984年，全国人民代表大会常务委员会制定的《中华人民共和国药品管理法》将“限制性剧”改称为“精神药品”。1985年10月，卫生部等3个部（署），根据联合国麻醉药品委员会决定，将33种安定类药物及二甲氧基嗅代安非他明（DOB），二亚甲基双氧安非他明（MDA）列入精神药物。1986年12月，卫生部规定将安钠咖、强痛定、氨酚待因片、复方樟脑酊等药，按《精神药品暂行管理办法》管理。1988年11月，国务院公布《精神药品管理办法》。1989年市卫生局制定了《精神药品、麻醉药品管理条例实施细则》，规定第一类精神药品只限供应县以上卫生行政部门指定的医疗单位使用，不得在医药门市部零售；第二类可供医疗单位使用。全市医药门市部未获地区卫生局同意，一律不得销售一、二类精神药药品。全市使用精神药品共计20多个品种。

第一类精神药品的管理：全市药品生产企业均无生产第一类精神药品。1981年之前，由榆林县医药公司负责供应。1981年后，由地区医药公司供应。地区医药公司按照药政部门审批的计划报本省一级站省医药公司，省医药公司负责调拨。20世纪90年代，地区医药公司直接与中国医药公司北京医药采购供应站签定供货合同，由该站直接供货。全区第一类精神药品供应常用品种10余种。第一类精神药品只限供应县以上卫生行政部门指定的医疗单位使用，门市部不准零售。据统计截至2015年，全市共有第一类精神药品使用单位198家。医疗单位购买第一类精神药品时，均由地区卫生行政部门办理《精神药品供应卡》到市医药公司分季度采购。医疗部门根据医疗需要合理使用精神药品，严禁乱用。除特殊需要外，第一类精神药品的处方，每次不超过三日常用量。

第二类精神药的管理：市境内无生产单位。第二类精神药品由县级以上卫生行政部门会同同级医药管理部门指定的经营单位经营。2000年后，国家药品监督管理部门规定，经营第二类精神药品需经省药品监督管理部门批准，并领取《二类精神药品经营许可证》。第二类精神药品在医疗单位及药品零售店凭医生处方使用或销售，每次不得超过七日常用量，精神药品处方留存两年备查。

第四节 放射性药品

放射性药品是指临床诊断或者治疗用的放射性核素制剂或标记药物。放射药品含有放射性核素能放射出射线及其分子含有放射核素，都称为放射性药品。1965年，中国药典委员会首次制定了两种放射性药品的质量标准。1974年由卫生部直接管理，1975年12月卫生部对36种放射性药品制定了国家标准。1985年12月，卫生部会同核工业部对生产经营放射性药品的单位，实行《放射性药品生产经营许可证》管理办法。1987年3月改由省市自治区卫生局（厅）颁发许可证。

1989年，国务院发布《放射性药品管理办法》共7章31条，对放射性药品的品种范围作了规定。明确了卫生部主管全国放射性药品监督管理工作，能源部主管放射性药品生产、经营管理工作，对放射性新药的研制、审批、生产、经营、使用、标准、检验、进口、包装、运输等管理也相应作了严格规定。

根据国家药政法规列入管理的放射性药品品种有：氙（I33Xe）注射液；邻碘（131Ⅰ）；马尿酸钠注射

液；拘橼酸镓（87Ga）注射液；胶体磷酸铟（113mln）注射液；胶体磷（32P）酸铬注射液；高锝（99mTc）酸钠注射液；铟（113mln）泮替磷酸注射液；铬（51Cr）酸钠注射液；氯化铟（131mIn）注射液；碘（131I）化钠溶液；碘（113I）玫瑰红钠注射液等共17种。

1985年《药品管理法》颁布后至2002年，全市放射性药品均由省卫生厅，省环保局等部门直接管理。市卫生局配合上级管理。1991年，地区卫生局配合省卫生厅、省环保局对全市放射性药品使用单位进行了整顿检查，并开始办理《放射性药品使用许可证》，从此，放射性药品在全市使用管理进一步走向规范。榆林市医疗单位临床使用的主要有两种，即碘125、碘131。放射性药品使用单位必须符合国家放射性同位素卫生防疫管理的有关规定，并由省公安、环保、卫生行政部门审查批准，核发《放射性药品使用许可证》。同时，要取得《放射性同位素工作登记证》《放射性同位素卫生许可证》《放射性环境验收合格证》。医疗单位凭《放射性药品使用许可证》到取得合法的生产或经营单位购买放射性药品。截至2015年统计，全市有第一医院、第二医院两家单位设立核医学科或使用放射性药品。

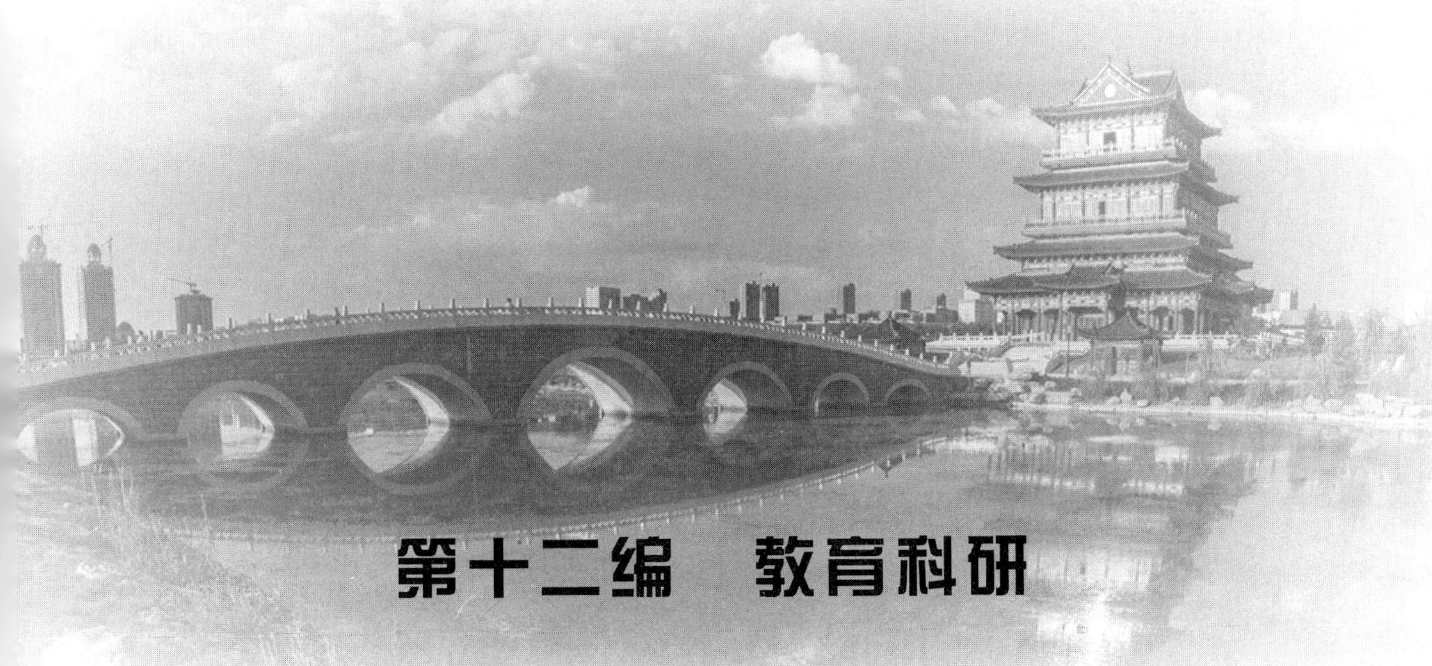

第十二编　教育科研

榆林市的医学教育始于唐置绥州、夏州（今靖边县）设医博士，专司医疗和医学教育之职。专门的医学教育机构，源于明成化九年（1480），延绥巡抚都御史余子俊奏疏获准榆林建医学1所，至崇祯末年停办，长达170余年。明万历九年（1581）规定，凡属医家子弟均可入医学学医。清道光年间，太医院御医朱胤落籍榆林，开创师授徒先河，得其传者有其子朱祥、袁文澜、郭秉钧、郝联魁和郭绣川等。民国时期，名医张昆明，在榆林普济寺巷开设“中医学馆”，同期，榆林人开始外出求学西医，专修医学出国留学的仅有尤仙航一人。中华人民共和国建立后，1958年，绥德卫生学校成立，为榆林西医第一所医学教育机构。2015年，榆林市有中等专业卫校1所，中等职业卫校1所，县区卫校10所。中等医学教育主要培养“实用型”人才，适应基层城乡卫生工作需要。专业设置以临床和预防保健工作人才为目标，招收护理、助产、预防医学、妇幼卫生、药剂、中医医疗、检验、计划生育等专业。

榆林市医学研究，可追溯至西夏政权占据陕北时，沈括曾驻节榆延，经略陕北，抗击西夏时，著有《苏沈良方》《灵苑方》《次别伤寒》等医书，标志榆林市医学进入科学论述阶段。特别是《梦溪笔谈》中记载：“陕北绥银之间有青蒿，在蒿丛之间时有一两株迥然青色，土人谓之香蒿，茎叶与常蒿悉同，但常蒿色绿，而此蒿色青翠。”对榆林的中药材进行了详细调查，并将中医实践研究成果的辨证施治用于临床。但专门的医学研究机构始于1978年成立的榆林地区中医研究所和佳县胃病研究所。1983年，榆林县医学科学研究所成立。榆林地区举办首届自然优秀论文评审。1995年榆林地区卫校创办榆林地区科星基础医学与临床应用研究所。另有民办的烧伤研究所等。1977—2015年，榆林市卫生局申报医药科技成果717项，获奖410项，其中国家级参于奖1项、省级43项、市级363项；中医42项，西医368项。获国家医学发明专利41项，医学著作94部。

第一章 医学教育

第一节 中医教育

榆林市的医学教育始于唐懿宗（861—873）时，何子嵒摄夏州（今靖边县）医博士，专司医疗和医学教育之职，承世袭学医制度，凡医户，必须子孙世世代代充当医业。有据可查，其何氏家族医学活动，一直延续至宋代。专门的医学教育机构，源于明成化九年（1480），延绥巡抚都御史余子俊奏疏获准榆林建医学1所，设教授一员，吏一名，于民间访保术业精通者送部考用。生员于本城并东西二路俊秀子弟内选充，至崇祯末年停办，长达170余年。清代医学教育以家传师徒传授或自学为主。清道光年间，太医院御医朱胤落籍榆林，开创师授徒先河，得其传者有其子朱祥、袁文澜、郭秉钧、郝联魁和郭绣川等。民国时期，名医张昆明，在榆林普济寺巷开设“中医学馆”授医。

中华人民共和国建立后，以举办各种学习班、进修为主的方式培养中医药人才。1950年上半年，地区举办一次中医进修班，为期2个月，20余人。

1955年，李文正与刘哲等通力合作，办了民办中学。为了解决中医后继乏人的问题，在他的倡导下，城内办起中医学习班，他亲自授课，先后培养出60多名中医人才。

1956年高镇南以带徒方式培训了58名中医人员。同时，绥榆两专区选送23名有培养前途的中青年中医人员去省中医进修学校进修学习。其中的郭谦亨、张鹏举、高镇南、樊秉善、王直卿、雷泽霖、柴振国、杭继承等成为全国、省、市、县的著名医家和骨干。

清涧中医院从1958年开始举办一期中医学习班，招收15名学员，霍静堂、刘登洲采取以师带徒的方法，将祖传秘方，临床经验详尽地传授给学员，经过4年实践，基本掌握了中医医疗技术，成为基层医院的骨干力量。

为解决中医后继乏人乏术问题，1960年代起，神木、榆林、定边、靖边、绥德等县办卫校相继举办中医培训班、针灸班、西学中班。用1~2年时间，培养了190名中医药人员。1962年地区文卫局在榆林中学举办了一期中医进修班，学制半年，培训学员45名。

1969年开始，全区开展了“创立新医学派”活动，本着“系统学习，整理提高”的原则。由地、县卫生部门共同举办西医学习中医普级班和提高班64期，培养西学中人员1 432名，占西医药人员总数的75.3%。

1973年5月1日，为了改变中医药人员青黄不接、乏人乏术的状况，由中医师李世平负责在榆林县城李学士中巷成立“榆林地区中医提高班”，共办7期，培养学员300余名。1973年5月，地区卫生局成立地区西学中提高班，负责人为李守飞、李世平，卫生局下属科级事业单位。1974年，《新医药学杂志》即原《中医杂志》第八期，刊载了榆林地区卫生局介绍举办西学中工作的文章。文章题目：“以路线为纲，坚持举办西医离职学习中医班”。内容摘要如下：“从1970年以来，全区12个县分期分批举办了35期西医离职学习中医班。有802名西医人员，先后以半年左右时间参加了学习，占西医总数的58%。在普及的基础上，于1973年5月起举办了第一期西学中提高班。学习期限1年”。1978年1月，成立地区中医医院时，提高班并入医院，负责人李世平。1980年，与医院分出，单位名称改称榆林地区中医提高班，为卫生局独立下属科级单位，主任李世平，副主任高智。同年招收二年制中医提高班，经卫生、教育部门批准，承认该班毕业生的大专学历，这是我区最早授予大专学历的中医教育。1983年8月，又并入地区中医医院。

1977年，经过拨乱反正，落实了党的中医政策和知识分子政策后，地区组织人员对老中医的医案、药话、临床经验、分别采取学习整理，研究继承的方法，组织专人，进行整理。给有丰富经验的十多名老中医，选配助手和学徒17名。委托地区中医班招收了127名中医士，选择条件较好的县卫校举办中医针灸、中医调剂班，利用三年的时间，培训了70名中医药人员，充实到地、县和基层医院。

1978年，国家重申发展中医政策，榆林地区为了解决中医后备人才问题，决定由榆林地区卫生学校增设中医士专业，纳入全省中专统一招生中。经向省有关部门申请，于1979年获得批准，在全省中专统一招生中，录取中医士专业新生80人。因地区卫校开设中医专业条件不足，决定由地区中医医院负责教学和管理。1979年7月，中医医院接受了承办中医中专任务，成立了榆林地区中医医院中医学习班（后改称榆林地区中医学习班），办学性质为地区卫校的中医专业校外班。

79级新生于10月13日进校，中医班的教学工作正式开始。1980年，又经高考招收51名中医士专业新生。此后至1988年夏，九年间，中医班共陆续开办了十个中专层次的学习班级，专业有中医临床、药剂、中药、护理。七个大专层次的班级，中西医临床专业皆有。有的属学历教育，有的属在职培训。

20世纪80年代，李守飞、李世平等开办榆林地区中医提高班，到1997年，用办中、西医专修班和选送外地专科定向学习的方法，先后培训高级卫生人员236名、初级人员655名。同时，由杨宏华、杨亮刚负责举办药剂学习班3期，培养药剂人员180余名。

榆林地区卫生职业学校从1982年秋开始，地区卫生局决定将中医学习班的教学任务转为职工教育与提高，此后开设了7个职工专业培训班，培训学生534名，其中三年制中医护士班一期47人，三年制针灸班一期40人，二年制药剂班两期87人，三年制药剂班一期40人，二年制中医妇科提高班一期65人，三年制中医药药剂班一期64人和中医外科班一期53人，三年制中医儿科提高班一期28人。

1983年，为了进一步振兴中医事业，发挥中医特色，榆林地区卫生局决定在榆林地区中医院内设立“榆林地区中医学习班”，隶属院党委领导，成为医、教、研三结合的组成部分。将中医提高班并入，截至1985年，先后培养出学员963名，有中医、西医及外科医生人员。

2008年，举办中医医师培训班。

2012年，省中医药局启动了为期6～12个月的中医培训项目，至2014年，累计举办培训班12期，共培训115人。

2014年，市卫生局举办了为期2年的县级中医医院“西学中”培训班，共197人。累计培训7115人次。

中医班成立后，行政上隶属地区中医医院，党支部隶属中医医院党委。行政管理、人事调整由地区中医医院负责，业务、财务由地区卫生局领导，期间的负责人由中医医院任命，负责人先后为魏西笑、杜修勤、刘恭笃、薛万贵。1983年，地区中医提高班与地区中医医院合并，中医提高班主任李世平任中医医院副院长，分管教学、科研工作，提高班部分教职人员分到中医班工作。

1989年11月，为了响应我国政府在世界卫生组织大会上承诺的我国“2000年实现人人享有卫生保健”的战略目标，地区教育局、卫生局根据省卫生厅、教育厅相关文件精神，将“榆林地区中医学习班”改办为“榆林地区卫生职业学校”，与地区中医医院脱离行政隶属关系，成为受卫生局领导的科级事业单位。

第二节　西医教育

一、西医教育概况

时至民国年间，榆林人开始外出求学西医。1930年尤仙航毕业于北京国大医学院；1932年叶瑞禾在齐鲁大学医学系毕业；张毕五在北京医专毕业。专修医学出国留学的仅有尤仙航一人。20世纪50年代，西医各专业、助产士、妇幼保健等采取知识班大量培训急需人才。1958年，绥德卫生学校成立，1959年，神木县中医学校创办，均为省属中等卫生专业学校。1960年经榆林专员公署研究决定将绥德卫校收归专署文卫局管理，更名为陕西省绥德卫生学校，1989年11月，为了响应我国政府在世界卫生组织大会上承诺的我国“2000年实现人人享有卫生保健”的战略目标，地区教委、卫生局根据省卫生厅、教育厅相关文件精神，将“榆林地区中医学习班”改办为“榆林地区卫生职业学校”，与地区中医医院脱离行政隶属关系，成为受卫生局领导的科级事业单位，2001年，国家有新政策出台，职业学校停止招收临床专业学生，卫生职业学校毕业的学生不允许参加执业医师资格考试。自此卫职校不再招收职校生，最后一届职校毕业生是2003届，2005年，被确定为继续医学教育中心。从1958年起，各县纷纷办起卫生学校，1958年，佳县白云山职业中学招收两个医生班，1960年改名为佳县白云山卫校。1958年，靖边县医院附设卫生学校创建，1960年改为靖边县卫生学校。1959年神木县卫生学校和定边县卫生学校相继成立。县办卫生学校学制不定，时办时停，未定型。到1985年底全区有县属初等卫生学校十二所。至2015年，榆林市有中等专业卫生学校1所、继续医学教育中心一所、县级卫生进修学校11所。中等医学教育多年来主要结合本市实际，培养“实用型”人才，适应基层城乡卫生工作需要。榆林学院设有大专护理（与市卫生学校联合举办）专业。榆林职业技术学院于2014年在神木校区也开始招收护理大专班。广播电视大学、自考办、函授部等亦举办了成人医疗、中医、护理等大专班，解决低层次人员学历问题。榆林市第一医院作为延安医学院第二附属医院，从1989年开始，每年承担50名医疗专业学生的培养（大学四年级来院学习临床理论课），至2015年培养1000多名本科学生。另外从2011年开始，市一院建成了西安交通大学医学部的研究生教学基地，招收在职硕士研究生2011年52名、2013年44名、2014年40名。至2014年已有10名学生获硕士学位。2014年7月开办了博士研究生班，招收学员8名。

二、中等医学教育专业设置

根据国家教委《关于普通中等专业学校专业设置管理的原则意见》，中等卫校专业设置由省卫生厅统筹规划和宏观管理。专业设置要体现榆林地区及区县基层和农村的特点，既有利于毕业分配，也有利于毕业后教育，既服从于市场经济发展的需要，又要服从城乡基层卫生医疗卫生发展的需要。必须认真做好专业师资队伍的建设，也要有符合规定的教室、仪器设备，另外必须有符合专业要求的实习基地。

中等医学教育专业设置，根据实际需要，一般设置社区医学；培养从事临床医疗和预防保健工作的人才；培养从事X线诊断和超声诊断等工作的人才；培养从事口腔疾病防治的人才；培养护理、助产、预防医学、妇幼卫生、药剂、中医医疗、检验、计划生育等人才。

榆林市卫校1958年建校初期，仅开设护士和医士专业。1971年增设药剂、检验专业，其中，药剂专业只招收过1期；检验专业招收两期。1973年开设助产医士专业，共招收4期。1982年开设助产士专业，共招收14期。1994年开设临床医学（大专）专业，该专业包括第四军医大学校外班、电大班和成人自考大专班，共招收4期。1996年增设计划生育医士专业，共招收3期。1998年又重开检验专业。1999年开设药剂和口腔修复工艺专业。2005年开设医学影像技术专业。2010年开设农村医学专业，2013年停办。2015年开设专业有护理、助产、医学检验技术、医学影像技术、药剂、口腔修复工艺。

其中护理专科层次教育为与榆林学院联办高中起点三年制及初中起点五年制。先后开设护理、助产、医士、医学检验技术、医学影像技术、药剂、助产医士、计划生育医士、社区医学、卫生保健、农村医学、眼视光、口腔修复工艺13个专业。2004年起，与延安大学联办初中起点五年制临床医学、医学检验技术、医学影像技术等专业，2011年停办。2002年起，与榆林学院联办高中起点三年制高级护理专业，2007年起联办初中起点五年制高级护理专业至2014年。

三、中等医学教育学制

创办于1958年的绥德卫生学校，1959年9月，学校正式开始招生，开设医、护士专业两个班，学制三年。1961年，学校收归榆林行署文教卫生局管理，同年，国家处于暂时困难时期，省政府批准学校停办，学生放长假，待后处理。1963年，学校重新开办，将前两批学员择优分配，随之学校又下放绥德县管理，至1966年，学制医士为4年，护士3年，后因受“文化大革命”影响，学校处于停课“闹革命”的混乱状态。1966年下半年以来，绥德卫校停止招生达8年之久。1973年以后恢复招收中专班，一律“社来社去”，直到1976年。 1969年春，学校合并于绥德县医院。1970年，学校重新收归榆林地区卫生局管理，命名为“陕西省榆林地区中心医院附设卫生学校”，于1971年10月向社会招生11个班，学制3年，分设在全区5个县卫校进行教学，毕业后均按“社来社去”分配。

1977年，全国招生制度改革后，学校重新纳入统招计划，开设护士、西医士、中医士三个专业，（中医士专业因学校师资力量不足，由榆林地区中医院代培，先后共培养学员213名。）

1980年，榆林地区卫生学校开设护士、医士、助产医士3个专业，学制为3年。1985年，改医士、助产医士专业为4年制。受地区卫生局委托举办了两期（内、外科、妇、儿科）在职医士进修班，学制2年。

护理专业从开设至今，学制一直为3年。医士专业，建校初期为3年，1963—1964年改为4年，1965—1974年又恢复为3年，1975—1976年在毛主席“学制要缩短，教育要革命”的指示下，缩短为2年，1977—1984年又恢复为3年，从1985—1998年一直为4年（不包括非统招生），后更名为社区医学专业，学制4年，此后又更名为卫生保健，学制3年，2007年停办。检验专业、药剂专业、助产专业、大专临床医学专业（包括电大班、成人自考班）学制均为3年。助产医士、计划生育医士专业学制均为4年。

卫职校专业设置与学制

1979年8月—1983年8月。统招中医中专专业为中医临床专业，中专学历，学制三年。生源来自全省中专招生统一考试录取。用榆林地区卫生学校招生指标，地区中医班负责教学，地区卫校负责学籍管理和毕业证颁发。

1983年5月—1989年8月。在职培训中专层次：1981年起，中医班承担了榆林地区卫生系统的在职培训任务。83届中医中专生毕业后，工作全部转为在职培训。中专层次者，学制为二年或三年。大专层次者学制有两年、三年、四年。专业有药剂、护理、中医临床。大专层次学习班，一种是与医学高校联合办学，由联办高校颁发毕业证书，国家承认大专学历，即后来的成人教育。一种是榆林地区卫生局开设，执行大专教学计划的在职培训班。教学执行大专教学计划，部分课程聘请陕西中医学院、西安医学院教师兼课，学制有两年、三年、四年几种情况。中医专业由陕西中医学院在校内设函授站，为半脱产，学制四年。中医经典著作兼妇科学习班、中医儿科班，学制两年；西医专业普通外科班学制三年、成人临床医学专业，属西安医科大学校外班，学制三年、外科班属延安大学医学院校外班，学制两年。

1989年11月，地区中医班改办为地区卫生职业学校，1998年后改称职业中专学校。职业教育办学性质固定为中专学历教育，学制三年，固定开设了中医士专业（1989年开设）、医学临床专业（1996年开设，后改称社区医学）、护理专业（1990年开设）、妇幼医士（1991年开设，后改称妇幼卫生）四个专业，共毕业十二届。曾受委托办护理专业、计划生育技术各一个班。1993—2003年共毕业12届学生均为三年制中专教育。省教委（教育厅）颁发职业中专毕业证书，国家承认中专学历。

2005年，市卫生局在卫职校设立榆林市医学继续教育中心，承担卫生部、卫生厅、市卫生局下达的医学继续教育任务，专业、学习时间由上级部门制定，均为非学历教育，医学继续教育专业有护理、药学、临床医学、药学等。

四、中等医学教学任务

培养实用型人才。1988年全国中等医学教育工作会议提出：贯彻国家教育方针和卫生工作方针，是实施教学计划、教学大纲，培养中等卫生技术人才的政策依据。医学教育模式要变传统单纯生物医学模式为生物心理社会医学模式。要打破传统教学模式，把中等医学教育从类同于高等医学教育的学院型改变为实用型。以更有针对性地适应改革后的城、乡卫生工作对中等卫生技术人才的需要。培养实用型中等卫生技术人才，必须具备三个条件：即（1）具有高中文化基础；（2）具有较强的实践技能；（3）具有良好的职业道德。这三个方面的内涵，确实体现了卫生专业德、智、体全面发展的特点；只有培养实用型卫生技术人才，才能保证实现中等医学教育面向农村、面向基层，这也是落实中等医学教育方针的体现。必须用现代化医疗卫生事业所需的基础理论、专业知识和实际技能武装学生，达到国家要求的中等教育的总目标。中等医学教育的管理重点是制订教学计划，编制校历和学期教学进度安排表。编制课程表、填写教学日志，选好教材，抓好备课，写好教案。讲课目标明确、内容科学、重点突出、讲解清晰，注重启发、引导。结合教学，善于总结，不断提高。

榆林市卫校建校56年来，共计招生21314名。截至2015年11月，已毕业各级各类学生18697人，其中中专生16982人，大专生1715人。毕业生中以培养护理人员最多，合计7707人，占培养总人数的41%。现在校学生2617人，其中中专生1021人，大专生1596人，护理专业学生有1953人，占在校生总人数的75%。

1979—2003年，榆林地区卫生职业中专学校共毕业中专学历学生5161人。非学历教育者332人，本科、大专学历毕业生413人。

从2002—2010年，卫职校与延安市卫校、鄂尔多斯卫校、陕西科技卫校、咸阳市卫校、商洛职业技术学院、榆林市卫校等中专学校联合办学，招收了八届卫生类专业中专生，2011年停止招收中专生。

2004年、2006年、2010年，卫职校分别与西安培华学院成教学院、延安大学、山东大学达成联合办学协议。在本校设立上述大学的学习中心，开设专、本科医学类成人教育。毕业大中专医、药、护学生共2000余人。

2007年7月，榆林市编制委员会发文，正式挂牌成立“榆林市继续医学教育中心”，截至2012年底，共举办各种医学继续教育培训班28期，参加培训者两千余人次。

五、教学质量

榆林市卫校建校初，既没有教学大纲，又没有教学设备，且师资力量严重短缺，学生文化程度参差不齐，给教学带来很大困难。但在校党支部和校委会的领导下，师生们克服困难，刻苦钻研，学生毕业时基本能掌握一般常见病理论及诊疗技术。

1960年，绥德卫生学校收归专署管理后，办学条件有所改善，生源质量得到提高，教学效果令人满意。1971年后受“左”的影响，取消了入学考试，实行开门办学，教学质量不如以前。1977年后，恢复了招生考试制度，生源质量大为提高，师资力量逐年充实，办学条件不断改善，教学质量显著提高。1983年在全省中等卫校毕业生统考中荣获医士专业成绩第一名，1984年又获全省医士专业外科统考第一名和护士专业外科学统考第二名，受到省、地及兄弟学校的好评。

1992—1998年，学校以市场经济理论为指导，十分重视教学质量的提高，并把它作为学校生存和发展的大事来抓。在经费极度紧张的情况下先后投资300多万元，大力改善办学条件，采取多种形式加快教师队伍培训，积极深化教改，教学质量稳步提高。几年中，毕业生的合格率不仅符合培养目标，而且在1996年省厅组织的目标教学评估验收中名列全省中专卫校第一名。

近年来，市卫校以“改革教学内容、教学方法，增强学生就业能力”为重点，积极推进以问题为中心教学、情境教学、病案教学、医学影音教学等教学方法的研究与实践，突出实践和实训教学环节，突出“在操作中学习，在学习中操作”的教学特色，突出应用性和实践性。学校鼓励教师积极参与校本课题研究，撰写教研论文。面向市场，根据各专业实际需求和学生实际调整和删减基础文化课课时，注重专业理论课，面向大多数，适当降低难度系数。针对技能训练的要求，大量增加实训实习课时，将认识实习、教学实习、综合实习三个阶段通过讲（教师讲解）、演（教师示范演示）、练（学生练习）、评（教师讲评总结）加以落实。对每一届学生进行解剖学、外科学、护理学实践考核，促使学生专业技能水平得到了不断提高。榆林市各级医疗卫生机构从业人员中有60%以上毕业于市卫校。毕业生就业率为95.58%，专业对口率为78%；积极组织学生参加全省护理职业技能大赛，并获得过3等奖以上奖励；毕业生综合素质较高，有部分学生已成为综合医院有关科室及乡镇卫生院的技术骨干。

榆林市职业中等卫生学校于1992年12月，经省教委和省卫生厅，根据省级示范学校标准，对学校进行评估验收，评定为“省级示范卫生职业学校”，毕业生由省教委颁发职业中专毕业证书。1993年，陕西省卫生厅开始实行卫生职业学校全省毕业统考，当年全省整体合格率为68.65%，1993—2003年，合格率都在98%以上。

六、神木县卫生学校选介

创办于1959年6月，当时称“神木县中医学校”，有教师3名借房12间，系省属中等专业卫生学校，受神木县政府管理，1961年2月，命名为“神木县卫生学校”，附属神木县医院，同年11月，又单独设校，教师发展到5名，外聘教师数名。1962年5月，调整压缩机构，经陕西省人民委员会批准将该校撤销。1962年8月，在群众要求下，恢复办校，改为“神木县民办卫生学校”，校址迁往县城西北部，属城关公社管理。1964年1月，改为县办，命名为“神木县半读卫生学校”。至1983年，教职工发展到41人，建筑面积达1892平方米，除开展教学研究工作外，还开办医疗业务，年平均门诊数1600人次，住院约150人次。

神木县卫生学校自创办以来，以中西医结合、能医能农为宗旨，采取两年制，一年制、短训等灵活招生制，先后开设过中医、西医、中西结合、野战外科、中草药和制剂、内科、外科、放射、护士、药剂等专业，共培养“赤脚医生”1606名，举办职工进修班10期，培训学员374名，1985年受地区卫生局委托，该校举办药剂、放射在职人员培训班三期，培训人员143名，他们在行医中“能中能西，能医能农”，深受群众欢迎。

建校以来，神木卫校共采集当地中草药标本500多种，试制各种丸、散、丹、片剂一百多种，收集民间土单方两千多个，并编写了《常见疾病防治学》《常用诊断学》《药物学》《神木产地药物介绍》《神木土单验方集》《针灸学讲义》《皮肤病学讲义》等教材，并创办了《神木卫校学报》，及时反映医疗、教学中的新经验、新成果。

神木县卫校对改变神木缺医少药的面貌做出了很大贡献，曾多次受到党政部门的表彰奖励。1965年2月，在中央召开的全国农村医学教育会议上，该校被树为“半耕半读”先进典型。1966年5月，海燕电视制片厂曾到神木县卫生学校拍摄了《红色卫生员》纪录片。1970年11月，在中央召开的中西医结合工作会议上，又被树为全国医疗卫生红旗单位之一。1971年2月6日周恩来总理在北京人民大会堂接见了神木县代表焦光宙校长。1972年香港东方杂志第五期以《中国的赤脚医生》和《人民政治与群众医学》为名，报导了神木卫校的办学情况。1977年在武汉召开的全国“赤脚医生”培训提高工作经验交流会上再次被评为先进集体。1983年12月，卫生部在西安召开命名表彰大会，神木县卫校被命名为全国卫生先进单位，并颁发了荣誉证书和奖品。

表12–1　1959—1998年榆林市卫生学校中专毕业生统计

年份	学制							专业						
	四年制	三年制						药剂士	检验士	护士	医士助产士	助产士	中医士	合计
		统招生	职工中专生	成人中专生	农优生	职业生	代培生							
1959										44				44
1962		118												118
1963		33								34				67
1966										37				37
1967	36									94				130
1968	47	45												92
1974		47						50	50	174				321
1976		51									100			151
1977									50	52	50			152
1978		100												100
1979		102												102
1980		51								90				141
1981		59								110				169
1982										100			76	176
1983		102								50			53	205
1984		100								81				181
1985		40								79	38			157
1986		40	41							38	42			161
1987		49								88	42			179
1988			55							43				98
1989	46			46						48	48			188
1990	49			55						53	45	52		254
1991	46				51		57			51		50		255
1992	49				121		96			47		49		362
1993	54				78		69			47		47		295
1994	47				39	153				47		48		334
1995	44				75	83				41		50		293
1996	53				105	80				92		47		377
1997	53				62	77				57		61		310
1998	72				94	129				58		57		410
合计	596	937	96	101	625	522	222	50	100	1655	365	461	129	5859

表12-2　1999—2014年榆林市卫校中专毕业生情况一览表

年份	四年制				三年制															
	社区医学	计划生育	社区医学	计划生育	护理	助产	医学检验技术	医学影像技术	药剂	卫生保健	社区医学（农优）	计划生育技术	口腔工艺技术	眼视光技术	口腔修复工艺	社区医学	职业护理	职业助产	医学检验	卫生保健
1999	96				41	80					96					121	13	34		
2000	43	46	11	9	51	47					42					246	12	16		
2001	54	98	11	25	85	45	44				39					229	30	19	15	
2002	45	46	16	11	92	53	46				31					276	68	21	12	
2003	54	52	9	4	103	43	38				15					218	62	34	11	
2004	64	52	7		139	67	42				29					68	43	13	4	
2005	79	32	11		177	79	25			131		7								25
2006					243	57	31			120		5								
2007					249	55	53	41	26	6										
2008					312	66	34	25	34	20			12							
2009					399	83	69	36	51				14							
2010					471	89	66	24	41				20	14						
2011					858	80	88	40	25	14			22	5						
2012					899	74	73	33	16	13			10							
2013					922	77	74	66	23	1			1		17					
2014					613	58	140	126	43						21					
合计	435	326	65	49	5654	1053	823	391	259	305	252	12	99	19	38	1158	228	137	42	25

总计11370人。

表12-3　1982—2013年榆林市卫生学校大专以上毕业生统计

届次	医师专科班	妇科专修班	儿科专修班	临床医学大专班	榆林学院三年制	榆林学院五年制	延安大学五年制	四军大大专班	网络教育	自考	成人电大医科班
1982	49										
1983		28	22								
1994								40			
1997				44							
1998											61
1999											39
2000										350	
2001											
2002					80						
2003					40						
2004					40		65				
2005					40		96				
2006					40		119				
2007					40	102	102				
2008					54	159	96				
2009					51	251	127				
2010					63	411	165				
2011					41	349					
2012					38	259					
2013					43	195					
合计	49	28	22	44	530	1726	770	40	1000	350	100

总计：4699人。

表12-4 1982—2003年榆林市卫生职业中专学校毕业生统计

毕业年份	专业	毕业人数	计	备注
1982	中医士	75		全省中专统招
	药剂士	43	118	
1983	中医士	53		高考统招
	药剂士	47	100	
1985	中医护理	47	47	
1986	药剂士	48		
	针灸班	48	96	由地区卫校颁发毕业证书
1988	中医士外科	58		
	中药士	68	126	
1993	中医士	287		
	护理	69	356	榆林地区
1994	中医士	130		
	妇幼医士	107	237	
1995	中医士	116		
	妇幼医士	55	171	
1996	中医士	144		
	妇幼医士	117		
	护理	43	304	
1997	中医士	149		
	妇幼卫生	81		
	护理	103	333	
1998	中医医疗	169		
	妇幼卫生	193		
	护理	69		
	计生培训	58	489	地区计生局委培
1999	中医医疗	159		
	医士	44		
	护理	21		
	妇幼卫生	141	365	
2000	中医士	75		
	医士	149		
	护理	47		
	妇幼卫生	117	388	
2001	中医士	121		
	社区医学	349		
	妇幼卫生	201		
	护理	80	751	
2002	中医士	66		
	社区医学	368		
	护理	134		
	妇幼卫生	128		
	临床检验	40	736	
2003	中医士	28		
	社区医学	282		
	妇幼卫生	50		
	护士	157	517	
总计			5134	

第三节 成人医学教育

1948年秋，绥德专署张伦在绥德城仓圪垯举办医士班，学期两个月，文化课由绥师教师兼任，医学课由李治平兼任，培训了刘岚、刘景桂、刘莲祥等20名学员。

1951年榆林专署委托贺升效负责，在榆林人民医院举办了医士进升班，教育由尤仙航负责，教师由乔良蔚、高照桂兼任，培养了25名学员，分配各县铺基创业。

1952年，训练保健员22人，助理助产士54人，助理护士15人，接生员275人，改造旧产婆152人。夏季，爱国卫生运动前，对全区3399名文卫及行政人员进行培训。教材由榆林县人民医院有五年以上临床经验的医务人员自编自讲，内容包括中医、药物、预防医学、急救消毒、妇科学、助产学、生理解剖、妇幼卫生等方面的基础知识，期限三个月，培养了96名初级卫生人员。

1974年，榆林地区卫生局与西安医学院组建了绥德教育基地，定向培养本地医学人才。至1978年先后举办7个班，招收学员420人。1975年始，每年为延安、榆林代培在职学员20名。

1980年，为了弥补因“文化大革命”造成的医学院校毕业生短缺，榆林地区卫生局举办了首届医师专科进修班，学员60人，学制3年，临床课程由地区中心医院承担。同时，举办了一期日语学习班，学员75人，为期50天，由西安医学院关庆伦授课。

1981年以来，随着事业的发展，卫生工作必须与四化建设相适应，故需要有计划地培养一批留得住、用得上的卫生人才，鉴于榆林地区卫生人员数量不足，素质差、水平低等状况，采取了“抓两头，补短缺”的教育方法，加强了人员培训。抓两头：一头是抓业务技术骨干力量的培养和提高，坚持每年选拔50～100名基础知识好、且有培养前途的青年医师人员到省和外地进行专科定向学习，同时委托地区卫校和中医提高班，每年增办40～50人的中、西医专修班，培养内、外、妇、儿科医生。从1987年以来，先后共培训了高级卫生人员236名，补充县、地段医院的骨干力量；另一头是抓未经系统专业化训练的人员，委托地区中医学习班和地县卫校，利用现有条件，分别举办药剂、放射、检验、助产、护士、针灸、妇幼等初级医务人员学习班，共计培养初级人员655名，壮大了卫技队伍。委托条件较好的榆林、神木县卫校和地区中心医院各举办两期放射、检验、护士长学习班，补充护士和医技人员力量，解决医疗和医技人员比例失调的现状。

1995年起执行的榆林地区《医学教育“1251工程”方案》“215”“152”人才培训规划，共培养高级人才57名、中级117名、初级3 109名、省级学科带头人6名、地区级学科带头人9名。

2003—2015年，省卫生厅安排榆林市每年培养在职研究生3～4名，2014年，省卫生计划生育委员会举办了医学临床硕士学位进修班，为榆林市下达10个进修名额。学期3年。据统计：共培养医学临床硕士40余名。

2005年，全市培训乡镇卫生院院长222人，传染病主治医师222人。

2006年，培训乡镇卫生院急诊急救医师222人。

2007年开始，先后举办了乡镇卫生院内科医师、B超（含心电图）、放射和检验专业技术人员共7期441人。并举办医学继续教育培训班28期2018人次。

2008年，举办中医医师培训班、内科和儿科医师培训班共计6期776人。

从2008—2014年，为了提高县级医疗机构的综合技术水平，根据省卫生厅的要求，榆林市启动了县级医疗机构医疗技术人员培训工作，每年安排学科带头人、技术骨干60名，学期1年，共培训469人。各县区高度重视乡村医生培训工作，每年都要培训3000多名乡村医生。

第二章　医学科学研究

第一节　科研概况

可追溯至西夏政权占据陕北时，沈括在驻节榆延，经略陕北，抗击西夏时，著有《苏沈良方》《灵苑方》《次别伤寒》等医书，标志榆林市医学进入科学论述阶段。特别是《梦溪笔谈》中记载："陕北绥银之间有青蒿，在蒿丛之间时有一两株迥然青色，土人谓之香蒿，茎叶与常蒿悉同，但常蒿色绿，而此蒿色青翠"，对榆林的中药材进行了详细调查。并将中医实践研究成果的辨证施治用于临床。明清时期，榆林医家编著了一部《临证汇方》，全书分内科、妇科、儿科三册，总计收录病证168种，汇方600余首。清顺治（约1651）间荫生，清涧人白羽宸所著《医理》二十卷。康熙年间，名医张汉辅（张红郎之后）知识渊博，医技超群，赐封五品医官，用满、汉、蒙、藏文编修《唐恭药典》。

民国年间，米脂名医艾崇德撰有《艾氏医门》。榆林名医郭瑞西著《脉脱》《医学集要》等。府谷名医李来通撰《临床经验集腋》一书。温病名医袁硕甫著《袁代秘方》。妇科名医吕鼎彝著《妇科宝鉴全编》。

一、科技队伍发展状况

1949年前，由于科技事业和经济上的落后，专业技术人员很少，且主要为教学人员、卫生技术人员和很少的工程技术人员，多集中分布在榆林、绥德、米脂等人口比较集中的城镇。当时对科技人员的数量、结构，素质没有记载。

1949年后，随着社会和经济建设的发展;科技队伍也逐渐壮大。据1955年统计，全区有卫生技术人员225人。

1960年，卫生技术科技人员发展到609人（不含初级人员）。

1963年，卫生技术人员857人（不含初级）。

1964年以后，有不少科技人员被调离改行、下放"劳动锻炼"，有的回原籍。

1978年7月，按照全国自然科学技术人员基本情况普查要求，地、县开展了全区性的科技人员普查工作。普查结果，卫生技术人员2657人，从此国家建立了科技人员年报统计制度，以后逐年增加，至2015年，全市有卫生科技人员21245人。

二、科研状况

1949年榆林全境解放后，榆林地区的医学科学研究分为二个层次。即群众性科普研究和专科性研究。

1960年6月，榆林专署卫生局根据各地具体情况，提出研究项目。并规定：医师每半年结合临床经验，写出研究论文1～2篇，医士每半年写一篇，从而把科研活动与群众运动紧密地结合了起来，形成了群众性科研活动。

1970年初，为了响应国家号召，继承发扬祖国医学遗产，走中西结合的道路，全区掀起了西医学习中医的运动。至1972年底，全区共举办西学中学习班31期，有694人参加，占西医人员的19.9%。其中米脂县办了5期，参加105人，在全区范围内第一个完成了西学中普及任务。地区中心医院举办了一期有20人参加的中西医治疗急腹症学习班，初步探讨了中西医结合在治疗急腹症中的作用机理。

随着中医知识的普及，中西医科研工作也有计划、有步骤地开展了起来。1972年12月，在地、县医院与部分地段、公社医院共成立科研小组34个，并有一些项目的研究初见成效。

麻醉：靖边县王渠则地段医院成功地创造和应用了“耳药麻醉”，共做肺切除、肠梗阻、子宫切除、甲状腺肿瘤切除等25种手术470例，麻醉效果优良级达90%。地区中心医院麻醉组试用中药麻醉施行手术200多例，成功率达78%，用八当枫肌肉松弛麻醉50例，成功率达100%，针麻在全区40个医疗单位开展，有结合临床开展针麻的兼职人员35名，共做各种手术麻醉病人434例，取得了良好的效果。

肿瘤：1972年，地区成立了五人肿瘤科研小组，在地区中心医院设病床收治患者177例，其中中药治疗57例，手术治疗75例，中药加手术治疗37例，中草药加化疗8例，大部分病人均获一定的近期疗效。同时，肿瘤科研小组在全区开展了肿瘤普查工作，重点针对食道癌、子宫颈癌、胃癌、肝癌、肺癌、鼻咽癌的发病原因，早期诊断与根治方法等，进行了初步研究，并提出肿瘤防治四项措施：①坚决贯彻“预防为主”方针，大力普及防癌知识，力争早期发现，早期诊断，早期治疗。②努力发掘祖国知识宝库，大搞中西医结合，充分发动群众，献方献药，挖掘民间抗癌的中草药及新方法。③学习推广外地对抗癌有效的“0”号疗法及中草药抗癌疗法，组织力量，进行研究，直通情报，不断提高。④各县应有专人负责，对肿瘤进行调查研究，逐步总结防治经验，采用综合疗法，提高治愈率。

老年慢性气管炎，1970—1972年，在全区共普查371384人，查出患者25726人。军分区卫生科与榆林城关镇医院试制“麻胆合剂”“芹菜根”合剂，治疗老慢支，有效率达97.5%；地区中心医院采用中药合用“气管舒”治疗观察110例，有效率达80%；神木县医院推广的“小猪睾丸”等土、单验方，均取得较好的效果。

此外，地区中心医院内科用中西结合治疗白血病，延长患者寿命最长达5年之久，治疗血栓闭塞性脉管炎，效果良好。小儿科用口服药物配合中药灌肠，治疗小儿中毒性菌痢，收到良效。地区中医院眼科用柴胡四物汤加味，治疗急性视神经乳头炎，疗效较好。地区防疫站用苁蓉丸和甘草滑石粉，治疗地方性氟中毒，近期疗效明显。榆林县医院用中西药结合治疗癫狂病76例，总有效率达73%。

1977年，地区防疫站参与的全国《黄河水系工业“三废”污染调查》，获国家科学大会奖，1978年获部级科学大会奖。

1974年11月，榆林县城关医院贺清义应用中草药治疗一名9岁骨肉瘤患者。治疗中以古方内托洒煎汤为主，灵活多用抗癌药物，内外同疗，两年全部治愈。经北京有关部门鉴定，合乎治愈标准。1978年，获得榆林地区科技成果奖。

《榆林中医》医方选粹分册，由《榆林中医》编辑委员会编辑出版，该书是榆林地区近代医家临床经验的结晶，计38万字，分内、外、妇、儿、五官、皮肤（附肿瘤）6科，后附有中医辨证用药及方例参考和中草药现代化管理研究资料，具有较高的临床适用价值。1986年获得榆林地区科技成果二等奖。

市中医院按不同学科设置课题，开展中医科研。著名中医专家也有五项研究，如张鹏举“不孕症治疗研究”“氟骨症治疗研究”，李世平“胃病治疗研究”，张世雄“肿瘤的叮医治疗研究”，郭维一“肾病治疗研究”等。

榆林地区中医研究所　其业务范围也由一般性资料汇编扩大到对中医病症的临床探讨。如1982年探讨过“中风”症的治疗规律；1983年专题对“肾病水肿”的诊治规律进行了研究；1984年对支气管炎哮喘中的“热哮”进行了初步实践，基本认识到“热哮”病症的辨证用药规律。

1985年4月，在机构改革中，地区中研所与《长城医讯》编辑部、医、药、中医、护理四学会合署办公，其主要成就有：

编辑出版医学刊物，整理荟萃证著。

由地中研所主办的综合性医学刊物《长城医讯》，与全国156个兄弟刊物建有交换关系，共发行33期；《榆林卫生报》与《振兴中医报》以简短、精练的报道，及时地反映全区中医、西医等各个方面的新成就，适时提供中西医信息。中医师鱼道隆集二十余年心血编著的《素问疑窦考》《素问求珍》两书，对中医经典

《内经素问》一书中的精华条文进行了择编主译。杨宏华编纂的《陕北中草药汇编》《西北中草药补录》两书，挖掘出国内有关医药文献资料中尚未收载过的中草药四十余种。谢立业、张世濬合著的《伤寒论证治撮要》，集作者丰富的临床实践，并参考历代对《伤寒论》条文的注释，简明扼要地阐述了《伤寒论》的实用价值及运用经验，该书1985年由陕西科技出版社正式出版发行。刘茂林中医师编著的《杏苑撷菁》，收载了全国名老中医董建华等20多位专家，教授来榆讲学52篇。《现代中医最佳方药荟萃》一书，收载了中华人民共和国成立后至今各中医杂志中卓有实效的方剂，分内、外、妇、儿、五官等七个分册，全书长达四百多万字，对从事中医药临床工作者有重要的参考价值。

开展中医药科研：①药源考察：为了澄清本区中草药资源，杨宏华为首的科研小组先后对全区12个县的中草药资源进行了徒步调查，写出了《陕北中草药资源考察报告》，并在此基础上提出沙棘、枸杞叶、景天三七、刺五加、甘草等药源的开发意见，指出了刺五加、甘草、柴胡、射干等药材引种生产的建设性规划。②引种天麻、猴头菌、人参等获得成功。杨宏华于1978—1984年，先后将汉中天麻、吉林人参、辽宁细辛、猴头菌等珍贵药材，从不同地方引种，经过实地栽培研究，均获成功，为本区今后发展中药材事业创出了新路子。②开展中药针剂的研究工作。为了适应中医临床与科研之路，拟定了研制“蝶脉灵”“甘草甜素针”两个针剂，“蝶脉灵”已经制成，“甘草甜素针”进行研制。

建立健全全地区图书资料中心：图书室共有书籍二万八千余册，共分28类，以专用字母代表，设有目录卡，实行全国统一书籍查阅法。

开展学术活动：从1980—1985年，共举办学术交流活动19次，参加人数达944人，做专题报告10次，参加人数685人。请外地专家教授来榆讲学37次，举办各种学习班26期，共参加人数956人，同时评选出几年的优秀医学论文551篇。

开设咨询门诊搞临床研究：1984年底，经地区卫生局、地区科协批准，于全区办起了第一个“医学会咨询门诊部”不仅为患者排忧解难，咨询服务，而且内设新特药专柜，解决了大部分群众“买药难”之顾虑。共引进外地新特药169种，成为我区卫生战线上的一个信息窗口，扩大了与外地之联系。

培训中医急症队伍，大力开展中医急症研究：为了贯彻卫生部《关于加强中医医院急症工作意见》的精神，于1984年3月成立了“榆林地区中医急症协作攻关领导小组”，1984年6月在榆林召开了全区中医医院急症工作研究会。会议期间，老中医李世平等人作了中医内科急症论治的专题学术报告，讨论制定了开发中医急症工作的规划试行草案，拟定了全区中医攻关项目、目标和措施。到1990年后，杂志停办，业务瘫痪。

榆林地区中心医院外科组：1978年首次开展“左径二尖辨狭窄闭式扩张术——附7例报告”获得1984年榆林地区优秀科技论文二等奖。1984年6月，首次开展了“动脉导管结扎术”，治疗先天性心脏病，动脉导管未闭；1985年4月首次开展了“全肺切除术”，治疗肺癌和肺部其他疾病；1983年以来，多次进行了心包疾病和纵膈肿瘤的手术治疗。并写出学术论文十余篇，分别发表于国内省市级医学刊物上。

泌尿科：1977开展肾上腺切除术获得成功；1979年开展的自体肾移植治疗肾血管性高血压，获陕西省科技成果三等奖；1982年研究人工肾技术；1983年施行《经尿道前列腺切除术》。并在省级医学杂志发表论文10篇，其中《手术治疗肾上腺皮脂腺瘤》获榆林地区科技成功二等奖。

普外科：1978年开展的胰十二指肠切除术、超半肝切除术等大型手术，均获得成果，同时进行的科研成果有“陕西省佳县胃癌普查”获省卫生厅1978年医药科技成果奖；“陕西省佳县胃癌流行病学、病因学综合考察”荣获省卫生厅1983年医药科研成果三等奖，几年来，共在国家级、省市级医学刊物上发表了38篇论文，其中《肝母细胞瘤》一文，获榆林地区首届自然科学优秀论文二等奖；《陕西省佳县胃癌流行病学，病因学综合考察报告》获地区科协优秀论文一等奖。

小儿科：1981年，抢救多发性神经根炎自主呼吸停止五十天成功，并荣获陕西省科技成果三等奖。同时研究运用血管活性药酚安拉明治疗顽固性心衰，疗效显著。近年来在国家、省市级医学刊物上发表《酚妥拉明等治疗重症肺炎合并中毒性肠麻痹》等论文11篇，其中5篇荣获地区优秀论文奖。

骨科：1978年，医师陈芳海等的《前臂断肢再植成功一例》，荣获陕西省科技成果三等奖。1980年8月，切除一右径骨巨大骨囊肿（$14\times11\times11cm^3$），用健侧带血管蒂排骨移植成功，随访8年，患者可从事一般劳动。1984年8月，一手指间关节断离患者，经手术再植成果，同时从1984年以来，对外伤截瘫患者改进手术方法，通过切除半侧椎板、次环状法作椎管减压术，切除脊髓前方的骨突，收到良好效果。

脑外科的主要大型手术成功者有：输精管粘堵剂粘堵颅骨板内动——静脉畸形手术；颅内动脉瘤直接夹闭手术；颅咽管瘤大部分切除术；带蒂大网膜颅内转移术等。

妇产科：1980年，由妇科主治张定中改进的“腹壁下动脉插管化疗晚期宫颈癌”，荣获省政府三等科研成果奖；其中妇科最大手术“腹膜外盆腔淋巴清扫加广泛子宫切除术”于1983年经张定中进行了手术步骤的改进，其优点甚多，延用至今，并获地区科委成果二等奖。“经皮股动脉射管化疗——腹壁下动脉血管化疗的改进，于1985年荣获地区科研成果三等奖，几年来，在省市级利物上共发表论文十多篇。

内科：从1980年以来，集体抢救了“心脏急性广泛前壁心肌埂塞”“格林——巴利氏综合征（极重性）”等危重病例，并对心、脑肾、神经等系统的疑难病证进行了研究探讨，取得了一定进展。如脾肾静脉分流术治疗门脉高压症；“云南白药”保留灌肠治疗乙状结肠溃疡出血等，均获得了榆林地科研成果奖。同时在国家、省市级医学刊物上发表学术论文三十余篇。

五官科：1985年，眼科医生邓明俊研制成功了“眼外肌测量仪”受到了省、地卫生部门的表扬奖励，由此而撰写的医学论文《85名青少年双眼正位条件下内外直肌肌力值的测定结果报告》，在省学术会上作了大会交流。口腔科的《复合注射局部封闭治疗冠周炎、尖周炎85例观察》等十作篇论文分别在省市级刊物上进行过交流。

护理工作：1980年以来，加强了责任制护理与护理工作研究，有二十多篇护理论文发表于各种医学刊物上，并有11篇分别获省地优秀论文奖。其中“自动静脉注射仪”的研制成功，标志着护理科研工作已向新的高度迈进。

1984年以来，中心医院开展了：B型超声波、心功能活动测量平板仪、多功能三首心电机、心电向量图、M超声心电图、电子血压脉搏仪、纤维结肠镜、激光手术器、冷冻治疗机、呼吸监测仪等先进检测手段，有力地促进了临床科研的发展。

2003年，市第一医院、第二医院、星元医院等单位，在医院内部设立了科研基金，鼓励医护人员从事学术研究。全市卫生系统全年完成市级以上科研成果22项。

2004年，市第一、第二医院、中医医院等一批大型国有医院，扩大了科研基金设立范围和投入比例，加强了医学实用技术的引进和开发研究工作，制定出一系列优惠政策，鼓励各类医疗卫生机构的技术人员开展科技攻关。全市共评选出医学拔尖人才38名，共推出具有市级以上先进水平的医学科技成果33项。

2005年，全市共评选出医学拔尖人才14名，共推出具有市级以上先进水平的医学科技成果27项。

2006年，申报和完成市级以上科研成果13项。

2009年，全市卫生系统全年完成市级以上科研成果22项。

2010—2015年，全市卫生系统累计获科技成果奖112项。

榆林市卫生学校，据不完全统计：至2010年，学校共获得省科技进步二等奖2项、三等奖3项；市级科技进步一等奖3项、三等奖3项，市级科研成果14项，获国家专科9项；主参编教材、专著89本；发表交流教科研论文691篇，其中省级以上杂志发表235篇，国际学术会议交流25篇，省级以上学术会议交流385篇；承担省青年科研基金会中标课题9项。其中高亚利主持完成的“新生儿解剖学研究”系陕西省中标科研课题，课题参与者包括有陕西省医院、西安市儿童医院、市一院等单位的20余名医技人员。从1990—1997年，该研究项目共发表专业科研论文43篇。对国内、国际这方面的空白进行了拾遗补缺，多次参与国际学术会议进行交流，1997年获陕西省科技进步二等奖。

其他科研活动　榆林地区中医院张鹏举领导的氟骨症科研组，从1980年以来，注重于对地方性氟病的研究治疗，其自制的“舒筋活血散”“通圣普真丹”“除氟壮骨丸”经四年临床验证，总有效率达85%，显效率达61%。李世平对血症之研究也取得新进展，其自制的“苍麻丸”“鹿角胶丸”治疗慢性胃病与出血性疾病，取得显著效果。郭维一对肾病、神经精神病的治疗也有一定研究，其治疗经验，曾在全国性中医学术经验交流会上作过介绍。高智研制成功的“肥儿散”已推广应用于临床。榆林县张世雄对癫狂、肿瘤、无精子症、各种顽难杂症，坚持长期研究探索，取得了一定成就。靖边县秦学义用黄白二苓治疗肾小球肾炎，曾获榆林地区1984年优秀论文二等奖；他长期致力于《人中沟形态与子宫发育关系的临床观察》，并总结出一定规律，曾在1983年《陕西中医》上进行交流。子洲县医院撰写的《五黄汤治疗功能性子宫出血》等学术论文26篇，分别在省地级医学刊物上发表。横山县中医院王成文，用三仙丹治疗慢性化脓性骨髓炎，疗效颇著，曾引起医务界的重视与推广。

《榆林县医院皮肤科1957—1977年门诊15238例统计报告》该报告分析了20年的治疗案例，对科研、临床、教学均有参考价值。1978年，获得榆林地区科技成果奖。

1971—1974年，榆林县医院吕人钰进行了两例牙齿移植手术，均获得成功。其中一例观察7年表明牙齿生长良好，稳固，完全恢复嘴嚼功能。1978年，获得榆林地区科技成果奖。

《国内皮肤病文献目录索引》榆林县医院张培基编著收集了1971—1979年国内有关皮肤病学科方面的文献目录。内含800余种刊物的近500种皮肤病，记述16000多条文献目录。全书75万余字，内容丰富，查阅方便，为临床、教学及科研所需的皮肤病学科的工具书。1981年12月，经在西安召开的国内皮肤科学会上审议、肯定，1982年由榆林地区情报研究所编印内部发行。

20世纪80年代，榆林县医院开展的新项目有：胰十二指肠切除术、全胃切除空肠三腔代胃术、电转复心律、肝穿、淋巴穿刺细胞学检查、输卵管吻合术、光固化复合树脂修复牙齿缺损、高频电疗法治疗皮肤疣瘤、液氮冷冻治疗皮肤疣瘤及血管瘤、色素痣、二对半乙肝酶免疫试验、补体C3检查、PTC造影、十二指肠栖管纸张造影、脑血管造影断层检查等。神木县医院近年来开展的脑瘤摘除术、脑出血清除术、食道下段肿瘤清除术、骨髓检查和心肌梗塞抢救、心电监护等高难度手术及较先进的辅助监测技术，集中地反映了当前县级医院的医疗水平和仪器设备。绥德县医院注重胸外手术的研究。1985年在医院设备简陋的情况下，成功地施行了先天性心脏动脉导管未闭结扎术与食道纵段癌手术切除术，受到了地、县政府的奖励。1985年又抢救成功重度脑病患心合并脑疝形成一例。荣获地区应用成果奖。横山县医院从1981年以来，先后承担省级科研项目7课题，地区级科研项目4课题。并完成了《抗普检法测定血清中免疫复合法》《1280例健康人血清乙型肝炎表面抗原的调查》等科研项目，受到地区科委的表彰和鼓励。

榆林县医学科学研究所　1983年5月成立。该所先设于榆林南郊榆林县卫校内，1987年7月，投资65万元，于榆林城内新建路中段修建大楼一座，形成了一个以应用为中心，临床医疗为基础，兼开展医学教育的中西医结合的新型机构。设有肿瘤病研究室、脊柱病研究室、老年病研究室、遗传优生研究室、口腔病研究室、并承担了胃癌的综合研究、防治计划，硬膜外腔封闭治疗神经根性坐骨神经痛、无症状冠心病的筛选和诊治。中小学生牙齿发病率普查等科研课题。其中“遗传优生”的研究应用已取得一定成绩，而且为优生优育提供了监测手段。1983—2004年，医科所先后承担省级以上重点科研项目及科技攻关项目28项，其中国家级2项，省级10项，市级4项，区级2项，本所研究10项。由所长郭冠英主持完成18项，主编及参编医学著作10部，约500万字。先后获陕西省科技进步一等奖1项、二等奖1项、三等奖2项；榆林市科技进步一等奖2项、二等奖1项。医科所研制的“胆石利通片”新药，是1990年列项的陕西省科技攻关项目，已通过国家新药审评委员会专家组审评、评定为国家三类新药，于1997年6月18日获得中华人民共和国卫生部颁发的新药证书及新药生产批件，是本区第一个国家新药成果。同时已完成了向中外合资咸阳步长制药公司的技术转让，取得了巨大的经济效益和社会效益。

榆林县恶性肿瘤回顾调查　遵照国务院总理周恩来生前关于“癌症不是地方病，而是一种常见病，多发病，我国医学一定要战胜它”的指示，为了摸清癌症在榆林县的发病规律、分布状况和病情底数，根据榆林地区1976年4月28日下发的榆地区发（1976）22号文件精神，于1976年5月25日至6月底，在中共榆林县委、县政府的重视下，由县卫生局抽调89名医务工作者，在广大赤脚医生配合下，在全县范围内进行了1973—1975年三年恶性肿瘤死亡回顾调查，其结果为：

三年累计人口752618人，男386216人，女366402人。三年总死亡人数6441人，其中因恶性肿瘤死亡共881人，占总死亡人数的13.68%，恶性肿瘤死亡率为114.53/10万。

其按肿瘤部位分类的位次分别为：胃癌339例，死亡率45.04/10万，标化率38.5/10万；食管癌217例，死亡率28.83/10万，标化率24.6/10万；肝癌119例，死亡率15.81/10万，标化率13.5/10万；宫颈癌62例，死亡率8.24/10万，标化率7.0/10万；直肠癌26例，死亡率3.45/10万，标化率2.9/10万；肺癌19例，死亡率2.52/10万，标化率2.2/10万；白血病17例，死亡率2.26/10万，标化率1.9/10万；乳腺癌12例，死亡率1.59/10万，标化率1.4/10万；鼻咽癌7例，死亡率0.93/10万，标化率0.8/10万；肠癌7例，死亡率0.93/10万，标化率0.8/10万；脑癌7例，死亡率0.93/10万，标化率0.8/10万；膀胱癌6例，死亡率0.80/10万，标化率0.7/10万；淋巴瘤4例，死亡率0.53/10万，标化率0.5/10万；绒癌3例，死亡率0.40/10万，标化率0.3/10万；阴痉癌2例，死亡率0.27/10万，标化率0.2/10万；其他癌34例，死亡率4.52/10万，3.9标化率/10万。其中胃癌、食管癌、肝癌占全部恶性肿瘤总数的76.6%，胃癌、肝癌分别居全省第3位，食管癌居全省第24位。

性别死亡率：男148.98/10万，女114.53/10万，男∶女1.3∶1.0。男性前三位是胃癌、食管癌、肝癌，占68.4%；女性前三位是胃癌、食管癌、宫颈癌，占70.8%。

年龄别死亡率：除白血病外，其他各种恶性肿瘤死亡率均随着年龄的增加而升高，其中以75～79岁组最高，1374.02/10万，其次70～74岁组，896.98/10万，最后65～69岁组，785.40/10万。

地区分布：城关129.37/10万；丘陵山区刘千河108.86/10万，安崖110.99/10万；草滩地区补浪河72.99/10万，岔河则66.73/10万，刘官寨62.39/10万。

前十位死因序次：恶性肿瘤死亡率114.53/10万，仅次于呼吸系疾病125.06/10万居第二位，第三位是传染病107.24/10万，第四位是其他心血管疾病104.00/10万，第五位是外伤、中毒及意外死亡95.94/10万，第六位是新生儿疾病74.62/10万，第七位是消化系疾病64.61/10万，第八位是脑血管疾病45.40/10万，第九位是结核病24.83/10万，第十位是泌尿生殖系疾病21.97/10万。

编纂《榆林中医》　1993年完成的《榆林中医》文献研究项目历时10年，参加研究人员多达26人，调研工作涉足全市12县的325个行政村。《榆林中医》由《医史医传》《医方选粹》《医案选集》《地方中药》四个分册组成，收载中药1310味；验方741首、列病137种；医案299则、医论24篇、医话28篇，约150万字。卫生部胡熙明副部长评价说“你们为国内区域性整理中医药文化开了先河”。

《医案选集》分上中下三编，共收录清代以来榆林地区98位医家的医案299则，医论24篇，医话28篇。

《医方选粹》辑有清代以来榆林地区174位中医药人士所传、所献医方741首。分为内、妇、儿、外、皮肤、五官六科及肿瘤七大部分，共列病173个。

《地方中药》分《榆林本草》《榆林中成药》《榆林民间习惯用药》三编。收载本地产中药1310味，其中列为正式药目898味，附药412味；收录自制中成药78种，其中丸剂38种，散剂32种，膏剂8种。

改革开放30年来，第一医院泌尿外科主任贺焕章的自体肾移植成功、骨科王万富等人联合截骨成形术治疗大龄先天性髋关节脱位、骨科贺加明腰椎全椎切除、脊柱短缩、植骨融合重建术等，均达省内先进水平。

第二节　成果管理

一、成果登记

榆林市卫生科技成果登记工作从1980年开始，由地区科委负责。在此以前，没有成果登记制度，也没有管理办法。因此1980年地区科委对中华人民共和国成立以来的科技成果进行了清查登记，共登记卫生科研成果11项。其中获省三等奖2项。厅二等奖1项、三等奖1项。1977年，地区防疫站参与的《全国黄河水系工业“三废”污染调查》获全国科学大会奖，1978年获部科学大会奖。地区卫生局胃癌普查队《佳县全县胃癌普查》获省科学大会奖。1979年，由榆林地区中心医院贺焕章完成的自体肾移植，获省科技成果3等奖。

1980年地区科委根据国家科委和省科委的《关于科学技术研究成果的管理办法》，开始对本地区的科技成果进行鉴定、登记、上报、评奖。到1986年底，共登记卫生科技成果8项，其中1项获省三等奖，两项获地区二等奖。

1985年开始，地区科委登记的科技成果给主要完成人员发给《榆林地区科技成果证书》，内容包括完成人员姓名、成果名称、成果登记号、完成单位、组织鉴定单位、鉴定日期。

据统计：1977—2015年，榆林市卫生局申报医药科技成果共717项，获奖410项，其中，国家参与奖1项，省级43项（科技大会奖1项、一等奖2项、二等奖6项、三等奖35项），内含中医科技成果6项（一等奖1项、二等奖1项、三等奖4项）。市级363项（一等奖38项、二等奖124项、三等奖201项），内含中医科技成果36项（一等奖5项、二等奖9项、三等奖22项），共计中医42项，西医368项。参与单位：市属11个，314项；区县属12个，96项。

表12-5　1977—2015年榆林市获奖科研成果分布

级别	单位名称	省级科技进步奖				市级科技进步奖				合计
		计	一等	二等	三等	计	一等	二等	三等	
合计		47	2	8	36	363	30	125	208	410
市级单位	市第一医院	18		1	17	118	5	42	71	139
	市第二医院	8		2	6	83	7	32	44	94
	市中医医院	1			1	62	4	15	43	66
	市卫生学校	6	1	2	3	6	3		3	2
	市疾控中心	2			1					3
	市脑肾病医院					3	1	2		3
	卷烟厂医务室					1			1	1
	肿瘤医院					1			1	1
	急救中心	1			1	2			2	3
	中心血站					3			3	3
	计	36	1	5	29	278	19	91	168	314
县区级单位	星元医院	5			5	41	2	13	26	46
	医科所	5	1	2	2	8	3	2	3	13
	区中医院					2		1	1	2
	痔瘘医院	1			1	3	1	1	1	4
	横山县					4	1	2	1	4
	绥德县					4	1	2	1	4
	靖边县					7	1	4	2	7
	神木县					3	1	2		3
	府谷县					5		3	2	5
	佳　县					1		1		1
	子洲县					1		1		1
	吴堡县					1		1		1
	集体					5	1	1	3	5
	计	11	1	2	8	85	11	34	40	96

二、成果奖励

1988年10月，榆林地区颁布实施《科技进步奖励办法》，一、二、三等奖分别为3000元、2000元、1000元。1990年进行了榆林地区首届科技进步奖评奖工作，地区卫生局依据文件要求，开始进行医学科技成果奖励申报评审。组织申报了1990年陕西省科技进步奖2项，获三等奖。以后每年组织一次评审和审报工作。2003年8月23日，榆林市新的《科学技术奖励办法》启动，共22条。奖励办法设置了特殊贡献奖和一、二、三等奖。一、二、三等奖的奖金分别为2万元、1万元和5000元;特殊贡献奖的奖金为20万元，其中5万元属个人所得，15万元作为科研补助。

市医药科技进步奖励等级为：一等，国内先进水平；二等，省内领先水平；三等，省内先进水平。一等，颁发榆林市医药卫生科技进步奖状、证书，奖金1500元；二等，颁发奖状、证书，奖金1000元；三等，颁发奖状、证书，奖金500元。

省科技进步奖励等级为：一等，国际水平或国内领先水平；二等，国内领先水平或接近国际水平；三等，国内水平或省内先进水平。一等，颁发陕西省科技进步奖状、证书，奖金1500元；二等，颁发厅级奖状、证书，奖金1000元；三等，颁发厅级奖状、证书，奖金500元。

榆林市奖励2010年，一等奖3万元，二等奖1万元，三等奖6000元。2013年后，一等奖6万元，二等奖3万元，三等奖1万元。

省医药科技进步奖励等级为：一等，国际水平或国内领先水平;二等，国内领先水平或接近国际水平;三等，国内水平或省内先进水平。一等，颁发陕西省医药卫生科技进步奖状、证书，奖金1500元；二等，颁发厅级奖状、证书，奖金1000元；三等，颁发厅级奖状、证书，奖金500元。

第三节　科技成果

一、获奖科技成果

表12–6　医学科技成果简表（省级以上奖）

项目名称	主要完成单位	主要负责人	获奖名称	奖励等级	获得年度
※全国黄河水系工业“三废”污染调查	地区防疫站		全国科技大会	参与奖	1977
1. 佳县全县胃癌普查	地区中心医院	胃癌普查队	省科技大会	大会奖	1977
2. 肝脏巨大海绵状血管瘤一例报告	地区中心医院	普外组	省科技进步奖	2	1978
3. 断肢再植	地区中心医院	陈方海　李锡纯	省科技进步奖	3	1978
4. 自体肾移植	地区中心医院	贺焕章	省科技进步奖	3	1979
5. 布氏猪型二号苗预防羊只布氏菌间隙免疫	地区防疫站	张国志　左树春	省科技进步奖	3	1984
6. 腹壁下动脉插管化疗妇癌	地区中心医院	张定中	省科技进步奖	3	1986
7. 电击伤后循环系骤停20分钟心脏自主节律停止15分钟抢救成功	地区中心医院	郝建章	省科技进步奖	3	1986
8. 喉气管疤痕狭窄及气管内食管疝成形手术成功	地区中心医院	王厚明	省科技进步奖	3	1986
9. 胆石利通片新药研制与临床研究	医科所	郭冠英等	省科技进步奖	1	1990
10. 榆林中医药的开发与利用	医科所	郭冠英等	省科技进步奖	3	1990
11. 《现代医德学》研究与编撰	医科所	张毛珍等	省科技进步奖	2	1990
12. 人心房间隔形态、动脉及吻合	地区卫校	高亚利	省科技进步奖	3	1990
13. 人心室分段与浅表静脉特点	地区卫校	高亚利	省科技进步奖	3	1990
14. 《孙思邈（千金方）研究》编撰	医科所	郭冠英等	省科技进步奖	2	1991
15. 颈前椎结核合并高位截瘫行颈前八路一次完手术获得成功	地区一院	贺加明 张俊荣	省科技进步奖	3	1991
16. 严重颌颈胸液烧伤疤痕挛缩畸形大面积全厚皮游离移植3例成功	地区二院	贺桂英	省科技进步奖	3	1992
17. 颈椎多椎体结核并高位截瘫颈前入路一次完成	地区一院	王万富	省科技进步奖	2	1993

续表

项目名称	主要完成单位	主要负责人	获奖名称	奖励等级	获得年度
18. 联合截骨成形术治疗大年龄先天性髋关节脱位	地区一院	王万富等	省科技进步奖	3	1993
19. 榆林地区历代著名医学临床经验研究与榆林中医药的开发利用	医科所	郭冠英等	省科技进步奖	3	1994
20. 胆囊动脉的分支与肝胆外科的关系	地区卫校	高亚利	省科技进步奖	3	1994
21. 新生儿系列解剖学研究	地区卫校	高亚利等	卫生厅科技进步奖	1	1994
22. 肺炎患儿下丘脑—垂体甲状腺功能轴的动态观察及临床意义	地区一院	焦富勇等	省科技进步奖	3	1995
23. 小儿重症肺炎血清B2-MG、RIA测定对心衰程度的评价	地区一院	师随平等	省科技进步奖	3	1996
24. 新生儿临床系列解剖研究	地区卫校	高亚利等	省科技进步奖	2	1997
25. 腰2椎体巨细胞瘤并不完全瘫行腰全脊柱切除脊柱短缩植骨融合术的研究	地区一院	贺加明等	省科技进步奖	3	1998
26. 扩髓弧形外锁髓内针治疗不稳性胶骨干骨的基础研究及临床应用	市一院	许立新	省科技进步奖	3	2001
27. 慢性幽门螺杆菌感染与缺血性脑卒中发生关系的研究	市一院	李亚军等	省科技进步奖	3	2002
28. 胸大肌肌皮瓣转移全舌再造术	市一院	刘怀勤等	省科技进步奖	3	2002
29. 股骨颈骨折介入治疗的实验研究和临床应用	市二院	折树均等	省科技进步奖	3	2003
30. 小剂量氢氯噻嗪临床降压疗效及对代谢干扰研究	市二院	牛建生等	省科技进步奖	3	2003
31. 生骨片在50颗再植牙的临床疗效研究	市二院	贺桂英等	省科技进步奖	3	2003
32. 空心组合式挂线探针	痔瘘医院	曹绥平	省科技进步奖	3	2003
33. 中药“通岐汤”治疗输卵管阻塞临床研究	市中医院	刘筱茂	省科技进步奖	3	2004
34. 癫痫发作期和发作间期心脏自主神经功能紊乱及其对心脏损害的基础临床研究	市一院	李亚军	省科技进步奖	3	2005
35. 脊柱后路显微镜内窥镜及自制环踞治疗腰椎间盘突出症	市二院	折树均等	省科技进步奖	3	2005
36. 硬脑膜扩大成型在重型颅脑损伤救治中的临床研究	市二院	杜光勇等	省科技进步奖	3	2006
37. “双波导”方案治疗慢性盆腔炎的临床研究	星元医院	王湘兰	省科技进步奖	3	2006
38. 自制穿刺针翼管神经电凝术治疗过敏性鼻炎的解剖及临床研究	市一院	柳林整等	省科技进步奖	3	2009
39. 婴儿颅内出血微创治疗的临床研究	星元医院	贺波等	省科技进步奖	3	2010
40. 高位颈段食管癌食管及喉部分切除残喉代食管手术	星元医院	王建睿	省科技进步奖	3	2011
41. 全麻喉罩三通导管联合高频喷射通气电子气管镜下小儿气管异物取出术	星元医院	王建睿	省科技进步奖	3	2011
42. 院前急救流行病学调查及应对措施研究	市急救中心	陈忠	厅科技进步奖	3	2014
43. 高能量骨折延期手术促进骨愈合的临床应用研究	市第四医院	潘治军	省科学技术奖	3	2014

表12-7　榆林市医学科技成果简表（市级奖）

项目名称	主要完成单位	主要负责人	获奖名称	奖励等级	获得年度
1. 《榆林中医》医学文献与著述	医科所	郭冠英等	市科技进步奖	1	1983
2. 子宫癌广泛性根治术的改进设计	地区中心医院	张定中	市科技进步奖	2	1986
3. 《榆林中医》医方选粹分册	《榆林中医》编委	郭冠英等	市科技进步奖	2	1986

续表

项目名称	主要完成单位	主要负责人	获奖名称	奖励等级	获得年度
4．外周血淋巴细胞培养染色体G显带技术研究	医科所	郭湘榆等	市科技进步奖	3	1988
5．电击伤后循环骤停20分钟、心脏自主节律停止95分钟抢救成功	地区中心医院	郝建章等	市科技进步奖	3	1992
6．食管喷门癌切除食管重建手术改进	地区中心医院	刘海珠等	市科技进步奖	3	1992
7．直肠癌根治术方法改进组织疗法治疗白血病新疗法	地区中心医院	刘世仲	市科技进步奖	3	1992
8．胆囊动脉的分支与肝胆外科的关系	地区卫校	高亚利	市科技进步奖	1	1992
9．髓内给药、全身化疗加大剂量	地区中心医院	董熔等	市科技进步奖	3	1993
10．脐带粉临床应用	地区中心医院	梁英华等	市科技进步奖	3	1993
11．临时性胆管桥引流治疗胆道损伤	地区中心医院	韩世万等	市科技进步奖	3	1993
12．严重颌颈胸液烧伤疤痕挛缩畸形大面积全厚皮游离移植3例成功	地区二院	贺桂英	市科技进步奖	2	1993
13．双髂内动脉结扎在盆腔手术中的应用	地区二院	樊耀斗	市科技进步奖	2	1993
14．细针抽吸细胞学检查在淋巴结核肿大疾病中的诊断	地区二院	李星慧	市科技进步奖	2	1993
15．臂大肌上部诊断层肌皮瓣转移修复骶部巨大褥疮	地区二院	折树均	市科技进步奖	2	1993
16．榆林地区历代著名医学临床验案研究	医科所	郭冠英等	市科技进步奖	1	1993
17．喉气管瘢痕狭窄及气管内食管疝成形术	地区中心医院	高步生等	市科技进步奖	2	1995
18．肠管代阴道成形术	地区中心医院	卢占斌等	市科技进步奖	3	1995
19．完整保留面神经腮腺巨大混合瘤及全叶切除术	地区中心医院	刘怀勤等	市科技进步奖	3	1995
20．小儿重症肺炎血清D2-MG、RIA测定对心衰程度的评价	地区中心医院	师随平等	市科技进步奖	2	1995
21．胸腹严重多发伤并五次心跳停止抢救成功	地区中心医院	张学渊等	市科技进步奖	2	1995
22．临床医学论文写作方法	地区中心医院	刘海珠	市科技进步奖	3	1995
23．肺炎患儿下丘脑—垂体甲状腺功能轴的动态观察及临床意义	地区中心医院	焦富勇等	市科技进步奖	1	1995
24．郭维一老中医临证实践录	市脑肾病中医专科医院	郭维一等	市科技进步奖	1	1995
25．检测脑脊液中的硷性磷酸鉴别诊断中枢神经系统感染性疾病	地区中心医院	焦富勇等	市科技进步奖	1	1996
26．颜面部左侧巨大黑痣切除加全层皮片修复术	地区中心医院	刘怀勤等	市科技进步奖	3	1996
27．小儿颅内感染性疾病脑脊液B2-M检测临床意义	地区中心医院	高德义等	市科技进步奖	2	1996
28．控制性低血压直接开颅左大脑前动脉2～3段动脉瘤结扎成功	地区中心医院	张昌荣等	市科技进步奖	3	1996
29．榆林地区十二指肠隆部病变研究	地区中心医院	郭晓明等	市科技进步奖	3	1996
30．双睾鞘膜内摘除内分泌治疗中早期前列腺Ca	地区中心医院	刘涛等	市科技进步奖	3	1996
31．完整保留面神经婴儿腮腺巨大混合型血管瘤次全叶切除术	地区中心医院	刘怀庆等	市科技进步奖	2	1996
32．新生儿临床应用解剖学研究	地区卫校	高亚利	市科技进步奖	1	1996
33．保留门全胃切除术后抗反流作用的临床研究	绥德县医院	霍兴隆	市科技进步奖	2	1996
34．先天性重唇畸形的临床研究	佳县医院	李士昌	市科技进步奖	2	1997
35．腰2椎体巨细胞瘤并不完全瘫行腰全脊柱切除短缩植骨融合术的研究	地区中心医院	贺加明等	市科技进步奖	1	1997
36．100例猪心冠状动脉解剖分析	地区中心医院	艾克超等	市科技进步奖	1	1997
37．早期手术治疗脓胸122例	地区中心医院	刘海珠等	市科技进步奖	2	1997
38．侧脑室引流术在成人重症结核性脑膜炎中的应用	地区中心医院	曹丕彦等	市科技进步奖	2	1997
39．格林巴利氏综合症患儿血清皮质醇和甲太腺激素的变化	地区中心医院	焦富勇等	市科技进步奖	2	1997
40．股动脉射管化疗宫颈Ca	地区中心医院	刘志兰等	市科技进步奖	3	1997
41．陕北地区耳鸣流行病学调查研究	地区中心医院	朱勇等	市科技进步奖	3	1997

续表

项目名称	主要完成单位	主要负责人	获奖名称	奖励等级	获得年度
42. 青霉素瓶残余液的临床研究及对策	地区中心医院	王策等	市科技进步奖	3	1997
43. 脑内血肿腔置管持续闭式引流治疗脑出血	地区二院	刘生荣	市科技进步奖	1	1997
44. 脑内血肿腔置管持续闭式引流治疗脑出血	地区二院	王晓成	市科技进步奖	2	1997
45. 关于儿科临床应用糖皮质激素的调查及有关对策研究	地区二院	柴兆雄	市科技进步奖	2	1997
46. 肩周炎发病机制各治疗方法临床研究	地区二院	折树均	市科技进步奖	2	1997
47. 陕北地区耳鸣流行病学调查及研究	地区卫校	高亚利	市科技进步奖	3	1997
48. 100例猪心冠状动脉解剖观察	地区卫校	高亚利	市科技进步奖	1	1997
49. 陕北地区耳鸣流行病学调查及研究	地区卫校	陈忠	市科技进步奖	3	1997
50. 改良外固定法治疗肱骨外科颈骨	横山县医院	张学良	市科技进步奖	3	1997
51. 纤维胃镜观察益胃饮治疗慢性胃炎	横山县医院	屈振壮等	市科技进步奖	1	1997
52. 以病案为中心的教学课题研究	地区卫校	安迎春	市科技进步奖	3	1998
53. 后颅凹减压四脑室置管引流治疗极重型桥脑出血	地区中心医院	曹丕彦等	市科技进步奖	1	1998
54. 胃间微波治疗胃黏膜脱垂症	市第一医院	郭晓明等	市科技进步奖	2	1998
55. 全颈淋巴清除术在口腔颌面部恶性肿瘤联合根治术中的应用	市第一医院	刘怀勤等	市科技进步奖	2	1998
56. 肋骨游诹移植下颌骨重建术	市第一医院	惠建国等	市科技进步奖	3	1998
57. 脑脊液净化治疗蛛网膜下腔出血的应用研究	地区二院	王晓成	市科技进步奖	2	1998
58. 儿科误诊误治临床病案研究	地区二院	贺　波	市科技进步奖	3	1998
59. 一次性输液器在吸氧中的应用与研究	地区二院	常小梅	市科技进步奖	3	1998
60. 十二指肠残端四针关闭临床应用	地区二院	樊耀斗	市科技进步奖	3	1998
61. 微型接骨板内固定颜面骨折临床应用研究	地区二院	寇红峰	市科技进步奖	3	1998
62. 下唇再植成活1例	地区二院	贺桂英	市科技进步奖	3	1998
63. 消化道肿瘤行区域性导向化疗临床应用及研究	地区二院	房宏林	市科技进步奖	2	1999
64. 130例医院下呼吸道感染的调查	地区二院	杨锦国	市科技进步奖	3	1999
65. 环枢关节半脱位影像诊断与研究	地区二院	贾　喆	市科技进步奖	1	1999
66. 直视下输卵管复通术的临床应用与研究	地区二院	贺瑞林等			1999
67. 快速输液器的研制及临床应用	地区二院	李翠兰	市科技进步奖	3	1999
69. 原发性开角青光眼免疫抗原研究	地区二院	赵云鹤	市科技进步奖	3	1999
70. L.L方案治疗颈椎病（颈椎增生）的临床研究	医科所	尚正兰等	市科技进步奖	2	1999
9. 原发性高血压动态血压规律与治疗时相研究	医科所	申玲等	市科技进步奖	3	1999
71. 中西医结合（MMQ方案）终止7～22周妊娠临床研究	医科所	宋鸿雁等	市科技进步奖	3	1999
72. 中西医结合硬膜外冲填术治疗神经根型颈椎病临床研究	医科所	冉红军等	市科技进步奖	3	1999
73. 瘤复康配合放化疗治疗癌症的疗效观察	市肿瘤医院等	刘俊山	市科技进步奖	3	1999
74. 采用膈肌瓣修补肝膈等严重肝破裂	横山县医院	周喜斌	市科技进步奖	2	1999
75. 采用膈肌瓣修补肝膈面严重肝破裂	横山县医院	周喜斌	市科技进步奖	2	1999
76. 倍他乐克治疗心力衰竭临床研究	府谷县医院	刘宝奇等	市科技进步奖	2	1999
77. 倍他乐克治疗心力衰竭临床研究	府谷县医院	刘宝奇	市科技进步奖	2	1999
78. 纳洛铜与山莨菪碱在抢救新生儿童重度窒息中的应用研究	府谷中医院	陈丽玲等	市科技进步奖	3	1999
79. 外路法后房型人工晶体缝线固定术的研究	市第一医院	薛国民等	市科技进步奖	1	2000
80. 扩髓的弧形上锁髓内治疗不稳定性股骨干骨折的基础研究及临床应用	市第一医院	许立新等	市科技进步奖	2	2000
81. 外科手术治疗婴幼和腮腺巨大血管瘤16例临床应用研究	市第一医院	刘怀勤等	市科技进步奖	2	2000
82. 椎间孔入路硬外封闭治疗腰椎间盘突出症穿刺定位和方法及其疗效研究	市第一医院	李继周等	市科技进步奖	2	2000
83. 现代儿科急救手册	市第一医院	师随平等	市科技进步奖	2	2000
84. 鼻泪管植入管治疗鼻泪管阻塞的研究和应用	市第一医院	蒲剑等	市科技进步奖	2	2000

续表

项目名称	主要完成单位	主要负责人	获奖名称	奖励等级	获得年度
85．腹股沟管上切口高位结扎加硬化剂治疗精索静脉曲张	市第一医院	刘涛等	市科技进步奖	2	2000
86．普通B超配“穿针导向支架”引导经皮肾自动活检术	市二院	赵文玉等	市科技进步奖	2	2000
87．蜂胶失活牙髓的临床应用	市二院	寇红峰	市科技进步奖	3	2000
88．硅胶涤纶丝网眼板在颅骨缺损成形及整容中的应用研究	市二院	田　波	市科技进步奖	3	2000
89．前房内麻醉在白内障手术上的应用	市二院	赵云鹤	市科技进步奖	3	2000
90．肾盂成形术的改进研究	市二院	曹治平	市科技进步奖	3	2000
91．小针刀加镇痛液综合治疗慢性顽固性疼痛及研究	市二院	郭增林	市科技进步奖	3	2000
92．新式剖宫产术	市二院	贺瑞林	市科技进步奖	3	2000
93．倍他乐克合并小剂量地高辛治疗充血性心力衰竭伴快室率房颤患者的应用研究	市二院	贺海龙	市科技进步奖	3	2000
94．腰大肌间隙封闭治疗腰椎间盘突出症的临床研究与应用	市二院	王志国	市科技进步奖	3	2000
95．针内针行腰麻硬膜外联合麻醉的临床应用	市二院	赵志刚	市科技进步奖	3	2000
96．股骨颈骨折介入治疗的实验研究和临床应用	市二院	折树均等	市科技进步奖	1	2001
97．食道剥脱颈部吻合治疗中下段食管癌	市二院	樊耀斗等	市科技进步奖	2	2001
98．原发性肝癌肝动脉介入治疗的研究	市二院	康彦斌等	市科技进步奖	2	2001
99．小剂量氢氯噻嗪临床降压疗效及副作用观察研究	市二院	牛建生等	市科技进步奖	2	2001
100．白内障超声乳化人工晶体植入术	市二院	赵云鹤等	市科技进步奖	3	2001
101．应用945型数字减影C臂机行冠状动脉造影4例次报告	市二院	李星慧等	市科技进步奖	3	2001
102．应用945型数字减影C臂机行终皮冠状动脉腔内成形术（PTCA）同时植入冠状动脉支架1例报告	市二院	李星慧等	市科技进步奖	3	2001
103．自制加压克氏针治疗髌骨骨折	市第一医院	许立新等	市科技进步奖	2	2001
104．胸大肌肌皮辨转移全舌再造术	市第一医院	刘怀勤等	市科技进步奖	2	2001
105．儿童外伤性白内障人工晶体植入研究	市第一医院	薛国民等	市科技进步奖	2	2001
106．乙肝相关性脑炎临床的研究	市第一医院	高凤成等	市科技进步奖	3	2001
107．急性脑血管病下后脑—垂体各轴功能变化及其意义研究	市第一医院	李亚军等	市科技进步奖	2	2001
108．慢性幽门螺杆菌感染与缺血性脑卒中发生关系研究	市第一医院	李亚军等	市科技进步奖	1	2001
109．现代院前急救	市第一医院	安庆斌	市科技进步奖	3	2001
110．儿童反复腹痛与血清链含量关系的研究	市第一医院	崔巍等	市科技进步奖	3	2001
111．胃癌声像图定位诊断与手术病理对照研究	绥德县医院	李逢生等	市科技进步奖	3	2001
112．LL方案治疗颈椎病（颈椎增生）的临床研究	星元医院	王湘兰	市科技进步奖	2	2001
113．绷带填塞综合治疗肝右叶膈面严重挫裂伤的临床研究	卷烟职工医院等	张学渊	市科技进步奖	3	2002
114．幕上恶性肿瘤联合化疗	市一院神经外科、吴堡县医院外科	高建中	市科技进步奖	2	2002
115．针刺穴位与脉冲超声联合应用对脑梗塞的临床疗效观察	神木县医院	王进峰	市科技进步奖	2	2002
116．癫痫患者发作期和发作间期心血管自主N功能状态系列研究	市第一医院	李亚军等	市科技进步奖	1	2002
117．单腔双孔肌肉注射针头的研制及临床应用	市第一医院	王策等	市科技进步奖	2	2002
118．骨科创伤处理及失误分析	市第一医院	许立新等	市科技进步奖	3	2002
119．幕上恶性肿瘤联合化疗	市第一医院	高建忠等	市科技进步奖	2	2002

续表

项目名称	主要完成单位	主要负责人	获奖名称	奖励等级	获得年度
120．颅周组织病变与紧张性头痛关系的研究	市第一医院	朱永庆等	市科技进步奖	2	2002
121．补肾消黑方治疗高雄激素高胰岛素黑棘皮综合症性不孕的临床研究	市第一医院	牛桂莲等	市科技进步奖	3	2002
122．速尿超声雾化治疗及预防小儿喘息性疾病临床研究	市第一医院	崔巍等	市科技进步奖	3	2002
123．绷带填塞综合治疗肝右叶膈面严重挫裂伤的临床研究	市第一医院	张学渊等	市科技进步奖	3	2002
124．颌下切口入路在髁状突骨折内固定中的应用	市第一医院	曹利霞等	市科技进步奖	3	2002
125．青光眼小梁切除术后浅前房预防研究	市第一医院	薛国民等	市科技进步奖	3	2002
126．经颅微创术治疗晚发性维生素K缺乏性颅内出血临床研究	市二院	贺波等	市科技进步奖	1	2002
127．从粪便中分离出嗜水气单胞菌的研究报告	市二院	霍彩虹等	市科技进步奖	2	2002
128．生骨片在50颗再植牙的临床疗效研究	市二院	贺桂英等	市科技进步奖	2	2002
129．背阔肌皮瓣双极移位重建屈肘功能修复壁部软组织缺损骨外露	市二院	高智等	市科技进步奖	2	2002
130．B型超声普通探头引导穿刺注入无水酒精及5-Fu治疗卵巢囊肿	市二院	石培秀等	市科技进步奖	2	2002
131．超声波治疗臀肌挛缩症20例	市二院	梁文智等	市科技进步奖	2	2002
132．拉西地平治疗原发性高血压40例临床疗效观察	市二院	许晓明等	市科技进步奖	2	2002
133．市1995—2000年麻疹流行特点及临床新特征的调查研究	市二院	贺波等	市科技进步奖	3	2002
134．地区药师结构功能调整的战略性研究	市二院	彭友江等	市科技进步奖	3	2002
135．乳腺癌根治术再改进探讨	市二院	梁小平等	市科技进步奖	3	2002
136．青木春夫式门奇断流术式改进探讨	市二院	房宏林等	市科技进步奖	3	2002
137．经尿道前列腺气化电切术治疗前列腺增生症30例	市二院	王贵荣	市科技进步奖	3	2002
138．额带悬吊式支撑鼻镜的研制	市第一医院	柳林整等	市科技进步奖	2	2002
139．短疗程分阶段治疗脑囊尾幼病46例分析	市第一医院	郑虎林等	市科技进步奖	3	2002
140．脲素、利多卡因、去甲肾上腺素混合液局部注射治疗小儿血管瘤	市第一医院	艾剑峰等	市科技进步奖	3	2002
141．大黄对急性有机磷中毒致胃肠功能衰竭防治机制的临床研究	市第一医院	杨和平等	市科技进步奖	3	2002
142．经颅微创术治疗晚发性维生素K缺乏性颅内出血临床研究	市二院	贺波等	市科技进步奖	1	2002
143．应用945型数字减影C臂机行终皮冠状动脉腔内成形术（PTCA）同时植入冠状动脉支架1例报告	市二院	李星慧等	市科技进步奖	3	2002
144．普通B超探头引导下穿刺注入甲硝唑冲洗治疗阑尾周围脓包	市二院	石培秀	市科技进步奖	2	2003
145．微创治疗Bell.s麻痹临床研究	市中医院	曹利民	市科技进步奖	3	2003
146．自制简易定位器CT引导胸部检的准确性研究及临床应用	市二院	李华	市科技进步奖	2	2003
147．保护鼻血管的鼻腔、鼻窦联合根治术	市二院	高俊文	市科技进步奖	2	2003
148．支气管动脉灌注化疗治疗肺癌的临床应用与研究	市二院	吴桂莲	市科技进步奖	2	2003
149．电视纤维鼻咽喉镜下射频治疗声带息肉、声带小结的临床研究	市二院	高俊文	市科技进步奖	3	2003
150．用胆囊成形肝门部胆管治疗肝内胆管狭窄病结石	市二院	高平	市科技进步奖	3	2003
151．改进输尿管导管治疗分房型胸腔积液的临床研究	市二院	陈秀山	市科技进步奖	3	2003
152．人工胸壁治疗多发性肋骨骨折临床研究	市二院	杨峰	市科技进步奖	3	2003

续表

项目名称	主要完成单位	主要负责人	获奖名称	奖励等级	获得年度
153．便携式红外线痔疮热疗仪	痔瘘医院	曹绥平	市科技进步奖	1	2003
154．术前含服胃复安、安定对胃镜检查咽部刺激的影响	星元医院	郭晓明	市科技进步奖	2	2003
155．婴幼儿腹部手术缝合方法改进	市第一医院	刘世仲等	市科技进步奖	3	2004
156．亚低温治疗对重型颅脑损伤患者血糖水平影响	市第一医院	郑虎林等	市科技进步奖	3	
157．消炎痛水剂在人工流产术中镇痛作用研究	市第一医院	高艳云等	市科技进步奖	3	
158．经尿道电切治疗膀胱白斑	市第一医院	刘涛等	市科技进步奖	2	
159．硬膜外麻醉下剖宫产后宫缩变化的临床观察	市第一医院	李继周等	市科技进步奖	3	
160．F-系列血细胞分析仪稀释液的研究	市第一医院	冯海翔等	市科技进步奖	3	
161．鞘内联合给药治疗神经系统脱髓鞘疾病的临床研究	星元医院	刘生荣	市科技进步奖	3	2004
162．联用自体红骨髓与骨肽注射液治疗骨不连	星元医院	刘增亮	市科技进步奖	3	2004
163．复方樟柳碱治疗急性闭角型青光眼视功能损害的临床研究	星元医院	马莲芳	市科技进步奖	3	2004
164．去带可控性盲结肠腹直肌间置代膀胱术	市二院	樊耀斗	市科技进步奖	2	2004
165．彩色多普勒超声显像技术对胰头和壶腹周围癌可切除性的研究	绥德县医院	李逢生等	市科技进步奖	1	2004
166．反复发作阿-斯氏征行电复律、人工起博器安装抢救成功	市二院	谢文增	市科技进步奖	3	2005
167．硬脑膜扩大成型在重型颅脑损伤救治中的临床研究	市二院	杜光勇	市科技进步奖	2	2005
168．立体定向放射治疗癌组织的临床应用及疗效观察	市二院	柳宇详	市科技进步奖	3	2005
169．肝硬化脾功能亢进介入治疗的临床研究	市二院	陈随才	市科技进步奖	3	2005
170．含珠停配米索前列醇终止中晚期妊娠的临床研究	市二院	李彩岚	市科技进步奖	3	2005
171．医用ZT胶直肠内固定术维创伤方法	痔瘘医院	曹绥平	市科技进步奖	2	2005
172．消痔胶囊治疗肛门病的临床研究	痔瘘医院	曹绥平	市科技进步奖	3	2006
173．错位“十”字形剪开硬脑膜临床应用	市二院	杜光荣	市科技进步奖	3	2006
174．腓肠神经营养血管皮瓣修复跟部及小腿下段软组织缺损的应用研究	市中医院	常浩胜	市科技进步奖	3	2006
175．GSH钉结合CPM治疗陈旧性股骨髁上骨折并膝关节僵硬的临床研究	市中医院	王波	市科技进步奖	3	2006
176．ELISA—步法检测乙肝病毒标志物影响因素的实验研究	市中医院	宋炳荣	市科技进步奖	3	2006
177．不同颈丛阻滞方法对心率、血压的影响	星元医院	朱光先	市科技进步奖	2	2006
178．冠状加双侧改良翼点减压权在非血肿性颅脑损伤脑疝中的应用	市二院	鲍向阳	市科技进步奖	3	2006
179．在自然睡眠状态下监测小儿意识障碍脑电图诊断研究	市中医院	白小荣	市科技进步奖	2	2006
180．磨牙纵折的保存治疗	市中医院	张治忠等	市科技进步奖	3	2006
181．指神经阻滞麻醉的改进	市中医院	张树峰	市科技进步奖	3	2006
182．三种功能性消化不良药物治疗方案的药物经济学分析	市第一医院	吴忠辽等	市科技进步奖	2	2006
183．酶联免疫吸附试验包被板回收利用的研究	市第一医院	马亚峰等	市科技进步奖	2	
184．重型颅脑损伤患者初次血糖水平与预后关系的研究	市第一医院	刘彦西等	市科技进步奖	2	
185．格林巴利综合症早期外周肌电生理改变与预后的关系	市第一医院	马亚玲等	市科技进步奖	3	2006
186．反复扁桃体炎患儿缓解期辅助性T淋巴细胞亚群的功能状态及黄芪的调节作用	市第一医院	杨勇等	市科技进步奖	2	2007
187．额带悬吊式支撑鼻镜的研制	市第一医院	柳林整等	市科技进步奖	2	

续表

项目名称	主要完成单位	主要负责人	获奖名称	奖励等级	获得年度
188．短疗程分阶段治疗脑囊尾幼病46例分析	市第一医院	郑虎林等	市科技进步奖	3	
189．脲素、利多卡因、去甲肾上腺素混合液局部注射治疗小儿血管瘤	市第一医院	艾剑峰等	市科技进步奖	3	
190．大黄对急性有机磷中毒致胃肠功能衰竭防治机制的临床研究	市第一医院	杨和平等	市科技进步奖	3	
191．内口切开或挂线保留皮桥加皮筋引流治疗复杂性马蹄型肛瘘	星元医院	张稳存	市科技进步奖	3	2007
192．对经尿道电气化切割术治疗高危患者前列腺增生疗效和安全性研究	靖边县医院	陈庆忠	市科技进步奖	2	2007
193．重型颅脑损伤去骨瓣减压后超早期颅骨修补的临床研究	市二院	杜光荣	市科技进步奖	2	2007
194．外鼻肿瘤切除并局部跨鼻背皮瓣Ⅰ期创面修复术	市一院	柳林整等	市科技进步奖	2	2008
195．Ⅲ期肺癌18例控制性肺门血管阻断逆行切除术临床应用	市二院	梁小平	市科技进步奖	2	2008
196．中药“通岐汤”治疗输卵管阻塞临床研究	市中医院	刘筱茂等	市科技进步奖	1	2008
197．髁状突游离再植技术	市中医院	张治忠	市科技进步奖	2	2008
198．半椎板减压复位后路植骨治疗胸腰椎骨折	市中医院	常浩胜	市科技进步奖	2	2008
199．经尿道等离子体切割术治疗良性前列腺增生	市中医院	张永升	市科技进步奖	3	2008
200．改良kugel技术在老年腹股沟疝中的应用	市中医院	高小利	市科技进步奖	3	2008
201．双吻合技术在低位直肠癌保肛术中的应用	市中医院	寇飞	市科技进步奖	3	2008
202．腹腔镜阑尾切除的临床应用	市中医院	寇飞	市科技进步奖	3	2008
203．中心静脉导管置管引流心包积液的临床应用	市中医院	李军	市科技进步奖	3	2008
204．周围型小肺癌的CT表现及病理基础	市中医院	赵英莉	市科技进步奖	3	2008
205．脑卒中	市二院	陈滟	市科技进步奖	3	2008
206．BillsthI式吻合术在早、中期胃窦癌根治术临床应用研究	市二院	李冠雄	市科技进步奖	3	2008
207．脑卒中后早期康复介入功能训练重要性的临床研究	市二院	陈滟	市科技进步奖	3	2008
208．改良可调整缝线在在青光眼小梁切除手术中的临床研究	市二院	赵云鹤	市科技进步奖	3	2008
209．左肝胆显露成型加肝左外叶切除在左肝内胆管结石治疗中的应用	市二院	高平	市科技进步奖	3	2008
210．急站质量控制体系建立与应用研究	市急救中心	陈忠	市科技进步奖	3	2008
211．微创切口在治疗先天性巨结肠中的应用	星元医院	陈宏雄	市科技进步奖	2	2008
212．便携式气液压型颈椎牵引器的研制及临床疗效	绥德县医院	马文孝等	市科技进步奖	2	2008
213．活期溃结饮与慢溃恢复丸分期治疗溃疡性结肠炎的临床研究	区中医院		市科技进步奖	3	2008
214．益气活血汤治疗脾胃虚弱血瘀型胃炎	区中医院		市科技进步奖	2	2008
215．胃镜微波治疗胃黏膜脱垂症	星元医院	郭晓明	市科技进步奖	2	2009
216．骨不连与内固定失效的预防	星元医院	潘治军	市科技进步奖	3	2009
217．婴儿颅内出血微创治疗的临床研究	星元医院	贺　波	市科技进步奖	1	2009
218．射频热凝靶点肖融术联合臭氧注射治疗腰椎间盘突出症	靖边疼痛医院	党静东	市科技进步奖	2	2009
219．自制穿刺针翼管神经电凝术治疗过敏性鼻炎的解剖及临床研究	市第一医院	柳林整等	市科技进步奖	1	2009
220．纤维桩核全冠修复残根残冠的临床观察	市第一医院	刘怀勤等	市科技进步奖	3	2009
221．经头皮冠状切口结合口内切口坚固内固定治疗复杂面中部骨折的临床应用研究	市第一医院	刘怀勤等	市科技进步奖	3	2009
222．老年人胃癌根治术全麻苏醒期血气监测指导治疗对术后并发症的预防作用研究	市第一医院	李继周等	市科技进步奖	3	2009

续表

项目名称	主要完成单位	主要负责人	获奖名称	奖励等级	获得年度
232. 急性脑出血初次血糖、糖化血红蛋白AIC及血氨水平联合测定的临床分析	市第一医院	马亚锋等	市科技进步奖	3	2009
224. 早期短暂性脑缺血发作与癫痫疾病脑电地形图诊断研究	市中医院	白小荣	市科技进步奖	1	2009
225. 龟龄集合六味地黄丸治疗围绝经期妇女月经紊乱	市中医院	曹利萍	市科技进步奖	2	2009
226. 中药人工周期疗法为主治疗多囊卵巢综合征不孕临床观察	市中医院	李晓倩	市科技进步奖	3	2009
227. 抗凝治疗静脉血栓栓塞症临床观察	市中医院	雷莉	市科技进步奖	3	2009
228. 中药煎剂加磺胺嘧啶银在大面积烧伤创面中的应用研究	市中医院	席云峰	市科技进步奖	3	2009
229. 进展期胃癌行D2+根治加经十二指肠侧腹膜行腹主动脉旁淋巴结清除术	市中医院	高小利	市科技进步奖	3	2009
230. 乳癌改良根治术中皮瓣处理方法改进	市中医院	侯建峰	市科技进步奖	3	2009
231. 尿道狭窄内切开术中应用亚甲蓝6例体会	市中医院	贺利明	市科技进步奖	3	2009
232. 外固定支架结合内固定治疗不稳定骨盆骨折的临床研究	市中医院	王　波	市科技进步奖	3	2009
233. 食管支架置留术治疗晚期食管癌食管狭窄	市中医院	刘繁荣	市科技进步奖	3	2009
234. 亚低温治疗在重型颅脑损伤合并神经原性肺水肿救治中的临床研究	市二院	杜光荣	市科技进步奖	2	2009
235. 俯卧位下行后脱位晶状体摘除术的临床研究	市第一医院	薛国民等	市科技进步奖	3	2010
236. 间质内化疗放疗治疗囊性胶质瘤研究	市第一医院	郑虎林等	市科技进步奖	3	2010
237. 难治性肺炎支原体肺炎患儿T细胞活化功能状态的研究	市第一医院	杨勇等	市科技进步奖	2	2010
238. T1WI/WATS与MRCP联合应用对胆系低位梗阻的诊断准确性	市二院	李华	市科技进步奖	1	2010
239. 喉挫伤纤维喉镜下插入胃管的应用技术研究	市二院	逯巧琴等	市科技进步奖	3	2010
240. 腰椎置管在神经外科临床应用的研究	市中医院	张凌	市科技进步奖	2	2010
241. 右侧后腹膜外穿刺术诊断十二指肠					
腹膜后破裂	市中医院	刘占祥	市科技进步奖	3	2010
242. 改良入路在后交叉韧带胫骨止点撕					
骨折手术治疗中的应用	市中医院	常浩胜	市科技进步奖	3	2010
243. 手术联合正畸导萌埋伏尖牙的临床应用	市中医院	张治忠	市科技进步奖	3	2010
244. 中药配合妇科诊疗仪治疗子宫发育良性不孕症的研究	市中医院	韩金山	市科技进步奖	3	2010
245. 中西医结合治疗慢性掌跖部湿疹	市中医院	刘春霞	市科技进步奖	3	2010
246. 贲门——食管癌切除术后隧道式胃—食管吻合术的临床应用	市中医院	张文华	市科技进步奖	3	2010
247. 中西药结合治疗输卵管不通	市中医院	李晓倩	市科技进步奖	3	2010
248. 坐立位经口电子支气管镜直视下镍钛合金支架植入术	星元医院	王建睿	市科技进步奖	3	2010
249. 高位颈段食管癌食管及喉部分切除残喉代食管手术	星元医院	王建睿	市科技进步奖	2	2010
250. 腰椎置管脑脊液持续引流在神经外科临床应用的研究	市中医院子洲县医院	张凌等	市科技进步奖	2	2010
251. 全麻喉罩三通导管联合高频喷射通气电子气管镜下小儿气管异物取出术	星元医院	王建睿	市科技进步奖	2	2011
252. 成人股骨干骨折延期内固定预防骨不连的临床应用研究	星元医院	潘治军	市科技进步奖	2	2011
253. 蓝牙动态脑电图在HIE的早期诊断的临床应用研究	星元医院	李慧荣	市科技进步奖	3	2011
254. 沐舒坦在预防、治疗新生儿呼吸窘迫综合征的临床应用研究	星元医院	李慧荣	市科技进步奖	3	2011

续表

项目名称	主要完成单位	主要负责人	获奖名称	奖励等级	获得年度
255．危重症婴幼儿长期经口气管插管呼吸机依赖等疾病的临床护理研究	星元医院	高翠莲	市科技进步奖	3	2011
256．创面封闭联合长强穴埋线治疗肛门病术后疼痛研究	星元医院	张稳存	市科技进步奖	2	2011
257．应用弹性钩钢板手术治疗髋臼后壁粉碎性骨折	星元医院	郝永军	市科技进步奖	3	2011
258．负压封闭引流在骨筋膜室综合征减压中的应用	星元医院	王彦东	市科技进步奖	3	2011
259．不同麻醉方法用于婴幼儿腹部手术的对比研究	星元医院	朱光贤	市科技进步奖	3	2011
260．超声心电图对合并高血压患者手术麻醉前心功能的评估分析	星元医院	朱光贤	市科技进步奖	3	2011
261．口服中药治疗“湿热带下”临床研究技术报告	神木中研所	许富昌等	市科技进步奖	2	2011
262．梗阻性左半结肠肿瘤Ⅰ期切除肠吻合加横结肠单口造瘘术的临床应用研究	市二院	张哲等	市科技进步奖	2	2011
263．青光眼隧道下小梁切除术临床研究	市第一医院	薛国民等	市科技进步奖	1	2011
264．湿性医疗技术救治159例烧伤患者中的应用	市一院	陈坪等	市科技进步奖	3	2011
265．应用超声血管回声跟踪技术对颈动脉硬化的观察分析	市中医院	王润芳	市科技进步奖	2	2011
266．补肾育子汤联合克罗米芬治疗无排卵型不孕症	市中医院	曹利萍	市科技进步奖	3	2011
267．关节镜下经皮V型固定治疗胫骨髁间嵴撕脱骨折	市中医院	罗建成	市科技进步奖	3	2011
268．肝三味颗粒联合阿德福韦酯胶囊治疗乙型肝炎肝硬化（湿热型）	市中医院	刘繁荣	市科技进步奖	3	2011
269．儿童难治性肺炎支原体肺炎临床高危因素的分析研究	市第一医院	杨勇等	市科技进步奖	2	2012
270．洗涤红细胞流边性与糖尿病患者糖化血红蛋白水平相关性	市第一医院	马亚芬等	市科技进步奖	2	2012
271．瑞芬太尼控制性降压联合急性高容量血液稀释在腰椎手术中的应用研究	市第一医院	边步荣等	市科技进步奖	3	2012
272．改良额颞骨瓣在外伤大面积脑梗死的临床应用研究	市第一医院	郑虎林	市科技进步奖	3	2012
273．脊髓亚急性联合变性的神经电生理、维生素B12等检测技术的临床应用	市第一医院	马亚玲	市科技进步奖	3	2012
274．癫痫患者联合测定血同型半胱氨酸、叶酸、维生素B12的临床研究技术	市第一医院	马亚玲	市科技进步奖	3	2012
275．化疗药物胸腔热灌注联合体外恒温循环治疗恶性胸腔积液	市第一医院	席俊峰	市科技进步奖	3	2012
276．腰麻-硬膜外联合麻醉辅以丙泊酚泵注在妇科腹腔镜手术的应用研究	市第一医院	郝海宁等	市科技进步奖	3	2012
277．微创颅内血肿粉碎并冲洗术的应用研究	市二院	冯丙东等	市科技进步奖	2	2012
278．角巩缘后界1毫米结膜切口在复合式小梁切除术中的临床应用	市中医院	李武军	市科技进步奖	2	2012
279．安嗣汤防治寒凝血淤型胚胎停止发育的临床研究	市中医院	柏江锋	市科技进步奖	2	2012
280．外路法提上睑肌缩短术治疗瘢痕性上睑下垂	市中医院	李武军	市科技进步奖	3	2012
281．复合式小梁切除术治疗外伤性晶体半脱位继发青光眼	市中医院	李武军	市科技进步奖	3	2012
282．硬膜外麻醉加胸内迷走神经阻滞下胸腔镜肺大疱切除术	市中医院	张文华	市科技进步奖	3	2012

续表

项目名称	主要完成单位	主要负责人	获奖名称	奖励等级	获得年度
283. 等离子射频气化技术在膝关节镜手术中的应用	市中医院	连海云	市科技进步奖	3	2012
284. 关节镜在治疗踝关节前踝撞击征的临床应用	市中医院	罗建成	市科技进步奖	3	2012
285. 篮牙动态脑电图在H@E的早期诊断临床应用研究	急救中心	陈忠	市科技进步奖	3	2012
286. 老年患者腹腔镜胆囊切除术麻醉与术后镇痛的相关研究	市第一医院	边步荣等	市科技进步奖	1	2013
287. 复杂面中部骨折临床治疗应用研究	市第一医院	刘怀庆	市科技进步奖	1	2013
288. 精准肝切除治疗区域型肝内胆管结石的研究	市第一医院	连凌云	市科技进步奖	2	2013
289. 胰岛素强化治疗联合前列地尔、硫辛酸治疗糖尿病痛性神经病变的临床疗效分析	市第一医院	井长信等	市科技进步奖	2	2013
290. 正颌外科技术在颌面部陈旧性骨折治疗中的应用研究	市第一医院	徐杨等	市科技进步奖	3	2013
291. 参芪防感口服液对反复呼吸道感染患儿免功能的影响	市第一医院	李小力等	市科技进步奖	3	2013
292. 那格列奈联合甘精胰岛素治疗2型糖尿病的临床应用	市二院	张秀梅	市科技进步奖	3	2013
293. 艾塞那肽对多种药物控制血糖不佳的2型糖尿病患者有效性安全研究	市二院	牛建生	市科技进步奖	3	2013
294. 针刺结合中药药膜治疗黄褐斑的临床研究	市中医院	周彩霞	市科技进步奖	2	2013
295. 中心静脉导丝逆行导引用于困难气道患者气管插管的临床应用研究	市中医院	张贤军	市科技进步奖	2	2013
296. 关节镜下腘绳肌腱重建膝关节前交叉韧带损伤的临床研究	市中医院	连海云	市科技进步奖	2	2013
297. MIPO技术结合LCP钢板内固定治疗肱骨干粉碎骨折临床应用	市中医院	王波	市科技进步奖	3	2013
298. 甲状腺功能亢进症的药物应用分析	市中医院	刘霞	市科技进步奖	3	2013
299. 保留幽门功能并空肠袢结扎法在根治性次全胃切除术中的应用	市中医院	雷斌	市科技进步奖	3	2013
300. 高能量骨折延期手术促进骨愈合的临床应用研究	星元医院	潘治军	市科技进步奖	1	2013
301. 清醒经鼻插管达咽部纤支镜引导在困难气道中的应用	星元医院	王雄	市科技进步奖	3	2013
302. 协同护理干预对脑卒中患者运动功能障碍恢复的影响	星元医院	贺艳霞	市科技进步奖	3	2013
303. 显微手术在输卵管复通术中的应用	星元医院	郑丽覆	市科技进步奖	3	2013
304. 应用铰链外固定架联合锚钉治疗肘关节骨折脱位并侧副韧带断裂	星元医院	邢永军	市科技进步奖	3	2013
305. 地区儿童微量元素、饮食及营养状况的调查研究	星元医院	高翠莲	市科技进步奖	3	2013
306. 钝针法改良肌间沟臂神经丛阻滞的临床研究	星元医院	陈焕林	市科技进步奖	3	2013
307. 中药综合治疗慢性肾功能衰竭临床研究	市脑肾病医院	郭补林等	市科技进步奖	2	2013
308. 精阜肥大与慢性前列腺研发病机制的相关性分析	靖边县医院	陈庆忠	市科技进步奖	1	2013
309. Iepp环形电切除术治疗宫颈内瘤样病忭ⅡⅢ级的疗效观察	市第四医院	郑丽霞等	市科学技术奖	3	2014
310. 智能有声挂图对脑卒中运动性失语患者语言康复训练效果的影响	市第四医院	贺艳霞等	市科学技术奖	2	2014
311. 脑脊液置换术在治疗小儿化脓性脑膜炎的临床应用	市第四医院	李慧荣等	市科学技术奖	2	2014
312. 小剂量异丙盼并芬大尼在胃镜检查中的应用	市第四医院	郭佳等	市科学技术奖	3	2014

续表

项目名称	主要完成单位	主要负责人	获奖名称	奖励等级	获得年度
313．地奥司明片联合中药局部熏洗治疗痔急性发作	市第四医院	张稳存等	市科学技术奖	3	2014
314．带套囊气管导管在0～6岁患儿全麻中的应用研究	市第四医院	陈焕林等	市科学技术奖	3	2014
315．胸部CT呈大叶性肺炎改变的小儿肺炎支原体肺炎临床研究	市第四医院	郭春艳等	市科学技术奖	3	2014
316．手术联合腹腔温热灌注化疗治疗进展期胃癌的临床研究	市四院	白卫兵等	市科学技术奖	3	2014
317．加味生地六味汤治疗早期糖尿病肾病临床研究	市脑肾病医院	郭补林等	市科学技术奖	2	2014
318．经介入臭氧治疗输卵管远端梗阻及椎间盘突巡的临床研究	靖边县医院	袁海军等	市科学技术奖	2	2014
319．顺尔宁在咳嗽变异性哮喘中的应用及预后研究	府谷中医院	陈丽琴等	市科学技术奖	3	2014
320．院前急救流行病学调查及应对措施研究	市急救中心	陈忠等	市科学技术奖	3	2014
321．榆林市血液报废原因研究	市血站	师彩霞等	市科学技术奖	3	2014
322．数字化技术与钛合金相结合在下颌骨缺陷个体化修复中的应用研究	市一院	刘怀勤等	市科学技术奖	1	2014
323．小儿颅前窝粉碎性骨折并视神经损伤的治疗	市第一医院	郝东宁等	市科学技术奖	1	2014
324．促红细胞生成素治疗新生儿缺氧缺血性脑病临床研究	市第一医院	王英娟等	市科学技术奖	2	2014
325．腹腔镜下胆总管探查取石术（LCBDE1的研究）	市第一医院	连凌云等	市科学技术奖	2	2014
326．小儿手足口痛83例护理体会	市第一医院	高繁花等	市科学技术奖	3	2014
327．急性胰腺炎患者超声与CT表现对比分析的研究	市第一医院	朱利飞等	市科学技术奖	3	2014
328．环夹膜穿刺气管表面麻醉联合静脉全身麻醉在小儿气管异物取出术中应用的临床研究	市第一医院	罗瑞等	市科学技术奖	3	2014
329．双相门冬胰岛素30与预混人胰岛素30在治疗2型糖尿病疗效及安全性分析	市二院	牛建生等	市科学技术奖	1	2014
330．辨证分型敷脐疗法联合腹水超滤浓缩回输术治疗肝硬化难治性腹水临床研究	市中医院	刘繁荣等	省科学技术奖	3	2014
331．针刺结合非接触性激光治疗带状疱疹的临床研究	市中医院	周彩霞等	市科学技术奖	2	2014
332．口内切口联合穿颊入路手术治疗下颌角骨折的临床应用	市中医院	张治中等	市科学技术奖	2	2014
333．运用视频脑电图监测病毒性脑炎及脑供血不足的诊断研究	市中医院	白小荣等	市科学技术奖	2	2014 2014
334．阻挡旬技术在闭合复位带锁髓内钉治疗胫排骨不稳定骨折中的应用	市中医院	曹振孝等	市科学技术奖	2	2014
335．无水乙醇硬膜外注射脊神经毁损术用于晚期癌止痛		张贤罕等	市科学技术奖	3	
336．化斑颗粒治疗颈动脉粥样斑块的临床研究	市中医院	高培雄等	市科学技术奖	3	2014
337．直视下应用氢氦刀低温冷冻治疗晚期肛管直肠癌的临床研究	市中医院	雷斌等	市科学技术奖	3	2014
338．人工种植牙在牙列缺损或缺失修复中的应用研究	市第一医院	刘怀勤等	市科学技术奖	1	2015
339．丝氨酸蛋白酶抑制剂、起敏c反应蛋白与糖尿病血管病变相关性研究	市第一医院	贾爱华等	市科学技术奖	2	2015
340．职业暴露危险因素对供应室护士身心健康影响的调查研究	市第一医院	王策等	市科学技术奖	2	2015
341．腹腔镜下全子宫切除术患者麻醉并发症预防临床研究	市第一医院	李继周等	市科学技术奖	2	2015

续表

项目名称	主要完成单位	主要负责人	获奖名称	奖励等级	获得年度
342. NICU产ESBLs肺炎克雷伯菌基因分型及耐药性研究	市第一医院	刘晓莺等	市科学技术奖	2	2015
343. 下肢深静脉血栓形成治疗中下腔静脉滤器的备宋应用研究	市第一医院	韩建伦等	市科学技术奖	3	2015
344. 体位于预对低出生体重早产儿胆红素的影响的临床研究	市第一医院	高繁花等	市科学技术奖	3	2015
345. Orion钢板内固定治疗胸骨骨折	市第一医院	席俊峰等	市科学技术奖	3	2015
346. 1CU耐甲氧西林金黄色葡糖球菌的基因检测与感染控制	市第一医院	马靖华等	市科学技术奖	3	2015
347. 三仁汤联合西药治疗小儿痰热咳嗽34例	市第一医院	李小力等	市科学技术奖	3	2015
348. 乳痛核散颗粒2号治疗痰瘀互结型乳腺增生病的临床效果分析及毒副作用研究	市第一医院	赵彦峰等	市科学技术奖	3	2015
349. 地佐辛复合舒芬太尼在腹腔镜下胆囊切除术后镇痛中的应用	市第一医院	薛利军等	市科学技术奖	3	2015
350. HMGA2对卵巢癌细胞的恶性程度、侵袭转移、增殖和细胞形态的作用分析	市二院	席艳妮等	市科学技术奖	2	2015
351. 脂肪酸合酶在肝癌中的表达及其对肝癌生物学特性的影响	市二院	郝棋伟等	市科学技术奖	2	2015
352. 负压封闭引流技术在深度烧伤创面修复中的应用	市二院	马任远等	市科学技术奖	3	2015
353. 乙酰肝毒酶、环氧化酶—2在肾癌中的表扗和肿瘤血管生成关系的研究	市二院	王小林等	市科学技术奖	3	2015
354. 葛根通络汤治疗血管神经性头痛的临床研究	市中医院	曹利民等	市科学技术奖	1	2015
35. 培土消癥方离子导入治疗卵巢卵囊肿临床研究	市中医院	曹利萍等	市科学技术奖	3	2015
355. 利拉鲁肽对血糖增高的代谢综合征疗效分析	市中医院	刘　霞等	市科学技术奖	3	2015
356. 微型螺钉内固定治疗尺骨冠状突骨折	市中医院	曹振孝等	市科学技术奖	3	2015
357. 身材矮小儿童病因及治疗效果相关因素临床研究	市儿童医院、区人民医院	郭春艳	市科学技术奖	1	2015
358. 脊柱内窥镜技术治疗腰椎间盘突出症的疗效分析	市微创外科医院	党靖东等	市科学技术奖	1	2015
359. 煤矿区（神木）空气质量与小儿呼吸道感染发病关系的研究	神木县医院	刘永林等	市科学技术奖	2	2015
360. 榆林市献血人群ABo及RH（D）阴性血型分布	市中心血站	师彩霞等	市科学技术奖	3	2015
361. 肱骨近端骨折微创手术治疗的临床应用研究	市第四医院	杨涛等	市科学技术奖	2	2015
362. 综合性康复训练对脑卒中患者肢体运动功能恢复的影响	市第四医院	贺艳霞等	市科学技术奖	2	2015
363. 缺血性眼病所致新生血管性青光眼临床治疗疗效研究	市第四医院	闫宏梅等	市科学技术奖	3	2015

二、获取发明专利

表12-8　榆林市卫生系统获取发明专利名录

专利名称	专利号	单位	主持人	年度
1. 搭扣式止血带	95245520.X	榆林地区卫校	高亚利	1995
2. 孔道异物取出器	95245519.6	榆林地区卫校	高亚利	
3. 鼻泪管植入管	95245521.8	榆林地区卫校	高亚利	
4. 拉得衣架	95245167.0	榆林地区卫校	高亚利	
5. 可调式高效牙刷	96236487.8	榆林地区卫校	高亚利	1996

续表

专利名称	专利号	单位	主持人	年度
6. 一按得墨水笔及墨水瓶	97208344.8	榆林地区卫校	高亚利	1997
7. 宝宝安药物脐绷带	97242171.8	榆林地区卫校	高亚利	
8. 一次性加压输血（液）袋	97242170.X	榆林地区卫校	高亚利	
9. 胆道手术切口撑开器	98232171.6	榆林地区卫校	高亚利	1998
10. （医用）复位器	82708	第一医院	韩艾春	
11. （医用）吊钩	82712	第一医院	韩艾春	
12. 胸外心脏按摩起博器	2L942167794.5	第一医院	高德义　王保璋	
13. 加压克氏针	93221570X	第一医院	许立新	
14. 防滑骨晕引针（2001）	2L00232297.8	第一医院	许立新	
15. 单腔双孔肌肉注射针头	6235828	第一医院	王　策	
16. 捆绑植入式四拌后房型人工晶体	2L9823245.10	第一医院	蒲　剑	
17. 鼻泪管植入管	2L95245521.8	第一医院	蒲　剑	
18. 简易胸外心脏按压仪	ZL　02 2 62168.7	星元医院	贺海龙	2003
19. 心电图、心电监测背心式电极	ZL　03 2 19090.5	星元医院	贺海龙	2005
20. 仿生态熊蜂饲养室	ZL 2007 2 0156630.3	星元医院	杨学武	2008
21. 一次性新生儿腰穿针	ZL 2009 2 0033321.1	星元医院	贺　波	2009
22. 小儿脑穿立体定位器	ZL 2009 2 0033176.1	星元医院	贺　波	2009
23. 一次性脑穿针	ZL 2009 2 0033320.1	星元医院	贺　波	2009
24. 小儿脑穿留置针	2012010500421070	星元医院	李慧荣	2011
25. 一次性脑脊液测压管	ZL09143579.8	市急救中心	陈忠	2010
26. 一次性滤尘带气囊气管套管	2006200051201	市中心血站	陈忠	2006
27. 一次性环保集痰袋	ZL03265332.8	市中心血站	陈忠	2005

三、医学著作

表12-9　医学著作名录

著作名称	单位	作者	职责	年度
1. 骨科临床处理	市一院	杜成高	编译	
2. 肌肉骨骼疾病的基础与临床	市一院	杜成高	编译	
3. 临床医学论文写作方法	市一院	刘海珠	主编	1994
4. 骨科创伤处理及失误分析	市一院	许立新	编著	1996
5. 病人手册	市一院	王　策	主编	
6. 现代院前急救	市一院	安庆斌	主编	
7. 现代儿科急救手册	市一院	崔　巍	主编	
8. 儿科急救手册	市一院	焦富勇	译著	
9. 实用检验与临床	市一院	冯海翔	编著	
10. 社会医学及医学社会学	市卫校	高亚利	主编	1991
11. 人体解剖学复习考试指南	市卫校	高亚利	主编	1992
12. 解剖学及组织胚胎学	市卫校	高亚利	主编	1993
13. 简明医学伦理学	市卫校	郝树文	主编	1993
14. 药理学教材分析与基础知识训练	市卫校	拓军雄	编委	1993
15. 病理学	市卫校	杨培忠	参编	1994
16. 中国实用科技成果大词典	市卫校	高亚利	参编	1994
17. 生物化学习题集	市卫校	吴宏	参编	1995
18. 陕西省中等医药卫生专业复习题解	市卫校	贺清明	参编	1995
19. 解剖学及组织胚胎学测试题解	市卫校	陈忠	主编	1996
20. 基层医院儿科误诊误治病例剖析	市卫校	贺清明	参编	1996
21. 全国中专学校教学研究论文专辑	市卫校	冯东杰	参编	1996
22. 中医骨伤国际培训及研究论文集	市卫校	贺宗礼	参编	1996
23. 中等教育理论实践与研究	市卫校	高凤崇	副主编	1996

续表

著作名称	单位	作者	职责	年度
24. 现代儿科急救手册	市卫校	王胜利	参编	1996
25. 免疫学基础与病原生物学	市卫校	李如森	主编	1996
26. 外科常见疾病诊治训练	市卫校	安迎春	副主编	1997
27. 妇产科导读	市卫校	刘德英	参编	1997
28. 生物学学习指导	市卫校	朱序仁	参编	1997
29. 生物学学习指导	市卫校	朱序仁	副主编	1997
30. 腰椎间突出症	市卫校	贺宗礼	参编	1997
31. 胎教使孩子终生幸福	市卫校	高亚利	参编	1997
32. 人体解剖学与组织胚胎学指南	市卫校	高亚利	主编	1997
33. 肺科临床诊疗	市卫校	高亚利	参编	1997
34. 儿科学复习指导指南	市卫校	王胜利	参编	1997
35. 免校学基础与病原生物学目标检测	市卫校	贺永前	副主编	1998
37. 解剖学简易记忆法	市卫校	高亚利	主编	1999
39. 创业就业指导	市卫校	高亚利	主编	2004
41. 解剖学及组织胚胎学	市卫校	高亚利	主编	2007
42. 榆林百年医粹	编委会	郭冠英	主编	2014
43. 榆林地方病防治	地病办	赵宗贤	主编	1985
44. 郭维一老中医临床实践录	市脑肾病医院	郭维一	主编	1994
45. 张鹏举医文医案集	市中医院	张征	主编	1998
46. 张鹏举张征医案集	市中医院	张征	主编	2011
47. 韩增医文临征病案选编	市中医院	韩增	主编	2011
48. 脾胃肝胆医案百例	市中医院	韩增	主编	2013
49. 内经证治	市中医院	杭共存	主编	
50. 高氏医集	市中医院	高培雄	主编	2002
51. 中医针灸临床治疗新进展	市中医院	周彩霞	主编	2014
52. 实用脑病诊治门径	市中医院	杨耀峰	主编	2014
53. 临床针灸推拿治疗学	市针灸按摩医院	张德斌	主编	2012
54. 解剖学及组织胚胎学测试题解	市卫校	陈忠	主编	1996
55. 解剖学及组织胚胎学目标检测	市卫校	陈忠	主编	1998
56. 基础医学单元目标评测	市卫校	陈忠	主编	1996
57. 现代儿科急救手册	市卫校	陈忠	主编	1996
58. 最新母乳喂养100问	市卫校	陈忠	主编	1998
59. 公民健康素养知识必读	市急救中心	陈忠	主编	2014
60. 胃癌防治	榆林肿瘤医院	刘俊山	主编	2006
61. 儿科误诊误治病例剖析	市儿童医院	贺波	主编	2002
62. 儿科疾病诊疗规范	市儿童医院	贺波	主编	2003
63. 医生日记	市儿童医院	贺波	主编	2005
64. 儿科疾病护理常规	市儿童医院	高翠莲	主编	2009
65. 实用新生儿临床诊疗	市儿童医院	李慧荣	主编	2012
66. 腹泻病现代诊断与治疗	市儿童医院	贺　波	主编	2012
67. 实用儿科药物	市儿童医院	李慧荣	主编	2012
68. 儿科急危重症	市儿童医院	张艳萍	主编	2012
69. 药源性疾病防治手册	市儿童医院	李慧荣	主编	2013

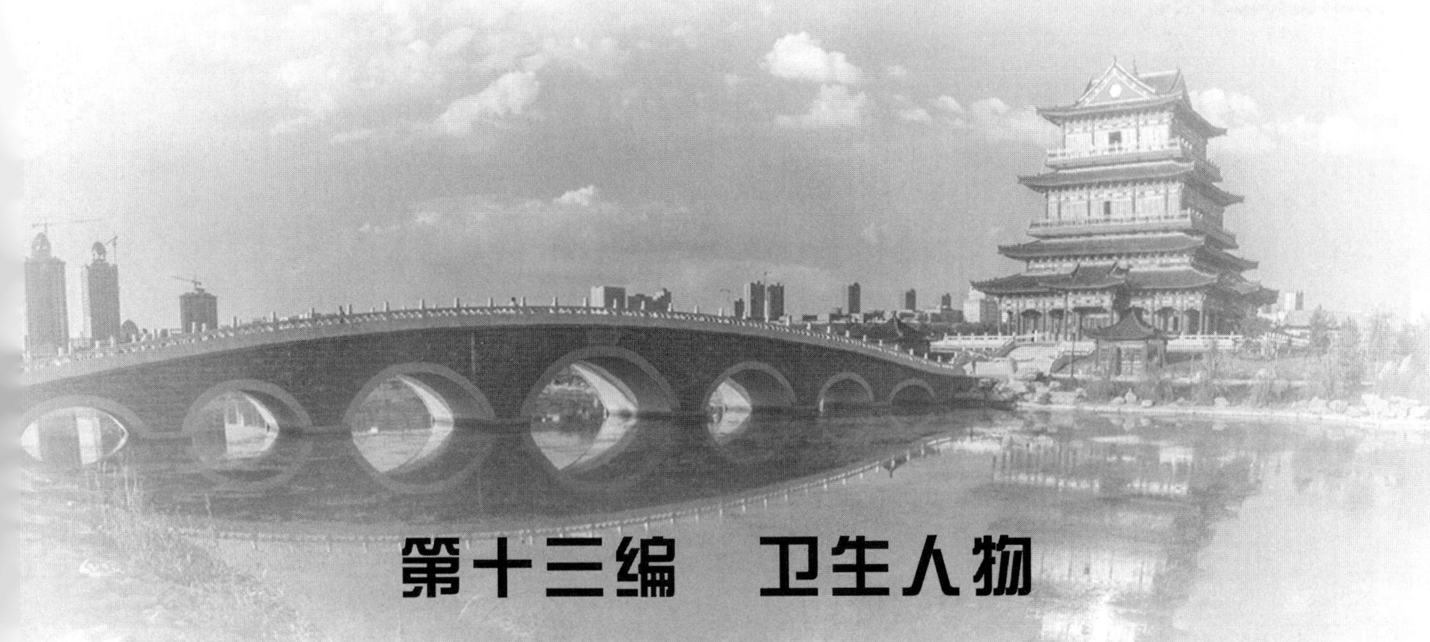

第十三编　卫生人物

自唐懿宗时（860—874）何子皛摄夏州（今靖边、横山一带）医博士始，跨越五代十国，直至北宋，历100余年，何氏一门四代六人皆为名医。之后榆林境内在医药卫生方面涌现出了不少著名的医药学家、卫生行政管理专家和先进模范人物。本篇选列唐明清医家25人，近代医家56人，简录251人。并将部分市级以上劳动模范、先进工作者、市管专家等列以名录。以昭往彰来，启迪后人。

第一章 略　传

第一节 唐明清医家

一、何子嵒、何德璘、何维文、何绍文、何令珣、何令譚

何氏一门四代六人从医，“家多精庆，代足多人”。第一代何子嵒，唐懿宗时摄夏州医博士；第二代何德璘，“继之家伐，习以方书，药有十全，功传百中”，“或民有迫切，公不隐藏”；第三代何维文（字继昭）“留心方术，颇积医论，以妙散神丸，供应上命，屡彰神效”，何绍文“艺可承家，术多济世”；第四代何令珣、何令譚俱为名医。继昭医名更著，说他“神通丸散，妙绝针汤，术追魂魄，脉认阴阳；功高董郭，智迈卢桑”。

二、纪二翁、纪信、纪瓛

明洪武、永乐、正统间医学世家。祖籍安徽蒙城。二翁于洪武三年随大将军（徐达）来榆，戍绥德卫，应是随军医官，子孙后落籍于绥、榆；其子信、孙瓛（字澹庵）、曾孙澯（字宗太，别号容庵），一家四代俱为名医。“纪氏自二翁以医名，出而治疾，往往有奇验”。

三、纪　澯（1477—1514）

尤为突出，他“少从澹庵，能世其业。每居善药，凡负疴求疗者不问疏亲贱贵，致之辄往。投之剂无弗愈者，且不责报。故人人德之，至称为纪一帖云。”少壮时“商游淮扬间，克力干蛊”（肚子胀起的病）。对求医病人，他不视贱贵均精心医治，遇贫穷患者则义施药剂。澯治疾往往有奇验，治愈许多疑难病患者，一帖而愈，是对其医术和疗效的高度赞誉。纪氏世家的医疗事业延续一百五十多年。明弘治十八年（1505）纪澯以“子贵”被封征仕郎中书舍人。正德九年（1514）七月五日病卒，葬榆林城南三岔湾之原。

四、张红郎

明正统年间（1436—1449）浙江钱塘人太医院御医张弘郎因被人诬陷获罪被发配迁居榆林后，便创办了“进生药堂”诊病售药。正统十二年（1447）在延绥镇波罗开设“积善堂药庄”。考张氏一族至清代，为榆林著名世医，延衍四百多年，获赠匾额甚多。如明弘治年间张贤生得“学富青囊”赠匾；清道光二十七年（1847）张玉堂得“棣萼联辉”赠匾等。明代张氏亦有官位显赫者，如嘉靖二十六年（1547）张嘉堂得到升迁，太子太保（辅导太子的官）解家兰所赠匾联云：“嘉堂王兄大人荣膺黼黻之禧：骥足惯舒名定他时高玉笋，鹏程初步政看此日赞琴堂；太子太保愚弟解家兰顿首拜，嘉靖丁末、孟夏。”又如正德年间族贡医张昶因军功被封太仆少卿（掌舆马及牧畜的官）。这些赠匾至今仍由张氏后人保存。清康熙十年（1671）张翰甫曾致力于中药翻译，向蒙、藏等族传播中医药文化；二十九年（1690）张再和将“进生药堂”改称“万和堂药店老局”经营药品，直至民国八年（1916）该药堂倒闭，后人张瑞龙已改事兽医工作。张氏一族在榆林，经营医药，卓有贡献。可惜家道中落，史谱无存，可记述者仅此而已。

五、张　昶

明成化、弘治至正德间榆林医官（贡医），因军功于正德五年（公元1510年）获封太仆少卿。正德五年

（1510）张御医尚得由太医院正吏目汪口口题，制军杨一清书的“硕德高年”匾额，赞其“精诚可格天心，硕德能添美封”，可见他行医年久，德高望重，不仅医术精湛，道德修养更为深厚。

六、柴　旻

生卒不详。明代名医。葭县乌龙铺柴家老庄人，祖籍山西省临县兔坂柴家沟村。明成化年间（1465—1487）任皇室太医。他医术高明，求医者甚多。一次，御妹患病无人能治，柴旻入宫，走线切脉，药到病除。宪宗朱见深龙颜大悦，赐葭州乌龙铺丁地1200亩以为酬谢（此地一直延续至土地改革时）。柴旻殁后，葬于佳芦镇高家畔山顶榆皮塌，建有十二层的“栖云塔”（亦称“名医塔”）以示纪念。该塔现已无存。

七、徐可进

明绥德卫人，“嗜庄老诸书，皆通方药。求医者不问贫富，亟往诊视。心解分剂，病辄皆瘳，而不取其值也”。

八、王建德

明榆林人，十二岁丧父，事母至孝。“以母多疾学医，精方药，请疗者如市，名重一时，活人甚众”。

九、李玉凤

明终南山道士，万历三十三年（1605）云游至葭县，入主白云山道观。善医，为道教医家。“施药济人，神术大参，遇人有疾，疗之即愈”。医德高尚，饮誉遐迩，被百姓尊为“真人”。

十、张翰甫

清榆林人，张氏世医家族传人，乾隆、嘉庆间五品医官。知识渊博，兼通满、蒙、藏民族语言文字。一生致力于民族医药文化交流，曾翻译编撰汉、蒙、藏等多种文字对照的药典，并镌刻印行。榆林尚存有部分手抄和印制的残片，全书已渺不可寻。他为向少数民族传播中医药文化、增进民族医药交流做出了重要贡献，也为榆林医药历史书写了重要篇章。

十一、王秉錞

清府谷人，“贡生，性宽厚，尝以药施济。精治外科，不受人赀，咸称为善人”。

十二、师功凯（1579—？）

号云庵，清涧县师家园则村人，是师理的第六代孙。天生秉性孝道友善。有隐逸淡泊的志向不追求名利和赫赫的地位，自幼迷恋岐黄医术，后来在华山凭借高明医术拯病予危难之时，使那些濒临死亡边缘之人起死回生，且不求报答，不计得失。有一回梦见皇帝悦要赏赐给他好后裔，后来果生下一子一女，于是谢绝人世游遍名山大川再没有返回家乡。

十三、白羽震（1617—1689）

字皓五，清涧县高杰村人，崇德七年（1634）随父寓居任丘。父抗清阵亡，羽震在积死中寻得骨骸，扶柩归葬。继阴入太学大清建立，其躬耕山野，晚年潜身研究医学，著有《医理》20卷。惜之失传。

十四、白　璟（1642—1709）

字景玉，清涧高杰村人，羽震之子。少年时就品学兼优，精通歧黄脉理，明达人体五脏腑经络之开合之处皆可指而数也。遇到奇难怪症，他医常不知为何症，而景玉则能明解治之即愈。人称其为韩康伯再现，为人谦和礼让。从不因自己诊疗卓著而高傲。他的精湛医术，高尚医德，被方园乡邻们久久传颂。

十五、白士鋕（1765—1839）

字铭三，清涧县高杰村人，秉性宽厚，孝老爱幼。曾曰：吾无过人之处，只能让天下负自己，而不能自己负天下，精通医术。对求医问病者，不分贫富，不问路途远近，有求必到，而且疗效卓著。常时时免费给患者诊疗送药，有些赊药的人从不索要。因士鋕的精湛医术，高尚医德远播百里，所到之处村人皆来争识其面，为人敬慕。

十六、任宗道（1808—1879）

清涧玉家河乡王家坪人。自幼聪慧好学。其父送他入私塾读书，希其及第成材。可是宗道矢志为医。故勤求古训、涉猎群书、吸取历代医家之长，并拜本村李大夫为师，弱冠即医名雀起，其为人治病十不失一，一方群众称其为神医，声名远播方园十数县。

宗道为医术精诊断。据传一日见一男子从门前路过，他望之后对弟子说，此人不过三日必凶，果然不出所料。光绪四年山西石楼县令之幼子患天花，已请过许多医生，且病情日见加重。适值宗道行医经过石楼，遂请来诊病，言病必死。问曰：何时死？回答：迟不过今晚。日暮果死。当时县令很气恼，即命衙役将宗道带到县衙大堂。喝到：你把吾儿咒死，该当何罪？宗道心想，杀身之祸就在眼前，可自己遵医理正确诊断，何罪之有？便说：该当何罪应由大人定案，但请我把话讲完，我是凭脉辨病，你子因前医误治使天花转为逆症，致痘毒陷心，若在二天前治疗可用攻邪透毒法，若痘毒陷在左心，我可使邪毒从左眼透出，不过使眼瞎。若陷在右心可使痘毒从右眼出。但右眼瞎。虽可致失明之后遗症，却可保命。到今晨时你子的痘毒已入正中心，无路可出故必死矣，并非我咒死。知县将信将疑，使命人将其子当堂剖开，果见其心尖有黑疮，使知县大为折服，确信其有高深的医术，遂当堂开释，谢银数两，并在石楼县城南门处为任宗道立一碑记上书“名高十全”。

宗道为医精深，疗效卓著，活人无算，人皆以活神仙誉之，用药常两剂知，四剂平，再服以除病根。蔡山坪一男患热病，遍治无效。宗道诊过，四剂热退痊愈。一次一老夫人病危延医误治，宗道来诊时，已被家人装敛入棺，宗道用针刺患者复醒，后服药调理而愈。

十七、朱胤（朱豁嘴）

（生卒不详），籍贯未详，清道光年间（1821—1850）为太医院名医。后因故逃离太医院，自毁唇破相，乔装道人，隐姓埋名，亡命江湖，人称朱豁嘴。来榆林后，在城南太白庙隐居为民治病。他医术高超，医治疑难病患者甚多。相传某次在盐市巷口遇某家出殡，见其棺下滴有鲜血，遂上前询问死者死因，得知系一难产孕妇，急痛气绝，当下他令死者家人开棺，又稍作诊断，便取针刺入气绝之妇的胸口，即刻该孕妇呻吟复生。由此声名大噪。城内一名医忽得腿疾，多日自疗不愈，求治于他。他问明病情，只将原方中主味加重分量，服后病愈。对方问其故，答曰：“药力不达耳。”一次路过某当铺，见其中伙计神色憔悴，痛楚不堪。朱察其情状，当即劝其迅速返家。其人归后，竟至暴亡。事后探明其病因，乃因午饭过饱，又跳柜而出，将肠胃撑破而致死。朱医生仁术仁心，当地口碑盛传。他还修建药房，取名“药王洞”。又集生平验方汇为《珍珠囊》一书，惜未传世。

十八、袁润藻（1821—1905）

字文恒，又字文澜，榆林人。出身中医世家。后继父业在榆林单独施诊，为晚清榆林五大名医之一。先生一生谦逊，同道中凡有所长，必虚心求教。提倡并热心参加当地“杏林晚议”学术活动。治病精于辨证，对痘疹等时证尤为擅长。对重危患者精心施诊，所用药物常自行炮制，疗效显著，深得病家爱戴。誉称为“大国手”。

十九、郝双应

字联魁，清榆林人，清咸丰、同治年间医生。出身宦门，喜读医学经典，又师从朱胤学医，精于方药，亦为清代名医。

二十、苏福贵

“人称青眼，榆林人，清咸丰、同治年间医生。享寿百岁，总兵刘福堂曾与建坊表扬。”

二十一、高榭（1828—1893）

字显章，号玉堂，米脂县城北街人。淡于功名，18岁时徒步千里赴山西太谷县水秀村寻父习医，学望、闻、问、切之道。入门以后重伤寒症研究，熟读《伤寒论》，摸索辨证施治奥妙。又反复研读《本草纲目》，心领神会，批注满卷。随父行医10多年后，医术愈精，众人赞曰“少先生胜过老先生”。同治初年，父年迈还乡，高榭接替经营“圁川堂”，独立行医晋中、雁北，人称“圁川先生”。他注重医德，从不多索钱财；遇贫苦病人免费医治。虽名重一时，仍虚怀若谷，自撰门联：“生于圁川，愧我生未尽回春理；遨游白塔，愿此地同登不老天。”光绪十二年（1886），离晋回乡时，当众烧毁账簿字据，免掉许多穷苦人欠账，深受当地人赞扬。回乡后继续行医，被誉为“生佛”。曾将数十年行医临床经验整理成《言医庸语》书稿，未刊行。62岁时患痿疾，自医一年，扶杖行走。为避喧闹，移居镇川乡间。病逝后，本县和山西原平、祁县、太谷等地许多人前往灵前吊唁。

第二节　近现代名医

一、郭春林（1840—1893）

字绣川，榆林人。幼从薛寿堂先生就读，13岁到当地同仁堂学徒。工余刻苦钻研医药，又得名医指点，终能独立应诊。为了继承和发扬祖国医学，郭氏与当地同师学医的朱祥、袁文澜、郝联魁、郭衡甫等举办“杏林晚议”学术活动，每旬日晚间，集会探讨医理，交流经验，研究分析疑难问题。他曾去晋、冀、豫、甘、宁等地，检送药材，接诊患者。四川巡抚李芾棠患“头风”病，慕名来榆求治，愈后书赠：“唯能济人，斯能济世;未为良相，便为良医”楹联，以志其感谢之情。

二、徐守业（1851—1925）

子洲县马蹄沟镇（现子州县）四旗里村人，清咸丰九年（1859）为避瘟疫逃往山西等地。同治元年（1862）回乡，以揽工为生，此间他白日劳动，夜晚借柴火光亮苦读史书，学业可佳，一时传为美谈。被三皇峁艾拔贡收为徒，一年后中秀才。后弃文习医，因其勤奋好学，医术超人，加之医德高尚，一生中救了不少乡人性命，深受人们称颂。晚年，将其一生从医所得的医案和验方编成一册，由家人保存，可惜在“文化大革命”期间被毁。

三、景百川（1851—1918）

字子凡，榆林人，其博览群书，终生从事医道，善治内，儿科，处方用药讲究廉、便、简，反对药物庞杂，临床蓄有经验，治愈率较高。开设“同春堂”自制有加味和中丸，急救拨丁膏。对疫病预防多有贡献。

四、高王氏（1854—1924）

从24岁起学接生，一直到老，70岁寿终。经她亲手接生全活婴儿甚多，是榆林最早从事接生的妇女。随后有闫大闰（1891—1964）、景子佩（1897—1974）、张陈氏（1901—1965）等。她们大多出自贫寒家庭，有的经师传授，颇有技术，对于横生逆产，也有些精巧技能，解救了一些产妇的危难和生命。其中的闫大闰，擅长于针灸治疗妇、儿疾患，用十指放血法治疗伤风感冒，特别是用针刺疗法治疗小儿重舌、胎毒、湿疹等效果显著。也能用中成药治疗妇儿常见病、多发病，药到病除，深受赞誉。

五、朱　祥（1855—1915）

榆林名医。御医朱胤之重孙，继承家学，尤其擅长针灸。治多效验。

六、吕廷荣（1857—1915）

字灌卿，米脂人。幼读私熟，15岁考中秀才，此后设塾教学。不久，弃学从医，随父吕殿场研习歧黄经典。光绪十六年（1900）后，在绥德吉镇开设中药房并坐堂行医。1919年回乡，在米脂建立荣成源药房并诊病行医直到逝世。临床擅长内科杂病及妇、儿科疾病诊治，以疗效显著名噪乡里。与本县名医李鼎铭、艾崇德等齐名。平时喜书法绘画自娱，其子孙多从事医药事业。

七、郭秉钧

（生卒年不详）字衡甫，榆林人，同治间医生。“善妇科，曾设广庆春药房，治病稳妥”。

八、麻　勃（1862—1937）

字润生，祖籍榆林，二十岁开始学医，学就后，在榆林城内设“双和堂”药房，行医五十年，除治疗内科杂病外，以治疗“痧症”最为特长，疗效极高，乡人誉为“麻佛爷”。

九、梁庭辉（1863—1941）

榆林名医。初为儒生，后弃文学医，师从郭衡甫。长于儿科，善治麻疹、痧症、惊风、搐搦等病。开设广庆春药店，兼授徒传医。著有《古稀从医笔示》。

十、艾崇德（1863—1942）

字峻山，米脂县城关宋硷人。光绪年秀才，生于四世医家，有志济世活人。光绪六年（1880）起在本家“广生堂”司药，渐熟药性，并随父侍诊，探求诊断要领和辨证施治。具有儒学功底，茶余饭后手不释卷，阅读古医著百余种。经多年临床实践，深谙医理奥妙，通悉脉理，诊断多记述患者脉象。长于内科、妇科和疮痍外科。由于医术精良，患者接踵而至，治愈较多，名闻米、绥、佳、清诸县。尤以自制“珍珠八宝散”治疮痍，“英神善救丸”治吐泻，“英神止痢丹”治痢疾，用者良效。行医50余年，被誉为“药王”。其子孙徒弟受其熏陶从医者甚多。著有《艾氏医门初阶》《升阶》等医稿，未传。

十一、任向南（1864—1941）

清涧玉家河乡王家坪人，任宗道之子，幼读私塾，聪颖好学，少随父学医，深得其家传，并广撷博采，贯通各派，而独自成家。以其辨证精细，立法严谨，方药简练，医术高超而著称于方园数十县。任向南为医首重诊断，擅长脉诊，一般经他诊过即可断定可治与否。能治则数剂而愈，若病凶则直言相告，莫费银两，准备后事。他生性端正。为医从不嫌贫爱富，一次一盲乞之妻患重病，恐向南不诊治，与邻居借几块银圆求诊，向南诊毕处方抓药，并说二剂药病退，再二剂愈，至于钱分文不要，快回家给你妻服药治病要紧。秋后那盲人领着妻子背着几升麦子来酬谢向南，并说这麦子不是借别人的，请收下以报救命之恩，向南坚辞不收。

他十分关心中医事业发展，重视人才培养，在德和堂药铺坐堂时，亲炙四大弟子，后来都为当地的中医骨干。其中惠书田还担任过陕北红军医院中医院院长之职，张明扬担任延川县中医院院长之职。他自已还编写了《万金一统要鉴》等教材，现在这些教材还在当地流传。

十二、霍冀州（1865—1930）

清涧名医。举秀才，师从其父霍承珍。精于妇科，兼通内科。开设益生堂药铺，以“半积阴功半养家”为开店宗旨，处方力求廉验。

十三、郭瑞西（1870—1947）

名京。排行第四，人称“郭四先生”，榆林县人。为名医郭秀川之子。曾在“榆阳书院”学习经史，后受父教攻读医著。光绪年间举“孝廉方正”，署“詹事府主簿”，未就任，22岁后继承父业行医;宣统元年（1909）经榆林知府聘请兼任首届农业学堂堂长。辛亥革命后。兼任榆林农会会长及农业实验所所长。民国九年（1920）受国民革命军第二集团军混成旅之聘兼任军医。民国十六年（1927），辞职还乡行医。他治学严谨，法古不泥，重视医德，尝谓“证真脉真如真医医道，法活方活可活世活人”。辨证施治善化古方，用药精专不尚名贵。对贫苦患者，更精心诊察，选用效显价廉之方药，或免费备药给用。瑞西先生专长内、儿及妇科，对痰饮、虫积、湿热有独到见解。他说，“怪证有三：痰、虫、湿热，但其因皆湿之久郁酝酿有关。”1932年秋，榆林“霍乱”流行猛烈。他详察病状，在“六和汤”基础上化裁出“伏虎神效散”。按每次用量分包，在全城分设5个点，备患者家属取用。并向神木、府谷、横山等县赠送，活人甚多。他采用自拟预防药“驱疫丹”，倡用口服大蒜，水缸内投放苍术，贯众等法，对防治该病起到良好作用。1923年杨虎城将军避居榆林时，患伤寒病，经其治疗好转。同邑中医高瑞堂患耳病数月，服药罔效。瑞西先后与诊，以六味地黄汤加黑附子引火归原法，一剂而痛止。正骨医生冯应奎目为云翳所遮，日久失明。他亲自升炼“退翳桃花散”医治，经月复明。他发古创新，所制丸散如保赤散、神效散、苍耳散、永健丸、益土育金丹等疗效显著。杨虎城、邓宝珊等曾与他结为契友，尊称“四哥”。民间赞誉他为“郭一服”“服即生”。王军余先生著《榆林地方简志》为其立传，称其才“榆林医界巨擘”。古稀之年将平生所学及临证经验写成《医学辑安》10万余言。惜于1966年10月随其遗墨一起亡佚。

十四、雷法义（1870—1947）

绥德名医。感于时势，矢志学医，颇有心得。善治白喉等时疫之症，曾行医于韩城等地，深得群众敬仰。

十五、袁硕甫（1874—1941）

字卿臣，榆林城人。出身医学世家，其祖父服周、父文澜均为榆林名医。硕甫幼习儒学，研习《内经》《伤寒论》《千金方》等医典，经父亲临床指导，潜心钻研，得其真传。27岁时应诊，对外感热疾有独到经验。擅治伤寒、温病、斑疹、疾痧、天花等，为民国年间榆林“四大名医”之一。民国初期，榆林时疫流行，他终日奔波，救治患者，痊活者不可胜计。硕甫还善于治疗杂病，患者冯五，患斑疹，神志昏迷，危在旦夕。经他诊治转危为安。某男得病后忽不能语，几经求医无效。他接诊后，断定系因元气不足，热蔽心窍所致，以“涤痰汤”加青黛、硼砂、僵蚕，重用人参，服药二剂病愈。他治学重视临床辨证，常言：“如用一纸验方可治病，则可不要医生，识字之人皆可行医，岂不谬哉！”他注重医德，恪遵祖训，对患者无论贫富，一视同仁。遇有赤贫者，常免费施药。他在城内开设“恒泰堂”“恒济堂”中医药房，带徒授艺。曾应杜斌丞之聘，兼任榆中校医。他行医40余年，医名远扬陕北及晋北一带，乡人称颂，所赠匾额甚多，有“大国手”“艺精德备”等。旅居台湾的王军余先生所著《榆林地方简志》中称颂，“民国以来对时行疫病有经验者就此一人。著作有《伤寒抄本》《时症经验总结》《袁氏秘方》等，均遭散失。有治疗斑疹验方20则、治男妇腰腿疼痛、寸步难行之验方“神仙双丢拐”传世。

十六、李韶华（1874—1950）

字锦轩，今佳县螅镇乡荷叶坪村人。幼时父亡，生活困难，母子相依为命。他天资聪慧，好学上进，户族亲戚无不称赞，竞相帮助。29岁补了廪生进学秀才。清宣统年间（1909—1911）考入西安高等学堂，辛亥革命爆发后参加了国民革命。后因其母年迈，求返故里。行前革命军授予委任状，任命为葭县县长，但为了尽孝，一直未就任。韶华回乡后，一面教学，博览群书，一面自学中医，为民除病。至中年，学识渊博。曾著小说《琼林演义》6册、120回，“文化大革命”中被烧毁。还著有《天文浅说》一部四卷、《透视画理》一部、《荷叶坪村志》一部二卷、《见闻实录》一部二卷。试制过“活水飞龙机”，引水上山；自制过“浑天仪”“指南针”等仪器。韶华老年时，致力于中医学，行医看病，在医学上有独到见解。妇科中不孕症，一般医生多调肝补气血，而他大胆使用藏红花十香附丸，活血理气；孕妇早产，多认为脾肾虚，给予补肾健脾固胎，他却以为是血热胎动不安，必须要脾胃同治。韶华医术高明，医德高尚，闻名乡里，他待病人如亲人，行医时遇贫者不收分文，义务看病，对富人收费也合理公平。他经常教导子孙做人要半积阴功半养家，当医生不能谋利，谋利则百事不成。1945年，李鼎铭先生邀请他到延安国医馆研究中医，因年迈体弱未能成行。

十七、吕廷荣（1876—1945）

字耀卿，米脂县城内东街人。幼入私塾，天资聪颖，性豁达，善书画，好丝竹，18岁考取秀才。先设账教书，后遵祖嘱“不为良相为良医”，随父吕殿阳在“生春堂”药房习医侍诊，四五年后能独立看病。光绪二十六年（1900）在吉征店开设“生春堂”分号行医。长于内科、妇科，素重医德，医风独特。农忙离店，在绥、米、佳、吴四县毗连处乡间巡回医疗。18年内治愈许多难症患者，视病人贫富少收或不收药费，被尊称为“吕二先生”。民国八年（1919）返回县城，自办“荣盛源”药房，创制“六神止晕散”“玉红膏”等多种临床应用成药。受其祖父熏陶，成为群众称道和尊重的一位中医，与21世纪初米脂县内医家艾崇德、李鼎铭齐名。集著《医经要领》《验方百种》书稿（未刊行）。

十八、姬连卿（1875—1954）

榆林名医。由设馆教书而改学医、行医。对《傅青主女科》深有研究，受聘在“万全堂”坐堂应诊。自制“千金调经散”疗效显著，曾配制为成药销售。

十九、刘子绍（1854—1940）

神木名医。精于外科，善治痈疔疮疡。开设寿春堂药铺，自制“九龙丹”“灵药”“黑矾散”等，疗效极好，加之医德高尚，备受广大患者称赞。

二十、张陶庵（1877—1946）

名鸿钧。榆林人，清代廪生。初以教学为业，设私塾於榆阳“妙德庵”。喜学歧黄术，每於课余，潜心钻研，凡数载果有所得；亦曾至外埠专习中医三载，年届不惑，始弃教从医；张氏文士习医，理论基础较雄厚，且善多思，至晚期终于步入榆阳名医之列；曾受聘于国民党二十二军任营级医官。张氏临证擅长针灸及中医内、妇科，以治疗妇科疾病尤为得手。治疗注重调理脾胃，补益肝肾，以脾、肝、肾为本。昔有一妇人，崩漏缠绵，年余不愈，张氏施以重剂调肝补脾、肾，抓其根本，终于取得满意疗效。对白喉、症瘕、痈疽等疾病亦颇有心得。在天花的预防中，也做了大量工作。张氏生性耿直，不图财利，享有声望，赠有“仁术济世”“活我父子”等匾额。遗著有《亲笔医案》《医药验方》等，载案一百三十八例，每例病案均理法方药具备，全书始终贯穿整体观念与辨症论治法则，将数十年临床经验与理论紧密联系灵活运用。对疑难病与险症，均依据历代名医理论经验，结合个人经验治愈者为数不少，堪称一生心血结晶，该遗著于1960年榆林县党政首长亲自带头采风找宝运动中，在破烂书摊获得，公开展览。

二十一、吕廷弼（1878—1950）

米脂名医。出身医门，跟随其父吕殿阳学医，尽得所传。长于儿科，亦善治妇科、皮肤病。于小儿咽喉疾病独有心悟，治疗每每效验，人称“喉症圣手”。

二十二、霍光熙（1879—1953）

绥德义合人，字子明，人称“霍三先生”，父生秀为当地名医，光熙八岁随父习医，十六岁独立行医，后在当地开设“三义堂”中药铺，1937年在县城开设“同心堂”药店，1943年合资创办绥德保健药社。临证长于内、妇科。注重辨证。至晚年医术尤精，颇受时人称道。

二十三、张鸿儒（1880—1945）

字席珍，榆林人。幼年投身榆林城内“广庆春”药店，耳濡目染，渐对医药产生兴趣。及长，正式拜榆林清末名医郭秉钧先生为师，乃勤奋刻苦，探研歧黄之术。业成，在城内“万生堂”药店坐堂应诊。先生一生探究医理，博采众长，擅于妇、儿疾病，对急危重症尤有独到见解。乡里吴某之子，年方六岁，骤患吐泻，数更其方罔然，患儿面色苍白，四肢发凉，气息微微，病情危笃，命在旦夕，父母视子无望。先生见之，悉心诊视，谨慎辨证，以加味理中地黄汤服之脱险，群众称颂先生有起死回生之术。先生为群众看病认真负责，不分贵贱贫富，不避寒暑，即便烈性瘟疫，有请必往。而且，治病不计酬金多寡，每医一病，自始至终，从不间断。遇有疑难急症，日二、三诊，至病痊愈方止。1937年，日本飞机轰炸榆林，适有“延龄澡塘”工人许某患斑疹伤寒，毒邪内陷，证情危笃，邀先生诊之。家人害怕出事，劝止前往，先生毅然而至，并说：“病者在生死关头，医者若不舍身救治，其命难保，至于生命则听天而已”精神之佳，感人肺腑。先生一生治学严谨，虚怀若谷，一有心得，即与同道切磋交流，并毫不保留地全部传于后学。后起名医其侄张鹏举先生就是其中之一。由于席珍先生医德高尚，医技纯熟，深受群众爱戴，邑人赠有“品学兼优”“志在活人”等匾额。

二十四、李鼎铭（1881—1947）

名丰功，鼎铭乃其字，米脂人。是陕北的开明绅士，曾任陕甘宁边区政府副主席。其生平另有传记，现仅就其与医事相关者简述如下：李氏幼时攻读，兼习歧黄，历时8载，21岁时在绥德州考中廪生。翌年回籍执教私塾，1910—1928年从教从政。1928年回乡，矢志研究医学，悬壶应诊。对贫民求医者，不避风雨，随叫随到，不收或少收诊费，加之诊治细心，医术高明，成为米脂县远近传颂的名医。群众送匾“造福桑梓”，称颂他为行医济世的“米脂一杰”。1930年由桃镇迁往米脂城东街继续行医。在任边区政府副主席期间，他重视文教卫生工作，号召养成良好的卫生习惯。1944年5月，延安疫病流行，他和其他老中医研究治病药方，供防治之用。他主张中西医团结合作。积极倡导并参加边区国医研究会的活动，兼任该会会长。1944年7月14日延安《解放日报》刊载了他号召边区中西医要互助合作的谈话。指出：中西医应各献所长，化除成见，消除隔阂，诚心诚意合作，两方多求接近机会，把各自的经验、技术毫无保留贡献出来。他以身作则，首先将自己的良方献出并表示要向西医学习。1944年10月11日在边区文教代表大会上，号召中医公开秘方，痛切引述人民因病死亡的严重状况，强调指出，预防重于治疗。并呼吁中西医密切合作为群众服务。他用中药和按摩疗法治好了毛泽东主席的风湿性关节炎和胃病。诊病过程中，和毛主席畅谈中药性能与治病方法，还讨论中国医学发展道理。有一次毛主席对李鼎铭说，现在延安西医看不起中医，你看边区的医学应如何发展，李鼎铭说，中西医各有长处，只有团结才能进步。毛主席称赞他的想法很好，指出以后中西医一定要结合起来。毛主席还介绍他给其他领导人看病。在繁忙工作中，他还抽出时间为群众诊病。1947年3

月转战陕北期间，他与群众同甘苦，一到住处，群众闻讯赶来求医，他不顾疲劳，从不推辞。1947年12月11日，李鼎铭先生患脑溢血逝世，边区政府举行了隆重的追悼大会，中共中央、毛泽东主席送了挽词，在米脂县城为他树立了纪念碑。

二十五、边震江（1882—1944）

横山县波罗人，男，自学中医，而立已就，后行医于榆林、内蒙一带，四十岁在波罗镇开设“永寿堂”药店，坐堂治病。其经验丰富，擅长中医内、妇两科，善用经方，晚年，学验丰富，闻名乡里，医德高尚，受到当地群众的爱戴。

二十六、柴振治（1884—1966）

字叔平，府谷县柴家塄村人。祖父柴立本系清朝拔贡，在任河南太康县县令期间，曾因奉朝廷命令总领修补黄河缺口而获重奖。离任时，购置大量图书返籍。其一生行医。在藏书丰富、医学门第的家境中，他自幼广览群书，尤其喜爱儒学经典与《内经》《伤寒》《金匮》《本草》《景岳全书》等医学名著。14岁时开始行医。其间，他结合临床实践，广采民间偏方、验方，潜心研学，技艺大进。1933年夏，为营救长子柴嵋（因攻打县厘金局被捕而在押于榆林）而前往榆林。适逢霍乱流行，因医院无进口疫苗，染病死亡者甚众。他目睹惨状，救治了不少患者。当时《上郡日报》为此而广告云：“不论男女老幼军民人等，速请长盛栈柴先生，方能服药针刺，预防治疗”。后井岳秀（时为陕北镇守使，驻榆林）妻患子宫瘤，已不便出外，柴先生经井岳秀之岳父（任狱官，闻柴治疫声名）介绍，入官邸治疗，服药针灸一次，排血块数升而愈。其子柴嵋因而获释。柴先生以针灸见长，用药亦重精选。抗战时，药物困难，常一、二次针灸治好头痛、腹痛及其他诸症，抑或就地采集草药，亦治大病、急病。中华人民共和国成立后，王义成妻的子宫瘤，丁存有的缩阴，仅三五针，两三剂药则转危为安。临床时，他注重补脾去风，如妇科经产、崩漏带下等症，有时涩因涩用，通因通用，治则不拘一法，正治、反治、从治，随症采用，时稀有人之见，而每服奇效。1949年1月，一完小学生马志林（山西兴县人）得癫狂伤寒，不省人事，狂乱不安。柴先生投药一剂，次日即愈。方中有朱砂一钱，患者家属抓药，药房不予，至医生亲往才予。后被接纳为陕西省中医学会会员，多次赴省开会交流经验，他的好几个验方被选入《陕西省中医验方选编》一书。

二十七、高兴业（1885—1961）

字瑞堂，民国年间群众赞誉的榆林四大名医之一。童年家境贫寒，无钱上学，只能靠自学，夜晚常以香火照读。十七岁时随榆林名医郭秉钧在“广庆春”药房学医。由于勤奋好学，二十五岁即独立开始行医。高兴业重视对《内经》《难经》《金匮》《伤寒》等主要经典著作的钻研，其中重要章节往往熟读如流，深思领会。同时，广览历代各家学说，融会贯通。临床诊病准确，尤长脉诊，谙熟药性，精于炮制，遣方用药合度，善用经、时方。临证擅长妇科、儿科，往往用平淡之药而起沉疴。如有一蒙族妇人，年二十余，小腹疼痛有块，如孕状，曾经多方医治无效，慕名专程来榆。他切脉查症后说：“本病脉沉弦紧，可知酒后入房，又复感寒邪，寒气凝血不散而成血瘕，今体尚壮实，病成不久，可攻下之。乃以五霞至宝丹六钱，每早空服二钱，酒引服之，下泻，内有五、七枚如桃李大的血块，遂平复痊愈。对妇人不孕症，善用交感丸治疗。如色黑体瘦者以当归为君;体肥痰湿者以茯苓为君;气郁者以香附为君，随证变通。对于小儿急惊风常以栀子一钱、川贝母一钱、琥珀一钱半、川大黄一钱七分、朱砂一钱、川连一钱，共为细面，面糊为丸治之。用逐寒荡惊汤治小儿慢脾风，七味豆寇散治小儿久泻不止等，临床用之，效果显著。高兴业医德高尚，对患者不论贵贱贫富，一视同仁。看病从不计报酬。1946年，榆林成立“平民医药施诊会”，他与许多医生积极参加义诊。从医五十余年，享誉陕北、山西、内蒙、银川等地，及至晚年，各地患者慕名而来求医者络绎不绝。他不顾年迈体衰，疾病缠身，坚持应诊。临终之际，献《临证验方》一册，并鼓励其子孙，努力学医，为民服务。

二十八、刘永光（1889—1972）

靖边名医。祖籍山西，出身医门，少时随父学文习医练武，后从堂兄刘国基学医。长于外科、内科。善用家传“五毒膏”治疗外科疮疡，效果良好。

二十九、张昆明（1889—1951）

字紫垣，号星耀，榆林人。幼时体弱多病，因求医艰难，立志学医。于14岁从张炳南学医，攻读《内经》《难经》等经典医籍数年，而得其要，熟悉医理、方药。19岁开始行医，专长内科、妇科、时疫杂病。他在理论上本《内经》“阴阳偏盛，乃生疾病”之旨，认为“阴可不足，阳曷能少?”并据此指出：“倘若补阴伐阳”，则“无阳可长”，因而诊治上他重在温补阳气，尤以爱用桂附知名。因熟识温热药理，应用自如，有“温热派”之称。曾设馆授徒于榆林普济寺。从其学者有张培田、高镇南及子龙翔、龙田等因医而名于世。

三十、李文正（1890—1983）

字拙夫，榆林城人。出身于手工业家庭。早在二三十年代，他就借行医之便，深入社会各阶层，进行反对军阀及封建统治的宣传，致力于工人运动。1956年，他与刘哲等通力合作，办了民办中学。为了解决中医后继乏人的问题，在他的倡导下，城内办起中医学习班。他亲自授课，先后培养出60多名中医人才。他是本地著名中医，尤擅针灸治疗，屡起沉疴，深孚众望，患者赠送“万病一针”匾额。他治病不论亲疏贵贱，一视同仁，每遇贫者求医，辄解囊相助。他生平担任过县政府委员、县政协副主席、县人民代表、省政协委员。其遗著有《放血疗法》《针灸临床经验谈》等。

三十一、杨日升（1891—1960）

原籍河南武安县人。少时念过一年书，后自学《难经脉诀》《本草纲目》《针灸大成》等。12岁开始在药铺卖药，兼涉文史。22岁时到榆林城，曾在井岳秀部当军医。1915年定居葭县康家港乡沙坪村，在周边县区行医。杨日升医道精深，妇科尤为拔萃。妇女月经不调，生育困难，使用四物汤加减，对症下药，疗效甚佳。行医时，诸病多用一针，能冷能热，能升能降，立时见效。对于药物，能炮制，能丸散，炮制的“红升丹”“白降丹”等，治疗外科疾病有奇效。杨日升医术高明，学识渊博，擅长书法，在陕北颇有医名，人称“杨仙”。本人一生嗜鸦片，不置产业。1960年去世，享年69岁。

三十二、白秀山（1891—1960）

神木名医。生于医门，自幼受其翁定臣熏陶。肄业于北京大学，回乡办学执教。但始终属意于医学，刻苦钻研，不废诊治。学养颇厚，尤其对《伤寒论》理会深刻。

三十三、霍静堂（1893—1974）

名致远、字静堂。清涧县城人。陕西著名中医。出生在中医世家。静堂8岁启蒙，聪颖好学。18岁进药铺，边司药，边跟长兄学医习德，主攻《医宗金鉴》旁及《濒湖脉学》《医学三字经》。继而研读《黄帝内经》《伤寒论》《金匮要略》《千金要方》和《脾胃论》等经典医著。26岁精通歧黄脉理，遂悬壶于清涧及邻县。1934年，与王瑶璋、霍味三合办益生堂药铺，后去绥德等地行医。1936年春，在西安考准国医，挂牌诊疗数月，声名鹊起。归里后，同王瑶璋、师乐天开设益寿堂。其对患者一视同仁，穷人所欠药钱，年终交不上者一笔勾销。1940年春，县人民政府建立，他热情迸发，响应党和政府号召，投身中医事业，到保健药社坐堂门诊。1942年，将本家药铺半数以上中药投入保健药社。1942—1947年，先生在药社应分股500余元（银币），因药社资金不足，其分文未取。由于他为陕甘宁边区医疗事业做出贡献，受到群众赞扬和政府褒奖。1946年被选为边区第二届参议会参议员。中华人民共和国成立后任保健药社主任，当选为县人民代表。1956年出席陕西省卫生系统先进工作者代表大会，并获奖。1957年，被省中医研究所聘为通讯研究员。次年，任县中医院院长。1959年出席绥德县群英会，翌年被推选为省三届政协委员。在中医院任职时，采取院内筹资和政府拨款相结合的办法，办起陕北第一家中医病房。“文化大革命”中受冲击，多年潜心所得心得笔记和临床验案等遗失殆尽。1972年7月20日，因患肺炎与世永别。静堂家学渊源，博采众长，造诣较深，以内妇两科名于时，尤精脾胃。每遇疑难，驾轻就熟。其云：“治病必求其本，先天在肾，后天在脾。脾为中宫之土，土为万物之母，母肥子壮，百病不生。”并强调饮食清淡、温和、柔软、细嚼慢咽，饭后散步；热不急进，夜不饱食；怒不饮酒，醉不冷卧，病必忌口。在临床上，无论内伤外感、妇儿各科，用药不忘培土，疗效显著。在妇科上，擅长脉诊，强调首重肾脾肝，妇女谨避寒湿，行经后祛淤为要。静堂重视人才培养，40～60年代，在坐堂应诊之余担任主讲，先后举办中医学习班4期，培养中医骨干五六十人，霍静堂行医近60年，医德高尚，作风严谨，医术精湛，患者送他“立起沉疴”“妙手回春”“扁鹊再生”等锦旗牌匾，其足迹遍布陕北。

三十四、张鸿业（1892—1966）

吴堡名医。生于中医世家，继承家业，悉读《外科正宗》《外科大成》。擅治痈疽疔疮、常用升药外敷，家传“三仙丹”“八宝散”等，都能如法炼制，恰当使用。

三十五、李居时（1892—1974）

吴堡名医。师从其伯父李兰相学习针灸，勤学苦练。治疗以针灸为主，亦善用草药、偏方，殊多有效。为医廉洁，颇受尊重。

三十六、刘汉西（1892—1976）

绥德名医。因家人有病失治，遂弃职学医，发愤攻读经典，终于有成。熟谙内科、妇科，曾与孟志刚合作，致力研究中医药治疗急腹症，颇有成效。

三十七、刘汉喜（1893—1968）

字沛初，绥德县白家崄乡海满坪村人，自幼随父攻读诗书。民国初年，在县城德成义杂货店当学徒时，因痛失两个儿子（3岁和5岁）10日内相继死于麻疹，遂立志学医，终于成为一代名医。中华人民共和国成立之后，曾任绥德县中医诊疗所主任、县医院副院长、陕西省中医学会理事，出席过全国卫生战线群英会。刘汉喜为人正直，行医以救死扶伤为宗旨。1930年夏，一位西川农民来请他为其父看病。正巧，国民党驻绥部队姜梅生团的副官也来请他为团长太太看病。刘汉喜明知姜梅生是个杀人不眨眼的魔王（绰号姜阎王），但当得知姜太太患的是不育症，并非急症后，竟不顾那副官的再三威胁，毅然先去西川治病。5天后，西川病危农民得救，他才去姜梅生处。姜梅生指斥刘汉喜不给他“面子”，并露出杀人的凶相。刘汉喜概不畏惧，据理争辩，并以杀我恐无人能治不育症来回敬。姜梅生虑及生子为大事，便暂且与他打赌如治好病，除免一死外，还要为他在绥德城最引人注目的地方修建一座名医亭。第二年春，姜太太果然生了一子。于是，姜梅生便在绥德城内疏属山顶建了一座八角亭，即名医亭。刘汉喜行医拒不收礼，且能扶危济困。1931年，绥德城内伤寒蔓延。姜梅生团有位蒲城籍士兵也患了此病，生命垂危。姜梅生害怕伤寒危及部队，责令部下将那个患者活埋。可巧，执行埋人士兵中有一位患者同乡，经患者再三求告，才偷偷将他藏在南城楼上。同乡身无分文，只好眼睁睁守着患者流泪。有人劝他去请刘汉喜，同乡抱着一试的态度去请，刘汉喜了解情况后当即去城门楼为患者治病，直至病愈，分文未收。6年后，一位军官登门向刘汉喜磕头称恩人。原来他就是6年前患伤寒病的那个蒲城兵，现已升为营长了。刘汉喜与他寒暄中，得知救他的那位同乡士兵已在一年前阵亡了。那营长告辞时，放下50元大洋和一些名酒名烟，刘汉喜拒不接收。

三十八、刘登洲（1893—1973）

清涧县石咀驿乡枣林则沟人，针灸医师，中共党员，曾被聘为中国医学科学院陕西分院研究所通讯员，曾任石咀驿乡粮站主任，石咀驿乡乡长等职。他身居农村多次看到乡亲们常被病痛折磨，呼天喊地，深感不安，为此，他带着问题阅读了大量的医学书籍，“逐渐尝试用书中看到的针刺方法为群众治病，结果收到些效果，从中得到启发。20多岁的他始立志学医。而后的几年里他便把精力全部花在钻研医学书籍上，上山劳动衣袋里常带着书，回家一有空便看书。《针灸大成》《医宗金鉴》中许多重要章节他都能熟读背诵。这样一边学习一边实践，理论水平和实践操作技能得到不断提高，渐渐地乡邻及远处的病人也慕名而来，极受群众的推崇。刘老从20多岁开始学医，经过10多年的苦练，在他41岁时已成为清涧县知名的一位针灸大夫。可谓大器晚成。刘老先生针灸治病，不单纯囿于针灸一门，他发愤钻研、熟诵名著，并能在诊治疾病的实践中从整体出发，辨证施治。还根据不同季节不同年龄体质治疗疾病。取得了显著疗效。他除了对一般常见病用针灸治疗，而且对一些疑难杂病，如不孕症、小儿抽风、中风（脑血管病）都有很好的疗效。有的甚至能够起死回生。如高某之幼女，病危虽经中西医治疗均无效，孩子奄奄一息，而经弛针灸治疗第一次即效，再次而愈。刘登洲在自学成才的生涯中，始终以中医先辈扬继洲为自己崇拜的师长和楷模，对《针灸大成》反复阅读、背诵、理解其精髓实质。1952年即进入中医院专搞针灸。从20世纪40年代起就开始带徒传艺，培养了不少针灸医师，为针灸事业做出了贡献。

三十九、马文贞（清末，具体不详）

绥德县人，性情耿直，品行端正，唯其志超凡，故行迹与人有异，仅应乡试一次，即登华山局两截，得道友传，遂习医归里，后赴山西，一面授徒，一面诊疗疾病，在晋近二十年。其子马壮随侍有年，遂知医，学问，经史学集无不贯通，人称诶实学，生平著有“东河论”。

四十、冯应魁（1893—1942）

榆林人。出身于屠户家庭，幼时读过几年私塾，后因家贫辍学，迫于生计，给一个叫宋牲口的屠户揽工。几年后，由于冯老实、聪明、能干，宋某乃将自己祖传接骨术秘授于他，并给一竹制拟人骨架，让冯结合猪、羊骨节关系熟记人体每一块骨头、肌肉、关节名称，反复拆卸、结合，如此半年，冯便可在黑暗中顺利操作。后在宋某的不断指点下，研习各种复位手法，三年后悉得真传，并有所创新，因而名声渐起。此后，冯离开宋师，自立门户，仍以屠宰、接骨为生。三十岁那年，冯偶患眼疾，去天津诊治，凡遇骨折、脱臼之患者亦予治疗，因此在津颇有医声。病好返里，医名大震，毗邻府、县求医者络绎不绝，门庭若市。冯氏临诊术精手巧，操作准确敏捷，患者痛苦少，复位快，虽是复杂性骨折，经他之手也能很快整复。加之，冯不谋财利，收钱较少，遇有平民者则多义务治疗，因此，深得群众信赖。冯一生忙于应诊，又过早逝世，惜其术只传于女冯芝，侄儿媳刘改如。

四十一、高维岱（1893—1974）

子洲县砖庙乡人，先后修业于山西太原医学传习所及太原中医学校，理论扎实，临证常中西合参，每多效验。从医50多年，一生对中医内科杂症、妇科病的治疗，名著乡里。曾为陕西省中医研究所特邀研究员，1955年子洲县中医考试时任主考。

四十二、田副奎（1894—1933）

府谷名医。出身世医之家，至副奎已传十代。善治内科诸症，尤其精于外感热病，曾将祖传治疗经验整理成册。1933年于治疫时染病而殁，年仅39岁。

四十三、杜世杰（1895–1969）

字汉三，米脂县城石坡人。陕西著名老中医，出身书香门第，自幼聪明好学，熟读圣贤之书，精通《周易》，喜好诗词歌赋。青年时虽向往民主进步，倾慕赴京沪及留学海外的同龄学子，终因自己是独生子，且父母年高，选择留守桑梓。他目睹了家乡缺医少药，伤寒等流行病致大批病人死亡的惨景，立志悬壶济世，自学中医。他反复研读了《黄帝内经》《伤寒论》《金匮要略》《温病学》中医四大名著。深谙祖国医学之阴阳五行“致中和”的原理，娴熟运用辨证论治的方法，使医术在临床实践中不断提高，他总是用两三剂草药，使垂危病人转危为安，深得米脂城乡父老乡亲的信赖。1955年，陕西省中医研究会成立，特聘世杰先生为终身会员。1958年，米脂县成立联合医院，人民政府特聘德高望重的世杰先生出任联合医院副院长，他主持全院业务并坐堂应诊。他一生淡泊平和，敦厚儒雅，与世无争，荣辱不惊。

四十四、崔岳瑞（1896—1965）

字跃坤，定边红柳沟镇人。幼年牧羊，曾读过两年私塾。后勤奋自学，目睹巫神巫婆骗财害命之祸，决心专攻中医针灸学术。在村里行医，宣传破除迷信。1944年4月2日，延安《解放日报》曾发表社论表扬。同年7月，三边专署授予他“反迷信的模范”称号。专员、县长亲到卜掌村，为他隆重颁奖挂匾。1944年10月，他被选为定边县民主政府委员，并作为模范代表出席了在延安召开的“陕甘宁边区文教代表大会”，会议上专门介绍了他反对迷信的事迹，毛泽东接见了崔岳瑞。大会号召边区各地开展学习崔岳瑞运动，并获“特等模范英雄”称号，《解放日报》刊登画像。1952年12月，定边县第三届各界代表会议上，被选为首届代表会议常设委员会副主席。后任定边县药材公司主任。

四十五、刘荣胜（1896—1947）

字克安，神木县刘家坡村人，家为世医。刘荣胜天资聪敏，自幼文、医兼学，过目不忘。对《内经》《难经》《伤寒论》等中医典籍无不精研，而尤其推崇《景岳全书》。其医术长于伤寒，亦善于妇科，又得祖传“灵药”“九龙丹”“黑矾散”之助。入世后，遂以诗文、医术、医德在南乡和晋绥名声大噪，求医求药乃至求学者，络绎不绝，其门生张世雄、贺升效，后亦成为榆林、神木之名医。对病者不分亲疏贵贱，一视同仁。倘遇贫寒，赠医赠药，不取分文。山西临县朱喜宏，腿生臁疮15年不愈。1935年行乞到刘家坡，刘荣胜将其留至家中，供以食宿，每日为之外敷灵药，内服九龙丹，逾40日而病痊。临行又助以路费，朱喜宏涕泪横流，无以为报，叩头作谢。1939年应当地民主政府邀请，出任神府县医药社医生，为本县第一位公职医生。1940年起连续被选为神府县历届参议会议员、副议长、县政府委员。1947年晋绥边区实行“左”的“二次土改”，将刘荣胜错划为地主，使之受到残酷斗争，直至冤死，终年51岁。1985年8月30日，中共神木县委统战部为之平反昭雪，并组织人力整理其文稿。

四十六、曹天明（1896—1958）

字朗宇，号道一子，佳县佳芦镇曹家庄村人。自幼资质聪颖，好学深思，治学严谨，1918年毕业于县城高级小学，是当时的高才生。他博闻强记，多才多艺，爱好文学，善长书法，喜欢音乐，会吹、拉、弹、唱，亦好练武功，功底颇深，120斤重的大刀在他手中如臂使指。高小毕业后，从教数年，闲时自学医书。1925年起弃教行医。他擅长内科、妇科和儿科，为榆林地区著名中医之一。曾行医于葭县、绥德、神木以及山西沿黄河一带。他医德高尚，医风正派，对病人不论贵贱贫富，均一视同仁，精心治疗，深受百姓赞誉和尊敬。人民政权建立后，先后被推举为县人民代表、县人民委员会委员、县保健药社主任。

四十七、孟志刚（1897—1972）

绥德名医。祖籍山西文水，出身医门，肄业于山西大学。迁居绥德后，弃教矢志学医，并开设“志安药房”。尊崇丹溪“滋阴派”之学。医风稳健，翩然有学者风。

四十八、贾合泉（1897—1974）

字鸣九，清涧县石咀驿乡贾家沟人，幼学冬书。20岁任教师二年，因家中亲属数人患瘰疬，日久流脓不愈，痛苦万分。先生立志学医疗疾救己济人。从此刻苦钻研医学著作，不分昼夜常常抱着书本和衣而眠。选读边学，不几年通读了《医宗金鉴》《陈修园四种医书》等大量医著，并且对医著中部分重要章节通篇熟读背诵，经数年的潜心钻研，到1932年起专门行医，家中挂起药遝。渐渐声名大起，求医者络绎不绝，先生为医正直，看病不分贫贱，人称“善人”。1943年石咀驿镇保健药站成立，贾合泉任主任，为发展石咀驿的医疗保健做了积极贡献。中华人民共和国成立后1952年，国家以老中医安排到石咀驿镇医院工作。虽然年岁已高，但仍白天看病夜间读书不掇，并整理有手稿数册达9万余字。先生业医五十余载，自学成材，博览历代医著。尤以妇科杂病见长，善治不孕病，月经不调等症，数百里外的病人都慕名而来，求诊者每天达30～40人次，贾先生平易近人，服务热情，医术高明，从1958—1970年治愈不孕症百余例，治愈者赠锦旗、横幅挂满诊室，很多妇女抱着孩子来找贾先生命名，以此表达感激之情。

四十九、李景铭（1898—1952）

字星恒，子洲县双湖峪村人。出身书香门第，自幼受家庭文化教育的熏陶，聪颖过人，才思敏捷。在其祖父的悉心指导下，刻苦自学《内经》《本草纲目》等古典医著，医术精进。景铭擅长脉学、精治伤寒，经多年临床，医术更为精湛。1926年在双湖峪镇开办“万和兴”药店。景铭一生救死扶伤，医德高尚，深受乡人爱戴。

五十、郭金铸（1898—1925）

榆林名医。生于医门，天资聪慧，青年成名。长于时病、内科，精于方药。在疫病流行时，整日出入病家，积劳成疾，不幸感染而逝，行医仅10年。

五十一、尤仙航（1900—1995）

又名鸿炳，榆林城人。1917—1923年就读于榆林中学。1930年毕业于国立北平大学医学院。后入北平中央防疫处及同仁会北京医院，研究细菌学及临床医学。1931—1932年陕北流行鼠疫，死人无数。陕北各县旅平同乡会成立鼠疫救济会，他被公推为会长。他为防疫奔走呼号，不遗余力。1931年他在天津《大公报》发表《鼠疫发生的原因、症状、经过、预防及治疗》，并将此文印刷万册，邮寄陕北各县，向广大乡亲普及防治的知识。该会还同时上书南京政府卫生署，吁请迅速派员赴陕防疫。1932年他离北平返陕，深入重疫区考察防治，历时半年之久。其间，他撰写了《组织陕北鼠疫防疫处理意见》登于《上郡日报》，引起社会各界积极的反响。同年秋，榆林城区又流行霍乱，死者达300多人，他率领工作队采取紧急防治措施，将该病迅速扑灭。他在《上郡日报》上发表了《榆林地区发生霍乱感想》，对南京政府卫生署不重视陕北防疫工作提出义正辞严的质问，并恳切陈词：“航本一介书生，空怀济世之心，吾如巧妇难为无米之炊，即有万全计划，亦无可为力焉。……进而欲效法申包胥之哭秦庭，奔走呼号于南京、西安等处，但以人微言轻，徒劳往返，又有何补于实际哉！”他在此期间发表了一系列学术论文、报告，受到国内外专家的重视。翌年，陕西省政府主席邵力子特别嘉奖他对社会的特殊贡献，并特派他赴日深造。他于1933—1937年在东京大学医学部进修，还先后在早稻田内科以及板口康藏内科及传染病研究所学习研究，获博士学位。抗战爆发后仅二个月，他毅然辍学回国，其后历任陕西省卫生处防疫检验科科长、省立传染病院主任、西北大学医学系教授、省立医院和省立医专内科、儿科主任及教授。1941年，他在杜斌丞帮助下，在西安开设弘慈诊所。1946年回榆继续行医。榆林解放后，他被军管会主任曹力如推荐到榆林人民卫生院工作，不久出任院长。“文革”中被迫停职，直到1970年恢复工作。他担任过榆林县和陕西省人大代表和榆林县政协副主席。他擅长传染病、内科疾病的诊治，并掌握日、德、英语。平生专业论著30余篇（日译6篇），译文10多篇。50年代初，被国务院聘为陕北、伊蒙烈性传染病防治顾问。1989年被收录《全国医院管理名人列谱》。

五十二、袁明一（1900—1943）

榆林名医。师从叔父袁硕甫，耳提面命，尽得其传。疫病流行时，沿门袭染，接诊不暇，救人无数。终因染疫病故，年43岁。

五十三、李来通（1901—1954）

字达聪，府谷县黄甫人。出身医学世家。8岁入私塾，受父亲中医启蒙教育，18岁起开始行医。他刻苦钻研，探究医理，博采众长，精益求精，擅于妇、儿疾病，对急危重症尤有独到见解。有一年遇有瘫痪的妇女，阴道生蛆，衣、被、炕、地到处都有，经他用偏方治疗3次即愈。有一患者足拇趾疼痛，号啕大哭，他用偏方治疗10多次而痊愈。有一青年，腹痛剧烈，经他针灸，一针即愈。诸如此类，不胜枚举。为群众看病认真负责，不分贵贱贫富，不避寒暑，有请必往。而且治病不计酬金多寡，每医一病，自始至终，从不间断。他认为，作为医生，济世活人，当是根本，何能唯利是图。由于先生医德高尚，技术高明，解穷人之危，除患者之疾，救患者之命甚多，凡足迹所到之处，无不称道其懿行和医术，故德高于医林，望重于乡邑，在民间享有盛誉。他还挤时间写了《撰文手稿》4本，《诗词手稿》3本，《临床经验集腋》上下两册，这些手稿在“文革”时被毁。

五十四、吕鼎彝（1902—1972）

米脂县人，字宝轩，男，出身世医之家，其父吕廷弼，二伯吕廷荣均系米脂名中医，其从小受医药熏陶，随父习医，采集各家学说。擅长中医内、妇、儿科病的诊治。1956年出席陕西省第一届卫生工作者代表大会，荣获甲等奖。著有《吕氏家诊汇编》《妇产宝鉴全编》《吕鼎彝医案选集》《米脂中草药》《民间验方选》。

五十五、郭汉都（1903—1974）

字建国，别号宝三，今佳县通镇高家圪塄村人。幼年家境贫寒，及壮，家庭渐富裕，读了三年书。18岁开始攻读医书，20岁起行医于葭县、榆林、西安。医术精湛，对伤寒、妇女月经不调等症有独特疗法。他踏遍了家乡周围的山山水水，亲自采药100余种，5000多斤。晚年积累了丰富的临床经验，编写临床验方数百方。他医德高尚，常对人讲：“治病是为了救人，救人不能心狠”。深受百姓爱戴。1970年戴上历史反革命分子和地主分子“帽子”，被迫迁居郝良沟村。后平反昭雪，恢复了名誉。

五十六、党淑和（1903—1986）

定边名医。毕业于武昌师范大学，曾栖职军旅。中年潜心学医，力读躬行，学术俱增。精于《伤寒论》，旁及诸家，治疗善用经方。在三边一带颇富名望。

五十七、梁世珍（1903—1948）

榆林名医。得其祖父庭辉公教授，专心学医，擅长针灸、儿科，尤以针灸治病更为熟练。自行研制弹簧针管快速进针，减轻疼痛，很受患者欢迎。

五十八、李映旭（1904—1981）

字明亭，今子洲县双湖峪镇人，名中医。1920年受父命入姜家崖“自成公”药铺当学徒，1923年转入双湖峪镇李景铭“万和兴”药铺做事。在李景铭先生的培育下，明亭自修读了不少医学著作。后来到米脂、绥德等地求学问医，特别是米脂“宏济”药房的刘老先生对他指导甚确，受益非浅。1944年他正式行医，1956年到子洲县医院当医生。从医几十年如一日，苦心学医，一丝不苟，精益求精，待人和蔼，不贪钱财，医德高尚，深受乡人敬重。1963年出席了陕西省卫生工作者表彰大会，1979年晋升为主治中医师。留有子洲县卫生局刊印的《李明亭医案》。

五十九、樊秉善（1906—1982）

字复初，号寒泉、拙栖，佳县樊家圪坨村人。1922年，在葭县螅镇高小当炊事员，边工边读。随从李韶华学医，苦心研读《医方集解》《百病回春》等书，先后抄读《汤头歌曲》《药性赋》《医学三字经》《濒湖脉学》《本草备要》《寿世保元》《济阴纲目》《幼幼集成》和《内经》《伤寒》《金匮》等医学经典。他重视民间单方、偏方，多年积书成册，临床应用，药简效宏，深受群众欢迎。1944年夏，吴堡保健药社聘樊为医。1953年，赴省中医进修学校学习一年，收获甚大。结业后回吴从医，先后被选为县卫生协会副主席，县人民代表，县第六届人民委员会委员，县革命委员会委员。1959年，陕西省中医研究所聘其为中医通讯研究员，是省卫生厅备案的陕西省名老中医。几十年临床中坚持抄积读书笔记数十册；自编验方歌诀数十首；《临床实践录》医案1册；《名方集录》1册。

六十、袁明远（1907—1945）

袁硕甫之子，袁氏医门传人。幼承家学，根基扎实，于温病治疗尤有专攻，而立之后方独立行医。未几，染疫殉身，年仅38岁。

六十一、李长春（1909—1984）

绥德县人。17岁时在清涧县薛家渠小学任教。1927年返原籍中药店当学徒，并自学中医，4年后即在当地坐堂行医。1933年参加革命，次年参加中国共产党。在绥德县南区开辟农村工作，曾任该区区委书记。1935年任绥德中共县委宣传部长和延安市委组织部长。1938年任边区第一保健药社社长。1940—1949年任陕甘宁边区卫生材料制药厂、陕甘宁边区干休所及陕甘宁边区保健药社总社书记、厂长、所长、主任等职。中华人民共和国成立后，任延安医药公司经理、陕西省药材公司经理。1958年调任西安医学院第一附属医院中医教研室副主任。1979年任陕西省中医研究所顾问、主任医师。李长春曾研制了红香膏、藤黄散、灭滴膏、止血散等方药。

六十二、高镇南（1910—1982）

字岳秀，榆林人，瑞堂之子。1950年参加县卫生工作者协会任理事。1955年成立县中医联合诊所后，任副主任。诊所改建为中医院时任副院长。中医内科主治医师。高氏年轻时从其父瑞堂先生及张紫垣先生习医。因资质聪颖，勤奋好学，故得其传，并有所创新。1956年春，在天鹅海则村出诊时首先发现该村有较多的甲状腺肿患者，并进行初步调查，采用中药昆布、海藻等进行防治。是榆林地方性甲状腺肿防治第一人。1962年又在陕西中医学院师资班深造二年。长于中医内科、妇科、儿科，辨证准确，每获良效。行医四十余年，在榆林一带享有很高的声誉。著有《简便中医疗法》一书，惜于“文化大革命”期间散失。

六十三、苗志雄（1911—1988）

原名苗贵芳，佳县木头峪村人。性格温和，聪慧敏捷。1936年在木头峪完小任教，后任校长。1939年在其父教导下，钻研中医知识，一面教书，一面行医，解除群众疾苦。中华人民共和国成立后，积极参与创办县医院，培养卫生技术人员，为葭县卫生事业做出了贡献。1950年12月加入中国共产党。他行医几十年，医德高尚，救死扶伤，待病人如亲人。凡有求诊者，不论地位高低、远近亲疏，都一视同仁，悉心诊治。晚年，任县医院名誉院长，深受广大干部群众的爱戴。

六十四、张焕彩（1911—1969）

榆林名医。早年为赴蒙“边医”，得治疗梅毒花柳、疔毒疮疡等皮肤、外科病真传，综内服、外治、熏药诸法，取效捷然。曾任陕西省中医研究所特约研究员。

六十五、杭逢源（1912—1970）

神木县人，出身于世医之家。12岁在当地仁寿堂学徒。并随父攻读中医经典。24岁行医乡里。曾任榆林地区医院中医科主任等职，是省中医研究所特约通讯研究员，曾多次当选榆林县人民代表，陕西省政协委员。长于中医内科杂病，在榆林地区享有盛誉。“文化大革命”中，杭逢源遭到无理批斗，被贬回乡。1970年病殁，终年58岁。

六十六、张鹏举（1916—1988）

榆林人。1936年考入榆林职业中学高中班，此后在药店当学徒，随伯父张鸿儒习读岐黄经典，侍诊左右，后单独行医。1956—1980年9月在榆林县医院任中医科医师、科主任。1980年10月调榆林地区中医院任副院长、名誉院长等职。发表医学论文20多篇，如《中医辨证施治氟骨症》《中草药治疗不孕症临床经验》《桂枝加味二陈汤的临床应用》等。晚年致力于疑难杂症研究，曾以活血化瘀理论医治癌症。年近古稀时，他还不辞辛劳，跋涉于榆林、横山、三边等地僻远高氟区，深入调查研究，以补肾的原理自制除氟壮骨丸，投放发病区，获得良效。他曾为王震副总理治愈疾病，并多次应邀到北京、兰州、内蒙古等地会诊。1978年在陕西省和榆林地区科学大会上被评为先进工作者。1977年8月当选陕西省政协委员。1979年当选为中华全国中医学会理事、陕西省中医学会副会长和该会妇科分会会长、《陕西中医》编委。1980年任榆林地区中医学会副会长。

六十七、张明智（1917—1971）

神木城关人。其祖父张星南，父张玉堂，均为本县名医。他自幼好学，过目成诵。16岁高小毕业后因家贫辍学，乃随父学医。18岁开始行医，初不为人所知。因其所治病症，每获良效，名医郭星桥，白秀山奇之，试与论《内经》《难经》《伤寒》《本草纲目》等典籍，他口若悬河，所议甚得其要。于是，每遇疑难病症，必约其会诊，于是名声远扬。张明智辨症精当，用药少而疗效显。对一些垂危疾患，投以寻常数味，便得起死回生之妙。其父在世时常告诫子孙：“医乃仁术，救死扶伤，不分贵贱亲疏，不仅治病，还须济穷。”他恪守家训，凡遇求诊，不分昼夜晴雨，有请必到。每处方下药，不仅对症，还虑及病家境况，所以深受群众敬爱。中华人民共和国成立后，张明智响应政府号召，倾其家资与王儒等创办集体诊所（今城关卫生院前身）。他兢兢业业，开方调剂，勤杂职务，都肯亲任。对青年一代谆谆教诲，毫无保留。1962年在神木县创立民办中医学校，张明智主动担任教员，后被聘为校董事会董事，并与校长焦光宇合著《常见病防治学》一书。“文化大革命”期间，张明智遭诬陷，于1971年3月1日含冤而死，终年54岁。1979年4月7日，神木县召开群众大会为之平反昭雪。

六十八、雷泽霖（1918—2006）

榆林市名老中医，曾任榆林县政协常委、榆林市老医协常务理事、榆林市职称评定委员会委员。1933—1940年在育德药房当店员；1940—1947年在“兴华药房”“福寿昌”任协理；1948—1955年3月开设“霖记药房”任经理，兼坐堂中医，期间被选送到陕西省中医进修学校学习；1954年4月，与郭谦亨等7位中医联合创建了榆林城关区中医联合诊所，任副主任兼医务组长；1959—1966年在中医联合医院任中医临床医生；"文化大革命"期间以莫须有的罪名下放到岔河则公社排则湾大队接受贫下中农监督改造，1979年4月落实政策平反回城，安排到城关医院上班。长于中医内、妇、儿等杂症，自拟"羚角镇痉汤"，善治小儿惊风。雷氏数十年临床探索所得"惊风穴"，灸治抽搐，多有效验。

六十九、郭谦亨（1920—2004）

名襄，榆林市人，全国著名温病学家，中医教育家，中医理论家，陕西中医学院教授，研究生导师，内科主任医师，中华中医学会陕西分会理事，全国高等医药院校教材编审委员会委员，河南仲景国医大学名誉教授，皇甫谧研究会名誉董事长，榆林医药科技顾问委员会名誉主任。18岁即悬壶塞上。1944年受聘于省立榆林师范学校任校医；1946年《陕北日报》社发起组织"平民医药施诊会"，他被聘为特邀医师；1948年10月，受聘为国民党22军少校军医；1949年6月随军起义。1949年后，任命为榆林县卫生委员会委员兼防治检疫股副股长，并被推选为县卫生工作者协会副主任和县第一届人民代表大会代表，担任榆林县第一届人民政府委员会委员。1954年倡导、主持创办"榆林城关中医联合诊疗所"并出任主任。1955年调至陕西省中医进修学校（陕西中医学院前身）执教，并任中医学科委员会主任。1958年参与筹建陕西中医学院，并先后负责该院教务处、临床教研室、附属医院内科等工作。1979年后又历任温病教研室主任，中医基础理论研究室副主任、顾问、医疗系副主任等职。先生从事中医医疗、教学及科研已五十余年，临证长于内、妇科、对"痨瘵""肝郁""胃脘痛""胸痹""心痛、悸"等病富者经验、在温病诊治研究上造诣尤深，自成一家，积累甚富。担任硕士研究生导师，带教研究生30余名。主要医学论著有：《中医诊断学》《温病学》《中医诊断歌括析义》《温病述评》，主编的医著还有：全国高等医药院校教材《温病学》《中医学教学参考丛书·温病学》等，在全国各医学期刊上发表论文50余篇。1982年主持"流行性出血热"的中医药预防科研课题，取得了控制发病的良好效果。2010年，中国中医药出版社重新整理刊印他的温病论著，定名《郭氏温病学》。

七十、张世雄（1920—）

神木县人，榆林市中医学会副会长。榆林著名老中医。1935年加入中国共产主义青年团，1936年加入中国共产党，历任扩红委员，党、团支部书记等职。1943年拜神府县名老中医刘荣胜为师，跟随学习五年，走上了中医生涯之路。1947年在神府县中西药社业医，并任医协会主任。后在县中西药社行医自攻中医，并受老中医王歧、贾正举指导，业务进步较快。40余年的临床实践中，遵祖国医学的宗旨，结合自己的经验，灵活变通，勇于创新，潜心研讨中医对肿瘤的诊治，自拟灭癌汤、散、丸加减化裁，取得了一定疗效。自创"清醒散""十子汤"治疗肝昏迷、无精子症，应用马钱子治疗小儿麻痹后遗症、乙脑后遗症、脑血管意外、类风湿等，均取得效果。"老骥伏枥，志在千里。烈士暮年，壮心不已"，他在诊务之暇，先后整理撰写论文20余篇，有17篇发表于国家级、省级、地区级医学期刊。在培养中医人才万面，也做出了贡献，承担部分大、中专医学院校学生的教学及临床实习指导工作。因工作突出，多次受到中央、省、地区奖励。1983年省卫生厅授予"全省先进卫生工作者"称号。《人民日报》《陕西日报》连续四次报导其先进事迹，称他为"人民的好医生和人民心连心"。

七十一、柴振国（1927—2013）

榆林人，中医内科副主任医师。15岁站药铺拜师学习中医，既帮师傅炮制中草药，又受恩师指点阅读中医经典著作《内经》《伤寒论》《本草纲目》等。后逐步独立行医，接诊中对所学知识反复验证，巩固成果，探索总结，积累了丰富经验。为深造到陕西省中医进修学校学习，于1955年毕业，曾就职于工农医院、岔河则地段医院、榆林县医院等，从事中医药临床工作70多年，擅长中医内、儿、妇科疑难杂症，对热性病的诊治颇有研究。针对多种疑难杂证，潜心钻研出百余种功效显著的中医处方，辨证施治巧妙，屡治屡验，享榆阳区著名老中医美誉。多数处方被《榆林中医》《榆林验方汇编》等书籍收录。虽年过八旬，仍被单位邀聘，乘电动助力车上班，贡献余热。撰写论文及临床经验总结十余篇，其中4篇被《陕西中医汇编》一书采用。

七十二、郭维一（1930—2000）

神木县人，主任医师。曾任榆林地区中医院内科主任，榆林市脑肾病中医专科医院首任院长、顾问，榆林地区中医院名誉院长、中华全国中医药学会内科分会首届脑病专业委员会委员、陕西省中医药学会理事、肾病学组成员、榆林市政协委员。1987年创建榆林地区脑肾病中医专科医院。师承名医杭逢源，学业有成。擅长内科杂病，尤对中医脑病、肾病、肝胆病颇有研究。在临床中创制了中风先兆基本方、肝病1～5号方、肾病1～10号方等。发表论文30余篇，“郭维一诊治肾病及疑难病验案”一文在首届全国疑难病症学术研讨会上获得一等奖。“肾炎证治发微”等9篇论著，被中医古籍出版社出版的《古今名医临证金鉴》大型丛书辑录。特别是“不囿三消分治唯遵审证求因”一文，在《消渴卷》前言中载：“郭维一先生，唯遵审证求因，而主张不囿三消分治”是一种新主张，有创新。1986年5月1日《健康报》发表了“为医勿忘德”一文，用“医不败于术而败于德”进行自勉与针贬医药界的不正之风。1991年获榆林地区白求恩精神奖。著《郭维一老中医临证实践录》一书，1995年获第二届世界传统医学大会授予“民族医药之星”称号，赴美国授“金杯奖”，为榆林中医走向世界做出了贡献。

七十三、张毓华（1932—1983）

榆林人，中共党员。18岁时在驻榆二十二军野战医院当护士兵。1949年6月1日，随军起义，加入中国人民解放军。1951年10月被选送到兰州军医学校学习，1956年毕业后获助理军医职称，自愿到新疆军区喀什地区疏勒十二医院工作。1979年，到广东军区军医学校深造，回院后任十二医院理疗科主治军医。他潜心钻研业务，熟练地应运针刺、推拿、按摩等疗法治疗疑难杂症，创造出“头三角针治法”治疗神经衰弱，以“八针一罐法”治疗痢疾腹泻，并以“氯奴林封闭疗法”治疗慢性病，操作简便，收效良好。受到新疆军区科技大会奖励。曾在《人民军医》发表论文。他在边防长期工作中，参加过垦荒、剿匪、守卫边卡。曾荣立三等功5次，7次受到嘉奖。光荣地出席了自治区首届军民团结表彰大会。1983年，他不幸以公殒职。新疆人民将他安葬在疏勒烈士陵园，并授予他“民族团结模范”光荣称号。

第二章　简　录

第一节　军部级人物

一、黄执中（1901—1985）

字振华，靖边县人。1926年毕业于中国大学英文系。后在榆林中学、宁夏中学、中卫师范学校任教。1946年加入中国民主同盟。中华人民共和国成立后历任宁夏省人民政府委员、省卫生厅厅长，甘肃省教育厅副厅长，宁夏民族自治区人民政府副主席、自治区第三届政协副主席和第五届人大常委会副主任，民盟中央委员会甘肃省委副主任委员，宁夏民族自治区民委主任委员，是第三届至第六届全国政协委员。

二、张德生（1909—1965）

原名世德，字心馀，榆阳区人。原中共陕西省委第一书记。1924年考人绥德师范，其间受校长李子洲、教师杨明轩等影响，在榆林加入共青团。毕业后任小学教师，经常掩护陕北特委进行革命活动。1930年转为中共党员。后任府谷县委组织部长。同年参加陕北特委扩大会议后被捕入狱。后经马济川，杜斌承等营救出狱。此后担任甘宁蒙特委组织部长;陕南特委组织部长等职，亲自领导组建陕南地区党组织和工农红军。1934年，他受党组织派遣，到上海向中共中央汇报陕西党的活动情况。同年，在瑞金召开的中华苏维埃共和国第二次全国代表大会上，当选为中央执行委员。1934年秋，他辗转到了川陕苏区，担任川陕特委宣传部长。1935年夏，中央红军主力与红四方面军会师，他分到左路军。其间他和李维汉、王首道等，与张国焘分裂革命队伍进行坚决斗争。以后参加了红军先遣队。与贾拓夫等一道，为红军确定战略目标，顺利到达陕北作出贡献。1936年，出任三边特委书记，西安事变后，他随周恩来、叶剑英等到西安，同贾拓夫等共同恢复了陕西省委。此后历任陕西省委组织部长，西安市委书记，陕西省委书记、关中地委书记、关中军分区政委、中共中央西北局秘书长、统战部长。1940年夏，他代表省委向中央政治局汇报陕西地下党的工作，毛泽东据此提出了著名的“隐蔽精干，长期埋伏，积蓄力量，以待时机”的白区工作方针。1947年调任第一野战军政治部副主任。兰州解放后，任甘肃省委第一书记、省政府第一副主席。在恢复国民经济、执行党的民族政策等方面，都很出色。1954年，他奉调任陕西省委第一书记。1956年，在中共八大会议上，当选为中央候补委员。20世纪50年代，他多次讲过，陕西的工业布局要解决好“骨头”和“肉”的关系（即重工业和轻工业、骨干工业和生活服务业之间的关系）得到毛主席和周总理的赞扬和肯定。他平时严以律己，宽以待人，从不文过饰非。1965年2月，张德生因病在西安逝世。临终前，遗言将遗体献给医学部门研究。

三、尤祥斋（1912—2006）

女，又名刘芝兰，谢子长夫人。榆林人。尤祥斋早在学生时代就参加了革命活动。后毕业于榆林女子师范学校。1926年入党。其后经常往返于米脂、镇川、榆林之间，从事妇女解放运动。她曾担任米脂县妇女协进会主席，与学生领袖组织该县广大妇女，废除童养媳制、反对虐待妇女等活动，在该县引起巨大反响。1934年，在天津搞地下工作时，因叛徒告密，被捕入狱。次年，在敌人押送转移时，她与难友们在北平西直门外火车站参加了反对政治迫害的“卧轨行动”，由于她们的坚决斗争，使敌人的阴谋未能得逞。她自己也因长期的囚禁生活而留下终身痼疾。1937年，她带着小女儿出狱后，又投入了抗日的洪流之中。之后她历任安定县抗日救亡妇女协会主席、中共河北省委交通员、陕甘宁边区参议员、临汾人民医院院长、北京市妇幼保健所所长、华北行政委员会卫生局人事科长。晚年长期担任北京西苑医院副院长兼党委副书记，后任中国中医研究院副院长。北京中医研究院顾问。她是全国政协五、六、七届委员。

四、刘　静（1921—　）

女，神木县沙峁沟人。1936年参加革命，1937年入党。原总参工程兵离休干部，正师职，享受副军级待遇。1936年12月参加工农红军，1937年6月在陕北神府苏区党校学习，毕业后任陕北神府特委妇联副主任。1939年在延安边区党校、延安女子大学上学。1940年后调山东任鲁中二分区司令部代理政治指导员、支部书记。1941年抗日反“扫荡”中负伤。后又调山东鲁中行署卫生学校任妇女队长。1943年任渤海军区野战医院护士长。1944年任渤海军区四分区前线医务所代理所长。1945年任第四野战军第六纵队十大师司药长等职务。1963年因伤病离职休养。

五、白介夫（1921—2013）

绥德县城关人，中专文化，中共党员。原北京市政协主席，省级离休干部。1934年考入绥德师范。1938年冬赴延安抗日军政大学学习，后根据形势需要奔赴太行山抗日根据地工作六年，相继在黄河日报社、新华日报社任编辑、记者、特派随军记者等，经历多次敌后大“扫荡”，参加过百团大战的随军采访。抗战胜利后，奉调到东北，先后担任辽宁清原县委宣传部长、吉林长白县委书记。1949年至1956年，历任通化市市委书记，营口市市长、市委书记。1956年调至中国科学院，先后担任化学物理研究所副所长、化学研究所党委书记。1972年以副团长身份率“中国科学家表团”出访英国、瑞典、加拿大、美国，考察了国外先进科技和对环保的关注。不久调北京市主持科委工作，历任科技局局长、科委主任、市委科技部副部长。1978年至1984年出任北京市常务副市长，在全国率先推出中等职业教育和高等教育自学考试，为国民素质提高广开渠道。1980年至1991年他兼任北京红十字会会长，提出“救死扶伤、扶危济困、敬老助残、助人为乐”十六字方针，推动了精神文明建设。1984年至1986年任北京市政府顾问。1986年当选北京市政协主席，1993年以来，任北京红十字会高级顾问、全国老年科技协会常务副会长等。

六、朱庆生（1943—2013）

祖籍榆阳区镇川镇朱寨村，1943年12月出生于甘肃省庆阳市，为朱敏之子。1950年至1962年先后在宁夏保育小学、西安西北保育小学、北京白庙胡同小学、北京市31中学上学。1962年考入上海中国人民解放军第二军医大学。1967年毕业后，先后任沈阳军区旅大警备区二一零医院、二一五医院军医。1971年4月调至南京，先在南京牛首山铁矿医院任医师，后在南京鼓楼医院任外科医师、心胸外科医师、医务处副主任（副处级）、常务副院长（正处级）、院长（副厅级），筹建了“南京大学医学院”，成为全国第一所综合大学八年制医学教育的学院。1981年，任南京鼓楼医院院长。1985年，在医疗体制改革伊始，调任南京市卫生局局长、党委书记。1990年，调进北京，在爱卫会工作。1991年任全国爱国卫生运动委员会办公室副主任（正厅级）。1993年2月至1998年10月任国家卫生部计划财务司司长、卫生部办公厅主任。1998年10月任卫生部党组成员、副部长，其间，主抓医疗体制改革。1998年10月至2000年4月兼任国家中医药管理局局长。2004年从卫生部副部长岗位上退休。后担任中国红十字总会副会长、中国农村卫生协会会长等职务。

七、张绍增（1943—　）

吴堡县人。兰州军区总医院教授，主任医师，技术四级，文职二级。博士研究生导师，兰州军区总医院专家组成员，国务院有突出贡献专家，少将军衔。1967年解放军第七军医大学医疗系毕业，从事泌尿外科专业30年，对肾上腺疾病诊治有较深的造诣。1989年首次在国内提出疑难嗜铬细胞瘤的诊断标准。对原发性醛固酮症的诊治发现了结节性增生发展为腺瘤的特点，改进了治疗方法。他担任副主编的著作有《泌尿外科医师进修必读》《实用泌尿科及男性生殖系肿瘤学》《手术学全集（泌尿外科卷）》。著作参编了《泌尿外科诊断学》等著作。发表论文100多篇。其中《肾细胞癌的发病机理与早期临床诊断的研究》《肾细胞癌的基础及临床研究》《彩色多普勒诊断血管性阳萎的价值探讨》分别获得甘肃省和军队科技进步二等奖和三等奖，他多次参加了国际学术大会。并在大会上宣读论文。曾先后荣获兰州军区“先进科技工作者”（1990）、“八五期间优秀科技工作者”（1996）、“科技带头人”（1998）、“国家级突出贡献的中青年专家”（1999）。享受政府特殊津贴，荣立三等功五次，成为兰州军区科技带头人。

第二节　厅局级及市卫生局领导人物

一、叶瑞禾（1903—1989）

榆阳区人。原陕西省卫生厅副厅长。1933年齐鲁大学医学院毕业，获博士学位。毕业后分配到山西汾阳医院工作。1934年受中央卫生部委派到陕北防治鼠疫。同年创办了陕西省第一所榆林县卫生院，并任院长兼鼠疫研究所主任。1940年5月加入中国民主同盟会。1950年5月加入中国共产党。历任陕西广仁医院妇产科主任医师、西北医学院妇产科教授。解放后，调任山东卫生厅厅长、卫生部医疗预防司司长和上海科教部部长。西安市第四医院院长、西安市人民政府委员，西安市卫生局局长。1958年受命筹建西安第二医学院，任院长。1965年任西安医学院副院长。1964年11月至1967年2月任陕西省卫生厅副厅长，并任西安市科协主席。1979年加入中国农工民主党，并当选为农工民主党陕西省委主任委员、农工民主党中央八届、九届委员。省人大一届、二届代表，省政协五届、六届委员。在长期担任行政领导期间仍一直坚持妇产科临床工作。对妇科尿漏、卵巢癌、宫颈癌、绒癌等手术及综合治疗较有研究。撰有《全子宫切除的良好手术》《卵巢癌的综合治疗》等论文。

二、王　璞（1904—　）

神木县马镇乡秦梁村人。1928年入党并参加革命，历任庆阳游击队第一路总务处长、陕甘省苏维埃政府财政部长、新疆卫生厅厅长兼医药局局长等职。1983年离休。

三、王金山（1919—1992）

清涧县城人，中共党员，曾任战士、干事，科长、海军舟山基地后勤部卫生处处长，后勤部副部长，东海舰队后勤部卫生部副部长，海军上海基地后勤部、东海舰队后勤部副部长。

四、白备伍（1909—1986）

佳县大佛寺乡白家硷村人。原华东行政委员会卫生局局长。上海市红十字会会长。1934年加入中国共产党，从事党的地下下作。1937年赴延安。抗日战争爆发后，白备伍到绥德警备区司令部和陕甘宁边区所属的医务处工作。后任四支队医务处政委、山东纵队卫生部长，当时部队缺少医务人员，他因陋就简，自编教材，开办医务学校，为部队培养了大批医务人员和卫生干部，受到毛泽东主席的奖励。不久出任一一五师卫生部长兼山东军区卫生部长、新四军卫生部副部长。解放战争期间，任华东前方卫生部长，提出了“三快”的办法：快接收伤员、快转、快治。利用往前方送给养和运送炮弹返回的空车带回伤员，挽救了24000多名伤员的生命，立下了不可磨灭的战功。中华人民共和国成立后，历任山东军区卫生部部长兼山东省政府卫生厅厅长、山东医学院院长、华东行政委员会卫生局局长。1954年任上海市人民委员会第二办公室副主任，卫生部血防局局长兼中共中央血防小组办公室副主任、主任，上海市人民委员会文教办副主任，后任上海市红十字会会长、名誉会长。“文化大革命”“中遭到迫害，被“开除党籍”。但他坚信党、坚信马列主义、坚持为人民服务，在干校坚持为干部群众看病。平反后重返工作岗位。在上海市发起捐献遗体给医疗事业的活动中，他首先签了名。1986年6月13日，他去世后的第二天，他的学生们身穿白大褂，含悲忍泪送别。在尸解台上，实现了白备伍的最后遗愿。

五、王月明（1914—1990）

清涧县东王家山村人。1929年加入共青团，1935年转入共产党。曾任团清涧县委书记，中共清涧、延川县委书记;陇东地委组织部长、副书记;延安地委副书记代书记，陕西省卫生厅副厅长。

六、张风翔（1910—1992）

陕西延长人，1910年8月加入中国共产党，1928年8月参加革命工作，曾任卫生科长，1983年离休，离休前任榆林地区行署文办副主任。

七、王志录（1919—   ）

神木县马镇乡盘塘村人，原陕西中医学院附属医院院长、党委书记，厅级离休干部。1936年2月加入中国共产党。1946年至1949年任第一野战军卫生部二所指导员，立二等功一次。1951年至1954年任第六陆军医院政治协理员，参与接收医治志愿军伤病员。1954年至1965年，任第四军医大学第二附属医院行政，临床、后勤、政治协理员，军医大校务部党委委员、1965年转业地方工作，先后任陕西省中医学院附属医院总支书记、院长、党委书记。面向农村，面向教学，培养大批医学人才。

八、申　彪（1920—   ）

榆阳区镇川人。原河北省冶金医学专科学校校长，厅级。1938年参加革命，历任志丹县督学、小学校长等职。1946年调镇川县任民政科长，其间收容战争中流散儿童千余名，征召兵员500余人，在沙家店战役中救护伤病员百余人。1949年调任西北人民大学第五部任队长，教育改造原国民党县团以上干部200余人，使他们重新走进社会，自食其力。1950年任西北检察分署人事科长。1953年调任陕西省检察院侦察处处长，曾参与办案千余起，对巩固新政权做出了贡献。1967年任冶金医学专科学校“革委会”主任，后任党委副书记、副校长，培养了一大批人才。1981年离休。

九、侯觐贵（1921—   ）

女，绥德县人。副厅级。1948年2月参加革命，10月加入中国共产党。历任榆林县、区妇联主任，西宁市妇联主任，青海省妇联农工部部长，大通县委组织部部长，乐都县委党校副校长，青海省职业病防治院工业卫生科科长和青海省卫生防疫站党委副书记。1985年离休。

十、丁锡慧（1922—   ）

绥德县丁家沟人，中专文化，中共党员，师级离休干部。1937年至1945年，先后在绥德师范、延安自然科学院、延安医大学习。1945年至1947年，在中央医院传染科、外科做实习医生，在边区医专任教。1947年至1949年任西北第三野战医院第三医务所主治医师，西北军区后勤卫生部教育科长。第一后方医院医务副主任，教育科长。1950年，后方医院迁至东北安庆，接收伤病员，救治500余人。1953年2月至11月赴朝鲜接收志愿军伤病员近千人，转送内蒙古呼和浩特市，给予治疗。1954年至1969年，先后担任北京一零四医院院长，公安部三零八医院院长、党委书记，三零四医院第二院长，河北总队后勤处副处长。1969年至1971年，赴山西“支左”，任省政府行政办公室副主任。

十一、王光清（1922— ）

绥德县王家坬村人。大学文化，中共党员，研究员，原西安医科大学校长，厅级离休干部。1936年2月参加红军，1937年12月加入中国共产党。1937年至1942年在第四后方医院二所、延安野战医院任护士，护士班长。1942年至1946年在延安中国医科大学学习。1947年至1949年，先后担任边区医院外科医师、主治医师兼延安西北医专解剖学、外科学教员，第三野战医院医务副主任、主任、外科主任。1950年至1954年，历任陕西省人民医院医务副主任、陕西省卫生厅医政科长、咸阳第三康复医院院长。1952年率陕北卫生工作队赴榆林诊治许多疑难患者，在榆林人民医院做了当地首例肠吻合手术，协助组建了一大批基层卫生机构。1954年至1980年调兰州筹办兰州医学院，先后任院教务长、副院长、院长。1980年至1986年，任西安医学院（后更名西安医科大学）院长，为西北地区及全国输送了大批优秀医务人才。在长期临床实践和院校管理中，坚持理论探索和学术研究，先后编著《中国膏药学》《现代中药学》等著作；在《西北药学杂志》《西安医科大学学报》《陕西中医》《现代中医》等刊物上发表论文20余篇。兼任中华医学会陕西分会副会长、《中国医学百科全书》编委、美国加州大学世界硒协会副会长。1985年6月获国际生物无机化学家协会授予的"克劳斯・施瓦兹奖"（管理奖），同年8月由美国阿拉巴马大学社会及公共卫生管理学院授予名誉院长称号。

十二、曹廷玉（1922—1996）

子洲县马蹄沟镇三皇峁村人。原榆林行署副专员、顾问。1936年考入绥德师范，1940年毕业后先后担任小学教师、教导主任、校长。1947年至1952年任中共子洲县县委秘书、宣传部长。1952年至1953年任绥德县委宣传部长、县委副书记。1962年任榆林地委宣传部长。1970年任榆林报社"革委会"主任、党支部书记。1974年至1981年12月任榆林地区中心医院党委副书记、书记兼院长。1981年12月后任榆林行署副专员、顾问。1987年离职休养。他离休后，仍然关心着全区的经济发展，关心着群众的疾苦，经常深入基层访贫问苦，同在任领导商讨全区经济发展大计。1996年3月4日在榆林逝世，享年75岁。

十三、邵凤鸣（1923—1997）

横山县雷龙湾乡邵家梁村人。原兰州军区医学专科学校副校长（正师级）。于1935年10月参加了中国工农红军。土地革命战争时期历任陕北红军游击队战士、红军卫校学员、红军第二后方医院护士等职。1946年3月，在国民党部队大举进犯延安时，担任护送转移中央保育院儿童的光荣任务。解放前夕，中央机关准备进京，他放弃进京机会，主动要求留在西北工作，随军转战西北，为解放大西北做出了贡献。中华人民共和国成立后，历任西北野战军后勤公共卫生学校主治医师，军区第一门诊部代主任，西北军区第三门诊部副主任兼医务科长，兰州军区后勤部卫生部卫勤科长，兰州军区军医学校副校长、顾问等职务。1967年参加了国家医学专家赴河西医疗队的组织领导工作，因成绩突出，受到周总理的接见，并合影留念。在几十年的工作中多次立功受奖，1955年7月经军区批准授予他"八一奖章""独立自由奖章""三级解放勋章"各一枚、1988年7月经中央军委批准授予"二级红星荣誉章"一枚。

十四、高仰光（1923— ）

米脂县桥河岔乡磨石沟村人。1941年参加工作，曾任解放军302医院政治部主任。

十五、马尊卿（1924— ）

女，米脂县杨家沟人，高中文化，中共党员，原中国中医研究院中药研究所党委副书记（司局级）。1932年至1942年，先后在杨家沟小学、榆林女子师范、榆林职业中学读书。1942年2月在米脂女校任教师，10月加入中国共产党。1943年至1945年，先后担任米脂女校教导员、米脂民丰区五乡文书、十里铺区委宣传科长。1945年至1949年，进入延安鲁艺文学系学习半年后赴山西，历任左云市委宣传部长、晋绥日报副刊编辑。1949年10月至1954年12月，在上海华东局宣传部工作。1954年12月至1958年2月，调任中央教育部干部文化教育局业余教育科副科长，教师报副刊编辑组副组长。1959年1月至1969年在教育部编《教育简报》内刊，“文化大革命”中遭受冲击，停止工作。1969年下“五七”干校劳动锻炼。1973年恢复工作，分配在中国中医研究院。1977年至1980年筹建中医骨伤科研究所，组织科研人员投入专业攻关。1980年9月至1983年调任中药研究所党委副书记。

十六、郭锡伍（1925— ）

1925年7月10日出生，榆林人。1946年10月参加工作，中共党员。1946年12月到1949年6月，先后任米脂战勤工作团成员，边区米中职员，山西运粮工作团云城粮站站长，延安大学党总支秘书，中共榆林工委秘书。1949年7月到1955年1月，先后任榆林市委宣传部干事，榆林市委秘书，榆林市委宣传委员，榆林地委宣传部干事、科长。1955年2月到1956年2月，任榆林地委农工部副部长。1956年3月任榆林地委宣传部副部长，期间，于1959年2月到1960年2月兼任榆林报社社长。1971年1月到1979年2月，先后任榆林地区卫生局副局长、局长。期间，注重调查研究，几乎走遍全区地段医院，亲自深入榆林、神木、佳县，步行对10多个公社，30个村庄进行调查研究，形成的调查报告在全省卫生工作会议上备受关注；争取西安医学院在绥德开门办学；以“全国先进单位神木卫校”为榜样，县县办卫校培养赤脚医生；举办多种短期培训班，千方百计提高地段医院、公社医院的服务技能。全区二百六十多个公社医院，能就地诊治常见病多发病，八十三个地段医院可以开展下腹部手术，靖边王渠则医院开展了胸外肺叶切除术；五千多个生产大队办起合作医疗站；地方病防治效果成效显著；涌现出一批先进基层医院和先进个人。1979年3月到1981年11月，任榆林地委秘书长。1981年12月到1983年1月，任榆林地委副书记兼秘书长。1983年12月，任榆林地委顾问。1985年12月28日病逝。

十七、张世英（1925— ）

清涧县人。1944年3月参加革命，同年加入中国共产党。历任八路军第一军卫生部二所通讯员、上士、事务长、管理员。1949年后转业在清海省卫生处任管理员，卫生学校总务主任，省干部疗养院副院长，省人民医院总务科长，黄南州泽库县恰科日公社党委书记，泽库县畜牧部部长，多夫顿公社党委书记，泽库县文卫科，卫生院科长、院长。1973年调省医学院任教务处处长。医疗系副主任、院工会主席。

十八、艾绍林（1926— ）

米脂县人。副厅级离休干部。1943年参加革命工作，同年加入中国共产党。1944年至1945年在延安陕甘宁边区卫生处护校学习，毕业后分配到西北局卫生所从事护士工作。1947年在陕甘宁晋绥军区卫生部医校学习，1949年毕业。先后在黄陵、吴旗县人民医院任医生、院长。1955年考入山西医学院学习，1959年毕业。先后任延安卫校副校长;延安地区医疗器械厂厂长兼党委书记。致力于医护人员的培养和医疗器械的生产工作，为贫困山区输送了大批的医疗人才和医疗器械。1993年光荣离休，享受副地师级待遇。

十九、白炳秀（1926— ）

女，绥德县人。1944年参加革命，同年7月加入中国共产党。历任陕甘宁边区米脂县乡政府文书，米脂县、绥德县妇救会主任。1948年到延安陕北党校学习，后分配到陕北军属妇救会主办的妇女干部医训班任班主任。中华人民共和国成立后，历任西北民主妇联干部科副科长。民族联络科科长，1955年在西北党校学习，后任西安市监察局副处长。1960年到青海工作，先后任西宁市委组织部副部长，青海省中医院书记、副院长。1985年离休。

二十、刘虎祥（1926— ）

1926年7月生，清涧人，1940年2月参加革命工作，1945年10月加入中国共产党，曾任绥德专区卫生科长等。1987年1月离休。离休前任榆林地区卫生学校顾问。

二十一、马炳房（1927— ）

绥德县人，副师职。1940年考入绥德师范学习，1944年毕业后由边区民政厅干部科分配到关中分区中心区双龙镇任小学教员兼乡文书。1945年，由边区政府民政厅调往西北医专学习。1947年解放战争开始，在第一野战医院任医生。1950年调西北军区卫生部任助理员。1954年赴天津军医大学学习预科，同年转至重庆第七军医大学学习。1961年毕业，分配到兰州军区医院任内科军医。1964年调第七陆军医院任医务主任。1972年任第二十五医院副院长。1982年离休，副师级。

二十二、田振杰（1927— ）

绥德县义合田家后山人。大学文化，中共党员，原总后技术装备研究院卫生处处长，副师级离休干部。1944年在边区医院工作。1945年进入西北医药专科学校学习。1947年3月分配到晋绥军区卫生部生物制品研究所，参加研制生产牛痘疫苗、伤寒疫苗、破伤风抗毒素等。1949年秋随军南下，参加解放大西南战斗。四川解放后，参与成都生物制品研究所接管工作，1950年调西南军区卫生部工作。1962年至1968年，在北京总后勤部技术装备研究院卫生处从事科研。“文化大革命”中受冲击，下放宁夏贺兰山总后“五七”干校劳动。1981年离休。

二十三、高　技（1928— ）

米脂县城人。原解放军第五医院副院长（师职）。1944年赴延安参加革命，在边区医校学医。1946年调晋绥联防军区十一旅医院任外科军医。1947年升任主治军医，同年担任医院一所所长。在解放战争及放后的剿匪战斗中，荣获西北解放纪念章、人民功臣章、三级解放勋章、独立功勋荣誉章，荣立二等功一次。1949年宁夏解放后作为军事代表奉命接收国民党二四七医院，该院同三边院一所合并为宁夏军区后勤直属所，任外科主任，并负责对国民党留用人员的改造工作。1950年任六十五军医院外科主任。1952年至1954年，先后任宁夏军区医院、十三陆军医院、解放军第五医院副院长兼外科主任、代理院长职务。1954年底任解放军第五医院医务副院长。

二十四、张怀如（1928— ）

米脂县杜家石沟乡人，中共党员，初中文化。原西京医院政治部主任，副师级离休干部。1947年6月参加中国人民解放军，在第一野战军先后任副班长、班长。1948年参加宜川、瓦子街、荔北、铜耀等战斗，立功两次，三等伤残。1952年至1974年，历任西北第一补训团参谋、营长，军委军械部基建局秘书、协理员，新疆建设兵团二十三师十一团政委。1975年10月调西安任第四军医大学政治部组织处处长。1979年6月任西京医院政治部主任。1988年离休。

二十五、郝俊卿（1928— ）

绥德县人。副厅级。1947年2月参加中国人民解放军，1949年加入中国共产党。参军后历任一军卫生部二所文书、护士长、管理排长等职。参加过蟠龙、西华池、榆林、清涧、沙家店、瓦子街、北潼关、扶眉以及固关等战役。1952年10月转业到青海省卫生厅，负责筹建同仁慢性病疗养院，先后担任行政部主任、副主任、院长等职。1960年调任黄南藏族自治州文卫局副局长、局长、民族师范学校校长、州医院院长等职。1979年后调入青海省精神卫生防治院工作。1984年1月离休。

二十六、宋建勋（1929— ）

吴堡县宋家坡人。原陕西中医学院副书记。1947年毕业于绥德师范，1948年参加工作。曾先后任县人武部参谋、县委青救会副主任、团县委书记等职。1950年1月任共青团米脂县委书记。1953年5月调省委组织部工作。1955年后任青年团商洛地委书记、丹凤县县长、县委书记，地委秘书长、地委常委、行署副专员。其间，带领当地群众大办水利事业，在解放劳动力的同时发展了生产，受到上级的表彰。1983年，调任陕西中医学院党委副书记。1989年离休后，曾任陕西老区建设促进会副会长、省老年科教协会常务理事。

二十七、贺国君（1929— ）

绥德县自家硷乡西贺家石村人。上校军衔，副师级。1946年加入中国共产党。1947年应征入伍，历任第四野战军医院护士长，解放军第二医院政治处主任、副政委，兰州陆军医院（三爱塘）政委、兰州军区军医学校政治部副主任等职。1986年离休。

二十八、高耶夫（1930— ）

佳县店镇乡神堂沟村人。正师级离休干部。1942年，参加八路军。1945年考入延安中学，加入青年团。1947年初，学校编为西北野战军第四野战医院，耶夫任护士、护士班长、团支部书记、连队军人委员会主任、1950年参加中国人民志愿军，赴朝鲜作战，任护士班长，实习军医、军医助理、医疗队长等职。1952年，在朝鲜战场荣立二等功，荣获朝鲜人民民主主义共和国军功章。1953年回国后，先后在沈阳军区陆军二〇四医院、总参一二一野战医院任军医。1964年调兰州军区陆军三院，1975年带医疗队到农村乡镇医院开展医务技术培训，为农民看病，为乡镇培养人才。1985年带领野战手术队赴老山前线，参加自卫反击战三次荣立二等功，先后参与A—FA与TE两种无成瘾性止痛剂的研制试验鉴证。荣获二级红星功勋章及战地优秀共产党员称号。

二十九、李守飞（1931— ）

佳县人。原省政协榆林地区联络组副组长。1949年加入中国共产党，同年参加革命工作。1958年陕西师范学院毕业，先后在米脂中学、榆林中学、榆林农学院、中共榆林地委宣传部等单位工作。从1966年起，先后任米脂中学党总支书记、校长，榆林地区中医院党委书记、院长，榆林地区教育局副局长，地区卫生局局长，中共榆林地委委员、组织部部长，政协榆林地区联络组副组长、党组副书记，陕西作家协会会员、陕西省延安精神研究会理事等职。在地区卫生局和地区中医院工作期间，他发扬了艰苦创业的精神，白手起家，提出振兴中医6项措施，创办中医院，组织调查中草药，编纂《榆林中医》，创办中医提高班和西学中学习班等挖掘祖国的中医宝库和继承中医传统，实行中西医结合，为振兴榆林中医药做出了贡献。离休后先后创作出版《春潮》《圣土》《华夏骄子》《岁月心声》《古稀耕耘》《旭日东升》等诗集。

三十、崔　桂（1931— ）

女，佳县崔家河底村人。初中文化，中共党员。原第四军医大学第一附属医院检验科副主任技师，副师级离休干部。1950年获“解放西北纪念章”一枚。1956年获“解放奖章”一枚，在长期军医生涯中，一贯忠诚工作，周到服务，先后受医院、四医大嘉奖六次，在临床检验中坚持搞科研，开展“循环免疫复合物测定”“C一反应蛋白检查”等20多项新技术应用。1988年4月离休，同年7月荣获中央军委颁发“独立功勋荣誉章”一枚。

三十一、丁文年（1931— ）

吴堡县人，原第四军医大学西京医院政治部政治协理员（副师级）。1946年参军，曾先后在中央军委总后卫生部、西北军区卫生部直属医院、第二陆军医院、第四军医大学第一附属医院工作，1979年至1986年期间任第四军医大学第一附院政治部政治协理员。先后荣立二等功一次、三等功一次，获得中华人民共和国解放奖章、中国人民解放军功勋荣誉章以及由西北军政委员会颁发的人民功臣奖章等殊荣。1984年离休。

三十二、钞国兴（1931— ）

佳县大会坪村人。原解放军第四军医大学政治部教导员。1947年10月参军，在第一后方医院做护理工作。1948年春，部队开始南下，直至1949年西安解放后进驻西安。1950年在第二后方医院任护士长，同年入党。1951年任西北军区第六陆军医院护士长、总护士长等职。1954年至1955年在解放军长沙政治学校学习。毕业后在四医大任校党委秘书。1970年调任学员大队副政委。1986年任政治部师职政治教导员，同年离休。

三十三、杜承亮（1932— ）

米脂县杜家石沟村人。原解放军乌鲁木齐市四七四医院副院长（副师职）。1947年在米脂中学上学之际，由于国民党进攻陕甘宁边区，随校转移途中参军，在一野第三野战医院当护士。1952年在西南空军军医学校毕业后，分配到空军四五二医院任军医。1956年到1957年，参加川西北部琅塘、毛儿盖等地剿匪战，负责伤员的救治工作。1962年参加中印边界自卫反击战，受到嘉奖。1971年调乌鲁木齐空军医院任副院长等职。在当时条件较差的情况下开展胸外手术，用浸浴疗法成功救治多例大面积烧伤病人。1991年离休。

三十四、刘培成（1932— ）

米脂县杜家石沟乡花石崖人，大学本科，中共党员，副主任医师;原解放军五二三医院院长（师职）。1948年3月至1949年5月在西北野战军后勤部医训队学医。1949年6月至1950年10月在西北第四野战医院任实习医生。1950年6月至1956年9月在朝鲜志愿军二二〇八医院、解放军五十三医院任军医、主治军医，1960年9月至1970年5月在国防科委二十基地五一三医院神经内科任主任。1975年5月至1978年8月在二十基地后勤卫生处任副处长、副院长。1978年8月至1984年10月任五一三医院副院长、院长。1986年6月离休。

三十五、宋锦文（1932— ）

吴堡县宋家坡人，中共党员，西安市碑林区人大常委会地级离休干部，省级劳动模范。1947年7月参军，在解放军联防军区第一后方医院任卫生员、护士。1949年4月至1953年12月任西北军区第三陆军医院护士长、副政治指导员。1954年1月转业地方，历任西安康复医院团委书记、组织助理员，西安妇产科医院、中心医院人事室主任，1968年11月至1980年7月，先后担任碑林区“革委会”教育卫生组组长、“革委会”副主任、党委委员。1980年7月至1993年2月历任碑林区人民政府副区长、区政协主席、区人大常委会主任，1993年6月离休。1951年为救治抗美援朝伤病员竭尽全力，立三等功两次。1953年被评为优秀工作者，出席西北军区后勤部第三届功臣模范大会，获模范奖章。

三十六、曹海旺（1932— ）

清涧县曹家塔村人。中共党员，大学文化。中华人民共和国成立后曾任兰州军区总医院大外科副主任，泌尿外科、神经外科主任。军区后勤部卫生部医疗处长。军区总医院副院长。参编《临床泌尿外科》一书。

三十七、王汉昌（1933— ）

子洲县马蹄沟镇水浇湾村人。中专程度。原榆林地区中级人民法院院长。1949年3月参加革命。1970年任榆林地区卫生局局长。1971年至1972年任地区文化教育局局长兼地区体委副主任。1973年至1983年7月，先后任横山县“革委会”副主任、主任，县委副书记、书记兼武装部第一政委。1983年8月至1993年任榆林地区中级人民法院党组书记、院长，1994年退职离休。任卫生局局长期间，贯彻落实毛主席“把医疗卫生工作的重点放到农村去”的指示，在全区1/3的行政村建立了合作医疗站。每个县建立了三至四个设备较全、技术力较强的地段医院，还负责搬迁安置宝鸡二康（现市第一医院）到绥德县，缓解了群众少医缺药的问题，提高了榆林地区医疗水平。

三十八、王继普（1933— ）

曾名王吉甫，子洲县马蹄沟瓦窑峁村人。大学本科，中共党员，原解放军后勤学院副教授，师职离休干部。1948年至1952年，先后为西北野战军一纵政治部、三五八旅政治部文艺宣传员，三五八旅卫生部医训队队长、军医、主治军医、卫生科长，一军医训队队长等，历经大西北解放多次战役，勇敢救死扶伤，两次负伤，记三等功一次。1952年至1954年参加抗美援朝，立三等功一次，由朝鲜人民政府授予三等功臣奖章两枚、抗美援朝纪念章一枚。1954年加入中国共产党，获解放纪念章一枚、1978年至1992年任解放军后勤学院师职教员、副教授，曾评为院先进教员，为培养我军后勤中高级指挥员作出了努力。参与“851作业”科研课题，在实战演习中赴前沿阵地记取数据，被总参防化部授予三等功。1992年离休。

三十九、王立庭（1933— ）

绥德县韭园村人。第三军医大学毕业，高级实验师。医学教育研究室正师职研究员。1952年7月在公安部后勤部直属医院任护士、助理军医。1957年考入第三军医大学，毕业后留校工作。1988年在第三军医大学筹备成立“三新制药厂”并任厂长，不久任第三军医大学科技开发部主任兼总后中国新兴医药科技发展总公司重庆经销部经理。1988年中央军委授予其胜利功勋荣誉章。被四川省委评为“廉洁奉公的共产党员”，其事迹被重庆市电视台录制成党教系列片《本色》在全省播放。

四十、艾绍宏（1933— ）

米脂县官庄人。大专文化，中共党员，原空军临潼疗养院院院长、党委书记（师职）。1947年前在米脂上学。1947年7月参加解放军，在一野第三野战医院当护理员，参加边区保卫战，救护伤病员。随军辗转南北，1949年底到空军成都医院工作。1950年至1956年，先后在西南军区空军军医学校，华西医大学习深造。1956年至1959年回空军医院做医生，参与空军部队医疗工作。

四十一、马汝瑜（1933— ）

米脂县杨家沟村人。1957年在第一军医大学毕业。1946年参军，在第一后方医院任护士、护士长;后在云南昭通军分区任军医，在玉溪军分区任卫生科长。1978年转业到陕西省纺织工业总公司任文教卫生处长（副局）。在解放战争、抗美援朝中因工作突出，多次立功受奖。

四十二、徐来才（1933— ）

佳县城关人，大专文化，中共党员，原第四军医大学副师级协理员。1948年11月在延安参加工作，次年1月入伍，在陕甘宁晋绥联防军卫生部直属医院当护理员。1950年至1959年，在西北军区第二陆军医院、第四军医大学附属一院任护士、护士长。1959年至1961年赴天津总后勤部预校学习。1961年至1970年回第四军医大学任训练部临床管理处助理员。1970年至1978年在解放军一八二医院工作。

四十三、蔺振祥（1934—2003）

1934年1月生，陕西榆林人，1949年6月参加革命工作，1952年2月加入中国共产共，1972—1979年任榆林县卫生局局长。1995年4月离休。离休前任榆林地区政协办公室主任，副师待遇。2003年去世。

四十四、万元孝（1936— ）

1936年1月生，佳县人，1949年3月参加革命工作，1956年6月加入中国共产党，1960年调榆林专署文卫局当干事，1973年7月—1983年11月任地区卫生局副局长。1976年7月28日唐山大地震，奉命带医疗救护队抢救伤员，受到中共中央、国务院表彰，为榆林赢得两面锦旗。1985—1995年任榆林地区计生委主任。

四十五、郭繁熙（1937— ）

吴堡县郭家梁村人。中共党员，中专文化。曾任工业部工业卫生实验所办公室主任，地师级退休干部。1952年考入绥德师范，1954年秋分配到吴堡丁家畔小学任教，1956年2月参军。1961年1月调总后勤部军事医学科学院工作。1965年、1966年两次随总后勤部效应大队赴新疆某基地参与执行核武器试验任务，和战友们一道圆满完成“21—71”“21—72”两次核试验任务。参与接收卫生部工业卫生实验室，协助组建军事医学科学院第三研究所（地方建制）曾荣获解放军军事医学科学院颁发的“战时特种武器伤害的医学防护”试验奖，获国家科学技术进步奖特等纪念章。1997年退休。

四十六、范鸿先（1939— ）

1939年1月出生，绥德县人， 1964年4月参加工作，中共党员。1964年4月毕业于西安第二医学院医疗系，大学学历，1982年2月被聘为主管医师。1964年4月—1964年11月在榆林地区防疫站工作。1964年12月至1965年8月在神木县花石崖公社工作。1965年9月至1969年5月在榆林地区防疫站工作，历任副科长、科长、副站长。1969年6月至1988年9月在榆林地区卫生局工作，历任副科长、科长、副局长，1988年10月至1994年12月任地区卫生局长，党组书记。

四十七、高瑞成（1941— ）

绥德县人。中共党员，大专文化。曾任榆林地区卫校副校长、中医院副院长、榆林中学副书记、地区人大办公室主任、省人大地区工委副主任等职。1961年参加工作，在米脂县文教卫生局任文书、文化干事。1971年调到地区文教局。1978年，在地区卫校任副校长期间，认真抓教学质量，1981年全省统考时，各科成绩获全省第一。在中医院任副院长期间，领导全院职工走医疗、教学、科学相结合的路子，医疗水平逐步提高。在任地区人大办公室主任、人大工委副主任14年中，为推进社会主义民主法制建设和完善人民代表大会制度，积极筹备并建议地委召开了两次全区人大工作会议，着重解决了各县市党委人大干部的思想认识和工作态度问题，初步理顺了人大与“一府两院”的工作关系，研究探讨了人大工作的方式方法问题。先后组织召开了两次全区人大宣传工作会议，举办了两次有党委、“一署两院”领导同志参加的全区人大干部培训会，由他组织撰写的八篇论文和修改推荐的八篇监督实例分别人选省人大编辑出版的《实践与思考》和《县级人大监督实例》。同时，他撰写、草拟了《地区人大工委议事规划》《主任会议制度》《工委与一署两院工作联系制度》等。

四十八、郭冠英（1941— ）

1941年9月出生，陕西榆阳区人。大学文化，内科主任医师，中国农工民主党党员。曾任榆林市人大副主任，榆林市（县）卫生学校校长，榆林市医学科学研究所所长。榆林市生物医药科学研究中心主任。出身医学世家，是榆林郭氏中医世家第五代传人。1966年毕业于西安医科大学医疗系。从事临床医疗、医药科研、医学教育40多年，专长于心血管病、肝胆病、其他老年病的临床诊治及医药科研，先后承担省级以上重点科研项目及科技攻关项目24项，主持完成18项。研制的胆石利通片已获卫生部颁发的新药生产证书和生产批件，并成功转让，被列为陕西省重大科技产业化项目。发表各类医学论文31篇，主编及参编医学著作11部，约500万字。先后获陕西省科技进步奖及榆林市科技进步奖8项，并获“榆林市卫生文明先进工作者”“榆林市十佳科技人员”等荣誉称号及“促进科技进步奖”等奖励。1999年获省委、省政府命名的“陕西省有突出贡献专家”。曾任陕西省第七、八、九、十届人大代表；中国农工民主党榆林市委主委、陕西省委委员、农工党全国十一大、十三大代表。

四十九、王有山（1933—　）

靖边县官路畔村人。中专文化，中共党员，原解放军第五医院医生，宁夏军区副师级离休干部。1948年8月参军。1950年至1970年，在留守医院、银川第十三陆军医院、解放军医院任护士、医生。1970年至1976年，先后赴北京解放军总医院皮肤专科进修一年，在宁夏医院附属医院皮肤科进修半年，脱产学习中医一年，医学理论水平得到较大提高，结合临床实践，医术不断精益求精。1994年1月离休，获中央军委授予的胜利勋章。

五十、马宏雄（1946—　）

1946年10月出生，绥德县人，1987年毕业于西安医科大学卫生管理系，大专文化程度，1964年1月参加工作，中共党员。历任绥德县乡镇卫生院医生、县卫生学校党支部副书记、县医院院长、卫生局长、地区第一医院副院长、书记，榆林地区中医院院长、党委书记。1995年12月至1999年12月任榆林市卫生局党组书记、局长。2000年1月—2006年10月任榆林市卫生局调研员。1996年任陕西省医院管理学会常务副会长。

五十一、崔志杰（1949—　）

1949年9月生于榆林市榆阳区城关镇，大专文化程度。1968年9月参加工作，中共党员。陕西省第九届人民代表大会代表。历任中学团委书记，小学校长，定边县委、县“革委会”党总支副书记，县委机关党支部书记，共青团定边县委书记，定边县药材公司经理，定边镇镇长，党委书记，子洲县副县长，县委副书记，县长、榆林地区卫生局局长、党组书记。2000年9月—2006年9月任榆林市卫生局局长。先后得到省、市、县党委，政府部门多次表彰奖励。

五十二、黄立勋

1955年9月出生，榆阳区人。中共党员，本科学历，副主任医师。1974年3月参加工作，1977年至1978年在榆林县计委、科委工作。1983年延安大学医疗系毕业。1983年至1996年在陕西省结核病防治院任胸外科医师、副主任、副院长、陕西省肿瘤医院院长。1997年1月任陕西省卫生厅副厅长、党组副书记，分管妇幼保健与社区卫生处、医政与医疗服务监管处、药物政策与基本药物制度处、科技教育处。兼任陕西省中医研究院院长（正厅级）。

五十三、王存田

神木县神木镇人，出生于1956年11月，中共党员，在职研究生学历，1974年2月参加工作。1974年3月—1978年4月，在西安医学院绥德教学基地工作。1978年5月—1984年6月，在榆林市中医院工作，任办公室干事。1984年7月—1991年10月，在榆林市卫生局工作，任副科长、科长。1991年11月—2006年8月，在榆林市第二医院工作，任党委副书记、书记，市卫生局党组成员。期间参加陕西省委党校研究生班学习，于2004年7月毕业。2006年9月—2013年11月，在榆林市卫生局工作，任局长。后任调研员。

五十四、李　瑞

1957年出生，子州县人，大学文化程度，副主任医师，榆林星元医院院长，榆林市政协副主席。1977年参加工作。1984年至1997年8月任榆林市痔瘘医院院长。1997年9月任榆林市星元医院院长。2000年任榆林市政协副主席。1984年在榆阳区创办了痔瘘中医专科医院，1997年担任星元医院院长后，购置医疗设备，引进专业人才。1999年6月23日隆重开业。实现了胡星元先生造福桑梓的心愿。2001年，星元医院被省政府命名为“全省行业文明示范单位”、2003年被授予“全国卫生先进工作者”称号，2004年获国家人事部、卫生部、中国国家中医管理局先进个人奖。医院改革的成功模式，李瑞在卫生部召开的全国卫生改革工作会议上作了经验交流。

五十五、李玉明

1960年12月出生，府谷县人，中共党员，1980年榆林地区卫校毕业，1989年西安医科大学毕业，2003年省委党校研究生班毕业。1980年至1997年在府谷县卫生局工作，1989年起任副局长、局长兼党总支书记。1998年至2001年任榆林市卫生局党组成员、副局长，兼任榆林市第一医院（三级甲等医院）院长（正处级）。1999年兼任延安大学医学院副院长及第二附院院长，被聘为副教授。2001年至2005年，任榆林市药品监督管理局党组书记、局长。2005年至2010年，任陕西省食品药品监督管理局市场处处长。2010年后，任陕西省中医研究院党委副书记。2000年被陕西省人事厅、卫生厅授予"白求恩精神奖"。从2003年起，被省委组织部列为"厅级后备干部"。2010年，因连续三年被评为优秀公务员，获记三等功并受到省委组织部、人事厅表彰。2011年、2012年、2014年被评为卫生计生系统优秀领导干部。

五十六、麻宝玉

1961年5月出生，神木县人，中国农工民主党党员，大学本科学历，医学学士，主任医师。1983年7月在西安医学院医学系毕业，分配在神木县老区人民医院工作；1985年调神木县卫校任教；1986年6月在上海第二医科大学附属第九人民医院普外科进修；1987年在神木县医院工作，历任外科主任、副院长、院长；2002年12月始任神木县政协副主席；2010年7月起任榆林市政协副主席；2010年9月起任农工民主党榆林市委员会主委；2000年被评为榆林地区劳动模范。2005年被评为全省卫生系统"创佳评差"最佳个人。主持神木县医院与北京协和医院合作完成"黑沙蒿致花粉症的临床观察及其医学孢粉学研究"的科研项目，2012年获榆林市科技成果一等奖，2013年获陕西省科学技术三等奖。组织完成了"关于石峁遗址发掘保护"等多项调研，主持编写了《百年榆林影像》等榆林文史资料5辑。

五十七、李治平

1963年1月出生，米脂人，医学硕士，高级工程师，中共党员。1989年，西安医科大学（现为西安交通大学医学院）医学系和法医学系毒理研究室毕业获学士和医学硕士。分配在海口市公安局刑侦支队刑侦科所工作，历任副所长、所长兼党支部书记，兼任中国刑科毒物与毒品检验专业委员会委员，1999年被公安部授予刑事化验专业高级工程师。2000—2015年，历任海南省食品药品监督管理局安全监管处主任科员、副处长，药品注册与医疗器械管理处处长，稽查总队总队长兼党支部书记。省食品药品监督管理局党组成员、副局长，兼党组纪检组组长。海南医学院兼职教授海南省食品药品监督管理局党组成员、副局长、兼党组纪检组长；兼任海南省卫生和计生委党组成员、副主任。

五十八、杨东明

1964年8月出生，清涧人，研究生学历，外科副主任医师，民革党员。是九届陕西省政协委员，十一、十二届陕西省人大代表。1982年7月榆林地区卫校毕业后分配到榆林地区中医院工作；1987年3月至1988年12月在延安医学院外科班脱产学习并取得大专学历；1989年4月至1999年11月在榆林地区卫生局工作。1999年11月至2001年9月任榆林地区第二医院副院长。2001年9月任榆林市第一医院院长。2002年在北京师范大学经济与工商管理学院企业管理研究生课程班学习。2006年9月参加了西北大学与亚洲（澳门）国际公开大学联合举办的工商管理研究生（MBA）课程班学习并由亚洲（澳门）国际公开大学授予工商管理硕士学位。2003年加入民革，任榆林市委员会主任委员。2005年7月任榆林市人大常委会副主任，2015年任榆林市人民政府副市长。

五十九、惠德存

（详见第四节全国五一劳动奖章获得者）

第三节 全国劳动模范

一、云 峰

1954年10月出生，佳县人，中共党员，省党代表，市人大代表，人大常委会委员。1973年12月佳县卫校毕业，在佳县基层卫生院工作。1980年3月在佳县医院工作先后任内科主任、医务科长、副院长。1993年2月调任榆林地区二院神经内科副主任。1994年8月回佳县创建红会医院，任书记、院长，兼县卫生局副局长。1996年红会医院兼并了佳县中医院。医院总资产达1200万元，设床位100张，CT、电子胃镜等大型设备齐全，成为全省卫生行业服务示范单位。曾获省级文明单位、文明单位标兵、先进基层党组织的荣誉称号。2000年他本人荣获国务院授予的“全国劳动模范”称号。被评为“陕西省自学成才先进个人”。2004年8月调任榆林市卫生局卫生监督所书记。2007年调任榆林市传染病医院（市第三医院，2013年并入市中医院）任院长。2013年任榆林市卫生局调研员。

二、贺 波

1965年出生，榆阳区人，管理学硕士（MBA），主任医师。陕西省有突出贡献专家，陕西省“三五”人才，榆林市“一五二”人才。榆林市儿童医院院长。兼任中华儿科学会委员、全国小儿急救专家组成员、中国实用儿科杂志编委、陕西省儿科学会副主任委员、陕西省儿保学会常委、榆林市儿科学会主委等职。1988年延安医学院临床医学专业毕业，1999年担任榆林市第二医院儿科主任。2004年11月，创建了榆林市儿童医院，并出任首任院长。从事儿科临床工作20年，自拟“消颤灵”“四白散”“速效百咳散”“慢支散”等组方，治疗癫痫、百日咳等疾病取得良好疗效。成功地治愈了重症肺炎合并五个脏器功能衰竭、婴儿颅内出血合并脑症形成、新生儿溶血病等疑难重症患儿，治愈率达95%。主持开展了经颅微创穿刺抽血术、新生儿支气管肺泡灌洗术等新技术，获省、市科技进步奖8项，获国家专利4项，出版医学专著6部，发表论文60多篇。其中，“经颅微创术治疗婴儿颅内出血临床研究”项目，获陕西省科技进步三等奖。先后荣获“联合国TIPS发明创新科技之星奖”“陕西省青年科技奖”“陕西省优秀科技工作者”等奖励及荣誉。2010年荣获“陕西省劳动模范”称号。2015年获“全国劳动模范”称号。

第四节 全国五一劳动奖章获得者

一、刘怀勤

1961年9月出生，绥德人，1986年7月西安医科大学口腔系毕业，现为榆林市第一医院口腔医疗中心主任，主任医师，教授。陕西省“三五”人才工程二层次人员，榆林市有突出贡献中青年专家，2006年赴美国培训学习。从医以来刻苦钻研，开拓创新，能开展上颌骨扩大根治术、下颌骨切除自体肋骨移植术、口腔颌面部各种肿瘤的联合根治术、颞颌关节成形术、牙牙合畸形固定矫治、人工牙种植等口腔专业技术。获市科学技术二、三等奖6项，省科技进步三等奖1项，发表交流学术论文16篇。2013年全国总工会授予“五一劳动奖章”。

二、惠德存

1965年11月出生，清涧人。1985年7月参加工作，本科学历，硕士研究生，中共党员，副主任医师。历任地区红十字会副主任、地区红十字会秘书长、榆林市卫生防疫站党支部副书记、市疾控中心党总支部书记、榆林市第一医院院长、榆林市政府驻北京联络处党支部书记、主任、榆林市政府副秘书长。2013年11月任榆林市卫生局党组书记、局长。曾获“全国红十字会先进个人”“榆林市无偿献血先进个人”“榆林市劳动模范”荣誉称号。2011年全国总工会授予“五一劳动奖章”。

第五节　陕西省劳动模范

一、郭程浩

1924年出生，渭南人，中共党员，副主任医师，榆林市第一医院第六任院长。1951年参加工作，历任陕西省人民医院内科医师、陕西省第二康复医院内科主治医师。1970年医院迁至陕北绥德，曾任榆林地区内科副主任、主任、副院长。1982 —1985年任院长。1983年晋升为副主任医师。是榆林地区内科学科带头人，退休后曾被聘为榆林地区科学技术顾问。撰写论文10余篇，获得地区科技进步二等奖1项，1982年受中共陕西省委、省人民政府嘉奖鼓励，荣获陕西省劳动模范光荣称号。《光明日报》《陕西日报》《陕西广播电视报》《榆林报》等多家新闻单位以“他是活着的罗健夫”和“具有共产主义献身的人”为题对其带病坚持工作的事迹进行了报道。

二、刘福华

生于1930年，延川县人。大专文化，中共党员。榆林市第一医院第八任院长、党委书记。1945年6月参加工作，曾任绥德县医院医务科主任、副院长;“革委会”主任。吴堡县医院院长、书记，卫生局长。1979年调至榆林地区中心医院，1982年任副院长。1984年任榆林地区中医院院长、书记。1986年9月调入榆林地区中心医院先后任党委书记、院长、延安医学院副院长。工作期间曾分别被榆林地区、行署、榆林地委、陕西省、国家卫生部授于白求恩精神奖、省劳动模范、全国卫生文明建设先进工作者等荣誉称号。1992年7月，中共陕西省委授予“优秀共产党员”称号。

三、尚生效

1933年4月出生，中共党员。1947年1月参加中国人民解放军，子洲县医院医师、医务主任、院长、书记等职。1947年参军，先后在陕北，山西、内蒙古等地从事中医工作，荣获二等功1次。中华人民共和国成立后，参加了延安第一期卫生学校的学习，毕业后分配到子洲县医院工作。他从医60多年，始终把病人当作自己的亲人，常常扶着患者进病房、问寒问暖，详查病情，亲手治愈了成千上万名危重病人。无论在战火纷飞的岁月，还是在和平年代，以精湛的技术和良好的医德，在全县群众中赢得了很高威望。1960年被授予“陕西省劳动模范”称号。

四、贺生熙

1934年2月出生，清涧人。1948年参加工作，1952年延安卫校学医，1955年分配到米脂乡镇卫生院，1974年到清涧石盘医院工作，40多年大部分在基层，不分昼夜，没有节假日，不避风雨，废寝忘食，足迹踏遍千家万户。亲自调查研究了600多种中草药和200多个土单验方。在米脂高渠创办了草药房合作医疗站，培养了乡村医生，1970年地区在高渠召开现场会推广经验，到各县调查编写了《中草药土单验方》小册子，向全区印发2万多册。1982年被授予陕西省劳动模范。2003年“非典”期间，给卫生部献方受到国家中医药管理局的回函好评。

五、霍淑云

女， 1936年2月生，绥德人，中共党员，1993年退休，退休前担任会计职务。1954—1960年在延川文化馆任图书管理员及会计工作；1960—1963年在延长县文化馆任图书管理员及会计工作；1963年在延川县搞收发工作；1964年在延安社教；1966年在黄陵县社教；1969年在延川县副食公司下设的旅社工作；1972—1976年在延川县物资局任保管及收款工作；1977—1993年在榆林市卫生学校担任会计工作。数十年工作勤勤恳恳，任劳任怨，曾多次被单位评为先进工作者。1960年5月荣获陕西省“劳动模范”称号。

六、孙治帮

1936年8月出生，中共党员。1957年参加工作，曾任靖边县卫生局局长、书记等职，2000年退休。本人生长在大城市，学校毕业后，积极响应党的号召，主动要求到靖边县偏远山区工作，支援老区建设。在基层工作期间，一个人担负着门诊、出诊、病房工作，多次被评为先进工作者，1960年被评为陕西省甲等模范工作者，出席了陕西省群英大会。

七、周桂莲

女，1936年出生，绥德县薛家河镇钱家河村人。农村医生，是省人大代表、省政协委员、省党代表。从医40多年，多次被绥德县委评为模范党员；被省委省政府评为优秀党员、党员标兵；被市委评为三八红旗手。1992年被省委、省政府授予“劳动模范”称号。

八、吕谋志

1937年7月出生，西安市人，中共党员。1954年参加工作，先后在府谷县医院、新民卫生院、县防疫站等工作。历任医师、主治医师、副院长、副站长、站长等职。1954年由西安分配到府谷县工作，在工作中积极肯干，刻苦钻研医学知识，任劳任怨，为救治农村患者，不怕路途遥远，不管刮风下雨，无论白天晚上，随叫随到，认真细致地检查病情，耐心周到的服务，深受人民群众的称赞，1960年被评为陕西省甲等模范工作者，出席了陕西省群英大会。

九、张栋中

1937年4月生，陕西省兴平市人。中共党员。1958年陕西省第一卫生学校毕业后，分配到榆林地区工作。先后在榆林地区地方病防治所，地区卫生防疫站工作。1970年7月调入榆林地区卫生局工作。历任科长、副主任、医政科科长、卫生局副局长。参加工作初期，来到生活艰苦、条件较差的陕北，亲眼看到陕北老区人民缺医少药状况，受到教育，激发了情感，确定了为老区人民服务到底的信心和决心。在地方病防治所、地区防疫站工作期间，长年累月深入农村，与群众同吃同住，整日奔波在防疫治病的第一线，为群众解决疾苦。由于工作积极、认真负责、刻苦钻研，多次被地区和单位评为先进工作者、学习模范、红旗手等，1982年被授予“陕西省劳动模范”称号。

十、赵宗贤

1937年1月生，陕西抚风县人，中共党员，榆林市地方病防治领导小组办公室原主任、所长、副主任医师。1964年西安第二医学院毕业，从事地方病防治30多年。1973年首次在定边县发现地方性氟中毒；为控制和消除布鲁氏菌病提出了羊子布病间隙免疫、消灭传染源、实施综合防治措施，取得显著效果。1987年在定边县发生解放后我省第一次动物间鼠疫，担任业务总指挥，迅速扑灭了疫情。1992年主编《榆林地方病防制》，由陕西科学技术出版社出版。编导拍摄《地方性氟中毒危害与防治》电影一部，《氟骨症重症患者》电视剧一部。编写了《鼠疫防制》《地方性氟中毒专辑之一、二、三》《数理统计初步》等。发表论文20多篇。1985年12月中共中央地方病防治领导小组授予全国地方病防治先进工作者。1986年12月陕西省卫生厅授予陕西省卫生文明先进工作者。1990年10月获“榆林地区有突出贡献的拔尖人才”称号。1992年获“陕西省劳动模范”称号。

十一、贺清义

1938年6月出生，榆阳区人。大专毕业，中共党员。主任医师。1952年参加工作，结业于中科院中医研究院。从医55年。1959年在榆林县机械厂任厂医，1971年调榆阳医院工作，1978年调榆林县医院工作。擅长肝病和胃病的治疗，创研出3种临床制剂。撰写医学专著两部，在国内外发表医学学术论文30多篇，获榆林市科研奖2次，专利1项，参加全国学术会议7次。退休前任榆林市第二医院工会主席。榆林中西医结合会理事。是榆林市有突出贡献拔尖人才。1988年被授予“陕西省劳动模范”称号。

十二、李　琛

1939年生，绥德县人。1963年参加工作，先后任榆林地区药材公司总支委员、生产科长、地区中药厂支部书记、厂长、陕西天宁制药有限责任公司董事长、总经理、总支书记等职。1997年退休。1985年成功地开发出“复方青黛丸”，企业也被评为陕西省先进企业，陕西省重合同守信用企业和榆林地区百强企业。曾被评为陕西省优秀企业家、陕西省第八届党代表和全国中医药行业优秀企业家。1992年7月授予“陕西省劳动模范”称号。

十三、王清淼

1940年7月生，河南郑州人，中共党员，内科主任医师。1962年西安医学院医疗系毕业分配到清涧县医院工作，任院长、主任医师。从事临床医疗40多年如一日。8次参加医疗队，深入农村巡回医疗，送医送药上门服务。指导40多名年轻医生、10多批卫校实习生，身传言教，传授医学知识和技术。发表论文8篇。任院长后，锐意改革，艰苦创业，完善科室医疗规章制度，增添医疗设备，新开设科室12个，新建门诊、住院楼3栋，改变了工作环境，方便了患者就诊。国家卫生部授予“全国医院优秀院长”称号。中共陕西省委授予“优秀共产党员”称号。省卫生厅授予“白求恩精神奖”。1992年荣获“陕西省劳动模范”称号。

十四、李丕英

女，1946年10月生，绥德人，中共党员，曾任绥德县妇儿专科医院院长，副主任医师。1968年榆林地区卫校毕业，从事医疗、预防、保健工作30多年，积累了丰富经验，创下了妇产科和计划生育手术4万例无事故的业绩，1995年创办了本地区唯一的妇儿专科医院。发表医学论文20余篇，其中《中晚期妊娠与肾盂积水临床观察》在国家级《实用妇产科杂志》发表后，全文录入《现代妇产理论与临床》一书。1994年5月获“榆林地区劳动模范”称号。1997年4月，荣获“陕西省先进工作者”称号。

十五、王毓斌

1949年1月生，榆阳区人，中共党员，口腔科副主任医师、副教授。1965年参加工作，先后在青海省军区军医大队、陆军四院、兰州军区陆军总院、青海军区医院、兰州军区卫生学校工作，后转业复员任榆林市二院口腔科科主任。擅长各种牙体病的诊断治疗及可见光固化修复。带领团队开展的腾裂矫治手术、囊状肿瘤的切除、光固化用各种牙体病修复、牙周病的松动牙固定、微型钢板在颌面部骨折的应用、下唇再植、不锈钢结扎丝用于固定桥的修复、口腔牙体快速桩冠的应用等技术在全市处于领先水平。获得省级科研成果1项，市级科研成果4硕，发表论文9篇。先后评为“陕西省优秀军转干部”“省卫生系统先进个人”“学雷锋先进个人”“省优秀共产党员”。1997年荣获“陕西省劳动模范”称号。

十六、张玉清

1953年12月生，横山县人，中共党员，内科主任医师。1969年参军，历任班长、护士长、党支部书记等职。1984年转业在横山县医院工作，任书记兼院长。2001年调入榆林市第二医院任西沙分院院长。从医30多年，任横山县医院院长期间，成功地创建了二级甲等医院，与山东省济宁市脉管炎专科医院合作，引进新技术、新疗法治疗脉管炎，使横山县及周边地区上千名患者免于截肢。并在市二院创建了脉管炎特色专科。被省、市县授予各种荣誉称号10多项。1997年被评为陕西省劳动模范。

十七、马登旭

1957年8月生，子洲县人，中共党员，是子洲县第十二届县委委员；第三、四、五、六届县政协委员。1981年参加工作，先后在子洲县医院、中医院、卫生进修学校工作，历任院长、书记等职。擅长中医针灸，对技术精益求精，刻苦钻研业，多次参加全国和省中医、针灸方面的学术交流会。发表论文15篇，《针刺治疗痛经61例》获1989年全国中青年中医药优秀论文三等奖。1991年中共陕西省委、省政府、省军区授予“学雷锋先进个人”，榆林地区“白求恩精神奖”，榆林地委、行署、军分区授予“学雷锋标兵”，陕西省委授予“优秀共产党员”。1992年7月陕西省委、省政府授予“省劳动模范”。 1993年榆林地委、行署授予“突出贡献拔尖人才”，被选为中共陕西省第八次代表大会代表。1995—1997年分别荣获陕西省“505医德等奖”。

十八、师建军

1958年7月生，榆阳区人，中共党员，市人大代表、榆阳区人民医院院长，副主任医师。1976年参加工作，一直在基层卫生院从事临床诊疗工作。1989年，任榆阳镇医院院长。经过16年的艰苦创业，将一所固定资产不足2万元的乡镇卫生院，创办成医疗技术力量雄厚，固定资产达600多万元。集医疗、预防保健、社区卫生服务为一体的品牌医院。2005年任榆阳区医科所所长。先后荣获“优秀共产党员”“先进工作者”“505医德奖”“白求恩精神奖”等称号。2002年4月，荣获“陕西省劳动模范”称号。

十九、苏买泉

1961年10月生，府谷县人，中共党员，大学学历，榆林市中医医院院长，主治医师。1999年任职以来，同院领导班子一道，带领全院广大职工，开拓创新，创办了北方医院、国医馆和南郊传染病医院。使榆林市中医医院在短短6年时间内，得到了跨越式发展，使一个濒临倒闭、半倒闭的医院焕发出了勃勃生机。2004年4月28日，正式被省中医管理局评定为“三级甲等”中医医院。本人连续6年被市委组织部评为“优秀领导干部”，2005年被省卫生厅授予全省“创佳评差”活动先进个人，2007年4月，荣获“陕西省劳动模范”称号。

二十、赵彦峰

1964年出生，绥德人，中共党员，卫生事业管理学学士学位，副主任医师。1984年参加工作，历任绥德县崔家湾医院院长、绥德县中医院院长、榆林市一院院长助理兼办公室主任、榆林市第一医院副院长等职。2009年10月起，担任榆林市第一医院副院长，分管行政、人事工作，兼管等级医院复审工作，期间有效组织医院各级机构、全力投入迎评准备，于2010年4月成功通过省厅验收。2011年任榆林市第一医院院长、延安大学医学院副院长。2012年荣获“陕西省劳动模范。”

第六节　有突出贡献专家

一、张定中

出生于1934年，湖南省长沙人，中共党员，主任医师，榆林市第一医院第七任院长。1956年毕业于同济医科大学医疗系，同年分配到陕西助产学校附属医院。1957年调陕西省第二康复医院，1970年随医院迁至陕北绥德。是榆林地区妇产科学科带头人。1986年至1987年任院长。1988年调至陕西省妇幼保健院。1983年至1986年分别被国家卫生部、国家计生委、陕西省卫生厅授予陕西省卫生先进个人、先进科技工作者、全国卫生先进个人、全国计划生育工作先进个人等荣誉称号。从事妇产科临床诊疗工作45年，其论文《宫颈癌根治术的改进设计》《腹壁下动脉插管治疗晚期宫颈癌》先后荣获榆林地区科技成果二等奖、陕西省科技成果三等奖。1992年被评为陕西省有突出贡献的妇产科专家，享受国务院特殊津贴。

二、高德义

1944年12月出生，佳县人。1970年8月毕业于西安医科大学医学系，原任榆林市第一医院（延安大学医学院第二医院）儿科主任。主任医师、教授，兼任《美国中华心身医学杂志》特邀编辑。从事儿科专业38年，对儿科疑难重危病人的诊治有丰富的经验。擅长于新生儿专业及小儿神经专业，对小儿重症肺炎合并心衰、呼衰、脑衰及小儿难治性癫痫的治疗有独到之处。共发表论文40余篇，合编专著一部。获陕西省科技进步三等奖2项，获榆林地区科技进步二等奖1项。《小儿颅内感染性疾病脑脊液检验的临床意义》荣获第三届全球华人医学大会创新发明奖，经国务院批准享受政府特殊津贴待遇。

三、师随平

生于1945年9月，清涧人。儿科主任医师，陕西省有突出贡献专家，享受国务院政府特殊津贴。1975年毕业于西安医学院医疗系，榆林市第一医院、北方医院从事儿科科研、临床治疗40余年。先后在北京医科大学、哈尔滨、日本茨城土浦协同病院研修学习。擅长中西医结合治疗儿科小儿肺炎并多器官功能衰竭。对难治疗性肾病等的治疗达国家先进水平。发表学术论文35篇，承担省市级科研成果12项，获省科技进步奖2项、市科技进步奖8项、省卫生厅科技进步奖1项。出版医学专著2部。曾任榆林市第一医院儿科主任、副院长等职。

四、刘世仲

1946年10月生，佳县人。1970年毕业于西安医学院医疗系。曾任榆林地区第一医院副院长。1992年晋升为普外主任医师、教授。1993年由国务院批准为享受国家特殊津贴专家。从事临床普外工作40年，对普外科高难度手术、小儿普外手术有专长。如甲状腺全切除颈淋巴结清扫术、乳腺癌各种根治术、经腹或经胸食道贲门胃底切除及全胃切除术、门脉高压脾亢手术、胰十二指肠切除术、肝左、右叶切除术、胆肠吻合术等操作技术非常熟练。对小儿先天性疾病如巨结肠、幽门肥厚狭窄、肛门闭锁直肠阴道瘘箩手术有专长。特别擅长直肠癌根治手术。开展了12项新技术，其中“直肠癌根治术的手术方法改进”1992年获地区科技进步奖。撰写医学论文20多篇。

五、刘海珠

1949年1月出生，定边人，中共党员，胸外主任医师，曾任陕西省医学会理事、陕西省胸心外科学会委员、榆林市医学会副会长兼秘书长。1968年毕业于榆林市卫校医士专业。1996年破格晋升为外科主任医师。曾任榆林地区第一医院院长、党委书记。从医40余年，率先在榆林市开展全食管切除术、肺叶切除术、全肺切除术、支气管袖状切除术、先心病及瓣膜病、食管癌手术方法的改良、脓胸的早期手术治疗、肺炎性假瘤、肺错构瘤的诊断与治疗、普胸的胸腺瘤切除、全食管切除术、小儿先天性心脏病房、室间隔缺损的修补术、风湿性二尖瓣狭窄的换瓣膜手术等，为榆林市内在医学史上填补了多项空白。先后发表、交流医学论文20余篇。主编《医学论文的写作方法》。获陕西省科技进步三等奖1项。榆林市科技进步奖一等奖1项，二等奖2项，三等奖2项。1999年荣获“陕西省有突出贡献的专家”称号。

六、王万富

1950年10月出生，榆阳区人。骨科主任医师，省管专家，享受国务院政府特殊津贴专家，陕西省“三五人才”工程二层次人员，榆林市有突出贡献拔尖人才。1971年在榆林二院参加工作。1973年榆林卫校毕业，1978年西安医学院毕业后回榆林二院从事外科工作，早期开展的各类大型肌皮瓣及肌骨瓣组织替代术，四肢恶性肿瘤瘤段切除肢体灭活再植术等32项操作技术均获新项目奖。研究颈椎多椎体结核并高位截瘫一次完成多椎体切除、自体骨塑型椎体嵌入植入术获得成功，1991年获陕西省科技进步三等奖;研究联合截骨成形术治疗大龄儿童先天性髋关节脱位，有自行设计的关节囊瓣成形，防止髋关节再脱位，设计的股盆架防止髓关节术后僵直，1995年获陕西省科技进步二等奖，研究加压克氏针治疗髌骨骨折项目，2003年获陕西省科技进步三等奖，加压克氏针器械1993年获国家专利。撰写论文20多篇，其中8篇在国家级和省级杂志发表。

七、思成怀

1951年出生，横山人，泌尿外科主任医师，享受国务院特殊津贴专家。1975年西安医学院毕业后，分配到榆林市第一医院工作，先后任综合外科副主任、主任，后调至榆林市中医院任泌尿外科主任；1999年调入星元医院任副院长兼泌尿外科、脑外科主任。在泌尿系统、男科领域内的常见、多发病及疑难病诊治中积累了丰富的经验，通过大胆探索和潜心研究，逐渐在医学领域形成了自己独到的见解，先后撰写了《先天性膀胱颈部梗阻14例报告》以及《回盲肠代输尿管扩大膀胱术治疗结核膀胱挛缩对侧肾积水》等数十篇医学论文，在国家级、省级医学刊物上发表，受到医学界的广泛重视和好评。1996年荣获陕西省技术进步二等奖，1997年经国务院批准享受政府特殊津贴，同年又被中共陕西省委、省政府授于“陕西省有突出贡献”专家称号。

八、焦富勇

1951年1月出生，神木县人，中共党员。儿科主任医师、教授，陕西省有突出贡献专家。1975年西安医学院毕业后被分配到榆林地区中心医院儿科工作，1995年调陕西省人民医院，现任陕西省人民医院儿童病院院长、国际防止虐待忽视儿童协会执行常委（2010年亚洲唯一入选人）、世界卫生组织（WHO）顾问、国际感染与微生物杂志（尼泊尔医学会）（感染题目主编）国际小儿神经学杂志评论员。土耳其医学杂志国际编委。中华预防医学会全国儿童伤害防治学组主委、西安交通大学医学院硕士生导师、陕西省防止虐待儿童协会会长，陕西省儿科学会副主任委员。曾先后5次赴日本学习和参加国际会议，应WHO等组织邀请4次赴日内瓦出席国际学术会议，3次赴美国出席国际儿保会议，并应邀3次赴曼谷、新德里、科隆坡出席国际研讨会，承担中日川崎病研究项目及国家科技部中国—意大利腹泻病研究项目，（国科外字97K12—G22）;中国—匈牙利卫生部小儿脑神经病研究（国科外字2004. 475号）。并完成美国儿科学会及人民卫生出版社指定的《儿童性虐待医学评论实用指南》译著，人民卫生出版社先后出版《儿科非处方药及常见病方法》《婴儿摇荡综合征》《儿童虐待预防及处理》共4部著作，中国文化出版社《中国儿童非意外伤害案例汇编与分析》，第四军医大学出版社《儿童虐待的医学处理》，重庆科技文化出版社《儿科急症手册》。2006年与美国学者合作在美国NOVA科学出版社出版《儿科神经系统疾病》。在美国、英国、意大利、新西兰等国家发表论文10余篇，在《中华儿科杂志》等刊物发表论文20多篇。主持和举办了数次国际及全国、省级儿科会议。获国家专利2项，陕西省科技进步奖一项、陕西省医药科技进步奖一项。2007年获SPCAN儿保最高奖项Kapu奖（此奖项每二年全球评选一位）。

九、贺桂英

女，1951年4月出生，清涧人，中共党员，口腔科主任医师。2003年评为陕西省有突出贡献专家。2004年评为榆林市有突出贡献拔尖人才。1970年7月工作，从事口腔临床工作40余年，在领面创伤、整形外科等疑难病症上有独特见解和丰富的临床经验，开展的唇腭裂矫治、外伤、烧伤整形、皮瓣移植，腮、颌、颈肿瘤切除、下唇再植、舌头再造等项目达到了省内先进水平。独立完成“颌、胸、颈、腋烧伤疤痕挛缩畸形大面积全厚皮游离移植16成功”获市科技进步二等奖、省科技进步三等奖，“生骨片在50颗再植牙的临床疗效研究”获市科技进步二等奖、省科技进步三等奖，“下唇再植一例”获市科技进步三等奖。在国家级和省级杂志发表论文和大会交流30篇。有四项技术载入《口腔医学纵横》《技术精选》书籍。

十、霍兴隆

1952年9月出生，绥德人，大学文化，中共党员。1976年毕业于西安医学院，1997年晋升为外科主任医师。在绥德县医院工作38年，开展先天性心脏病动脉导管的结扎术、心包剥脱术、食管癌根治术、肺叶、全肺切除术、纵隔肿瘤摘除术、改良式全胃切除术、三脏器切除术、肝叶切除术、断肢（指）再植术等手术万余例无事故。发表论文30余篇。获陕西省科技进步二等奖1项，获榆林市科技进步一等奖1项、二等奖2项、三等奖2项。1989年榆林地区授予劳动模范；1991年获白求恩精神奖；1993年陕西省委、省政府授予有突出贡献的中青年专家。1999年陕西省委、省政府授有突出贡献专家，享受政府特殊津贴。曾任绥德县第二、三届政协委员，十四届党代会代表，十二、十三、十四、十五届人大代表，十四届、十五届人大常委会委员，榆林市一、二届人大代表。

十一、刘生荣

女，1953年出生，榆阳区人，神经内科主任医师，延安大学医学院教授，陕西省有突出贡献专家，享受国务院特殊津贴。1978年毕业于西安医科大学。从事神经内科、精神科专业30年，开展的“侧脑室引流治疗高血压危象”“鞘内化疗治疗结核性脑膜炎”等十多项技术获新技术项目奖。开展的“肉毒素靶肌点注射治疗面肌痉挛及顽固性偏头痛”“神经兴奋剂刺激注射治疗难治性面瘫症”等9项新技术应用于临床。1995年率先开展国家攻关课题“微创清除血肿治疗脑出血”项目获得成功，每年抢救重危脑出血病人30多例，显著地提高了重症脑出血治愈率，降低了致残率， 1998年获省科技进步三等奖。研制的“颅内血肿引流装置”器械获国家专利，获市科技进步二、三等奖各1项。多年来，在实验室进行脑脊液细胞学检查标本10000多例，将神经内科部分疾病由一般临床诊断提高到细胞学定性诊断水平，2006年参加了中华医学会神经科分会世界卒中联盟（WSF）“脑卒中早期诊断治疗调查及继续教育”项目研究。撰写论文20多篇。

十二、安凤莲

女，1954年出生，绥德人，神经内科主任医师、教授，榆林市拔尖人才，享受国务院特殊津贴专家，陕西省医师协会会员、理事，榆林市政协第二届委员会委员，榆阳区政协十三届委员会委员。理论基础知识扎实，临床经验丰富，率先在全市开展了电生理检查、脑血管病介入检查、睡眠呼吸监测和心理咨询门诊，填补了空白。不仅对治疗头痛、脑血管病、脑炎、癫痫、眩晕等疾病有丰富的临床经验，而且对神经内科疑难重症：如肝豆状核变性、多发性硬化的诊断治疗有独到的治疗方法。撰写医学论文20余篇，分别发表于国家、省、市各级刊物，取得市级科技进步奖3项，省级科技进步奖1项；2008年被陕西省卫生厅评为卫生系统精神文明建设先进个人。

十三、折树均

1956年出生，米脂县人，榆林市第二医院骨科主任医师、教授。陕西省有突出贡献专家、榆林市有突出贡献拔尖人才。任榆林市医疗事故鉴定委员会委员、中华医学会骨科分会会员、中华医学会陕西血管科分会会员、《骨科正误》编委。1982年毕业于西安医学院。1991年，组建榆林市第二医院骨科。他瞄准国内外骨科前沿，先后引进开展了小儿矫形外科手术，脊柱骨折脱位脊髓损伤复位减压，DK、改良DK、RF、AF内固定术，髓臼骨折切开复位内固定术，人工股骨头置换术，股骨颈骨折电视X线监视下闭合复位穿针外固定术，椎间盘镜下腰椎间盘突出症髓核摘除术，肌皮瓣转移组织修复重建术等30余项新技术、新业务，承担科研课题10余项，获陕西省科学进步奖2项、国家发明专利1项、榆林市科技进步奖5项，撰写论文20余篇。

十四、高亚利

1958年1月出生，米脂人，中共党员，在职研究生学历，高级讲师，解剖学研究员（二级岗位），陕西省有突出贡献专家，榆林市“十佳”人才。是国际围产医学会会员、中国解剖学会、优生学会、发明学会、人体科学会会员；是陕西省解剖学会副理事长，榆林学院兼职教授，中国中医药大学研究生指导老师，中国管理科学研究院学术委员会特约研究员，国教研教育科技研究院全国优质教育资源建设特邀研究员。2003年任榆林市卫生学校校长，2009年任榆林市卫生局调研员。从事医学教育科研工作30多年，承担了10项各类科研基金中标课题的研究，包括“中草药在尸体防腐固定中的应用研究”等；获得了省市科技进步奖12项，包括“新生儿应用解剖学研究”等；获得国家发明专利9项，包括“孔道异物取出器”等；发表交流科研论文103篇，包括“胆囊动脉的分支与肝胆外科的关系”“教师课堂教学质量评估法及其影响因素探讨”等；先后赴英国、德国、法国、荷兰、比利时、日本、南非、新加坡、菲律宾等出席国际学术会议进行学术交流；主参编及主审教材及著作16本，包括《人体解剖学》《创业就业指导》；另外先后受聘于中国科学技术出版社和世界图书出版公司，担任主任委员，组织规划编写并统审大、中专护理教材46本。在人心血管和新生儿解剖学研究等方面造诣较深，进行了拾遗补缺。主持编制了《榆林市卫生事业“十二五”规划》《榆林市人口与健康科技发展战略规划》《榆林市卫生志》等。先后荣获“全国优秀教师”“白求恩精神奖”“首届陕西青年科技奖”“陕西省三五人才”等称号。

十五、李玲利

女，1958年出生，米脂人，大专文化，中医内科主任医师，中共党员，榆林市医学科学研究所科研办公室主任。陕西省有突出贡献专家，榆林市“152人才工程”第二层次人员，榆林市有突出贡献拔尖人才。1981年参加工作，长期从事临床诊疗、医药科学研究和新药研制开发。在中医内科疑难病症、肝胆系统疾病的诊治探索中，不遗余力、孜孜以求，特别是在中医药治疗胆石症、病毒性肝炎、脂肪肝等病症方面积累了丰富经验。1990年起，主要从事新药的研发工作，参与研制的国家级治疗胆石症新药“胆石利通片”，被列入国家基本用药目录。先后获陕西省科技进步一等奖1项，二等奖1项。先后获第二届陕西青年科技奖及榆林市卫生系统先进工作者奖励。参与编撰医学著作3部，发表医学论文10余篇。

十六、贺加明

1958年12月出生，大学学历，民革榆林市委员会副主委，榆林市第二医院副院长，延安大学医学院教授，骨科主任医师，系陕西省第十一届政协委员，榆林市第一、二、三届政协委员，二、三届常委。从事骨科临床30余年，勤于钻研、勇于创新、在创伤、骨病、矫形等骨科疾患的诊治上积累了丰富的临床经验，特别在处理复杂创伤及骨科疑难病症上有独特的见解和方法，所开展的脊柱侧弯矫正、断指再植、SPR治疗脑瘫、高位胸椎骨折内固定治疗等项目填补了市内空白。在脊柱结核，大龄先天性髋关节脱位等疾患的治疗上居省内先进水平。在国内首先开展了腰椎巨细胞瘤行病椎全脊椎切除。脊柱短缩重建术的治疗达到国内先进水平。2000年在陕北地区首先引进膝关节镜，治疗各类骨关节疾患，取得了满意的疗效，在市内首先开展了改良经皮球囊扩张椎体成形术治疗胸腰椎病理骨折及椎体转移癌。在全省市级医院最早开展了经头颈后路手术治疗先天性环枕畸形。获省科技进步三等奖4项，发表论文60余篇，1999年评为陕西省“三五人才”第一层次人员；2001年评为陕西省有突出贡献专家；2004年评为享受国务院特殊津贴专家、榆林市十佳人才。任中欧骨科学会西北分会理事、陕西省抗癌休会骨肿瘤专业委员会常委、陕西省骨科学会运动医学分会委员、榆林市骨科学会主委。

十七、曹绥平

1962年7月生，外科主任医师，中共党员，任榆阳镇中心卫生院医长、上郡路社区卫生服务中心主任。长期从事肛肠外科、腹外疝和过敏性疾病等诊治工作。创建的科研制剂室通过GDP认证。自主研发的空心组合式挂线探针，获国家医疗器械准字号，解决了高位肛瘘挂线难问题；医用ZT胶直肠内固定术微创伤方法，解决了直肠脱垂经肛门手术方案；巴德补片无张力修补术经会阴手术，解决因直肠前突而引起的便秘问题等。主持及组方完成非标准制剂新药14项，在陕西省药监局注册，并将此成果在省药监局指定医院推广使用。承担陕西省中医药课题两项。获得省市级成果5项，获陕西省科技进步三等奖、榆林市科技进步一、二、三等奖各一项，2006—2009年度主持完成了磁条社区卫生服务证管理社区卫生系统研发，现已在榆阳区城乡推广使用。2005年度荣获“陕西省有突出贡献专家”称号，享受国务院特殊津贴。

十八、李逢生

1963年3月出生，绥德人，中共党员，大学本科，教授、主任医师。任陕西省抗癌协会肿瘤影像介入专业委员会常委、陕西省抗癌协会乳腺肿瘤专业委员会第三届常委、陕西省超声医学工程学会首届委员、陕西省医学会超声分会第八届委员等。1981年毕业后分配绥德县医院工作， 2006年6月借调榆林市第二医院超声科工作，2008年8月以引进人才调入西安交通大学医学院附属陕西省肿瘤医院超声科担任主任。2010年被聘为《现代肿瘤医学》杂志审稿专家。2012年晋升为主任医师、教授。擅长超声心动图、外周血管、腹部、浅表器官超声诊断及介入超声研究工作。对先心病的超声诊断与外科手术符合率达93%，对甲状腺、乳腺肿瘤诊断及鉴别诊断与外科手术病理对照，准确率达92%以上，在省内率先开展了超声造影及实时弹性成像技术；乳腺、甲状腺、腮腺、肝、肾等器官超声引导下穿刺活检全省领先水平。参加国际、国内学术交流研讨会20余次，发表论文44篇。荣获陕西省科技进步二等奖1项，榆林市科技进步一、二、三等奖各1项，西安市科技进步奖1项，陕西青年科技奖1次。主持省部级科研基金资助项目3项。2005年荣获“陕西省有突出贡献专家”称号。2007年，荣获陕西省“三五人才工程”二层次人才。

十九、王晓成

1963年出生，榆阳区人，延安大学医学院毕业，研究生学历，主任医师，教授。榆林市第二医院神经内一科主任。系陕西省高级专家管理委员会委员，陕西省“三五”人才，陕西省康复医学会理事，中华医学会会员，国际脑血管疾病联盟成员，《延安大学学报》特邀编委。榆林市有突出贡献的中青年专家，榆林市“一五二”人才。从事神经内科20余年，对脑血管疾病诊治有独特见解，熟练掌握颅内血肿微创技术，近年来成功开展颅内血肿微创术达600多例。获陕西省科技进步三等奖2项，榆林市科技进步奖6项，获国家实用新型发明专科一项。发表论文10余篇。

二十、柳林整

1970年出生，绥德人，中国农工民主党党员，医学硕士，榆林市第一医院耳鼻咽喉科主任，主任医师，延安大学医学院硕士生导师。陕西省“三五人才”、榆林市突出贡献专家。1994年毕业于延安大学临床医学本科学士，同年分配到榆林市第一医院耳鼻咽喉科从事临床及延安大学医学院本科教学工作，2003年获青岛大学医学硕士。期间参与山东省“高压氧影响豚鼠庆大霉素致聋药物毒性的研究”科研课题，获得山东省科技进步三等奖，同年自主研究的“额带悬吊式支撑鼻镜”获得国家专利一项，“翼管走行的解剖测量及其临床意义”和“自制穿刺针翼管神经穿刺电凝术治疗过敏性鼻炎126例分析”获2009年度榆林市科技进步一等奖，2010年度陕西省科技进步三等奖。申请并承担了2014年度榆林市关于“榆林市过敏性鼻炎流行病学调查及过敏原分类特点分析”科研课题。率先在市内开展内窥镜鼻窦手术、鼓膜成型术、腭咽成型术、耳显微镜下面神经减压术等较前沿手术。

二十一、王建睿

1974年11月出生，府谷人，医学硕士，中共党员，胸外科主任医师，现任榆林市第四（星元）人民医院纪检书记兼胸外科主任。是陕西省胸心外科学会委员，陕西省食管外科学会委员，陕西省肿瘤微创外科专业学会委员，陕西省肿瘤转移专业委员会常委，肿瘤样本库学会委员，中国抗癌协会会员。系陕西省“三五”人才第二层次人才。多年来一直从事食管、肺、纵隔良恶性肿瘤及胸膜腔疾病的诊治及普通外科部分手术。率先在全市开展电子支气管镜诊疗技术、食管支架及气管支架置入术、胸部肿瘤的血管内介入治疗、引进“隧道式吻合术”治疗食管下段癌及贲门癌、X线定位下弹枪式肺穿刺活检技术、率先开展电子支气管镜直视下小儿气管异物取出技术、胸腔镜手术等新技术，填补了本市多项空白。获陕西省科学技术三等奖2项，榆林市二等奖2项，三等奖2项。完成两项榆林市科技局立项科研项目。发表论文数十篇，以副主编参加编写《国家基本用药临床手册（2009版）》。

二十二、康小岗

1975年出生，绥德人。榆林市第一医院急诊医学主任医师、教授、全军急救医学专业委员会委员。1995年毕业于延安医学院医疗系。于2002—2004年参加由国家卫生部与美国霍普金斯大学联合举办的高级急诊医学研修班学习，并获优秀学员称号，由卫生部发函表彰奖励。擅长内科危重症的抢救治疗，对院前急救、院内急诊抢救，尤其有机磷农药、杀鼠剂、药物中毒及有害气体中毒的诊断和治疗方面积累了丰富的临床经验，曾多次参与大型车祸、中毒等灾害性事故急救。获市级科技成果奖6项，市科技进步奖6项，发表科研论文10余篇。获陕西省“三五”人才，榆林市有突出贡献拔尖人才等称号。历任榆林市第一医院南六县急救中心副主任、医务科副科长、社区服务中心主任等。

第七节　名老中医

一、李世平

1925年出生，佳县人，榆林地区中医医院中医内科主任医师。出身医门，自幼受祖父李韶华影响，酷爱医学，自学成才。历任陕西省科协委员、省中医学会常务理事、榆林地区中医学会副理事长，榆林地区中医院名誉院长。行医40余年，临床擅长中医内科，尤对脾胃病的诊治颇有创见。他法尊东垣，临证细心钻研，每多效验。制定了胃病患者的生活起居、饮食宜忌、饭后饮茶等成套治疗法则，为广大患者所尊从，得到同行们的称赞。擅长应用《脾胃学说》诊治内科杂病，对各种胃病及血症的诊断治疗有较高造诣。经多年临床实践，研制出“经和胃……丸五号”，对各种胃病有特殊疗效，受到当地群众普遍欢迎。岁入花甲，把主要精力放到科研方面，主攻《中药验万感冒效果》的研究。20世纪70年代提倡创办中医学习班。1985年应《黄河医话》《全国备考中医经验汇编》及《陕西名老中医经验》等书籍编辑组之约，撰写论文、医案、医话等10余篇，论文《胃病论治》曾在《全国名医荟萃》一书中刊载。医德高尚，对患者不分贫富，一视同仁，满腔热情予以诊治，人称“医林贤人”。1990年被国家卫生部、人事部、中医管理局认定为陕北唯一的全国500名名老中医之一，并指定为学术经验继承导师。1991年享受国务院特殊津贴。

二、谢立业

生于1925年，山西太原市人，府谷县医院中医内科副主任医师。1947年肄业于山西大学医学专修科，1958年来陕北，先后在府谷县医院、卫校从事中医教学、临床、研究工作。有坚实的中医基础理论和医古文知识，精通四大经典著作，擅长中医内科、泌尿系统、消化系统、胃炎及肺癌的治疗。对温热病、老年病有独特医治技术，是该县享有威望的名中医，在榆林地区也颇有名望。发表论文10余篇，撰写出版了专著《伤寒论六经病症治摄要》。同时，还为本地区培养了一大批中医专门人才，门生遍布榆林各县。现为中华全国中医学会陕西省分会一、二届理事，榆林地区医学分会副会长，府谷县分会副会长。1986年出席了榆林地区科学技术代表大会。是榆林市“十佳名老中医”。

三、高　智

1937年9月出生，榆阳区人。中医内科主任医师，第二届陕西省名老中医带徒指导老师，陕西省名老中医。曾任榆林市中医院副院长、陕西省中医学会名誉理事、榆林市中医学会副会长、《陕西中医函授》编委、《长城医讯》主编。出身中医世家，曾祖父高天枢、祖父高兴业、父亲高镇南均为陕北著名中医。1965年陕西省中医学院毕业，先后在绥德卫校、榆林地区中医提高班担任中医教学工作。1984年到榆林地区中医医院工作，从事中医科研和临床工作。从医近50年，精于脉学，尤善望诊，临床擅长妇、儿科和内科杂症的诊治。特别对不孕不育、乳腺增生、月经不调、糖尿病、高血脂症、脱发病的治疗，并对小儿厌食症、青年痤疮等疾病治疗有独到见解。研制的“三和糖胶囊”对治疗Ⅱ型糖尿病效果明显。指导的榆林市中医院中医糖尿病科是省级重点专科。通过对数万例患者的临床研究，研制出“降脂冲剂”，获国家新药发明专利和国家药品临床批准文件。本人提出的“乳房应属奇恒之腑”理论，填补了几千年来中医对乳房只有经络归属，没有脏腑所属的理论空白。撰写论文10多篇。2002年，编著出版《高氏医集》，被收录于《中国陕西高级医药卫生家名人志》。2008年荣获“陕西省名老中医”称号。

四、韩　增

1938年10月出生，榆阳区人，中共党员，中医内科主任医师，第三批全国老中医药专家学术经验继承指导老师，榆林市有突出贡献拔尖人才。历任神木卫校、榆林县卫校校长，榆阳区中医院院长，榆林市中医院副院长。兼任全国肝胆病研究会会员，陕西中医药学会内科理事会理事，榆林市中医学会副会长。从事中医医、教、研50余年。在临床实践中他提出在医治肝胆疾病中，肝病重在血分，以毒邪痰浊为主因，治疗当以活血化瘀、化浊解毒为总则，并注重扶正，顾护胃气。用药主张中病及止，效必更方，不可余药之说，并在临床中加以发挥。对内科急症和脾、胃、肝、胆疾病的治疗有丰富的临床经验。自拟“七味甲已化土汤”“黄精补肾汤”“参麦八味饮”“八味佛手散”“夏白汤”“消扁汤”等20余类系列处方，部分在《陕西省科技资料》《陕西科技》《长城医药》等杂志和刊物上发表。著有《土单验方集》等，参编了《榆林中医》。发表学术论文20多篇，其中《茵陈金钱四苍汤治疗阳黄的体会》等论文观点独特，分别获得榆林市优秀论文二、三等奖。承担了全国“复肝康冲剂”的临床疗效观察项目。研制的“复元口服液”获得了国家发明专利。先后荣获榆林地区“白求恩精神奖”“榆林市十佳名老中医”等称号。2013年，被陕西省卫生厅、陕西省人力资源和社会保障厅、陕西省中医药管理局授予“陕西省第二届名中医”。

五、柴有华

1938年出生，榆阳区人，榆林市第二医院中医内科主任医师。中华中医药学会会员，陕西省中医药学会肾病专业委员会委员。1964年陕西中医学院中医系毕业。从医44年，长期从事临床、教学、中草药的研究工作。擅长治疗急、慢性肾炎、肾病综合征、急慢性肝炎、肝硬化腹水等疑难病症。创研“两剂一汤”应用于临床。对一些中医疑难杂症患者的治疗，有独到见解，并取得满意疗效。发表论文30余篇。对中医验方颇有研究，《千家妙方》一书中载有他的验方；“柴有华方药经验”入选《方药传真》一书。1990年入选卫生部编纂的《全国名老中医辞典》。1997年，被聘为第二届全国名老中医药专家学术经验指导老师，陕西省22名国家级名老中医之一。他的“经方应用”“内伤难症”“妇科杂症”“用药特色”治疗经验，1999年录入《陕西省名老中医经验荟萃》第五辑。现任陕西省中医学会会员，省中医肾病学组成员，榆林市中医学会理事。2008年，被陕西省中医药管理局评为省名老中医。

六、高万佑

生于1938年，榆阳区人，榆林地区中医院中医儿科副主任医师。1957年榆林中医班攻读中医，翌年考入陕西中医学院，1963年毕业。分配到基层医院工作后，受名老中医张培田指导，中医基础日渐深厚，医术增高。从医45年，曾在横山县医院、市中医院工作。擅长中医儿科、内科疑难杂症治疗。经临床反复实践和省中医院进修，业务水平发生了新的飞跃，自拟治疗小儿疾病6方，其中“清肺养胃汤在儿科临床的应用”，在陕西省第四届儿科学术大会宣讲，获三等奖。自创应用中药灌肠治疗痢疾、漏肩风等疾病，疗效显著。根据经络学说的理论，独创“冻结穴”探讨病因机理、治疗方法。发表论文10余篇。在临床诊疗的同时，为基层医院培养了一批西学中医师。任榆林地区中医学分会理事，1980年为《榆林中医》编委。业绩载入多部名人辞典中。

七、马明德

1941年生，横山人。副主任医师，从医52年。1957年参加工作，在横山县武镇、响水卫生院工作。1998年调横山县中医院工作。擅长中医内科、妇科、儿科疑难杂症及病毒性感冒治疗。发表“浅谈临床处方用药”和“射干麻黄汤临床治验3则”论文2篇。

八、孙德龄

1943年10月生。榆阳区人，中共党员，主任医师。是中华中医药协会会员、陕西省中医药学会糖尿病专业委员会委员、陕西省保健协会糖尿病专业委员会委员、中国初级卫生保健基金会肾病委员会委员。1969年毕业于陕西中医学院医疗系，在榆阳区中医院工作期间，历任医务科科长、中医内科主任、住院部主任、门诊部主任、糖尿病科主任等职。从事中医内科临床工作40余年，尤其擅长糖尿病、脾胃病、乙型肝炎、肠炎、乳腺增生及小儿厌食症治疗。发表《中药治疗小儿肺门淋巴结核》《活络效灵丹新用举偶》等论文多篇，曾多次参加国内外学术交流活动。2002年以国内代表身份参加了第五届国际糖尿病联盟西太区大会。2004年参加了陕西省第二届中医，中西医结合肾病，糖尿病学术研讨会，当选为糖尿病专业委员会委员。1992年10月《榆林报》介绍其事迹，2004年榆林地区行署颁发了振兴榆林作出成绩荣誉证书。

九、刘茂林

1945年生，清涧人，中共党员，榆林地区中医医院中医妇科主任医师，医院党委书记。任中华全国中医学会陕西省分会会员。1977年，陕西中医学院中医专业毕业。擅长诊治男女不育不孕症、输卵管阻塞、急性盆腔炎、习惯性流产、功能性子宫出血、月经不调、闭经、赤白带下等妇科疑难病的治疗。特别是采用中药离子导入治疗输卵管阻塞疗效显著。1987年编写的专著《女科诊治门经》50余万字，研制10余种纯中药胶囊制剂，获国家专利2项。撰写总结本人临床实践经验《妇科临床征录》，约十万字。发表论文20余篇，分别获地区科协优秀论文二、三等奖各1次。1971年由于主办西学中成绩显著，受地区卫生局通报表彰，1978—1983年连续6次评为县中医院先进工作者，三次评为直属机关党委优秀共产党员。2008年，被国家中医管理局遴选为全国第四批名老中医专家学术经验继承工作指导老师。省政府授于“陕西省名中医”。

十、师宗元

1951年生，清涧人，大专毕业，主任医师，从医43年。1962年参加工作，在清涧县中医院工作。专治脑血管、过敏性紫癜、肾炎、颈腰椎增生、妇科等方面的疾病。对风湿、血小板减少症、脉管炎各种疑难症治疗效果明显。2008年7月，《榆林日报》以“用实际行动为人民服务”为题，介绍了他的先进事迹。

第八节　榆林市首届“十佳”中青年中医

一、杭共存

1951年生，大学本科，主任医师，从医43年，1962年至今在榆林市中医院工作，曾任市中医院党委书记、副院长。擅长中医慢支、肺气肿、萎缩性胃炎、结肠炎、肾炎的各种疑难杂症治疗。发表论文12篇。编著《内经类证论治》一书。为陕西省中医学会理事。

二、郭补林

1956年生，大专毕业，主任医师，从医36年，1974年参加工作，1991年至今在中医脑肾专科医院工作，任院长。擅长中医肾病、脑病治疗。研创治疗肾病1～10方。发表论文30余篇，编著《郭唯一老中医临证实践录》一书，获第二届世界传统医学大会金杯奖，1995年评为榆林地区科技进步一等奖。

三、闫惠民

1957年生，大专毕业，主任医师，从医32年，1976年参加工作，2001年至今在神木县中医院工作。擅长中医妇科、脾胃、心脏病、肾病治疗。发表论文2篇。多次获省市“先进个人”“白求恩精神”奖、优秀共产党员称号。

四、郝树文

1958年生，大专毕业，主任医师，从医30余年，1976年参加工作，任榆林市第一医院中医科主任。擅长脾胃、肝胆及风湿病治疗。收集民间验方2000多个，发表论文40多篇，主编、参编医学著作4本。

五、张振榆

1959年生，大专毕业，主任医师，从医32年，1976年参加工作，在市第二医院工作。擅长中医内科治疗。发表论文22篇，获得榆林市科技进步二等奖1项，。1996年被省工会评为“职工自学成才鼓励奖”。

六、田俗红

女，1959年生，中专毕业，副主任医师，从27医年，1981年参加工作，在绥德县中医院工作。擅长对滑胎、不孕、痛经、盆腔炎的治疗。自研“慢盆散”外用疗效明显。2005年被评为县卫生系统“好医生”，单位多次评为“先进工作者”。

七、张永胜

1962年生，大专毕业，主任医师，1977年参加工作，1994年后在靖边县中医院工作，任院长。擅长中医内科、妇科疑难杂症治疗。发表论文4篇，多次受到省市级部门表彰。

八、李刘裕

1962年生，本科毕业，主任医师，从医39年，1976年参加工作，1981年后在清涧县中医院工作。擅长心脑血管、过敏性紫癜、肾炎、颈腰椎增生及妇科等方面的疾病治疗。对风湿，血小板减少症、脉管炎各种疑难杂症疗效明显。2007年7月，《榆林日报》以“用实际行动为人民服务”为题，介绍了他的事迹。

九、张　敏

女，1963年生，大专毕业，主任医师，从医29年，1979年后在榆林市中医院工作。擅长中医肝胆病的治疗与研究。自拟治疗肝病1～6号方应用临床。发表论文5篇。2008年7月，举办了肝胆病诊治学习班，亲自编写教材、授课。2002年被卫生部批准全国名老中医经验继承人。

十、曹利萍

女，大专毕业，主任医师，从医26年，1982年后在榆林市中医院工作。擅长中医妇科病的治疗。发表论文8篇，完成专业技术课题7项。2007年完成辅助生殖技术精子优选3项科研项目。

第九节　走出榆林的医技人物选介

一、马钟钰

1881年生，米脂县杨家沟村人。早年留学日本长崎医学院。毕业后，回国从事医疗事业，任陆军医院院长、著名外科专家、教授。

二、李振三

1898年生，原名李之纲，米脂县桃花峁村人。是李鼎铭先生的长子。1915年肄业于绥德中学堂，1917年受命于父在家乡筹建桃花峁小学，继而任教于该校。同时钻研国医，研制中药。1930年外出行医治病，1938年赴山西兵工厂任职。1941年赴延安受到毛主席的接见。此后，在延安兵工厂任职。解放战争中从事边区救灾工作。中华人民共和国成立后任西北行政委员会工业部科长等职。1952年被卫生部调往北京华北行政委员会中医实验所，参与创建卫生部北京中医研究院，任门诊部主任、内科研究所所长，为国家五级医师，1956年任中华医学会委员、中医学术交流会委员等职，北京市人大代表。1958年3月20日患癌症于北京逝世，享年60岁。国务院副总理习仲勋参加了追悼会，后安葬于八宝山革命公墓。

三、赵觐宸

1904年生，字紫垣，米脂人，主任医师。1924年榆中毕业，同年考入北京医科大学。1927年春季，转考黄埔军校武汉分校，加入中国共产党。1928年7月回到米脂把党的关系交给常黎夫（时任米脂县委书记），后到延安中学、宁夏一中当教师搞学生运动。后与党失去联系，弃政从医，在兰州等地开设私人诊所，治病救人。在此期间，曾救助共产党员常黎夫、杜香廷等摆脱反动当局逮捕，化险为夷，甚为感人。1942年春季回到米脂家乡继续从医。1943年至1948年，任延安西北医校教师，延安陕甘宁边区医院、绥德医院、佳县医疗所主治医生，后调到平遥火柴厂、杏花村汾酒厂任副主任医师、主任医师。

四、张备五

榆林人。北平国立医学院毕业，外科专家。曾在西安省立医院从事医疗工作，后任榆林军医院院长。

五、路游僧

1916年生，榆林市人。早年热爱中医，曾于榆阳名医袁硕甫、李文正先生门下习医。1946年前在榆林业医。1946—1949年行医于伊盟。1960—1978年先后在包头郊区哈林格尔、全巴图、哈业脑包医院工作，曾任院长。1978年调往包头第四人民医院中医科，任科主任。1981年晋升为中医副主任医师。路氏临床50余年，学验丰富，医技颇精。《包头日报》曾多次报导过他的医疗事迹。称他为“救死扶伤品德高尚”的好医生。临证擅长中医内科杂病，尤以肝肾病、出血病及心脑病的治疗为专长。20世纪50年代末，包头西部一带湿瘟、伤寒流行，路氏深入区积极进行防治，并编著了《湿瘟、伤寒治疗手册》散发各疫区预防治疗，对制止疫病的蔓延，起了积极作用。数十年来，他在诊疗之余撰写了《肾水肿病机及治则》《中风治验》《验方十则》等医学论文。

六、鱼继祖

1919年生，榆阳区人。1939—1944年在省医专学习。1944—1949年在西安市广仁医院任职。解放后，历任西安市安多医院主治医师、市二院医务主任、外科主治医师等。1964年以后，在西安重新组建了以骨科为主的红十字会医院，任大骨科主任医师。1987年后任红十字会医院骨科技术顾问。20世纪50年代以来发表论文多篇，获省、市优秀论文奖。60年代成功地开创西安市首例断肢再植手术。有《急症医学手册》等多种译著出版。

七、张正威

1919年生，神木县人。原西安市中心医院主任医师。1940年榆中毕业后考入西安军医学院军医预备团第一分团军医速成班，毕业后，任国民党军政部特务第三团医务所上尉军医。次年调任陕西省军管区司令部上尉军医。1945年入国防医学院学习。1950年回西安任安多医院（后改为西安市第二医院）外科医师、外科主治医师、副主任医师。1965年调西安市中心医院任脑外科主任医师。是全国著名的脑外科专家。与张和同教授合撰的《大脑额叶切开术治疗精神分裂症140例》1957年12月发表于《科学与技术》杂志。1952年至1960年，先后5次被评为西北区及陕西省卫生模范工作者。

八、尚崇学

1920年生，榆阳区人。原云南省红十字会医院眼科主任医师。1945年毕业于西北医学院。1946年在抚顺矿务局医院从事眼科工作。1948年到中国红十字会昆明分会沙眼防治所工作。任云南省红十字会医院眼科主治医师、副主任、主任、主任医师，云南省防盲指导组副组长，云南省眼病防治研究所所长。获省科技成果二等奖1项，三等奖5项。在《中华眼科》等核心期刊发表论著40余篇。主编《实用玻璃体手术学》一部。参与《现代眼科学》玻璃体部分的编写。1979年、1986年、1988年分别荣获“云南省劳动模范”“全国卫生文明先进工作者”称号。1988年云南省授予“有突出贡献的优秀专业人才”称号。1989年国务院授予“全国先进工作者”称号。1996年享受国务院特殊津贴。

九、王世强

1920年生，靖边县人，主任医师。1947年参加工作，在靖边县保安科任勤杂。1948年在三边军分区医院当护士。1952年至1953年在西安学习后从事军医工作。1963年宁夏医学院毕业，分配到灵武医院工作，1994年晋主任医师。从医40余年，先后从事外科口腔科。1975年在灵武医院创办口腔科。对牙周病、口腔黏膜病、颌面部涎腺疾病等造诣较深。

十、李生华

1924年生，府谷人，内蒙古伊盟名医。出身世医家庭，在伊盟先后从事中医教育及医疗工作。曾任伊盟中医学会副理事长、伊盟中医院院长。善内、妇科，能熟练运用活血化瘀法治妇科病。撰有20多万字教材及数十篇论文。

十一、吕韶光

1925年生，米脂县东街人。中共党员，主任医师。1948年毕业于陕西省立师专。曾任西安市中医联合诊所副主任，西北大学师范学院、西安师院、陕西师大校医。兼任中国盲聋哑人协会委员，中国残联主席团委员，陕西省及西安市残联副主席，聋协主席，省残疾人特教研究会理事、福利基金会理事。从医50年，擅长中医内、妇科疑难杂症。本人身残志坚，先后研制出抗感灵、癫痫停等50多种成药，其中香咳宁贴穴膏1998年荣获中国专利局发明专利证书。首创神火疗法，烧尖疗法、改革了治痫的涌吐疗法、太阳能中药离子导入疗法、磁场中药离子导入疗法、芳香中草药治喘疗法等，运用辨证论治法则和治病求本理论采取非手术疗法治愈骨结核、骨囊肿、骨髓炎、胎死腹中等外科病症多例。1996年被评为陕西省残疾人十强、聋人十杰。发表论文50余篇。主要著述有《磁场中药离子导人治疗运动外伤疼痛的经验与镇痛机制的探讨》《高龄老人床上健身功》《强身健脑功》等50余篇。

十二、马淑修

女，1926年生，米脂县杨家沟村人。主任军医，副师职。1944年7月毕业于米中，同年去延安参加革命。1946年1月入党，去卫生署西北医校三期学习。1946年调回边区医院，先后荣立三等功3次。进驻兰州后，负责妇产科工作。1954年8月考入第四军医大学医疗预科班学习一年。1955年10月转至上海第二军医大学医疗系本科学习。1960年8月毕业，分配到长海医院内科任军医。后历任检验科（含病理）主任、干部病房主治军医、副主任军医。1983年按副师职离休。在长海医院20多年，曾多次受到党组织的嘉奖表扬。

十三、李生智

1926年生，吴堡县李家塘人。主任医师，原成都市第三人民医院副院长（中校、正师职。1944年在绥德师范参加八路军，在一二〇师独一旅军医校学医，后转入西北医学专科学校。毕业后分配到第一野战军第三后方医院。曾任军医、军医组长、手术队副队长、主治军医。中华人民共和国成立后，随军进入西藏，任十八军后方医院外科主治军医，研究一所副所长。1954年到1979年，先后任陆军七十五医院外科主任、党支部书记、总支副书记、院长、党委副书记等职。并任昌都军分区党委委员，西藏军区烧伤组副组长、西南军区第七军医大学烧伤协作组组员。在西藏工作29年，在复杂地理和气候条件下，为两名严重烧伤藏族患者成功地进行人工植皮，受到军内和地方政府的表彰。1962年对印自卫反击战中救治工作成绩出色，受到总参谋长张爱萍上将的接见。1980年转业到成都市第三人民医院任业务副院长。1990年离休。

十四、高赢洲

1926年生，米脂县人。原陕西省人民医院主任医师。1949年西北大学医学院专科毕业，同年参加党领导的地下工作。1952年本科毕业留校工作，任教学科长及图书馆副主任。1969年至1986年在西安医学院第一附属医院内科任医师，在黄陵县医院、陕西省人民医院心血管内科任主任医师。1985年获省卫生系统先进工作者奖。1987年退休后，从事气功的科学研究和实践。任陕西省气功科学研究会理事兼学术委员会主任。

十五、常竹云

女，1928年生，米脂县人。主任医师。1945年参军，1946年入党，1955年上海第二军医大学毕业，从戎一生，历任随军军医，海军三〇四医院主任军医，队长，总后医校大队长。副师职，1986年离休。

十六、艾玉南

女，1928年生，米脂县人。大专文化，主任药师。副厅级离休干部，1944年8月参加了八路军，1945年1月加入中国共产党。1945年8月分配在一二〇师独立一旅卫生休养所任看护、护士。1947年春任调剂员。1947年7月至1951年在晋绥独立二旅留守处、晋绥行署门诊部、晋绥军干校卫生处、西北军干校三大队卫生所、成都空军预科总队、十六兵团工作团家属队卫生所任调剂员、司药。1951年3月至1955年在成都市第一人民医院任司药、药房副主任。1956年秋考入四川医学院。1959年毕业，在成都市中医医院任党支部书记、副院长。1960年12月至1962年9月在宁夏回族自治区中医学校任党支部书记、代理校长。1962年10月在宁夏银川市中医医院任党支部书记。“文化大革命”中被诬陷为“走资派”到“干校”劳动。1972年5月在银川市中医院政工科工作。1973年6月至1976年10月任银川市卫生局政工科长。1976年11月任银川市卫生局领导小组副组长。1978年2月至1981年5月任银川市卫生局副局长、党组成员。1981年6月至1983年5月任成都市卫生局副局长、党组成员，副主任药师、主任药师。1983年6月至1985年12月任成都市卫生局纪检组长、党组成员。1985年离休。

十七、叶映祥

1928出生，榆阳区人。博士。1954年毕业于西北医学院，在该校附属医院任医师、助教。1957—1960年在苏联莫斯科中央创伤矫形研究所进修，获得博士学位。1962年前在西安医学院附属一院创伤外科工作。1963年后调北京海军总医院工作，为中华医学会北京分会骨科学会委员、《人民军医》审编。他对创伤性休克、海水浸泡伤口、开放性骨折治疗等研究卓有成效，先后获军内科技进步奖9项。撰写各种论文70余篇，在国内外发表。

十八、马援

1929年生，绥德县人。第四军医大学西京医院教授、主任医师、硕士研究生导师，著名的中西医结合专家，军级待遇。1944年底，到延安大学预科新闻班学习。曾参加大生产运动被评为劳动模范。在晋绥军区一二〇师卫校学习，除上专业课程外还参加了昔绥军区组织的运粮队，后又参加战地救护，转移伤病员。1948年10月毕业后留校任药理学助教，并加入中国共产党。1949年10月百名到第四军医大学医疗系学习五年。1953年，去越南抗击法国侵略者，在国际医院任内科主治军医，曾荣获三等功一次。1955年越南抗战胜利，受到胡志明主席接见，1958年荣获越南共和国独立自由勋章。1957年到1993年一直在第四军医大学附属医院内科和中医科工作，在部队医疗战线上工作50余年，培养了数百名军医和硕士研究生。1961年荣获卫生部一等奖，对心血管病、胃肠病、肿瘤的治疗独具特长，自制和参加研制的回心片、溃疡散、消胖美、平消片、复方蟾皮胶囊等药。荣获军队科技大会二等奖2项，军队级科技进步二等奖2项，三等奖2项。消胖美荣获国家科技成果乙等奖。曾主编和参加编写9本著作，其中《新编诊疗常规》和《现代临床医学辞典》受医界吴阶平等著名医学家好评。发表论文80余篇。1979年以后，先后被选为陕西中西医结合学会副理事长兼内科学会主任委员、陕西中医学会常委、《陕西中医》编委、全国活血化瘀委员会副主任。1993年被国务院评为有突出贡献专家，享受政府特殊津贴。

十九、卢玉珍

女，1930年生，榆阳区人。教授、主任医师。1949年8月参加革命，1955年于西北医学院毕业之后，先后在北京耳鼻咽喉医院、北京市同仁医院耳鼻喉科从事医疗与教学，1964年调至西安医学院附属第一医院耳鼻喉科。1988年晋升为主任医师、教授。1996年离休。长期从事耳鼻喉科医疗、教学与科研工作，在开展高难度气管、支气管异物取出研究与医疗实践方面享有声誉。先后发表论文数十篇，发表译文4篇。曾任中华医学会陕西省分会耳鼻喉科学会常委、中国残疾人福利基金会康复研究会无喉者发音学会理事。曾荣获“北京市先进工作者”等称号；2001年被评为西安交通大学“老有所为先进个人”。

二十、宋绪年

1930年生，吴堡县人。教授。上海第二医科大学本科毕业，曾在陕西中医研究所任主任药师。1946年参军。一直从事医护医药工作，1956年考入天津军医大学预校，1957年考入上海第二军医大学药学本科学习。1962年毕业，第四军医大学医院任教师。1966年转业在陕西中医研究所等单位工作，先后任药房主任、药检所所长等职。为中华药学会陕西分会会员、西京中医药科技开发研究会会员、陕西省老区建设促进会第一届理事会理事。建国前曾立三等功3次，中华人民共和国成立后于1954年立科研一等功1次。

二十一、朱秀梅

女，1931年生，榆阳区人。主任医师。1947年参加工作，在延安第二保育院任教，后随父母在哈尔滨和广州上学。1953年考入大连医学院医疗系，1958年毕业后分配在辽宁省盘山县医院工作。1963年调辽宁省瓦房店第一医院，先后任医师、主治医师、主任医师。1988年离休。

二十二、艾芳芸

女，1931年生，米脂县人。中共党员。1944年参加革命。1954年毕业于西安第四军医大学医疗系，曾任西安市中心医院医务处主任，内科主任医师。

二十三、艾克海

1931年生，米脂县人，主任医师。1946年从军，任延安中央门诊部、联防军区卫生部、第一野战军卫生部口腔科护士、副护士长。1949年入党。1953年获西北军区公共卫生学校口腔班大专文凭。1963年获第四军医大学口腔系本科学历。先后任兰州军区第三门诊口腔科主治医师、副主任医师、科主任，兰州军区第二门诊部副主任、主任医师，兰州军区医学专家组专家，兰州军区第二门诊部主任军医，兰州军区医学科学技术委员会第八届名誉委员，口腔医学委员会学术顾问，实用口腔医学杂志编委，技术四级、文职二级。发表论文20余篇，曾先后6次荣获军队医学科技进步奖。

二十四、艾生保

1931年生，米脂县人。教授。1947年参加中国人民解放军，在西北野战军独一旅医院任护士，1952年在一军二师医院任医生。次年1月随中国人民志愿军医赴朝抗美。1954年加入中国共产党。1963年于解放军重庆第七医科大学毕业，翌年任二师坦克团上尉军医。1970年任武汉军区坦克十一师军医，1978年转业至河南确山县城关医院任医师。1987年任确山县胡庙中心乡医院主治医师，1991年任山东省中西医研究院教授。

二十五、王　忠

1931年生，米脂县人，中共党员，主任医师。毕业于航空医学研究所航医第七期。曾任民航局西南管理局处长，中华医学会航空医学会委员。四川航空卫生分会主任委员。《中华航空医学》编委、《西南航空医学通讯》编委主任、主编。中华医学会四川分会理事。中华心理卫生学会四川分会常务理事。擅长航空医学、心理学，曾主持心理选飞系统综合研究，填补了国内空白。撰写并发表论文15篇。主要代表作有《关于飞行人员条件改革的探讨》《心理学会谈在选飞中的应用与探索》《招飞心理会谈》《体检前的预测淘汰研究》等。

二十六、李长志

1931年生，米脂县人。教授。1959年毕业于上海第一医学院。曾任西发市红十字会医院内科主任医师兼陕西省医专内科教授。中华医学会西安分会内科，神经内科委员，西安市碑林区卫生工作协会理事，榆林市医科所医药顾问委员会委员，医院内科学术委员会委员，医疗事故鉴定委员会委员。从事临床、教学、科研等工作30余年。擅长神经内科及脑电图诊断技术。总结临床经验，撰写《运动神经元疾病及肌病45例临床分析》《脊髓血管崎形1例》等论文多篇，其中《磁共振成像对多发性硬化症诊断价值》1997年被西安市科协技术学会评为三等优秀论文。他的业绩载于《世界优秀医学专家人才名典（中华卷三）》和《米脂县志》。

二十七、李　骏

女，1931年生，绥德县人。高级工程师。沈阳药学院药学专业本科毕业，原国家药品监督管理局工作，正司局级。中国科协三届全国委员。1947年入伍，转战陕北。任军医，1949年授予“人民功臣”奖章。1970年任延安制药厂技师时研制了治疗克山病的肌肉注射剂。1973年调卫生部药检所从事药物分析工作，1976年至1984年从事医药情报研究，搜编专业资料120万字，1981年提出应用薄层扫描法整体认识中成药，并进行研究，建立系统方法——“中成药薄层扫描系统鉴定方法”被中国药典采纳，在国际分析测试学术会议和第五届国际中草药研讨会上均获好评。研制的“阴阳择时速查卡”获中国专利。在莫斯科作题为《时空与健康》报告，引起国际医学界的关注。《（内经图）初探》和《（修真图）浅识》两篇论文是对东方医学经典著作《黄帝内经》图示研究的成果，首次提出两块刻碑是“活结构”最早人体生理图的论述。2002年《内经图初探》在中华医学创新论坛荣获特等奖和中华医学创新人才奖章。发表论文十余篇。

二十八、延化彩

1931年生，绥德县人。1961年第七军医大学本科毕业，曾任总后第二门诊部主任医师。1991年退休。1947年参加人民解放军，从事军医工作50多年，医疗效果好，末发生过任何医疗事故。离休后，仍被聘用，发挥余热。

二十九、张登堂

1932年生，子洲县人。主任医师。1947年参军，在延安国际和平医院四所任卫生员。1948年至1949年在第四野战军任护士。1949年12月至1951年在军区卫校医疗班学习。1951年至1955年在第四军医院第七医院任内科军医。1955年7月考入第七军医大学医疗系学习。1961年华业后，在解放军第七医院任主任。1976年甘肃省中医班学习中医。1980年毕业后在解放军第七医院任内科主任医师。1983年任武警总队甘肃总医院主任医师。对肾病、心脑血管病有独特见解。用环磷酰胺治疗胃病综合证、阿托品纠正中毒痢疾，微循环保护心、脑、肾功能作用明显。中西医结合治疗高血压脑病、冠心病、心绞病、肝胆病、尿路结石效果良好。在战争年代，多次立功，曾立特等功。和平时期荣获“军级劳动模范”称号。

三十、白光密

1932年生，清涧县人。中共党员。大专学历。主任医师。1947年3月参加西北人民解放军，在教导旅野战医院工作。1947年调到六纵队野战医院，1951年在西北空军军医学校学习，1954年毕业后到空军西安医院任军医主任，主任医师，技术6级（副师级）对空勤人员脑血流图、气压损伤性耳病的研究有所成就。1992年6月离职休养。荣获人民功臣奖章、解放奖章各一枚。

三十一、刘建伯

1932年生，榆阳区人。教授、主任医师。1947年参加中国人民解放军，先后担任西北野战军卫生员、司药、军医等职，参加过解放大西北和清匪平叛战斗。1954年考入西北医学院，1959年毕业后在延安医学院从事教学、科研工作，先后任助教、讲师、主治医师、副教授、副主任医师、教授、主任医师等职。发表论文30多篇，代表性作品有《晚发性精神分裂症临床研究》《电针休克疗法治疗精神分裂症临床疗效分析》《弘扬传统文化，探索适合国人的心理治疗理论》等。

三十二、尚侯友

1932年生，吴堡县人。大专学历，原空军四五一医院内科主任医师。技术6级。1946年10月入伍，先后任新四旅十六团卫生队护士、西北野战军第六军十七师十六团卫生队班长。在解放战争中，他跟随彭德怀将军转战西北的各个战场，先后立大功2次。1950年至1954年在西北军区空军军医学校学习。1955年5月份分配到空军西安四五一医院任军医，授予中尉军衔。1972年任空军四五一医院传染科主治医师。对传染病的复杂疑难病症、流行性出血热、乙脑等疾病的诊断、治疗有较深的造诣。撰写论文多篇。1988年12月离休。从医40多年，1956年获得解放奖章、西北解放纪念章。1981年晋升为主任医师，技术等级6级。

三十三、郑润芝

女，1932年生，绥德县人。主任医师、技术6级。1947年7月考入绥德师范，同年参军，在西北军区直属卫生所任护士。1948年4月任中央卫生部直属医院护士。1949年5月任西安第二陆军医院（1953年改为第四军医大学）附属一院护士长。1961年考入上海第二军医大学医疗系，1966年7月毕业分配在总后机关医院任军医、主治医师、副主任医师、主任医师。擅长呼吸系统、心血管系统、中医药专业。撰写论文8篇。多次受到解放军总后勤部管理局嘉奖。

三十四、赵学胜

1932年生，米脂县人。原空军兰州医院院长，主任医师。西北医学院毕业。主编《眼、耳鼻炎、口腔疾病诊疗实践》《创伤外科学》（眼外伤部分）；译《青光眼》《飞蚊症和视网膜裂孔》；参编《门诊原发性青光眼病人之统计分析》《低气压对眼内压影响的研究》《激光在眼科的应用》《眼外伤80例分析》《眼科手术病理学基础》等，发表论文23篇。

三十五、高　智

1933年生，榆阳区人，省劳动模范，享受国务院政府特殊津贴专家。原新疆军垦建设兵团农六师医院副院长，陕西省结核病防治医院原党委书记、院长。1948年3月参加革命队伍，先后参加过解放兰州等十余次战斗，荣立二等功5次，三等功1次。1953年，分配到西北卫生部十二陆军医院工作。1955年，到新疆军垦建设兵团农六师医院工作27年。1981年5月，高智被调到陕西省结核病防治医院工作，任外科主任、副院长、院长兼党委书记。高智积极争取科研课题，带领科技人员刻苦攻关，先后取得“结核病不定期短程化疗方案的研究”“难治性结核病的治疗与观察”“R–773（防治结核病新特药物）第三期临床疗效考核研究”三项具有国内先进水平的科研成果。1996年5月，身患癌症的高智病情恶化。立遗书：“一切后事从简办理，我的遗体及骨胳献给四军大做教学用”。1987年荣获陕西省劳动模范称号。1991年被中共中央组织部授予全国“优秀领导干部”光荣称号。1992年被国务院授予享受政府特殊津贴的专家。1996年11月，卫生部追授“人民健康好卫士”称号。

三十六、李艳芳

女，1933年生，绥德县人。长春军医大学毕业，主任医生。1949年参加革命，先后在中国人民解放军西北军区野战军医院，中国人民志愿军装甲兵医院、九零六部诊部、五四一医院从事军医工作。曾任医生、卫生科长、主任医师。1981年调入国家卫生部信访局、国家计生局任处长、调研员等职。离休后，筹建了中国老年保健协会，任副会长兼科普专业委员会主任委员，《保健时报》顾问。主编出版了《计划生育科普丛书》《优生、优育、优教》《女子健康手册》《避孕节育常识》《计划生育词典》《实用优生手册》等著作。创办了《优生画刊》《大众优生》报刊。发表《控制人口增长与儿童健康》《浅谈婚姻生育与优生》等20篇论文。其中《计划生育词典》《残疾预防》分别获得全国第六届图书金钥匙优胜奖和卫生部优秀图书奖。

三十七、毕凤起

1933年生，米脂县人。骨外科主任医师。1947年参加工作，在延安中央医院任卫生员。曾在全院庆功大会受到表彰，记大功一次，授予人民功臣纪念章一枚。1949年在扶眉战役中记三等功一次。抗美援朝战争期间荣记三等功一次，并被吸收入党。1958年，进入西安医学院学习。毕业后分配到延川县医院工作，任业务副院长。1975年调延安大学医学系，从事医务及教学工作。1985年延安医学院成立时，调该学院工作。对创伤外科、战伤骨外科临床经验丰富，擅长治疗骨关节痛。1993年离休。获“献给共和国创立者纪念章”一枚。

三十八、王继普

1933年生，子洲县人。中国人民解放军军委后勤学院副师职教授。1948年在绥德师范学习。其间参加西北野战军，从事医疗工作。抗美援朝战争爆发之后，随部队入朝参战，遭敌机袭击致腰椎骨折致残（二等残废）。先后立三等功3次;并获朝鲜人民政府颁发的立功奖章。1958年撤离朝鲜回国。1959年带领医疗队扑灭山西晋南地区流脑疫情，被山西省授予“无限忠于毛主席的人民军医”称号。1960年至1965年在第七军医大学学习，毕业后在部队长期从事医疗、科研工作。1978年任军委后勤学院教授。参加了对越自卫反击战。1985年在代号“851”的试验中，科研成果突出，荣立总参化防部三等功。先后发表论文数十篇。1992年离休。

三十九、王树真

女，1933年生，绥德县人。大学本科学历，主任医师。1960年，毕业于西安医科大学，分配到陕西省地方病研究所工作。1962年调西安市第一人民医院，先后任主治医师、副主任医师。1987年晋升为主任医师。擅长内科，心脑血管疾病，对中医内科亦有独特之长。1977年，为抢救一位90岁高龄的老人，连续6个小时守在床边，终因过度疲劳、倒地去世。

四十、周良楣

1933年生，子洲县人。山西省肝胆病防治所主任医师。20世纪30年代举家逃荒山西，定居汾阳。1960年以优异成绩从山西医科大学毕业留校。从70年代起开始从事中草药方剂及肝病防治的实验研究。80年代建立山西省肝病科研协作组，推广肝病的诊断技术及临床研究工作。90年代建立并推广肝胆病的新型诊断技术。1993年离休后，创办了山西省肝胆病防治所，研究肝病系列检查诊断技术，并开发出治疗肝炎、肝硬化、肝癌及脂肪肝等疾病的系列中草药制剂。共编写肝胆病专著5部，发表有关肝胆病方面的中西医结合研究论文199篇，成为从事理论与临床、诊断与治疗、科研与开发为一体的中西医结合的肝胆病专家。

四十一、王成山

1934年生，定边县人。解放军总医院内科主任、主任医师、教授。1946年参军，参加过保卫延安、解放大西北和宁夏战斗。1961年毕业于第七军医大学。1974年调至中国人解放军总医院从事临床内科。近30多年侧重心血管内科临床、教学、科研工作，对心脏传导系统和心律失常关系的研究有相当的造诣。发表科研论文44篇，专著有《临床心脏传导系统学》，多次立功受奖，荣获省劳动模范称号，先后荣立三等功3次，被评为“全军医疗保健先进工作者”“国家有突出贡献的科技工作者”，享受国务院特殊津贴。

四十二、马　霄

1935年生，绥德县人。中共党员，教授。1949年参军，1954年毕业于第四军医大学医疗系。分配至第七军医大学第一附属医院即西南医院（重庆）任助教及住院医师。在著名肝胆外科专家黄志强教授指导下从事外科临床及教学工作。着重参加肝胆外科临床及研究工作，先后共发表论文69篇，其中代表作如《肝癌切除中应用尼龙塔扣止血带》1979年获解放军总后勤部三等功；《胆结石的切片研究》1964科获解放军第七军医大学三等功。曾开展胆囊结石微创手术即小切口胆囊切除术，撰《胆道疾患对肝脏的影响及手术选择》；主编《肝脏创伤外科》专著。1975年，中共陕西省委提出五年左右基本控制地甲病的目标，1976年马霄等由四医大派出参与了免费手术治疗地甲病工作，到1979年底全省共施行外科手术治疗地甲病人3万多例，手术死亡率仅为0.03%。论文《地方甲状腺肿合并气管软化》于1978年全国科学大会获“国际先进水平奖”，马霄被聘为卫生部地方病科学委员会委员。1992年被评为国家有突出贡献专家，享受国家特殊津贴。在此期间他撰写论文25篇，还编著了《甲状腺外科学》《30000例地方甲状腺肿外科治疗》，参与《地方甲状腺肿和地方克汀病》等书籍的编著工作。1980年开始，马霄参与了第四军医大学与有关科室组建陕北肝胃癌研究协作组，直到退休后，还一直坚持不懈，他共发表胃肠肿瘤论文55篇，主编《胃癌基础与临床》一书。马霄于1984年自愿申请转业到延安，筹建延安医学院，任院长，外科教授。1991年调任陕西省人民医院肿瘤科主任。1993年离休。曾任中华医学会陕西分会理事、陕西省外科学会副主任委员、在中国人民解放军第三、四军医大学立三等功4次。

四十三、马凌波

1935年生，米脂县人。新疆医学院毕业，曾任新疆库尔勒医院外科主任医师。

四十四、高　峻

女，1937年生，清涧县人。教授，主任医师。1962年毕业于西北医学院医疗系，在学校第一医院从事医疗科研工作。精通妇产医学，能开展妇产科高难手术。在围产医学妊娠高血压综合征的研究中获得显著成就，发表有《妊娠高血压综合征血流变的研究》《296例子痫临床分析》等多篇论文。其中《母脐动脉血气分析与新生儿AOGER评分关系的研究》和《妊高征患者钙镁铜锌铁含量的测定》被美国权威数据库收藏。1983年与同事合作研究“人白细胞干扰素治疗宫颈糜烂和宫颈炎”获省级科研奖。历任中华医学会会员、陕西省疼痛医学会会员、陕西省围产医学会副主任委员等。

四十五、崔长琮

1937年生，米脂县人。1954年考入原西北医学院医疗系，1959年毕业后一直在西北医学院、西安医学院第一附属医院工作，任住院医师、主治医师、副主任医师、主任医师、教授。1993年为博士研究生导师。1970年起主要从事心导管诊断治疗技术，特别是人工心脏起搏器的研制和临床应用。编辑出版了《人工心脏起搏和电生理学》《心导管诊断治疗学入》等专著8部。在科研方面主要从事冠心病的介入治疗再狭窄防治、冠脉内基因涂层支架研制（国家专利1项）和细胞中生理尤其M细胞、心脏性猝死和长QT综合征等研究，科研和指导研究生发表论文200余篇。培养硕士研究生23人、博士研究生24人。获国家和卫生部、省级科技进步奖5项，国家级专利1项。历任美国心脏病学会正式会员、世界和北美心脏起搏和电生物学会正式会员、中华心脏电生理和起搏分会起搏专业委员会副主任委员、陕西省生物医学工程起搏和电生理专业委员会主任委员。担任《中华心律失常杂志》《中国心脏起搏与电生理杂志》等多种杂志的编委。

四十六、高石屏

女，1938年生，佳县人。陕西省纺织医院主任医师。1964年于西安医科大学本科毕业，分配在陕西纺织医院儿科工作，1994年退休。工作期间在第四军医大学、西安医科大学、西安中医院进修。撰写《18例皮肤黏膜淋巴结综合征的临床分析及中西医结合治疗》《儿童心理现状态分析与治疗》等论文数十篇。

四十七、刘志海

1938年生，绥德县人。主任医师。1965年兰州医学院药物系、医疗系毕业，分配到兰州医学院第一附属医院工作，从事儿科专业。发表《儿童多动症的诊断与研究》等论文20余篇，专著有《儿童多动症》《小儿发热鉴别诊断》。先后任甘肃省医学会第三、四届理事。甘肃省优生优育协会常务理事，甘肃省儿科学会副主任，兰州儿科研究会顾问。曾荣获甘肃省“医德医风先进个人”称号。

四十八、王效民

女，1939年生，榆阳区人，第四军医大学本科毕业，主任医师，中共党员解放军四五一医院工作。主要从事呼吸内科、消化科的医疗工作。1994年晋升为主任医师。撰写论文30余篇。获科研成果奖9项，多次被评为先进个人、优秀干部、优秀党员。对飞行员血气分析、肺功能、微量元素作深入研究，发表这类论文10多篇，获军队科技进步三等奖1项，四等奖8项。

四十九、任明光

1940年生，佳县人。四军大六年制本科毕业。任西安电力中心医院病理科主任医师。精于普外科手术。

发表论文《围产尸检116例死亡原因分析》《尸检所见3942例儿科畸形统计分析》等10多篇。

五十、赵新民

1941年生，清涧县人。大学学历，中共党员，主任医师。1960年至1965年在第四军医大学就读。毕业后分配到昆明军区孟腊基层医院工作，参加支援印度支那抗击侵略的战争。1981年参加援助孟加拉国医疗队。转业后在西安职工医院内科任主任，在神经病学方面造诣较高。后调省旅游局从事医务工作。2001年退休。

五十一、傅春明

1941年生，榆阳区人。主任医师、教授。曾任延安医学院副院长、延安大学副校长兼医学院院长。延安大学内科学硕士研究生导师，中华法学会会员、陕西省国际科技交流协会理事、陕西省抗癌协会常务理事。1966年毕业于西安医学院医疗系。1976年调到延安地区医院内科工作，任医务科科长。1994年晋升为主任医师、教授，同年被省上任命为延安医学院副院长。1998年医学院被并入延安大学后被任命为副校长兼医学院院长。1986年始组建延安医学院“陕北肝、胃癌防治研究室”。撰写了《陕北老区卫生事业概况及人才供需》《维生素C与癌症的关系》《胃癌伴癌综合征》《绥德土地岔乡胃癌高危人群临床分析》等20多篇论文。参编《胃癌基础与临床》专著。

五十二、赵健雄

1942年生，榆阳区人。兰州医学院院长、教授、博士生导师。1965年毕业于兰州医学院并留坡任教。1978年考取中国中医研究院首届中医研究生。1980年获硕士学位。1983年任甘肃中医学院副院长。1985年调任兰州医学院副院长、院长、教授、博士生导师，中西医结合研究所所长。兼任中国中西医结合学会理事、甘肃中西医结合学会会长、甘肃省医药学会副会长、甘肃心理卫生协会副会长等职。应聘澳大利亚中医学院教授，泰国世界传统医学研究会理事兼医学顾问。曾主办三期甘肃省中医经典著作提高班。1989年起，培养硕士研究生25名。1998年起，任北京中医药大学兼职博士生导师，成为甘肃省第一位医学博导，首次培养医学博士研究生。担任全国统编教材《中医学》副主编，获甘肃省科技进步一等奖、国家科技进步三等奖、世界传统医药突出贡献一等金奖；在中西医结合抗肿瘤、防治镍毒和慢性萎缩性胃炎的研究方面，获甘肃省科技进步二等奖4项，三等奖2项。研制开发出国家准字号抗肿瘤新药“扶正补血颗粒”。出版专著《敦煌医粹》等2部，参编著作16种，发表学术论文100余篇，参加国际学术交流12次，在临床医疗方面，擅长内科、妇科疑难重症。1994年被授予“甘肃省优秀专家”“国家有突出贡献的中青年专家”称号。1997年，由国家人事部、国家中医药管理局批准为国家级名老中医，获“世界传统卫生组织医学科学家”奖。获中国中西医结合学会颁发“中西医结合贡献奖”。2002年获五一劳动奖章。

五十三、马　翔

1943年生，绥德县人，中共党员，主任医师。曾在第四军医大学、重庆市第三人民医院、西安市中心医院神经内科学习。先后在解放军总参工程兵7983部队任助理军医、8341部队任军医、西安冶金职工医院内科任主任、主治医师、副处长，在肛肠医院任书记、副院长、院长。先后被中医药研究院评为优秀党员、先进党务工作者。

五十四、马焕卿

米脂县人。兰州军区总医院主任医师，多次立功受奖，当选为第四届全国人大代表。

五十五、王　镜

1943年生，神木县人，教授、硕士研究生导师，中共党员。任兰州医学院院长，血液病研究所所长，兼任中国血液病中西医结合学会副主任委员、中国中西医结合学会甘肃分会副会长、中华医学会甘肃分会副会长等。1964年兰州医学院医疗系本科毕业后，留校分配到兰州医学院第一附属医院内科工作。1979年在兰州医学院血液病学研究所从事血液病学研究工作，在研究所的建设、发展、学术水平的提高和中青年医师的培养等方面做出了贡献。任医学院副院长、院长期间，重视医学教育改革和管理技术革新，丈胆起用中青年人才，使学院在教学、管理和学术研究中有章可循。所培养的研究生和进修生已成为中西医结合血液病临床医疗和研究的骨干力量。先后发表和交流《急性白血病中西医结合治疗分析》《紫癜症治》《白血病证治》等专业论文70多篇；出版《白血病中西医结合治疗汇编》《临床艾滋病》《实用临床思维学》等专著3部。其中《再障贫血的理论与临床研究》于1981年获甘肃省卫生厅科技成果一等奖，《急性白血病感染出血的中西医结合治疗研究》于1981年获甘肃省卫生厅科技成果三等奖。

五十六、云　鹤

1943年生，府谷县人。中共党员，大学文化，主任医师。1968年至1975年在中国人民解放军二零二部队当军医。1975年至1983年在内蒙古达拉特旗医院任外科医师、院长。1983年调任内蒙古伊盟医院院长、党委书记。1986年和1989年先后两次被授予“全区劳动模范”称号。1994年被评为“全国医院优秀院长”。1995年被国务院授予特殊贡献专家。其业绩被《中国专家》《95中国新闻人物》《中国当代改革者》《中国当代名人大典》等书刊收录。

五十七、乔公孝

1943年生，米脂县人，主任医师。1968年兰州医学院毕业，先后在中国有色金属公司职工医院、第八冶金建设公司职工医院任医师、主治医师、副主任医师、主任医师，外科主任、专家组长，院长。从事医疗工作30余年，亲自主刀普外科手术7000余例，安全无事故。

五十八、马润甫

1943年生，米脂县人。主任医师。1970年毕业于西安医学院，同年分配到子洲县基层医院工作。1985年调内蒙古赤峰市元宝山发电厂职工医院工作。1991年晋升内科主任医师，并当选赤峰市中西医结合研究会理事。在中西医结合治疗消化系统、妇科病方面取得了良好的效果，在西医治疗血管病上有独到心得，尤其是治疗心肌梗塞、脑出血、脑梗塞等内科危重症有丰富的临床经验。还擅长各种中毒症状的救治，曾成功地抢救有机农药、亚硝酸盐中毒等各种病例100余例。发表《中西结合的临床体会》等论文数篇，数次参加全国中西医结合学术会，业绩入选《中国专家名人辞典》。

五十九、韩应和

1944年生，府谷县人。主任医师，教授，中共党员，大专文化。曾任包头解放军二九一医院院长、党委书记。1958年内蒙古伊克昭盟卫校上学。1960年至1961年在内蒙古伊克昭盟东胜市防疫站工作。1961年7月应征入伍，在解放军一四一部队历任卫生员、班长、文书。1964年至1966年在北京军区石家庄医学专科学校上学。1967年起先后任中国人民解放军内蒙古军区总医院（二五二）、解放军二七九医院、解放军二九一医院军医、主治医师、副主任医师、主任医师，历任行政科副主任、主任、院长、党委书记。兼任包头医学院教授、解放军肛肠专业委员会委员、北京军区科学技术委员会委员、内蒙古军区后勤部党委委员。曾当选为北京军区第七次党代会代表，包头市第十、十一届人代会代表。曾先后在国家级、省（区）级等学术刊物上发表学术论文30余篇。“脱管改道治疗复杂性肛瘘”获全军科技进步二等奖，“中西医结合治疗脱肛的研究”与“下腔静脉损伤的治疗”获全军科技进步四等奖。

六十、马利明

1944年生，米脂县人。西安医学院毕业，任陕西咸阳中医学院教授。

六十一、高　寰

1945年生，榆阳区人。西安医科大学教授。中国农工民主党党员。1964年考入西安医学院医疗系学习。1970年至1978年在陕西省神木县医院、神木卫校工作。1979年至1997年在西安医科大学第二附属医院从事医疗教学科研工作，历任主治医师、讲师、副主任医师、副教授、主任医师、教授、硕士研究生导师。从医30多年，精通普通外科理论与诊疗技术。在肝、胆、胰疾病的诊疗利研究方面，有较深的造诣。主持和参加多项科研工作，其中3项获省、部级科技进步奖，指导培养硕士研究生5名，发表学术论文30余篇，参加5部外科专著的编写。

六十二、乔宝璋

1947年生，佳县人。中医专家，陕西省中医药研究院教授、研究员。师从王正宇、郭谦亨、吴禹鼎等。擅长内科，尤专于消化、内分泌、肾病治疗。尊崇东垣学术，童养元气、脾胃。治学严谨，临床精心。曾任陕西省中医药学会副会长、陕西中医研究院院长。曾参编《中医大辞典》。

六十三、姜良铎

1948年生，米脂县人。中国首届中医专业医学博士，任北京中医药大学附属东直门医院教授、主任医师，博士研究生导师。是中国教育部重点学科中医内科学学科带头人，中国教育部直属高校卫生技术职务评审委员会委员，中国基层医药科技工作者协会副会长，中国科技会堂专家委员会专家，全国热病专业委员会主任委员兼秘书长，1976年至1978年，在陕西中医学院任助教、住院医师；1978年至1981年在张学文、郭谦亨教授指导下于陕西中医学院攻读硕士学位，并获得中国首届中医学硕士学位；1981年至1983年在陕西中医药研究院附属医院内科从事临床、科研工作；1983年至1986年在北京中医学院攻读博士学位，1986年获中国首届中医博士学位，同年留校附属东直门医院工作至今；他所发明的“排毒养颜胶囊”在治疗便秘、座疮、疲劳综合征、肥胖、高血脂、脂肪肝等多种病症中取得了显著的疗效，并获得“全国第三届科技人才交流展示大会”科技成果金奖。在国家级、省市级、国外刊物上发表40余篇有影响的论文。主编出版了学术著作3部。1991年被国家教委、国务院学位委员会授予“有突出贡献的中国博士学位获得者”荣誉称号。与有关专家合作完成的主要科研成果“风湿肺热病辨治方案及症候疗效评分法”获1986年卫生部重大科技成果奖；“急性热病辨证规范的临实验研究”“获北京中医学院科技进步三等奖；“急性热病辨证规范的临床与实践研究”获北京中医学院科技进步二等奖。参与编写的《中医临床内科学》1998年获北京科技进步一等奖。主持研究的“中医药治疗病毒性下呼吸道感染”研究获北京中医药大学科技进步一等奖。

六十四、刘树林

1949年生，绥德县人。1969年入伍，1977年第二军医大学医学系毕业，先后任第四军大附属一院检验科主任、教授，业务技术6级（正师职）。陕西省检验学会副主任委员。在科研中：1989年《尿中白蛋白的酶联免疫测定法及临床应用》获全军科技进步二等奖；1992年《高活性心钠素的合成及在妊高（征）治疗中的应用研究》获全军科技进步二等奖；1998年《血清铁蛋白酶联免疫测定法》获全军科技进步三等奖；发表《尿白蛋白定量及其临床意义》《应用发光酶免疫分析法测定血清铁蛋白》等学术论文60篇。

六十五、屈升智

1950年生，横山县人。陕西医学院附属医院眼科主任医师。1975年毕业于西安医学院，分配在铜川市人民医院，从事眼科医疗工作。1994年调入陕西医学院附属医院。近30年的临床，治疗眼疾数以万计，使不少患者康复。他利用现代白肉障超声乳化完成摘除联合人工晶体植入术1万余例，现代抗青光眼小梁切除联合白内障摘除加人工晶体植入三联手术2000余例，角膜或角巩膜穿通伤缝合联合白内障摘除人工晶体植入三联手术10余例，均获得成功。他总结临床经验，撰写的《玻璃酸酶在小梁切除后眼压升高的应用》《角膜或巩膜穿通缝合联合白内障及人工晶体植入术》等论文在国际杂志发表，引起美国、苏联等十多个国家的专家学者的共鸣。担任《中华现代眼科学杂志》编辑部专家委员会常务编委。

六十六、贺俊生

1950年生，米脂县人。大学学历，高级工程师，主任药师，技术6级（正师），大校军衔。中国人民解放军六军第一一五医院副院长，西藏军区红景天制药厂厂长，中国药学会高级会员。中国药学会西藏分会秘书长，西藏自治区科技情报学会理事。1969年2月加入中国人民解放军，1975年毕业于华西医科大学药学院。从事药学研究工作30多年，主持了西藏红景天的系绕研究。研究成果红景天口服液获国家准字号药品，并获国家星火计划成果暨专利技术展销洽谈会、中国第四届新技术新产品发表医药学论文20余篇。主要有《红景天胶囊的药理研究》《乌洛托品用于空气消毒实验》等。田工作成绩显著，多次立功受奖。1991年被成都军区授予“优秀科技干部”称号。入编于《中国药学人物》和《当代中国科学家与发明家大辞典》等文献。

六十七、高毅平

1951年生，佳县人。中共党员，武警陕西总队医院院长、主任医师，大校警衔，大学本科学历。毕业于安徽医科大学卫生管理学院。1970年11月在西安市应征入伍，在新兵营荣立三等功一次。1982年4月在武警陕西总队一支队任军医兼所长。1985年8月至1988年8月在武警陕西省总队后勤部卫生处任助理员。1988年8月至1993年4月在武将陕西省总队后勤部卫生处任处长、副主任医师。1993年后在武警陕西总队医院任院长、主任医师。1997年6月晋升为大校。从事卫生医疗工作30余年，擅长于医院管理，曾被武警总部评为“爱国卫生工作先进个人”。任职期间，有50余项科研成果获得了武警部队科技进步奖。还参与了5项科研工作，个人获武警部队科技进步二等奖2次、三等奖2次、四等奖1次。参编《武警卫生勤务学》。发表论文15篇。历任武警部队科学研究委员会副主任委员，《武警医学》杂志编委、武警部队医院分级管理委员会委员、武警部队高级技术职务评市委员会委员、西安市医学会医疗事故技术鉴定专家组成员。

六十八、马　宁

女，1952年生，绥德县人。新疆军区军医学院毕业，现在解放军临潼第二疗养院任主任护理师（教授），技术7级（副师职）。在军队医院、疗养院从事护理30多年，撰写了数篇护理、管理、疗养等方面的学术论文，参与《疗养院护理学》的编写曾多次被评为优秀护士，参加军区一级医疗护理竞赛，多次获技术能手称号，获全军“白求恩”杯竞赛奖。

六十九、张宪云

女，1952年生，神木县人。教授。甘肃省病理学术委员会委员。1970午毕业于甘肃省卫生学校，同年分配到庆阳第二人民医院工作。1977年在兰州医学院临床医学专业毕业后，进西北民族大学医学院工作。一直从事病理学及法医学的教学和科研工作，曾任病理学、法医学教研室主任。发表《舒肝消积丸对肝损伤保护作用的药理学研究》《胃肠道肿瘤血清表皮生长因子水平分析》等科研论文18篇，由她主持基础实验研究的“舒肝消积丸”开发项目，被甘肃省卫生厅授予科技进步二等奖，由同家卫生部批准批量生产。

七十、焦建中

女，1954年生，神木县人。解放军兰州第一医院主任医师。1994年第四军医大学肝脏和感染性疾病专业毕业。1996年在甘肃省中医学院学习中医。1999年毕业后，继续在兰州解放军第一医院工作。1997年晋升为主任医师，主攻肝脏和感染性疾病。发表医学论文共38篇，参编专著2部。先后有5项科研成果。独立设计并完成的“反义核酸抗HBV基因治疗基础研究”荣获陕西省科技进步二等奖，“裸鼠肝内移植瘤及腹水性肝炎病毒动物模型的建立”“2532例住院患者医院感染情况调查”分别获全军科技进步三等奖和四等奖。

七十一、苗乃周

1955年生，米脂县人，1978年毕业于西安医学院医疗系，现任延安大学医学院院长、教授，中国解剖学会会员、陕西省解剖学会副理事长、陕西省性学会常务理事。1972年高中毕业后回乡务农，先后担任过大队长、团支部书记、党支部委员等职。成为全县乃至全区青年学习的榜样。1975年在西安医学院上学。1978年分配到延安大学医疗系任教。1985年延安医学院创建后，先后担任教研室主任，党支部书记，教务处副处长、处长等职务。1998年任延安大学医学院副院长。2002年6月任院长。主要从事组织学与胚胎学教学工作，曾连续十年获学校教学质量优秀奖。主编《组织学与胚胎学》《组织学与胚胎实习指导》教科书。撰写的《加强教研室建设，提高教学质量》和《如何使青年教师顺利度过教学关》论文，在《西北医学教育》杂志发表。先后在西安医科大学、兰州医学院、第四军医大学学习深造。创建了陕北地区第一个生殖医学研究所，在男性学的研究上具有独到见解。

七十二、霍满鹏

1957年生，清涧县人。理学硕士学位，延安大学教授。为中国农工民主党中央十三届代表、陕西省委会委员、延安市委会主委、陕西省第九届政协委员、延安市人大常委会常务委员、延安大学遗传学研究所所长兼生命科学学院副院长。毕业于陕西师范大学生命科学学院。主要从事医学遗传学、医学细胞生物学和临床分子细胞遗传学教学、科研工作。在临床分子细胞遗传学研究、基因诊断TCR检测、染色体技术方面造诣颇深。先后主持和参于国家、省、市级科研课题12项。在国内外公开发表研究论文46篇，担任主编和副主编出版高等学校教材和专著6部。其中《医学遗传学》《医学遗传学教程》《医学遗传学实验》《医学生物学实验与习题》获校、院科研成果一等奖。1995年创建医学“遗传学研究室”；2000年确定为遗传学重点学科带头人；2002年任遗传学研究所所长、当选为农工党延安市第一届委员会主委、延安市人大常委会常务委员。获各种科研成果奖32项。

七十三、呼文亮

1957年8月出生，神木县人，博士学位，中国人民武装警察部队后勤学院副院长、大校、教授、博士研究生导师。曾为陕西省政协委员、中国军事教育学会理事、中国教育信息化理事会理事、中国医师协会急救复苏专业委员会常委，现为中央军委军事监察员，军职干部。1982年毕业于延安大学医学系，留校从事生物化学教学和教学管理工作。1990年英国伦敦大学访问学者。1995年调任武警医学院工作，是国家级和军队级教学成果评审专家，全军教学工作评价专家，军队院校教育督查组成员。其全国首创营区医学本科专业成果获得国家级教学成果二等奖，在全军推广。全国首创救援医学本科专业，为武警部队和国家灾害救援及处置突发事件，开展理论研究、装备研发和人才培养。获全军教学成果一、二、三等奖各1项；武警部队科技进步奖9项，其中一等奖2项、二等奖4项、三等奖3项；武警部队军事理论研究成果二等奖2项。在国内外发表学术论文100余篇。出版专著和教材8部，指导博士、硕士研究生19名。承担省部级以上科研课题11项，国家自然科学基金3项。全国教育科学“十一五”规划课题1项。1995年获陕西省有突出贡献留学回国人员，1997年立三等功，1998年享受国务院特殊津贴，2001年武警部队优秀教育工作者，2003年武警部队抗“非典”先进个人，2012年立三等功。

七十四、贺浪冲

1957年生，榆阳区人。西安交大药学院副院长、药物分析教授、博士生导师。1982年毕业于西安医科大学药学院，留校任教。主要从事中药物质基础分析。天然药物开发研究，体内药物分析、平性药物色谱分析工作。主要学术成就有：创立了细胞膜色谱法，对其理论、方法和应用价值进行了深入研究。为研究药物分子与细胞膜吸膜受体间的特异性、差异性和立体选择性相互作用提供了新的实验方法；建立了平性药物的CMC/HPLC联用拆分法。并应用于研究体内过程的立体选择性。主持国家自然科学基金、卫生部科研基金和陕西省自然科学基金项目10多项。申请国家发明专利1项，在国内外学术刊物发表学术论文100余篇，招收和培养药物分析专业博士研究生12名、硕士研究生44名。任中国药学会药物分析专业委员会副主任委员，国家新药评审委员会专家。陕西省药学会药物分析专业委员会主任委员等职。荣获1992年中国化学协会颁发的“优秀青年化学奖”，1995年被评为原西安医科大学首批“跨世纪学术带头人”，1996年获卫生部“吴阶平－保罗、杨森医药学奖”药物分析二等奖，1999年获中国药学发展奖。1998年起享受国务院政府特殊津贴。现兼任中国中医药管理局中药分析实验室和陕西省天然药物研究与工程垂点实验室主任。

七十五、卢占斌

1956年2月出生，神木县人。任西安高新医院副院长、妇科主任，教授，主任医师。1983年西安医科大学毕业， 分配到榆林地区中心医院妇产科工作，任科主任、副主任医师，1997年离开榆林。2001年晋升为妇产科主任医师。2004年到西安高新医院工作。擅长诊治妇产科各种疑难疾病和妇产科各种手术，近30年来共做各种妇产科及计划生育手术2万多例，无差错和事故发生。能完成卫生部 三级甲等医院所要求的妇产科所有手术。擅长妇科腹腔镜手术。共做腹腔镜手术3000余例。在各种杂志共发表论文50余篇。获4项国家实用新型专利。获6项省、市科技进步奖。合著出版专著2本。任中华医学会陕西妇产分会委员，陕西省医学会妇科肿瘤分会常委，陕西省抗癌协会常委，陕西省医疗事故鉴定委员会委员，中国妇产科网常务编委，陕西省国际医学促进会妇产科常委，陕西省孕产妇死亡评审委员会专家，中国名医专家委员会妇产科专业副主任委员。

七十六、李浴峰

女，1958年出生，神木县人。武警部队健康教育指导中心主任，天津武警后勤学院教授，硕士生导师。卫生部聘任的“全国健康教育巡讲专家”。主要从事健康管理，健康教育与健康促进及心里健康的教学与研究工作，研制了《武警部队健康管理系统》。主编了《中国健康教育史略》《武警部队健康教育》《武警官兵健康指南》等10多部著作和手册，发表论文90余篇。为部队、社会做健康讲座600多场。多次参加部队大型任务（抗震救灾、边疆维稳、奥运等）后的健康教育及心里服务工作。曾获全军优秀教师、全军育才金奖、国家公共卫生与预防医学发展贡献奖，享受政府特殊津贴。

七十七、刘 浩

1957年出生，佳县乌镇人。主任医师/教授。1982年西安医学院（西安交大医学院）毕业后分配在榆林地区卫校任病理学教师；1985年调入西安市儿童医院小儿外科住院医师、主治医师；1993—1995年比利时布鲁塞尔自由大学医学院访问学者；2000—2001年美国印第安那大学医学院博士后。1997后西安交通大学第一附属医院外科副主任医师、主任医师，研究生导师。中华医学会陕西省儿外科学会副主委；西安医学会儿外科学会副主委；中华疝和腹壁外科杂志特约编委。从事普通外科和小儿外科临床、教学和科研工作，具有较丰富的理论和临床实践经验。已发表论文90余篇，部分被SCI等收录。擅长疝和腹壁外科；胃肠肿瘤及结肠直肠肿瘤外科疾病的诊断及手术治疗。

七十八、高鹏飞

1960年出生，佳县人， 第四军医大学唐都医院耳鼻咽喉头颈外科主任医师、教授、医学博士 。第四军医大学精品课程教员。中华医学会陕西省耳鼻咽喉科学会常委，中华康复医学会陕西省耳聋康复分会副主任委员，中华保健学会陕西省耳鼻喉科分会副主任委员，《中华耳科学杂志》编委, 从事本专业临床、科研及教学工作30多年，临床经验丰富。副主编专著一部。获多项军队及省级科技进步奖。1978年考入西安医学院医疗系。1983年毕业分配到榆林地区中心医院耳鼻喉科任住院医师、主治医师、讲师。1994年考入第四军医大学硕士研究生并参军。1997年始任第四军医大学唐都医院耳鼻咽喉头颈外科主治医师、讲师、副主任医师、教授。2004年获医学博士学位。2005—2015年担任科室副主任。

七十九、杜欣

女， 1963年出生。米脂人，广东省人民医院血液科主任、教授、主任医师、博士生导师，中央保健委员会第四届中央保健会诊专家，中山大学、南方医科大学、汕头大学、华南理工大学医学院兼职教授，多次在美国著名的癌症中心M.D. Anderson Cancer Center血液肿瘤专业进修学习。任中华医学会肿瘤学分会淋巴瘤专家工作组成员等，广东省医学会细胞治疗学分会副主任委员；广东省医师协会血液科医师分会副主任委员；广州干细胞联盟副理事长；广东省医学会血液病专业委员会常委；承担相关课题包括国家863计划项目、国家自然科学基金、广东省自然科学基金、广东省科技计划项目、广州市重大科技专项计划项目在内的科研项目三十余项。参加临床研究30项，其中新药Ⅰ期临床研究2项、Ⅱ期8项、Ⅲ期临床研究19项，Ⅳ期临床研究1项，其中国际多中心临床研究14项。

八十、卢　野

1962年生，定边县人。博士。1985年毕业于延安大学。1989年取得了大连医学院肿瘤专业硕士学位后，在大连市中心医院中心实验室任主任，1997年破格晋升为主任医师，后获美国密歇根医科大学博士学位。

八十一、郑翔玲

女，1964年生，绥德县人。当年因先天具有透视人体的特异功能，1979年被陕西省军区特招入伍，先后在陕西省军区门诊部、兰州军区门诊部保健处工作。1984年7月毕业于兰州军区军医大专医疗系，同年11月分配在中国人民解放军总参谋部保健处，担任保健医生。1990年转业到北京中医药大学，任该校世界医学气功学会副秘书长，国际医学气功交流中心主任等职。同年12月转入泰国正大集团工作。1992年定居香港。泰国正大集团在中国大陆约有200多家企业，在陕西投资7400多万元，郑翔玲现为该集团驻北京办事处首席代表，集团总裁特别助理以及中华海外联谊会第一届理事、正大香港制药集团副总裁。

八十二、高　峰

1965年生，米脂县龙镇乡皮条峁村人。博士学位，副主任医师。1984年8月考入延安大学医疗系临床医学本科专业，获医学学士学位。1989年8月到解放军第三十四医院工作，1997年7月获医学硕士学位。1998年5月起在兰州军区兰州总医院工作，任普通外科主治医师、副主任医师。2002年8月再次考入第三军医大学攻读博士学位。发表论文56篇。参编专著2部，荣获重庆市科技进步二等奖2项，获军队科技进步三等奖3项。

荣立中国人民解放军三等功1次。

八十三、艾炳蔚

1965年生，榆阳区镇川后街人。医学研究员。曾获陕西中医学院学士、硕士学位，上海中医药大学医学博士学位，之后在南京中医药大学从事博士后课题研究，是我国第一位针灸博士后，现在江苏省中医院从事临床课题研究工作。在臀内外发表学术论文多篇。

八十四、张雪峰

1968年生，定边县人。1992年长春白求恩医科大学毕业。1995年获硕士学位，1998年获博士学位，现在北京中国人民解放军军事医学科学院工作。

八十五、慕汝廷

吴堡人。原北京铁道医学院院长。

八十六、叶国龄

榆阳区人。西安医科大学第二附属医院遗传研究室原主任，著名妇产科专家。

八十七、张　凯

吴堡人。新加坡国立医院病理科主任、教授。

八十八、张正平

绥德人。中山医科大学眼科中心教授、主任。

八十九、郑岗

米脂人。医学博士（美国）、教授。

九十、朱勇

米脂人，西安医学院口腔学院院长、教授。

九十一、高渊

米脂人，西安交大一附院，心内科，医学博士、教授。

第十节　走进榆林的医技人物选介

一、杨亮纲

1924年生，陕西华县拾村人， 1982年晋升为副主任药师。1947年西安医药专科毕业，从事本专业30多年，熟悉本科理论与技术操作，能担任对下级药剂人员的培养与提商，曾担任过业余医学院及卫生人员进修班药理课教学。多次被评为医院先进工作者和工会工作积极分子，1953年因学习成绩突出受物质奖励，1954年因工作成绩显著受物质奖，1959年增产节约运动中，克服困难，研制药品，完成任务突出，被评为出席陕西省卫生系统红旗手。来陕北后，为陕北培养药剂人员做出了积极的贡献。曾是榆林地区药事委员会副秘书长，医院药事委员会副主任、工会副主席、职代会主席、药械科副主任、主任。1959年研制《脑垂体前叶注射液》应用临床发挥了较好的效果，并写论文《中药合剂制备》在省卫生厅召开的医药卫生科技会议作了交流。《加强药剂工作管理保证用药安全》一文，1984年榆林地区首届自然科学优秀论文一等奖。1986年退休。

二、陈典礼

1928年2月生，河南信阳市人。1956年晋升为精神科主治医师，1983年晋升为内科副主任医师。1956年因工作成绩突出，被评为先进工作者，出席了陕西省卫生先进工作者代表会议，1953年西安医学院毕业，从事内科精神科专业三十多年，有较丰富的临床经验，熟悉专业理论，并掌握有关基础知识，能解决本专业疑难问题，在诊治精神病患者方面有一定的成绩，对精神分裂症视觉反应的现象有一定的见解。曾写《精神分裂症视觉反应的临床观察》《门诊100例头痛的临床类型》《闭塞性脑血管病26例临床分析》《白僵菌与人体的健康问题》等论文多篇。1984年，论文《急性感染性神经根炎50例临床分析》获地区首届自然科技二等奖。

三、杨兴善

1929年生，辽宁省盖县人，榆林地区中心医院工作。中共党员，外科主任医师。1952年毕业于沈阳中国医科大学。先后工作于：陕西省荣军疗养院（陕西华县）、陕西省人民医院外科。1962年调入宝鸡陕西第二康复医院外科，1970年8月随医院整体搬迁至绥德后，任榆林地区中心医院外科主任。普外学科带头人，与杨志学被尊称为二康医院外科“二杨”，杨兴善称大杨。从医近40年，行普外手术上万例，其手术技巧练到了炉火纯青的程度，十个手指都能巧妙地打结，能用剪刀尖夹住丝线打结，他做手术解剖清楚，出血极少。做甲状腺手术时，以纱布留下的蘸血点来计算手术出血量，看他做手术，就像是能工巧手剪纸一样，不仅是后学者对手术技巧的启迪和提高，简直是一种精美的艺术享受。过硬的基本功来自于对病人的极端负责任，大杨的医疗技术也闻名全省。1970年，与杨志学合作首次对胰头癌病人施以高难度的三脏器切除根治手术，创造了二康惊人的奇绩。1972年，镇川飞机场民工窑洞发生了汽油烧伤事件，烧伤民工数十人。大杨临危受命，承担了榆林地区烧伤进修班总教练之职，边抢救病人，边讲课，经过数十天的精心抢救治疗，患者全部痊愈，也培养了一批优秀医生。1975年陕西省某空军司令员因肝脏疾病生命垂危，邀请大杨到西安协助手术抢救。1978年，杨志学、杨兴善对“肝巨大海锦状血管瘤”成功行超半肝切除术。名师出高徒，“大杨”的徒弟布满榆林各个医院，其中，周国昌、熊传高、贺焕章、郝建章、张学渊、李法智、马国良、商子周、刘世仲等外科后起之秀，皆为“大杨”之学徒。1982年调陕西电子中心医院。

四、张克妙

女，1931年生，西安市人。毕业于兰州医学院，主任医师。曾任榆林地区二院妇产科主任、病区党支部书记、省医学会会员、地区医学会理事，曾当选为榆林政协委员。20世纪50年代分到榆林，大力宣传，积极开展新法接生及妇产科门诊，首次举办助产士学习班，培训出榆林第一批助产士。50年代后期，开展妇产科各类手术，填补榆林妇产科医疗史上的多项空白。多次被地、县两级政府评为“先进工作者”“三八红旗手”“十佳能人”“白求恩精神奖“获得者”等。被誉为榆林卫生战线上第一代开拓者，妇产科主要的创始人之一，事迹曾在《榆林报》《陕西日报》上刊登，并被收入《高原赞歌》《中国专家大辞典》《中国高级技术人才辞典》《中国高级医师咨询辞典》等书籍。

五、杨志学

1932年生，陕西省有突出贡献的外科专家，享受国务院特殊津贴。1952年参加工作，1961年毕业于宝鸡医学院。1970年随二康的搬迁，从事普外，是二康外科“二杨”之一，曾与杨兴善多次合作，成功地施行了多种高难高手术，名声传颂在榆林各地及周边省区。1975年随中国医疗队赴苏丹进行了为期两年的援外医疗工作。1978年与“大杨”合作的“肝巨大海绵状血管瘤”行超半肝切除手术成功，获陕西省科研二等奖。任二康医院副院长期间，精力主要集中在“尽快培养选调医院医疗技术后继人才”工作上。为二康的更好发展做出了卓越的贡献。调人人员几乎全都是各个医学院本科毕业的本地人。撰写医学论文40余篇。

六、陈　梅

生于1932年8月，广东太白县人。内科主任医师，中共党员。1955年毕业于西北医学院（西安医科大学前身），分配在陕西省第二康复医院工作。1970年随医院搬迁到绥德，任地区中心医院内科主任。在绥德二康工作期间，曾任榆林地区医学会常务理事，榆林地区矽肺领导小组成员，榆林地区医疗事故鉴定委员会委员。为陕北人民解决缺医少药做出了贡献，曾多次被评为先进工作者。从事内科工作30年，临床经验较丰富，内科知识亦较全面，能熟练掌握内科技术操作，解决本科复杂疑难问题，有培养下级医师和管理能力。1970年成功抢救了一例重症脊髓炎患者，1971年成功抢救了一例肺结核大咯血患者。1976年，横山县高镇公社发生一起大规模食物中毒事件（系集体吃骡肉所致）导致60多人中毒，陈梅参与指导抢救。按照抢救方案，经过一周的抢救，病人全部痊愈。陈梅是榆林地区医疗事故鉴定委员会委员。1984年，英国医学代表团访问西安，省医学会派陈梅同志给英国代表团作专题学术报告，题目是“100例溃疡病食谱分析”，会后，英国代表团团长Tovey教授还专门给他来信致谢。这份材料，后来被当时的国家卫生部部长陈敏章要去研究了。他善于收集资料，总结经验，曾写《宝鸡地区风湿性心脏病115例分析》《系统性红斑狼疮17例分析》《肝昏迷28例分析》《门脉性肝硬化250例分析》《有关肝病一些问题的体会和讨论》《高血压病合并脑血管危象54例》《100例溃疡食谱调查报告》等论文被地区首届科技论文评为一等奖。1985年5月调回原籍工作。

七、孙兴华

1933年生，河南省济源市人，榆林市第二医院主任医师、教授。1949年参加工作，随即在延安医训班学习，后在陕西省防疫医疗队、省妇幼工作队、府谷县医院等单位供职。1961年以优异的成绩毕业于西安医学院，同年放弃留西安的机会回到榆林县医院（榆林市二院前身）工作。曾任榆林市第二医院副院长、陕西省抗癌协会理事、陕西省中西医结合研究会理事、中华医学会榆林分会副会长、榆林老医协副会长。一生主要从事内科专业，尤其对心内科、风湿、传染科的多发病、常见病的诊治有较深的研究。是榆林市内科的开拓者和奠基人。

八、周鑫龄

1936年生，江苏泰兴人。榆林市卫校高级讲师。1959年毕业于南京药学院，响应“支援大西北”号召，分配到绥德卫校任教。20世纪70年代，他主动放弃回家机会，奉献陕北卫生教育事业。先后担任药理学、分析化学等十余门课程的教学工作，共培养中等专业人才达6000余名。历任校教研组长、教务副主任、副校长、校长。1983年，被陕西省人民政府授予“先进教育工作者”称号。1987年，学校被授予“陕西省中专卫校科研进步奖”。编著有《处方手册》《最新药物手册》等，参编了陕西省中专卫校药理学教材（1984）。曾任陕西省药理学会理事，榆林地区药学会副会长等职。1992年退休。

九、陈方海

生于1936年，重庆市人，中共党员，骨科主任医师，1960年毕业于西安交大医学院医疗系。1965年，先后两次到神木县巡回医疗。1968年成功地完成了三岁小孩断腕再造手术。这在当时除省医学院校外，是省、地级医院最早的一例。1970年医院从宝鸡搬迁绥德时，他和爱人（张代蓉一内科医生）用竹扁担挑着一对双胞胎从宝鸡来到绥德，感动了欢迎人群。第二天，即到清涧县医院对车祸脑外伤病人行施了开颅止血，清除血肿手术。在陕北工作的16个年头里，跑遍了榆林地区12个县很多镇、村。1975年，他随二康医疗队去横山县殿市公社，跑遍了全公社的村村庄庄去诊治疾病。当看到村里农民的卫生习惯十分不好时，即提出建议和倡导农民改水、改厕。并和医疗队员们到村里挨家挨户地和村民一起操劳，感动了许多乡、村干部和农民，全乡、全县学习他的为民精神，使横山县很多乡村不卫生的习惯得到了改善。1978年成功行首例断指再植术。为了使基层医疗水平尽快提高，多次举办骨科学习班，提高基层骨科诊治水平。带领骨科一班人刻苦钻研业务，抢救治疗了不计其数的危重、疑难病症，成功完成了多例断肢再植，荣获陕西省科技成果奖。在科内培养了一批优秀的骨科医生，如李方、王万富、贺加明、折树均、杜成林、杜成高等。

十、周国昌

1942年生，北京市人。中共党员，脑外科主任医师，原榆林地区中心医院副院长。1965年毕业于北京医学院医疗系，同年分配至陕西省二康医院外科。1987年调至中国康复研究中心附属博爱医院任外科主任，首都医科大学七系外科教研室主任。是榆林地区脑外科的拓荒者和奠基人。20世纪70年代，周国昌配合“大杨”成功完成了胰头癌施行三脏器切除根治手术;配合“二杨”完成食道癌、缩窄性心包炎等手术治疗;并努力学习骨科及泌尿外科的诊断和手术治疗。曾为胃癌病人行根治术及胆襄炎病人胆囊切除术，创造了全部费用不到80元左右的好成绩。1975年后，他精心专攻脑外科工作。首次成功开展了颅内手术。那时候，唯一的高级设备是一台北京生产的高频电刀。开颅时，只有手摇钻，有些手术所需的器械靠自己设计制造，如血管造影针、精细的三叉神经分离切断钩。为了脑外科能顺利开展，医院选调了贺振明、张昌荣、高明强，在周国昌的带领下，形成了一支团结战斗的团队，他们紧密配合，实现了国际国内提出重型颅脑损伤病人入院后应在半个小时以内进行手术的要求，周国昌为首的脑外团队做到了从病人入院到推进手术室仅用了20分钟时间。抢救重型颅脑病人存活率达60%左右，达到了当时国内的先进水平。在短短的不到十年的时间内，脑外科水平很快得到了提高，颅内占位性病变手术以及三叉神经痛后颅窝三叉神经节后纤维部分切断术，脑动脉瘤手术，巨大脑膜脑膨出的整形手术和颅颈段肿瘤手术等都能开展，疗效良好。

十一、许水泉

生于1946年，安徽省巢县（现巢湖市人，医学硕士，副教授。1970年毕业于北京医学院医学系。曾先后在神木县瑶镇地段医院、榆林地区防疫站及西安医学院榆林校外班工作。1986年10月调榆林学院（前身为榆林高等专科学校）工作，任副教授和科研处负责人。在榆林地区防疫站工作期间，对榆林地区结核病流行状况进行了详细的调研，基本摸清了20世纪70年代我区结核病的感染率、发病率、流行规律和发病特点，并提出了预防和治疗方案。该项工作成果获省结核病防治主管部门的充分肯定，并推荐在全国结核病流行调查工作会议上进行了学术交流。在从事教学期间，发表科研学术论文十余篇。为配合教学工作自编了《生理学讲义》等教学辅导材料，该成果荣获陕西省首届（1991）“优秀教学成果”三等奖。

同期齐名的还有：地区中心医院的耳鼻喉科主任王厚民，眼科主任贾湘君，儿科主任付宗权，病理科主任苏仁、黄志靖，放射科主任郭世超、张锦文，皮肤科主任谢作哲，胸外科主任熊传高等。市卫校有吴大同、曹正阁、欧阳祥祺、吴仲复、马培玲、宋士铎，杨庆民、董长安、齐志诚、马世华等。

第三章　名　录

第一节　国家部委先进人物

表13-1　国家级先进人物

姓名	性别	出生年月	籍贯	工作单位	职务职称	荣誉称号	批准单位及时间
任怀珠	男	1956.1	绥德	地区卫校	科长	全国优秀教育工作者	国家教委、人事部、全国教育工会1989年9月
胡志英	女		榆林	榆林县防疫站	科长	贯彻《食品卫生法》先进	卫生部等10部委1985年8月18日
高福祥	男		榆林	区疾控中心	副站长	全国“卫生系统法制宣教”“全国结核病防治工作”先进	卫生部1996年3月
张崇保	男		米脂	榆林市地病办	主任	全国地方病防治先进	国家四部委2002年
赵德勇	男		榆林	榆阳区地病办	主任	全国地方病防治先进	国家四部委2002年
白德伟	男		米脂	米脂县动物防治检疫站	站长	全国地方病防治先进	国家四部委2002年
安世山	男		定边	市定边县改水办公室	主任、工程师	全国地方病防治先进	国家四部委2002年
雷祥前	男			榆林市畜牧兽医中心站	站长、兽医师	全国地方病防治先进	国家四部委2002年
王玉兰	女		榆林	榆阳妇保院		全国妇幼卫生先进	卫生部1996-12-13
张凯庆	女		西安	榆阳妇保院		全国妇幼卫生先进	卫生部1996-12-13
高军强	男		榆林	榆阳妇保院		全国归侨侨眷先进	国务院侨办、侨联1999年
王　强	男		榆林	榆阳卫监所		2008—2009年全国无偿献血铜奖	卫生部、红会等2010年
刘艳萍	女		佳县	榆林市防疫站	主管医师	全国尘肺流行病学调查先进	卫生部卫生监督司1990年10月
张治秀	男		横山	横山县疾控中心	主任	全国结核病防治工作先进	2005年
强宝东	男		绥德	绥德县卫生局	局长	初级卫生保健先进	卫生部、国家计委2002年
田　华	女		绥德	绥德县卫生局	副局长	2001—2005年全国卫生系统法制宣传教育先进	卫生部2006年
任向东	男		靖边	靖边县防疫站		全国消灭脊髓灰质炎工作先进个人	国家卫生部2001年
史志宏	男		榆林	榆阳区中医院	主任医师	“华夏医魂”全国百名优秀医院院长	中国医学基金会2004年5月
蒲长明	男		绥德	绥德县疾控中心	主任	全国结核防治先进个人	卫生部2006年
文晓雅	女		绥德	绥德县疾控中心		中国全球基金结核病项目先进	中国疾控中心2009年
惠德生	男		清涧	榆林市二院	院长	全国医药卫生系统先进个人	卫生部、国家食药监局、中国中医药局等2009年12月
陈琳	女			区妇幼保健院		全国农村妇女两癌免费检查先进个人	中华全国妇女联合会2013年3月

第二节　市级劳动模范

表13-2　市级劳动模范

姓名	性别	出生年月	籍贯	工作单位	职务职称	荣誉称号	批准单位及时间
刘福华	男	1953		地区第一医院	党委书记	市劳动模范	榆林市政府1989年
张翠华	女	1953		地区第二医院	护士	市劳动模范	1989
艾克超	男	1953		地区第一医院	内科主任	市劳动模范	1995
孙群	女	1953		榆林地区第一医院	护士	市劳动模范	2000
师建国	男	1953		地区中医院	主治医师	市劳动模范	2000
侯瑞红	女	1953		地区二院	护士	市劳动模范	2000
王启元	男	1953		榆林地区中医院	主治医师	市劳动模范	2000
叶生明	男	1963.12		榆林地区第一医院	心内主任	市劳动模范	2000
王晓斌	男	1975.12		榆林市中医院	副主任医师	市劳动模范	2005
常锦梅	女	1962.11		榆林第二医院	科主任	五一劳动奖章	2012
叶红梅	女	1953		榆林市中医医院	护理部主任	市先进工作者	2010
贺玉胜	男	1964		榆林市第二医院	主任	市先进工作者	2010
刘振斌	男	1953		榆林市第二医院	副院长	市劳动模范	2005
薛万贵	男	1953		榆林市卫生职陵	校长	五一劳动奖章	1995
张林华	男	1963.9		榆林市星元医院	副院长	市劳动模范	2013
麻保玉	男	1968.4		神木县医院	院长	市劳动模范	2000
刘永林	男	1969.4		神木县医院	主治医师	市劳动模范	2005
撇耀斌	男	1959.11		神木县医院	主任	市先进工作者	2010
霍兴业	男	1963.4		县医院	副院长	市劳动模范	1995
张彦	男	1953		府谷县医院	医师	市劳动模范	1989
王续荣	男	1944.12		府谷新民医院	退休	市劳动模范	2000
田乃飞	男	1967		府谷县医院	院长	市劳动模范	2005
张少雄	男	1965.1		定边县县医院	院长	市劳动模范	2005
贺伟	男	1966.1		定边县人民医院	副院长	五一劳动奖章	2012
景兴芳	女	1954.1		子洲县中医院	副院长	市劳动模范	1995
王素莲	女	1957		子洲县人民医院	儿科主任	市劳动模范	2000
白万祥	男	1972		子洲县人民医院	副院长	五一劳动奖章	2013
曹永和	男	1961.09		清涧县医院	护士长	市先进工作者	2010
刘　杰	男	1947		绥德县县医院	副主任医师	市劳动模范	2000
强宝东	男	1957.12		绥德县卫生局	局长	市劳动模范	2010
高建国	男	1958.1		米脂县医院	院长	市劳动模范	2005
杜巧利	女	1958.11		米脂县医院	医师	市先进工作者	2010
乔卓妮	女	1962		佳县人民医院	副院长	市劳动模范	2000
高玉成	男	1954.4		佳县红会医院	中药调剂	市劳动模范	2005
万　荣	女	1962.12		佳县通镇医院妇科	医生	市先进工作者	2010
宋利平	女	1967.06		吴堡县医院	主管护士	市先进工作者	2010
尚正兰	女	1967	米脂	区医科所	副主任医师	市劳动模范	2005
陈　忠	男	1964.1	定边	市急救指挥调度中心	中心主任师	市劳动模范	2015
米耀武	男	1964.1	榆阳	区妇幼保健院	院长	市劳动模范	2015

第三节　市管专家

高亚利　张　凌　曹利萍　李晓倩　王润芳　常浩胜　张　哲　安东莲　贺加明　曹　晔
牛建生　王　策　崔　巍　薛国民　冯丙东　贾　喆　杨学武　房宏林　吴桂莲　白小荣
刘丽华　陈　忠　梁文智　刘怀勤　陈　轶　马亚峰　刘彦西　康小岗　刘　涛　朱永庆
慕怀玉　高建忠　康彦斌　李　华　杜光勇　王晓咸　贺瑞林　刘丽华　贺桂英　折树均
石培秀　高俊文　高　智　杨学武　李艳君　李武军　周彩霞　刘　霞　王　波　贺　峰
劳利萍　边步云　高　宇　杨　勇　刘繁荣　马亚玲　张贤军　连海荣　罗建成　郭朴林

连凌云　余永平　张文华　井长信　高燕云　雷　涛　高　平　郑虎林　王晓成　刘筱茂
张治忠

榆林市一五二人才

第一层次人员：7

王万富　高亚利　贺加民　刘怀勤　王晓成　曹利民　贺　波

第二层次人员：41

李逢生　陈　忠　王　策　房宏林　田　波　高翠莲　陈宏雄　杨中民　袁建新　胡万彪
李玲利　刘奇宝　李亚军　贺瑞林　牛建生　赵云鹤　田　波　薛国民　董金海　王进峰
幕怀玉　陈随才　杜光勇　吴桂莲　高建忠　师建军　杨学武　崔　巍　梁小平　李　华
贾　劼　史世勤　鲍向阳　霍彩虹　张　哲　马亚峰　刘彦西　马亚玲　张治忠　王建睿
李慧荣

第三层次人员：57

张　滨　安东莲　高　宇　刘增亮　汪莉莉　罗　冉　红　军　尚正兰　曹随平　张小龙
高永强　高　鹏　蔡慧琼　张少雄　贺　伟　贾玉廷　王凤琴　蒲继明　孙占斌　张　珍
郑虎林　杨和平　马　瑞　寇　飞　常浩胜　王　波　张树峰　曹智平　高　智　王玉梅
高翠莲　贾　喆　罗宏伟　钟　诚　王贵荣　梁小平　赵文玉　高　平　王晓婕　谢文增
田晓清　郭增林　杨　峰　谢　虎　霍彩虹　陈秀山　陈永胜　李　华　高不为　史世勤
刘健年　李彦青　朱　艳　李建学　刘　峰　贺　峰　曹利芬

第四节　陕西省地方病防治领导小组表彰名录

1980年表彰全省五年地甲病防治先进个人

红旗手

贾　凯　张称换　王秀玲

先进工作者

工志义　李彦华　高双喜　高兰英　左怀刚　杨永生　李志春　刘飞奇　郭　浩　祝鸿德
刘宏轩　余文生　刘正东　李国英　韦贵才　周　棍　田作权　田治华　戚买买　韩龙廷
王佃成　蔡德忠　樊生伟　吴世耀　张文华　张孝斌　侯志文

1985年表彰全省地方病防治先进个人

左树春　牛德河　阎永清

1996年表彰10年全省地方病防治先进个人

张崇保　王　聪　许富昌　温乃林　左树春　李银栋　何治荣

1997年表彰全省“补碘增智”大行动先进个人

黄熙功　高　剑　赵维贵　任小飞　毛永飞　张忠君　李体刚　胡守权　白兴卫　申良芳
张　华

2001年表彰全省“九五”地方病防治先进个人

李瑞庆　张崇保　王　聪　张　钦　许富昌　强宝东　刘永德

2006年表彰全省“十五”地方病防治先进个人

李子俊　杜　文　左树春　王　聪　刘长益　贾晓峰　聂继平　李　戈　常宪章　李守华
许富昌　王莉萍　毛永飞　杨飞虎　李天娥　田　华　王彦忠　王海共

2011年省政府表彰全省“十一五”地方病防治先进个人

杜　文　白利平　李亚萍　程子京　张　瑞　井好战　毛永飞　马乐荣　王莉萍　严丽娜
张振武　宋荣森　李天娥　李文生　白云俭　魏志伦　王喜迎　李守华　杨国荣　曹高艳
张　磊

第五节　代表委员

一、中国共产党各级历届代表大会代表

陕西省

第十届：王毓斌　云　峰

第十二届：马亚峰　田裕红　胡万芳

榆林市

第一届：马莲芳　王萍珍　高云飞　高卡文　郝榆平　何治荣　陈庆忠　胡万彪　田　华
王建芳　乔卓妮　周　荣　惠清俊　崔志杰　王毓斌

第二届：马莲芳　李桂霞　马　侠　陈庆忠　强保东　王建芳　乔卓妮　惠清俊　周　荣

第二届：王存田　李晓倩　李玲利　白枝堂　黄花梅　郭俊英　吴　旭　张永胜　刘万芳
田裕红　刘宝座　孔世田

二、各级历届人民代表大会代表

陕西省

第一、二、三、五、六届：尤仙航

第七、八、九、十届：郭冠英

第九届：艾绍喜　刘世亮　林美莲（女）　施俊焕（女）　栾　琳（女）

第十一届：杨东明　田华（女）

第十二届：杨东明　李瑞

榆林市

第一届：郭冠英　杜美莲（女）　郭　敏（女）　刘克玲（女）　郭小平　霍兴隆　李旺林
云　峰　刘玉峰（女）　霍建旺　惠德生

第二届：师建军　田乃飞　张少雄　岳翠莲（女）　张　芝　刘克玲（女）　霍兴隆　高建国
云　峰　杨东明　黄如恩　白　洁（女）　霍建旺　高红梅（女）

第三届：师建军　张小龙　张　波　田乃飞　周　敏（女）　胡万彪　陈庆忠　张少雄　孟朝东
王玉才　张永周　杨东明　惠彩英（女）　白万祥

三、各级历届政治协商会议委员

陕西省

第一届：师乐天

第二届：师乐天　杭逢源　霍静堂　李文正

第三届：师乐天　杭逢源　霍静堂　李文正
第四届：师乐天　张鹏举　康寿天
第五届：康寿天　张鹏举
第六届：康寿天　刘茂林
第七届：刘茂林　李　瑞
第八届：李　瑞
第九届：李　瑞　杨东明
第十届：麻宝玉　贺加民

榆林市

第一届：马福枝　王彩芳　刘世仲　杨东明　余凤兰　陈国良　周子岳　赵建华　贺加明　思成怀　郭永生　麻宝玉　黄如恩　崔　青　薛显平　霍迎丰　韩继林　李　瑞

第二届：丁海山　马福枝　王　喻　许晓明　李和平　余凤兰　王彩芳　刘永林　贺国庆　郭永生　高军强　张小龙　赵建华　董金海　薛显平　康小峰　崔　青　贺加明　高晔珩　韩继林　李　瑞　谢　虎

第三届：丁海山　马福枝（女）　王存田　王维明　王　喻　王　群　安凤莲（女）　白志强　任光成　刘永林　李万平　李和平　张亚飞　陈文光　房宏龄　赵永飞　赵福林　高晓燕（女）　康小峰　董志伟　董金海　裴建生　戴广斌　贺加明　田永东　尚正兰　麻宝玉　谢中斌　李　瑞　郭永生

第六节　走进榆林的医技人员名单

市一院

李波香　李世林　韩贵民　王建刚　李新成　崔　晖　曹自治　朱广田　杨思显　徐彦宾　赵明惠　邵学英　陈　斌　龚玉章　刘志忠　商天兴　张　科　兰　天　张培书　袁文亮　韩永德　鱼振荣　舒雅玲　王海珊　赵缘勤　贾蕴英　刘士斌　蒋福民　安永儒　邓杜孝　杨亮纲　董佩彦　王肇文　周少朗　杨逢兴　索春芳　李　俊　官鸿敬　杨立生　赵诚忠　刘凤池　贾雪琴　郭世超　张景文　赵风鸣　王新民　仇安畅　宋尚慈　苏树华　王长有　景春霞　马永吉　王生林　李树德　吴文伟　孙廷杰　郭程浩　安式儒　陈日新　刘紫东　陈善卿　付崇权　李希圣　郑惠明　陈　梅　陈元汉　惠　民　卫施安　韩永康　谢作哲　马树兴　黄耀环　李小山　李秀珍　贾湘君　刘邦华　孙维光　王厚民　赵锁奎　吴忠玉　杨丽云　张定中　陈典礼　高长生　李锡纯　胡继媛　陈方海　杨志学　杨　毅　杨兴善　张维录　袁惠山　薛瑞云　冯玉善　白廉甫　黄志芳　于淑暖　周振英　王碧秋　朱竹绒　朱智初　袁志芳　董玉兰　高金芳　伊爱芬　魏淑琴　张从云　柴印风　屠用珍　景晓霞　徐佩祥　朱云福　梁宗智　王拴太　焦天玺　王好古　曾文歧　张先绪　樊远文　蒋玛丽　李印福　刘桂荣　李聚生　胡绍风　许玉贤　冯淑义　韩桂英　杨明泉　贺玉芳　许国平　高兴汉　薛印彦　张积海　张宝洲　吕耀华　杨盈学　李三让　刘秀兰　陶维爱　高有柱　花冬玲　李志荣　徐俊清　秦士玲　李彩霞　李淑美　刘喜玲　胡风兰　张清俊　闫桂清　杨　琦　郭长安　刘　均　党保来　于冬梅　庞金艳　谢玲霞　饶新凯　单耀祖　牛相儒　武福信　徐凤英　冯爱情　崔义明　魏培瑜　张竟发　孙志华　王秀卿　徐仁慧　马积明　陈志义　张远忠　秦士利　蒋学固　张可玉　李春奎　曾权玉　李树荣　孙明善　司书才

高志清 孙　龙 刘万福 谢宝才 常俊峰 关　瑞 王振元 许静富 马王振 刘忠有
周国昌 田　汨 张存容 李　进 顿继宏 贾学让 胡永娥 吕芝淑 李春兰 王淑媛
张淑敏 赵淑娥 王新娥 郭德胜 吴知根 庞东举 王金焕 高　尚 张士彦 祁宝山
兀建凡 徐绍华 黄廷权 刘绍庆 阴　昌 梁英华 罗齐生 熊传高 孙孝明 王云芳
董运乐 薛印彦 李志云

市二院

孙兴华 赵春芳 张克妙 高启昧 雷啸霞 孙兰芳 罗宏钧 张麦兰 高延红 刘宪荣
武榆岚 曹　军 郭菊仁 贺秀玲 张小梅 杨天鹏 包钟奇 吕仁钰 马世畅 李成荫
高蕊莲 胡饶周 段开时 张庆高 孙大学 朱凤珍 乔荫萍 王松年 陈永贵 白庆云
张秀容 张志扑 陈秀馥 王志义 刘俊杰 周玉浩 马幼玻 雷　智 黄静波 曹道隆
周毓枢 智志权 崔桂兰 舒万杰 诸锦文 华　柏 李恩光

市防疫站

张　伦 李世林 赵廷智 韦天荣 张国志 赵宗贤 贾　凯 秦英俊 任汉杰 杨令仪
李　辉 李青善 戴耀华 裴胜利 付凤云 许水泉 王恩彦 景春霞 史标堂 李正康
铁　铮 李素琴 许传文 张绪珍 彭汝林 何大可 张琴心 杨天珍 段　冀 薛印东

市卫校

周蠢龄 吴大同 温玉军 董长安 杨淑兰 常　静 齐志诚 马世华 吴仲复 马培玲
张世俊 宋景文 曹正阁 王学文 王世华 杨庆民 娄　颖 欧阳祥祺

榆阳区

米蕙兰 古培兰 吴建生 孙　静 李大立 张毛珍 李守延 魏秀英 王康世 张仲龙
王　斌 魏宗义 张光儒 郑永慧 李文正 郤　鑫 席永康 张凯庆 张效宁 赵光明
袁云思 舒万杰 薛兆隆 薛兆庭 陈宗璧 张吉琳 杨遇春 刘建升 孙洽熙 田玉霞
马晓春 任建山 吕公正 宋秀娥 许芝兰

神木县

王遇洪 崔林滋 张兴厚 雷义炳 阚美霞 和玉田 穆纪祥 周　琨 邓民俊 吴鸣琰
焦光宙 王克美 刘世威 王克轩 董宗武 朱积运 孙　谦 孙阳民 王无病 贺鹤龄
徐仁兰 周景林 王秦周 王凤林 杨增源 张艳娥 丁淑华 闵中杨 王荣茹 伊景珍
刘忠孝 刘田书 张廷聚 赵淑桐 刘双宝 刘宝环 王志林 张学茹 伍海民 李兰英
袁　农 刘　军 陈建新 雷震庭 李运武 赵培琳 党正金 刘元富 高喜味 张崇松
徐水泉 苏志学 朱　芬 贺素玉 张方田 王大同 田作权 杨光明 李鸣武

府谷县

卢文通 牛士廉 李秘正 刘宏轩 倪淑爱 门伯媛 李树业 杨秀忠 古　元 佘思纯
张玉扑 陈甲川 张天民 马仲媚 佛书映 郭思坤 谢立业 黄志宁 陈金顺 陈锦辉
樊　炳 张　彦 张雅荣 陈永璋 吕谋志 孙　静 蒲正轩 赵发乾 齐东明 吴晓兰
施耀华 郭耀辉 叶国华 相福生 张素华 孟祥凯 马玉琢 高伯珍 马卫华 王新立
张要民

定边县

郭成银 仲纪云 李伟华 王向东 韩永昌 傅福春 郭福来 李寿安 于长甬 李　林
张　煦 张美妮 李　娜 杨红燕 何　军 杨桂巧 魏小侠 颜永西 阴启印 张海林
燕海玲 任志军 郭亚娟 高玉功 佘飞龙 王　昆 赵国治 刘光旭 党正金 杨　燕

赵乐凤

靖边县

郭新莉　范培锡　杨清云　王金锋　刘春娣　汤力武　焦瑞连　段振华　姚怀英　何崇新
任凤兰　吴兴田　胡秋霞　王振柏　郁玲莉　祝鸿德　葛大安　柳建华　冯可科　郑导贤
张玉茹　曹文中　姜　华　吴庭玉　苏佩莲　张冬青　叶华强　张兴昌　张万善　惠如棋
朱淑芬　李来珠　曹　炬　慕国治　张中和　兰昆山　高　虹　韩春林　刘　玲　陈炳章
安学杰　苏永顺　张玉林　李福有　郗伯良　杨宗石　高春发　张惠荣　白复兴　梁正中
白金碧　卫国华　韦天荣　赵应元　王杰英　李映元　杨立群　冯玉善　赵章利　赵振湖
龚　铭　任志中　王小琴　刘宏宣　王　玲　窦文敏　王　喻　杨树华　杜广文　闫永斌
曹　毅　尤　荃　詹业邦　闫志强　徐玉成　姜少华　张焕德　刘　广　杜　敏　邓大鹏
倪培德　姚武阳　姚敬生　杨东辉　阙树南　薛菊琴　耿孝玉　刘吉庆　白淑环　梁德风
李启业　孙文淑　陈玉和　刘曰惠　赵秀辟　赵中信　李康正　铁　铮　李德科　秦学义
高　峰　申天佑　杨富科　李春明　邓杜忠　孙治邦　王增成　严海云　魏春善　赵金义
屈根学　苟文丽　李春菇　张克昶　郭汉玲　陈来祥　田延竹　徐　浩　汤　静　商子周
孙华明　王志冈　李桂元　徐振国　范秀芳　李宏选　范玉芳　高福荣　雒秉志　赵　直
杜文明　高秀兰　吴漫云　卫海青　耿太得

横山县

胡鼎西　李　展　黄腾睦　石广林　刘玉明　张秦英　雷增寿　郭文斌　李应甫　戴妙庆
童子慎　吉灵慧　陈玉伟　李万芳　马贵翔　李　勤　刘彦民　王安仁　全彩贤　刘发荣
马文彬　李俊祥　戚倩芸　康永祯　张丽文　张书华　许志贤　张　帆　李桂辰　贾崇华
高　翔　方彩霞　彭树花　雷志国　吴泽联　李金成　徐小霞　张　伟　宗之敏　纪世德
张　毅　邢桂兰　武岳献　杨玉春　田壬午

绥德县

钱耀轩　卢松涛　郭文厚　王崇义　童锦峰　薛生易　陈万丰　吴晨钟　周解围　王亮如
王法堂　齐志成　邓雪梅　候继武　赵耀基　吴　寒　马亚兰　候松龄　宋士锋　翟本田
马成轩　范金叶　张元久　魏增云　文尚民　张生亮　杨晓微　钱敏康

米脂县

纪坚博　吴伯辛　马　磊　邢力彬　朱碧元　魏俊奇　吴玉梅　范文景　闫娣慧　马振国
梁美兰　韩　蔚　郑克让　魏恩普　严永辉　赵万华　石启治　刘玉梅　李松柏　赵文谦
王静贤　邓金兰　李蒙恩　王万清　夏义国　任润生　许志清　白秀兰　张丽美　赵成功
周　翔　王建基　邓清尧　邓凤英　王多福　张宝英　李　刚　史　奇　贾仲华　周志明
张光明　陈雪兰　冯天佑　朱峰孙　叶　庆　沈连梅　孙　仓　周兆英　赵建华　韩社亮
杨世德　杨　丰

佳县

范新喜　李卫东　王　兴　马志欣　齐静淑　胡瑞华　王蓝田　白金成　黄荣翘　金国光
文瑞仁　路生梅　楚留安　武德顺　张庆东　张志深　谢永辉　曹幼美　王振汉　李　宏
关志良　田亚蓝　孙丁立　刘国权　刘文丽　傅思科　金　莉　张志明　熊贵霞　宋万佳
邵秀英　黄　萍　吴振环　刘树平　申淑芳　李世平　张励夫　沙浩陵　陈秦梦　王优才
李正芬　余银龙　罗国英　张文高　杨志章　李巧珍　刘万义　杨德修　陈泽兰　宋继新
党秀英　刘文道　白景晟　张志秀　周慧珍　徐小溪　毛丽琴　曹　芳　张国喜　余安静

石昭伟　朱威威　李　芳　李　炳　李　乐　苏　娜　韩　丹　杨　涛　温超辉　马　丹
王吉林　张　斌　盖鸿章　赵兰卿

清涧县

王清森　李恩生　邓克香　钱文选　兰云成　张泉林　赵瑞媛　袁　则　郭庆瑛　吕忠东
龙良瑶　郝云鹏　王育璋　李长英　汪家宗　家宗妻　刘保华　杜克明　刘虎祥　李华楠
孙银荣　高德才　余秋霞　候冬玲　倪贤芳　黄希民　宋妙林　胡正其　刘淑林　张　明
高　煜　陈富宽　水丰年　党宝林　付文灿　宋富兰　韩清卿　马兆民　郭祥瑞　裴康保
谢　华　田本醇　胡炳林　李光景　张忠良　蒲兰承　荀慧至　张婉玉　张汉清　张国旺
何俊博　赵林生　李华生　张志剑　王林祥　易天君　孙养民　王银萍　韩善浦　纪文侠
孙银荣　朱世茂　吕明均　向亮杰　杨　柳　姜美婷　李华增　丁德珍　陈明武　翟才元
常生富　何英华　高光烈

吴堡县

陆启祥　鄄淑清　王建章　李　燕　便月桂　麻风娥　张雪芳　陈海潮　乔乃高　王宁其
陈汝熙　马世贤　樊成曾　康荣卿　翟庆联　强正启　贾仲华　陈俊峰　寇艮发　张芳阁
安秦生　高富才　张文海　周桂喜　陈海潮　李彦虎　尤玉东　陈志新　吴艳琴　乔廼高
陆启祥　鄄淑清　王建章　李　燕　卞月桂　李鸿忠　麻风娥　张雪芳　李秉章　赵三智
龙向贤　段绍英　宋安林　范雪梅　张册贤　傅正和　李东生　乔　国　李正安　张世伟
魏时珍　杜嵩山　张英芳　杜守明　龙　军　王学文　高　峰　李宝生　成玉清　英若娴
葛维克

子州县

雷素卿　韩雪峰　马淑光　王芳林　王宪荣　史　帆　付　卓　沙燕石　杨俊义　汪新德
刘晓艳　梦恩光　李淑莲　荣国仁　陈何顺　张景义

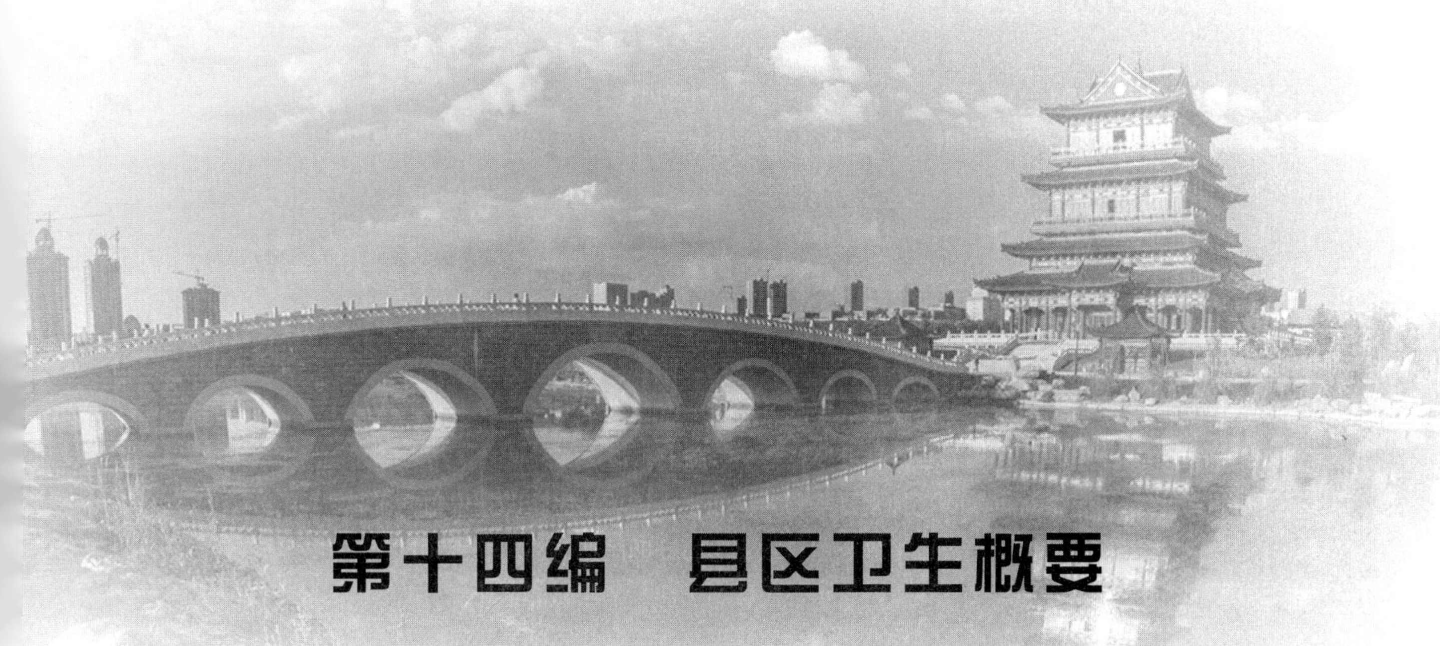

第十四编　县区卫生概要

榆林市辖神木、府谷、横山、靖边、定边、米脂、绥德、清涧、吴堡、佳县、子洲11县和榆阳区，共计12县（区）。

早在龙山文化时期，先民们用陶土烧制瓮棺，采用较文明的封闭式殡葬。绥德博物馆收藏有新石器时代的9枚骨针。米脂官庄出土了东汉墓葬画像石《扁鹊针灸行医图》。唐代的绥州、夏州设有医学博士。明代延绥镇设有医学、药局、养济院等医疗卫生机构。清代，中药店堂林立，名医层出不穷，同治年间设牛痘局并出现了孕产接生婆。民国二十三年（1934）榆林成立了第一所公立卫生院。陕甘宁边区绥德分区成立县级保健药社8个，农村医药合作社10余处及40个区级保健药社。1949年6月1日榆林全境解放后，在党的“预防为主、面向工农、团结中西医”的卫生方针指引下，各县区建立健全了以县为中心，以乡镇为枢纽，以村为基础的农村三级医疗、预防、保健卫生服务网络。2000年以来，在医疗卫生改革中，进一步完善了公共卫生服务体系、医疗服务体系、卫生监督体系、医疗保障体系、药品供应保障体系建设，人民健康水平明显提高。

第一章　一　区

第一节　榆阳区

榆阳，古称榆林，即榆树之林。因秦汉时地多榆而得名。以木之茂在榆溪之阳，故曰榆阳。以其为延安、绥德之保障，屯戍又皆其人也，故镇曰延绥。明成化七年（1471）置榆林卫，后延绥镇迁榆改称榆林镇（一名榆阳镇）。清置榆林县、府。1949年6月1日，榆林和平解放，是榆林专署、榆林行署、榆林市政府所在地。也是国家历史文化名城——榆林古城的所在地。建置已有近600年的历史。

榆阳区，位于榆林地区中北部、无定河中游，处于毛乌素沙漠与陕北黄土高原丘陵沟壑区连接地带。西北与内蒙古乌审旗接壤，西南与横山县毗邻，东北、东南与神木、佳县相连，南与米脂县相接。东西最宽128公里，南北最长124公里，总土地面积7053平方公里。居陕西省县市土地面积第二位。辖10镇、18乡、4个街道办事处、488个村民委员会。总人口约55.54万人，农业人口占73.8%。人口密度为每平方公里78人。明长城横贯东西，以长城为界，北部为风沙草滩区，约占总面积的65.1%，南部属黄土高原丘陵沟壑区，占总面积的34. 9%。距西安656公里。

明正统十年（1445），榆林、双山、常乐、建安、保宁、鱼河诸卫堡各设医1名，为官设医疗之始端。明成化八年（1472）后，延绥巡抚余子俊先后设医学、药局和养济院，开创医药卫生机构之先河。清沿明制，同治年间，总兵刘厚基设牛痘局，为民种痘。民国九年（1920年）井岳秀戍防部队医院入驻榆林。民国十四年（1925），西班牙人伯金福在县城创办天主教会诊所，首用西医技术为民众治病。民国二十年（1931），王瑞图等在县城宽巷（今钟楼巷）创办西医民众医院。民国二十三年（1934）国民党军事委员会西北办事处首建公立榆林卫生院，为陕西省创建的三个模范卫生院之一。

1949年，全县有医院、卫生所各1个，病床15张，有医护人员21人，加上私营中、西医生约50多人。1952年建妇幼保健站，设爱国卫生运动委员会。1954年建防疫站。1955年榆林县人民委员会设卫生科，为卫生行政职能主体机构。同年，郭谦亨、高镇南、雷泽霖等7名中医成立榆林县城关镇中医联合诊所。1958年三级医疗、预防、保健网络基本形成。1959年组建了鼠疫、布病防治领导小组，1964年正式成立地方病防治领导小组，先后调整16届。1974年榆林县卫校成立。1986年医学科学研究所、中医痔瘘专科医院同时建立。1980年成立药品检验所，2000年划归药品安全监督局。1989年榆林县医院上划隶属地区卫生局。榆林县成立了初级卫生保建办公室。1990年，香港榆林籍爱国人士胡星元先生提出捐资修建综合医院意愿，经省政府批准命名为“星元医院”，程安东省长亲笔题写院名，1999年6月23日开诊运营。这是全省唯一的一所接受个人捐资修建的医院。2002年，榆阳区卫生局卫生监督所成立，行使医政、五大卫生监督职能。2004年防疫站完成历史使命，榆阳区疾病预防控制中心成立。2006年12月26日，榆阳区开始实施新型农村合作医疗制度，成立了榆阳区新型农村合作医疗管理办公室。2007年城市社区卫生服务中心挂牌，2009年全覆盖。2014年10月30日，由星元医院、区人民医院、儿童医院、妇幼保健院、区中医院、痔瘘医院共同组建的“榆阳区公立医疗集团”成立，标志着榆阳区公立医疗机构改革又上新台阶。

1978年前，全区卫生事业基础设施较为薄弱，医疗卫生机构布局不尽合理。经过30余年改革与发展，各卫生机构的基础设施和内外环境得到充分改善，医院内涵建设和医疗质量管理不断加强，医疗卫生机构布局渐趋合理。医院分级管理评估，星元医院为“三级乙等”综合医院，区中医院、妇幼保健院为“二级甲等”、区人民医院为“二级乙等”。星元医院神经内科、心血管内科、儿科被榆林市卫生局确定为市级临床重点专科。星元医院病理科、呼吸内科、脑外科、骨科、普外科、妇产科、妇幼保健院的妇产科、痔瘘医院的痔瘘科、变态反应科等科室，被榆阳区卫生局确定为重点专科。区人民医院在治疗心脑血管疾病、颅脑疾病、创伤、肝胆疾病，颈腰椎疾病、妇产科疾病及口腔疾病等方面在本市各级医疗机构中处于优势地位，肝胆外科、急诊科、妇产科、口腔科、理疗科、臭氧科、肛肠科为重点特色科室。区中医院脾胃科、针灸理疗科、男科、治未病养生保健科是医院中医特色专科，疗效显著的优势专科，口腔科、显微外科、体外碎石科是医院的知名科室。1949—2010年，榆阳区获全国先进工作者荣誉称号的有7人，先进集体4个。主任医师王万富、思成怀、刘生荣、安凤莲、曹绥平、贺波、郭冠英、李玲利是享受国家特殊津贴有突出贡献省管专家。2009年孙德龄获市“十佳”名老中医称号。

榆阳区卫生运动，早在民国十六年（1927），即有驻榆军政官僚肩扛铁铣、扫帚，在新明楼前集会，打扫街道卫生之举。民国二十五年（1936），成立了县卫生委员会。建立专员、县长周检查卫生制度。民国三十一年（1942）至民国三十三年（1944）连续三年举办大型卫生宣传展览，对全民进行健康宣传教育。1952年成立榆林县爱国卫生运动委员会。1958年1月，榆林城举行1.2万人参加的“除四害”誓师大会，在全县开展了大规模的以“除四害”为中心的群众性爱国卫生运动。至1959年，共消灭老鼠87.3万只，麻雀225.2万只，清除垃圾2.7万吨，填垫污水沟坑4.4万平方米，疏通污水渠8.4万米，铲除杂草140万公斤，整修厕所2.5万个，修建猪圈2263个，改良水井698个。当时人手一拍，见蚊蝇就打，不计其数。1960年以后，爱卫工作重点是做好水粪管理，治理城乡环境卫生，至1972年，在农村开展了做好两管（管粪便、管水源）五改（改良厕所、水井、畜圈、炉灶、环境）为中心的基本建设。1979年起，爱卫工作重点转为整顿市容环境，清除四害，实现五洁（街道、公共场所、室内外、厕所、厨房），消除三废污染，整顿饮食行业，建设文明卫生城乡。榆林县于1987年、1988年、1989年分别获陕西省城市卫生单项奖。2009年，创建省级卫生城市达标。2014年，成功创建国家级卫生城市。

榆阳区的预防接种始于清同治年间，设牛痘局。民国二十三年（1934）春季种牛痘438人。20世纪50年代起，凡出生婴儿开始打防疫针，1978年推行按计划免疫程序普遍接种疫苗，相应的传染病得到有效控制或消灭，自1982年无白喉病例发生，1993年无脊髓灰质炎野株病例出现，1997年进入全国计划免疫先进行列。使有史以来第一死因的传染病，到1956年退居第2位，1964年退居第五位。1970—1990年，城区居民的死因顺位，传染病从前8位中消失。

1997—1999年，市妇幼保健院、市中医院、榆阳镇卫生院、镇川镇卫生院、余兴庄卫生院、孟家湾卫生院、巴拉素卫生院、金鸡滩卫生院、星元医院先后通过国家卫生部“爱婴医院”创建工作评估。1990—1995年圆满完成了联合国儿童基金会、人口基金会的“加强中国基层妇幼卫生/计划生育服务”合作项目。2004年起，先后启动了“降消”（降低孕产妇死亡率、消除新生儿破伤风）项目、孕产妇免费住院分娩项目、新生儿疾病筛查项目等。2003年，全民参与爱国卫生活动，众志成城，境内无“非典”传染病发生。

榆阳区地方病防治负担沉重。民国年间，连续三年鼠疫暴发流行，涉及5个乡，14个村，发病248人，死亡221人，病死率达89%以上，人们闻鼠色变，逃离他乡。1956年，布鲁氏杆菌病暴发流行，迅速蔓延到10余个区、乡，有患者348人，疫情历时6年之久。古老的碘缺乏病和地方性氟中毒时至1956年、1980年才分别列入防治范围。地甲病病区之广、危害人群之多、患病率之高名列全省前茅。1976年，新发现的全省大骨节病新病区，儿童X线拍片检出率达66.7%，活跃指数位居全国首位。1964年，中共榆林县委成立鼠疫、布病防治领导小组。截至2010年，历届区委或区政府15次调整充实地方病防治领导小组成员，薪火相传，长期不懈地坚持“以防氟改水为重点，巩固和发展碘缺乏病防治成果，积极探索大骨节病的成因与防治，加强布病监测，杜绝鼠疫发生”策略。榆林解放后无鼠疫发生。1980年地方性甲状腺肿防治工作首先达到了全省控制与消除标准。1993年，布病防治达到稳定控制病区标准。1998年，榆林市政府在碘缺乏病、大骨节病病区强力推行碘盐和硒碘盐配给制。截至2010年，碘缺乏病患病率为3.31%，大骨节病的患病率为0.59%，地方性氟中毒病区80%以上的人口饮用上了清洁、卫生、安全的低氟生活饮用水。

明延绥镇榆林卫、清榆林道、民国榆林县、榆林和平解放至1955年的519年间，传染病是第一死亡原因。1956年传染病降为第二死因。1973—1975年，位列前三位死因的疾病序次是：呼吸系疾病死亡率125.06/10万居第一位，恶性肿瘤死亡率114.53/10万居第二位，第三位是传染病107.24/10万，从1990年接踵而替代居民第一死因的是心脏病，第二死因是脑血管病，第三死因是恶性肿瘤，至2013年，24年名列前三位不变。

2015年，全区有医疗卫生机构614个（含村卫生室），其中，三级乙等医院1所，二级甲等医院3所（综合医院1所、中医院1所、妇幼保健院1所），二级乙等医院1所，疾病控制中心1个，卫生院25所，社区卫生服务机构38个（中心8个），村卫生室266个。机构总建筑占地面积30.9万平方米，机构总业务用建筑面积25.8万平方米，机构总固定资产6.5亿元。病床4042张，其中公立医院床位3721张，每千人拥有床位6张。专业卫生人员6140人，其中，执业医师1649人，执业助理医师208人，注册护士2413人，平均每千人拥有卫生技术人员9人，平均每千人拥有执业（助理）医师2.8人，平均每千人拥有注册护士3.7人。高级卫技人员294人，其中主任医师147人，中级卫技人员690人，市拔尖人才12人，省管专家7人，享受国务院特殊津贴专家4人，榆林市“十佳”名老中医1人。医院拥有先进医疗设备1800余台（件），总价值达3亿多元，其中核磁共振引进时间2001年，CT引进时间1996年。医疗机构（门诊部以上）完成诊疗250万人次，住院手术34354台次，出院病人11万人次。业务收入15亿元。

2015年，总人口555437人，出生率12.72‰，死亡率5.54‰，自然增长率7.18‰。法定报告传染病发病率为107.94/10万，农村安全饮水普及率90%，农村卫生厕所普及率46%，新型农村合作医疗参保人数34.15万人，参合率98.17%，孕产妇死亡率15.29/10万，5岁以下儿童死亡率11.62‰，婴儿死亡率10.09‰，新生儿死亡率9.02‰；居民人口平均期望寿命为73.8岁。

第二章 十一县

第一节 府谷县

府谷县，是宋朝巾帼英雄佘赛花（佘太君）、明朝农民起义领袖王嘉胤的故乡。农业上曾有“金黄甫，银麻镇”之美称。现为世界八大煤田之一的神府煤田辖区，被誉为陕北地区新兴工业城市。

府谷县，唐设府谷镇，县从镇名，镇名因左右临谷而得名，已有1000余年的历史，是榆林地区12个县区之中建县最早、历史最长的县之一。1928年至解放前夕，曾建立过红色政权和游击根据地，陕甘宁边区委托晋绥边区代管。1947年4月7日，府谷全县解放。

府谷县位于榆林市东北端，北接内蒙古准格尔旗，东临黄河与山西保德、河曲相望，西南与神木县相连，处于秦、晋、蒙三省（区）的交界处。黄河环城而过，长城横跨东西，全境呈三角形。面积3212平方公里，辖14镇、9乡364个村民委员会。总人口20.6万人，农业人口占86.3%，人口密度为每平方公里64人。距榆林古城225公里。

府谷中医中药，在清末全县私人开业的药铺有9家，民国年间21家，解放初7家。民国以前，境内无卫生行政机构和专业医疗单位。

民国二十五年（1936）边区政府始设卫生股。

民国二十八年（1939）由耶稣教会设立府保医院，从事诊疗，民众较感便利。

1948年9月，首先开办国营药社——府谷药社。1950年8月1日，将府谷药社更名为“府谷县人民卫生院”。

1950年，在麻镇街上办起府谷县第一所区卫生所，有医务工作者3人。1956年起，在大办农业合作社的同时，全县试办社队医疗站21所。

1951年，医疗卫生工作由县政府三科（教育科）和县卫生院共管。1972年，专设卫生局，为管理全县医药卫生工作的职能局。

1955年，正式成立府谷县爱国卫生运动委员会（以下简称爱委会），领导全县爱卫工作。

1956年，在县卫生院专设妇幼保健组，1971年，县妇幼保健站挂靠防疫站，1981年1月，府谷县妇幼保健站正式成立，成立时在防疫站办公，房屋2间，为股组建制，有工作人员3名，设站长1名，科室2个，负责全县妇幼保健业务指导和开展妇产科门诊资询服务。

1956年，公私合营，县城内有中医诊所和中药店铺4家。私人开办的药铺（店、堂、房）基本停业。县卫生院和区卫生所设立中医科。

1963年，县防疫站成立。

1972年，府谷县卫生学校创建，建于旧城千佛洞附近（现荣河书院）。1973年开始在全县范围内招生，教职工有6人。

1980年，县药检所成立，2000年划归药品安全监督局。

1985年1月，创建府谷县中医院，1989年8月开诊。当时共有职工32人，1984年增设妇幼保健门诊部。1985年4月升级为正科建制。

1986年，地方病防治领导小组成立，下设办公室。

1997年成立卫生执法大队。

2006年，卫生监督所成立。

同年，为榆林市施行新型农村合作医疗制度第二批试点县，成立新合疗管理办公室。

2004年防疫站完成历史使命，疾病预防控制中心成立。

1986年，在县妇保站召开全市妇幼卫生工作现场会，县妇保站被评为全市妇幼卫生工作先进单位。1996年7月20日到10月底，对全县在职已婚女职工及离退休女干部进行了健康检查。2008年评为全市妇幼卫生信息化建设先进单位。

1989年，全县民间中西药（堂、店、房）发展到300多家。

1996年府谷县爱国卫生评报省级卫生单位5个，地级7个，县级14个。1997年评报省级卫生单位6个，地级3个，县级8个。2007年9月以来，府谷县按照《陕西省卫生先进单位管理办法》的标准要求，认真加大创建力度，共推荐创建省级卫生镇14个、卫生村27个、卫生单位20个，推荐创建市级卫生镇1个、卫生村2个、卫生单位11个，考核创建县级卫生村7个、卫生单位15个，考核命名县级无烟学校21个、无烟单位23个、无烟医院26个。2013年，荣获“陕西省卫生县城”称号。

1998年以来，据统计先后投入卫生事业资金2.8亿元，其中县级共投资2.1亿元，新建面积41586平方米，维修改造面积9800平方米。乡级共投资4500万元，全县乡镇卫生院建筑总面积达3.6万平方米，其中业务用房面积达到2万平方米，生活用房面积达1.6万平方米，人均40平方米。新建和维修改造规范化村卫生室258所。先后购置增添医疗设备14800余台（件），县、乡、村三级医疗卫生机构服务能力和水平在不断提升。2009年根据中省市《深化医药卫生体制改革实施意见》，启动实施了深化医药卫生体制改革工作，医疗服务体系、医疗保障体系、公共卫生服务体系、药品保障体系基本形成，乡、村两级卫生机构实行了基本药品零差价销售。

2005年，府谷县出现首例艾滋病病毒感染者，2010年有艾滋病病毒感染者4人，按国家有关规定，给予定期服药、检查、随访、慰问。2009年9月下旬，府谷县报告甲型流感暴发，县医院收治第一批甲流患者。

2006年新型农村合作医疗制度启动实施，参合率达到86.96%，2014年上升到97.93%。群众看病就医有了医疗保障。

2007年，被确定为陕西省地方病防治示范县之一。2010年，经过市级初评和省级评估，实现了国家消除碘缺乏病目标。

2009年，对乡镇卫生院进行等级认定：甲级卫生院6所，乙级卫生院11所，丙级卫生院3所。乡村医生刘海燕被评为“全国优秀乡村医生”。

府谷县卫生学校30多年来，培养卫生人才2000多名。1984年，县科委从百余篇医疗论文中择优选送参加地区优秀科学论文评讲会。共有8篇论文获奖，其中获一等奖1篇，二等奖3篇，三等奖4篇。1985年，在地区召开的中西药卫生学术讨论会上，胡世光写的论文获二等奖。陈锦辉的《中西药在计划生育领域内的应用》获地区二等奖。市“十佳”名老中医谢立业的医学专著《伤寒论六经病证治撮要》，约15万多字，获榆林地区优秀科技论文评选一等奖。

2011年1月30日—2月1日，卫生部部长陈竺一行在府谷县调研医药卫生体制改革工作，将府谷县初步形成的“双补双管四结合”的医改方法，誉为“更加统筹、更加全面、制度设计体系建设更加完善、效果也很好”的“府谷模式”。

2015年府谷县医疗卫生机构257个（含村卫生室），其中，二级甲等医院2所（综合医院1所、中医院1所），疾病控制中心1个，妇幼保健院1个，卫生院24所，村卫生室184个。机构总占地面积8.59万平方米，机构总建筑面积15.45万平方米，机构总固定资产1.7868亿元。病床1296张，其中公立医疗机构床位675张，每千人拥有床位5.35张，专业卫生人员1766人，其中，执业医师393人，执业助理医师4人，注册护士1260人，平均每千人拥有卫生技术人员7人，平均每千人拥有执业（助理）医师1.74人，平均每千人拥有注册护士5.06人。高级卫技人员115人，其中高级职称26人，中级卫技人员381人，市拔尖人才16人。医院拥有先进医疗设备15台（件），总价值达1.34亿元。其中核磁共振引进时间2009年，CT引进时间2009年。医疗机构（门诊部以上）完成诊疗68万人次，住院手术3094台次，出院病人2.83万人次。业务收入1.98亿元。

2015年全县总人口26.3万人，出生率11.01‰，死亡率4.93‰，自然增长率5.07‰，法定报告传染病发病率为330.62/10万，农村安全饮水普及率100%，农村卫生厕所普及率100%，新型农村合作医疗参保人数19.6万人，参合率99.55%，孕产妇死亡率14.65/10万，5岁以下儿童死亡率5.61‰，婴儿死亡率5.16‰，新生儿死亡率5.38‰；居民人口平均期望寿命为75岁，其中男性74.5岁，女性75.4岁。

第二节　神木县

神木，唐置麟州城，因城外有枝柯相连的三株大松树而得名，已有1000多年的历史。北宋名臣范仲淹曾到此巡边，留下“塞下秋来风景异，衡阳雁去无留意”等不朽名句。神木是杨家将的故乡，一门忠烈的英雄业绩，流芳千古。

神木县，位于榆林地区东北部、窟野河流域。北与内蒙古伊金霍洛旗接壤，东隔黄河与山西兴县相望，东北与府谷县相连，西南、南与榆林市、佳县相邻，神木县境呈不规则菱形，南北最大长度约141公里，东西最大宽度约95公里。总面积7635平方公里，居陕西省各县（市）占地面积之首。辖12镇，10乡，978个村民委员会。总人口45.92万人，农业人口占84.2%，人口密度平均为每平方公里60人。距榆林古城116公里。神木县境内包神铁路、神朔铁路交汇于神木县大柳塔镇，为西煤东运，集煤、路、港、船一体化跨世纪工程的起始点，国家能源重化工基地和国家生态环境试验示范区建设重点县之一。

1928年至1949年，曾在神木县南部山区建立红色政权和游击根据地，是晋绥边区重要组成部分。1936年到1942年，在神府革命根据地中心地带贺家川，设有晋绥边区后方医院。1939年3月，国际主义战士白求恩大夫到贺家川工农红军医院，为前线伤员和当地群众治病。1945年，成立城镇卫生所。

1947年9月，县城解放后，将1945年成立的神木县卫生所改称为神木县卫生院，有房室25间，有中、西医生4名，护理及调剂人员4名，行政管理人员3名，设备简陋，只开门诊，未分科室。

1950年县政府文卫科内设1名专职干部，负责全县卫生工作。1972年始设卫生局。

1956年，县、乡两级建立起42个医疗单位、60个保健站、30个接生站，医务人员发展到70多名。1959年，神府并县期间，有神木、府谷两个县医院，设病床45张，卫生所14处，联合诊疗所2个，农村卫生院58所，保健站311个，接生员56个，农村产院31个。

1959年成立的神木卫校，曾多次受到上级有关部门的表彰和鼓励。1965年6月，在全国农村医学教育会上，神木卫校被树为半农半读先进典型。1966年5月，海燕电影制片厂在神木卫校拍摄了《红色卫生员》纪录片。1970年11月，在中央召开的中西医结合工作会议上，神木卫校被评为“全国医疗卫生红旗单位”。1971年2月6日，周恩来总理在人民大会堂接见了神木卫校代表焦光宙校长。1973年12月，西安电影制片厂拍制了《神木卫校》纪录片。1977年，在武汉召开的全国赤脚医生培训提高工作经验交流会上，神木卫校再次被评为先进集体。1978年6月，卫生部在北京召开全国医药卫生科学大会，神木卫校被命名为先进集体并奖励锦旗一面。1983年12月，卫生部在西安召开命名表彰大会，神木卫校被命名为“全国卫生先进单位”，并颁发了荣誉证书、奖状和奖品。

1959年，将贺家川地段医院更名为老区医院。

1963年，全县医疗机构又进行了调整、充实。先后在高家堡、孙家岔、马镇、花石崖、瑶镇、尔林兔、永兴、栏杆堡等公社建起8所地段医院，在万镇、中鸡、乔岔滩、解家堡、大柳塔、大保当，太和寨、瓦罗、西沟、麻家塔、沙峁、城关12个公社建立了卫生院。1965年防疫站、爱卫办成立。

1968年地方病防治办公室成立。

1971年新建妇幼保健站。

1980年中医院成立。

1982年药品检验所成立，2000年划归药品安全监督局。

1986年，全县共有医疗单位43个，其中全民所有制17个，集体所有制13个，工业系统10个，个体3个。医务工作人员620名，其中卫生技术人员531人（内有主治6名、医师76名、医士340名），卫生行政、勤杂人员89名，设有病床419张。基层医院都可做普外科、骨科等难度较大的手术，县级医院设有内科、外科、妇科、检验科、放射科、五官科、骨科等，配备有X光机、心电图、电脑图、超声波、胃镜等现代化科学仪器，对一些疑难复杂的病例一般都可确诊治疗。1990年，新设立了华能职工医院、骨科医院等。1991年有私人诊所11个。业务收入由1987年的290万元，1991年上升到470万元。

1993年至1996年神木县城连续4年获省级“创建卫生县城优秀奖”，1996年通过省爱卫会考核鉴定，被省政府命名为“省级卫生县城”。1998年开始申报国家卫生县城。2000年8月18日，神木县城被国家爱国卫生运动委员会命名为“国家卫生镇”。此次申报国家卫生镇的有6个省的10个城镇，其中8个达标，神木县城名列第三，陕西省仅神木县获此殊荣。2014年，神木县获“国家生态模范县城”殊荣。

2004年成立新农合管理办公室，2005年1月1日，神木在全市率先开展新农合试点工作。防疫站完成历史使命，改制为疾病预防控制中心。

2006年3月1日，在全省率先实施了城镇居民合作医疗制度；县卫生监督所成立。

2009年3月1日，神木县在深化新型农村合作医疗的基础上，在全国率先实施了全民免费医疗制度。2012年又实施了大病医疗救助制度，建立了以“免费医疗为主导、大病救助为补充”的具有特色的高标准、全覆盖、一体化的城乡医疗保障体系，广大城乡居民享有了较好的医疗保障。截至2012年底，参加新农合的城乡居民达374427人，参合率为99.74%。神木县平稳运行实施全民免费医疗的举措引起了社会的广泛关注，并受到了中、省、市有关部门和领导的充分肯定，被誉为全国卫生改革的“神木模式”。2012年，卫生部陈竺部长将神木县确定为全国卫生改革部长联络点，春节期间，莅临神木县为医务工作者拜年。

2015年全县有医疗卫生机构381个（含村卫生室），其中，二级甲等医院2所，二级乙等医院1所，疾病控制中心1个，妇幼保健站1个，卫生院21所，村卫生室258个。机构总建筑面积25.5307万平方米，机构总固定资产3.7623亿元。病床2458张，其中公立医疗机构床位425张，每千人拥有床位5.8张，专业卫生人员3153人，其中，执业医师794人，执业助理医师114人，注册护士1302人，平均每千人拥有卫生技术人员7.5人，平均每千人拥有执业（助理）医师2.16人，平均每千人拥有注册护士3.1人。高级卫技人员174人，其中主任医师32人，中级卫技人员346人，市拔尖人才1人，医院拥有先进医疗设备92台（件），总价值达1.5亿元，其中核磁共振引进时间2012年，CT引进时间2009年。医疗机构（门诊部以上）完成诊疗193.8377万人次，住院手术13758台次，出院病人78550人次。业务收入48805万元。

2015年，全县总人口459200人，出生率11.62 ‰，自然增长率5.39 ‰，法定报告传染病发病率为246.87/10万，农村安全饮水普及率99.0%，农村卫生厕所普及率15%，新型农村合作医疗参保人数39.438万人，参合率99.98%，孕产妇死亡率14.26/10万，5岁以下儿童死亡率0.65‰，婴儿死亡率0.49‰，新生儿死亡率0.49‰；居民人口平均期望寿命为80岁，其中男性78岁，女性82岁。

第三节　横山县

横山县，原名怀远县，取“怀柔边远”之意，因与安徽省怀远县重名，民国三年（1914）由内务部令改怀远县为横山县，以境内横山山脉命名。明朝天顺二年（1458）置怀远堡已有556年历史。

1946年横山县城解放，为了安全和工作上的方便，横山县人民政府先设在中部山区的韩岔，后又搬迁殿市。于1955年在原横山旧县城的底滩北面、芦河东岸的李家弧建立起新县城。

横山县，位于榆林地区中、南部，毛乌素沙漠南缘，明长城脚下，无定河中游。北倚榆林市，南抵子长县（属延安市），东靠米脂县，西搭靖边县，西北与鸟审旗接壤，东南同子洲县毗邻。总面积4081平方公里，辖10镇、11乡、357个村民委员会。总人口29.55万人，农业人口占93%，人口密度平约为每平方公里72人。距榆林古城102公里。

1948年，在当时县政府所在地韩岔设立卫生所，人员3名。1950年随县政府迁到殿市。同年7月改称“横山县卫生院”。1958年，遵照陕西省人民委员会指示，改名“横山县医院”。1965年，陕西省第一康复医院组成医疗队，队员15人，来本县近一年时间，在波罗一带为群众防治疾病。女队员王凤侠不避艰苦，深入偏远农村，后因宫外孕，未能及时抢救而死于波罗镇大路塄村，为横山人民献出了宝贵的生命。同年冬，陕西省医疗队一行38人，到横山帮助开展医疗工作。1966年将队员李勤、马桂祥、李桂晨等17人下放横山县医院加强了医疗技术力量。1972年，榆林地区中心医院医疗队，一行8人，到横山协助救灾，在武镇、殿市、五龙山等乡镇工作近一年。1975年，陕西省第三人民医院医疗队，由解士杰带队来横山，在武镇、五龙山乡为群众防病治病。1977年榆林地区中心医院医疗队8人，来本县殿市镇防治疾病。1986年陕西省建材职工医院医疗队，每期5人，轮流驻县医院帮助治病。1994年7月，山东省济宁市脉管炎医院对横山县医院进行对口帮扶，在横山县医院设立了脉管炎专科。1994年10月山东省济宁市任城区中医院与横山县中医院结为友好医院，横山县中医院引进该院治疗脑血管病和鼻窦炎新技术。1996年县医院被省卫生厅评为“爱婴医院”“二级甲等医院”正式挂牌。1997年横山县中医院与江苏省常熟市中医院建立友好关系；1998年1月常熟市卫生局无偿赠送横山县中医院B超机一台。1998年常熟市中医院为横山县中医院免费培训治疗腰椎间盘突出技术人员和B超检查诊断技术人员。2004年陕西省友谊医院派5人医疗队到横山县医院进行医疗技术帮扶。2004年陕西省妇幼保健院派3名专家对横山县妇幼保健院进行技术帮扶。

1952年设县文教卫生科，1970年单设卫生局，领导全县医疗卫生事业。

1953年，成立爱国卫生运动委员会（简称爱卫会）。1985年榆林地区评比验收，本县被评为第一个“文明卫生县城”，获奖金1000元。1986年6月正式被命名为“文明卫生县城”。2010年横山县委县政府号召全县人民创建卫生文明县城，经过努力，于2011年经过省上验收，获得省级卫生文明县城称号，2014年成功创建国家级卫生文明县城。

1953年，横山县妇幼保健站成立。横山县一区石湾、四区城关、八区武镇成立三个卫生所，各有医务人员4名。至1957年底，成立起7个乡卫生所，5个联合诊所，医药人员29名，1960年前后，全县共有基层医院10处，医务人员37名。1961年在“调整、巩固、充实、提高”的方针下，又增设3处地段医院和22个公社医院。

1958年防疫第三分队和横山县医院合并，在县医院内设立防疫股。1970年12月正式成立横山县卫生防疫站，有工作人员9名。2003年横山县防疫站更名为横山县疾病预防控制中心。根据全县医疗单位1997年疫情报告统计始，28年来，全县无甲类传染病发生，报告乙类传染病18种，共计16695例。1985—1998年的14年间，共报告乙类传染病13种，共7510例。1999—2012年的14年间又新增了五种病例：艾滋病、甲型H1N1流感、新生儿破伤风、布病、梅毒。其中，新生儿破伤风自2009年后已无发病；脊灰自1988年后已无发病；狂犬病自2001年后已无发病；1997年出现了全县第一例性病病例。其后从2000年开始性病有了逐年上升的趋势。2010年7月，首次发现艾滋病病毒感染者，至2013年9月，累计发现艾滋病病人8人。

1968年，横山采取普及农村合作医疗的作法，大力发展“赤脚医生”。1976年全县有318个生产大队建立起合作医疗站，1977年，榆林地区在横山县召开了合作医疗、“赤脚医生”工作现场会议，现场参观学习了陈大梁等地办合作医疗的经验，塔湾、艾好峁、高镇、王有地等公社和陈大梁、站山、旗峰、李家坪等大队介绍了办合作医疗的经验并受到了榆林地区的表彰奖励。1981年“赤脚医生”经过考试，合格者取得证书和适当补助。1985年补助停止。

1970年，横山县地方病领导小组成立。横山县是地方性饮水型氟中毒重病区，涉及全县各乡镇266个行政村，仅2007年地方病防治示范县建设普查，全县8～12周岁氟斑牙患者8388人，患病率64.73%；氟骨症患者8293人，患病率达4.2%；2007年以来全县采用口服抗骨质增生丸对氟骨症患者进行了全部的免费治疗，已治疗4600例，有效率达90%以上。截至2012年全县已实施防氟改水的村有240个，改水率达90%，受益人口达16.3万人。2004年，在实施移民搬迁项目中将塔湾镇陈大梁村赵兴窑和杨兴窑两个自然村，全部实施了移民搬迁。从此彻底消除了大骨节病。碘缺乏病区于1998年推行碘盐配给制，2007年开始采用免费口服碘油丸对全县6850例碘缺乏病患者进行了治疗，有效率达80%以上。2010年，经省、市验收，全县已基本实现消除碘缺乏病。

1974年，在高镇公社油房头村成立了“横山县卫生学校”，有教职工8人。

1980年横山县药检所成立，1985年有人员8名。因设备不足，药检工作尚未开展，仅负责全县的药政工作。2002年划归药品监督管理局。

1982年4月横山县中医院成立，12月开业治病。在县城南二街，占地2.5亩，建筑面积约1600多平方米。有医务人员6名。

1993年6月横山县公费医疗管理办公室成立，为正科级事业单位，隶属县卫生局，编制4人。

2000年，县医院投资10万多元，运行了信息管理系统，设立了护士工作站，住院、门诊收费系统，药房、药库管理系统、院长查询系统和建立城镇职工及居民医保管理系统、中药房管理系统、防漏费系统、挂号系统、查询系统。

2004年12月，横山县卫生监督所正式挂牌成立。

2007年1月23日，横山县新型农村合作医疗管理办公室成立。

2006年核定全县20所乡镇卫生院编制310名，县级9所医疗卫生机构编制535名。

2010年11月引进了全国著名骨病专家闫三毛教授的中医中药外贴“骨应膏”专利，专治股骨头坏死、急慢性骨髓炎、强直性脊柱炎、骨折长年不连接、骨质增生、滑膜炎、关节炎、关节积液等病症。

2015年横山县医疗卫生机构共393个（含村卫生室），其中，二级甲等医院1所（综合医院1所），疾病控制中心1个，妇幼保健站1个，卫生院21所，村卫生室361个。机构总建筑面积8.16941万平方米，机构总固定资产2.6亿元。病床1051张，其中公立医院机构床位695张，每千人拥有床位2.9张，专业卫生人员1053人，其中，执业医师257人，执业助理医师62人，注册护士355人，平均每千人拥有卫生技术人员2.9人，平均每千人拥有执业（助理）医师0.9人，平均每千人拥有注册护士0.9人。高级卫技人员58人，医院拥先进医疗设备212台（件），总价值达1.2亿元，其中核磁共振引进时间5年，CT引进时间14年。医疗机构（门诊部以上）完成诊疗48.3595万人次，住院手术2541台次，出院病人3.3316万人次。业务收入0.95467亿元。

全县总人口29.55万人，出生率12.7‰，死亡率7.42‰，自然增长率5.46‰，法定报告传染病发病率为/10万，农村安全饮水普及率91%，农村卫生厕所普及率13%，新型农村合作医疗参保人数31万人，参合率99.07%，居民人口孕产妇死亡率2.7/10万，5岁以下儿童死亡5人（三男两女），婴儿死亡率2.8‰，新生儿死亡率0。平均期望寿命为74.6岁。

第四节　靖边县

靖边县，古称夏州。是“气海”“油田”的中心，是向北京、西安、银川、铜川等输送天然气的起始点。

靖边县，取“绥靖边疆”之意。明洪武六年（1373）设靖边卫。又设靖边道，管辖榆林、绥德、定边、靖边等卫。成化六年（1470）设靖边营，清雍正八年（1730）改为靖边县。已有近300年的历史。民国二十四年（1935）4月，刘志丹的陕北工农红军成立了中华苏维埃靖边县政府。1936年10月，为陕甘宁边区三边分区督察专员公署所在地。

靖边县，位于榆林地区西南部、无定河上游。北与内蒙古自治区乌审旗、鄂托克旗相邻，南与延安市子长、安塞、志丹、吴旗四县接壤，东、西分别与横山县、定边县毗连。总面积5088平方公里，辖8镇、18乡、207个村民委员会，总人口36.32万人，农业人口占90.4%，人口密度为每平方公里71人。东距榆林古城118公里。

清代，县内只有中医、痘师三四人。民国时期，县内的药店很少，较大者有柠条梁镇的永益诚药店、德顺昌药房和合顺隆药房等几家私人药店。主要经销中草药，并能自制简单的丹、丸、散、膏等。民国时期增加到七八人。

民国二十四年（1935），靖边大部分地区获得解放，民国二十六年（1937），卫生工作由县政府三科监管。民国三十六年（1947），卫生工作归民政科管理。1949年卫生工作由教育科兼管（亦称三科）。1953年后改称文教卫生科，1956年10月，设卫生科，1971年2月，成立卫生局。

民国三十三年（1944），警三旅驻靖骑兵团和县抗日民主政府联合创办军民中西药房，有医生3人。1949年，改为靖边县人民卫生所，有卫生技术人员7人，1955年，卫生院迁往新西街（现址），人员增加到20人。2010年陕西省卫生厅为县医院“二级甲等”医院挂牌。

1952—1957年，先后在梁镇、青杨岔、席麻湾、杨桥畔、野鸡岔、海子等公社，建立卫生院11所。

1953年，靖边县妇幼保健站成立，1959年，定为股级事业单位，办公设在防疫站院内占3间平房，工作人员3人。1994年撤站建院更名为靖边县妇幼保健院。2006年度国家降消项目执行先进集体，2006年获全省卫生系统“创佳评差”先进单位称号。2007年获陕西省卫生厅授予的“降低孕产妇死亡率消除新生儿破伤风先进集体”称号。2011年由省卫生厅、省物价局授予二级甲等妇幼保健院称号。

1955年，成立爱国卫生运动委员会。2013年获陕西省“卫生县城”称号。

1958年靖边县医院附设卫生学校。第一期学员30人，学制为三年。1960年成立靖边县半工半读卫生学校，一年后因经费困难交县医院兼办。1974年成立靖边县卫生学校，附设于靖边中学，短期培训医务人员、赤脚医生。

1964年1月成立靖边县地方病防治领导小组，1971年组建了新的地方病防治领导小组，下设办公室，配备了3名专职工作人员。1980年，正式成立靖边县地方病防治办公室。经普查表明，县内地方病主要有鼠疫、头癣、布鲁氏杆菌病、甲状腺肿及氟中毒5种。其中以甲病和氟病分布最广，危害最大。

1969年开始在农村生产大队试行合作医疗制度。1970年继龙洲公社合作医疗“一片红”之后，以点带面，在全县大力推广合作医疗制度。到年底，全县194个大队中，有190个实行了合作医疗。1980年后解体。2006年省上确立靖边县为第二批新农合试点县，新农合工作正式启动运行。2012年成为全省新农合工作先进县。2008年，泰国、意大利专家调研考察了本县新农合工作运行情况。

1971年4月成立靖边县防疫站，有卫生技术人员9人。2000年食品卫生科从防疫站分出，成立靖边县医药卫生稽查大队，负责公共卫生监督。2003年5月正式更名为靖边县卫生监督所。2003年10月靖边县防疫站改制为靖边县疾病预防控制中心。期间，被国家授予“全国强化免疫先进集体”，被省卫生厅授予“计划免疫先进单位”“免疫规划先进县区”。

靖边县中医院位于张家畔东街，其前身为城关卫生院，始建于1964年，有医技人员4名，同年6月正式开诊。1980年改建为靖边县中医院，人员增加到18人。1999年国家卫生部、联合国儿童基金会、世界卫生组织授予“国家爱婴医院”，陕西省卫生厅卫生系统“创佳评差”竞赛活动最佳单位。2004年陕西省中医学管理局授予示范中医医院。

1980年，始建药品检验所。

2004年7月13日，成立靖边县红十字会。事业正科建制，人员编制3名。

2005年，全县25所乡镇卫生院及县疾控中心、县医院、中医院、妇保院、靖京医院共30家单位开通了传染病网络直报，之后顺利完成了VPN加密隧道安装及调试工作，为传染病网络报告及全面疫情分析工作打好基础。

2009年，全县市、县、乡镇医院实现了网络化管理。每月进行一次疫情分析，同时将月疫情分析报告县卫生局和市疾控中心，反馈医疗卫生单位进行疫情交流。2010年，县内发现首例艾滋病感染者。至2013年靖边县各医疗卫生单位传染病报告做到报告及时，无错报、漏报、迟报现象。

2006年，省上确立靖边县为第二批新农合试点县，新农合工作正式启动运行。合作医疗办随即正常开展业务工作。县机构编制委员会批复成立靖边县新型农村合作医疗管理办公室（简称新农合办），隶属县卫生局，事业编制9人。

2015年，靖边县有医疗卫生机构212个（含村卫生室），其中，二级甲等医院2所（综合医院1所、中医院1所），疾病控制中心1个，妇幼保健院1个，卫生院22所，村卫生室203个。机构总占地面积8万平方米，机构总建筑面积12万平方米，机构总固定资产6亿元。病床1456张，其中公立医疗机构床位770张，每千人拥有床位4.5张。专业卫生人员1586人，其中，执业医师353人，执业助理医师63人，注册护士482人，平均每千人拥有卫生技术人员4.6人，平均每千人拥有执业（助理）医师1.37人，平均每千人拥有注册护士1.65人。高级卫技人员96人，其中主任医师12人，中级卫技人员187人，榆林市“十佳”中青年名中医1人。医院拥有先进医疗设备12台（件），总价值达0.35亿元，其中核磁共振引进时间2007年，CT引进时间2003年。医疗机构（门诊部以上）完成诊疗90.49万人次，住院手术0.62台次，出院病人0.77万人次。业务收入3.4亿元。

2015年，全县总人口36.32万人，出生率11.02‰，死亡率5.48 ‰，自然增长率5.54‰。法定报告传染病发病率为270.5/10万，农村安全饮水普及率96%，农村卫生厕所普及率27.8%，新型农村合作医疗参保人数27.668万人，参合率98.53%，孕产妇死亡率13.6/10万，5岁以下儿童死亡率2.61 ‰，婴儿死亡率2.61‰，新生儿死亡率2.12‰；居民人口平均期望寿命为78岁，其中女性80岁，男性76岁。

第五节　定边县

定边县，为“底定边疆”之意。明成化六年（1470）置定边营，清雍正九年（1731）设定边县，已有544年历史。1936年南部山区解放，曾属陕甘宁边区“三边分区”管辖。全国解放后，安边县并入定边县。

定边县，位于榆林地区的最西端，长城横贯北部。北与内蒙古的鄂托克旗接壤，西与宁夏盐池县、甘肃环县为邻，南与延安市吴旗县相接，东与靖边县相连。南北长118公里，东西宽98公里，总面积6920平方公里，居全省县（市）面积第三位。辖11镇、19乡、338个村民委员会。总人口33.87万人，农业人口占89.4%，人口密度为每平方公里49人。距榆林古城300公里。

清雍正九年（1731）置县后，县署设置“医学”一人，既为医药卫生行政管理人员，又为县民治疗疾病。乾隆年间，改“医学”为训科，其职能未变。清末，县设牛痘局，专司疫苗移植（亦称种牛痘），以防天花。

民国期间，初沿清制，后裁训科，由县府一科兼管医疗卫生行政事宜，科内亦不设专职人员。

民国二十五年（1936）冬，县苏维埃政府成立卫生委员会，领导开展全县的医药卫生工作。

民国三十年（1941），县政府一科设保育科员一人，为医疗卫生专职行政管理干部，各区政府由妇联主任或民政助理员兼保育员。

民国三十一年（1942），陕甘宁边区政府在延安召开的中医代表会议上，毛泽东主席提到“要提高与发扬中医学术，中西医要团结起来”，定边县老中医崔岳瑞参加了这次代表会，被选为“破除迷信英雄”。

民国三十三年（1944），定边县抗日民主政府主持成立了县中、西医研究会，兼管全县防疫事宜。

1950年，县人民政府一科设专职保育员，主管妇幼卫生工作。1953年，县民政、建设、文教各科和团县委、妇联等部门联合成立妇幼卫生委员会，在安边建立妇幼保健站。1974年4月28日单独设立妇幼保健站。2008年，定边县妇幼保健站综合楼建设项目被列为县重点建设项目之一，2010年竣工，建筑面积5383平方米。设置床位120张，总投资1680万元。2011年3月，妇幼保健站完成新院址的搬迁，人员编制18人，有在职干部职工50人，主任医师1人，副主任医师3人，中级职称8人。建制为定边县妇幼保健院。

1951年成立县防疫卫生委员会。1964年正式成立定边县防疫站，是全县防疫工作的专职机构。2003年10月机构改革将卫生防疫站更名为疾病预防控制中心。1998年以后再无脊灰病例。2010年报告首例艾滋病感染者。

1951—1958年全县先后创建了城关、安边、张崾先、新安边、姬塬、红柳沟、胡尖山等卫生院（所）。1958年，全县所有30个公社都办起卫生院。

1952年县三科改称文教卫生科。1956年文教卫生分为两科，爱委会与卫生科合署，机构名称仍存。1960年2月成立卫生局。

1953年，县防疫卫生委员会改置为定边县爱国卫生运动委员会，与文教卫科合署办公。1996年，定边县爱卫办并入卫生局。1958年11月19—29日，陕西省人民委员会召开“除四害”讲卫生经验交流评比大会，灭鼠先进单位定边县白泥井乡，被评为出席全国卫生先集体代表，荣获国务院“爱国卫生典范”奖。2004年9月份榆林市第一家省级卫生县城申报成功。

1958年创办定边县卫校。1990年，扩建并改为卫生职业学校。2000年，按照《陕西省中等医学教育专业认定办法》，进行综合评估认定为县级卫生职业学校。2006年停办。

1970年3月，成立定边县北方防治地方病领导小组及办事机构。1978年成立定边县地方病防治研究所，2005年地方病防治示范县建设过程中，配齐了25个卫生院和341个村（社区）卫生室防疫专干366名。主要的地方病有鼠间鼠疫、地方性氟中毒、布病、碘缺乏病。早在20世纪60年代中期，农村发现腰腿疼病人特别多。1976年将此情况反映给国务院和省委。经卫生部派出专家组进行调查，确认为全国饮水型氟中毒流行最为严重的省份之一。2005年地方病防治示范县建设资料统计，定边县受高氟水危害人口19.74万人，有氟骨症患者28595人，其中Ⅰ度14866人，Ⅱ度10677人，Ⅲ度3052人。从1985年6月开始至2010年底，通过世行贷款，扬黄工程、“甘露工程”等项目总投资累计完成7.755647亿元，其中群众自筹933.85万元，总建手压泵井150眼，水泥窖8.4846万眼，打水源井14眼，建水塔7处，加压站15座，打土水井1832眼，建输水管网（渠）907.51公里，硬化集水场50处，改建集水场186处，受益人口达16.38万人。从1981年开始到2010年，先后采用骨苓通痹丸，抗骨质增生丸等中成药，累计治疗中度以上氟骨症患者18341例，总有效率97%。

定边县不仅是历史鼠疫疫区，还是国家长爪沙鼠现行疫区。1987年5月至2006年4月，定边县动物间鼠疫共流行5次，检出鼠疫菌80株，疫区范围波及周台子、盐场堡、定边镇、红柳沟4个乡镇，疫区面积1196平方公里。

定边县人民医院的前身是定边保健药社，始建于1941年3月，是县内最早的公立医疗机构。1951年保健药社更名为定边县卫生院，当时有医务人员4名。

1970年全县308个生产队，建立合作医疗站286个，占全部大队的92.9%，合作医疗站“赤脚医生”达511人，各生产队多设卫生员。从2004年起利用市千万工程和国家国债项目，对全县30所乡镇卫生院进行规范化建设。据统计从1998年以来，乡级投资3232万元，新建面积31840平方米，维修改造面积9140平方米，先后购置增添医疗设备26354余台（件）。

1986年中医院成立，占地10亩，总建设面积15235.77平方米。

2003年12月30日，成立定边县卫生局卫生监督所。

2005年12月25日，定边县新型农村合作医疗管理办公室成立，2006年，参合人数229936人，参合率85%。

2015年，定边县有医疗卫生机构431个（含村卫生室），其中，二级甲等医院2所（综合医院1所、中医院1所），疾病控制中心1个，妇幼保健站1个，卫生院30所，社区卫生服务机构1个，村卫生室335个。机构总占地面积6.04万平方米，总建筑面积12.21万平方米，总固定资产1.53亿元。病床1398张，其中公立医疗机构床位1203张，每千人拥有床位4.05张，专业卫生人员1349人，其中，执业医师295人，执业助理医师45人，注册护士492人，平均每千人拥有卫生技术人员3.91人，平均每千人拥有执业（助理）医师0.99人，平均每千人拥有注册护士1.43人。高级卫技人员69人，其中主任医师9人，中级卫技人员196人，市拔尖人才3人，医院拥有先进医疗设备24台（件），总价值达1.2亿元，其中核磁共振引进时间2009年，CT引进时间2013年。医疗机构（门诊部以上）完成诊疗129.3万人次，住院手术5803台次，出院病人45672人次。业务收入2.15亿元。

2015年，全县总人口338579人，出生率13.10‰，死亡率6.10‰，自然增长率6.99‰，法定报告传染病发病率为511.82/10万，农村安全饮水普及率70%，农村卫生厕所普及率5%，新型农村合作医疗参保人数280578人，参合率98.5%，孕产妇死亡率13.61/10万，5岁以下儿童死亡率1.3‰，婴儿死亡率1.3‰，新生儿死亡率1.1‰。居民人口平均期望寿命为80岁，其中男性79岁，女性81岁。

第六节　米脂县

米脂县，为古银州，是明末农民领袖李自成的故乡。

素有“文化之乡”“小戏之乡“ “梯田之乡”之美誉。“以地有米脂水，沃壤宜粟，米汁淅之如脂而得名。宋宝元二年（1039）毕家寨改米脂寨，金正大三年（1226）置米脂县，已有975年的历史。

米脂县，位于榆林地区中东部、无定河中游。古代县境辖域较为宽广，含有榆林、横山、子洲、绥德县部分地域，约三倍于今。现境北承榆阳区，南连绥德县，东接佳县，西邻横山、子洲。东西长59公里，南北宽47公里，总面积1212平方公里，居榆林地区12县市的第11位。辖3镇、12乡，396个村民委员会。总人口15.54万人，农业人口占89.4%，人口密度为每平方公里128人。北距榆林古城76公里。

汉代之前，人们已有“药”的概念，室内使用铜熏炉焚香除垢气、驱蚊蝇；驻跸士兵拿鐎斗煮药。至于砭石疗法陶罐熬药则会更早。拔火罐、针挑、放十指血、黄土熨疗等原始治疗方法在民间长期沿用。打醋坛出于迷信，却合乎醋熏法灭菌的道理。饮食疗法为群众普遍采用，譬如以大蒜治痢疾，绿豆汤泻火败毒，食猪肝补肝明目，蜂蜜润肺通肠，灶心土治积食，生苦菜疗肺病，小儿麻疹用芫荽……明代，毕氏、惠氏中医在县城享有名气。清代，从事中医中药的人又增加，有的甚至去山西行医。高、吕、艾、杜数门医家传人身手不凡。延至民国年间，城关已有十多家中药铺开业，既经营中草药又炮制丸散膏丹，颇为得法，药铺大多设坐堂医生。抗战时期，县内开始有私人西医和公私联合医院。

1944年，抗日民主县政府一科（民政）监管卫生。1945年分设三科，分管教育卫生。1950年三科改教育科，1953年改文教科，1955年文教科改文教卫生科，卫生属其管辖。1956年，文教卫生科分设，成立卫生科。1959年再次合并为文教卫生部。1961年改文教卫生局。

1946年创办县人民卫生所。1949年，县内有公办卫生所1处，医、护士3人。私人中医十多人，中药铺4个。病床5张，仅能治疗一般常见病。

1950年4月，村设防疫员。1952年元月，本县第一个农村医疗单位七区（龙镇）卫生所利用庙宇建起。6月、8月相继建立三区（桃镇）、六区（沙家店）卫生所；20世纪90年代初，米脂县把医疗卫生事业推向市场，实行商业化运营，医疗机构公益性日趋淡化。县级医院从技术、设备、服务水平等全面发展，而大部分乡镇卫生院基本处于瘫痪状态，极个别乡镇卫生院业务、服务能力勉强获得发展，乡镇卫生院处于人员涣散，基本诊疗设备闲置。县、乡、村三级医疗卫生网络功能逐渐减弱，使广大农村失去基本医疗保障。“看病难、看病贵”的事实，百姓日渐反映强烈，已影响社会的稳定和农村的经济发展。2002年以后逐步启动了各个乡镇卫生院，2008—2010年期间对石沟、桃镇、姬岔、印斗、龙镇、十里铺、高渠7所乡镇卫生院进行扩建、改造。2010年全县有中心卫生院4个、乡镇卫生院9个。

1958年，在县医院设妇幼保健所。1961年，改为县妇幼保健股。1974年，恢复米脂县妇幼保健站，隶属县卫生局，职工2人。1982年，组织13名医务人员对城关东居委3个试点的2.7万余名儿童调查。0岁组儿童1445名，死亡76名，死亡率50.84‰。其中新生儿58名，占38.8‰。1～3岁组4608名，死亡12名，占2.6‰。4～7岁组6231名，死亡9名，占1.44‰。8～14岁组15030名，死亡19名，占1.26‰。死亡因素以呼吸系统疾病占第一位，新生儿疾病占第二位，溺弃女婴占第三位。

1961年县医院设卫生防疫股。1970年成立县防疫工作站，2002年更名为米脂县疾病预防控制中心，为正科级事业单位。

1966年3月，县文教局在县园艺场创办半农半医学校。1968年3月首届学员毕业后停办。1974年4月复办。次年，改称县“五·七”大学城关分校，1978年7月改为县卫生学校。

1973年成立地方病防治领导小组。1998年地方病防治办公室机构撤并划归卫生局管理。2003年恢复地方病防治办公室。境内主要地方病有：布氏杆菌病、氟中毒、碘缺乏病。1980年5月下旬，进行氟病普查，查出氟骨症患者3378例，占普查人数的5.34%；氟斑牙患者57203例，占90.39%。饮水含氟量最高3.05毫克/升，轻氟病区202个村，中氟病区43个村，重氟病区20个村。2006年以来，县上抓住国家实施安全饮水政策，对病区12.5万人实施安全改水。对病区1.5万人进行移民搬迁。对病区5.6万人进行退耕还林。2000年始盐务部门计划配售碘盐247吨，实际销售254吨，占计划销售任务的103%，至2006年实现了国家消除碘缺乏危害的目标。

1978年成立爱委会，爱国卫生工作最初由县政府卫生局主办。1980年，爱委会分设，直属县政府。1991年全省评比中，米脂城卫生良好状况列于各县、市前10名，获“陕西省卫生先进县城”称号。2013年获“陕西省卫生县城”称号。

1980年5月5日，县合作医疗办公室成立，设在县医院，兼管药品检验、药政管理。隶属卫生局。

1981年米脂县中西医结合办公室成立中医门诊部，地址在城关东街，设诊室、药房各1间。1983年1月27日，米脂县中西医结合办公室中医门诊部改为中医院，人员8名。

2001年4月，米脂县卫生局卫生监督所经县编办批准成立，副科级事业单位。

2007年4月，米脂县新型农村合作医疗管理办公室成立。当年参合人数166525，参合率87.2%。截至2013年底，共筹集资金24633.6万元，为218595名参合患者报付医药费用21907.84万元。

2015年米脂县医疗卫生机构313个（含村卫生室），其中，二级乙等医院2所，疾病控制中心1个，妇幼保健站1个，卫生院13所，村卫生室286个。机构总占地面积3.76万平方米，总建筑面积3.71万平方米，总固定资产0.628亿元。病床603张，其中公立医疗机构床位458张，每千人拥有床位2.87张，专业卫生人员554人，其中，执业医师166人，执业助理医师15人，注册护士177人，平均每千人拥有卫生技术人员2.6人，平均每千人拥有执业（助理）医师0.79人，平均每千人拥有注册护士0.98人。高级卫技人员62人，其中主任医师4人，中级卫技人员114人。医院拥有先进医疗设备18台（件），总价值达1.14亿元，其中核磁共振引进时间2014年，CT引进时间2010年。医疗机构（门诊部以上）完成诊疗32.82万人次，住院手术2591台次，出院病人15926万人次。业务收入0.67亿元。

2015年，全县总人口15.5万人，出生率10.36‰，死亡率6.37‰，自然增长率3.99‰，法定报告传染病发病率为170.05/10万，农村安全饮水普及率90%，农村卫生厕所普及率17.5%，新型农村合作医疗参保人数

17.2万人，参合率98.3%。孕产妇死亡率12.8/10万，5岁以下儿童死亡率3‰，婴儿死亡率3‰，新生儿死亡率3‰；居民人口平均期望寿命为72岁，其中男性71岁，女性73岁。

第七节　绥德县

绥德县，是北宋民族英雄韩世忠的故乡，素有“天下名州”“旱码头”之称誉。绥德谓“绥平扬德”之意。绥德县前依雕山，后连亩水，黄河在其东，沙漠在其北，控制银夏，实为用武之地。绥德为石隔襟喉，延廊门户，崇塘巨峰，雄列其间，实山陕扼险之地。绥德县历来是西北地区的交通要道和军事重镇，绥德县城四周环山，二水绕流，依山傍水，四周有四条石砭，构成天然城防屏障，具有突出的战略地位。

宋熙宁三年（1070），设绥德城，元符二年（1099）升为绥德军，金改为绥德州，已有近1000年的历史。辛亥革命后，罢州设绥德县。1940年解放，曾是陕甘宁边区的组成部分，设绥德分区。1950年设绥德专员公署，辖南6县，1956年撤销，并入榆林专区。

绥德县，位于榆林地区东南部，地处无定河与大理河交汇处。东接吴堡县，西连子洲县，南依清涧县，北邻米脂县，东北角接佳县，东南角隔黄河与山西省柳林县相望。面积1878平方公里，辖11镇、12乡，661个村民委员会。总人口34. 5万人，农业人口占88.5%，人口密度平均每平方公里184人。距榆林古城108公里。

唐代至清末，绥德城乡虽有少数中医坐堂应诊或流动行医，但“境乏良医”良药，每逢疫病流行，只得求神拜佛，人民生命安全极无保障。1930年，西医开始传入本县，加上原有中医开业者，计有大小诊所、药店13家，人民群众仍处于缺医少药的困境。1931—1932年，县内鼠疫、霍乱流行，死2450余人。劳力丧失，田地荒芜，“家家有僵死之痛，户户有号泣之哀”。

追溯至唐、五代，绥州设医学博士1人；明、清，置医学典科1人，但未记其官署名称。1929年，卫生防疫工作由县公安局负责，其职能主要是监督清扫街道。而后，这一职权又划归警察局行使。1933年，卫生行政兼管戒烟（鸦片）。

1940年2月绥德解放后，卫生医疗工作由教育局代管。1942年8月6日，绥德县政府与绥德专署分设后，卫生医疗事宜由三科（教育科）管理。1951年，三科改称文教科，仍兼管卫生医疗工作。1955年7月，卫生行政成为一个独立的机构，称卫生科，设科长。1958年11月，设文教卫生部。1959年11月，改设卫生局，1961年11月，设文教卫生局。1968年4月，县革命委员会成立后，设卫生系统革命委员会，内置政工组主管卫生行政工作。1971年8月恢复设卫生局建制。

1940年2月，在县城筹建了医药并举的保健药社，成立了中西医研究会。1940年3月成立绥德专署卫生所。1943年，改名新华药房，并对外开诊，时有医务人员12名。1947年3月，新华药房与绥德分区医院合并，易名绥德分区中心卫生所。1952年5月25日，又改称陕西省绥德人民医院，主办单位是省卫生厅，行政领导为绥德专署卫生科，有工作人员33名。

1950年，绥德县人民防疫委员会成立，同时建县防疫第三大队。1956年，正式成立防疫站，有13人。1958年、1968年，曾两度撤销县防疫站，其业务由县医院防疫科办理。1971年，恢复县防疫站。2003年10月机构改革将防疫站改制为疾病预防控制中心，把食品安全等工作划归县卫生监督所。

清朝，绥德州设防疫机构牛痘局。民间就用人浆痘划痕点苗，预防天花。1942年，陕甘宁边区政府巡回医疗队给本县650人次接种鼠疫血清。同年，接种霍乱伤寒混合疫苗780人份。1950年，本县开始建立疫情报告制度。1974年以后，进一步建立健全了县、社、队三级卫生防疫网。1977年天花消灭。从1978年至2000年，在这一阶段实施儿童计划免疫，基本建立健全了计划免疫冷链系统，相继实现了以县、乡为单位儿童卡介苗、糖丸、百白破三联疫苗和麻疹疫苗接种率达到85%目标。1990年无脊灰报告病例。2000年进入免疫规划时期。2003年8月26日召开卫X项目启动会。2004年启动《全球基金第一轮结核病项目》，2005年，启动《全球基金第四轮结核病项目》，执行周期为5年，同年被陕西省卫生厅授予结核病防治先进县。2005年传染病报告信息管理系统开始运行，对传染病实行网络直报。绥德县有网络浏览、直报权限的单位共28个。

1951年，县妇幼卫生工作队组成。次年，改称妇幼保健院。1953年，撤院建站，配干部4名。1995年，绥德县开始实施卫Ⅵ项目“妇幼卫生保健项目”，该项目从世界银行货款887.95万元人民币。

1951年，全县创建崔家湾、枣林坪、义合、吉镇、四十铺5个区级卫生所。1958年，均改称中心医院，并增设定仙焉、田庄中心医院。1957年，全县设18个乡级卫生所。

1952年春，绥德县爱国卫生运动委员会成立。1978年4月，爱卫会下设办公室。1995年4月，并入县卫生局。2004年，恢复绥德县爱国卫生运动委员会办公室，为科级事业单位，事业编制4名。1958年10月，四十铺公社被评为陕西省“除四害，讲卫生”先进集体，获国务院“卫生典范”奖。1960年9月，四十里铺公社中心卫生院获“全国卫生先进集体”奖。2013年获“陕西省卫生县城”称号。

1958年，四十里铺公社创办全县第一个合作医疗站。公社向每个社员每月收二角钱，由公社统一掌握，公社医院具体负责，实行合作医疗。1969年9月，吉镇公社首先推行合作医疗，从而推动全县合作医疗事业的发展。1974年，全县有424个生产大队办起合作医疗站。1977年，全县有89%的生产大队推广合作医疗（按年度及社员人数筹集资金，一般每年平均每人1～3元，赤脚医生队记工分红，收入略高于同等劳力）。其中有300个大队实行了站内外全免，其余为半免或免费在所支医疗费的75%以上。1981年，全国在北京召开的黄芪质量评比会上，绥德产黄芪被评为全国第一。1976年8月，吉镇公社马家圪凸合作医疗站赤脚医生马逢珍，出席了在上海召开的全国赤脚医生先进代表会。2007年1月23日，绥德县新型农村合作医疗管理办公室成立，2007年参合人数261642人，参合率87.80%。2010年参合人数274386人，参合率92.89%。

1970年，陕西省第二康复医院由宝鸡迁驻绥德，对绥德县的医疗技术水平的提高发挥了重要作用。

1973年绥德县卫生学校成立，1976年在西北医学院第二附属医院绥德教学基地的帮助和指导下，将原来以“土”为主的半农半读的卫生学校，发展成为“赤脚医生大学”。1980年“赤脚医生大学”改为“绥德县卫生学校”，2004年起，因国家医学教育政策的调整，不再招生。

1975年县地方病防治领导小组办公室成立，下设办公室，实际业务由县防疫站负责。1994年县地方病防治领导小组办公室并入水利局，1996年由于布病暴发，县地方病防治领导小组办公室和工作人员划归卫生局合署办公。2001年8月，成立了县地方病防治领导小组办公室，为副科级事业单位，编制3人。1975年县境内的主要地方病是地方性氟中毒、布病和碘缺乏病。1980年，对全县23个公社463个大队进行了氟病普查。氟斑牙患者78323人，患病率达92.58%；氟骨症3562例，患病率69.8%。划定轻病区73个，中病区99个，重病区50个。1952年起首次在土地岔乡上马家村发现布病疑似患者。从1952—1972年，布病流行涉及8个乡23村，累计发病人数146例。1996年出现大范围的暴发流行，在全县23个乡镇中有22个乡镇208个村发生布病疫情，全年共发病484例。2007年，本县被确定为陕西省地方病防治示范县之一，于2007年7月18日正式启动。本次碘缺乏病普查检出患者3929人，检出率1.29%。

1981年12月绥德县中医医院成立，1984年7月1日正式开业，有医务人员20名。

1983年10月6日县药品检验所成立，配专职人员4名。2003年10月全国药监系统改革垂直管理，县药品检验所整体划转，成立了榆林市药品监督管理局绥德分局。

1993年4月8日成立绥德县老干部诊疗所，为股级非营利性公立医疗卫生机构，由5人组成。

从1998年以来，先后投入资金6478.82万元，其中县级共投资3964万元，新建面积13252平方米，维修改造面积6605平方米。乡级共投资1443.62万元，新建面积11097.7平方米，维修改造面积14340平方米。村级投资1071.2万元，新建维修改造规范化村卫生室508所（新建172所，维修改造336所），先后购置增添医疗设备9540余台（件），县、乡、村三级医疗卫生机构服务能力和水平得到提升。

2002年县卫生局强宝东局长被卫生部、国家计委授予“初级卫生保健先进个人”荣誉称号。

2003年10月15日卫生监督所成立，为科级事业单位，隶属于县卫生局，事业编制20名。

2006年卫生局田华副局长被卫生部授予“2001—2005年全国卫生系统法制宣传教育先进个人”荣誉称号。县疾控中心蒲长明获中华人民共和国卫生部全国结核防治先进个人奖。

2007年，绥德县新型农村合作医疗管理办公室成立。

2009年县疾控中心文晓雅同志荣获中国疾控中心颁发的中国全球基金结核病项目先进个人。

2010年县疾控中心杨宁同志被中国地方病协会授予“地方病荣誉牌”。

2015年全县有医疗卫生机构574个（含村卫生室），其中，三级甲等医院1所（综合医院），二级甲等医院2所（综合医院1所、中医院1所），疾病控制中心1个，妇幼保健院1个。卫生院19所，村卫生室508个。民办医疗机构35个，其中私立医院3所（绥德县同心医院、和谐医院、精神康复医院），个体诊所26个，个体镶牙馆6个。机构总占地面积16.12万平方米，总建筑面积21.29万平方米，总固定资产3.78亿元。病床2426张，其中公立医疗机构床位1978张，每千人拥有床位8.19张。专业卫生人员2736人，其中，执业医师627人，执业助理医师86人，注册护士1265人，平均每千人拥有卫生技术人员9.24人，平均每千人拥有执业（助理）医师2.41人，平均每千人拥有注册护士4.27人。高级卫技人员265人，其中主任医师63人，中级卫技人员426人，市拔尖人才14人，省管专家1人。医院拥有先进医疗设备32台（件），总价值达1.72亿元，其中核磁共振引进时间2006年（市一院绥德院区），CT引进时间2001年（市一院绥德院区），医疗机构（门诊部以上）完成诊疗72.1万人次，住院手术15464台次，出院病人7.31万人次。业务收入6.88亿元。

2015年，全县总人口356921人，出生率15.54‰，死亡率6.03‰，自然增长率3.63‰。法定报告传染病发病率为300.39/10万，农村安全饮水普及率82%，农村卫生厕所普及率9.3%，新型农村合作医疗参保人数28.5万人，参合率99.06%，5岁以下儿童死亡率2.59‰，婴儿死亡率2.08‰，新生儿死亡率1.56‰。2010年平均预期寿命72.5岁。

第八节　清涧县

清涧县是著名作家路遥的故乡、中国红枣之乡。

清涧旧作“青”，按两山夹水曰涧，两岸石色青故名，明洪武年间始加“水”旁作清。宋筑青涧城，已有800余年的历史。1940年2月解放，是陕甘宁边区组成部分。

清涧县为榆林市的南大门。东隔黄河与山西石楼县相望，南接延安市延川县，西毗邻延安市子长县，北界绥德县，西北与子洲相邻。南北长55公里，东西宽95公里，总面积1841.48平方公里，总人口12.4万人。农业人口占到91. 7%，辖4个镇，14个乡，下设641个村民委员会。人口密度每平方公里67人。北距榆林古城150公里。

清涧县医药业源远流长。李家崖发掘的殷商期古城址，距今约三千年。发现其中的石雕人像，正面头像的眼、耳、鼻、齿很逼真，背面的人脊椎、肋骨生动地表达出人体骨骼，说明我们的祖先对人体骨骼结构已有了一定了解。反映中华民族医药遗产瑰宝的汉画像石。在本县发现的《扁鹊行医图》画像石就有数块。这些都说明远在公元前11世纪清涧县境域已经有了医疗活动。

明清时代清涧县城乡中医药店堂开始兴起。清乾隆年间（1736）县城内由王家合族集资兴办的“大生堂”中药店，道光年间的“益生堂”都在本县久负盛名，经久不衰。随之逐步办起的还有太和堂、益生堂、寿光堂、寿元堂、济众堂等10余所中药店堂。民国二十四年（1935）县城办起一所私营西医诊所，能对一般的外伤处理，肌肉注射等。

1940年，陕甘宁边区清涧县人民政府设民政科，负责卫生行政工作。当年在党和政府的领导下清涧县办起了清涧县保健药社。1941年八路军三五九旅在清涧建立了后方医院。

1949年3月8日清涧县成立防疫卫生委员会（以下简称防卫会），县级机关单位和各区设防疫卫生小组，农村以村为单位，设防疫卫生小组。1976年，清涧县革命委员会，设防卫办公室，正、副主任各1人。1996年，并入县卫生局。1999年，恢复清涧县爱国卫生运动委员会办公室，为科级事业单位，编制4名。1993年，清涧县在全省85个县城检查评比中获“县城卫生进步奖”。2013年获陕西省“卫生县城”称号。

1950年7月，成立了清涧县人民卫生院，1958年8月清涧县人民卫生院改为请涧县人民医院，1996年国家卫生部、联合国儿童基金会、世界卫生组织授予清涧县人民医院“爱婴医院”的称号。2010年1月1日被批准为“二级乙等医院”。2004陕西省爱国卫生委员会授予“卫生先进单位”。

清涧县中医院前身是1940年创建的清涧县保健药社。1944年春转为民办公助。1955年，为事业性质的医疗卫生自负盈亏单位。1958年，保健药社和大众联合诊所合并为清涧县中医医院。1963年6月，中医院转为国家举办，自负盈亏。

1952年3月到5月，绥德专员公署布病防治医疗队在解家沟地区免费治疗，并帮助成立了解家沟区卫生所，1956年扩建为中心卫生所。1966年，西安中心医院20多名医护人员支助解家沟医院，刘宝华担任院长。1982年，改名为清涧县解家沟老区医院，是清涧县卫生局下属科级建制医疗卫生单位。

1952年7月，文教卫生科由民政科改组成立。1956年12月正式成立县卫生科，编制4人。1971年设清涧县“革委会”卫生局，编制3人。1991年，编制15人。2003年，行政机构改革，保留卫生局为科级建制政府工作部门，编制缩为10人。

清涧县妇幼保健站前身是1956年始建的店则沟区妇幼保健站。1960年县妇幼保健站撤销。1964年县妇幼保站重新设立，1967年再次撤销。1973年12月20日，经县常委会研究决定重新恢复成立“清涧县妇幼保健站”。

1963年8月，县医院成立了防疫保健股，共7人组成。1970年12月26日，清涧县防疫站成立，与县医院合署办公。1971年1月与县医院分设。2005年，清涧县疾控中心成立，2009年，新建疾病预防控制中心办公楼工程验收竣工，清涧县疾控中心整体搬迁至岔口工业园区新办公大楼，总建筑面积1782平立米。2010年，有干部职工34人，其中卫技人员26人（中级职称12人，初级职称14人）。

1970年11月，根据中共中央关于加强地方病防治工作精神，清涧县成立了地方病防治领导小组。1999年7月，调整为清涧县卫生局内设科级建制事业单位。地方病有地方性甲状腺肿大、地方性氟中毒和布鲁氏杆菌病。1980年，进行氟骨症普查，在全县700个自然村中有528个村庄有氟骨症患者8337人。发病率为9.05%。查出氟斑牙79366人。1978年4月，清涧成为陕西省第一个达到布病“控制区”要求标准。1984年由清涧县防疫站参与项目《猪型二号疫苗的初步探讨》获陕西省科研成果三等奖。

1974年8月29日正式成立清涧县半农半读卫生学校。1981年更名为清涧县卫生进修学校。

1983年11月25日清涧县药品检验所成立，2001年7月，县药品检验所整体划转，成立了清涧县食品药品监督管理局。

2004年12月20日清涧县120急救站成立。开通急救电话120、5212404、5222120。配置救护车2辆。

2004年8月清涧县卫生监督所成立。办公地址清涧县城北街原防疫站综合楼。为县卫生局下属科级建制行政执法类事业单位，编制15人。2007年，清涧县新型农村合作医疗管理办公室成立。清涧县域2009年被榆林市爱国卫生运动委员会评为卫生工作先进单位；2010年陕西省卫生厅授予打击非法行医先进集体。

2015年，全县有医疗卫生机构318个（含村卫生室），其中，二级甲等医院1所，二级乙等医院1所，疾病控制中心1个，妇幼保健院（站）1个，卫生院14所，社区卫生服务机构3个，村卫生室294个。病床729张，其中公立医疗机构床位391张，每千人拥有床位3.31张。专业卫生人员652人，其中，执业医师61人，执业助理医师60人，注册护士214人，平均每千人拥有卫生技术人员2人，平均每千人拥有执业（助理）医师

0.27人，平均每千人拥有注册护士0.97人。高级卫技人员27人，其中主任医师3人，中级卫技人员52人。医院拥有先进医疗设备44台（件），总价值达0.245亿元。CT引进时间1999年。医疗机构（门诊部以上）完成诊疗10.4万人次，住院手术670台次，出院病人1.0939万人次。业务收入0.48亿元。

2015年，全县总人口12.4万人，出生率10.03‰，死亡率4.67‰，自然增长率5.36‰，法定报告传染病发病率为2.815/10万，农村安全饮水普及率93%，农村卫生厕所普及率35%，新型农村合作医疗参保人数17.1878万人，参合率99.14%，孕产妇死亡率15.3/10万，5岁以下儿童死亡率3.2‰，婴儿死亡率3.2‰，新生儿死亡率3.2‰。居民人口平均期望寿命为73岁，其中男性72岁，女性74岁。

第九节　佳　县

佳县，是《东方红》故乡。“东方红，太阳升，中国出了个毛泽东……”歌声从这里唱向全国。

佳县，原名葭县，古称葭州，因城西河流两岸葭草丛生而得名，已有800多年的历史。从金兴定二年（1218）到清乾隆元年（1736），其间的518年的时间里，吴堡、神木、府谷三县隶属葭州管辖，葭州城一直是三县的政治、军事、经济、文化中心。1940年解放，曾是陕甘宁边区的组成部分。1964年将葭县改为佳县。

佳县，位于榆林地区的东部，地形呈梯状长方形，像一把扫帚，横放在黄河西岸，毛乌素沙漠的南缘。东与山西临县隔河相望，西同米脂县接壤，南同吴堡县相连，北同神木县毗邻，西南依绥德县，西北靠榆阳区。佳县县境北接黄沙，西南覆盖黄土，东临黄河，被称谓黄沙、黄土、黄河的“三黄”地区。面积2144平方公里，辖8镇、16乡，653个村民委员会。距榆林古城71公里。总人口20.5万人，农业人口占93%，人口密度为每平方公里96人。1949年，全县有18家药房，43名医生，其中西医3名。

1947年乌镇成立卫生所，1950年迁入县城，1954年改为佳县人民卫生院。

1949年10月，县政府设立文教卫生科。1953年1月单设卫生科。1972年9月设卫生局。

1952年，坑镇、乌镇、通镇建立卫生所，配备医生、护士各1人，以后人员逐年增多。1969年坑镇、乌镇、通镇、王家砭、金明寺、刘国具6个卫生所，后更名为地段医院，另外14个公社联合诊疗所改为公社卫生院。

1953年佳县爱国卫生运动委员会成立，1989年11月内设环境卫生管理所，1992年内设县城卫生监督大队，1996年环境卫生管理所改属建设局。2013年获陕西省“卫生县城”称号。

1953年通镇建立妇幼卫生所，设专职工作人员3人。1958年葭米并县，妇幼卫生所附设于县医院（米脂第二医院），改称妇幼股。1974年设妇幼保健站，有专业技术人员2人。

1957年，县医院设卫生防疫股。1970年建立县卫生防疫站，隶属卫生局。2003年，佳县卫生防疫站更名为佳县疾病预防控制中心。2005年有职工32人，其中技术人员25人。

1979年成立县药品检验所，1984年有职工7人（其中中药师3人）。内设检验科、药政科、总务科。2001年11月改设为榆林市药品监督管理局佳县分局。

1979年4月，城关公社卫生院改组扩建为县中医院，有职工28人。1982年开设病床60张。

1980年，县政府成立了肿瘤办公室，1981年改称佳县胃癌研究所。2005年有干部职工18人。

1989年共有卫生机构29个。即佳县医院、佳县中医院、佳县卫生防疫站、佳县妇幼保健站、佳县卫生学校、佳县药品检验所、佳县胃癌研究所，8所地段医院、14所乡医院。

1993年成立佳县牙病防治研究所。佳县医院更名为佳县人民医院。

1994年3月22日，成立佳县红十字会医院、红十字急救站、红十字会血站三位一体的科级医疗单位。成立佳芦镇防保所、楼家坪乡防保所。

1995年12月14日，县政府常务会议决定，成立“佳县红十字会医院、佳县中医院”合并领导小组。中医院牌子予以保留，为一套机构，两块牌子。1998年12月21日成立县卫生执法大队，2003年6月4日更名为佳县卫生监督所，2005年有在编人员17人。

1995—1996年与省军区下属三十五医院建立友好协作医院，并派专家组来佳县义诊，每年两次，共有三批20名专家教授来佳县进行技术指导、医疗扶贫。1997年12月，经省、市领导和专家的检查评审，取得了“爱婴医院”资格。1998年，县人民医院成为“二等甲级医院”。

1997年5月8日，北京市委组织的“燕山情”东方红故乡行扶贫团来到佳县，总后骨科专家包金良教授、空军指挥学院医院韩定院长等在红十字会医院为群众义诊。6月18日，包金良教授、空军指挥学院医院向佳县红十字会医院捐赠医疗物资用品、器械价值50万元。空军指挥学院与佳县红会医院结成“军民共建医院”。8月10日，省卫生厅派第四期支农医疗队4名专家来院坐诊，为老区人民义诊。

1998年开展了N血管吻合术，马蹄足矫形、椎间盘髓核摘除椎管成形术。填补了佳县外科技术空白。

2000年与全军肛肠治疗中心协作创办了“肛肠治疗中心”，成立了“康复治疗中心”“皮肤性病专科”。投资200万元购置东芝300EZ全新CT机一台，填补了佳县医疗设备的一项空白。省纺织医院派CT专家石孝忠来佳县红十字医院支援一年、市中医院派医疗队到红十字会医院下乡义诊。医院被省委、省政府评为“省级文明单位”。

2003年成立佳县地方病防治研究所，与地方病防治办公室合署办公。佳县防疫站更名为佳县疾病预防控制中心。

2007年，佳县新型农村合作医疗管理办公室成立。

2015年，佳县有医疗卫生机构599个（含村卫生室），其中，二级甲等医院1所，二级乙等医院1所，疾病控制中心1个，妇幼保健站1个，卫生院20所，社区卫生服务中心1个，村卫生室562个。机构总占地面积6.3万平方米，总建筑面积7.85万平方米，总固定资产0.66亿元。病床606张，其中公立医疗机构床位606张，每千人拥有床位2.27张。专业卫生人员766人，其中，执业医师193人，执业助理医师59人，注册护士182人，平均每千人拥有卫生技术人员3.73人，平均每千人拥有执业（助理）医师0.94人，平均每千人拥有注册护士0.68人。高级卫技人员75人，其中主任医师2人，中级卫技人员145人。医院拥有先进医疗设备13台（件），总价值达0.05亿元。CT引进时间2000年。医疗机构（门诊部以上）完成诊疗29.7万人次，住院手术854台次，出院病人1.35万人次。业务收入0.55亿元。

2015年，全县总人口20.5万人，出生率10.64‰，死亡率4.66‰，自然增长率5.98‰，法定报告传染病发病率为680.51/10万，农村安全饮水普及率100%，农村卫生厕所普及率23%，新型农村合作医疗参保人数21.9万人，参合率99.43 %，孕产妇死亡率42/10万，5岁以下儿童死亡率0.1‰，婴儿死亡率0.4‰，新生儿死亡率0.3‰；居民人口平均期望寿命为75岁。

第十节　吴堡县

吴堡县是著名作家柳青的故乡。素有“铜吴堡，铁佳州”及“三道源”（东、中、西呈竹叶字型排列，寇家源面积最大，为吴堡县粮食主产区）之称誉。

金正大三年（1226）置吴堡县（治所原寨地），已有近800年的历史。1940年解放，曾是陕甘宁边区的组成部分。

吴堡县，位于榆林市东南部，东界黄河，隔河与山西柳林县相望，北靠佳县，西接绥德县，东南为黄河曲流环抱。总面积428平方公里，辖1镇、9乡、221个村民委员会。总人口7.48万人，农业人口占86.5%，人口密度每方公里190人。黄河大桥连接秦、晋，307国道东西横穿而过。距榆林古城176公里。

吴堡县明代设医学训导1名，清代裁撤。民国政府，未设卫生机构。

1940年，吴堡县政府成立后，下设四个科，卫生、体育属第三科管理。

1943年，县政府所在地任家沟村建立陕甘宁边区保健药社吴堡分社。

1950年，吴堡县卫生所设在宋家川镇河神庙院。卫生所开设门诊，并负责全县卫生防疫业务指导工作，编制4人。1951年，改名吴堡县卫生院，迁到中坪（现县委后院），人员增到6人。1955年设病床5张。

1951年，吴堡县成立防疫委员会，1952年更名为吴堡县爱国卫生运动委员会（简称爱卫会）。“文化大革命”期间，机构虽未撤销，但处于瘫痪状态。1992年爱卫会下设办公室。1995年12月，并入县卫生局。2004年成立吴堡县爱国卫生运动委员会办公室，为科级事业单位，事业编制5名。2005年，申报创建了省级卫生先进单位6个、省级卫生镇4个、省级卫生村12个，2002—2003年县水利局实施农村防氟改水项目54处，覆盖8镇54村，受益12000余人。2006—2008年县农业局实施农村“一池三改”项目，累计改厕2901座。2010年县爱卫办申报获批3000座重大公共卫生农村改厕项目。2013年获陕西省“卫生县城”称号。

1952年，第三科改为文教卫生科。1958年宋家川中心乡设卫生科。1961年恢复县置后，设文教卫生局。1968年县革命委员会建立后，生产组分管卫生工作。1971年县革命委员会单设卫生局，1979年改称吴堡县卫生局。2010年政府机构改革中卫生局设行政编制6名。

1987年8月在县医院家属楼背后半坡上筹建中医院，1988年11月全部竣工，共建窑洞13孔、房子33间，建筑面积811平方米，总投资17万元。

1951年，宋家川、辛家沟相继成立两个联合诊所，各有医务人员2~3人。属个体联营。1985年，全县有地段医院3所，乡卫生院7所，床位45张，卫生技术人员69人。

1960年吴堡县卫生学校附属县医院，1965年改名为吴堡县卫生进修学校，属于正科级事业单位，编制7名。

1963年，县人民医院防保股设立，加强了卫生防疫工作。1970年成立防疫站。站址在县医院。1970年，吴堡县卫生防疫站单设。1972年，各乡卫生院设防保组或防疫专干。各村设1名专管防疫保健的专（兼）职乡村医生（赤脚医生）。县、乡、村三级卫生保健网初步形成。2003年机构改革将防疫站改为疾病预防控制中心。2006年发现首例艾滋病。到2013年8月共发现4例艾滋病，死亡2例。2008年全县8所乡镇卫生院开通了传染病网络直报。

1970年开始实行合作医疗制度。1976年，全县有合作医疗站219个，赤脚医生345人，卫生员205人，接生员179人。2009—2010年全县共完成规范化村卫生室建设172所。

1972年成立县防治地方病领导小组，1980年下设办公室，至1994年和县防疫站合署办公，1994年以后与县卫生局合署办公。1987年地病办开始配备人员，2003年核定事业编制为4人，2010年配备人员7人。地方病主要有碘缺乏病、饮水型氟中毒和布病。2008年，在地方病防治示范县建设中，共检出碘缺乏病患者879人。

1975年妇幼保健站成立，全县有妇幼专干10名。

1980年，查出氟斑牙患者34015例，患病率80.78%，氟骨症患者1924人，患病率4.5%。轻病区135个村，中等病区26个村，重病区10个村，特重病区8个村。1958年陕西省布鲁氏杆菌病调查防治工作队在吴堡普查，发现有散在病例发生。1966年、1977年、1996年曾发生布病暴发流行。

1984年11月，成立吴堡县药检所，股级建制，有人员3人。

2004年10月18日成立吴堡县卫生监督所，为科级事业单位，隶属于县卫生局，事业编制5名，

2007年吴堡县新型农村合作医疗管理办公室成立，属正科级事业单位，财政全额预算，隶属县卫生局。事业编制5人，

2007年新型农村合作医疗开始运行，参合人数59977，参合率91.76%，四年来共筹集资金2454.65万元，

为参合患者报付医药费用2307.44万元。有效缓解了农民看不起病，小病不治，大病拖延情况。

2008年以来，据统计先后投入资金3651.6万元，其中县级共投资3100万元，新建面积9610平方米。乡级共投资500万元，新建面积3500平方米，维修改造面积750平方米。村级投资51.6万元，新建维修改造规范化村卫生室172所（新建74所，维修改造98所），先后购置增添医疗设备4300余台（件），县、乡、村三级医疗卫生机构服务能力和水平在不断提升。

2015年吴堡县医疗卫生机构141个（含村卫生室），其中，二级乙等医院1所，疾病控制中心1个，妇幼保健站1个，卫生院6所，村卫生室131个。机构总建筑面积23402万平方米，总固定资产0.48亿元。病床445张，其中公立医疗机构床位150张，每千人拥有床位0.6张。专业卫生人员174人，其中，执业医师78人，执业助理医师13人，注册护士83人，平均每千人拥有卫生技术人员0.17人，平均每千人拥有执业（助理）医师0.01人，平均每千人拥有注册护士0.08人。高级卫技人员18人，其中主任医师1人，中级卫技人员48人。医院拥有先进医疗设备12台（件），总价值达300万元。CT引进时间；2010年。医疗机构（门诊部以上）完成诊疗2.91万人次，住院手术1800台次，出院病人0.3万人次。业务收入0.157亿元。

2015年，全县总人口74800人，出生率9.95‰，死亡率6‰，自然增长率3.95‰，法定报告传染病发病率为200.48/10万，农村安全饮水普及率70%，农村卫生厕所普及率24%，新型农村合作医疗参保人数63876万人，参合率98.26%。孕产妇死亡率20.5/10万，5岁以下儿童死亡率3.9‰，婴儿死亡率3.6‰，新生儿死亡率3.6‰；居民人口平均期望寿命为74.5岁。

第十一节　子洲县

子洲县，是为纪念革命先烈李子洲而命名的县，1944年1月10日，由绥德、清涧、米脂、横山四县划出部分组成。是榆林地区时间最短一个县。县政府驻双湖峪镇，原为陕甘宁边区绥德县所辖。位于榆林市南部、大理河中游。北接米脂县，东连绥德县，南与清涧县、子长县接壤，西与横山县毗邻。1949—1956年由绥德专署管辖，1956年后划归榆林专署。土地面积2043平方公里，总人口17.65万人，农业人口占92.8%，辖1个街道办事处、11镇、10乡、4个办事处，550个村民委员会。人口密度每平方公里87人。距榆林古城128公里。

1944年建县，有关卫生事宜均由县政府民政科主持。1951年卫生工作由县政府文卫科管理，1956年10月成立县卫生科。1972年设子洲县卫生局，1998年至2012年卫生局内设办公室、地方病防治办公室，编制14人。

1944年1月在老君殿镇成立了民政药社，是年7月迁址双湖峪镇，更名保健药社。1955年迁至丰家塔更名为子洲县医院，有20余名医护人员，34孔窑洞，有10张简易病床。

1950年，县人民政府成立防疫卫生委员会，共9人组成。1958年9月县卫生院设卫生防疫股。1970年12月，成立县防疫站，当时有8人，7孔窑洞。

20世纪50年代，部分村办起了卫生室。1969年农村合作医疗兴起，1979年大队保健室发展到559所。

1950年开始免费接种牛痘苗。1975年起，实行计划免疫。在本县发生或流行的传染病共有18种，其中鼠疫、霍乱、天花、疟疾、梅毒、白喉6种已绝迹，狂犬病、伤寒、斑疹伤寒、脊髓前角灰白质炎4种已多年罕见。

1952年周家砭、老君殿试建2所卫生所。1953年在马蹄沟办了本县第一个联合诊所，之后，周家砭、老君殿、苗家坪、驼耳巷等乡相继成立8个联合诊疗所， 1957年砖庙、殿寺、马蹄沟、苗家坪相继成立区卫生所。21个乡成立了卫生所，卫生所由3～6人组成。1988年，地段医院和乡卫生院移交乡（镇）政府管理。1998年4月8—17日，子洲籍国际肝胆病研究协作交流中心学术委员、山西省肝胆病研究所所长、主任医师周良楣及夫人姜兰清教授一行7人，在周家砭、双湖峪镇义诊。共收义诊费15800元，分别捐赠周家砭医院、周家砭小学、县中医院。县委、县人民政府赠予“心系桑梓，扶贫义诊”锦旗。1999年4月，周良楣夫妇再次回乡进行为期一个月的义诊，同时捐赠价值5000元的仪器设备给周家砭中心医院，还向全县乡镇医院赠送了他编著的《肝胆病知识手册》100本。2000年周家砭中心卫生院建成全市唯一的乡镇标准化卫生院。2012年，全县共有18个乡镇卫生院。

1957年县乡相继成立8个保健站，21个接生站，保健员达171名。1979年12月成立县妇幼保健站，有工作人员1名，1998年4月17日升格为副科级事业单位。2000年全县13个乡镇已开展了出生医学证明工作。2003年启动了“降低孕产妇死亡和消除新生儿破伤风项目”，2009年启动了“农村孕产妇免费住院分娩项目”，2010年启动了“子洲县育龄妇女增补叶酸预防神经管缺陷项目”。项目实施以来每年发放宣传折页5000份、住院分娩好处多宣传包5000个，宣传折扇5000支、叶酸宣传材料等达5万余份。使健康教育宣传做到家喻户晓，使孕产妇都能够主动住院分娩。

1963年，成立爱国卫生委员会，下设办公室，1989年爱卫会办公室编制8人。2009年，子洲县委机关等9个单位、4个乡镇、4个村被被为市级卫生先进单位、先进卫生镇、先进卫生村。2013年7月18日，陕西省卫生厅向子洲县人民政府颁发了“省级卫生县城”牌。

1969年，西安市医院20名医技人员支援马蹄沟公社医院。

1970年7月，在周家砭开办西医学习中医提高班。1974年改名为子洲县半农半读卫生学校，1981年8月收归县办，易名子洲县卫生干部进修学校。

1970年普查时，本县发现患有甲状腺肿27名，克山病64名，大骨节病180名，多因迁徙外地染病。

1980年全县普查48402人，1776口饮用水井，查出氟病患者1436人、氟斑牙42243人。2000年11月20日至12月20日，对全县22个乡镇108个村民委员会进行水氟检测，共抽水样216份，其中中度以上病区106份，轻度疫区110份，病区总人口171069人，已改水病区人数10732人，未改水病区人数160332人。布氏病1970年普查发现，在西庄、李孝家河等地曾有流行。2009年12月，陕西省卫生厅授予子洲县“陕西省地方病防治示范推广合格县”。

1983年5月将原城关卫生院改为子洲县中医院，占地面积2.5亩，建筑面积800平方米，有职工27名。1985年新设住院部，有病床20张，职工48名。

1984年成立子洲县药品检验所，隶属县卫生局，有工作人员6名，1989年有工作人员9人。1998年4月17日升格为副科级事业单位。2001年划归药品监督局。

1998年，设子洲县地方病防治领导小组办公室，为卫生局内设机构，副科级建制，编制3人，实有人数2人，负责全县地方病防治协调工作。

2003年8月，成立子洲县卫生局卫生监督所，为卫生局内设机构，科级事业单位，有干部职工18名。

2006年12月13日，全县新型农村合作医疗试点工作会议召开，同时成立子洲县新型农村合作医疗管理委员会和子洲新型农村合作医疗监督委员会。2007年新农合报销启动，2012年，农民参加农村合作医疗254104人，参合率96.32%，全年发放合疗补助款7895.83万元。

2008年4月23日，中国青少年发展基金会、团省委和省卫生厅联合在子洲苗家坪镇王岔举行希望卫生室全国试点省份捐助行动启动暨首批希望卫生室奠基仪式，动员社会各界播撒爱心，向贫困农村捐助资金建设希望卫生室。新建的希望卫生室建设资金为5万元，建筑面积不少于80平方米。到10月，已建成28所希望卫生室。首批在子洲启动建设60个希望卫生室。

2014年，子洲县中医院搬迁新址。

2015年，子洲县有医疗卫生机构426个（含村卫生室），其中，二级乙等医院2所，疾病控制中心1个，妇幼保健站1个，卫生院18所，村卫生室396个。机构总占地面积0.7万平方米，机构总建筑面积3.85万平方米，机构总固定资产1.09亿元。病床666张，其中公立医疗机构床位270张，每千人拥有床位2.13张。专业卫生人员503人，其中，执业医师152人，执业助理医师14人，注册护士178人，平均每千人拥有卫生技术人员1.6人，平均每千人拥有执业（助理）医师0.53人，平均每千人拥有注册护士0.57人。高级卫技人员30人，其中主任医师10人，中级卫技人员220人，医院拥有先进医疗设备22台（件），总价值达1.3亿元。医疗机构（门诊部以上）完成诊疗25.5万人次，住院手术1457台次，出院病人3.07万人次。业务收入0.6亿元

2015年，全县总人口17.65万人，出生率12.02‰，死亡率6.71‰，自然增长率5.31‰，法定报告传染病发病率为268/10万，农村安全饮水普及率73%，农村卫生厕所普及率32%，新型农村合作医疗参保人数25.277万人，参合率98.15%，孕产妇死亡率18.4/10万，5岁以下儿童死亡率3.8‰，婴儿死亡率3.2‰，新生儿死亡率3.2‰；居民人口平均期望寿命为75岁，其中男性74岁，女性76岁。

表14–1　榆林市区县卫生机构始建年份一览表

机构名称	榆阳	神木	府谷	横山	靖边	定边	绥德	米脂	佳县	吴堡	清涧	子洲
卫生局	1953	1950	1952	1952	1956	1952	1955	1955	1949	1952	1956	1956
县医院	1933	1945	1950	1948	1944	1941	1940	1949	1950	1950	1950	1950
中医院	1958	1980	1985	1982	1964	1986	1981	1981	1979	1987	1940	1983
防疫站	1954	1965	1963	1970	1971	1964	1956	1970	1970	1970	1970	1970
妇保站	1953	1971	1971	1953	1953	1953	1951	1958	1953	1975	1956	1979
爱卫办	1953	1965	1955	1953	1955	1953	1952	1978	1953	1952	1952	1963
地病办	1964	1968	1986	1970	1964	1970	1975	1973		1972	1970	1998
药检所	1980	1982	1980	1980	1980	1983	1983	1980	1979	1984	1983	1984
卫生学校	1974	1959	1972	1974	1958	1958	1973	1966	1958	1960	1974	1970
卫生监督所	2002	2006	1997	2004	2003	2003	2003	2001	2003	2004	2004	2003
新合疗办	2006	2004	2006	2007	2006	2005	2007	2007	2007	2007	2007	2006
中心卫生院	1951	1950	1950	1955	1952	1954	1951	1952	1952	1951	1952	1952
卫生院	1945	1952	1953	1957	1957	1958	1957	1956	1956	1960	1952	1957

表14–2　1949—2014年县区卫生机构数统计表　　单位：个

年份	合计	榆阳	神木	府谷	横山	靖边	定边	绥德	米脂	佳县	吴堡	清涧	子洲
1949	9	1	1	1			1	1	1		1	1	1
1950	15	1	3	2	1		1	2	1	1	1	1	1
1951	20	2	5	2	1		1	4	1	1	1	1	1
1952	56	6	7	5	4		4	6	4	5	2	12	1
1953	74	7	9	6	6		5	8	4	5	3	17	4
1954	94	7	10	6	6	6	5	11	4	6	3	24	6
1955	139	15	10	6	7	6	8	18	5	7	4	28	25
1956	231	22	42	7	20	7	11	35	7	10	10	31	29
1957	310	39	53	22	22	9	11	35	8	26	12	34	39
1958	229	24	17			19	8	126	35				
1959													
1960													
1961													
1962	386	68	46	52	33	27	32	40	16	13	10	18	31
1963	352	65	41	28	33	23	35	37	15	13	13	18	31
1964	368	64	43	29	36	29	36	38	16	16	14	20	27
1965	366	63	43	30	33	29	36	38	17	18	13	20	26
1966	358	50	42	29	28	31	34	39	17	26	12	21	29
1967	363	49	42	29	28	31	34	41	18	26	12	21	32
1968	334	44	42	26	27	27	36	31	16	25	13	21	26
1969	334	51	41	26	27	28	36	25	16	23	13	22	26
1970	343	53	42	27	28	28	33	30	18	24	13	23	24
1971	342	47	31	30	27	30	37	32	18	24	13	24	29
1972	361	56	30	32	29	30	39	29	19	29	14	25	29
1973	372	56	31	33	27	30	40	34	21	29	14	28	29

续表

年份	合计	榆阳	神木	府谷	横山	靖边	定边	绥德	米脂	佳县	吴堡	清涧	子洲
1974	386	55	32	32	28	32	42	37	23	32	14	28	31
1975	404	62	33	35	33	32	42	35	24	32	15	29	32
1976	413	67	33	36	33	32	42	35	24	32	15	32	32
1977	435	81	35	35	34	32	43	38	24	32	17	32	32
1978	431	78	34	35	32	31	42	44	23	32	17	31	32
1979	447	87	34	35	33	33	42	44	25	32	17	33	32
1980	452	87	36	38	36	36	42	38	25	33	17	32	32
1981	475	102	36	38	36	36	45	37	26	37	18	32	32
1982	482	113	37	39	36	35	45	36	26	36	18	32	29
1983	485	110	38	39	36	36	46	36	25	37	20	33	29
1984	492	104	38	41	34	38	47	43	27	37	21	32	30
1985	496	106	36	39	34	38	47	43	30	37	23	32	31
1986	491	104	36	38	34	38	47	43	30	37	21	32	31
1987	498	106	36	39	34	40	50	44	30	37	21	32	29
1988	497	107	36	40	34	40	49	43	29	37	21	32	29
1989	508	114	38	43	34	40	49	44	29	37	22	29	29
1990	507	112	37	44	34	40	49	44	29	38	22	29	29
1991	509	113	37	44	34	40	49	44	33	35	22	29	29
1992	509	115	37	44	34	40	49	44	33	35	22	27	29
1993	499												
1994	509	113	40	44	35	38	48	43	30	38	21	30	29
1995	498	104	41	44	35	39	48	43	31	38	21	25	29
1996	508	106	46	44	34	40	49	43	31	38	23	25	29
1997	497	107	41	43	35	41	49	44	24	38	21	25	29
1998	360	50	32	30	27	33	38	31	20	32	16	23	28
1999	362	51	31	30	27	33	38	33	20	32	16	23	28
2000	367	51	35	30	27	34	38	33	20	32	16	23	28
2001	368	51	37	30	26	34	38	33	20	32	16	23	28
2002	349	56	33	29	26	31	36	32	20	28	13	22	23
2003	354	59	34	30	26	31	36	32	20	28	13	22	23
2004	342	60	35	27	23	31	31	29	19	28	13	23	23
2005	346	62	38	27	24	28	32	29	19	28	13	23	23
2006	350	64	37	27	24	28	33	29	19	28	15	23	23
2007	820	242	109	47	49	97	57	70	43	30	26	25	25
2008	784	230	107	47	49	73	61	70	43	30	23	25	25
2009	4891	675	350	355	404	290	248	627	330	619	245	410	338
2010	5144	683	331	381	391	257	392	569	383	656	245	408	448
2011	2198	695	350	375	400	256	410	576	386	653	245	406	446
2012	4993	645	302	375	381	255	417	543	386	651	245	359	434
2013	4921	604	380	300	368	299	431	575	344	607	203	422	388
2014	4939	614	381	314	362	298	432	574	344	607	203	422	388

表14-3　1949—2014年县区卫生床位数统计表　　单位：张

年份	合计	榆阳	神木	府谷	横山	靖边	定边	绥德	米脂	佳县	吴堡	清涧	子洲
1949	17	15										2	
1950	34	20						10				4	
1951	46	20						20				6	
1952	52	25						20				7	
1953	81	40						30				11	
1954	111	40	4					40	10			17	
1955	149	40	10	4	5			40	15	5		20	10
1956	230	50	10	5	5		10	90	15	10		25	10
1957	291	70	15	5	5	5	10	90	20	22		34	15
1958	735	232	40			25	38	271	129				

续表

年份	合计	榆阳	神木	府谷	横山	靖边	定边	绥德	米脂	佳县	吴堡	清涧	子洲
1959													
1960													
1961													
1962	964	213	42	29	50	64	63	225	61	97	30	30	60
1963	952	255	45	29	25	62	89	239	57	84	42	25	30
1964	1049	281	45	42	28	60	94	159	77	104	54	45	60
1965	1326	288	98	98	58	104	112	172	82	104	64	70	76
1966	1421	347	105	101	66	114	120	163	80	114	65	70	76
1967	1441	267	105	101	66	114	120	243	85	114	82	70	74
1968	1380	190	136	101	35	132	50	327	76	114	63	80	76
1969	1516	242	152	101	35	167	60	327	80	114	63	80	95
1970	2289	316	152	186	151	181	140	586	129	114	72	135	127
1971	2294	237	161	151	164	157	110	466	149	331	63	165	140
1972	2355	297	145	171	197	168	117	386	153	341	75	165	140
1973	2449	267	205	171	188	180	126	409	184	341	68	161	149
1974	2686	267	213	233	208	221	133	467	208	341	68	161	166
1975	2874	292	238	236	205	216	142	578	209	341	81	161	175
1976	3034	304	283	251	205	227	142	643	221	341	81	161	175
1977	3051	296	272	252	186	202	157	642	218	361	81	170	214
1978	3187	318	390	213	210	221	183	615	212	361	91	210	244
1979	3383	356	321	213	210	245	222	615	200	361	95	284	261
1980	3576	415	351	259	227	230	214	613	241	381	95	284	266
1981	3657	419	333	259	227	273	241	620	229	391	95	294	276
1982	3706	419	358	259	227	273	246	650	239	391	95	294	255
1983	3749	451	358	259	227	307	244	650	214	391	95	294	259
1984	3789	467	346	259	227	303	244	650	239	391	95	289	279
1985	3845	498	368	259	235	292	244	661	239	391	95	289	283
1986	3930	486	402	259	235	261	259	731	239	391	95	289	283
1987	3987	526	399	259	235	266	259	741	239	391	95	294	283
1988	4104	611	413	304	235	266	259	741	239	391	95	294	283
1989	4507	899	488	304	235	266	259	741	239	431	95	294	283
1990	4464	728	458	304	295	266	259	741	239	431	125	314	331
1991	4826	818	538	304	295	266	259	834	311	431	125	314	331
1992	5045	898	538	304	295	266	259	973	311	431	125	314	331
1993	5057												
1994	5436	1021	606	425	295	336	243	953	311	461	125	314	346
1995	5774	1138	657	460	295	338	267	1078	279	461	125	314	342
1996	5575	1121	568	460	295	341	267	943	310	461	125	334	350
1997	5700	1086	686	468	327	347	297	937	310	461	110	321	350
1998	5732	1081	686	515	307	361	297	933	310	461	110	321	350
1999	5982	1281	582	509	295	481	297	978	310	461	125	321	352
2000	6274	1421	654	505	359	436	297	978	308	481	125	358	352
2001	6595	1675	699	505	359	431	297	826	308	481	155	358	349
2002	6805	1681	745	558	370	493	385	803	301	541	155	366	406
2003	7270	1832	829	562	360	533	297	1114	340	541	155	321	386
2004	7300	1832	859	562	360	533	297	1114	340	541	155	321	386
2005	7885	2135	1190	534	390	533	397	804	351	525	213	370	443
2006	8211	2351	1257	602	390	533	417	804	351	444	249	370	443
2007	9481	2473	1317	640	712	1016	572	918	465	319	263	332	454
2008	10756	3677	1328	731	712	1077	572	1528	475	376	278	516	486
2009	11529	2815	1656	832	704	1122	711	1275	477	499	333	607	498
2010	13106	3061	2256	709	720	1105	931	1806	487	526	343	607	555
2011	14390	3608	2319	809	859	1156	995	1946	570	552	359	607	610
2012	15762	3614	2564	1198	880	1161	1171	2262	665	591	366	642	648
2013	16778	3742	2424	1511	1066	1466	1328	2320	606	593	359	689	674
2014	17257	4042	2458	1361	1190	1465	1398	2426	601	594	329	714	679

附　录

一、墓志·碑文

（一）明故敕封征仕郎中舍人纪翁墓志铭

光禄大夫、柱国少傅兼太子太傅吏部尚书武英殿大学士、知制诰兼经筵官石淙杨一清撰；光禄大夫、柱国太子太保户部尚书兼武英殿文学士国史京口靳贵书；荣禄大夫、太子太保礼部尚书兼文渊阁大学士知制诰经筵国吏官东莱毛纪篆。

锦衣千户纪君世椿，谒余为父封中书舍人容菴翁请撰墓志铭。予弘治间，与翁之兄故太仆少卿宗直（纪温）交往，因与翁子世梁、世楹并世椿、世禄通还往，且总制陕西，念闻翁行谊有可述者，铭不忍辞。按翁讳溁，字宗太，别号容菴。世为凤阳蒙城淳化乡人。高祖讳二翁，国初隶大将军麾下，戍绥德卫，子孙遂家于绥，生子信，信生献，号澹菴，翁父也。纪氏自二翁以医名世，而治疾往往有奇验。翁少从澹菴，能世其业，每居善药，凡负疴求疗者，不问疏亲贱贵，致之辄往，投之剂，无不弗愈者，且不责报。故人人德之，至称为纪一帖云。镇巡边备者当路多忘，贵势礼接之，或赠之诗文，奖与甚重。孝慈友爱，出于天性，理家政以勤俭为族人先。壮强时，商游淮扬间，克力干蛊，家日饶裕焉。尝慨然以万金让其昆弟。有无赖子加之非礼，容弗与校。乐为义举，遇贫不能婚丧者，出资助之，旅困无所于归者，资给遣之，负贷不能偿者，辄焚其券，盖虽不废偾殖，而恒持信义，义名满江湖，彻于朝省。子信化之有弗尔者，人曰独不愧容菴乎？榆林卫学宣圣庙灾，翁戚然谓事莫急于此者矣，遂市材木百余株，鸠工物以倡导一方之人，厥工用成。成化辛卯应例输边，授七品散官。弘治乙丑以世梁贵，被敕封征仕郎中书舍人，又以世椿武階，诰封武略将军锦衣千户。正德九年七月五日以疾卒于家正寝。距其正统已巳得年六十有六。配阎氏封宜人，有淑行。子男四，世梁其长，终于太常寺丞；次世椿、次世楹累军功，拜都指挥佥事充右参将分守延绥；次世禄，扬州带衔指挥使，今为少卿。公后女三，长适游击将军都指挥朱銮，次适延安卫都指挥周瑭，次适绥德卫千户周文臣。男孙九，女孙一。墓在榆林山岔湾之原，其葬则卒之年九月十一日也。

铭曰，不汩于利，而徇之义，善不以伐，才而不试，纪有世业，日精轩岐，翁得其传，厥闻四驰，博施廉职，以遗厥子，洗洗膝前，惟金与紫，有丘岿然，榆阳之原，春秋霜露，百祀弗谖。

注：该墓志1978年在三岔湾村出土，现存市文管会

（二）星元医院碑记

胡星元先生榆林人。早年离乡，历尽坎坷。后定居香港，艰辛创业，成就斐然。1982年近80高龄回乡探亲，有感于故乡巨变，激于爱国热忱，捐资70万元修图书楼一座；1988年又捐90万元再建小学一处。1990年起，先后捐资1000万元，建市级综合医院一所。医院于1992年奠基。其间香港嘉宾殚精竭虑运筹于前，各级政府社会贤达关创支持于后。医院于1999年6月23日先生90诞辰之际开诊。全院占地17000平方米，建筑面积22000平方米。设计病床300张。陕西省政府命名“星元医院”，省长程安东欣然题写院名。

先生晚年曾立遗嘱：将上亿元遗产捐赠家乡，继续造福桑梓。感此，政府组成“胡星元慈善基金会”，

俾使之发挥最大社会效益。

先生高风亮节、德望懿行、爱国义举、世人敬仰。值此特设“胡星元纪念馆”，敬雕肖像以启迪后人。

榆林市人民政府

一九九九年六月二十三日

（三）为鹏举先生立碑记

张　泊

公元1988年9月12月午夜，陕北一代名医张鹏举先生溘然长逝，享年73岁。

为先生出殡的场面，可称是古城榆林殡葬史上的奇观。花圈列阵，挽悼如云，长长的送葬队伍逶迤了半条街。更有那无数相识的和不相识而景仰先生的群众街头肃立，为先生作最后告别。先生虽逝，但他的医德医术留在人间。

1991年冬，为使先生功德不泯，有先生生前友好、同人、学生几经磋商，决定在先生葬地旁为先生立一路碑，以表示深切的怀念。并公推艾建国君为之主持筹备诸事。一时间响应者甚众，北京、西安等地医界名流也来函致意支持此议程，遂于1992年春开始拟碑文，择良匠，勘地望，耗数月工夫，各项准备工作大体就绪。五月初破土动工，数日而成。

碑位于先生界地大梁湾榆佳公路北侧面南而立，下设砖基，上饰十字起脊兽头碑楼，覆以筒瓦。碑青石质地，碑额为二龙戏珠浮雕。碑阳镌文如下：

（四）张鹏举先生纪念碑

张先生讳鹏举陕西榆林人生于一九一六年五月七日卒于一九八八年九月十二日享年七十三岁曾任榆林中医院名誉院长中华医学会理事陕西中医学会副会长省政协委员等职榆林中医源远流长自明以来名医代出先生青年时就业于育德药房受业于伯父张鸿儒后进修于陕西中医师资班曾随全国名医刘惠民先生临床学习得其真传教十年如一日孜孜钻研医学经典博采众长终成陕北医林承前启后之一代宗师先生临床经验丰富且处方严谨辗转西北治病活人为世人所爱戴一九七零年为王震将军以小半夏茯苓汤治腹泻一剂见效晚年致力于疑难杂症的研究曾以活血化瘀理论治癌症以补肾原则自制除氟壮骨丸治氟骨症均取得良效先生医德高尚凡应诊者不问贫贱均悉心治疗古稀之年尚跋涉于三边氟病区其仁爱之心为医林所推崇社会各界所景仰殁后有医案论文笔记堆积成箧先生历经艰辛笃行道义楷模堪足式杏林溢馨香为弘扬其德激励后学特立是碑以资纪念

公元一九九二年五月七日

二、重要文献信件

一、开设学校疏明奏本

余子俊

榆林城坐落绥德迄东北二百五十里之远。永乐、宣德年间，镇守都指挥在于绥德操练军马，守御地方，河冻之后不时出哨至榆林城而止。正统年来，侵犯日甚，命镇守总兵巡抚内外。官员将军马挪出榆林城常住，节制东西二路车马，以为久远御备之计。即今东西二路城堡陆续增至二十九处，榆林城实居其中。近已开设榆林一卫，生齿浩繁，子弟率多美质，尽堪教养。况时常迎接诏敕并进表笺，无人供事，及照军中凡遇卜日、用药亦各缺人。臣等议得，榆林卫实当万年镇御重地，合照正统年间凉州、眺州二卫添设学校事例，开设儒学及阴阳、医学各一所，设教授一员，吏一名，生员于本城并东西二路俊秀子弟内选充，其科贡等项事宜并该训导候有成效之日，另行酌量，会奏定夺；阴阳、医学各设官一员，于民间访保术业精通者送部考用。乞敕礼部详议可否，奏请开设。（原载《延绥镇志》）

（二）胡星元捐资修建医院信函

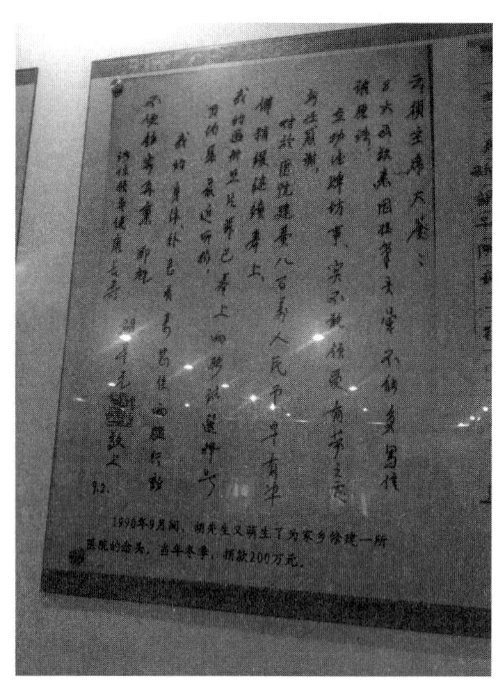

1990年9月间，胡星元先生又萌生了为家乡修建一所医院的念头，当年冬季捐款200万元。照片为1991年9月2日写给榆林市政协主席李云祯的信函，其内容如下：

云祯主席大鉴：

大函致表，因提笔头晕不能多写信，请原谅。

立功德牌坊事，实不能领受，有劳之处，表示感谢。

对于医院建费八百万元人民币早有准备，随后继续奉上。

我的画册照片，前已奉上两张，请选择。此乃均是最近所拍。

我的身体，外表看来甚佳，两腿行动不便　　再禀

即祝　诸位领导健康长寿　　　　　　胡星元敬上　　9.2

三、1950—1952年榆林专区卫生工作总结

（一）基本情况

1. 本区共有6个县，53个区，393个乡，1551个行政村，7258个自然村，35个集镇，共有140096户人数，男344499人，女328859人，合计673358人。耕地面积为5313071278市亩。

2. 卫生组织

（1）行政组织：本区现有文教卫生科6个，县防疫委员会6个，区防疫委员会39个，乡防疫委员会237个，村防疫小组637个，参加各级防疫委员会的人员有2458人。

（2）事业组织：有省人民医院1个，县卫生院6个，区卫生院26个，省防疫队1个，专区妇幼工作队1个，妇幼保健站1个（榆林），药材供应站2个。（逐年统计表附件）

本区卫生情况，过去在国民党反动政府统治下，和其他事业一样是一副落后破烂悲惨的图景，卫生经费很少，开支不当，加之一些领导人贪污肥己，致使卫生机构有名无实，卫生人员常陷于贫困之中，生活大多难以维持，榆林卫生院在反动政府时，还算一个卫生实验院，医药器械等设备还比较齐全。可是由于官僚主义的领导和贪污腐化，不仅不能使其发展壮大，而且所有药品器械都被盗窃一空。其他各县除部分老区还有

少数卫生机构外，凡是新解放的城镇，大部分没有卫生机构，卫生人员不但数量少，在质量上也很差，大部分是行伍出身，或短期训练班毕业，脱离实际，脱离群众，因而群众有病，不上卫生机关的门。

解放后虽然经费困难，设备也不健全，但由于人民政府的正确领导和全体卫生人员的共同努力，克服了困难，在原有的简陋基础上，迅速的改变了卫生面貌，带来了新的气象。

（二）三年来主要工作

1. 防疫保健

（1）预防接种：三年来本区境内，共注射伤寒、霍乱混合疫苗共199577人，鼠疫菌苗注射103009人，接种共325986人（详见附表）。各地防疫保健工作大都依靠当地的卫生协会员来配合进行，据三年来不完整统计，约有180余人参加了全区的种痘和防疫工作。有许多开业医生牺牲了自己的业务参加了工作。他们在工作中都表现出了高度的热情与积极性，并配合各地和榆林市爱国卫生运动及卫生展览，获得了群众对他们的好评。

在工作中的缺点是不会大力的团结发动医药人员，积极的开展防疫保健工作，即使少数发动起来的地方。也没有很好的予以具体的帮助，解决工作中的困难，至其生活和业务上的照顾，基本上的还做的不够。仅从吃饭问题上略加帮助，另外对这些工作积极负责的医药人员，也没有很好的给以鼓励和表扬，使其上进。

其次卫生干部中有懒汉思想，如对种痘工作怕麻烦，不愿用脑子想办法，致使绝大部分县对种痘户口册未建立和登记，在偏僻的乡村不去种痘，形成漏种，但初种了的地区又进行了复种，形成浪费。

（2）传染病流行情况。本区内曾发生过的法定传染病计有天花、流行性脊髓膜炎、斑症伤寒、伤寒及副伤寒、白喉、赤痢及痢疾、猩红热、疟疾、黑热病等11种（详见附表）。其中以麻疹发病率为最大，两年来患者为1472人，我们对这些传染病的防治措施是开展卫生工作并发动卫生机关实施“毋血”注射，但终因各地执行的不力，因此在防治效果上收效不大，该病在二年来共死亡了儿童78人之多。今后要做好预防工作，必须将卫生干部的思想搞通。并有足够的准备工作，才能达到扑灭的目的，至于流行性乙型脑膜炎及黑热病的发病流行是很少的，因此还未引起各地的足够重视，这是今后要特别注意的。

（3）三年来由于正确的执行“面向工农兵”“预防为主”“团结中西医”三大方针的结果，将传染病的发病与死亡率大为降低，并使劳动人民的健康，得到了保障，但缺点也是很严重的，主要的是有些卫生干部对预防工作认识不够，他们以为防了病对自己业务上收入有影响。因此即把绝大部分时间搁置在看病收费方面，而对预防为主的工作当成差事来对待。另外对“面向工农兵”当作动员口号，没有变为实际行动，加之有少数卫生人员缺乏为人民服务的决心，因此深入农村给劳动人民临门治病做得不够，甚至有些卫生干部被领导指定下乡后，即反映群众家中臭，不卫生，不愿在群众家中吃饭睡觉，像这种情况实在距离“面向工农兵”方针太远了。

爱国卫生运动开展的不够深入和普遍。因此成绩也不大（参见附表），其主要原因是干部与群众对这一运动认识不够，他们只知有病要治，而防病的重要性则毫不注意，直接影响了运动的开展，目前爱国卫生运动不仅松懈疲踏，而绝大部分地区已有了停滞收场的严重现象。他们认为现在是冬季了，气候寒冷，举动不便，细菌可能也被冻死了，存在侥幸心里，这很是不对的。

2. 医政工作

（1）设备建设：本区除榆林人民医院设有病床30张，定边卫生院八张外，其他各医院均未设立床位，重要医疗器械计有X光机一架，显微镜四架，血压器八具，高压消毒器二具，电疗器一具，上述器械除横山、靖边、定边、神木、府谷五县卫生院备有血压器一具，定边县卫生院、医防队各有显微镜一具外，其他器械分布在省院。

各县卫生院的房舍除神木、府谷暂时不准备重新修建外，其他如榆林、横山、靖边、定边等卫生院因房舍缺少和破烂已直接影响到业务的开展，需大力兴建才能适应需要。另外医疗器械等设备更是简陋，在工作中感到有莫大困难。至于区卫生科因条件更差，不仅没有病床，连固定的房舍都没有，就是简单办公用具，都感到无法解决。

（2）医疗：门诊出诊病人数16036人，共应诊91444人，住院病人共141人，治愈124人，死亡2人，转院5人，老区免费医疗与新区贫苦劳动人民以及烈军属免费医疗门出诊127680人，共应诊150556人，住院233人，治愈218人，死亡9人，现留院3人，共支出免费款1006532115元。

榆林人民医院由于卫生干部钻研业务，对生物刺激素试制已经成功，据检查无反应，遂给178个患者注射，疗效很好。医疗事故以现有材料统计：靖边卫生院稽查张国民给八区三乡二行政村患者赵老婆用打破的体温计导尿，结果误入膀胱，使患者死亡。定边卫生院医生孙芦山给王毛分诊断眼疾粗心，技术不良，眼药后引起双目失明，因痛苦难忍，投井自杀。护士刘克华因责任心不强，医理不周使病人张成武死亡。共发生医疗事故12件，包括死亡四件，消毒不善化脓者七件，注射时药液遗漏皮下一次。整院工作除定边外，其他各地均未进行，定边卫生院经过检查整顿后，加强了每个卫生干部的政治责任心，使全院在工作上有了新的气象。

公费医疗：奉文较迟，在10月间才布置具体工作，并给各地印发公费医疗证，使在治疗中有了根据，同时也简化了看病手续，但此项工作自执行以来，即出现不少困难问题。（一）事业单位干部医疗费管委会发的少，实际上因业务的开展，人数增多，致使不好处理，引起一些干部讲怪话：一样干部两种待遇。（二）公费医疗执行较晚，因之各地卫生机关给单位诊治过疾病的退款手续麻烦，核算困难。（三）有些干部认为有了公费医疗，因此强调看病用好药。

（3）疾病调查：本区地方病有甲状腺肿大（正在调查中），结核96人（不够正确），性病7693人，沙眼2944人，在榆林、神木、府谷等县流行的病以甲状腺肿大居多，性病分布在神木、府谷、横山等县，结核分布在靖边县，沙眼各县皆有。

（4）团结教育：卫生工作者协会是中西医团结改造的最好组织形式，三年来，本区六个县都成立了协会，现有会员311人，它不懂起了团结的作用，尤其是在团结的基础上，提高了政治与技术进一步的结合，参加了人民防疫工作，取得了人民的信仰，同时也推动了医务工作者的自我改造。全区医务人员在响应祖国的号召，与防疫工作上，有着显著的成绩。

①积极参加了各种爱国主义运动，大家一致响应捐献防疫药品十余种，代金人民币3564200元，约有62人参加了各地防疫准备队的组织，在爱国运动中医务人员向党政机关，提出竞赛挑战书，促进了卫生工作的开展，各小组展开了政治与业务学习，使政治业务水平普遍提高了一步。

②中西医在医疗技术上互相学习，交流经验，榆林县镇川区在中西医学术研究方面，有内外科，药物生理等材料，每周学习一次，进行业务与技术上学习与交流，西医讲生理、药物、外科；中医讲内科，一般都很满意，中医要求科学化的热情很高。年纪50多岁的中医冯宝明、孙丕谋均乐于接受科学知识，他们对疑难疾病，经常进行会诊，商议诊断和处方，这说明了中西医，由过去互相对立、互相敌视的情况下，逐渐走向政治与技术上的团结合作。

③中医进修教育：为了使中医科学化，本区在1950年上半年举行了一次中医进修班，这些中医，经过两个多月的学习后，在工作表现上，都很积极负责，目前榆林市准备成立中西医进修班，但因经费无着落影响到开办。

关于对巫神及不合格的医药人员，至今还没有正确的统计，依据榆林区1952年对中西医药人员的抽查，在44人中，取得合格中医7人，西医1人，其他均不合格，不过有的还培养教育，有的须新业。

3. 药政管理

（1）对西药业与中药业的调查：全区不完全统计有西药房十家，西药外行商12家，药计有80余种；中药铺为86家，常用药物有200余种，产地以四川、山西药为主，本地次之。据各县土产药物调查，以甘草、冬花、郁李仁、银柴胡、车前子、菟丝子、黄岑等为主。

（2）教会诊所方面：共有5处，计靖边宁条梁小桥畔（比利时人办）毛团圐圙（波兰人办），榆林市（西班牙人办），定边堆子梁（比利时人办），每所共2～3人，现在外国人已回原籍，教会经过三自革新运动及由中国人主办，所内没有特别设备，工作人员技术水平均仅能作一般治疗。目前，各地正在调查研究中。

（3）药政管理：为保证药材供应，先后成立了药材供应社两处，三年来基本上供应了本区的药材，并有机的调剂了市场。平衡了药价，使卫生工作得到了有力的保障。

为了管理中西药品起见，府谷还成立了医药管理委员会，对伪劣药品给了严格的限制和取缔。如取缔了小儿宝1766小包，人参真雄丸176小包，这些都在大会上当场焚毁，同时调查登记宏兴鹤来146小包，注明驱虫使用，另外在定边、府谷统一的执行了药品明码标价，取缔了不合理的敲诈行为，树立起新的医药经营作风，在麻醉药品方面仅在少数地方初步的建立了麻醉登记报告表册，绝大部分还未认真地执行。

（4）教育培养：初级教育培养方面，在三年来本区共训练了保健员22人（系妇联干部）助理、助产士54人，助理护士15人，接生员275人，改造旧产婆152人，举办过一次中医进修班（约20人）。另外在1952年夏季爱国卫生运动前还训练了全区的文教卫生及行政人员3399人，我们在这些工作中深深的感到由于一部分学员们文化水平低，身体不健康，思想认识不够健康，以及小孩子和其他家庭问题的牵扯，因而就造成了在学习中思想不集中、有顾虑、听不进去课的种种困难，加之教育设备简陋，致使训练班成为救济班，毕业学员对工作所起作用不大，今后培养初级卫生人员，必须重视提高质量，纠正过去乱收学员的仁政观点，真正要吸收前途有发展的学员，进行培养教育，达到预期目的。

其次，应引起我们注意的是，经过训练了的人员，一定要加强组织领导，并且要具体的检查督导，使其大力的发展工作，否则就会变成不起作用。

（5）卫生宣传：卫生宣传机构，专署与县不设专人，由业务单位兼办。宣传方面，我们除采取了卫生通信、健康报、画片、标语外，并广泛的采用一般报纸（黑板报在内）幻灯，群众会（庙会亦在内）、喇叭筒、秧歌等方式进行工作。

我们的宣传工作是结合抗美援朝，爱国主义教育进行的，在1952年共印发了防疫常识3500本，卫生标语1200张，在城乡给群众共宣传达530次，听众达240233人。

（6）妇幼卫生：本区妇幼卫生工作，基本还是开端和初办，在三年来也获得了不少成绩（均附表栏于后），但是在工作中，还存在着不少困难和缺点。

①各级领导对此工作没有足够的重视，对上级指示精神没有认真研究执行，各个妇幼卫生工作者，对本身业务规范认识不明确。只重视搞了一般性的工作，而忽视了工作的全面发展。

②各地妇幼卫生工作者，特别是助产士，由于业务范围的限制，及知识贫乏不能大胆开展工作，如难产、妇科病的处理，及农忙托儿所等妇幼保健事业还没有很好的发展起来。

③没有实行到专人专责，绝大部分妇幼卫生工作者，经常束缚在外科室、药房、登记、事务等勤杂工作上，成了忙乱的事务主义者。而本身业务却仍未开展。

④没有全面的工作汇报制度，缺乏统计调查，以致形成了工作上的脱节，区与县两级政府各扫门前雪，互相无关，因而不能掌握全面，交流经验，总结工作。与民主妇联及其他人民团体缺乏密切联系，不能多方面联系群众，发动群众，搞好工作。

⑤今后发展妇幼卫生工作的几点意见：必须加强妇幼卫生宣传工作，扩大工作范围，深入到群众中去了解群众的一切。必须加强联系，建立严格的汇报制度，作好统计调查工作，定期召开联系会，总结工作经验，批判与克服缺点，推动工作开展并与妇联及其他人民团体合作，掌握工作全面，把工作广泛的全面开展起来。妇幼卫生工作者必须加强业务与政治学习，据目前看来，我们的业务知识，与祖国建设的需要还差的

很远。必须努力学习加强思想改造，熟悉业务技术，才能赶上工作需要。各级领导对此工作，应严肃的重视起来，把它当作关于整个人民健康的政治和任务。给妇幼卫生工作者一定的职权和多方面的帮助。使能大力开展工作。

（7）干部工作：

①本区行政技术干部现有情况列表附后（见附表）。

②按现有编制，尚缺干部，就目前情况来估计，1953年事业发展，还需要干部，分别清单附后（见附表）。解决干部的办法，我们初步意见是：严格初级卫生人员由本区举办训练班解决。但中级卫生人员及专科卫生人员要求上级卫生领导机关分配。

③干部思想情况：

绝大多数干部在政治上、思想上都提高了，有了新的工作作风和为人民服务的思想。

有极少数干部在政治思想上还发展很慢，仍保留着旧的思想意识。以及产生了不正确的行为，如神木县卫生院医生胡荣祖，定边县卫生院院长袁野等吸食大烟、嫖娼等违法违纪的错误，造成了卫生工作者在群众中的不良影响。

另有个别人员工作作风不好，不踏实，闹情绪，图享受，浓厚的雇佣观点。

还有个别行政领导同志，不过问政治，对行政领导缺少新的方法，对同志态度更不谦虚。

4. 在职干部的学习：分政治与业务两方面。业务方面包括卫生政策与政令，上级公文指示以及医学理论等材料。政治方面分一、二两级。一级学习政治常识读本；二级学习中国共产党30年，时事学习是自动的阅读。时间分配上曾经规定，每星期八个小时的政治学习，业务学习在晚上，亦是八个小时。各地为了加强学习起见，都分别建立了学委会，进行领导与检查工作。卫生人员经过学习后，目前在思想上已提高了一步。

5. 三年来新吸收的医务人员以及教育、培养和提拔的干部情况清单附后（见附表）。

6. 本区医务卫生人员在“三反”中犯错误的干部，其情况清单附后（见附表）。

7. 待遇方面存在两种情况：一种是评价及待遇提高了，但由于各地业务不发展，收入少，直接影响了干部的生活和工作的进行。这个问题是十分严肃的。另一种是在评级中，发现畸高现象，已引起卫生干部的不满。

8. 开展评模运动，在全区来讲，干部的思想上还未接受，他们认为模范条件严格，用这尺度测量一下自己，都觉得不够格。另外将评模看作是很平凡的事，没有当作是推动工作的必要武器，正因有如此不正确的看法和思想，所以全区评模运动没有广泛开展。只是个别进行了工作。

（三）目前存在的主要问题和困难

（1）干部缺乏问题：开展本区卫生工作中，首先遇到的困难，就是专科技术干部的缺乏。虽然经过上级的调派，和本署就近吸收，但实际没有解决了质量较高的技术干部问题，我们要求上级抽派专科医生、司药、X光技术员等，以资大力开展工作。

（2）经费与干部薪资问题：本区卫生院多系新恢复与建立的，一切设备毫无基础，医疗收入又少，每月经费收支简直相差太远，加之各县粮价高低不等，经拨补粮价后，差额极大，各卫生院（区所亦严重）因为经费没办法解决，已将弱薄汐的家产快要用支完了，因此常引起少数干部工作情绪不安，这种情况亟待适当解决。

（3）房屋困难：榆林人民医院，榆林、横山、靖边、定边等卫生院房舍极其狭小，还不够使用，因此亦急需拨款兴建，以利工作开展。

（四）今后意见

（1）建议今后卫生机关实行国家预算制，保证医务工作的顺利前进。

（2）上级经常有计划的巡视各地区的工作，以便发现问题，进行指导。

（3）1953年扩充专署卫生科编制，分别健全县卫生科以便加强领导力量，另外对县卫生院、区卫生院，亦应充实人员及其设备。

四、中共榆林地委文件

榆地发（1989）5号

批转地区卫生局《榆林地区卫生改革试行方案》的通知

各县（市）委、各县（市）人民政府……

地委、行署同意地区卫生局制定的《榆林地区卫生改革试行方案》，现批转给各部门，请认真贯彻执行。

地区卫生局在试点的基础上，总结全区卫生改革的经验，提出了这个改革方案。这种工作作风和改革精神是值得各行各业和各级领导学习的。希望地委、行署各部门充分发挥职能作用，以改革统揽全局，深入实际、调查研究，加强宏观指导，促进我区改革和建设的发展。

卫生改革必须坚持全心全意为人民服务的宗旨，坚持把医疗卫生工作的重点放到农村的方针，把社会效益优质服务放在首位。在这个前提下，通过改革，增强医疗卫作单位的生机与活力，使卫生事业更好地适应国民经济和社会发展的需要。

卫生改革关系到卫生事业的发展，也涉及人民群众的切身利益，各级党委和政府要切实加强对卫生改革的领导，及时了解情况，总结经验，解决改革中出现的问题。各级组织、劳动人事、税务、工商、物价、银行等部门要密切配合，通力协作，大力支持卫生改革，财政部门要视财力情况逐年增拨卫生经费。特别是对乡镇卫生院决不能因为搞了承包经营而减少投资。

中共榆林地委
榆林地区行署

1989年1月13日

榆林地区卫生改革方案

为了进一步深化卫生改革，增强卫生单位的生机与活力，调动医疗卫生人员的积极性，扩大服务范围，增加服务项目，改善服务态度，提高医疗质量，加快卫生事业发展，促进我区精神文明和物质文明建设，特制定本方案。

一、总则

第一条　根据卫生改革的方针、政策，结合我区实际，卫生改革的重点是引进企业管理办法，建立新的卫生事业经营机制。

第二条　卫生改革必须坚持全心全意为人民服务的宗旨，把社会效益、优质服务放在首位，不能乱收费、乱涨价，增加患者负担。

第三条　医疗卫生单位要面向农村，面向基层，主动承担农村医疗卫生保健任务，无条件地完成灾害事故、紧急医疗抢救等社会性医疗卫生任务。

第四条　医疗卫生单位要加强思想政治工作，积极开展职业道德教育和创建文明医院文明单位活动，纠正行业不正之风，为社会提供优质卫生保健服务。

二、改革领导体制

第五条　根据“党政分开，简政放权，分级负责，提高效率”的原则，全区地段以上医疗卫生单位实行院（站、所、校）长负责制和任期目标责任制，亦可试行承包经营责任制。

第六条　院（站、所、校）长的产生，由群众民主推荐，主管部门考察提名，报上级机关任命；也可由职代会民主选举，或者公开招标选聘，报上级机关批准。

第七条　院（站、所、校）长每届任期三年，可以连任。

院（站、所、校）长在任期内因能力不胜任或有严重失职行为，任命机关有权免除其职务。院（站、所、校）长在任期内如申请辞职，必须先提出书面报告，由有关部门审查或审计部门审计后，并经原任命机关同意后方可离任。

第八条　院（站、所、校）长在单位处于中心地位，对单位的物质文明和精神文明建设负全面责任。在政策和法规允许范围内，院（站、所、校）长有行政、业务决策指挥权，内部机构设置权，中层干部任免权，干部职工聘任权和劳动报酬的分配权，并对决策的实施和经营效果负全面责任。

第九条　实行院（站、所、校）长负责制单位的党组织和工会组织的负责人分别按照有关章程办理。院（站、所、校）长应当定期向本单位职代会报告工作，自觉地接受党组织的监督。

第十条　乡镇卫生院实行承包经营责任制，积极推行个人抵押承包或全员抵押承包。实行承包经营责任制的院长，享有实行院长负责制和任期目标责任制院长的一切权力。对个别管理混乱，连年亏损，群众意见大的乡镇卫生院亦可采取租赁经营。

三、改革劳动人事制度

第十一条　实行院（站、所、校）长负责制单位的行政副职，由行政正职提名，报主管局任命。

第十二条　实行院（站、所、校）长负责制的单位，在科室定编范围内，干部职工实行聘任制。临床、医技、职能科室的科主任、科长、护士长由院长聘任，报主管局备案；副科长由科长提名，院长认可并发给聘书；干部、工人的使用，由科主任（科长）选聘并发给聘书，聘期一般为一年；解聘职工和职工辞聘，均需提前一个月提出。

第十三条　未被聘任的干部职工，视为待聘人员。待聘人员从落聘的下月起停发奖金、卫生津贴，并在单位指定的工作岗位上试用，等待聘用。单位要积极组织待聘人员进行技术培训和开辟新的就业门路。待聘人员要求调离要给予方便；待聘人员若不服从分配，可视情节给予批评教育直至纪律处分。

第十四条　干部、工人确因身体健康原因不能坚持正常工作的，单位不能解聘，应按离退休或劳保有关规定处理。

第十五条　在定编定员的基础上，实行工资总额包干的办法，除国家分配的复转军人和大中专学生外，增人不增工资总额，减人不减工资总额。实行工资总额包干后的医疗卫生单位，在不突破限制指标的情况下，有权根据实际需要，高聘或低聘各级各类人员，并享受相应的待遇。人员调出时，其职务、工资仍按原职（级）别介绍。

第十六条　积极引进外地确有专业特长的医疗卫生人员到我区工作，提倡和鼓励，医疗卫生单位的富余人员到基层服务或留职停薪，自谋职业，具体办法按照中共榆林地委、榆林地区行署《关于进一步推动横向经济联合的试行办法》（榆地发［1988］24号）和《关于鼓励党政机关人员到基层生产单位工作的试行规定》（榆地发［1988］11号）执行。

四、改革医疗卫生管理制度

第十七条　医疗卫生单位实行“任务包干，目标管理，责任到人，优质服务”等多种形式的管理办法，以满足人民群众医疗保健的需要。

第十八条　院（站、所、校）长要制定在任期内的责任目标，主要包括：事业发展，工作任务，工作质量，经济效益和精神文明建设等目标，应将上述任期目标分解成年度指标，并与主管部门签订责任书。

第十九条　医疗卫生单位实行院（站、所、校）、科两级责任制，院（站、所、校）长根据不同科室的工作特点，可采取承包、租赁等多种形式和科主任（科长）签订责、权、利相统一的责任书，单位要对科室的责任书执行情况定期考核。

第二十条　预防保健要开展有偿服务，推行计划免疫和孕产妇保偿制，使防保工作从单项防治向综合治理发展。

第二十一条　根据中共榆林地委、榆林地区行署《关于加强教育工作的决定》（榆地发［1988］42号）精神，医学教育要按照国家下达的招生计划实行定向招生、定向培养、定向分配制度。

第二十二条　医疗卫生单位要在主业不变的情况下，积极兴办自主经营，独立核算，自负盈亏的经济实体。请劳动人事、工商、税务、物价、财政、银行等给予大力支持。

第二十三条　卫生主管部门要加强对卫生改革的领导，定期检查、考核所属单位责任目标的执行情况。

五、改革财务制度

第二十四条　全额预算单位（如防疫站、妇保站、卫校、药检所、科研单位等）在主管局分项核定经费后，实行“包干使用、超支不补、节余留用”的办法进行管理，其奖金提取从预算包干节余或开展有偿服务的纯收入中提取适当部分，报主管局同意后发放。

第二十五条　差额预算单位（如医院等）实行“全额管理，定向补助，超支不补，节约留用”的办法进行管理，单位超过核定指标的业务收入部分，可划分为事业发展基金、集体福利基金和职工奖励基仝，按“五、二、三”的比例进行使用。

第二十六条　一个核算单位只能实行一科奖金制度，凡实行奖励基金办法的单位不再执行奖励工资制度。对奖励基金过少的单位经主管局批准，可把集体福利基金和职工奖励基金合并使用。

第二十七条　实行院长负责制的单位可以从超过核定收入部分的奖励基金中提取10%作为院长基金，用于奖励工作成绩显著、贡献大的职工。

第二十八条　凡按本方案执行的单位，均应首先制定具体实施细则。地直医疗卫生单位报地区卫生局批准后实施，县及县以下医疗卫生单位报县卫生局（或乡镇政府）批准后实施。

五、神木县全民免费医疗实施办法

（试行）

第一章　总　　则

第一条　为建立城乡一体化基本医疗保障体系，彻底解决全县人民看病难、看病贵问题，使改革发展成果真正惠及全县人民，促进和谐社会建设，结合实际，制定本办法。

第二条　全民免费医疗工作坚持以人为本、全民受惠，广集资金、财政为主，统筹安排、综合管理的原则。

第二章　免费对象

第三条　全民免费医疗对象为全县干部职工和城乡居民。具体包括县属党政机关和事业单位的干部职工，县属国有企业、社会团体、民营企业、私营企业中神木籍户口的职工，神木籍户口的城乡居民。

第四条　未参加城乡居民合作医疗和职工基本医疗保险的人员不予享受免费医疗。

第五条　中、省、市驻神各单位、各企业职工的基本医疗保险继续执行《神木县城镇职工基本医疗保险制度实施办法》。

第三章　管理机构

第六条　全民免费医疗工作在县康复工作委员会统一指导下由县医保办、合疗办具体实施。

第七条　县康复办履行下列职责：

（一）负责全民免费医疗工作的总体协调和组织落实；

（二）负责督促全民免费医疗政策、制度的贯彻实施；

（三）负责实施全民免费医疗经办机构和医疗机构的考核工作；
（四）负责全民免费医疗资金运行监管工作；
（五）负责全民免费医疗制度的宣传咨询、信息收集等相关工作。
第八条　县医保办履行下列职责：
（一）负责全民免费医疗制度推行工作，经办全县干部、职工免费医疗的各项业务工作；
（二）负责对干部、职工免费医疗基金和门诊医疗卡资金的筹集、管理和使用；
（三）负责认定免费医疗的干部、职工身份；
（四）负责干部、职工慢性病门诊治疗的审核报销工作；
（五）检查定点医疗机构的管理和服务情况；
（六）协调解决干部、职工免费医疗工作中的有关问题。
第九条　县合疗办履行下列职责：
（一）负责全民免费医疗制度的推行工作，经办全县城乡居民免费医疗的各项业务工作；
（二）负责城乡居民参合基金和门诊医疗卡资金的筹集、管理和使用；
（三）负责认定免费医疗的城乡居民身份；
（五）检查定点医疗机构的管理和服务情况；
（六）协调解决城乡居民免费医疗工作中的有关问题。
第十条　乡镇、机关、企事业单位履行下列职责：
（一）设立全民免费医疗专门管理机构并配备专（兼）职管理人员；
（二）认真执行全民免费医疗的政策、规定、制度，制定具体管理办法；
（三）负责搞好全民免费医疗的宣传教育和相关服务工作；
（四）负责基金的筹集和上缴，做好造册登记工作；
（五）负责对城乡居民或干部职工门诊医疗卡发放工作。

第四章　基金筹管

第十一条　全民免费医疗基金组成为：
（一）县医保办收缴的基本医疗保险基金；
（二）县合疗办收缴的合作医疗基金；
（三）社会募捐的资金；
（四）县财政拨付的资金。

第十二条　全民免费医疗基金由财政局社保科设立专户管理，专款专用。具体由医保办和合疗办根据全民免费医疗支出需要报康复办审定后，财政局社保科予以及时拨付。

第五章　门诊医疗

第十三条　实行全民门诊医疗卡制度。凡缴纳合作医疗基金的城乡居民均可享受每人每年100元门诊医疗卡待遇;干部职工医疗卡资金按《神木县城镇职工基本医疗保险制度实施办法》规定从收缴的基金中直接划入。门诊医疗卡结余资金可以结转使用和继承。

第十四条　老红军、离休人员、二等6级以上伤残军人门诊医疗费用（定点医院）全额报销。

第十五条　慢性病患者长期在门诊治疗的医药费用，实行全年限额报销制度。

第六章　住院医疗

第十六条　实行住院报销起付线制度。起付线以下（含起付线）住院医疗费用由本人自付，起付线以上费用予以报销，但每人每年累计报销医药费不超过30万元。起付线标准为：

（一）乡镇医院为每人次200元；

（二）县级医院为每人次400元；

（三）县境外医院为每人次3000元。

第十七条 住院免费范围：

（一）一般检查费、治疗费、药费、手术费、普通床位费、护理费；

（二）安装人工器官、器官移植等特殊检查、治疗费和材料费。

第十八条 下列医疗行为不予免费：

（一）自行到非定点医疗机构就诊住院的医药费；

（二）治疗期间与病情无关的医药费，超范围的检查费和无医嘱的医药费；

（三）急救车费和空调费；

（四）各种整容、美容、矫形、健美手术、计划外分娩住院医药费以及镶牙、配镜和个人使用新型健美器具费；

（五）病人自用的按摩、理疗器具及自用的磁疗用品（如磁疗胸罩、磁疗背心、降压仪表等）费；

（六）病人自用诊治材料和器具（如体温计、药枕、药垫、胃托、子宫托、拐杖等）费；

（七）因违法犯罪、打架斗殴、酗酒服毒、自残、工伤和交通、医疗事故所致的医药费；

（八）疗养、康复费和不必要的营养药品费；

（九）本地区发生大范围严重自然灾害或疾病暴发流行等意外风险时所发生的医疗费用；

（十）其他不符合规定的医药费。

第十九条 本县住院因特殊病情需要营养药品的，按以下规定报销：

（一）癌症、肝硬化、肾病和严重消耗性疾病等不能进食，需要靠营养液维持生命的，或者某些特殊疾病必须用生物制剂治疗的，费用报销80%；

（二）血液系统疾病、其他疾病引发严重贫血或者各种手术中大出血的，必须使用血液制品的费用报销90%。

第二十条 在本地住院需大型医疗设备诊断检查、特殊医用材料治疗的，按以下规定报销：

（一）因病情需要，需做CT、ECT、核磁共振等大型仪器、设备检查的，其费用报销90%；

（二）因病情需要做器官移植或导管、支架等介入治疗的，国产材料报销90%，进口材料报销70%。

第二十一条 患者在县境外医院治疗的，就诊前需按程序报县医保办或合疗办备案;属于急诊的，应在就诊三日内及时报告;县境外医院治疗的各种检查费由本人自付，医药费按70%比例给予报销。

第二十二条 外出务工和异地居住的神木籍人员在住所地住院治疗的，比照县内住院规定执行。但在地市级医院以上住院的，按转境外医院报销规定执行。

第二十三条 老红军、离休人员、二等6级以上伤残军人和五保户全免。

第七章 费用结算

第二十四条 门诊医疗费用一般由个人门诊医疗卡支付，县医保办和合疗办按月结算。老红军、慢性病等的门诊费用由县医保办及合疗办按规定报销。

第二十五条 住院患者的医疗费用先由患者自付，待出院后按规定到县医保办或合疗办报销。县医保办及合疗办采用“直通车”方式报销住院费用。

第八章 监管奖惩

第二十六条 县卫生、人劳等部门要各司其职，加强管理，相互配合，共同做好全民免费医疗工作。县监察、审计、财政等部门要切实加强对全民免费医疗工作的监督，确保基金安全运行。

第二十七条　定点医疗单位有下列行为之一的，给予通报批评、限期整改，情节严重的，取消定点资格：

（一）身份证件审查不严，将外籍人员列人全民免费医疗范围的；

（二）虚挂病床号，套取或浪费医疗费用的；

（三）不按规定限量开药或开非治疗性药品的；

（四）多开药或开提成药的；

（五）擅自提高收费标准，任意增加收费项目和不执行药品批零差价规定计价的；

（六）擅自超出《陕西省基本医疗保险和工伤保险药品目录》开药的；

（七）有其他违规行为的。

第二十八条　享受全民免费医疗对象有下列行为之一的，追回报销的医疗费用，并取消全民免费医疗资格，涉嫌犯罪的，交由司法机关依法追究刑事责任：

（一）将本人证件转借他人就诊的或用他人证件冒名就诊的；

（二）私自涂改处方、结算票据，虚报冒领的；

（三）利用假票，设法加大住院费用的；

（四）有其他违规行为的。

第二十九条　县医保办和合疗办工作人员有下列行为之一的，给予通报批评或行政处分，直至追究法律责任：

（一）利用职权和工作之便徇私舞弊、索取贿赂、谋取私利的；

（二）工作失职或违反财经纪律造成医疗费用损失的；

（三）有其他违规行为的。

第三十条　对在全民免费医疗工作中表现突出的单位和个人予以表彰奖励。

第九章　附　则

第三十一条　县康复办、医保办、合疗办要与定点医疗医院和定点药店签订全民免费医疗服务协议，明确相互之间的权利和义务。

第三十二条　《神木县城镇职工基本医疗保险制度实施办法》和《神木县农村合作医疗管理办法》与本办法不一致的，以本办法为准。

第三十三条　本办法从2009年3月1日起执行。

神木县人民政府

2009年2月9日

六、神木县全民免费医疗实施细则

（试行）

第一章　总　则

第一条　为了全面规范全民免费医疗工作，根据《神木县全民免费医疗实施办法》（试行），制定本细则。

第二条　本细则是对《神木县全民免费医疗实施办法》（试行）的补充完善，解释说明。

第二章　定点医药机构确定及管理

第三条　定点医院应符合以下要求：

（一）符合区域医疗机构设置规划和医疗机构基本标准；

（二）病房宽敞明亮、安全实用；

（三）有相应固定执业类别的医师、注册护士等专业技术人员；

（四）设有独立的科室和床位（包括ICU病房、CCU病房）以及计算机设备等；

（五）有与所开展业务相适应的放射、化验B超、心电图等检查设备和达标的手术室、消毒供应室和分娩室（产房）等；

（六）有完整的病案室；

（七）严格遵守国家有关医疗服务管理的法律法规，遵守全民免费医疗的有关规定和各项医疗技术操作规程及诊疗规范。建立健全相应的内部管理配套制度，并实行三级服务承诺制（医生向科室、科室向医院、医院向社会），积极为住院患者提供全方位、优质安全的服务；

（八）严格执行卫生、物价、财政等部门的收费项目、收费标准及药品管理规定。

第四条　定点药店应符合以下要求：

（一）具有独立法人资格，依法经营；

（二）符合国家医药经营相关要求；

（三）诚实守信、价格合理、药品质量有保证；

（四）服务快捷、高效、优质。

第五条　定点医疗机构确定程序：

通过发布信息，医疗机构申请，经县卫生局组织康复办、医保办、合疗办共同评估并审查确定合格的医疗机构。确定为定点医疗机构的颁发标志牌，并向社会公布。定点医疗机构实行动态管理，一年确定一次，经考核不合格的取消下年度定点资格。

第六条　各定点医院应成立全民免费医疗经办机构，配备1名领导和1～3名专职人员。其主要职责是：

（一）经办本单位全民免费医疗的各项具体业务工作；

（二）检查监督本医院各科室和职工对全民免费医疗政策、规定、制度的执行情况，审核住院患者人、证以及住院是否符合有关规定；

（三）负责对住院医药费的结算报销；

（四）负责对本院全民免费医疗政策、规章制度的宣传和信息收集上报；

（五）负责向县医保办、合疗办按时报送各项报表；

（六）自觉接受卫生局管理，同时接受县康复办、医保办、合疗办的指导、检查和监督，积极配合完成本单位的工作任务，协调处理全民免费医疗工作中有关问题。

第七条　各定点医院应成立由主管院长、各科室主任或学科带头人等相关人员组成医疗专家小组，负责本院住院患者的入、出院判定以及转院患者的会诊和全民免费医疗相关技术的指导、培训等。

第八条　各定点医药机构应设置全民免费医疗宣传专栏和专用意见箱，积极宣传全民免费医疗政策、规定，每月公示全民免费医疗相关情况，并自觉接受社会各界的监督。

第三章　住院及报销管理

第九条　患者住院管理：

（一）认真审查入院患者的有效证件。城乡居民住院必须持户口簿或身份证、合疗证和本年度合疗基金缴费收据;干部职工、企业人员必须持单位介绍信、医保卡和身份证，五保户患者还必须提供有效证件；

（二）经审查人、证真实一致，诊断确需住院的一般患者当日内办理住院手续;急、危、重症患者可于入院三日内补办手续。

第十条　患者治疗管理：

（一）实行首诊医师负责制。住院期间必须对住院患者负责到底，因病施治，合理用药、治疗，做到处方用药与病历医嘱相符，检查治疗与临床诊断相符；

（二）严格控制医药费用，县内住院治疗均要执行住院日费用限额制。具体为：一般住院患者平均每日总费用在乡镇定点医疗机构不得超过200元，在县级定点医疗机构不得超过400元，急、危、重患者在县级医院不得超过1600元（特殊检查费、手术费除外）；

（三）严格实行三级审批制度以及特殊检查、特殊治疗和药品管理制度。需要用营养药品和特殊检查、治疗、材料的患者由住院医师申请，科室主任、医保（合疗）科长、稽查人员三级审核同患者或家属签订同意书后方可使用。严禁开大处方、严禁搭车带药、严禁随意增加收费项目，更不得缩减医疗服务项目，确保患者“少花钱能治病”。自费药品、超范围用药及外请专家费用必须经患者家属同意且费用自付；

（四）定点医院必须将所开药品及所做的各项检查治疗，一律用中文记在病程记录及医嘱上；

（五）各定点医院医疗专家小组认定属于病愈应当出院的患者，经医疗机构通知后无正当理由拒绝出院的，自医疗机构通知出院之日起一切费用由患者本人支付；

（六）定点医疗机构应严格执行临床人、出院判定标准，能采取门诊治疗的，决不收入住院，同时应按月统计分析入院患者及其医疗费用的增降比例；

（七）严格把握各种医学检查设备适应症，尤其是各种大型检查设备适应症，检查阳性率不得低于75%，严格控制药品的管理和使用情况，杜绝“以药养医”现象，确保药品费用不得超过总住院费用的50%。

第十一条　患者出院管理：

（一）患者病愈出院时要认真登记、审查，同时还要妥善保存相关住院资料、费用清单及缴费票据、合疗证、户口簿、身份证复印件等；

（二）健全档案，专人管理，以备检查。

第十二条　患者转院管理：

（一）县级医院收住患者后，不得随意转外治疗。因病情变化确需转外治疗时，由住院医师申请，本院医疗专家小组会诊同意后方可出具转院证明；

（二）患者转县外医疗机构住院治疗须持“诊断证明”“转院证明”等到县医保办或合疗办申请。经医保办或合疗办同意后方可转院。特殊急诊、危及生命情况的除外，但需在三日内及时报告，十日内补办有关手续；

（三）乡镇定点医疗机构不得办理县境外转院证明。

第十三条　患者报销管理：

（一）所有参加全民免费医疗的患者，县境内出院均以“直通车”方式报销。县境外出院的患者，公疗办和合疗办审查资料后三个月内给予报销；

（二）参加全民免费医疗的住院患者，住院期间的医药费由该院医保、合疗经办机构办理报销手续。凡住院期间的门诊医药费及私自外出购药、检查、治疗等费用一律不予报销；

（三）住院医药费及报销情况应如实填写“报销审批凭证”不得弄虚作假，不得擅自改变报销规定；

（四）定点医院、定点药店与医保办、合疗办按月结算。由定点医院和药店于每月十日前将上月住院报销和“个人门诊医疗卡”支出的结算票据，报送县医保办或合疗办审核拨付。拨款按审核后的金额首付80%，剩余20%经全面审查后下个月拨付。

第十四条　加强医疗收费票据使用管理。必须使用由省财政厅统一印制的住院和门诊收费收据，并作为会计核算的凭证，不得虚开收费票据，更不能造假使用收费票据。加强对财务人员的监管，严格执行会计核算制度和财务管理规定。

第四章　慢性病门诊治疗管理

第十五条　实行慢性病门诊治疗全年限额制度。

（一）慢性病确定坚持专家联合鉴定、适度适量报销的原则。

（二）慢性病专家评审小组由县卫生局、康复办、医保办、合疗办和县级定点医疗机构医疗专家组成。

（三）慢性病患者确定由本人向医保办或合疗办申请并提供如下材料后由专家评审小组予以评审确定：

（1）本人户口簿、身份证、合疗证和医保卡的原件及复印件，有单位的必须持单位介绍信（盖章有效）；

（2）二级甲等以上定点医院各项近期检查化验单和诊断证明书以及病例复印件。

第十六条　对确定的慢性病患者，在定点医疗机构治疗的医药费用先由患者自付，年底前到医保办或合疗办凭票据按规定予以报销。

第五章　监管奖惩

第十七条　定点医疗机构有下列行为之一的，给予通报批评，责令限期整改，情节严重的按照国务院《医疗机构管理条例》予以处罚，并取消定点资格：

（一）弄虚作假、冒名顶替，致使末参加全民免费医疗的人员列入报销范围的；

（二）编造假病历，出具假发票，出具假诊断证明或将自费药品换成报销药品等以各种方式套取全民免费医疗资金的；

（三）服务态度差、服务质量差，民主评议满意率不达标的；

（四）其他违反全民免费医疗制度规定的。

第十八条　县内定点医疗机构医务人员有下列行为之一的，除给予一定数额的经济处罚外，三年内不得晋升高一级职称，并根据《中华人民共和国执业医师法》规定，由县卫生局依法吊销其执业资格证，构成犯罪的，移送司法机关处理：

（一）医务人员故意为冒名就医者提供方便的；

（二）虚挂病床，做假病历，与患者串通套取全民免费医疗资金的或者为医疗机构套取资金的；

（三）利用职务之便开搭车药、提成药及串换药品的；

（四）违反全民免费医疗用药规定，开人情方、大处方、假处方的；

（五）住院病历不按规定详细记录病情、治疗经过和药品使用情况，治疗和使用药品与处方、病历记载不符的；

（六）将不符合入院标准的病人按住院治疗或故意延长病人住院时间的；

（七）不坚持首院、首科、首诊负责制，推添病人，随意转诊、检查，延误患者病情的；

（八）其他违反全民免费医疗制度规定的。

第十九条　全民免费医疗单位及经办机构人员有下列行为之一的，视其情节分别给予警告、罚款和党纪、政纪处分。构成犯罪的，移送司法机关处理：

（一）工作严重失职或违反财经纪律，造成全民免费医疗资金重大损失的；

（二）贪污、截留、挪用全民免费医疗资金或索贿受贿、徇私舞弊的；

（三）擅自批准不属全民免费医疗报销项目的；

（四）擅自更改全民免费医疗待遇的；

（五）其他违反全民免费医疗制度规定的。

第二十条　参加全民免费医疗的人员有下列情形之一的，追回所补助的医疗费并取消全民免费医疗资格，构成犯罪的，移交司法机关追究刑事责任：

（一）开虚假医药费收据、处方，冒领全民免费医疗报销资金的；

（二）私自仿造或涂改医药费单据、病历、处方、检查报告单或自行开方取药、违规检查、贿赂医护人员作假的；

（三）利用全民免费医疗报销在定点医疗机构领取药品进行非法倒卖的；

（四）其他违反全民免费医疗规定行为的。

第二十一条　县财政、审计、卫生、药监、物价、监察等部门对定点医疗机构的服务和管理情况进行检查监督，同时对住院患者情况进行抽查。

第二十二条　实行年度考核奖惩制度。年底对定点医疗机构、医疗经办机构以及全民免费医疗单位及其工作人员进行综合评比，对在全民免费医疗工作中表现突出的单位和个人给予表彰奖励，对评为后进单位和工作不称职的个人给予相应经济处罚。奖励资金由县财政预算。

第六章　附　录

第二十三条　本细则由县卫生局负责解释并根据需要适时修改完善。

第二十四条　本细则从2009年3月1日起执行。

神木县卫生局

2009年2月19日

七、陕西榆林医改的“榆阳模式”创新体制机制　全面深化改革　促进卫生事业持续健康发展

2012年6月25日，《健康报》采用“陕西榆林医改的“榆阳模式”创新体制机制全面深化改革促进卫生事业持续健康发展”为标题，报道了陕西省榆林市榆阳区医药卫生体制机制改革观察。现摘要如下。

在医改保基本、强基层、建机制三大使命中，建机制难度最大，意义最为深远，任务也最艰巨。陕西省榆林市榆阳区近十年来坚持不懈革故鼎新，大胆破除旧体制、旧机制的条条框框，已经初步建立起了适合本区实际的医疗卫生服务运行管理体系，形成了理念清晰、特色鲜明、效益突出、各方满意的医改“榆阳模式”。

转变政府角色是前提，既要充分保障，更要充分放权

深化医改，首先要转变政府角色。榆阳区医改能够推进到目前的深度，与该区的政府自身改革密不可分。坚持把卫生事业摆在民生领域的首要位置，既充分保障，又充分放权，是榆阳区推动卫生改革发展理念中最值得称道的显著特点。

“十一五”以来，榆阳区抓住西部大开发、陕北能化基地大建设的宝贵机遇，充分发挥资源、区位两大优势，实现了区域经济社会的持续跨越发展。2011年，综合实力跻身陕西24个市辖区十强。在区域经济和财政状况好转后，政府保障和改善民生的当务之急就是抓好卫生、教育、文化和社保工作，解决老百姓的就医问题是民生保障的重中之重，是民生投入的第一选择。医改全面启动以来，榆阳区的各项政策性投入已全部落实到位，三年医改区本级财政的医疗卫生总投入达到2.9亿元，卫生事业投入占经常性财政支出的比重逐年提高。

深化医改不仅要解决投入问题，更重要的是革新体制机制。只有转变政府职能，实行管办分离，破除不适应医改形势的旧机制，在微观管理上充分放权、大胆创新，建立充分调动卫生系统各单位、各岗位工作积极性的新机制，才能把医改政策和财政投入最大限度地转化为持续提升卫生服务水平的民生福祉。

狠抓体系建设是基础，加大投入强基固本，优化内涵高点起步

体系建设是根本。2003年抗击“非典”结束后，国家启动实施了公共卫生系统的大规模体系建设，榆阳区抓住机遇，利用国债项目和区财政投资，重点对乡镇卫生院、村卫生室进行了脱胎换骨的改造建设，目前已完成了2～3轮升级，每一轮次都有质的提升。榆阳区完成基层体系建设后，近几年接着开始对城区医院进行大规模改扩建，从更高层面提升区域医疗体系的整体水平。榆阳区妇幼保健院迁建工程于6月12日奠基开

工，这个投资近1.5亿元、设计规模领先陕、甘、宁、蒙周边县区、功能设置全国一流的专科医院建成后，将大大提升榆阳区乃至榆林市的妇幼儿童医疗保健水平。今年下半年，投资近2亿元的榆阳区人民医院主体工程即将封顶；明年，区属星元医院（三级医院）的新住院楼将启动建设。

在抓好硬件建设的同时，榆阳区更加注重卫生工作的内涵提升和软件完善。诸如药品集中招标采购等措施该区早在2003年就开始实施。2003年3月成立了药品集中定点公开采购办公室，通过集中采购，有效控制了购药成本，提高了药品质量，降低了药品价格，减轻了群众负担。

2003年开始，榆阳区大力推行卫生系统人事分配制度改革，实行全员聘用制度，不养一个懒人、不留一个闲人、不亏一个能人，从体制机制上激活了卫生队伍干事创业的积极性。2004年，榆阳区开始对乡镇卫生院院长实行任期目标责任制管理，年度考核末位淘汰。

2007年，国家推行社区卫生服务体系建设，榆阳区投入6164万元建成了7个标准化水平较高的社区卫生服务中心和30个服务站，实现了社区全覆盖。同时，对开展的公共卫生服务项目实行政府购买服务，引进信息化管理，将初期的服务券升级为服务证，最终发展为“一卡通”。

到2009年国家启动三年医改时，榆阳区卫生事业的硬件建设、体制创新、人事分配制度以及信息化管理、药品招标采购平台等都已初具规模并有序运转，基础好、起点高、推进快、可持续成为该区医改的显著特征。

创新管理机制是关键，院长竞聘上岗，全员绩效考核

经过三年深化医改，县、乡、村三级医疗卫生服务网络有了质的提升，为了进一步优化管理机制，激发和凝聚广大医务人员参与改革、推动改革的主观能动性，逐步建立起了切合榆阳区情实际的医改人员聘用和分配管理机制。机制的主旨就是破旧立新、竞争择优、绩效考核、决不让“大锅饭”卷土重来。其核心内容是细化目标责任制考核管理，将医疗单位年度目标任务完成情况与财政预算拨付直接挂钩；实行医疗机构全员考核，将人员收入与工作绩效直接挂钩；同时，对乡镇卫生院院长、社区卫生服务中心主任按三年一届，区属二级医院院长按五年一届进行任期目标责任制考核，任期届满实行考核淘汰制和空缺岗位公开竞聘制，成绩突出的乡镇卫生院院长可调入城内医疗机构任职或推荐组织提拔使用。一年四次考核，年终组织卫生系统述职报告，各医疗机构负责人面向全系统报告本单位年度工作业绩和下一年度工作计划，一些优秀人才通过这个平台脱颖而出，走上了院长岗位。2012年3月，将百分制考核调整为300分制考核，由卫生局对各医疗单位按“自评、考核、互评、满意度调查、平时督查”相结合的方式进行综合考评。在各医疗单位内部，原则上将30%的绩效工资和50%的收支结余按月按绩效考核发放，基本工资和下剩绩效工资按人员出勤和工作实绩考核兑现，超额完成任务的按比例系数给予奖励。各乡镇卫生院、社区卫生服务中心也按照这一模式对辖区内的村卫生室、社区卫生服务站进行绩效考核兑现。

在星元医院只有院长和院党委书记是区委、区政府任命的，其他十多名管理干部以及1000多名员工全部由医院聘用，实行同工同酬，待遇上取消档案工资，“死工资”（基本工资）只占三分之一，三分之二是“活工资”（绩效工资）；医院按规定为所有员工购买各种社会保险，解决了大家的后顾之忧。正是得益于区政府及卫生局在医院人事管理和收入分配上的充分放权，使星元医院打开了改革创新的局面，注入了突破发展的动力和活力。该院年门诊病人由建院初期的3万多人次增长到现在的30万人次；年住院人数由2000多人次增长到25000多人次，床位使用率高达116%；医院年收入也从600多万元增长到2亿元，员工收入普遍提高。在迅速发展壮大的过程中，该院始终严格遵照级别医院的标准定价收费，药占比仅为33%左右，远低于国家45%的上限要求。星元医院以改革促发展，以服务树形象，用13年时间就完成了其他同级医院几十年的发展历程，成为陕西省第一家由二级升为三级的区级医院，为三级公立医院改革积累了先进经验，提供了成功样本。

推进信息化管理，让绩效考核更加公开透明

信息化管理是深化医改的一大“利器”。榆阳区投入260多万元研发推广全区卫生信息管理平台，有效整合卫生信息资源，建立了卫生办公自动化系统和医疗服务管理系统，公共卫生服务管理系统、药品采购与结算系统等业务管理软件。借助统一的信息系统，实现了各医疗机构工作的细化、量化和公共卫生服务数据化，谁应该干什么、干了什么、干了多少，都由系统智能统计、动态反馈，为绩效考核提供了可靠依据，也让规范管理落到了实处。

榆阳区的区属公立医院以及社区卫生服务中心和乡镇卫生院、村卫生室，所有机构都在使用这套信息系统，并实现互通互联，极大地提高了工作效率和质量。榆阳区卫生信息化平台经过升级，已经具备了将基本医疗、公共卫生服务、绩效考核、药品采购结算、办公自动化等功能统筹集成的水平，一个自主创新、实用管用的信息网络，正在推动三级卫生服务体系全面升级。

实行“乡财区管乡用”，让资金管理更加规范高效

为了规范基层医疗机构的收支管理，切实增强其持续发展的造血功能，榆阳区通过推行“乡财区管乡用”机制，从源头上杜绝了乡镇卫生院胡支乱花、分光吃尽的问题。从2010年起全面推行“乡财区管乡用”的卫生院收支管理新模式，在卫生局设立乡镇卫生院会计核算中心，负责对所属各卫生院的财务进行核算监管，卫生院不再设会计和出纳，只设一名专职报账员代理报账结账，防止弄虚作假、虚报冒领。区卫生局在银行为每个卫生院开设了独立账户，账户中的资金唯有卫生院有权支配，卫生局仅在支配手续上监督把关；同时，绩效考核工资以及房屋修建、设备购置维护等费用也都通过这个账户及时足额拨付到了卫生院。这样一来，卫生院的账目明晰了，管理精细了，收支有序了，从而有效保证了卫生院的无负债经营和可持续发展。各卫生院收入积累指标以20%左右的幅度增加，资金使用效益明显提高。

落实清债增补措施，让公立医院轻装上阵回归公益

医改的根本出发点和落脚点在于充分保障卫生事业的公益性。为此，榆阳区在化解医院历史债务、全额预算人员工资、合理提高医疗服务价格、加大基础设施与大型设备财政投入等方面，拿出真金白银，做了大量实实在在的工作。2009年、2010年，区财政分别为区人民医院、区中医院偿还历史债务1300多万元。2011年，区政府多次专题研究区属公立医疗机构债务打包偿还问题，决定将区人民医院等10家医疗单位所欠的2061万元债务，由区财政统一打包分两年还清；并按每床5000元标准核定公立医疗机构药品周转金，让公立医院彻底甩掉包袱、轻装上阵。

从2005年开始，该区将乡镇卫生院人员工资由差额补助改为全额预算；2007年新成立的7个社区卫生服务中心的人员工资同样实行全额预算；2011年，各区级公立医院的医务人员工资也由差额补助调整为全额预算，榆阳区所有二级以下医疗机构人员工资都纳入了财政全额预算管理。为稳定基层特别是农村医务人员队伍，榆阳区出台政策，对乡镇卫生院在岗职工发放交通补助。2012年又将人均补助标准由每月80元提高到200元，个别偏远山区乡镇的最高补助标准达到500元。与此同时，区财政对核定的公立医院超编聘用人员，给予了每年总额300万元的定额补助；并对引进的技术专家给予每人每年10万元补助，对返聘的业务骨干给予每人每年2万元不等的补助。

推行基本药物制度和药品零差率销售之后，医疗机构的收入受到较大影响。榆阳区在按25%的比例落实财政补偿的同时，合理调整了护理费、床位费、手术费等部分收费标准。在保证医疗总费用下降10%的前提下，将药品零差率销售对医疗机构日常运转的影响减轻到最低限度。上述投入保障措施共同发力，有效遏制了总体医疗费用上涨趋势，实现了患者医疗费用的显著降低，也保证了医改后医务人员的收入水平不降低，达到了医改回归公益性的根本目标。

改革稳健，成效明显

榆阳医改一路走来，步伐稳健，成绩突出，效益明显。2012年第一季度末，全区共建立城乡居民个人健康档案60.2万份，常住居民建档率达85%以上。第一季度全区完成公共卫生服务10.9万次，较上年同期增长35%；累计完成公共卫生服务117.3万次，考核兑现公共卫生服务补助3385.2万元。全区半数以上乡镇卫生院、社区卫生服务中心，在第一季度末已经实现了基本医疗服务全年目标任务过半。通过强化基层服务体系建设，各社区卫生服务中心门诊次均费用同比下降20%以上，年门诊、急诊人次以20%的幅度递增，群众对基层卫生服务体系的利用率日益提高，小病不出社区的目标越来越近。通过大力推行公共卫生服务均等化，扎实搞好基本医疗服务，强化全民健康教育，城乡居民的健康水平和保健意识明显提升，全区人均寿命达到74岁，孕产妇和婴幼儿死亡率大幅下降。

榆阳区在2011年推出了特色鲜明的公立医院改革方案，明确了“三升一降一增一考核”的改革路子。就是以提升医疗服务质量、提升医疗服务水平、提升群众满意度为目标，以降低医疗费用为核心，通过增加卫生事业投入、加大绩效考核力度，实现公立医院持续健康发展。2012年，该区各公立医院都创新了预约挂号、无假日医院、主治医师负责制等服务模式，开展了优质护理、检查结果互认、精细化服务等便民惠民措施，初步达到了“进院有人导、检查有人陪、住院有人管、出院有人送、回家有人访”的优质服务水平。

八、卫生文化

题词

1990年7月为《榆林卫生报》10周年题词

陈敏章：普及健康教育科技知识，为实现人人享有健康战略目标作不懈的努力

胡熙明：加强信息交流服务卫生事业

卢希谦：开拓健康教育提高健康水平

办好《榆林卫生》加强学术交流，继续为提高医学科技水平做贡献

1991年为榆林地区第二医院建院60周年题词

卢嘉锡：防病治病，造福人民　总结过去，面向未来

吴阶平：医德高尚，医术优良

马文瑞：塞上医苑六十春

钱信中：发扬白求恩精神　为人民建康服务

陈敏章：行医德为本　求精民受益1991年4月

李径伦：中西医结合发展陕北医疗事业防治兼施增进老区人民身体建康

卢希谦：加强管理提高质量竭诚为山区群众服务

1998年4月榆林地区卫校建校40周年题词

钱信忠：振兴陕北医学教育提高人民健康水平

卢希谦：振兴陕北医学教育提高群众健康水平1998年

刘爱梅：教书育人才桃李遍老区

九、中医医事杂记

（一）《女金丹》小传

此丹系清末米脂县儒医吕淳首创，据记载：他的老伴生育了三个儿女后病死，续配张家女为妻。过门不久，发现其妻经血不调，于是吕淳反复思考，拟了丸菊处方，即人参女金丹，亦称女金丹，让妻服用，其妻服后，未过半年，果然病愈怀孕，生一女，过了四年又获一子，全家其亲友甚喜。从此妇科病人，凡用药后均良效。

（二）李鼎铭先生为毛主席治病趣闻

李鼎铭先生原是米脂县的一位享有盛名的绅士，1941年12月被米脂县选为议会议长和陕甘宁边区参议，并被选举为陕甘宁边区政府副主席，不久就从米脂举家迁往延安，把家产全部捐给当地政府。为此，毛主席曾赞扬他为“开明人士”。

毛主席患有风湿性关节炎，发作时疼痛得胳膊也抬不起来，写字也很困难，吃了不少西药仍不见效。有一天，李鼎铭先生来到延安杨家岭找毛主席谈话间，看见毛主席一只胳膊很不自在，就问毛主席："你的胳膊怎么了？"毛主席就把他患关节炎的病说了一遍，李鼎铭先生说："你怎么不早说呢？"说着拉着毛主席的手切脉，过了一会说："能治好，慢慢来。"毛主席身边的医生不同意毛主席用中药，毛主席说："试试看"。李鼎铭先生用中医按摩的办法，为毛主席治疗。他说在阳光下按摩效果最好，于是，每天当太阳照到毛主席院落里，就临时搭个床铺，毛主席躺下他给按摩。期初一天一次。后来隔一天一次，经过一段时间的治疗，毛主席的身体逐渐恢复了健康。

毛主席除介绍李鼎铭先生给周恩来副主席、朱德总司令、林伯渠、谢党哉、王稼祥等中央领导同志看病外，还在一些大会上经常提到中医的好处，赞扬李鼎铭医术的高明，要大家尊重中医，爱护中医，扶持中医，西医要向中医学习，为祖国医疗事业的发展指出了正确的道路。

（三）人工培育灵芝草成功

绥德城郊中学于1975年11月开始人工培育灵芝草。他们自己动手，把几间危房改建成培育室，用几道火墙代替微热器，并用钢材焊接成瓶架，师生们设法解决了茶色广口瓶，县药材公司支持了电冰箱、高压消毒等设备，第一批灵芝草接种失败了。总结经验教训，开始了第二次试验。终于获得成功，在第二批接种成功灵芝成熟之间，第三、第四批接种灵芝也争奇斗艳。

（四）张鹏举老中医为王震副主席治病

1973年8月，王震将军来华北和西北部分省区视察工作，从北京动身到西安的途中，得了肠炎—慢性腹泻，经随身保健医生和沿途的省级大夫多次治疗无效，来到陕北榆林后，榆林地委特请张鹏举切脉诊治，他采用温中和胃渗湿之法，用小半夏茯苓汤（茯苓30克，半夏12克，生姜10克）一帖见效，价值1角5分钱，被传为医林佳话，名噪三秦。第二年，王震副主席把张鹏举大夫请到北京，除给王震将军看病外，还给中央其他领导看了不少病。

十、卫生节日

1月的最后一个周日——国际麻风日

2月4日——世界抗癌日

3月3日——中国爱耳日

3月8日——世界肾脏日

3月21日——世界睡眠日

3月22日——世界水日

3月24日——世界结核病防治日

每年4月——全国爱国卫生月

4月11日——世界帕金森病日

4月15—21日——全国肿瘤防治宣传周

4月25日——全国预防接种宣传日

同日——世界哮喘日

5月8日——世界红十字日

5月12日——国际护士节

5月15日——全国碘缺乏病宣传日

5月16日——国际牛奶日

5月20日——中国母乳喂养日

同日——中国学生营养日
5月31日——世界无烟日
6月5日——世界环境日
6月6日——全国爱眼日
6月26日——国际禁毒日
7月11日——世界人口日
8月第一周——世界母乳喂养日
9月12日——中国预防出生缺陷日
9月20日——全国爱牙日
9月25日——世界心脏日
9月30日——世界聋人节
10月1日——国际老人节
10月8日——全国高血压日
10月10日——世界精神卫生日
同日——世界居室卫生日
10月12日——世界关节炎日
10月15日——国际盲人节
10月20日——世界骨质疏松日
10月22日——世界传统医药日
同日——全国男性健康日
每年11月——全球肺癌关注月
11月第一个周——全国食品卫生法宣传周
11月14日——世界糖尿病日
11月20日——世界慢阻肺日
12月1日——世界爱滋病日

十一、卫生标志图

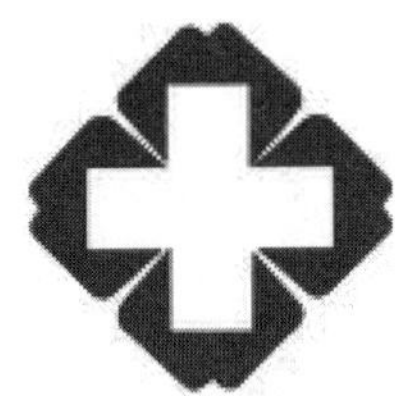
医疗机构卫生防疫

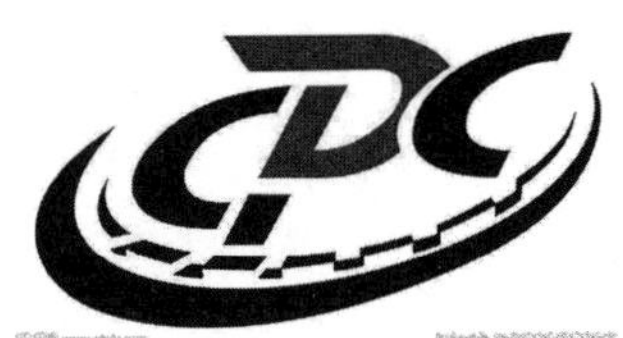
疾病预防与控制

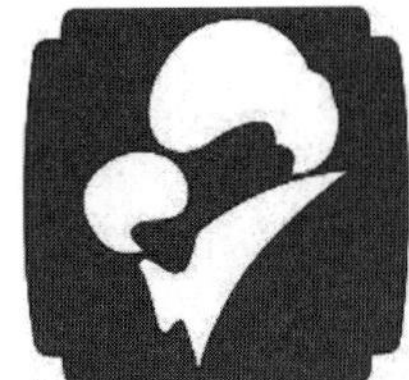
妇幼保健

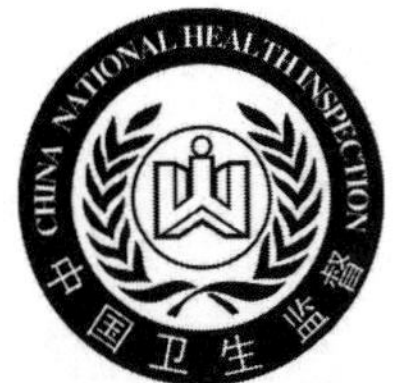

卫生监督

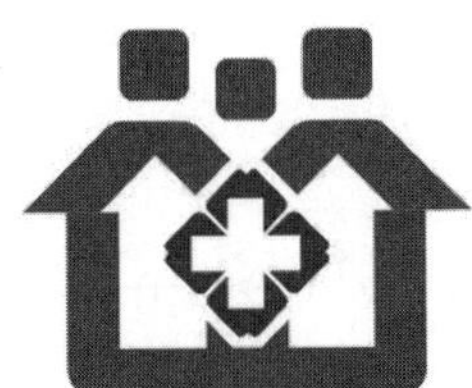
社区卫生服务

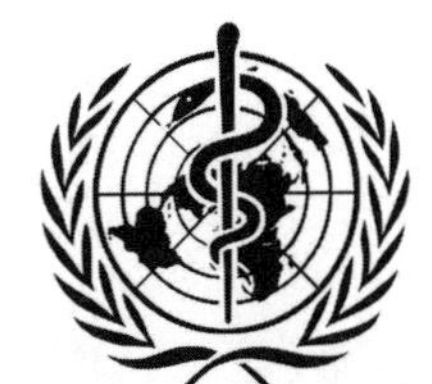
新型农村合作医疗卫生

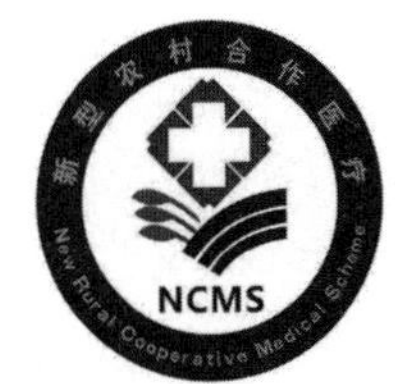

应急

十二、史料辑录

《延绥镇志》摘录

《延绥镇志》（万历版）公署载：医学。右游击府南。养济院二。一榆林卫局西；一管粮厅北。贮所载：药局。在镇城抚院门西。万历元年，巡抚张公改置右将署之南，建医学坊。贮布政司解到年例川、广诸药料，以医军中之有疾者。今万历三十七年，巡抚涂公委官即旧局施药。物产载：药草有：百合、大黄、黄精、大戟、紫苏、薄荷、车前子、茵陈、防风、三棱、益母草、葶苈、白蒺藜、苍耳、瞿麦、扁竹、知母、生地黄、浮苹、夏枯草、泽兰、破故子、芜荑、柏子、秦艽、杏桃仁、松香、夜明砂、石膏、漏芦、柏油、苍术、半夏、墓头灰、瓜篓、鹿角、葳蕤（芜荑以下诸药，柏林以上诸堡出）。细辛、木瓜、柴胡（鱼河川及境外驼山尤佳）。盐根、蕤仁（三山尤佳）。苦参、枸杞子、寒水石、黄芩、款冬花（双山尤佳）。地骨皮、草乌（高家堡佳）。菊花、罂粟、牵牛、黑白、菟丝子、郁李仁、红娘子、白芨、小茴香、荆芥、榆钱、海金砂、紫花地丁、臭灌子。即马兜铃，畜药。

《延绥镇志》（康熙版）建置志载：养济院二。一榆林卫局西，今废；一管粮厅北，今卫署之东，康熙十二年城堡同知谭吉璁重修。

编志始末

《榆林市卫生志》从2011年11月开始筹备，着手编写，在两届编委会的领导下，历经四年多时间，四修编目，七易其稿，全书共14编、38章、136节，约70万字。从远古旧石器时代的河套人开始，记述了唐、宋、西夏、明、清、中华民国、中华人民共和国至2015年底的榆林卫生事业始端、发展、转折，目前状况的过程。经过编纂人员夜以继日，废寝忘食，呕心沥血，精心编写，终于付梓面世。

盛世修志，是中华民族的文化传统。早在1985年，榆林地区卫生局就组织人员开始编纂卫生志，但由于种种原因，未能成书。时隔25年后，随着第二轮《榆林市志》和第二轮《陕西省志・卫生志》编纂工作的启动和要求，市卫生局领导班子再次把编志工作提到议事日程，2011年11月成立了编纂领导小组和委员会。

首届编委会由王存田局长担任组长和主任。2013年11月惠德存继任局长后，担任组长和主任。市卫生局调研员高亚利担任主编，并具体分管此项工作。先后抽调6名老同志执手编纂工作。为了使编纂工作顺利进行，卫生局专门下发文件，召开卫生系统全市编志工作暨培训会议。之后全市12个区县和市直卫生机构，均抽调了专门人员，为《榆林市卫生志》撰写提供初稿。

编辑部人员几年来多次到各县区及单位指导并收集有关专门资料。市卫生局曾3次召开推进会议。2014年10月邀请有关专家对《榆林市卫生志》初稿进行了初评。

首次编写《榆林市卫生志》由于历史跨度长，涉及内容广，加之卫生局几次搬迁、文件资料遗失、机构变革、人员更替，因此给编志工作带来极大难度。为了使志书内容丰富、叙事翔实、记录准确，《榆林市卫生志》编辑部的同志知难而进，勇挑重担，不辞劳苦，不厌其烦，多次到省图书馆、省卫生厅档案室、市档案局、文史馆、市统计局、市科技局、市教育局、市民政局、市药检局等有关部门查阅档案，寻找资料。又无数次登门老同志、老干部家中调查采访，索取第一手资料，力求写出一部好志奉献给全体卫生工作者及榆林人民。

经过四年多的艰苦努力，2016年6月《榆林市卫生志》修订稿终于完成，并简装成册，分送给榆林市地方志办公室、省卫生厅卫生志办公室和市卫生局各位领导及专家，广泛征询意见，以便对志书的章节及内容进行进一步调整、修改、完善。2016年9月榆林市地方志办公室组织有关专家对《榆林市卫生志》进行终审，并批准印刷出版。

值此志书即将出版之际，对所有曾经关心、支持、帮助、指导《榆林市卫生志》编纂工作的各位领导、专家、志界同人及全体卫生人士表示崇高的敬意和衷心的感谢！

志书虽即将出版，但由于卫生史料的残缺不全，又是新手出征，学识有限，经验缺乏，肯定有许多不如人意及遗憾之处，疏漏错讹，实为难免，恳请专家、读者批评斧正。

编者

2016年12月26日